Kinder- und Jugendpsychiatrie und -psychotherapie systematisch

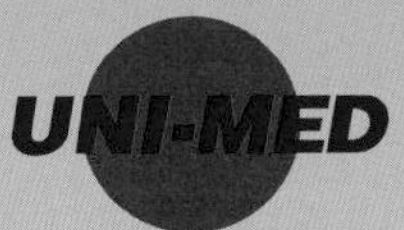

UNI-MED Verlag AG
Bremen - London - Boston

Knölker, Ulrich:
Kinder- und Jugendpsychiatrie und -psychotherapie systematisch/Ulrich Knölker.-
4. Auflage - Bremen: UNI-MED, 2007
(Klinische Lehrbuchreihe)
ISBN 978-3-89599-169-1

International Medical Publishers (London, Boston)
Internet: www.uni-med.de, e-mail: info@uni-med.de

Printed in Europe

UNI-MED. Die beste Medizin.

Die Klinische Lehrbuchreihe des UNI-MED Verlags ist die Lehrbuchreihe zur neuen Approbationsordnung. Die Stoffgebiete werden fächerübergreifend und gegenstandsbezogen in ihrer gesamten medizinischen Breite dargestellt. Klare Systematik und enger Praxisbezug sind die wichtigsten Charakteristika unseres didaktischen Konzepts. Durch die komprimierte Darstellung sind alle Zusammenhänge in Kürze erfaßbar. Zahlreiche Abbildungen, Schemata und Tabellen sorgen für größtmögliche Übersichtlichkeit. Die Lehrbuchreihe besticht durch ein ebenso ansprechendes wie didaktisch ausgefeiltes Layout.

Die Lehrbücher vermitteln dem Medizinstudenten ärztliche Urteilsbildung und examensgerechte Information, denn sie sind Lehrbücher und Lernbücher zugleich. Auf der Station und in der Ambulanz geben sie dem Kliniker den notwendigen Rückhalt. Aktuelle Standards in Diagnostik und Therapie machen die Bücher für niedergelassene Ärzte zu idealen Nachschlagewerken.

Der Verlag dankt den Firmen Lilly Deutschland GmbH, MEDICE Arzneimittel Pütter GmbH & Co. KG und UCB GmbH, ohne deren Unterstützung die hochwertige Ausstattung der "Kinder- und Jugendpsychiatrie und -psychotherapie systematisch" nicht zu diesem günstigen Preis möglich gewesen wäre. Wir verweisen auf die entsprechenden Seiten des Buches.

Vorwort zur 1. Auflage

Die Kinder- und Jugendpsychiatrie wurde 1969 als eigene Facharztdisziplin anerkannt. Sie ist somit noch ein "junges" Fach. Dennoch zeugen eine Reihe von eingeführten, mehr oder weniger umfangreichen Lehrbüchern davon, daß unser Fachgebiet sich längst auf dem Boden empirischer Wissenschaft und klinischer Erfahrung etabliert hat.

Vor dem Hintergrund langjähriger Erfahrung in Klinik, Lehre und Forschung hat uns das Angebot des Verlages gereizt, ein Lehrbuch zu erarbeiten, das vor allem didaktisch anspricht durch eine klare Gliederung, präzise Definitionen, übersichtliche Tabellen, anschauliche Abbildungen und einen engen Praxisbezug, ohne dabei den wissenschaftlich-theoretischen Hintergrund zu vernachlässigen. Gerade aus unserer praktischen klinischen und psychotherapeutischen Arbeit wissen wir, wie schwer es für Lernende in der Kinder- und Jugendpsychiatrie ist, sich in der verwirrenden Vielfalt der Sichtweisen, die nicht selten von fragwürdigen Ideologien und modischen Strömungen getrübt werden, zurechtzufinden. Es war daher unser Bestreben, dem Lernenden einen Leitfaden mitzugeben, an dem er sich orientieren und mit dem er sich gesichertes Fachwissen aneignen kann.

Das Buch gliedert sich in einen allgemeinen Teil, in dem die diagnostischen Instrumente einschließlich der bewährten testpsychologischen Verfahren ebenso wie die therapeutischen Methoden ausführlich dargestellt werden. Dem Studenten mag dieser Teil möglicherweise zu ausführlich und umfangreich vorkommen. Zur Examensvorbereitung ist es für ihn sicherlich ratsam, sich schwerpunktmäßig dem speziellen Teil zu widmen. Im speziellen Teil werden die einzelnen Krankheitsbilder systematisch beschrieben, wobei die Gliederung, soweit didaktisch sinnvoll, der ICD-10 folgt. Ihre Kriterien und diagnostischen Leitlinien werden wörtlich zitiert, um dem Leser die Klassifikation der Störungen zu erleichtern (allerdings mußten hierbei einige stilistisch nicht immer gelungene Formulierungen der deutschen Übersetzung in Kauf genommen werden). Jedes Kapitel des speziellen Teils enthält Checklisten für eine spezifische Diagnostik, die diagnostischen Leitlinien, typische Fallbeispiele, Leitlinien für die Elternberatung sowie Hinweise auf Fehlerquellen in Diagnostik und Therapie. Soweit vertretbar, wurden auch Adressen von Selbsthilfegruppen oder Arbeitskreisen mit angegeben.

Unser Dank gilt dem UNI-MED Verlag für die konstruktive Zusammenarbeit. Begrüßt haben wir auch das Konzept des Verlages, unser fertiges Manuskript noch einmal einem Beirat aus Studenten und Ärzten vorzulegen und sozusagen auf den Prüfstand zu stellen. Deren kritische Anmerkungen haben wir weitgehend berücksichtigt, Lob und Anerkennung aus diesen Reihen haben wir dankbar entgegengenommen. Allen Vorablesern sei für ihre sorgfältige und kritische Durchsicht nochmals gedankt. Nicht zuletzt gilt unser Dank auch Frau Marie-Luise Thatford für die souveräne Erarbeitung der Manuskripte.

Lübeck, im Herbst 1996 *U. Knölker*

Vorwort und Danksagung zur 2. Auflage

Die überaus positive Resonanz, die die erste Auflage unseres Lehrbuches erfahren hat und bereits nach zwei Jahren eine Neuauflage erforderlich machte, hat uns darin bestärkt, an der Konzeption eines klar gegliederten "systematischen" und praxisbezogenen Lehrbuchs festzuhalten. Die 2. Auflage wurde gründlich revidiert, neue Gesetzestexte, wie z.B. die Kindschaftsrechtsreform, mit aufgenommen sowie einige wichtige Ergänzungen hinzugefügt. All denen, deren zustimmende oder kritische Bemerkungen uns erreichten, gebührt unser Dank, verbunden mit der Hoffnung, daß der Dialog zwischen Leserschaft und Autoren auch in Zukunft sich weiterhin lebendig gestalten möge.

Lübeck, im November 1999 *U. Knölker*

Vorwort und Danksagung zur 3. Auflage

Trotz Erhöhung der Stückzahl der zweiten Auflage können wir nun die dritte, abermals ergänzte und korrigierte Auflage unseres Lehrbuches vorlegen, das mittlerweile mit zur Pflichtlektüre zur Examensvorbereitung von Kinder- und Jugendpsychiatern auch in Österreich gehört. Wir möchten uns auch diesmal bei den zahlreichen zustimmenden und kritischen Lesern für ihre Anregungen zu unserem Lehrbuch herzlich bedanken und freuen uns auf eine weiterhin anteilnehmende Leserschaft.

Lübeck, im August 2003 *U. Knölker*

Vorwort und Danksagung zur 4. Auflage

Nachdem auch die 3. Auflage dieses Lehrbuches bei unseren Lesern wieder auf eine ausgesprochen positive Resonanz gestoßen ist, liegt nun die 4. aktualisierte und überarbeitete Edition der "Kinder- und Jugendpsychiatrie und -psychotherapie systematisch" vor. Die Autoren hoffen, dass dieses Buch allen Lesern auch weiterhin ein nützlicher Begleiter in der täglichen Praxis sein wird und würden sich über Anregungen und Kommentare freuen. Sie bilden die Grundlage für konstruktive Diskussionen und Weiterentwicklungen dieser komplexen und vielgestaltigen Thematik.

Lübeck, im Dezember 2006 *U. Knölker*

Autoren

Prof. Dr. med. Ulrich Knölker (Kap. 1.1, 2.4, 3.7, 4, 5, 7, 8, 9, 10, 11, 16, 17)
Direktor der Poliklinik für Kinder- und Jugendpsychiatrie und Psychotherapie
Universitätsklinikum Schleswig-Holstein
Campus Lübeck
Kahlhorststr. 31-35
23538 Lübeck

Prof. Dr. phil. Dipl.-Psych. Fritz Mattejat (Kap. 1 [außer 1.1 und 1.3], 2 [außer 2.4], 3 [außer 3.7])
Klinik und Poliklinik für Kinder- und Jugendpsychiatrie und Psychotherapie
Philipps-Universität
Hans-Sachs-Str. 6
35039 Marburg/Lahn

Prof. Dr. med. Michael Schulte-Markwort (Kap. 1.3, 6, 12, 13, 14, 15)
Klinik und Poliklinik für Kinder- und Jugendpsychosomatik
Universitätsklinikum Hamburg-Eppendorf
Martinistraße 52
20246 Hamburg

Inhaltsverzeichnis

Einführung

1. Einführung

1.1. Historische Entwicklung und heutige Bedeutung der Kinder- und Jugendpsychiatrie

Das ärztliche Fachgebiet Kinder- und Jugendpsychiatrie und -psychotherapie ist in seiner heutigen Form und Bedeutung nur zu verstehen, wenn man es vor dem Hintergrund seiner Entwicklungsgeschichte betrachtet. Diese ist vielschichtiger und weitgespannter als man zunächst vermuten könnte, denn "Geschichte der Kinder- und Jugendpsychiatrie ist zunächst Geschichte der Kindheit, Geschichte der Erziehung, Geschichte der Philosophie und Psychologie. Sie wird erst später Geschichte der Psychiatrie und erst sehr spät eigentlich Geschichte der Kinder- und Jugendpsychiatrie" (Remschmidt, H., Schmidt, M. H. (Hrsg.): Kinder- und Jugendpsychiatrie in Klinik und Praxis. Thieme, 1988).

Historisches

Werfen wir einen - in diesem Zusammenhang nur sehr kurzen - Blick auf die Geschichte der Kindheit, so ist historisch belegt, daß in der als kulturell hochstehend gepriesenen griechischen und römischen Antike nicht nur kranke Kinder ausgesetzt und getötet wurden, sondern daß ein Vater ganz legal mit seinen unerwünschten oder überzähligen Töchtern so verfahren konnte. Die jüdischen und christlichen Religionen sollten in der Folgezeit das Verhalten gegenüber Kindern und der Familie zwar tiefgreifend ändern, dennoch geschahen unter christlichen Vorzeichen im Mittelalter noch zahllose Grausamkeiten, auch an Kindern. Gemäß der mittelalterlichen Einstellung, Kinder als Miniaturerwachsene anzusehen, ließ man im 13. Jahrhundert Zehntausende von Kindern an Kinderkreuzzügen teilnehmen, die die meisten von ihnen nicht überlebten. Der weitverbreitete Exorzismus machte auch vor Kindern nicht halt; zahlreiche geistig behinderte oder kranke Kinder wurden als Hexen oder "Wechselbälger" verbrannt. Erst mit der Durchsetzung humanistischen Gedankengutes und mehr noch als Folge der Französischen Revolution und der großen sozialen und industriellen Umwälzungen im 18. und 19. Jahrhundert sah man das Kind mehr und mehr als ein sich entwickelndes eigenständiges Wesen mit eigenen Bedürfnissen, Rechten und auch Pflichten. Inwieweit die um 1900 von der Schwedin Ellen Key ausgesprochene Hoffnung, nun sei das "Jahrhundert des Kindes" angebrochen, sich heute, da dieses Jahrhundert zu Ende gegegangen ist, erfüllt hat, mag dahingestellt sein. Bei allem sicherlich feststellbaren Fortschritt in bezug auf die Einstellung zu Kindern und dem Wissen über sie, sollte uns die Erinnerung an die menschenverachtende Barbarei des Nationalsozialismus, der Tausende der jüdischen, aber auch geisteskranke und schwachsinnige Kinder und Jugendliche - letztlich auch unter Beteiligung von Kinder- und Jugendpsychiatern - in die Gaskammern schickte, davor bewahren, jeden gesellschaftspolitischen Rahmen aus den Augen zu verlieren. Wir müssen auch weiterhin hellhörig sein, wenn immer wieder von einer Kinderfeindlichkeit unserer Gesellschaft gesprochen wird. Diese Gesellschaft muß sich auch angesichts der immer noch unzureichenden kinder- und jugendpsychiatrischen Versorgung fragen lassen, was ihr die geistig-seelische Gesundheit von Kindern wirklich wert ist.

Wenden wir uns nun schwerpunktmäßig kurz der Geschichte der deutschsprachigen Kinder- und Jugendpsychiatrie zu, so ist festzustellen, daß diese stets eng mit der europäischen und internationalen verknüpft war. Sie hat insofern eine typische Vorgeschichte, als sie durch die Disziplinen Pädagogik, Heilpädagogik und Philosophie geprägt ist.

Der pädagogische und philosophisch-moralische Aspekt seelischer und geistiger Störungen fand noch bei Immanuel Kant seinen Niederschlag, etwa in der programmatischen Schrift "*Von der Macht des Gemüts durch den blossen Vorsatz, seiner krankhaften Gefühle Meister zu sein*". Kant vertrat die Auffassung, daß die Behandlung von Geisteskranken den Philosophen vorbehalten bleiben müsse. In der Tat wurden bis zur Mitte des 19. Jahrhunderts alle Einrichtungen für schwachsinnige, sinnesbehinderte oder verwahrloste Kinder *von Pädagogen und Theologen geleitet.* Sie wurden erst in der zweiten Hälfte des vorletzten Jahrhunderts zunehmend unter ärztliche Verantwortung gestellt. Der Begriff der Heilpädagogik wurde im Sinne von heilender Erziehung zwar schon bei John Locke (1693) und Jean-Jacques Rousseau (1762) verwandt, im deutschsprachigen Raum jedoch erst von den Leipziger Heilpädagogen Georgens und Deinhardt eingeführt, die 1861 eine "Heilpädagogik mit besonderer Berücksichtigung der Idioten und Idiotenanstalten" veröffentlichten.

Bei der *Klassifikation* der Geisteskrankheiten im Kindesalter waren damals etwa *drei Konzepte* auszumachen: Die *Idiotie* (aus heutiger Sicht ein Sammelbecken für fast alle psychischen und manche somatischen Beeinträchtigungen), den *Veitstanz* (hierunter wurden sowohl Epilepsie, choreatiforme Bilder als auch die damals offenbar sehr zahlreichen kindlichen Hysterien zusammengefaßt) und unspezifische *Ermüdungs- und Schwächeerscheinungen*, meist bei Kindern aus gehobenen Schichten.

Über die "Behandlung" geistig oder seelisch erkrankter Kinder und Jugendlicher zu jener Zeit wissen wir wenig; wir können aber davon ausgehen, daß sie ein ähnliches Schicksal wie die Erwachsenen zu teilen hatten.

Bedeutende Wegbereiter einer multidimensionalen Betrachtungsweise seelischer Störungen und Erkrankungen im Kindesalter waren die Pädagogen Pestalozzi, der bereits die Bedeutung des Milieus für die Entwicklung des Kindes erkannte, und Fröbel, der sich um eine geschlossene "Lebens- und Erziehungswissenschaft" bemühte und eine gestaffelte Spiel-, Lern- und Ausbildungsplanung vom Kindergarten bis zur Erwachsenenbildung entwickelte.

In Preußen wurde die *ärztliche Leitung von psychiatrischen Anstalten* für Erwachsene *erst 1891 obligatorisch*, während die Kinderabteilungen der Nervenkliniken weiterhin in der Hand von Heilpädagogen blieben. Die Entwicklung der Kinder- und Jugendpsychiatrie zu einer eigentlichen medizinischen Wissenschaft erwuchs aus *zwei Wurzeln: der Erwachsenenpsychiatrie und -neurologie und der Kinderheilkunde.* Weitere wichtige Impulse erhielt sie aus der Psychologie, der Psychoanalyse, den Sozial- und Rechtswissenschaften sowie aus der Praxis der Jugend- und Sozialhilfe. Als "Wiegenstunde der Kinderpsychiatrie" bezeichnete der Psychiatriehistoriker Harms das 1887 erschienene Lehrbuch *Psychische Störungen im Kindesalter* des Freiburger Psychiaters Paul Emminghaus. Der Begriff "Kinderpsychiatrie" wurde erstmals 1899 von dem Franzosen N. Manheimer (psychiatrie infantile) verwendet.

Als ein "Lehrbuch der besonderen Art" könnte man ein populäres Buch des Frankfurter Psychiaters Heinrich Hoffmann bezeichnen, der 1864 die Kinderabteilung an der Städtischen Anstalt für Irre und Epileptische und damit die erste kinderpsychiatrische Klinik in Deutschland gründete. Sein legendäres Bilderbuch *Der Struwwelpeter* (1845) beschreibt zum Teil sehr anschaulich einige kinderpsychiatrische Störungen und Erkrankungen, denen wir auch heute noch begegnen: von Kinderfehlern (der Daumenlutscher Konrad) über das hyperkinetische Syndrom (der Zappelphilipp), Erscheinungsformen von Dissozialität und Verwahrlosung (der bitterböse Friederich, Paulinchen mit dem Feuerzeug und der Struwwelpeter selbst), bis hin zur Magersucht (der Suppenkasper) und möglicherweise Formen eines Retropulsiv-Petit-mal (Absencen) des Hans-Guck-in-die-Luft. Ideengeschichtlich ist *Der Struwwelpeter* auch deswegen interessant, weil darin die damals vorherrschende moralisierend-pädagogische, um nicht zu sagen autoritär-repressive Grundhaltung (Zeigefingerpädagogik) zum Ausdruck kommt.

Ab der Jahrhundertwende spiegelt sich das wachsende kinderpsychiatrische Fachwissen in zahlreichen Lehrbüchern wider, z.B. 1904 *Das Seelenleben des Kindes* von Karl Grooss, 1910 *Vorlesungen über Psychopathologie des Kindesalters* von W. Strohmayer, 1912 *Anomale Kinder* von L. Scholz, der hierin erstmals den Begriff "Jugendpsychiater" verwandte, und 1915 *Geisteskrankheiten des Kindesalters* von Theodor Ziehen. Mit dem *Lehrbuch der Allgemeinen Kinderpsychiatrie* von M. Tramer war 1942 die erste klare Umgrenzung des Fachgebietes vollzogen.

Die zunehmende Eigenständigkeit des Fachgebietes läßt sich auch in der Gründung wissenschaftlicher Zeitschriften verfolgen. Bereits 1898 wurde das Periodikum *Die Kinderfehler* gegründet, welches durch die *Zeitschrift für Kinderforschung* bis 1944 fortgesetzt wurde. 1956 gaben Werner Villinger und Hermann Stutte das *Jahrbuch für Jugendpsychiatrie und ihre Grenzgebiete* heraus, das ab 1973 als *Zeitschrift für Kinder- und Jugendpsychiatrie* fortgesetzt wurde. In der Schweiz gründete 1934 Tramer die *Zeitschrift für Kinderpsychiatrie*, die bis 1984 als *Acta paedopsychiatrica* fortgeführt wurde, 1988 unter gleichem Namen wieder erschien, inzwischen jedoch wieder eingestellt wurde. In der Tradition des Berliner Neopsychoanalytikers Schulz-Hencke gründeten 1951 Annemarie Dührssen und Werner Schwidder die *Praxis der Kinderpsychologie und Kinderpsychiatrie*, die bis heute erscheint. Seit 1992 erscheint die Zeitschrift *Kindheit und Entwicklung*, seit 1993 die Vierteljahresschrift *Kinderanalyse*.

Durch die Gründung von Fachgesellschaften wurden die Voraussetzungen für eine eigene Identität und eine ärztliche Standespolitik der Kinder- und Jugendpsychiatrie geschaffen. Kurz vor Ausbruch des Zweiten Weltkrieges wurde eine "Kinderpsychiatrische Arbeitsgemeinschaft" der Deutschen Gesellschaft für Psychiatrie gegründet, die jedoch erst 1950 als "Deutsche Vereinigung für Jugendpsychiatrie", später als "Deutsche Gesellschaft für Kinder- und Jugendpsychiatrie" etabliert werden konnte. 1969 schließlich wurde in der Bundesrepublik der Facharzt für Kinder- und Jugendpsychiatrie eingeführt, nachdem der erste Lehrstuhl für Kinder- und Jugendpsychiatrie bereits 1958 in Marburg eingerichtet worden war. Die niedergelassenen Kinder- und Jugendpsychiater haben sich im "Berufsverband der Ärzte für Kinder- und Jugendpsychiatrie und -psychotherapie in Deutschland e.V." zusammengeschlossen. Auf europäischer Ebene werden die Kinder- und Jugendpsychiater in der "European Society for Child and Adolescent Psychiatry (ESCAP)" repräsentiert, die in vierjährigen Intervallen internationale Kongresse durchführt, und schließlich findet die Kinder- und Jugendpsychiatrie weltweit in der "International Association for Child and Adolescent Psychiatry and Allied Professions (IACAPAP)" ihre Repräsentanz.

In der Kinder- und Jugendpsychiatrie hat sich heute im allgemeinen das *multiaxiale Klassifikationsschema* nach Rutter, Shaffer und Sturge (deutsche Bearbeitung von H. Remschmidt und M. H. Schmidt) bewährt. Es umfaßt

- das klinisch-psychiatrische Syndrom
- umschriebene Entwicklungsrückstände
- Intelligenzniveau
- körperliche und neurologische Symptomatik
- aktuelle abnorme psychosoziale Umstände
- Globalbeurteilung der psychosozialen Anpassung

Aufgabengebiet und Weiterbildung

Nach der Definition der Bundesärztekammer umfaßt die Kinder- und Jugendpsychiatrie und -psychotherapie die "Erkennung, nichtoperative Behandlung, Prävention und Rehabilitation bei psychischen, psychosomatischen, entwicklungsbedingten und neurologischen Erkrankungen und Störungen sowie der psychischen und sozialen Verhaltensauffälligkeiten von Kindern und Jugendlichen sowie Heranwachsenden und jungen Volljährigen mit Entwicklungsverzögerung, denen eine psychische Erkrankung oder eine Fehlentwicklung der Person zugrunde liegt, einschließlich der Psychotherapie als Einzel-, Gruppen- und Familientherapie". Die Weiterbildungszeit zum Kinder- und Jugendpsychiater umfaßt derzeit fünf Jahre, wovon ein Jahr Kinderheilkunde oder Erwachsenenpsychiatrie abgeleistet werden soll. Die *Neufassung der Weiterbildungsordnung* aus dem Jahre 1996 beinhaltete als bedeutsame Neuerung, daß sich der Arzt während seiner Weiterbildungszeit obligatorisch auch als Psychotherapeut qualifiziert, was bisher nur zusätzlich mit dem Erwerb des Zusatztitels Psychotherapie oder Psychoanalyse mehr oder weniger fakultativ geschah.

Im einzelnen sieht der Inhalt der Weiterbildung folgendes vor:

Vermittlung und Erwerb von eingehenden Kenntnissen in der neurologischen Untersuchung des Kindes- und Jugendalters. Hierzu gehören in der Kinder- und Jugendpsychiatrie:
Eingehende Kenntnisse, Erfahrungen und Fertigkeiten in

- allgemeiner und spezieller Psychopathologie einschließlich der biographischen Anamneseerhebung, Verhaltensbeobachtung und Explorationstechnik
- der beschreibenden und operationalisierten Klassifikation, Diagnose und Differentialdiagnose psychischer Krankheiten und Störungen und ihrer Häufigkeit, Alters- und Geschlechtsverteilung sowie Erscheinungsformen
- Abklärung und Gewichtung der Entstehungsbedingungen psychischer Erkrankungen und Störungen im Kindes- und Jugendalter unter Einbeziehung biologischer, körperlicher, psychosomatischer, psychischer, biographischer und psychosozialer Gesichtspunkte und unter Einbeziehung der Erkenntnisse anderer Fachdisziplinen, einschließlich der Aufstellung eines Behandlungsplanes
- Entwicklungspsychologie, Psychosomatik und Neurosenlehre
- der Methodik der psychologischen Testverfahren einschließlich standardisierter Befunderhebung unter Anwendung von Fremd- und Selbstbeurteilungsskalen sowie psychodiagnostischer Testverfahren und der Beurteilung psychologischer Befunderhebungen
- spezifischen neurologischen Untersuchungsmethoden
- Krankheitslehre, Entstehungsbedingungen, Differentialdiagnostik und Klassifikation psychosomatischer und psychiatrischer Krankheitsbilder unter Beachtung von disponierenden, auslösenden und verlaufsbestimmenden Aspekten
- der Behandlung psychischer Krankheiten und Störungen mit der Definition von Behandlungszielen, der Festlegung eines Behandlungsplanes, der Indikationsstellung für verschiedene Behandlungsverfahren einschließlich Anwendungstechnik und Erfolgskontrolle; hierzu gehören insbesondere somato-, sozio- und psychotherapeutische Verfahren
- der sozialpsychiatrischen Behandlung und Rehabilitation einschließlich extramuraler, komplementärer Versorgungsstrukturen, der Kooperation mit Jugendhilfe, Schule sowie multidisziplinäre Teamarbeit und Gruppenarbeit mit Patienten und ihren Sorgeberechtigten sowie Selbsthilfegruppen
- der Somato- und Pharmakotherapie psychiatrischer Erkrankungen (Pharmakokinetik, Pharmakodynamik, Wechsel- und Nebenwirkungen) einschließlich ihres therapeutischen Nutzens (u. a. Kosten-Nutzen-Relation), Risiken des Arzneimittelmißbrauchs, gesetzliche Auflagen bei der Arzneimittelverschreibung und Arzneimittelprüfung sowie der hierbei zu beachtenden ethischen Grundsätze
- der Beurteilung labordiagnostischer Befunde
- Krankheitsverhütung, Früherkennung, Rückfallverhütung und Verhütung unerwünschter Therapieeffekte (primäre, sekundäre, tertiäre und quartäre Prävention)
- der Indikationsstellung und Methodik neuroradiologischer und elektrophysiologischer Verfahren einschließlich der Beurteilung und der Einordnung in das Krankheitsbild
- der Dokumentation von Befunden, dem ärztlichen Berichtswesen, einschlägigen Bestimmungen der Sozialgesetzgebung (Jugendhilferecht, Bürgerliches Gesetzbuch, SGB) und für die Arzt-Patienten-Beziehung wichtigen Rechtsnormen
- der Anwendung von Rechtsnormen und -vorschriften bei der Diagnostik und Behandlung von Kindern und Jugendlichen unter Berücksichtigung der ärztlichen Aufklärungs- und Schweigepflicht
- der kinder- und jugendpsychiatrischen Begutachtung zu Fragestellungen in der Straf-, Zivil-, Sozial- und freiwilligen Gerichtsbarkeit, insbesondere nach dem Jugendhilferecht, Sozialhilferecht, Familienrecht und Glaubwürdigkeitsgutachten
- der Qualitätssicherung ärztlicher Berufsausübung
- der psychiatrisch- psychotherapeutischen Konsil- und Liaison-Arbeit
- soziotherapeutischen Verfahren, Beratung und psychoedukative Maßnahmen primärer und sekundärer Bezugspersonen eines psychisch kranken Kindes oder Jugendlichen
- der Indikationsstellung und Durchführung funktioneller Entwicklungstherapie sowie systematischer sensomotorischer Übungsbehandlung, insbesondere heilpädagogischer, sprachtherapeutischer, ergotherapeutischer, mototherapeutischer und krankengymnastischer Maßnahmen

Hierzu gehören in der Kinder- und Jugendpsychiatrie und -psychotherapie aus dem Gebiet der Neurologie eingehende Kenntnisse, Erfahrungen und Fertigkeiten in

- Neuropathologie, pathologischer Neurophysiologie, Psychopathologie und Neuropsychologie unter dem Aspekt der kindlichen Entwicklung
- der Methodik und Technik der neurologischen Anamnese
- der Methodik und Technik der neurologischen Untersuchung
- der Krankheitslehre neurologischer Krankheitsbilder
- der Indikationsstellung, Durchführung und Beurteilung neurophysiologischer und neuropsychologischer Untersuchungsmethoden
- Indikationsstellung und Bewertung der Elektroenzephalographie
- hierzu gehört eine Mindestzahl selbständig beurteilter Elektroenzephalogramme
- Entwicklung, Anatomie, Physiologie und Pathologie des Nervensystems, der Reifungsbiologie und Reifungspathologie, der Humangenetik und Stoffwechselpathologie sowie des endokrinen Systems
- Somato- und Pharmakotherapie neurologischer Erkrankungen des Kindes- und Jugendalters

Hierzu gehören in der Psychotherapie des Kindes- und Jugendalters eingehende Kenntnisse, Erfahrungen und Fertigkeiten in

- den theoretischen Grundlagen in der Psychotherapie, insbesondere allgemeine und spezielle Neurosenlehre, Entwicklungs- und Persönlichkeitspsychologie, Verhaltenspsychologie und Tiefenpsychologie, Dynamik der Gruppe und Familie, Psychosomatik, entwicklungsgeschichtlichen, lerngeschichtlichen und psychodynamischen Aspekten und Persönlichkeitsstörungen, Psychosen und Süchten
- der therapeutischen Anwendung der Grundorientierungen, Tiefenpsychologie oder Verhaltens- und kognitiven Therapie; mit dem Schwerpunkt auf einem der beiden Hauptverfahren. Hierzu gehört eine Mindestzahl abgeschlossener und dokumentierter tiefenpsychologischer Einzelbehandlungen mit Supervision, auch durch Gruppensupervision oder eine Mindestzahl abgeschlossener und dokumentierter Verhaltens- und kognitivtherapeutischer Behandlungen mit Supervision, auch durch Gruppensupervision
- der praktischen Anwendung eines weiteren Psychotherapieverfahrens (klientzentrierte Spieltherapie, systemische Familientherapie)
- der praktischen Anwendung von Entspannungsverfahren
- der Krisenintervention, supportiven Verfahren und Beratung
- der Balintgruppenarbeit
- der Selbsterfahrung in der Tiefenpsychologie oder Verhaltens- und kognitiven Therapie; hierzu gehört
- eine Mindeststundenzahl in der Selbsterfahrungsgruppe oder Einzelselbsterfahrung

Über eine eigene Weiterbildung zum Kinder- und Jugendpsychiater verfügen nahezu alle europäischen und entwickelten außereuropäischen Länder. Die Dauer der Spezialisierung ist in den einzelnen Ländern unterschiedlich, in manchen Ländern ist es notwendig, vor der Spezialisierung für das Fach Kinder- und Jugendpsychiatrie eine Ausbildung in der Erwachsenenpsychiatrie oder Kinderheilkunde zu durchlaufen.

Der Bedarf an Kinder- und Jugendpsychiatern ist in der Bundesrepublik immer noch nicht gedeckt. Inzwischen bildet die freie Praxis als Kinder- und Jugendpsychiater eine ausreichende Existenzgrundlage.

Wie wird man Kinder- und Jugendpsychiater?

Nach der Approbation 5jährige Weiterbildung, davon 1 Jahr Pädiatrie oder Psychiatrie (sinnvollerweise an den Anfang zu stellen).

Angerechnet auf die Weiterbildungszeit wird ferner ein halbes Jahr Neurologie und zwei Jahre Mitarbeit in einer Praxis für Kinder- und Jugendpsychiatrie.

Bausteine zum Zusatztitel Psychotherapie können entweder an den Kinder- und Jugendpsychiatrischen Kliniken oder an überregionalen Weiterbildungscurricula (z.B. Marburg, Würzburg, Köln etc.), bei den Psychotherapietagen z.B. in Lübeck und Lindau erworben werden. Grundsätzlich extern muß die Selbsterfahrung (☞ Kasten Weiterbildung) abgeleistet werden.

Persönliche Anforderungen an den Kinder- und Jugendpsychiater:

- Einfühlungsvermögen und Sensibilität
- Fähigkeit zur Distanzierung
- Empathie
- physische und psychische Belastbarkeit
- keine erhöhte Kränkbarkeit (wichtig bei der Bearbeitung von Widerständen und Abwehrmechanismen!)
- positive Einstellung zu Kindern und Familien
- pädagogisches Geschick
- adäquates Rollenverständnis als Erwachsener
- Bewußtsein und Beherrschung eigener persönlicher Konflikte (Selbsterfahrung!, Balintgruppe!)

Versorgungsstrukturen

Die Struktur und Organisation kinder- und jugendpsychiatrischer Versorgung hat sich in den letzten Jahrzehnten in vielfacher Weise differenziert. Der *größte Teil* kinder- und jugendpsychiatrischer Krankheitsbilder läßt sich *ambulant behandeln*. Die Bundesregierung hat in ihrer Stellungnahme zur Psychiatrieenquête (1975) diesem Umstand Rechnung getragen, indem sie davon ausgeht, daß der "Ausgangspunkt einer optimalen psychiatrischen Versorgung in erster Stufe auch ein im ländlichen Bereich zu verdichtendes Netz niedergelassener Ärzte für Kinder- und Jugendpsychiatrie sein" müsse. Den größten Teil der ambulanten Versorgung haben jedoch bisher die Institutsambulanzen und Polikliniken geleistet, da die Anzahl niedergelassener Kinder- und Jugendpsychiater immer noch nicht ausreichend ist.

Indikationen zu einer stationären Aufnahme ergeben sich aus der Schwere und Chronifizierung der Erkrankung oder Störung, Selbst- oder Fremdgefährdung, einer aus therapeutischen Gründen notwendigen Trennung von der Familie oder auch dem Fehlen geeigneter ambulanter Behandlungsangebote in der Nähe des Wohnortes. In zunehmendem Maße werden auch teilstationäre Behandlungsmöglichkeiten in Form von *Tageskliniken* eingerichtet, wenn auch noch nicht in flächendeckender Weise. Die Tageskliniken kommen für intensivere heilpädagogische und psychotherapeutische Maßnahmen in Frage, bei denen eine vollstationäre Aufnahme nicht angezeigt bzw. der weitere Aufenthalt des Patienten innerhalb seines Familienverbandes wünschenswert ist. Nach der deutschen Vereinigung im Jahre 1990 gibt es etwa 142 kinder- und jugendpsychiatrische Kliniken bzw. Abteilungen. Das kinder- und jugendpsychiatrische Versorgungsnetz wird abgerundet durch Einrichtungen, die vor allem der *Vor- und Nachsorge* dienen. Hierzu gehören kinder- und jugendpsychiatrische Dienste bei Gesundheits- und Jugendämtern, Erziehungsberatungsstellen sowie beratende und gutachterliche Tätigkeiten in Heimen, Haftanstalten und rehabilitativen Einrichtungen.

Noch sehr unbefriedigend geregelt ist die Unterbringung und Langzeitbehandlung von jugendlichen Drogenabhängigen und psychisch kranken Rechtsbrechern, da hierzu materielle und fachlich spezifische Ausstattungen notwendig sind. Das Konzept der meisten Bundesländer, geschlossene Einheiten in Heimen abzuschaffen, ist sicherlich nicht unproblematisch, da, wie die Praxis gezeigt hat, diese dort langfristig zu behandelnden Jugendlichen in jugendpsychiatrische Kliniken eingewiesen werden, die hierfür räumlich, personell und strukturell nur unzureichend bzw. inadäquat ausgestattet sind.

Forschung und Lehre

An nahezu allen deutschen Universitäten sind mittlerweile *Lehrstühle für Kinder- und Jugendpsychiatrie* eingerichtet. War die Forschungstradition der Kinder- und Jugendpsychiatrie bis in die 70er Jahre hinein überwiegend deskriptiv oder hermeneutisch (erklärend, auslegend) orientiert, so haben in den letzten Jahren zunehmend experimentelle Untersuchungen an größeren Fallzahlen, neuropsychologische, biologisch-psychiatrische und epidemiologische Untersuchungen an Bedeutung gewonnen.

Da die universitären Einrichtungen sowohl in bezug auf wissenschaftliches Personal als auch auf Fallzahlen relativ klein sind, wird in Zukunft vermehrt auf eine Zusammenarbeit in Form von multizentrischen Studien zurückgegriffen werden müssen. Derzeit zeichnen sich hauptsächlich folgende *Forschungsschwerpunkte* innerhalb der deutschen Kinder- und Jugendpsychiatrie ab:

- Prävention
- Mehrebenenforschung zu Stabilität und Wandel kinder- und jugendpsychiatrischer Erkrankungen
- externalisierte Störungen (Störungen des Sozialverhaltens, Aggressivität, Dissozialität)
- Entwicklungsstörungen
- Genetik kinder- und jugendpsychiatrischer Störungen
- Interventions- und Versorgungsforschung einschließlich Evaluationserforschung psychotherapeutischer Methoden und Behandlungsformen
- Noch in den Anfängen stecken qualitative Forschungsansätze, die sich vermehrt den sogenannten subjektiven bzw. intersubjektiven Phänomenen widmen

Im Bereich der *Lehre* ist das Fach Kinder- und Jugendpsychiatrie an den Universitäten immer noch unterrepräsentiert. Bisher finden im allgemeinen blockweise Vorlesungen und Praktika im Rahmen der Hauptvorlesung Kinderheilkunde und Psychiatrie für Medizinstudenten statt. An den meisten Abteilungen kann auch das Praktische Jahr in der Kinderpsychiatrie abgeleistet werden. Das Fach ist dann Prüfungsgegenstand im dritten Abschnitt der ärztlichen Prüfung. Für Sonderpädagogen und Sozialpädagogen ist die Kinder- und Jugendpsychiatrie verbreitet obligates Prüfungsfach. Um der Bedeutung der Kinder- und Jugendpsychiatrie Rechnung zu tragen, laufen die Bestrebungen dahin, das Fach noch mehr als bisher in Pflichtveranstaltungen für Medizinstudenten einzubinden und auch als Pflichtprüfungsfach zu etablieren.

Wünschenswert wäre auch, wenn Kinderpsychopathologie und Kinder- und Jugendpsychiatrie in Ausbildungsgänge für Diplom-Psychologen und Pädagogen (Lehrer) eingebunden würden.

Für manchen Außenstehenden könnte es so aussehen, als sei das Fach Kinder- und Jugendpsychiatrie eine Mischung oder Subsumierung heterogener Teilgebiete, ja, als sei es von allem nichts und gleichzeitig von allem ein bißchen. Die Kinder- und Jugendpsychiatrie ist jedoch eine eigenständige ärztliche Fachdisziplin mit spezifischen diagnostischen und therapeutischen Methoden, in denen durch eine multikausale und -faktorielle Sichtweise die Besonderheiten der kindlichen Psyche und deren Wechselwirkung zu seiner Familie und Umwelt in den Mittelpunkt gestellt werden. Sie ist wie kaum eine andere medizinische Disziplin ein integratives Fach, d.h. die interdisziplinäre Sichtweise und Zusammenarbeit mit nicht-medizinischen Fächern gehört zum Konzept täglicher kinder- und jugendpsychiatrischer Arbeit. Der Kinder- und Jugendpsychiater und -psychotherapeut widmet sich der Vielfalt menschlichen Daseins in seinen geistigen, seelischen, körperlichen und sozialen Dimensionen, seinen Schwächen und seiner Störbarkeit, kann gleichermaßen *in statu nascendi* seelische und soziale Fehlentwicklungen miterleben, einordnen und hat die Chance, frühzeitig die Weichen zu stellen in Richtung einer günstigeren Persönlichkeits- und Sozialentwicklung. Dies macht die Schwierigkeit, aber auch die Faszination dieses Fachgebietes aus.

1.2. Normale Entwicklung und psychische Störungen im Kindes- und Jugendalter

1.2.1. Die Definition von psychischen Störungen

Prinzipielle Probleme

Die Beantwortung der Frage, ob eine behandlungsbedürftige Erkrankung vorliegt, ist nur dann möglich, wenn man sich auf Kriterien (Referenzwerte, Normen) beziehen kann, an denen sich die Beurteilung orientiert. Dies gilt in der organischen

Medizin genauso wie in den psychiatrischen Disziplinen; während aber in der somatischen Medizin pathologische Normabweichungen in der Regel objektiv bestimmbar sind, bereitet die Definition von psychischen Erkrankungen in der Kinder- und Jugendpsychiatrie prinzipielle Schwierigkeiten, die mit der Komplexität und Vielschichtigkeit psychischer Probleme zusammenhängen und damit, daß die Beurteilung und Bewertung von Persönlichkeitseigenschaften, Erlebnisweisen und Verhaltensformen immer auch subjektive Momente enthält. Im psychiatrischen Bereich kann bis heute kein einfacher und allgemein akzeptierter Krankheitsbegriff unterstellt werden; dies ist ein Grund dafür, warum in neuerer Zeit z.B. in der internationalen Klassifikation der Erkrankungen (International Classification of Diseases; 10. Version; ICD-10) anstelle des Krankheitsbegriffs der etwas neutralere Begriff der *"psychischen Störung"* verwendet wird. Mit dieser terminologischen Veränderung sind allerdings die begrifflichen und methodischen Grundprobleme des Faches nicht gelöst. Trotz dieser Schwierigkeiten sind wir in der praktischen Arbeit ebenso wie in der Forschung ständig genötigt, Entscheidungen darüber zu treffen, ob eine psychische Erkrankung bzw. eine behandlungsbedürftige Störung vorliegt oder nicht. Dabei sind die Kriterien, die bei solchen Entscheidungen eine Rolle spielen, von vielen Faktoren abhängig. Dazu zählen nicht nur der aktuelle Wissensstand und die Traditionen des Fachgebietes, sondern auch gesellschaftliche (soziale, ökonomische, kulturelle, religiöse) Normsysteme und die Persönlichkeit des Diagnostikers mit seinen höchst subjektiven Wertorientierungen und Beurteilungstendenzen (subjektive Normen). Damit solche Entscheidungen, die weitreichende Auswirkungen für die Patienten haben können, wissenschaftlich fundiert und ethisch verantwortungsvoll getroffen werden können, ist es wichtig, daß wir die Kriterien, an denen wir uns orientieren, immer wieder kritisch reflektieren und offen zur Diskussion stellen.

Normen

Bei der konkreten diagnostischen Beurteilung in der Kinder- und Jugendpsychiatrie werden in der Regel eine ganze Reihe von verschiedenen Normen bzw. Kriterien herangezogen, unter denen statistische und idealtypische Normen eine besonders wichtige Rolle spielen. Legt man die *statistische Norm* zugrunde, so wird die durchschnittliche Merkmalsausprägung in einer Bevölkerung als "normal" definiert; stärkere Abweichungen vom durchschnittlichen Wertebereich gelten als "abnorm". Dabei kommen gleichermaßen positive wie negative Normabweichungen vor (z.B. unterdurchschnittliche, durchschnittliche, überdurchschnittliche Intelligenz). Wenn man sich dagegen auf eine *Idealnorm* bezieht, wird Krankheit als negative Abweichung von einem idealtypischen Zustand verstanden. So geht z.B. der Gesundheitsbegriff der Weltgesundheitsorganisation (WHO) von einer idealen Norm aus, wenn Gesundheit als Optimum des körperlichen und seelischen Wohlbefindens definiert wird. Eine genauere Spezifizierung solcher Idealnormen ist im Bereich der somatischen Medizin (z.B. "physiologische Norm") leichter möglich als bei psychischen Merkmalen.

Krankheitsbegriffe

Einen engen Bezug zum Problem der Norm hat die Frage nach der logischen Struktur des verwendeten Krankheitsbegriffs. Im psychiatrischen Bereich werden zwei grundlegend unterschiedliche Krankheitsbegriffe verwendet: Der *kategoriale Krankheitsbegriff* (nach dem "klinischen Modell") geht davon aus, daß zwischen normalen und pathologischen psychischen Erlebnis- und Verhaltensformen ein *qualitativer Unterschied* besteht (*Diskontinuitätsmodell*). Der *dimensionale Krankheitsbegriff* (nach dem "statistischen Modell") dagegen geht davon aus, daß zwischen psychischer Gesundheit und Krankheit nur *quantitative Unterschiede*, d.h. graduelle und fließende Übergänge bestehen (*Kontinuitätsmodell*). Beide Krankheitsbegriffe (und Mischformen zwischen beiden) finden im kinder- und jugendpsychiatrischen Bereich ihre Anwendung, bei manchen Störungsbildern erscheint das qualitative Modell adäquater, andere können sinnvoller als quantitative Abweichungen interpretiert werden. So können z.B. Psychosen oder umfassende Entwicklungsstörungen (wie z.B. der frühkindliche Autismus) eher nach dem Diskontinuitätsmodell verstanden werden; viele spezifische emotionale Störungen von Kindern dagegen sind als graduelle Steigerungen von normalen Phänomenen aufzufassen.

Krankheitsmodelle

Schließlich hängt mit der Frage nach den Normen und Krankheitsbegriffen die Frage zusammen, an welchen inhaltlichen Vorstellungen wir uns bei der

Beschäftigung mit psychischen Störungen orientieren. In diesem Zusammenhang werden häufig verschiedene "Krankheitsmodelle" einander kontrastierend gegenübergestellt: So werden z.B. im "medizinischen Modell" psychische Erkrankungen primär als individuell-organische Beeinträchtigung verstanden, im "soziologischen Modell" dagegen als sozial definierte Verhaltensabweichung. Solche holzschnittartig vereinfachten - und häufig in polemischer Absicht vorgetragenen - Darstellungen werden aber der tatsächlichen Komplexität von psychischen Störungen nicht gerecht und sind deshalb für eine qualifizierte Auseinandersetzung mit der Thematik wenig nützlich. In der Kinder- und Jugendpsychiatrie und ihren Nachbardisziplinen besteht heute ein breiter Konsens darüber, daß sich psychische Störungen auf mehreren Ebenen manifestieren und deshalb gleichermaßen auf der biologischen, psychologischen und der soziologischen Ebene zu betrachten sind.

Definition psychischer Störungen

Psychische Störungen bzw. Erkrankungen können in allgemeiner Weise als *Abweichungen von einer bestimmten Norm bzw. als Abweichung von der normalen Entwicklung* definiert werden. Etwas konkreter definiert Remschmidt (1988) den Begriff der psychischen Krankheit als einen Zustand

> *"gestörter Lebensfunktionen, der durch Beginn, Verlauf und ggf. auch Ende eine zeitliche Dimension aufweist und ein Kind oder einen Jugendlichen entscheidend daran hindert, an den alterstypischen Lebensvollzügen aktiv teilzunehmen und diese zu bewältigen."*

Bei der konkreten und praktischen Entscheidung der Frage, ob eine *behandlungsbedürftige psychische Störung* - oder noch allgemeiner - ob ein *interventionsbedürftiges kinder- und jugendpsychiatrisches Problem* vorliegt, kann man sich an vier *Kriterien bzw. Kriterienbereichen* orientieren (☞ Tab. 1.1).

(1) akute Gefährdung	Ist die körperliche oder seelische Integrität des vorgestellten Kindes oder Jugendlichen oder anderer Personen gefährdet? Beispiele: Selbstgefährdung durch Suicidalität, Störungsbilder mit Fremdgefährdung, Gefährdung (z.B. Mißhandlung) des Kindes durch das soziale Umfeld
(2) objektive Beeinträchtigungen bzw. Einschränkungen in den altersentsprechenden Lebensvollzügen	Ist das vorgestellte Kind aufgrund seiner psychischen Auffälligkeiten oder aufgrund von anderen Faktoren in bedeutsamer Weise daran gehindert, an normalen altersentsprechenden Lebensvollzügen teilzunehmen? (Einschätzung des Schweregrades und des allgemeinen Funktionsniveaus des Kindes). Beispiel: jegliche Einschränkung in den sozialen Kontakten, den Freizeitaktivitäten und in anderen für die Lebensqualität relevanten Bereichen
(3) objektive Beeinträchtigung der Entwicklungsmöglichkeiten	Ist die zukünftige Entwicklung des vorgestellten Kindes aufgrund seiner psychischen Auffälligkeiten oder aufgrund von anderen Faktoren in bedeutsamer Weise beeinträchtigt? Beispiele: Versäumnis des Schulbesuchs (z.B: bei Schulphobie), langfristige schulische Entmutigung (z.B. aufgrund von Legasthenie), keine Möglichkeit zu sozialen Kontakten (z.B. bei sozialen Ängsten)
(4) subjektiver Leidensdruck und subjektives Behandlungsbedürfnis	subjektives Leiden und Behandlungsbedürfnis des vorgestellten Kindes und seiner Bezugspersonen

Tab. 1.1: Kriterien für das Vorliegen einer psychischen Störung im Kindes- und Jugendalter.

Aus dieser Auflistung ist ersichtlich, daß sich die Behandlungsbedürftigkeit bzw. der Interventionsbedarf nicht nur nach der psychischen Auffälligkeit des Kindes, sondern auch nach Umfeldmerkmalen richtet. Dies entspricht der Auffassung von der Multidimensionalität psychischer Störungen. Die angeführten Beurteilungsrichtlinien sind *allgemeine Kriterien* zur Beurteilung der Frage, *ob überhaupt eine psychische Störung vorliegt*; zur Beurteilung der Frage, *welche psychische Störung vorliegt* und ob ein Behandlungsbedarf besteht, sollte man sich darüber hinaus in der praktisch-klinischen Tätigkeit ebenso wie in der Forschung an den *speziellen Kriterien* (diagnostischen Leitlinien) orientieren, so wie sie in den gängigen diagnostischen Klassifikationsschemata (ICD, DSM) festgelegt sind. Durch die Orientierung an solchen allgemeinen und speziellen Kriterien kann der diagnostische Urteilsprozeß transparenter gestaltet werden. Voraussetzung für eine sinnvolle und fachlich qualifizierte Anwendung der angeführten Kriterien und Klassifikationsschemata ist eine ausführliche Einarbeitung in diese Methoden und eine fortlaufende Überprüfung der diagnostischen Entscheidungen (z.B. in Klassifikationskonferenzen, Supervisionen etc.). Je besser diese Voraussetzungen erfüllt sind, umso eher können in der Diagnostik subjektive Fehleinschätzungen und Verzerrungen vermieden werden.

1.2.2. Die Erklärung von psychischen Störungen

Historischer Hintergrund

Die Frage nach der Verursachung von psychischen Störungen wurde in der Geschichte der Psychiatrie und ihrer benachbarten Disziplinen bis in die neuere Zeit hinein höchst kontrovers diskutiert; eine zentrale Kontroverse entzündete sich an der Frage, ob psychische Erkrankungen durch biologische und speziell genetische Faktoren oder durch das soziale Milieu verursacht sind ("Anlage-Umwelt-Kontroverse"). In den *endogenistischen Theorien* wurde die allgemeine Entwicklung ebenso wie die Entstehung von psychischen Störungen als Entfaltung der dem Individuum innewohnenden Anlagen aufgefaßt; der Entwicklungsverlauf ist danach durch Reifungsprozesse bestimmt, d.h. durch Gesetzmäßigkeiten des individuellen Organismus. In den *exogenistischen Theorien* dagegen wurde davon ausgegangen, daß die Entwicklung durch die Umweltreize bestimmt wird. Das Individuum hat nach diesem Konzept eine passive Rolle (als "tabula rasa" geboren); psychische Störungen werden durch Umweltfaktoren erklärt. Bei der Diskussion dieser Positionen handelte es sich keineswegs nur um eine akademische Streitfrage, sondern um allgemeine gesellschaftspolitische und ideologische, ja moralische Auseinandersetzungen mit weitreichenden Implikationen. Man denke z.B. nur an den Rassenwahn der Nationalsozialisten und seine fürchterlichen Folgen bis hin zur Vernichtung von Menschen, die als "lebensunwert" bezeichnet wurden. Es hängt sicherlich auch mit diesem historischen Hintergrund zusammen, daß auch heute noch Diskussionen über die Ursachen psychischer Störungen leicht in ideologische Auseinandersetzungen hineinführen können.

Die moderne wissenschaftliche Fragestellung

Wenn auch viele einzelne Fragen zur Ätiologie (von griech. aitia = die Ursache) bzw. zur Pathogenese (von griech. pathos = Leiden; genesis = Entstehung) psychischer Störungen noch zu klären sind, ist aufgrund des heutigen Kenntnisstandes doch zumindest klar, daß Fragen wie "Was ist *die* Ursache von psychischen Erkrankungen?" oder "Sind psychische Erkrankungen durch Anlage- *oder* durch Umweltfaktoren bedingt?" zu einfach gestellt und in dieser pauschalen Form nicht beantwortbar sind. Denn es kann als wissenschaftlich gesichert gelten, daß *psychische Störungen in der Regel multifaktoriell bedingt sind und daß bei ihrer Entstehung sowohl Anlagefaktoren wie auch Umweltfaktoren eine Rolle spielen.* Die meisten modernen Konzepte zur Ätiologie und Pathogenese gehen deshalb davon aus, daß es keine strikt deterministischen Beziehungen zwischen den Umwelteinflüssen und der menschlichen Entwicklung gibt. Mensch und Umwelt bilden ein Gesamtsystem, in dem beide Teilsysteme (Mensch und Umwelt) miteinander interagieren und sich in dieser Interaktion entwickeln. Diese Gruppe von ätiologischen Konzepten und Entwicklungstheorien, die im einzelnen sehr unterschiedlich ausformuliert werden können, werden unter dem Begriff "*interaktionistische Theorien*" zusammengefaßt (auch: "systemische", "transaktionale", "relationale", "dialektische" Modelle). Bei der Untersuchung der Ätiologie und Pathogenese von psychischen Störungen sind somit immer eine Fülle von verschiedenen Bedingungsfaktoren zu berücksichtigen. Psychische Störungen bzw. Erkrankungen können nicht als fixierte Entitäten betrachtet werden, die durch eine einzelne Ursache erklärt werden könnten; sie sind vielmehr zu verstehen als komplexe Prozesse, bei deren Entstehung, Aufrechterhaltung und Bewältigung immer biologische, psychische und soziale Aspekte zu berücksichtigen sind. Auch bei Erkrankungen, die auf körperliche Ursachen zurückgeführt werden können (z.B. chronische organische Erkrankungen, organische Psychosyndrome oder Epilepsien) ist eine mehrdimensionale Betrachtung für die Erklärung und für die Therapie von hoher Bedeutung: Das ganze psychische Leben, die Persönlichkeitsstruktur, die Familienbeziehungen, die soziale Laufbahn werden durch die Erkrankung mitgeprägt, und umgekehrt bestimmen diese psychischen und sozialen Aspekte darüber mit, wie gut die Erkrankung bewältigt bzw. kompensiert werden kann. Der Patient und seine Umwelt versuchen, mit der Erkrankung "fertig zu werden" oder sich an sie anzupassen. Diese Bewältigungsversuche (Copingversuche) gelingen mehr oder weniger gut; nicht selten leiden die Patienten mehr unter mißlungenen Lösungsversuchen als unter der Primärerkrankung, und allzuoft sind es diese durchaus verständlichen Anpassungsversuche, die in der Therapie das eigentliche Problem darstellen. Die moderne und wissenschaftlich qualifizierte Fragestellung nach der Ätiologie und Pathogenese von psychischen Störungen kann somit folgendermaßen formuliert werden:

- Welche Faktoren spielen bei der Entstehung einer psychischen Störung eine besonders wichtige Rolle?
- Welche Faktoren beeinflussen den weiteren Verlauf?
- Und wie wirken diese Faktoren im Prozeß der Entstehung, Aufrechterhaltung und Bewältigung der psychischen Störung zusammen?

Das Konzept der Entwicklungspsychopathologie

Bei der Beschäftigung mit der Frage nach der Ätiologie psychischer Störungen spielt der Begriff der Entwicklung in der modernen Kinder- und Jugendpsychiatrie eine zentrale Rolle: Der Entwicklungsprozeß konstituiert die Verbindung zwischen Genetik und Umwelt, zwischen körperlichen und seelischen Bedingungen, psychologischen und sozioökologischen Faktoren. D.h. Entwicklung wird als grundlegendes und integrierendes Konzept für die Psychiatrie verstanden; in diesem Sinne sprechen viele Autoren von der Entwicklungspsychopathologie (developmental psychopathology) oder auch von der Entwicklungspsychiatrie (developmental psychiatry).

- Die **Entwicklungspsychopathologie** stützt sich auf die Methoden und Ergebnisse der Entwicklungspsychologie und anderer Entwicklungswissenschaften (z.B. Entwicklungsneurologie)
- Sie bezieht Studien zur normalen Entwicklung und Studien zu abweichenden Entwicklungsprozessen aufeinander, um psychopathologische Phänomene unter der Perspektive der Entwicklung zu untersuchen
- In der Entwicklungspsychopathologie werden psychopathologische Phänomene als Auslenkungen normaler Entwicklungsverläufe aufgefaßt; dabei wird die Aufmerksamkeit nicht nur auf belastende und krankmachende (pathogene), sondern ebenso auf förderliche und schützende (protektive) Entwicklungsbedingungen gerichtet
- Die Entwicklungspsychopathologie ist weiterhin gekennzeichnet durch eine integrative Sichtweise, in der das Zusammenwirken von biologischen, psychischen und sozialen Faktoren bei der Entwicklung der menschlichen Person betrachtet wird; dabei werden keine einfachen monokausalen Entwicklungskonzepte zugrunde gelegt. Entwicklung wird vielmehr als Transaktionsprozeß zwischen Individuum und Umwelt verstanden
- In diesem Prozeß wird die menschliche Person nicht nur von außen beeinflußt, sondern sie nimmt eine aktive Rolle ein. D.h. die menschliche Entwicklung wird als aktive Auseinandersetzung mit Anforderungen bzw. Belastungen und speziell als Bewältigung von Entwicklungsaufgaben verstanden

1.2.3. Entwicklungsbedingungen: Pathogene und protektive Faktoren

Die Multidimensionalität der Entwicklung: Das bio-psycho-soziale Modell

Die menschliche Entwicklung ist ein *multidimensionales Geschehen*, d.h. sie bezieht sich gleichermaßen auf die biologische, die psychologische und die soziale Ebene, die sich im Entwicklungsprozeß wechselseitig beeinflussen. Psychiatrische Störungen manifestieren sich auf allen genannten Ebenen bzw. Dimensionen, und auch bei der Frage nach den Entwicklungsbedingungen bzw. -einflüssen sind Faktoren auf allen drei Ebenen zu betrachten. Zur biologischen Ebene gehören z.B. genetische Belastungen, die körperliche Entwicklung und somatische Einflüsse auf sie; zur psychologischen Ebene gehören alle Aspekte der menschlichen Persönlichkeit wie Fähigkeiten und Fertigkeiten, der kognitive und emotionale Bereich sowie der Verhaltensbereich. Zur sozialen Ebene schließlich gehört die direkte Interaktion und Kommunikation mit anderen Personen, die Teilhabe an sozialen Systemen wie Familie und Schule, die Teilhabe an sozialen Normen und Wertsystemen bis hin zu sozioökologischen Faktoren.

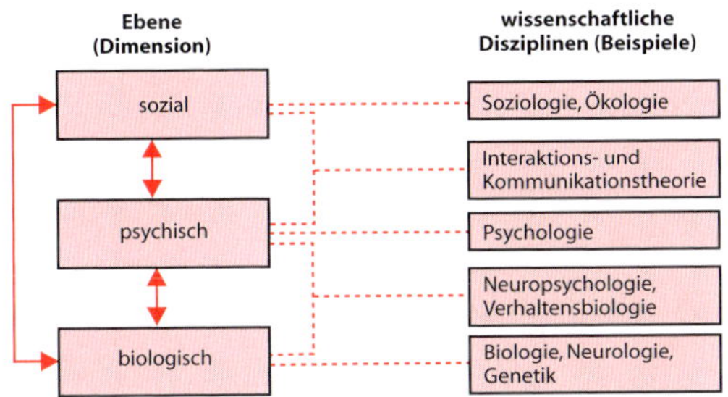

Abb. 1.1: Die Multidimensionalität der Entwicklung: das bio-psycho-soziale Modell.

Es ist zu beachten, daß die Unterscheidung der drei Ebenen nur eine künstliche Trennung darstellt, die uns zur besseren Orientierung dienen soll; tatsächlich sind die verschiedenen Ebenen aufs engste miteinander vermischt: So ist die gesamte psychische Verhaltenssteuerung eng an die Hirnfunktionen gekoppelt und psychische Merkmale wie z.B. die Intelligenz oder das Temperament sind zu einem erheblichen Teil genetisch bestimmt. Auf der anderen Seite sind die Persönlichkeitsentwicklung, die subjektive Identität, das Selbstbild, aber auch elementare kognitive und sprachliche Funktionen direkt an den sozialen Kontakt geknüpft und können sich nur in sozialen Beziehungen entwickeln.

Entwicklung als Wechselspiel zwischen Individuum und Umwelt

Entwicklung vollzieht sich im Wechselspiel zwischen individuellen Faktoren und Umweltfaktoren. Diese beiden Faktorengruppen können in unterschiedlicher Weise voneinander abgegrenzt werden, je nachdem wie eng die Seite des Individuums gefaßt wird: Unter *hereditären Faktoren (genetische Faktoren im engeren Sinne)* versteht man alle die Informationen, die direkt durch die Gene von einer Generation auf die andere vererbt werden (z.B. erbliche Erkrankungen). Der Begriff der *angeborenen Faktoren* ist weiter gefaßt; zu ihnen zählen neben den hereditären Faktoren auch genetische Faktoren im weiteren Sinne, d.h. Faktoren, die sich durch Mutationen und Umgruppierungen von Genen ergeben (z.B. Chromosomenanomalien) und darüber hinaus alle Einflußfaktoren und Einflüsse, die zwischen Konzeption und Geburt wirksam werden (z.B. Schädigung im Schwangerschaftsverlauf durch Alkohol, Drogen oder Medikamente). Noch weiter ist der Begriff der *konstitutionellen Faktoren*, die die Summe der relativ überdauernden und für das Individuum charakteristischen körperlichen und seelischen Merkmale (z.B. Intellektuelle und körperliche Leistungsfähigkeit, Temperamentseigenschaften, Beanspruchbarkeit, Widerstandskraft) umfaßt. Zu ihnen zählen neben den angeborenen Faktoren auch überdauernde Eigenschaften des Individuums, die später erworben wurden. Der Begriff der *individuellen Faktoren* schließlich bezieht sich auf alle individuellen Merkmale der Person, die die weitere Entwicklung beeinflussen, einschließlich zeitlich umschriebener bzw. veränderlicher Aspekte (z.B. Bewältigungsstile, soziales Kontaktverhalten, Bindungsverhalten gegenüber Bezugspersonen, andere altersspezifische und entwicklungsabhängige Merkmale). Zu den *Umweltfaktoren* werden alle äußeren Einflüsse auf das Individuum auf der körperlichen, psychischen oder sozialen Ebene (z.B. körperliche Schädigungen, Beziehungserfahrungen, Lebensereignisse, soziale und ökologische Lebensbedingungen) gezählt.

Das Wechselspiel zwischen individuellen und Umweltfaktoren beginnt schon im pränatalen Stadium. Zu den wichtigsten und häufigsten pathogenen Einfüsse in dieser Zeit zählen z.B.:

- Unter- oder Fehlernährung der Mutter

- Metabolismusanomalien der Mutter (z.B. Diabetes)
- Alter der Mutter (z.B. Plazentainsuffizienz)
- Strahlenexposition (z.B. Röntgenstrahlen)
- Alkohol- und Drogenabusus
- psychosozialer Streß der Mutter
- eine negative Einstellung gegenüber dem Kind (Ablehnung der Schwangerschaft)

Individuelle Faktoren ↔	Umweltfaktoren
• hereditäre Faktoren (genetische Faktoren im engeren Sinne): alle Informationen, die direkt durch die Gene von einer Generation auf die andere vererbt werden (z.B. erbliche Erkrankungen) • Faktoren, die sich durch Mutationen und Umgruppierungen von Genen ergeben (genetische Faktoren im weiteren Sinne, z.B. Chromosomenanomalien) • Einflußfaktoren, die zwischen Konzeption und Geburt wirksam werden (z.B. Schädigung im Schwangerschaftsverlauf durch Alkohol, Drogen oder Medikamente) • später erworbene, relativ überdauernde und für das Individuum charakteristische körperliche und seelische Merkmale (z.B. intellektuelle und körperliche Leistungsfähigkeit, Temperamentseigenschaften, Beanspruchbarkeit, Widerstandskraft) • zeitlich umschriebene bzw. veränderliche individuelle Merkmale (z.B. Bewältigungsstile, soziales Kontaktverhalten, Bindungsverhalten gegenüber Bezugspersonen, altersspezifische und entwicklungsabhängige Merkmale).	Alle äußeren Einflüsse auf das Individuum auf der körperlichen, psychischen oder sozialen Ebene (z.B. körperliche Schädigungen/Noxen, Beziehungserfahrungen, belastende Lebensereignisse, soziale und ökologische Lebensbedingungen).

Tab. 1.2: Entwicklung als Wechselspiel zwischen individuellen und Umweltfaktoren.

Risikofaktoren und protektive Faktoren

Im Hinblick auf die Erklärung psychopathologischer Phänomene sind diejenigen individuellen und Umweltfaktoren von besonderer Bedeutung, durch welche die Wahrscheinlichkeit für das Auftreten einer psychischen Störung erhöht wird. Diese Faktoren werden als *pathogene Faktoren* bzw. - etwas genauer - als *Risikofaktoren* bezeichnet. Es wurde jedoch immer wieder festgestellt, daß manche Kinder, die unter extrem belastenden Bedingungen aufwachsen, psychisch gesund bleiben (sogenannte unverletzliche, besonders widerstandsfähige Kinder). Solche Befunde gaben Anlaß, nicht nur nach den Bedingungen für Störungen zu suchen, sondern auch danach zu fragen, welche Faktoren dazu beitragen, daß Kinder vor psychischen Störungen geschützt oder bewahrt werden (umgekehrte positive Fragerichtung: "Resilienzforschung"). *Protektive Faktoren* im weiteren Sinne sind alle die Einflüsse, die die Manifestation einer Erkrankung verzögern, abmildern oder verhindern können. Teilweise wird der Begriff der protektiven Faktoren nur auf solche Bedingungen angewandt, die den negativen Einfluß von bestimmten Risikofaktoren abmildern können (protektiver Faktor im engeren Sinne = Moderatorvariable bei vorhandenem Risikofaktor). Wenn man die Unterscheidung zwischen individuellen und Umweltfaktoren und die zwischen protektiven und Risikofaktoren miteinander kombiniert, ergibt sich hieraus die heute gebräuchliche *Klassifikation der Faktoren zur Erklärung von psychischen Störungen.* (Tab. 1.3).

Häufig werden die sozialen Faktoren noch weiter in Untergruppen differenziert; die wichtigste Unterscheidung ist die zwischen den *familiären Faktoren*, die eine besonders wichtige Rolle spielen und den *außerfamiliären Faktoren.* Bei den sozialen Belastungsfaktoren (Stressoren) wird außerdem zwischen normativen und nicht-normativen Stressoren unterschieden. Unter *normativen Stressoren* versteht man solche Belastungen, die sich aus normalen und zu erwartenden Übergängen ergeben. Hierzu gehören insbesondere alters- und stadienspezifische Entwicklungsaufgaben für Individuen oder Familien (z.B. Belastungen, die sich im Zusammenhang mit der Einschulung ergeben). *Nicht-normative Stressoren* sind Faktoren, die außerhalb des aktuellen Erwartungshorizonts der Familie liegen und die in der Regel eine besonders ungewöhnliche und starke Belastung darstellen (z.B. Ausbruch einer unheilbaren Erkrankung; plötzlicher Tod einer Bezugsperson; katastrophenartige Ereignisse). Schließlich kann bei den Risikofaktoren auch noch zwischen zeitlich fixierten bzw. umschriebenen Belastungen (z.B. besondere Ereignisse oder Belastungsphasen) und überdauernden Belastungen (z.B. Behinderungen, Persönlichkeitsstörungen in der Familie, mehrgenerational wirksame Familienstile oder -tabus) unterschieden werden.

	individuelle Faktoren	soziale Faktoren
Risikofaktoren	individuelle Risikofaktoren (z.B. genetisch bedingte Vulnerabilität, Hirnschädigung, ungünstiges Temperament)	soziale Stressoren (z.B. belastende Ereignisse in der Lebensgeschichte wie z.B. Personenverluste)
protektive Faktoren	individuelle Ressourcen (z.B. Intelligenz, Temperamentseigenschaften, Bewältigungsstile)	soziale Ressourcen (z.B Unterstützung durch die Familie und das weitere soziale Umfeld; günstige schulische Bedingungen)

Tab. 1.3: Erklärungsfaktoren für psychische Störungen.
Klassifikation der Faktoren, die die Wahrscheinlichkeit für eine psychische Störung beeinflussen (nach Lösel, F. et al.: On the concept of "invulnerability". In: Brambring, M. et al. (Eds.): Children at risk: Assessment, longitudinal research and intervention. De Gruyter, 1989).

Individuelle Faktoren

Ein wichtiger Faktor, der die Wahrscheinlichkeit des Auftretens psychischer Störungen beeinflußt, ist das **Geschlecht**. Jungen haben bis zur Pubertät ein höheres Risiko für körperliche Erkrankungen, Entwicklungsstörungen, Teilleistungsschwächen und für psychische Störungen, sie haben im Durchschnitt ein geringeres Entwicklungstempo als Mädchen und sind auch anfälliger gegenüber äußeren Belastungen. Insbesondere im sprachlichen Bereich zeigt sich, daß die Reifungsprozesse beim weiblichen Geschlecht schneller und stabiler verlaufen. Viele Störungen sind außerdem vom **Alter** abhängig, da Funktionen, die sich in einer schnellen Entwicklung befinden, störanfälliger sind (sensible Phasen) und da sich viele Störungen erst unter bestimmten Voraussetzungen bzw. erst in einem bestimmten Alter zeigen können (z.B. schulbezogene Störungen). Weitere individuelle Risikofaktoren für psychische Störungen sind **genetische Belastungen** (z.B. psychische Erkrankungen in der Aszendenz), häufige **körperliche Erkrankungen** und **zerebrale Schädigungen**. Unterschiede im Bereich der **Begabung, der Fähigkeiten und Fertigkeiten** haben ebenfalls einen Einfluß auf die Wahrscheinlichkeit von psychischen Störungen. Kinder mit Teilleistungsschwächen haben ein deutlich erhöhtes Risiko für psychische Störungen ("sekundäre Neurotisierung"). Dabei kann eine hohe Intelligenz einen protektiven Faktor darstellen (z.B. bei der Kompensation von anderen Entwicklungsdefiziten), bei vielen psychischen Störungen (z.B. Anorexie, Depression) dagegen stellt die Intelligenz keinen protektiven Faktor dar. Die **Temperamentseigenschaften**, die zu einem großen Teil angeboren sind, stellen wichtige protektive bzw. Risikofaktoren dar. Ein "unproblematisches Temperament" stellt einen Schutzfaktor dar, Kinder mit einem "schwierigen Temperament" dagegen sind für psychische Erkankungen anfällig. **Sozial-emotionale Merkmale** wie z.B. soziale Attraktivität, positives Selbstwertgefühl und soziale Bindungsfähigkeit stellen protektive Faktoren dar, und die jeweils aktualisierten funktionalen bzw. dysfunktionalen **Bewältigungsstrategien** können sich als protektiv bzw. als risikoerhöhend auswirken.

Typus	Definition
unproblematisches (“leichtes”) Temperament (= protektiver Faktor)	biologische Regularität, Annäherungstendenz bei neuen Reizen, schnelle Anpassung an Veränderungen, vorherrschend positive Stimmungslage leichter oder mittlerer Ausprägung (ca. 40 % der untersuchten Population)
schwieriges Temperament (= Risikofaktor)	Gegensatz des leichten Temperaments: Biologische Unregelmäßigkeit, Rückzugstendenzen bei neuen Reizen, langsame Anpassung an Veränderung, häufiger negativer emotionaler Ausdruck hoher Intensität (ca. 10 % der untersuchten Population)
langsames Temperament	Rückzugstendenzen bei neuen Reizen, langsame Anpassung an Veränderungen, häufiger negativer mit niedriger Intensität. Solche Individuen werden häufig als “scheu” bezeichnet (ca. 15 % der untersuchten Population)

Tab. 1.4: Temperamentstypen (nach Chess, St., Thomas, A.:Temperament. In: Lewis, M. (ed.): Child and adolescent psychiatry. A comprehensive textbook. Williams & Wilkins: Baltimore, 1991).

Soziale Faktoren

Unter den sozialen Einflußfaktoren haben die **familiären Bedingungen** eine besondere Bedeutung für die Entwicklung von Kindern, da die Eltern für das Kind in der Regel die bedeutsamsten Bezugspersonen sind, die Familie den wichtigsten Erfahrungsraum des Kindes darstellt und die familiären Faktoren außerdem am längsten und von der frühen Kindheit an wirksam sind. Viele unterschiedliche Einzelmerkmale können als *mögliche Risikofaktoren* betrachtet werden; hierzu zählen:

- sozioökonomische und soziokulturelle Aspekte wie Armut, soziale Randständigkeit oder kulturelle Diskriminierung der Familie
- niedriger Ausbildungssstand und Berufsstatus der Eltern und Arbeitslosigkeit
- das Fehlen eines Elternteils, insbesondere Elternverlust durch Scheidung
- psychiatrische Erkrankungen der Eltern
- häufiger Streit zwischen den Eltern oder anderen Familienmitgliedern
- Fremdunterbringung (Heimaufenthalte) des Kindes
- körperliche und psychische Vernachlässigung, mangelnde Förderung des Kindes
- Mißhandlung und sexueller Mißbrauch des Kindes
- dysfunktionale Beziehungsangebote der Eltern an das Kind, ungünstiger Erziehungsstil der Eltern
- dysfunktionale Bewältigungsstrategien der Eltern

Als günstige und protektive familiäre Entwicklungsbedingungen sind anzusehen:

- Zusammenhalt und emotionale Verbundenheit der Familienmitglieder
- die Förderung der Autonomie der Familienmitglieder bei hoher wechselseitiger Unterstützung
- eine aufmerksame, authentische und einfühlsame, aber auch konsequente und bestimmte Erziehungshaltung gegenüber dem Kind
- eine klare Rollen- und Aufgabenverteilung in der Familie, eine stabile und transparente familiäre Hierarchie (Machtverteilung), die flexibel neuen situativen Erfordernissen angepaßt werden kann
- ein hinreichend klarer und eindeutiger Kommunikationsstil
- funktionale Bewältigungsstrategien der Familie

Bei diesen Auflistungen ist zu berücksichtigen, daß kein einzelner Risikofaktor für sich alleine genommen die Wahrscheinlichkeit für eine psychische Störung erhöhen muß. *Wesentlich ist vielmehr die Kombination der verschiedenen Faktoren; das Risiko für eine psychische Störung wird durch eine Häufung von familiären Risikofaktoren erhöht, da sich ihre ungünstigen Effekte nicht einfach nur addieren, sondern gleichsam multiplikativ verstärken.* Darüber hinaus ist die zeitliche Dauer der familiären Belastungen zu berücksichtigen: Lange andauernde Belastungen stellen in der Regel ein höheres Risiko dar, als kurzfristige bzw. zeitlich umgrenzte Faktoren.

Zu den **außerfamiliären Faktoren**, die die Entwicklung des Kindes bedeutsam beeinflussen, zählen

- die allgemeinen sozioökologischen Lebensbedingungen der Familie (Stadt vs. Land; Wohnbezirk; soziale Brennpunkte)
- die sozialen Kontakte der Eltern, die Beziehungen der Kernfamilie zur weiteren Verwandtschaft und ihre Einbettung in die Gemeinde und die hieraus sich ergebenden Möglichkeiten zur sozialen Unterstützung der Familienmitglieder
- die Beziehungen des Kindes zu Gleichaltrigen (Freunden)
- die Einflüsse der Schule
- die Einflüsse der öffentlichen Medien, insbesondere des Fernsehens

Bei allen fünf genannten Gruppen konnten sowohl positive wie negative Einflüsse auf die Entwicklung festgestellt werden.

Ein Ansatz, der sich sowohl auf familiäre als auch außerfamiliäre Entwicklungsbedingungen bezieht, stellt die "life-event-Forschung" dar, in der untersucht wird, welche Lebensereignisse für die Entwicklung von besonderer Bedeutung sind. Zu den wichtigsten Belastungen für Kinder und Jugendliche gehören Verlusterlebnisse und extreme Traumatisierungserfahrungen (z.B. sexueller Mißbrauch, Deprivation und schwere Vernachlässigung).

• Tod eines Elternteils	95
• Trennung von den Eltern (außerfam. Unterbringung)	86
• Scheidung der Eltern	81
• sexueller Mißbrauch des Kindes	80
• Auftreten einer erkennbaren Mißbildung	78
• Tod eines Geschwisterkindes	78
• Gefängnisaufenthalt eines Elternteiles länger als ein Jahr	74
• ernsthafte Erkrankung des Kindes mit Krankenhausaufenthalt	74
• Entdeckung, ein adoptiertes Kind zu sein	71
• Ehe eines Elternteils mit einem Stiefelternteil	70
• ernsthafte Erkrankung eines Elternteils mit Krankenhausaufenthalt	67
• Wiederholung einer Schulklasse (Klassenwechsel)	61
• Verlust der Beliebtheit des Kindes bei Freunden	61
• Tod eines Freundes oder Verwandten	60
• Einschulung	59
• zunehmende Streitigkeiten zwischen den Eltern	55
• Verweis von der Schule	52
• zunehmende Auseinandersetzungen mit den Eltern	51
• Geburt eines Geschwisterkindes	50
• Tod eines Großelternteils	50

Tab. 1.5: Belastende Lebensereignisse für Kinder und Jugendliche.
Einschätzung des Belastungsgrades durch Fachleute (Maximum = 100 Punkte) (nach Minde, K.: Somatische, psychische, psychosoziale und soziokulturelle Einflüsse. In: Remschmidt, H., Schmidt, M. H. (Hrsg.): Kinder- und Jugendpsychiatrie in Klinik und Praxis. Band I, Thieme Stuttgart, 1988).

Das Zusammenwirken verschiedener Entwicklungsbedingungen

Neben der Identifikation von Risiko- und protektiven Faktoren besteht eine zentrale Aufgabe der ätiologischen Forschung darin, die Frage zu untersuchen, wie diese Faktoren zusammenwirken. Pionierarbeit wurde in diesem Feld vom englischen Kinderpsychiater Sir Michael Rutter geleistet. Als Beispiel seien hier einige seiner empirischen Ergebnisse zur Entwicklung von dissozialen Verhaltensstörungen bei Kindern und Jugendlichen angeführt.

(1) **Familieneinflüsse:** Als besonders bedeutsam haben sich folgende Faktoren erwiesen:

- schwere eheliche Disharmonie
- broken homes ("zerbrochene Familien"; Kinder die nicht bei beiden leiblichen Eltern wohnen und damit verbundene belastende Trennungserlebnisse)
- psychische Störungen der Mutter
- Delinquenz des Vaters

Diese Merkmale stellen Risikofaktoren für psychische Störungen und insbesondere Risikofaktoren für dissoziale Verhaltensstörungen dar. Aufgrund ihrer Ergebnisse haben Rutter und Mitarbeiter ihren *"Family Adversity Index"* gebildet, der sich auf die genannten Merkmale stützt.

(2) **Kumulierung von Familieneinflüssen:** Wenn einer der genannten Risikofaktoren vorliegt, ist das Risiko für Verhaltensstörungen nur geringfügig erhöht, wenn aber weitere Faktoren hinzutreten, steigt das Risiko drastisch an: Die Auswirkungen der Risikofaktoren addieren sich nicht einfach, sondern sie verstärken sich gegenseitig.

(3) **Schuleinflüsse:** Nach Rutters Ergebnissen sind die Schuleinflüsse ähnlich wirksam wie die Familieneinflüsse. Als belastende Schuleinflüsse konnten identifiziert werden:

- eine hohe Lehrer-Fluktuation
- eine hohe Schüler-Fluktuation
- eine ungünstige Lehrer-Schüler-Quote
- ein hoher Anteil von Immigranten-Kindern

(4) **Interaktion von Schulbedingungen und Familienbedingungen:** Schulbedingungen und Familienbedingungen bestehen relativ unabhängig voneinander, sie interagierten aber miteinander und verstärkten sich gegenseitig. Dabei zeigte sich insbesondere, daß Kinder, die aus ungünstigen Familienverhältnissen (mit einem hohen Family-Adversity-Index) stammten, die aber günstige Schulbedingungen hatten, eine relativ geringe Auffälligkeitsrate zeigten. D.h. günstige Schulbedingungen wirken bei Kindern aus ungünstigen Familienverhältnissen protektiv bzw. kompensierend. In analoger Weise gilt, daß durch günstige Familienbedingungen ungünstige Schuleinflüsse aufgefangen werden können (wenn auch nicht im selben Ausmaß).

(5) **Sozioökologische Einflüsse (großstädtische vs. ländliche Gebiete):** In Rutters Arbeiten zeigte sich - wie in vielen anderen Untersuchungen - ein großer Unterschied zwischen großstädtischem und ländlichem Bereich bezüglich der Rate von dissozialen Verhaltensstörungen. Diese Gebietsunterschiede aber verschwinden weitgehend, wenn man Familien- und Schuleinflüsse herauspartialisiert. D.h. die Gebietsunterschiede können weitgehend durch Familien- und Schuleinflüsse erklärt werden.

(6) **Temperamentseigenschaften:** Kinder mit einem "schwierigen Temperament" haben ein erhöhtes Risiko für spätere dissoziale Störungen. "Schwierige" Kinder in diesem Sinne werden charakterisiert als schlecht beeinflußbar, schwer zu befriedigen (anspruchsvoll/wählerisch) mit stark wechselnden Verhaltensweisen und einer vorherrschend negativen Stimmungslage (s.o.).

(7) **Interaktion von Temperament und psychosozialen Umfeldvariablen:** Aus vielen Untersuchungen ist bekannt, daß die Eltern von verhaltensauffälligen Kindern gehäuft kritisch-ablehnende und negative Verhaltensweisen gegenüber ihren Kindern zeigen. Es ist nun weiterhin bekannt, daß die Kinder mit einem sog. "schwierigen Temperament" besonders häufig Ziel der elterlichen Kritik bzw. Ablehnung werden. Schließlich konnte gezeigt werden, daß z.B. depressive Eltern ihre negativen Affekte nicht gleichmäßig auf alle Kinder verteilen, sondern daß es gerade die Kinder mit sogenanntem "schwierigem Temperament" trifft. D.h. gerade solche Kinder mit ungünstigen Ausgangsbedingungen sind dafür prädestiniert, eine Sündenbockrolle in der Familie einzunehmen. Und umgekehrt kann man feststellen, daß ein sogenanntes "unkompliziertes Temperament" einen protektiven Faktor darstellt, einfach weil ein großer Teil der familiären Feindseligkeit auf andere Familienmitglieder fokussiert wird.

(8) Verbesserung der familialen Entwicklungsbedingungen: Zur Frage, ob eine Verbesserung und Wiederstabilisierung der Familienverhältnisse einen Einfluß auf die Entwicklung hat, wurde die Risikogruppe der Kinder betrachtet, die ein Zerbrechen der Familie und damit verbundenen Trennungen von wichtigen Bezugspersonen erlebt hatten. Bei dieser Gruppe wurde später nachuntersucht, wie sich die Familienbedingungen entwickelt hatten (meist Familien mit einem Stiefelternteil). Dabei konnte gezeigt werden, daß durch die Stabilisierung der Familie (mit befriedigenden ehelichen Beziehungen) auch das Risiko für Verhaltensstörungen vermindert wurde. Durch eine Stabilisierung der Familie können also frühere Noxen zumindest zum Teil kompensiert werden.

Die Arbeiten von Rutter stehen exemplarisch für viele moderne Forschungsbemühungen zur Aufklärung der Ätiologie von psychischen Störungen von Kindern und Jugendlichen. Ein bekanntes Beispiel für solche Untersuchungen ist die von Emmy Werner geleitete epidemiologische Längsschnittstudie, die auf der hawaiischen Insel Kauai durchgeführt wurde ("Kauai-Studie"). Die in dieser Studie identifizierten wichtigsten pathogenen und protektiven Faktoren für die Entwicklung von psychischen Störungen bei Kindern und Jugendlichen sind in der Übersicht knapp zusammengefaßt.

1.2.4. Entwicklungsbereiche: Normale und gestörte Entwicklung in verschiedenen Bereichen

Entwicklungsbereiche

Die Vielfalt individueller und sozialer Funktionen kann in drei große Bereiche gegliedert werden:

- körperliche und körpernahe Entwicklungsprozesse
- die kognitive und sprachliche Entwicklung
- die emotionale und soziale Entwicklung

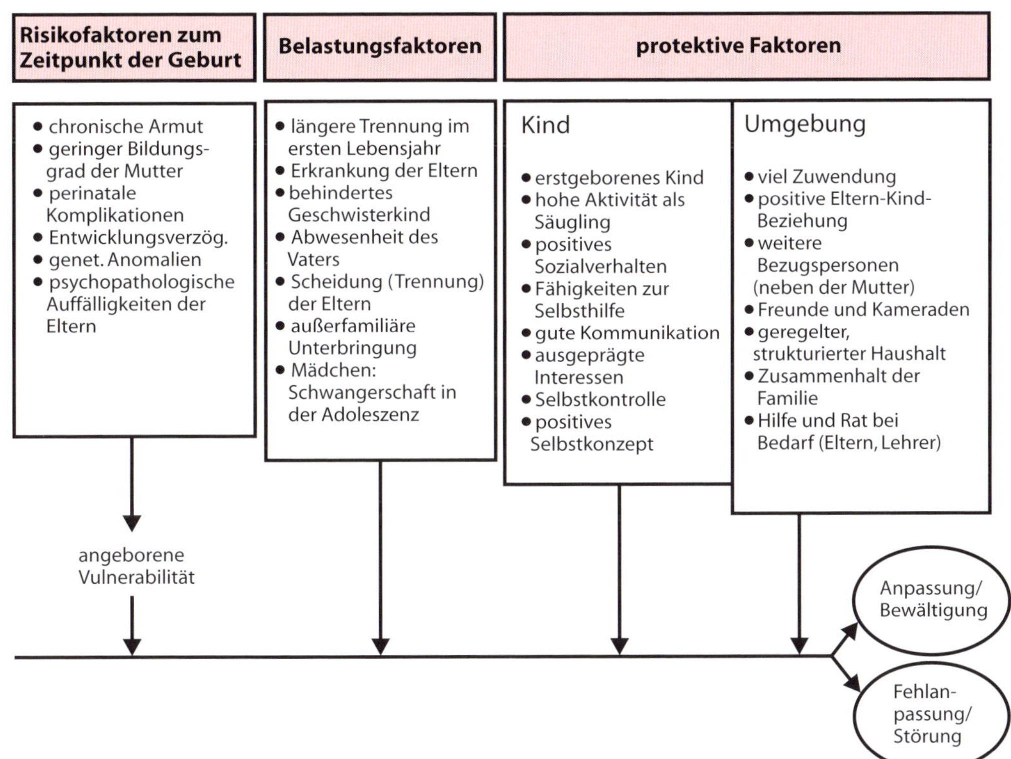

Abb. 1.2: Schematische Darstellung der Ergebnisse der Kauai-Studie: Faktoren, die die Entwicklung von psychischen Störungen beeinflussen (nach Werner, E. E.: Stress and protective factors in children's lives. In: Nicol, A. R. (ed.): Longitudinal studies in child psychology and psychiatry. Wiley: New York, 1985).

Jeder dieser Entwicklungsbereiche kann wiederum in eine Reihe von Teilbereichen bzw. Funktionen differenziert werden.

Entwicklungsbereiche	Beispiele (Teilbereiche)
körperliche und körpernahe Entwicklungsprozesse	körperliches Wachstum körperliche Reifungsvorgänge, insbesondere die Reifung des Nervensystems die Entwicklung elementarer vegetativer Funktionen und psychophysiologischer Regulationsvorgänge die Entwicklung der Wahrnehmung, der Motorik und ihre Koordination
kognitive und sprachliche Entwicklung	sensomotorische Entwicklung als Voraussetzung der geistigen Entwicklung begriffliches Denken Gedächtnis sprachliche Entwicklung
sozial-emotionale Entwicklung	Entwicklung moralischer Urteilsstrukturen emotionale Entwicklung Motivation und Handlungssteuerung Persönlichkeitsstruktur, Identität, Selbstkonzept Sozialverhalten, soziale Beziehungen

Tab. 1.6: Entwicklungsbereiche.

Körperliche und körpernahe Entwicklungsprozesse

Unter diesen Entwicklungsbereich fallen das körperliche Wachstum, die körperlichen Reifungsvorgänge, insbesondere die Reifung des Nervensystems in der frühesten Kindheit und die reifungsbedingten Veränderungen in der Pubertät, die Entwicklung elementarer vegetativer Funktionen, der psychophysiologischen Regulationsvorgänge (Nahrungsfunktionen, Ausscheidungsfunktionen, Schlaf-Wach-Rhythmus) und die Entwicklung der Wahrnehmung, der Motorik und ihre Koordination (sensomotorische Koordination). Das besonders hohe Wachstums- und Reifungstempo im Embryonal- und Fötalstadium und im Säuglingsalter sinkt im weiteren Entwicklungsverlauf ab und steigt noch einmal in der Pubertät für eine kurze Zeit an. In diesen Zeiten eines hohen allgemeinen Entwicklungstempos zeigen sich auch die deutlichsten körperlichen Veränderungen und Umstellungen, die wiederum von psychischen Veränderungen begleitet sind.

Zu allen genannten Bereichen vermitteln uns die Entwicklungsneurologie und Entwicklungspsychologie sehr differenzierte Kenntnisse. Die elementaren Regulationsvorgänge unterscheiden sich bei Neugeborenen erheblich von denen älterer Kinder. So verteilen sich z.B. die Schlaf-Wach-Perioden bei Neugeborenen im Gegensatz zu älteren Kindern über den ganzen Tag und nähern sich erst schrittweise dem Tag-Nacht-Rhythmus an; selbst solche elementaren Vorgänge werden durch Lernprozesse beeinflußt. Zur Ausstattung des Neugeborenen gehören die motorischen Reflexe (Saugreflex, Suchreflex bei Berühren der Wange, Greifreflex mit Hochziehen in die Sitzstellung, Moro-Schreckreflex etc.); seine visuellen Wahrnehmungsmöglichkeiten sind zwar durch eine verminderte Adaptation eingeschränkt, trotzdem aber sind schon Neugeborene in der Lage, nahe Gegenstände scharf zu sehen und einem visuellen Reiz zu folgen. Die Konditionierbarkeit (klassisch, operant) ist bei Neugeborenen ebenfalls noch eingeschränkt, aber ab etwa dem 4. Lebensmonat deutlicher zu beobachten. Wie Piaget aufgezeigt hat, stellt die Koordination der sensorischen und motorischen Schemata einen zentralen Entwicklungsprozeß im ersten Lebensjahr dar. Die Entwicklung der sensomotorischen Koordination ist hier am Beispiel des Greifens dargestellt.

Ab dem Alter von 6 Monaten überlagern die aktiv-erkundenden Verhaltensweisen die ursprünglichen reflektorischen Verhaltensmuster. Am Ende des ersten Lebensjahres wird eine grundlegende Körperkontrolle (Grobmotorik) erreicht, in den folgenden Jahren differenzieren sich die feinmotorischen Fähigkeiten. Ab dem Alter von etwa 3 Jahren entwickeln sich die Grundlagen der Schreibmotorik. Die Lateralität (Rechts-/Linkshändigkeit etc.) wird erst ab 5 Jahren deutlich ausgeprägt.

Bezüglich der Entwicklung der vegetativen Regulationsvorgänge ist die Spannbreite der normalen Entwicklung sehr breit; so verläuft die Entwicklung eines festen Schlafrhythmus sehr unterschiedlich, manche Kinder erreichen dies schon im ersten Lebensjahr, bei einem großen Teil der Kinder zeigen sich hier Unregelmäßgkeiten bis in die Schulzeit hinein. Die Kontrolle der Ausscheidungsfunktionen wird zwischen dem 2. und 3. Lebensjahr erreicht, doch auch hier ist eine erhebliche Streubreite anzusetzen; behandlungsbedürftig sind Enuresis und Enkopresis erst nach dem 5. Lebensjahr.

Alter	Entwicklung des Greifens
0-4 Wochen	Üben der angeborenen Reflexschemata bei ihrer Auslösung durch Stimuli
1-2 Monate	Hören, Sehen, Greifen und Saugen sind nicht koordiniert. Hand greift nicht nach gesehenem Gegenstand, greift auch nicht nach dem Gegenstand, an dem gesaugt wird, schaut nicht nach ergriffenem Gegenstand oder Geräuschquelle
2-3 Monate	Augen folgen der Bewegung der eigenen Hand; diese ist aber noch nicht unter Kontrolle der Augen. Saugen am ergriffenen Gegenstand, aber kein Betrachten des ergriffenen Gegenstandes. (Ansatzweise Koordination von 2 Handlungs- bzw. Wahrnehmungsschemata)
4-5 Monate	Hand ergreift erstmals gesehenen Gegenstand, sofern Hand und Gegenstand gleichzeitig im Sehfeld sind
5-6 Monate	Echtes, durch Sehen gesteuertes Greifen nach dem Gegenstand. Nach dem Ergreifen: Betrachten des Gegenstandes, danach Saugen am Gegenstand. Koordination mehrerer Wahrnehmungs- und Handlungsschemata

Tab. 1.7: Entwicklung der sensomotorischen Koordination nach Piaget am Beispiel der Entwicklung des Greifens (orientiert an Oerter, R., Montada, L.: Entwicklungspsychologie. Urban & Schwarzenberg, 1982).

■ Kognitive und sprachliche Entwicklung

Unter diesen Entwicklungsbereich fallen die sensomotorische Entwicklung als Voraussetzung der kognitiven (geistigen) Entwicklung, die Entwicklung der Aufmerksamkeit, der Konzentration, des Gedächtnisses und begrifflichen Denkens, die Entwicklung der allgemeinen Intelligenzleistungen, die sprachliche Entwicklung und der Erwerb von Kulturtechniken (Lesen, Schreiben, Rechnen etc.). Auch zu diesem Bereich können hier nur einige exemplarische Hinweise gegeben werden.

Parallel zur sensomotorischen Koordination der Greifbewegung entwickelt sich im ersten Lebensjahr die "Objektpermanenz": Für das Kind unter 6 Monaten besteht die Welt gleichsam aus Sinneserfahrungen, die nur so lange bestehen, wie es sie wahrnehmen kann. Wenn Gegenstände aus seinem Gesichtskreis verschwinden, scheinen sie nicht mehr zu existieren. Mit 8 - 10 Monaten aber sucht das Kind aktiv nach Gegenständen, die aus seinem Blickfeld verschwunden sind. D.h. es hat einen ersten Begriff von einem unabhängig von ihm im Raum existierenden und zeitlich überdauernden "Objekt" gebildet. Die Entwicklung der sensomotorischen Koordination stellt somit gleichzeitig die Grundlage für die kognitive Entwicklung dar, die von Piaget ausführlich untersucht wurde.

Piaget teilt die *geistige Entwicklung* des Kindes in 4 Hauptstadien ein:

- das Stadium der sensomotorischen Entwicklung in den ersten beiden Lebensjahren
- das Stadium des voroperatorisch-anschaulichen Denkens im 3. und 4. Lebensjahr
- das Stadium der konkreten Operationen, das zwischen dem 5. und 6. Lebensjahr beginnt
- schließlich das Stadium der formalen Operationen, das in der Pubertät (12 bis 13 Jahre) beginnt

Die sensomotorische Intelligenz beginnt mit den ersten reflektorischen Bewegungsmustern und reicht bis zur Ausbildung motorischer Gewohnheiten, der Verknüpfung von Mittel und Zweck im konkreten Handeln und dem aktiven Experimentieren. Die wichtigste Aufgabe im Stadium des voroperatorisch-anschaulichen Denkens besteht darin, daß das Kind sich die Funktion des Symbolisierens aneignet als Produkt einer inneren Nachahmung der Außenwelt. Die Entwicklung der Symbolfunktion stellt auch eine Voraussetzung der Sprache dar. Das voroperationale Denken ist u.a. durch den kindlichen "Egozentrismus", den Realismus und die Irreversibilität (Unumkehrbarkeit) von kognitiven Operationen gekennzeichnet. Im Stadium der konkreten Operationen verliert das Denken seinen egozentrierten Charakter und erreicht einen beweglichen Gleichgewichtszustand, so daß das Kind ein System von miteinander koordinierten und reversiblen Denkoperationen beherrscht und sich Begriffe von Zeit, Raum, Zahl aufbauen kann. Dabei sind alle Denkoperationen noch an die konkrete Anschaulichkeit gebunden und dadurch ist das Kind auf Informationen beschränkt, die in konkret-anschaulicher Form repräsentiert sind. Im formal-operatorischen Denken kann der Jugendliche von den konkreten Gegebenheiten abstrahieren und systematisch über die vorgegebenen Informationen hinausgehen; damit erreicht der Jugendliche die Fähigkeit zum hypothetischen Denken.

Die *sprachliche Entwicklung* (vgl. Tab. 5.1 und 5.2) beginnt mit den bekannten Vokalisationen (Lallen) und der Differenzierung von wahrgenommenen sprachlichen Äußerungen (z.B. nach den Dimensionen freundlich - unfreundlich; vertraut - fremd) in den ersten Lebensmonaten; am Ende des ersten Lebensjahres ist das Kind in der Lage, zumindest einzelne sprachliche Ausdrücke kommunikativ zu verwenden. In den folgenden Jahren verfeinern sich seine Artikulationsmöglichkeiten (Entwicklung der Sprechmotorik bis etwa zum 5. Lebensjahr) ebenso wie sein Wortschatz und seine grammatikalische Kompetenz. Sprachentwicklung und andere Bereiche kognitiver Teilleistungen können sich relativ unabhängig von der allgemeinen Intelligenz entwickeln und zwischen Kindern derselben Altersstufe sehr stark variieren. Teilleistungsschwächen (leichte Entwicklungsrückstände in einzelnen Teilleistungsbereichen) sind in der Regel gut durch Behandlungen kompensierbar; die allgemeine Intelligenz dagegen ist ein relativ stabiles Persönlichkeitsmerkmal. Intelligenzmessungen im Vorschulalter lassen eine relativ gute Prognose über die Intelligenz und geistige Leistungsfähigkeit im Erwachsenenalter zu.

Sozial-emotionale Entwicklung

Der Bereich der sozial-emotionalen Entwicklung umfaßt die Entwicklung moralischer Urteilsstrukturen, die emotionale Entwicklung (Differenzierung), die Entwicklung der Motivation und Handlungssteuerung (Frustrationstoleranz; Handlungsbogen; Leistungsmotivation), die Entwicklung von Persönlichkeitsstruktur, Identität und Selbstkonzept und die Entwicklung des Sozialverhaltens und der sozialen Beziehungen. Aus diesem großen Bereich können hier nur einige wenige Beispiele angeführt werden, in denen die Vielfalt der untersuchten Entwicklungsaspekte verdeutlicht werden kann.

Die Entwicklung des moralischen Urteils: Ansetzend an den Arbeiten von Piaget hat Kohlberg die Entwicklung des moralischen Urteilens untersucht. In seiner Lehre von den Stadien der moralischen Entwicklung wird deutlich, wie eng die Entwicklung des moralischen Denkens mit der allgemeinen kognitiven Entwicklung verknüpft ist.

1. Stadium: präkonventionelles Niveau	
1. Stufe: Orientierung an Belohnung und Bestrafung	Richtig ist, was von den Bezugspersonen belohnt wird (Orientierung an den Personen, die Sanktionen erteilen können).
2. Stufe: Orientierung an den eigenen Bedürfnissen	Richtig ist, was die eigenen Bedürfnisse befriedigt und persönliche Vorteile erbringt.
2. Stadium: konventionelles Niveau	
3. Stufe: "Good-boy-Orientierung" an bekannten Personen	Richtig ist das, was die wichtigen Bezugspersonen von einem erwarten (Rollenorientierung).
4. Stufe: Orientierung an allgemeinen konventionellen Systemen	Richtig ist das, was den Regeln von übergreifenden Systemen wie Familie, Religion, Staat entspricht.
3. Stadium: postkonventionelles Niveau	
5. Stufe: Orientierung an vertragsartigen allgemeinen Systemen	Die übergeordneten Normensysteme werden nicht mehr fraglos hingenommen, sondern als Gesellschaftsvertrag verstanden, der veränderbar ist.
6. Stufe: Orientierung an universell gültigen Prinzipien	Orientierung an allgemeinen Ideen wie Gerechtigkeit, Humanität. Kant: "Handle so, daß die Maxime deines Willens jederzeit zugleich als Prinzip einer allgemeinen Gesetzgebung gelten könnte"

Tab. 1.8: Stadien der moralischen Entwicklung nach Kohlberg.

Die Entwicklung der sozialen Beziehungsfähigkeit: Das Neugeborene ist mit einem erstaunlich differenzierten sozialen Verhaltensrepertoire ausgestattet und schon bei Säuglingen zeigen sich deutliche interindividuelle Unterschiede in diesem Bereich. Zur angeborenen Ausstattung des Kindes gehört die Fähigkeit, soziale Signale der Umwelt bevorzugt zu beachten und seine Fähigkeit, soziale Signale auszusenden, auf die die soziale Umwelt sehr intensiv reagiert; hieraus ergibt sich die Möglichkeit zu sozialen Interaktionen zwischen Erwachsenem und Kind. So reagiert z.B. das Neugeborene bereits nach wenigen Tagen auf die menschliche Stimme. Ebenfalls bereits in den ersten Lebenstagen zeigt das Kind mimische Reaktionen; diese Reaktionen haben zwar keinen Bezug zu den Umweltreizen (und werden deshalb auch als "endogenes Lächeln" bezeichnet), die Bezugspersonen aber interpretieren diese Reaktionen als sozial "gemeintes" Lächeln und reagieren entsprechend, was wiederum für die weiteren sozialen Kontakte von hoher Bedeutung ist. Das volle, auf Personen bezogene Lächeln tritt ab der 5.-8. Lebenswoche auf, ab etwa 5 Monaten unterscheidet das Kind zwischen vertrauten und nicht vertrauten Personen. Die Entwicklung der sozialen Bindungsfähigkeit zeigt sich besonders deutlich am Fremdeln und an den Trennungsreaktionen von Kleinkindern. Fremdeln ist eine heftige emotionale Reaktion (Abwenden, Flucht, Weinen) beim Anblick fremder Personen; es hat seinen Höhepunkt zwischen dem 8. und 12. Monat. Trennungsreaktionen treten in der selben Zeit auf, wenn die Mutter oder andere wichtige Bezugspersonen das Kind verlassen (Weinen, Wut, Schreien, Aufhören der Spielaktivität). Beide Reaktionen zeigen, daß das Kind in dieser Zeit seine soziale Umwelt sehr differenziert wahrnimmt und schon hochgradig selektive Bindungen eingehen kann. Die Entwicklung der sozialen Bindungsfähigkeit wurde von Bowlby und in seiner Nachfolge von Ainsworth ausführlich untersucht und dargestellt. Ihre Bindungstheorie hat eine hohe Bedeutung für den klinischen Bereich, da viele psychische Störungen mit Störungen der interpersonalen Beziehungsfähigkeit einhergehen. Auch die zentrale pathogene Bedeutung von Personenverlusten für die Entwicklung von psychischen Störungen (Personenverlust bzw. Bindungsunsicherheit als pathogener Faktor) wird durch die Bindungstheorie erklärt. Die weitere Entwicklung der sozialen Beziehungen im Kindes- und Jugendalter ist gekennzeichnet durch eine Erweiterung der sozialen Kontakte auf den außerfamiliären Bereich, eine fortschreitende Verselbständigung des Kindes, die Einfügung in die Gruppe der Gleichaltrigen bis hin zur Ablösung aus dem Elternhaus.

Tiefenpsychologische Entwicklungskonzepte: Einen besonders hohen Einfluß auf den klinischen Bereich hatte die psychoanalytische Phasenlehre Freuds. Er unterscheidet die Entwicklungsstadien danach, auf welche Körperregion die Libido zentriert wird. Die orale Phase reicht von der Geburt bis etwa zum Alter von $1^1/_2$ Jahren. Die Lustempfindungen sind in dieser Zeit vorwiegend an die Mundregion und die damit verbundenen Funktionen (Saugen, Sättigung, taktile Empfindungen) gebunden. Die anale Phase reicht von $1^1/_2$ Jahren bis in das 3. Lebensjahr. In dieser Zeit wird das Kind mit der Reinlichkeitserziehung konfrontiert und setzt sich mit seinen Ausscheidungsfunktionen und damit verbunden mit Fragen der Kontrolle und Machtausübung (z.B. über die eigenen Körperfunktionen) und des Besitzes auseinander. Die phallische oder erste genitale Phase reicht etwa vom 3. bis zum 6. Lebensjahr, in dieser Zeit wird die libidinöse Energie an die Genitalregion gebunden; das Kind bezieht seine erotische Zuneigung im typischen Falle auf den gegengeschlechtlichen Elternteil und erlebt den gleichgeschlechtlichen Elternteil dabei als störend oder bedrohlich. Diese Konstellation hat Freud als ödipale Konfliktsituation beschrieben; einen großen Teil neurotischer Entwicklungen führt er auf eine unbefriedigende Lösung dieses Konfliktes zurück. In der Latenzzeit, die mit dem Grundschulalter zusammenfällt, treten die sexuellen Impulse zurück zugunsten einer Auseinandersetzung mit den Anforderungen der Schule und der Gleichaltrigengruppe (z.B. Leistungsmotiv). In der Pubertät ab etwa dem 12. Lebensjahr (zweite genitale Phase) setzt sich der Jugendliche mit den andrängenden sexuellen Impulsen neu auseinander; dabei können die früheren Konflikte wieder aktualisiert werden.

Freuds Entwicklungstheorie wurde von psychodynamisch orientierten Autoren in vielfältiger Weise abgewandelt und erweitert; eines der bekanntesten Entwicklungsmodelle dieser Art stammt von Erikson, der das Phasenkonzept der Libido von Freud durch eine genauere Beschreibung der phasenspezifischen psychosozialen Konflikte ergänzt. Jede Phase ist durch bestimmte Handlungs- und Interaktionsmodi gekennzeichnet. In der oral-sensorischen Phase, in der sich das Kind auf die versorgende Person verlassen muß, bildet sich das Urvertrauen heraus; die Entwicklung des Urvertrauens kann gestört werden, wenn der Säugling vernachlässigt wird oder nicht in der Lage ist, die Nahrung und Zuwendung aufzunehmen. In der anal-urethral-muskulären Phase (Entwicklung der Körperkontrolle; Hergeben vs. Behalten des Stuhls) kann der phasenspezifische Konflikt durch die Pole Autonomie vs. Scham gekennzeichnet werden. In der lokomotorisch-infantil-genitalen Phase steht der Handlungsmodus des zielgerichteten Eroberns und Provozierens im Vordergrund (sexuell-aggressive Impulse); durch die intensivierte eigene Initiative wiederum können starke Schuldgefühle ausgelöst werden. Den vorherrschenden Konflikt dieser Phase kennzeichnet Erikson mit den Begriffen Initiative vs. Schuld. In der Grundschulzeit steht die Entwicklung des Leistungsvermögens im Vordergrund mit dem Grundkonflikt Leistung vs. Minderwertigkeit. In der Pubertät und Adoleszenz schließlich steht die Entwicklung der Identität im Vordergrund, zu der die Integration der sexuellen Impulse in die Persönlichkeit und die Auseinandersetzung mit den sozialen Rollenerwartungen gehört. Die Konfliktpole dieser Phase kennzeichnet Erikson mit dem Begriffspaar Identität vs. Diffusion.

Normvarianten und Störungen in den verschiedenen Entwicklungsbereichen

Psychische Störungen und Erkrankungen werden in der Entwicklungspsychopathologie als Abweichungen von der normalen Entwicklung aufgefaßt. Dabei ist aber zu beachten, daß nicht jede Abweichung klinisch bedeutsam sein muß. Viele Auffälligkeiten von Kindern, die den Eltern Anlaß zur Sorge geben, können als Varianten der normalen Entwicklung (Normvarianten) oder als normale (physiologische) Durchgangs- oder Übergangsstadien betrachtet werden. Denn die meisten Entwicklungsprozesse haben einen breiten interindividuellen Streuungsbereich und verlaufen nicht immer linear. Zur Beurteilung der Frage, ob eine klinisch bedeutsame Störung vorliegt, ist deshalb eine genaue Kenntnis darüber notwendig,

- wie die normalen Entwicklungsprozesse verlaufen
- wie stark sie von Individuum zu Individuum variieren können
- welche "auffälligen" Entwicklungsphänomene alters- und phasentypisch sind

In den folgenden schematischen Übersichten sind - in Anlehnung an die Darstellung von M.H. Schmidt (vgl. Abb. 1.4) - den normalen Entwicklungsvarianten einige klinisch bedeutsame Störungen gegenübergestellt.

Normvarianten und normale (physiologische) Durchgangsstadien	klinisch bedeutsame Symptome bzw. Syndrome
psychophysiologische Regulationen	
• Inappetenz, "schlechter Esser" • "guter Esser" • Einschlafängste, Pavor nocturnus • verzögerte Sauberkeitsentwicklung	• Essensverweigerung • Adipositas • psychogene Schlafstörungen • Enuresis, Enkopresis
Motorik	
• motorische Unruhe • verzögerter Geschicklichkeitserwerb • "Kindersymptome": Daumenlutschen, Nägelbeißen, Schaukeln • frühe passagere Tics	• Hyperkinetisches Syndrom • psychomotorische Entwicklungsstörung • Selbststimulation, Automutilation, starke Jactationen • anhaltende Tics, Tourette-Syndrom

Tab. 1.9: Körperliche und körpernahe Entwicklungsprozesse.

Normvarianten und normale (physiologische) Durchgangsstadien	klinisch bedeutsame Symptome bzw. Syndrome
allgemeine Intelligenz	
• verzögerte geistige Entwicklung	• Intelligenzminderung
Teilleistungen	
• Verzögerungen in einzelnen Teilleistungsbereichen	• Sprachentwicklungsstörung, Legasthenie, Rechenstörung, Dyspraxien, Dysphasien
sonstige Auffälligkeiten, die sich im kognitiven oder sprachlichen Bereich manifestieren	
• "physiologisches" bzw. Entwicklungsstottern • kindliche Phantasiegefährten	• Stottern • Wahnsysteme

Tab. 1.10: Kognitive und sprachliche Entwicklung.

Normvarianten und normale (physiologische) Durchgangsstadien	klinisch bedeutsame Symptome bzw. Syndrome
extraversive Auffälligkeiten	
• Durchsetzungsversuche, Rivalität • Aggressivität mit Schädigungsabsicht • Neugierverhalten mit Zerstörungsfolgen	• Destruktivität • Unwahrheiten aus kindlicher Weltsicht, Wegnehmen aus kindlichen Motiven • Lügen, Stehlen, dissoziale Syndrome
introversive Auffälligkeiten	
• Fremdeln • Schüchternheit • Trennungsängste • passagere Tierphobien • Niedergeschlagenheit, Gehemmtheit, partielle Minderwertigkeitsgefühle und Mißerfolgsorientierung • Verlustreaktionen	• soziale Ängste und Phobien • Mutismus • Schulphobie • manifeste Phobien • kindliche Depressionen • Deprivationssyndrom, Hospitalismus

Tab. 1.11: Entwicklung im sozial-emotionalen Bereich.

1.2.5. Entwicklungsaufgaben und ihre Bewältigung

Das Konzept der Entwicklungsaufgaben

In der Entwicklungspsychopathologie gewinnt das von Havighurst in die Entwicklungspsychologie eingeführte Konzept der Entwicklungsaufgabe zunehmend an Bedeutung. *Entwicklungsaufgaben sind voraussehbare, und reguläre (d.h. normale) Anforderungen, die sich dem Individuum zu einer bestimmten Zeit in seiner Biographie stellen und deren erfolgreiche Bewältigung für die weitere Entwicklung von hoher Bedeutung ist.* Die Bewältigung von Entwicklungsaufgaben stellt eine produktive Anpassungsleistung dar.

- In Abhebung zu Konzepten, in denen die menschliche Entwicklung als Abfolge von Stadien oder Entwicklungsperioden aufgefaßt wird, wird durch den Begriff der Entwicklungsaufgabe das Moment der aktiven Auseinandersetzung und die Selbstbestimmtheit und Selbstregulation von Entwicklungsprozessen hervorgehoben
- Weiterhin wird die Aufmerksamkeit auf die Frage gelenkt, wie - d.h. durch welche Verhaltensweisen bzw. Bewältigungsstrategien - solche Entwicklungsaufgaben gelöst werden können
- Und schließlich wird die subjektive Seite der menschlichen Entwicklung betont: "Was erleben die Kinder, Jugendliche und Familien selbst als ihre Aufgaben und Probleme und womit setzen sie sich auseinander?"

Die psychopathologische Wertigkeit von Entwicklungsaufgaben ist individuell unterschiedlich: Sie stellen positive und entwicklungsstimulierende Herausforderungen dar, wenn das Individuum hinreichend auf sie vorbereitet ist; wenn das Individuum dagegen durch sie überfordert ist, können sie zu pathogenen Belastungen werden. In der Entwicklungspsychopathologie können psychische Störungen in unterschiedlicher Weise auf Entwicklungsaufgaben bezogen werden:

- Durch psychische Störungen wird die Bewältigung der altersspezifischen Entwicklungsaufgaben erschwert
- psychische Störungen können zum Teil darauf zurückgeführt werden, daß frühere Entwicklungsaufgaben unzureichend bewältigt werden konnten

- manche psychische Störungen können schließlich als inadäquate oder fehlgeschlagene Versuche, Entwicklungsaufgaben zu bewältigen, aufgefaßt werden (inadäquate Lösungsversuche)

Das Konzept der Entwicklungsaufgabe stellt kein neues Entwicklungsmodell dar, das mit den bereits beschriebenen Entwicklungsmodellen (z.B. von Freud, Erikson, Piaget) konkurriert; durch die Betonung der aktiven Rolle des Individuums in seiner Entwicklung werden vielmehr die bekannten Entwicklungsmodelle in neuer Weise akzentuiert. So kann z.B. die Entwicklungslehre von Erikson als Definition von altersspezifischen Entwicklungsaufgaben aufgefaßt werden. Das Konzept der Entwicklungsaufgabe wurde bisher am ausführlichsten in der Psychologie des Jugendalters genutzt. Es ist jedoch nicht auf das Jugendalter beschränkt, sondern kann auf die gesamte menschliche Biographie angewandt werden. In neuerer Zeit wurde es auch dazu verwendet, um den Lebenszyklus der Familie und die damit verbundenen stufenspezifischen "Familienaufgaben" zu beschreiben.

Individuelle und familiäre Entwicklungsaufgaben

☞ Tab. 1.12 - Tab. 1.14.

Das Konzept der Bewältigung

Lazarus, einer der Begründer der Bewältigungsforschung definiert **Bewältigung** (englischer Terminus: "Coping") als

> *sich ständig verändernde kognitive und behaviorale Bemühungen, spezifische externale und/oder internale Anforderungen zu handhaben, die so eingeschätzt werden, daß sie die Ressourcen einer Person beanspruchen oder überschreiten.*

Bewältigungsprozesse setzen nach Lazarus dann ein,

- wenn eine Person meint, daß sie einer Anforderungssituation gegenübersteht
- wenn diese Anforderung für sie bedeutsam ist
- wenn sie die Situation nicht routiniert beantworten kann, d.h. wenn für die Situationsbewältigung die Möglichkeiten der Person stark beansprucht werden oder überhaupt nicht ausreichen

  Bei diesen Anforderungssituationen kann es sich sowohl um negativ (Bedrohungen, Schädigungen, Verluste) oder um positiv erlebte Situationen (Herausforderungen, Chancen) handeln.

Ausgangspunkt für die Entwicklung des Bewältigungskonzeptes war die Frage, wie menschliche Individuen mit belastenden Lebensereignissen oder -umständen "fertig werden". Mit dieser Frage rücken die Wahrnehmungen, Gedanken und subjektiven Einschätzungen der menschlichen Person in den Vordergrund, denn diese kognitiven und emotionalen Prozesse entscheiden darüber, ob ein Ereignis von einer Person als Schaden, Verlust, als Bedrohung oder Herausforderung eingeschätzt wird.

Der Begriff der Bewältigung hat einen engen Bezug zum psychoanalytischen Abwehrkonzept. Anna Freud definiert **Abwehrmechanismen** als

> *intrapsychische Prozesse (Funktionen des Ich), die bei inneren Gefahrensituationen (z.B. bedrohlichen bzw. ängstigenden Wahrnehmungen, Gedanken, Trieben und Affekten) als "innere Schutzmechanismen" eingesetzt werden, um solche Situationen zu meistern. Durch die Abwehrmechanismen werden intrapsychische Inhalte so modifiziert, daß diese erträglich werden. Sie sind weitgehend automatisiert und unbewußt.*

Von manchen Autoren (z.B. Lazarus) werden Abwehrprozesse als "intrapsychische Bewältigungsprozesse" unter den Bewältigungsbegriff subsumiert. Bewältigung in einer solchen weiten Definition (Bewältigung im weiteren Sinne) umfaßt sowohl "äußere Bewältigungsprozesse" wie auch Abwehr- und andere innere Bewältigungsprozesse. Andere Autoren fassen den Bewältigungsbegriff enger und grenzen ihn von der intrapsychischen Abwehr ab oder beschränken ihn z.B. nur auf negativ erlebte Situationen, in denen die Handlungsfähigkeit der Person eingeschränkt oder bedroht ist. Aus diesem Grunde ist es sinnvoll, zwischen Bewältigungsprozessen im weiteren Sinne und der Bewältigung im engeren Sinne zu unterscheiden.

Sowohl Abwehrmechanismen wie auch Coping können als Adaptationsprozesse (Bewältigung im weiteren Sinne) aufgefaßt werden, die darauf abzielen, die Anpassung zwischen dem Individuum (eigene Fähigkeiten, Fertigkeiten, Bedürfnisse, Selbstbild, Zukunftsvorstellungen etc.) und der Umwelt (Struktur, Anforderungen, Ressourcen) fortlaufend zu verbessern und damit das Gleichgewicht zwischen Individuum und Umwelt zu erhal-

Entwicklungsperiode	vorherrschende Entwicklungsaufgaben
Säuglingsalter 0 - 1/2 Jahr	• physiologische Regulationen • sensomotorische Funktionen • Spannungs- und Erregungskontrolle • elementare Kommunikation mit der Umwelt und interpersonale Bindung
Kleinkindalter 1/2 - 2 Jahre	• stabile interpersonale Bindung • motorische Kontrolle • kognitive und sprachliche Funktionen • Erkundungsverhalten
Kindergartenalter 2 - 4 Jahre	• Grundlagen der Autonomieentwicklung • Sprachentwicklung • Phantasie und Spiel • Verbesserung der Selbstkontrolle (motorisch, Nahrungsaufnahme, Ausscheidung)
Vorschul- und frühes Schulalter 5 - 7 Jahre	• Impulskontrolle • einfache moralische Unterscheidungen • Geschlechtsrollenidentifikation • Beziehung zu Gleichaltrigen • Spiel in Gruppen
mittleres Schulalter (Grundschulalter) 8 - 11 Jahre	• Freundschaften • soziale Kooperation (Arbeit in der Gruppe) • Kulturtechniken (Lesen, Schreiben) • körperliche und schulische Kompetenz und Selbstbewußtsein (leistungsfähig, fleißig, tüchtig) • Arbeitshaltung
frühe Adoleszenz (Pubertät/Pubeszenz) 12 - 14 Jahre	• Auseinandersetzung mit körperlichen Veränderungen • Auseinandersetzung mit psychischen Veränderungen (emotionale Reaktionen, sexuelle Impulse) • abstrakt-formales Denken
mittlere Adoleszenz 15 - 17 Jahre	• Gemeinschaft mit Gleichaltrigen • heterosexuelle Beziehungen • Auseinandersetzung mit moralischen Prinzipien • Stabilisieren der Geschlechtsrollenidentität
späte Adoleszenz (Heranwachsendenalter) 18 - 21 Jahre	• Ablösung von den Eltern • Stabilisierung eines internalisierten moralischen Bewußtseins • Berufswahl
frühes Erwachsenenalter 22 - 30 Jahre	• Gründung einer Familie (Heirat, Geburt von Kindern) • Finden der beruflichen Rolle, stabilisierte Einstellung zur Arbeit • Entwicklung eines eigenen Lebensstils
mittleres Erwachsenenalter 31 - 50 Jahre	• berufliche Karriere • Aufziehen der Kinder • Stabilisierung der Partnerbeziehung
spätes Erwachsenenalter 51 und älter	• Umorientierung auf neue Schwerpunkte (Familie, Arbeit, Interessen, Lebensstil, persönliche Beziehungen) • Akzeptieren der eigenen Biographie • Entwicklung einer eigenen Haltung zum Sterben

Tab. 1.12: Entwicklungsaufgaben in verschiedenen Perioden der Biographie (orientiert an Oerter & Montada, 1982, und an Remschmidt, 1992).

Entwicklungsaufgabe	Beschreibung
1. Akzeptieren der eigenen körperlichen Erscheinung und effektive Nutzung des Körpers	Hierunter fällt: Sich des eigenen Körpers bewußt werden. Lernen, den Körper in Sport und Freizeit, aber auch in der Arbeit und bei der Bewältigung der täglichen Aufgaben sinnvoll zu nutzen.
2. Erwerb der männlichen und weiblichen Rolle	Der Jugendliche muß seine persönliche Lösung für die Ausgestaltung seiner Geschlechtsrolle finden.
3. Erwerb neuer und reiferer Beziehungen zu Altersgenossen	Hierunter fällt insbesondere die Integration in Gruppen von Gleichaltrigen (peer-groups), die zunehmend an Bedeutung gewinnt.
4. Gewinnung emotionaler Unabhängigkeit von den Eltern und anderen Erwachsenen	Bei der Bewältigung dieser Entwicklungsaufgabe kommt es häufig zu Konflikten mit Eltern und anderen Erwachsenen. Deshalb bereitet diese Entwicklungsaufgabe den Eltern oft genauso große Probleme wie den Jugendlichen selbst.
5. Vorbereitung auf die berufliche Tätigkeit	Die schulische und berufliche Ausbildung und die damit verbundenen Probleme und Konflikte stellen für Jugendliche eine weitere zentrale Thematik dar.
6. Vorbereitung auf Heirat und Familienleben	Hierzu gehört der Erwerb von Kenntnissen und Erfahrungen, die für Partnerschaft und Familienleben von Bedeutung sind. Häufig wird dies von Jugendlichen und jungen Erwachsenen in alternativen Lebensformen (z.B: Wohngemeinschaften) erprobt.
7. Gewinnung eines sozial verantwortungsvollen Verhaltens	Hierunter fällt das Engagement für das Gemeinwohl, die schrittweise Übernahme von politischer und gesellschaftlicher Verantwortung.
8. Aufbau eines Wertsystems und eines ethischen Bewußtseins	Hierunter fällt die Auseinandersetzung mit den Wertsystemen in unserer Kultur (z.B. Religion) und die Entwicklung einer internalisierten Wertestruktur, die dem eigenen Handeln als Orientierung dienen kann.

Tab. 1.13: Entwicklungsaufgaben von Jugendlichen (nach Remschmidt, 1992).

Stufe im Lebenszyklus der Familie	stufenspezifische Familienaufgaben
1. verheiratetes Paar	• Gestaltung einer wechselseitig befriedigenden Ehebeziehung • Anpassung an die Schwangerschaft und bevorstehende Elternschaft • Einfügung in das Netz der Verwandtschaftsbeziehungen
2. Familie mit Säuglingen und Kleinkindern	• Einstellung auf die neue Situation mit Kindern • Ermutigung der Entwicklung von Kleinkindern • Einrichtung eines Heims, das für Eltern und Kleinkinder gleichermaßen zufriedenstellend ist
3. Familien mit Vorschulkindern	• Anpassung an die Bedürfnisse und Interessen von Vorschulkindern in einer stimulierenden und wachstumsfördernden Weise • Auseinandersetzung mit Energieverlust und eingeschränkter Privatheit als Eltern
4. Familien mit Schulkindern	• Einfügung in die Gemeinschaft von Familien mit schulpflichtigen Kindern (Kontakt zur Schule etc.) • Ermutigung kindlichen Leistungsverhaltens
5. Familien mit Jugendlichen	• Balancierung von Freiheit und Verantwortlichkeit entsprechend dem Emanzipationsprozeß von Jugendlichen • Entwicklung familienunabhängiger beruflicher und privater Interessen
6. Familien im Ablösungsstadium	• Entlassung der jungen Erwachsenen in Militärdienst, Studium, Beruf und Ehe mit entsprechender Unterstützung • Aufrechterhaltung eines unterstützenden Elternhauses
7. Eltern im mittleren Lebensalter	• Neugestaltung der Ehebeziehung • Aufrechterhaltung der Verwandtschaftsbeziehung mit der jüngeren und älteren Generation
8. alternde Familienmitglieder	• Anpassung an den Rückzug aus dem Berufsleben Auseinandersetzung mit Partnerverlust und Alleinleben • Anpassung an die Bedürfnisse von Senioren oder Auflösung des eigenen Familienhaushaltes

Tab. 1.14: Familienaufgaben im Lebenszyklus der Familie nach Duvall (orientiert an Schneewind, K.: Familienpsychologie. Kohlhammer, 1991).

ten oder wiederzugewinnen. Adaptation kann somit als Oberbegriff für Coping und Abwehr aufgefaßt werden. Bewältigungsprozesse im weiteren Sinne beziehen sich sowohl auf normale Entwicklungsaufgaben wie auch auf ungewöhnliche Belastungen (z.B. ungewöhnliche Lebensereignisse; soziale Belastungssituationen etc.).

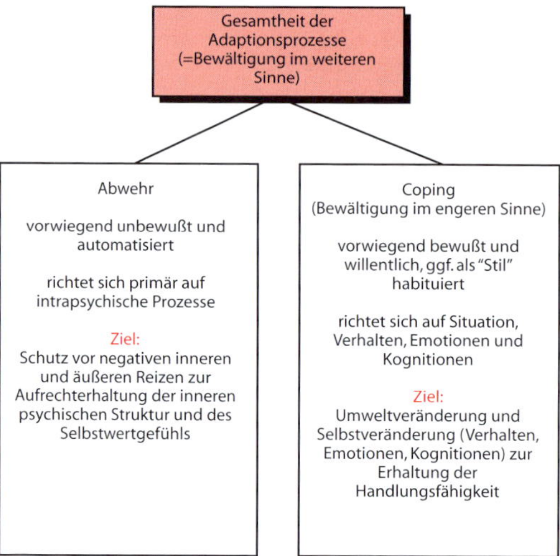

Abb. 1.3: Abwehr und Coping - Hauptformen von Bewältigungsprozessen (orientiert an Schüßler, G.: Bewältigung chronischer Krankheiten. Konzepte und Ergebnisse. Vandenhoeck & Ruprecht, 1993).

Der Coping-Prozeß

Nach dem von Lazarus entwickelten Modell setzt der Bewältigungsprozeß mit einer primären Bewertung ("primary appraisal") ein, die kognitive und affektive Komponenten umschließt. Die primäre Bewertung umfaßt eine emotionale Reaktion (angenehm, unangenehm) und eine Ursachenzuschreibung (Ursachenattribution). In der sekundären Bewertung werden die Ressourcen der eigenen Person und der Umwelt und die Reaktionsalternativen abgeschätzt (Kontrollattribution). In dieser zweiten Phase werden also die Anforderung (der Ausgangszustand), die möglichen Mittel (die eigenen Einflußmöglichkeiten) und das erwartete Ergebnis zueinander in Beziehung gesetzt. Die Coping-Versuche des Individuums basieren auf dieser Abschätzung. In Neubewertung ("reappraisal") schließlich werden die eingetretenen Rückmeldungen über den abgelaufenen Bewältigungsprozeß, Veränderungen der Situation und zusätzlich gewonnene Informationen berücksichtigt, d.h. der Bewertungsprozeß wird mehrfach durchlaufen. Störungen des Bewältigungprozesses können auf mehreren Ebenen auftauchen:

- Die primäre Abschätzung kann gestört sein; d.h. die Person schätzt die Situation nicht adäquat ein (z.B. Unter- bzw. Überschätzung einer Bedrohung)
- Bei einer Störung der sekundären und tertiären Bewertung schätzt die Person ihre Handlungsmöglichkeiten nicht angemessen ein (z.B. Unter- bzw. Überschätzung der eigenen Effektivität)
- Schließlich kann das Verhältnis zwischen Handlungsintention und tatsächlichem Handeln gestört sein, d.h. die Person ist nicht in der Lage, ihre Handlungsabsichten zu realisieren

Die klinische Bedeutung des Bewältigungskonzeptes liegt darin, daß psychopathologische Phänomene als Ausdruck fehlgeschlagener oder dysfunktionaler Bewältigungsprozesse analysiert und die Therapie als Aktivierung oder Einübung von funktionalen Bewältigungsstrategien konzipiert werden kann. Grundlage hierfür ist die Unterscheidung und genaue Beschreibung möglicher Bewältigungsformen.

Bewältigungsformen

Es gibt eine ganze Reihe von Versuchen, verschiedene Bewältigungsstrategien zu klassifizieren; eine bekannte Einteilung krankheitsbezogener Bewältigungsformen wurde von einer Berner Arbeitsgruppe um Heim erstellt; zu dieser Einteilung wurden auch entsprechende Untersuchungsinstrumente (Interviews, Fragebögen) entwickelt. Dabei werden drei Gruppen von Bewältigungsformen unterschieden:

• handlungsbezogene (alloplastische) • kognitionsbezogene (autoplastische) • emotionsbezogene (intrapsychische)	Coping-Formen

Die handlungsbezogenen Coping-Formen sind hier exemplarisch aufgeführt (Tab. 1.15).

Speziell für Jugendliche hat Seiffge-Krenke einen Fragebogen entwickelt, in dem drei grundlegende Coping-Stile erfaßt werden. Den Coping-Stilen sind wiederum einzelne Coping-Strategien zuge-

Bewältigungsform	Erläuterung
ablenkendes Anpacken	in die Arbeit stürzen, um die Krankheit zu vergessen
Altruismus	eigene Bedürfnisse zugunsten der Familie zurückstellen
aktives Vermeiden	notwendige medizinische Handlungen unterlassen (Medikamente, Diät, Arztbesuche)
Kompensation	ablenkende Wunscherfüllung (Kaufen, Essen, Alkohol), etwas Lustvolles tun
konstruktive Aktivität	etwas Aufbauendes tun, z.B. Kreativität entfalten, Reise machen
konzentrative Entspannung	Körperübungen, die durch innere Sammlung von der Krankheit ablenken (Yoga, autogenes Training)
Rückzug (sozial)	allein mit sich selbst sein wollen: "Ich brauche meine Ruhe."
Solidarisieren	Kontakt mit Personen, die von der gleichen Krankheit befallen sind suchen; Kontakt wird als hilfreich erlebt
Zupacken	Krankheitsbezogene Information suchen und Inanspruchnahme von Hilfe. Kooperation in Diagnostik und Therapie
Zuwendung	Möglichkeit, sich auszusprechen oder Beistand zu haben wird angestrebt oder wahrgenommen

Tab. 1.15: Krankheitsbezogene Bewältigungsformen. Handlungsbezogene (alloplastische) Coping-Formen. (Berner Bewältigungsformen: BEFO; Heim et al., 1991).

Aktives Coping (aktive Problembewältigung unter Nutzung sozialer Ressourcen)
• Ich suche nach Informationen in Fachbüchern, Zeitschriften oder Nachschlagewerken (15)
• Ich suche bei Schwierigkeiten fachmännischen Rat (Arbeitsamt, Jugendberatungsstellen etc.). (3)
• Ich spreche auftauchende Probleme sofort aus und trage sie nicht tagelang mit mir herum (2)
• Ich versuche, Probleme im Gespräch mit dem Betroffenen unmittelbar anzusprechen. (6)
• Ich versuche, mit Freunden meine Probleme gemeinsam zu lösen. (19)
• Ich denke über Probleme nach und spiele verschiedene Lösungsmöglichkeiten in Gedanken durch. (10)
• Ich diskutiere das Problem mit meinen Eltern oder anderen Erwachsenen. (1)
Inneres Coping (ökonomische Handhabung von Problemen)
• Ich akzeptiere meine Grenzen. (5)
• Ich schließe Kompromisse. (11)
• Ich mache mir klar, daß es immer wieder irgendwelche Probleme geben wird. (13)
• Ich denke erst an Probleme, wenn sie auftauchen. (14)
Rückzug (fatalistisches und problemmeidendes Verhalten)
• Ich lasse mir nichts anmerken und tue so, als ob alles in Ordnung wäre. (7)
• Ich versuche, nicht über das Problem nachzudenken und es aus meinen Gedanken zu verdrängen. (16)
• Ich ziehe mich zurück, da ich doch nichts ändern kann. (20)
• Ich mache mich auf das Schlimmste gefaßt. (4)

Tab. 1.16: Coping-Stile und einzelne Coping-Strategien von Jugendlichen (nach Seiffge-Krenke, I.: Problembewältigung im Jugendalter. Psychol. Habil., Giessen, 1984).

ordnet. Schließlich wurde das Coping-Konzept auch auf Familien angewandt (vgl. Tab. 1.16).

bewältigungs-relevante Merkmalsbereiche	familiäre Bewältigungsform	
	funktionale Bewältigungsform	dysfunktionale Bewältigungsform
Identifikation des Stressors	klar, Annahme	unklar, Verleugnung
Lokalisierung des Problems	familienzentriert	individuumszentriert
Annäherung an das Problem	lösungsorientiert	beschuldigungsorientiert
Duldung von anderen	hoch	gering
Verpflichtung und Zuneigung der Familienmitglieder	klar, hoch	unklar, gering
Kommunikation	offen	geschlossen
Familienkohäsion	hoch	gering
Familienrollen	flexibel, sich ändernd	rigide
Nutzung von Ressourcen	balanciert bis hoch	niedrig bis überhaupt nicht
Gebrauch von Gewalt	nicht gegeben	gegeben
Gebrauch von Drogen	selten	häufig

Tab. 1.17: Funktionale und dysfunktionale familiäre Bewältigungsformen (nach Schneewind, 1991).

1.2.6. Zusammenfassung: Ein allgemeines Modell der Entwicklungspsychopathologie

Entwicklungsmodelle

Bei der Darstellung der Entwicklungsbedingungen und Entwicklungsbereiche wurde bereits eine Reihe von Theorien zur normalen und gestörten Entwicklung angeführt; neben diesen existiert eine Fülle von weiteren theoretischen Ansätzen zur Beschreibung und Erklärung der menschlichen Entwicklung. Keiner dieser Ansätze kann die menschliche Entwicklung in umfassender Weise erklären und es ist unwahrscheinlich, daß jemals eine solche einheitliche, in sich geschlossene und umfassende Theorie erreicht werden kann. Die vorhandenen theoretischen Konzepte können vielmehr als Modellvorstellungen aufgefaßt werden, in denen unterschiedliche Aspekte oder Bereiche der Entwicklung genauer betrachtet werden und in denen jeweils andere Erklärungsaspekte für psychische Störungen besonders hervorgehoben werden. So beziehen sich z.B. die von Freud begründeten psychodynamischen Theorien insbesondere auf den motivationalen Aspekt, die konstruktivistischen Entwicklungskonzepte in der Nachfolge von Piaget dagegen eignen sich besonders zum Verständnis der kognitiven Entwicklung, die behavioralen Ansätze zielen speziell auf die Erklärung von Verhaltensänderungen ab; die individuenorientierten Entwicklungsmodelle werden schließlich durch Theorien ergänzt, die sich auf die Entwicklung von Familien oder anderen sozialen Systemen beziehen. Auch wenn die einzelnen Modelle jeweils nur Teilaspekte der menschlichen Entwicklung beleuchten können, so bleibt es doch die Aufgabe der Entwicklungspsychopathologie, die verschiedenen Modellvorstellungen aufeinander zu beziehen und Querverbindungen herzustellen, um die Einheitlichkeit menschlicher Entwicklungsprozesse in den Blick zu bekommen. Denn menschliche Entwicklung erfolgt ja nicht getrennt nach einzelnen Entwicklungsbereichen, sondern stellt einen einheitlichen Prozeß dar. Die synoptische Übersicht zur normalen und abweichenden Entwicklung zeigt, wie verschiedene Entwicklungsmodelle aufeinander bezogen werden können.

Postulate der Entwicklungspsychopathologie

Die Grundannahmen der Entwicklungspsychopathologie können in folgenden Postulaten (orientiert an Remschmidt, H.: Risikofaktoren, protektive Faktoren und Prävention. In: Kisker et al.: Psychiatrie der Gegenwart 7, Springer-Verlag, Berlin, 1988, S. 382) zusammengefaßt werden:

- *Angeborene Bedingungen*
  Menschliche Individuen sind von Geburt an verschieden: genetisch und aus Gründen der pränatalen Entwicklung. Ihr Verhalten ist von den angeborenen Bedingungen abhängig

- *Umweltbedingungen*
  Alle Individuen unterliegen externen Einflüssen auf der körperlichen, der psychologischen und der sozialen Ebene. Hierunter fallen körperliche Bedingungen (z.B. Hirnschädigung) ebenso wie familiäre Einflüsse und die Einflüsse des weiteren soziokulturellen Umfeldes (Schule, ökonomische Bedingungen, kulturelle Bedingungen)
- *Multiple Determination*
  Alle Erlebnis- und Verhaltensweisen unterliegen multiplen Einflüssen. Für die Erklärung von psychischen Störungen ist es notwendig, angeborene Bedingungen und Umwelteinflüsse auf der biologischen, psychischen und sozialen Ebene zu berücksichtigen (multidimensionales und multifaktorielles bio-psycho-soziales Modell)
- *Wechselwirkungen*
  Die Einflußfaktoren stehen in gegenseitiger Wechselwirkung. Der Effekt eines Faktors kann durch andere Faktoren oder Rahmenbedingungen (z.B. unterschiedliche Effekte auf verschiedenen Altersstufen) modifiziert werden. Die Auswirkung von einzelnen Einflußfaktoren ist somit vom Gesamtkontext aller Faktoren abhängig
- *Coping*
  Aufgrund der angeborenen Bedingungen und Umwelteinflüsse entwickeln sich individuenspezifische Reaktionsformen, Copingstrategien und Abwehrmechanismen. Diese Erlebnis- und Verhaltensmuster bestimmen wiederum darüber mit, welche Einflüsse aktiv gesucht, welche gemieden werden und wie die von außen kommenden Einflüsse verarbeitet werden
- *Entwicklungsaufgaben*
  Im Verlaufe der Entwicklung stellen sich dem menschlichen Individuum unterschiedliche Entwicklungssaufgaben, deren erfolgreiche Bewältigung für seine weitere Lebensgestaltung und für seine psychische Gesundheit von wesentlicher Bedeutung ist
- *Transaktion*
  Da das Individuum nicht nur passiver "Empfänger" von Einflüssen ist, sondern diese aktiv mitgestaltet und seine Transaktionen mit der Umwelt selbst reguliert, können sich angeborene Bedingungen und Umwelteinflüsse in sehr unterschiedlicher Weise auswirken (transaktionales Modell)

Schematisches Modell zur Ätiologie und zum Verlauf psychischer Störungen

Die entwicklungspsychopathologischen Postulate können in einem schematischen Modell zur Entwicklung von psychischen Störungen verdeutlicht werden. Das dargestellte Modell zur Ätiologie und zum Verlauf von psychischen Störungen differenziert zwischen Risikofaktoren und protektiven Faktoren; darüber hinaus wird in ihm das Wechselspiel zwischen Vulnerabilität und Streß (Vulnerabilitäts-Streß-Modell) und die Dynamik von Belastung und Bewältigung (Coping-Modell) hervorgehoben. Die Entstehung und der Verlauf psychischer Störungen wird durch drei Variablenbereiche erklärt:

- die disponierenden Bedingungen
- die Faktoren und Prozesse, durch die die psychische Störung bzw. Erkrankung ausgelöst wird und
- die Faktoren und Prozesse, die darüber bestimmen, ob die psychische Störung bewältigt bzw. kompensiert werden kann, oder ob sie aufrechterhalten und verstärkt wird und in die Chronifizierung führt

Aus dem Zusammenwirken von Risikofaktoren und protektiven Faktoren ergibt sich die Anfälligkeit (Vulnerabilität) bzw. die Widerstandsfähigkeit (Protektion) eines Individuums im Hinblick auf bestimmte psychische Störungen. Ob sich eine psychische Störung entwickelt, hängt davon ab, wie gut das Individuum in der Lage ist, die normalen Entwicklungsaufgaben (normative Stressoren), die alltäglichen Belastungen (z.B. tägliche Ärgernisse) oder besonders starke bzw. ungewöhnliche Streßfaktoren (nicht-normative Belastungen) zu bewältigen. Zur Dekompensation kommt es nach diesem allgemeinen Modell dann, wenn die Bewältigungsmöglichkeiten (Coping-Fähigkeiten) im Verhältnis zu den vorhandenen Belastungen nicht mehr hinreichen. Der Krankheitsverlauf selbst wird einerseits bestimmt durch krankheitsspezifische Faktoren und durch Belastungen, die sich aus der Erkrankung ergeben können; auf der anderen Seite wird der Verlauf von der Therapie und den dabei aktualisierten Coping-Strategien beeinflußt. Die Therapie selbst kann als Aktivierung eines Unterstützungssystems aufgefaßt werden, d.h. als spezielle Coping-Form. Die schematische Darstellung repräsentiert die *grundlegenden pathogenetischen Modellvorstellungen* auf dem gegenwärtigen Erkenntnisstand; dabei bleibt sie noch sehr allgemein, d.h. sie gibt keine Auskunft über die Entstehung und den Verlauf von einzelnen psychischen Störungen. Vielmehr stellt sie ein allgemeines *Schema zur Analyse* der Ätiologie bzw. des Verlaufs von psychischen Störungen dar, das für einzelne psychische Störungen zu konkretisieren ist und im Hinblick auf seine einzelnen Komponenten und Aspekte weiter ausdifferenziert werden kann (Abb. 1.4).

1.3. Klassifikation

Definitionen

Die **Klassifikation** psychischer Auffälligkeiten ist der Versuch, psychopathologische Phänomene unter Aspekten gleicher oder ähnlicher gemeinsamer Merkmale systematisch einzuordnen und einzuteilen.
Eine **Nomenklatur** gibt Begriffsbeschreibungen ab, mit denen die Klassen und Elemente des Systems beschrieben werden.
Die **Nosologie** (Krankheitslehre) ordnet im Zusammenhang mit der Klassifikation die einzelnen Krankheitsentitäten hierarchisch nach einheitlichen Gesichtspunkten.

Sinn und Unsinn von Klassifikationen

Klassifikationsversuche und -systeme sind seit jeher Gegenstand kontroverser Diskussionen. Herrscht bei den Gegnern die Angst vor einer "Codierung" und "Etikettierung" bis zur "Entmenschlichung" der Patienten vor, so sehen die Befürworter in einem klassifikationslosen Status die Ungenauigkeit, Unordnung und Unmöglichkeit eines sinnvollen Austauschs.

Die Notwendigkeit einer Klassifikation ergibt sich u.a. aus ihren Ableitungen und Konsequenzen. Aus jeder diagnostisch-klassifikatorischen Zuordnung ergeben sich Konsequenzen für die Therapie und Prognose. Z.B. stellen die Diagnosen Zwangsstörung, dissoziative Störung oder Störung des Sozialverhaltens derart unterschiedliche psychopathologische Entitäten dar, daß sich eine Unterscheidung schon von der Phänomenologie her aufdrängt. Wenn man die jeweils unterschiedlichen Konsequenzen für die Therapie und Prognose bedenkt, wird eine differenzierende und differenzierte Unterscheidung noch zwingender.

Auch wenn sich durch klinische Praxis und Erfahrung diagnostische und nosologische Erfahrungen oder Gewohnheiten herausgebildet haben, ist damit noch nicht gewährleistet, daß tatsächlich alle sinnvoll voneinander trennbaren psychopathologischen Entitäten abgebildet sind und eine hohe Kommunikabilität und damit eine nationale und internationale Vergleichbarkeit erreicht ist. Im Extremfall zeichnet sich eine spezifische Nosologie nur innerhalb **einer** Klinik mit einer akzeptablen Interraterreliabilität (Maß der Übereinstimmung des Urteils zweier unabhängiger Rater) aus.

Eine weit verbreitete "Diagnose" im Jugendalter ist die Pubertätskrise. Damit sind vielfältige, unspezifische psychopathologische Auffälligkeiten gemeint, von denen man annimmt, daß sie unspezifisch im Rahmen einer pubertären Krise entsprechend der vulnerablen Phase des Jugendlichen aufgetreten sind und im Rahmen einer Krisenintervention auch wieder verschwinden. Ob es sich im Einzelfall um depressive, aggressive, somatoforme, andere oder kombinierte Symptome bzw. Störungen handelt, bleibt offen. Mit der Kennzeichnung Pubertätskrise weiß ein nachfolgender Behandler nie, worum es sich wirklich gehandelt hat.

Anforderungen an Klassifikationssysteme
• Übersichtlichkeit
• Operationalisierung
• Trennschärfe
• Validität
• Reliabilität
• Praktikabilität
• Handlungsanleitung
• Verbreitungsgrad

Manchmal wird als ein Argument der Gegner operationalisierter Diagnostik und Klassifikation angeführt, daß mit einer genauen Beschreibung der Psychopathologie datenschutzrechtliche bzw. ethische Probleme auftauchen, wenn diese Diagnosen in Arztbriefen oder anderen Dokumenten, die für andere einsehbar sind, auftauchen. Allerdings ist sowohl der Datenschutz wie der persönliche Schutz des Patienten durch ungenaue Diagnosen unberührt. Unabhängig von jedem Klassifikationssystem ist jeder Arzt und Psychologe selbstverständlich immer verpflichtet, genau zu prüfen, an wen und wie er Informationen über kinder- und jugendpsychiatrische Diagnosen weitergibt.

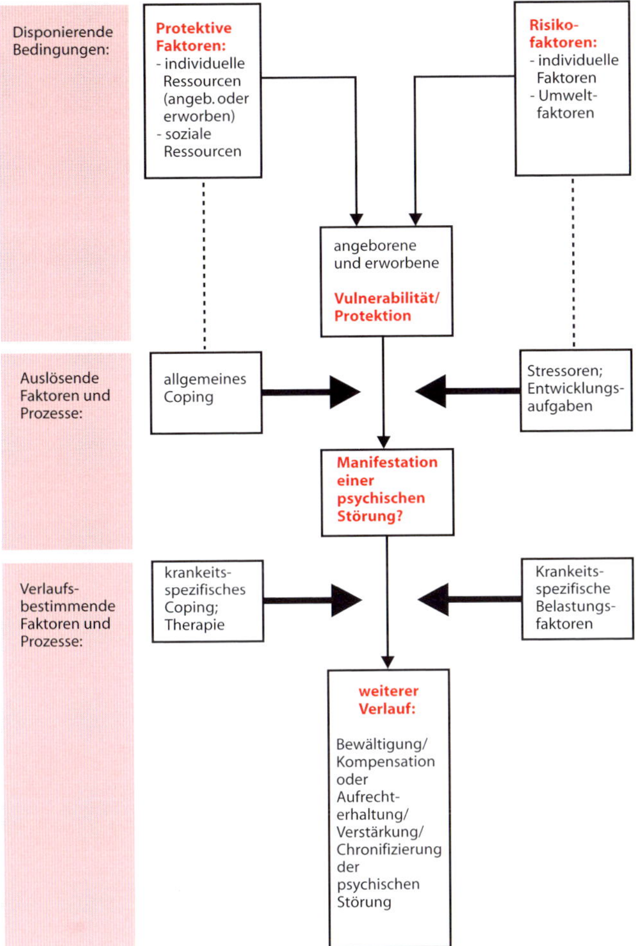

Abb. 1.4: Schematisches Modell zur Ätiologie und zum Verlauf psychischer Störungen (vgl. auch Schmidt, M. H.: Kinder- und Jugendpsychiatrie. Deutscher Ärzte-Verlag,1993).

Die Verschleierung durch ungenaue Diagnostik löst das Problem nicht. Es kann in Einzelfällen sinnvoll sein, eine Diagnose gegenüber bestimmten Dritten nicht zu nennen, gestellt werden sollte sie allerdings immer.

Klassifikation darf nicht mit Diagnose verwechselt werden bzw. die Diagnostik darf nicht auf Klassifikation reduziert werden. Eine Diagnose umfaßt mehr als nur die in der Klassifikation wiedergegebenen Beschreibungen und Kriterien. Der Sinn von Klassifikationen in der Kinder- und Jugendpsychiatrie besteht in erster Linie in der Herstellung einer Kommunikabilität, d.h. einer möglichst hohen Interraterreliabilität zur Vereinheitlichung und zum Vergleich von wissenschaftlichen und klinischen Vorgehensweisen.

Klassifikationen sind notwendig, um

- psychopathologische Erscheinungen sinnvoll voneinander abgrenzen zu können
- sich orientieren zu können
- sich verständigen zu können
- therapeutische Konzepte ableiten zu können
- prognostische Einschätzungen vornehmen zu können

Angewandte Systeme

Weltweit gibt es im wesentlichen zwei Klassifikationssysteme, die teilweise miteinander konkurrieren, sich aber teilweise auch ergänzen: die International Classification of Diseases (ICD) der WHO

Entwicklungsmodell und Begründer	Grundannahmen	Erklärung der normalen Entwicklung	Erklärung von abweichender Entwicklung	klinisch-therapeutische Folgerungen
psychodynamische Theorien FREUD	Triebdynamik (Befriedigung von Grundbedürfnissen)	stadienspezifische Lösung von Konflikten zwischen Trieb- und Umweltanforderungen und zwischen verschiedenen Antrieben	ungenügende oder inadäquate Konfliktlösung und dadurch Fixierung bzw. Regression auf frühere Entwicklungsstadien	Interventionen, durch die altersentsprechende Bedürfnisbefriedigungen oder Konfliktlösungen möglich werden ("Nachreifung")
psychosoziale Identitätstheorie ERIKSON	Entwicklung der Identität als zentraler Aspekt der Persönlichkeitsentwicklung	Bewältigung von alterstypischen Krisen als Stadien der Identitätsentwicklung	Scheitern bei der Bewältigung von stadienspezifischen Krisen aufgrund innerer oder äußerer Bedingungen	Interventionen, die darauf abzielen, stadienspezifische Krisen aufzulösen ("Nachholen" von Konfliktlösungen)
konstruktivistische Theorien PIAGET	Konstruktion der Realität als Funktion von Assimilations- und Akkomodationsprozessen	schrittweise Differenzierung und Integration des psychischen Systems in aufeinanderfolgenden Entwicklungsstadien	asynchrone Entwicklung von Assimilations- und Akkomodationsprozessen; Defizite in der Differenzierung bzw. Integration	Strukturierung der Erfahrungsmöglichkeiten,so daß bisher nicht durchlaufene Assimilations- und Akkomodationsprozesse angeregt werden; Förderung einer weiteren Differenzierung und Integration
Behaviorale Theorien PAWLOW WATSON SKINNER	Determination des Verhaltens und des Lernens durch Situationsbedingungen (Reizbedingungen, Konsequenzen)	Erlernen von Fähigkeiten und Verhaltensweisen nach den Lerngesetzen	Atypische Lerngeschichte (Lerndefizite, Erlernen von dysfunktionalem Verhalten) aufgrund von atypischen Lernbedingungen	Erlernen von neuen bzw. alternativen Verhaltensweisen durch Anwendung der Lerngesetze, z.B. im Rahmen von verhaltenstherapeutischen Methoden
Familienentwicklungstheorie und Familienstreßtheorie DUVALL HILL	Stadien des Familienlebens mit spezifischen Entwicklungsaufgaben; Anpassung von Familien an besondere Belastungen	kontinuierliche stadienspezifische Veränderung der Familienstruktur und -prozesse	familiäre Dysfunktion, die sich aus ungenügender Bewältigung von Stressoren oder Entwicklungsaufgaben ergeben	Unterstützung bei familiären Anpassungsprozessen; Verbesserung der Coping-Fähigkeiten der Familie

Tab. 1.18: Vergleich verschiedener Entwicklungsmodelle (nach Simeonsson & Rosenthal, 1992, S. 27).

und das Diagnostic and Statistic Manual (DSM) der American Psychiatric Association. In Deutschland ist auch für die Krankenkassen die ICD verbindlich, in der Forschung werden je nach Forschungstradition beide Systeme verwandt. Über Cross-walks (z.B. Schulte-Markwort et al., 2002) wird versucht, Zuordnungssysteme zwischen beiden Schemata zu erstellen, wobei deutlich wird, daß die Übereinstimmung für einzelne Kriterien zwischen 33 und 87 % schwankt. Für die ICD gibt es mit der 10. Revision spezielle Forschungskriterien, die durch eine stringentere Operationalisierung (z.B. durch die Einführung von Zeitkriterien) vergleichende Forschung erleichtern sollen. Dabei ist zu berücksichtigen, daß es hierdurch nicht immer möglich ist, alle Patienten zu klassifizieren. Dadurch werden Patienten u.U. als (noch) nicht auffällig gekennzeichnet, obwohl sie aus klinischer Sicht durchaus behandlungsbedürftig sind.

ungefähres Alter in Jahren	kognitives Stadium (PIAGET)	psychosexuelle Phase (FREUD)	psychosozialer Konflikt (ERIKSON)	normale Leistungen	häufig berichtete Verhaltensprobleme*	klinische Störungen
0-2	sensomotorisch	oral	Urvertrauen vs. Urmißtrauen	Essen, Verdauung, Schlaf, soziale Reagibilität, Bindungsverhalten, Motilität, sensomotorische Koordination	störrisch, Wutanfälle, Sauberkeitsprobleme	organisch bedingte Dysfunktionen, anaklitische Depression, Wachstumsstörungen
2-5	präoperational	anal	Autonomie vs. Scham/Zweifel	Sprache, Sauberkeit, Selbstversorgungsfertigkeiten, Sicherheitsregeln, Selbstkontrolle, Beziehungen zu Gleichaltrigen	widerspricht, streitet, prahlt, verlangt Aufmerksamkeit, ungehorsam, eifersüchtig, Ängste, überaktiv, will nicht ins Bett, schüchtern	Sprach- und Hörprobleme, Phobien, unsozialisiertes Verhalten
6-11	konkret operational	Latenz	Leistung vs. Minderwertigkeit	schulische Leistungen, Disziplin, Regelspiele, Hobbies, Umgang mit Geld, einfache Pflichten	widerspricht, streitet, prahlt, unkonzentriert, gehemmt	Hyperaktivität, Lernschwierigkeiten, Schulphobie, Aggression, Rückzug
12-20	formal operational	genital	Identität vs. Rollendiffusion	heterosexuelle Beziehungen, Schulabschluß und Berufsvorbereitung, persönliche Identität, Trennung von der Familie	verbale Auseinandersetzungen, Prahlerei	Anorexie, Delinquenz, Suizidversuche, Drogen- und Alkoholmißbrauch, Schizophrenie, Depression

Tab. 1.19: Synoptische Übersicht zur normalen und abweichenden Entwicklung von Kindern und Jugendlichen (nach Achenbach, 1982; Remschmidt, 1988).
* ermittelt aufgrund von empirischen Befragungen; die angegebenen Probleme wurden bei mindestens 45 % der Kinder berichtet.

Eine wichtige Veränderung der beiden Systeme wurde in den letzten Jahren beim Übergang von DSM-II zu DSM-III und von ICD-9 zu ICD-10 vollzogen: der Versuch einer Einführung operationalisierter Diagnostik. War die ICD-9 noch durch einige - strittige - ätiologische Konzepte gekennzeichnet, so wird nunmehr über eine deskriptive, phänomenologische und operationalisierte Diagnostik der Versuch der Etablierung einer ätiologiefreien Klassifikation unternommen. Dies begründet sich in der Vorstellung, daß besonders für Forschungszwecke eine hohe Interraterreliabilität notwendig ist, wenn Studien national und international vergleichbar sein sollen.

In letzter Zeit gibt es Versuche einer Operationalisierung psychodynamisch orientierter Diagnosesysteme für Erwachsene (OPD, 1996) und Kinder (Bürgin, D., Resch E., Schulte-Markwort, K.: Operationalisierte psychodynamische Diagnostik des Kindes- und Jugendalters, Huber 2003).

Die psychosozialen Stressoren der Axel IV werden jeweils als vorwiegend akut oder vorwiegend überdauernd beschrieben. Sie müssen aus einer Liste von 24 Beispielen ausgewählt werden bzw. sind zusätzlich zu benennen. Auf der Axel V sollte beschrieben werden, wie ein Kleinkind seine Erfahrungen organisiert und in seiner Funktionsweise ausdrückt. Dazu werden entwicklungsbezogene Kategorien vorgegeben, die auf einer fünfstufigen Skala bezüglich ihrer Bereiche codiert werden.

Ein entscheider Unterschied des Zero-to-Three-Klassifikationssystems zu den etablierten Manualen des DSM-IV und ICD-10 ist die unmittelbare Einbeziehung nicht nur der direkten Umwelt in Form der Eltern, sondern darüber hinaus von Beziehungsrelationen, wie sie aus der Bindungsforschung resultieren. Allerdings steckt die Klassifikation von psychischen Störungen der Kleinkindzeit noch in den "Kinderschuhen" und bedarf empirischer Überprüfung.

diagnostische Gruppen	ICD-10	DSM-III-R
organische Störungen	F0	290, 293, 294
Verhaltensstörungen durch psychotrope Substanzen	F1	291, 303 - 305
Schizophrenie	F2	295, 297, 298
affektive Störungen	F3	296
neurotische, Belastungs- u. somatoforme Störungen	F4	300, 308, 309
Verhaltensauffälligkeiten m. körperlichen Störungen	F5	302, 307, 316
Persönlichkeitsstörungen	F6	301
Intelligenzminderung	F7	317 - 319
Entwicklungsstörungen	F8	299, 315
Verhaltens- und emotionale Störungen mit Beginn in Kindheit und Jugend	F9	307, 309, 312, 313

Probleme der Norm

Jeder Versuch, kinder- und jugendpsychiatrische Störungen zu klassifizieren, muß sich an bestimmten Normen orientieren bzw. Normen bestimmen und definieren. Ethnopsychiatrische Untersuchungen haben die Kulturspezifität bestimmter Störungen ebenso gezeigt wie die Kulturunabhängigkeit einiger Symptome und Erkrankungen.

Während man mit der Feststellung einer statistischen Norm nur das wiedergibt, was vorfindbar ist (z.B. Körpergröße), ist man bei der Festlegung von Verhaltensnormen und ihren Abweichungen auf Idealnormen angewiesen. Sie unterliegen Zeitströmungen ebenso wie individuellen Wertmaßstäben.

Unter gesundheitspolitischen Aspekten sind Klassifikationen von großer Bedeutung, weil sich aus der Prävalenz und Verteilung bestimmter Erkrankungen auch Berechnungen für Prävention, Behandlung und Nachsorge ergeben.

Komorbidität

Ein immer wieder in der Kinder- und Jugendpsychiatrie und der Psychiatrie diskutiertes Problem ist die Frage des gleichzeitigen Auftretens verschiedener Symptome oder Syndrome, die unterschiedlichen Diagnosen zuzuordnen sind. In der ICD-9 wurde diese Schwierigkeit dadurch gelöst, daß in dem MAS zusätzlich ein diagnoseergänzender Symptomkatalog eingeführt wurde. Damit wurde dem in der Kinder- und Jugendpsychiatrie häufig vorkommenden Phänomen Rechnung getragen, daß eine Diagnose alleine die Symptomatik u.U. nicht ausreichend abdeckt. Dies wurde in der ICD-10 aufgegriffen und das Prinzip der Komorbidität eingeführt. Danach werden Diagnosen so lange vergeben, bis die gesamte Symptomatik eines Kindes oder Jugendlichen ausreichend erfaßt ist (eine klinische Konvention besagt, daß es sinnvollerweise nicht mehr als drei Diagnosen sein sollten).

Dimensionen der Klassifikation

Nur eine multiaxiale Klassifikation und Diagnostik kann den Störungen und Auffälligkeiten einzelner Patienten gerecht werden. In der Kinder- und Jugendpsychiatrie wird durch das MAS (Multiaxiales Klassifikationsschema für psychiatrische Erkrankungen im Kindes- und Jugendalter nach Rutter, Shaffer und Sturge, herausgegeben von

Remschmidt, Poustka, Schmidt, 2001; nach ICD-10, Huber, 1994) schon seit 1977 multiaxial klassifiziert.

Achsen des multiaxialen Klassifikationsschemas (nach Remschmidt, Schmidt, Poustka, 2001)	
Achse I:	klinische (kinder- und jugend-)psychiatrische Diagnose oder Syndrom
	ICD-10 Kapitel F0 - F99
	zusätzlich diagnoseergänzende Symptome
Achse II:	umschriebene Entwicklungsstörungen
	ICD-10 Kapitel F80 - F83
Achse III:	Intelligenzniveau
	ICD-10 erweitert um hohe Intelligenz und Borderline Intelligenz
Achse IV:	körperliche Symptomatik
	ICD-10 Kapitel A - E und G - Y
Achse V:	aktuelle abnorme psychosoziale Umstände
Achse VI:	Globalbeurteilung der psychosozialen Anpassung

Da es neben der Hauptdiagnose Symptome gibt, die darin nicht aufgehen, aber dennoch interventionsbedürftig sind, gibt es im MAS einen Symptomkatalog, der die Hauptdiagnose ergänzt.

Diagnoseergänzender Symptomkatalog
• 1. Suizidale Handlungen
• 2. Automutilitationen
• 3. Aggressives Verhalten
• 4. Schulphobie/Schulangst
• 5. Schulschwänzen
• 6. Relative Leistungsschwäche in der Schule
• 7. Stereotypien
• 8. Tics
• 9. Enuresis
• 10. Enkopresis
• 11. Eßstörungen
• 12. Schlafstörungen
• 13. Trennungsprobleme
• 14. Distanzminderung
• 15. Alkohol-, Drogen-, Medikamentenabusus
• 16. Körperliche Begleitsymptome
• 17. Störungen des Sexualverhaltens
• 18. Delinquenz
• 19. Zwänge
• 20. Ängste/Panikattacken/Phobien

Zusätzlich ist es sinnvoll, den Schweregrad der Erkrankung zu benennen. Dazu gibt es neben der klinischen Erfahrung verschiedene Versuche der Operationalisierung, wie zum Beispiel mit dem psychopathologischen Befund des AMDP (Arbeitsgruppe Methodik und Dokumentation in der Psychiatrie) oder des Mannheimer Schweregradschemas, das 6stufig vorgeht. Klinisch hat es sich bewährt, die einzelnen Störungsbilder mit einem dreistufigen Rating hinsichtlich des Schweregrads einzuschätzen.

Schweregrad einer kinder- und jugendpsychiatrischen Erkrankung	
1 =	leichter Schweregrad eindeutig feststellbare Ausprägung der Symptome, der Patient ist aber noch in der Lage, an den meisten seiner Lebensvollzüge teilzunehmen; Indikation für eine ambulante Behandlung
2 =	mittlerer Schweregrad deutliche Ausprägung der Symptome, der Patient kann an den meisten seiner Lebensvollzüge nicht mehr teilnehmen; Indikation für eine ambulante Behandlung, wenn der Patient in seinem psychosozialen Umfeld ausreichend unterstützt ist und z.B. ein Schulbesuch weiter möglich und sinnvoll erscheint, ansonsten Indikation für tagesklinische oder stationäre Behandlung
3 =	ausgeprägter Schweregrad starke Ausprägung der Symptome, ein normaler Lebensvollzug ist nicht mehr möglich; Indikation für eine stationäre Behandlung

Eine kinder- und jugendpsychiatrische Diagnose macht erst dann Sinn, wenn man abnorme psychosoziale Umstände mit benennt, die mit der Störung des Kindes oder Jugendlichen einhergehen bzw. verursachend oder mitverursachend waren.

Aktuelle abnorme psychosoziale Umstände
• Abnorme intrafamiliäre Beziehungen
• Psychische Störung, abweichendes Verhalten oder Behinderung in der Familie
• Inadäquate oder verzerrte intrafamiliäre Kommunikation
• Abnorme Erziehungsbedingungen
• Abnorme unmittelbare Umgebung
• Akute, belastende Lebensereignisse
• Gesellschaftliche Belastungsfaktoren
• Chronische zwischenmenschliche Belastung im Zusammenhang mit Schule oder Arbeit
• Belastende Lebensereignisse infolge von Verhaltensstörungen oder Behinderungen des Kindes

Auf der sechsten Achse wird schließlich das Niveau der psychosozialen Anpassung global eingeschätzt.

Globalbeurteilung der psychosozialen Anpassung	
0	Hervorragende oder gute soziale Anpassung auf allen Gebieten
1	Befriedigende soziale Anpassung mit vorübergehenden oder geringgradigen Schwierigkeiten in lediglich einem oder zwei Bereichen
2	Leichte soziale Beeinträchtigung mit leichten Schwierigkeiten in mindestens einem oder zwei Bereichen
3	Mäßige soziale Beeinträchtigung in mindestens einem oder zwei Bereichen
4	Deutliche soziale Beeinträchtigung in mindestens einem oder zwei Bereichen
5	Deutliche und übergreifende soziale Beeinträchtigung in den meisten Bereichen
6	Tiefgreifende und schwerwiegende soziale Beeinträchtigung in den meisten Bereichen
7	Braucht beträchtliche Betreuung
8	Braucht ständige Betreuung (24-Stunden-Versorgung)

Diagnostik

2. Diagnostik

2.1. Übersicht: Aufgaben und Bereiche der Diagnostik

Kinder- und jugendpsychiatrische Diagnostik hat die Aufgabe, psychische Störungen bei Kindern und Jugendlichen zu erkennen und ihre Ursachen und Bedingungszusammenhänge aufzuklären, um Ansatzpunkte für therapeutische Hilfen zu gewinnen. Die Diagnostik beschäftigt sich dabei nicht nur mit dem vorgestellten Kind bzw. Jugendlichen, sondern darüber hinaus auch mit deren Eltern und anderen Bezugspersonen, wobei gleichermaßen somatische, psychische und soziale Aspekte zu berücksichtigen sind. Kinder- und jugendpsychiatrische Diagnostik stellt sich somit als komplexe und facettenreiche Aufgabenstellung dar, bei der eine Vielfalt von unterschiedlichen Methoden genutzt wird, die von der körperlichen Untersuchung des Kindes über Laboruntersuchungen, psychologische Tests und Methoden bis hin zur Analyse des sozialen Umfeldes reichen.

Allgemeine Ziele und Aufgaben

- *Beschreibung*
  von körperlichen Merkmalen, Verhaltenscharakteristiken und Erlebnisformen des Kindes/Jugendlichen und Beschreibung seiner Umwelt
  Dabei ist zum einen der aktuelle Zustand und zum anderen auch die lebensgeschichtliche Entwicklung darzustellen
- *Bewertung bzw. Beurteilung* der gewonnenen Informationen *und diagnostische Klassifikation.*
  Hierbei sind z.B. folgende Fragen zu beantworten: Welche Aspekte sind als "auffällig" zu bewerten? Liegt eine psychische Störung vor? Wie sind die identifizierten Auffälligkeiten hinsichtlich ihres Schweregrades zu beurteilen? Besteht Behandlungsbedürftigkeit? Welche Lebens- und Entwicklungsumstände sind als besondere Belastungen zu bewerten?
- *Erklärung* der psychischen Störung oder anderer Auffälligkeiten
  Die gewonnenen Informationen sind aufeinander zu beziehen und in einen systematischen Zusammenhang zu stellen, so daß die erhobenen Befunde zu einem schlüssigen Gesamtbild integriert und die gefundenen Auffälligkeiten bzw. Störungen erklärt werden können. Dies geschieht unter Bezug auf den aktuellen Erkenntnisstand des Faches, seine theoretischen Konzepte und bisherigen Forschungsergebnisse
- *Prognose*
  Die Diagnostik hat nicht nur die Aufgabe, den aktuellen Status festzustellen, sondern sie soll darüber hinaus zu einer prognostischen Einschätzung bezüglich der weiteren Entwicklung gelangen, die Chancen für therapeutische Hilfen abschätzen, Entwicklungsmöglichkeiten eruieren und konkrete Ansatzpunkte für therapeutische Hilfestellungen ausmachen

Spezielle Aufgabenstellungen

Die allgemeinen Aufgabenstellungen modifizieren und spezifizieren sich je nach dem Untersuchungskontext, dem Auftraggeber mit seiner speziellen Frage und dem konkreten Zweck der Diagnostik.

Auftraggeber und Untersuchungskontext	• Von wem wird die Vorstellung betrieben? • Von wem ging die Anregung zur Vorstellung aus? • Stellen die Eltern ihr Kind von sich aus vor oder wurden sie von anderen Instanzen (z.B. Schule, Ämter) hierzu angeregt oder gedrängt? • Wird die Vorstellung von Instanzen außerhalb der Familie (Gericht, Jugendamt, Heime) betrieben?
Fragestellung	Hier kommen recht unterschiedliche Situationen vor, z.B.: • klinische Vorstellung zur allgemeinen Abklärung von Auffälligkeiten ohne spezifische Fragestellung • Vorstellung mit einer spezifischen Fragestellung (z.B. Mißhandlungsverdacht, medikamentöse Umstellung, Umschulung) • Vorstellung mit einer konkreten Frage im Rahmen eines Gutachtens (z.B. Gutachten in einem Strafprozeß; Sorgerechtsgutachten)
Zweck	Hier können im wesentlichen drei Aspekte unterschieden werden: • Statusdiagnostik: Diagnostik zur Feststellung des aktuellen Zustandes • Prozeß- und Verlaufsdiagnostik • Diagnostik zur Evaluation von Interventionen

Tab. 2.1: Differenzierung der diagnostischen Aufgaben nach Auftraggeber, Fragestellung und Untersuchungszweck.

Multimodale Diagnostik

Kinder- und jugendpsychiatrische Diagnostik ist multimodal. Das bedeutet, daß sie sich auf die somatische (biochemische, neurophysiologische, psychophysiologische Daten), die psychische (Erleben und Verhalten) und die soziale Datenebene (interindividuelle Systeme und materielle Rahmenbedingungen: sozio-ökonomische, -kulturelle und -ökologische Aspekte) bezieht. Multimodalität bedeutet weiterhin, daß die Informationsgewinnung aus mehreren Perspektiven geschieht. Dazu gehören Informationen aus der direkten Beobachtung des Untersuchers, Angaben aus der Sicht des Kindes/Jugendlichen, Informationen aus der Perspektive der Eltern und anderer Bezugspersonen, und schließlich stützt sich die Diagnostik auf vorhandene Berichte bzw. Dokumente. Multimodale Diagnostik ist dadurch gekennzeichnet, daß die verschiedenen Datenbereiche durch eine Vielfalt unterschiedlicher Methoden erfaßt werden. Dazu zählen die körperliche Untersuchung, Laboruntersuchungen, Interviews, Verhaltensbeobachtungen, Fremdbeurteilungsverfahren, Selbstbeurteilungsverfahren und Testverfahren.

Diagnostik als adaptiver Problemlösungsprozeß

Der diagnostische Prozeß kann am besten als hypothesengeleiteter adaptiver Problemlösungsprozeß aufgefaßt werden, wobei die nächsten Schritte in Abhängigkeit von der Fragestellung und von den bisher gewonnenen Informationen jeweils neu bestimmt werden; dieser Prozeß wird so lange fortgesetzt, bis man zu einem hinreichend klaren und sicheren Ergebnis gelangt.

Am Beginn der Diagnostik steht dabei die Kontaktaufnahme mit einer mehr oder weniger spezifischen Fragestellung; zunächst ist zu entscheiden, ob es sich überhaupt um eine kinder- und jugendpsychiatrische Frage handelt (d.h. ob wir für die Bearbeitung dieser Frage zuständig sind; man denke z.B. an Fehlüberweisungen); sodann sind - orientiert an einer ersten groben Hypothese - die diagnostischen Verfahren und ihre Abfolge zu bestimmen. Dieser Prozeß wird so lange weitergeführt, bis eine fundierte Diagnosenstellung möglich ist. Im Anschluß daran ist zu überprüfen, ob die gewonnenen Informationen für die Planung und Durchführung von Interventionen hinreichend sind, oder ob weitere diagnostische Maßnahmen erforderlich sind. An diesen Prozeß schließen sich in der Regel eine Beratung und - falls notwendig - eine Therapie an. Im Verlauf der Beratung und Therapie werden die dabei anfallenden

Informationen auf ihre Konsistenz mit den bisherigen diagnostischen Ergebnissen überprüft; hieraus kann sich die Notwendigkeit zu einer weiteren Diagnostik ergeben; eventuell können auch spezielle Verfahren zur Verlaufsdiagnostik und zur Therapieevaluation eingesetzt werden.

Die diagnostischen Methoden, die in diesem Prozeß zum Einsatz kommen, sind auf die Fragestellung, die spezifische Problemlage, auf das Alter des Kindes und seinen Entwicklungsstand und sein soziales Umfeld abzustimmen. Dabei kann man sich an der *Regel* orientieren, *vom Allgemeinen zum Speziellen* fortzuschreiten: So ist es meist sinnvoll, in einem "Screening" zunächst einen allgemeinen Überblick über alle Datenebenen (somatische, psychische und soziale Merkmale) zu gewinnen, um dann spezielle Fragen weiterzuverfolgen. Dabei wird man von den grundlegenden "harten"

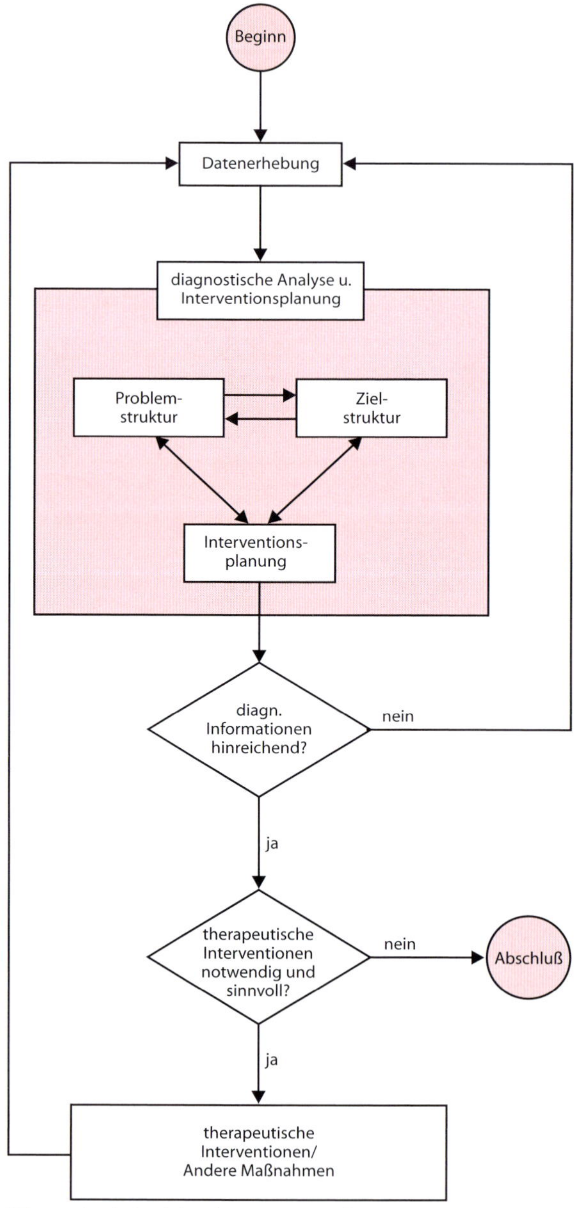

Abb. 2.1: Diagnostik und Therapie als Problemlösungsprozeß.

Daten (körperliche Befunde, objektive Daten und Rahmenbedingungen) ausgehen, um dann die "weichen" Daten (subjektive Einschätzungen, Meinungen) zu explorieren. Schließlich sollte man sich im diagnostischen Prozeß nicht ausschließlich an einem einzelnen psychopathologischen Modell bzw. an einer psychotherapeutischen Schulrichtung orientieren. Eine solche ausschließliche Ausrichtung an einer Schulrichtung (die ja nur jeweils bestimmte Aspekte akzentuiert) würde den Blick zu leicht einengen und könnte dazu führen, daß wichtige Aspekte übersehen werden. Spezielle psychopathologische Modelle und Schulorientierungen können aber in einer späteren Phase für gezielte therapiebezogene Analysen nutzbringend verwendet werden (siehe auch Abb. 2.1).

Diagnostische Entscheidungen und mögliche Fehler

Im Verlauf einer prozessualen Diagnostik müssen immer wieder Entscheidungen darüber getroffen werden, ob die gewonnenen Informationen hinreichend sind oder nicht. Das wesentliche Problem besteht dabei darin, einerseits die Hypothesenbildung nicht vorzeitig (nicht voreilig) abzuschließen und den diagnostischen Prozess offen zu halten, um wichtige Informationen nicht zu übersehen, andererseits aber kann die Diagnostik nicht beliebig lange und in alle Richtungen hin fortgesetzt werden, sondern sie hat gezielt und problemspezifisch zu erfolgen und muß schließlich zu (zumindest vorläufigen) Entscheidungen gelangen. Dieses Entscheidungsproblem kann am einfachsten für den Fall von binären Entscheidungen (Zwei-Klassen-Entscheidung) verdeutlicht werden: Es sind zwei Fehlerarten zu unterscheiden:

- falsch negative Entscheidungen
  Probleme, Auffälligkeiten, Erkrankungen werden nicht erkannt (übersehen); ein Patient wird z.B. als "gesund" diagnostiziert, obwohl er tatsächlich krank ist (FN = "False-negative")
- falsch positive Entscheidungen
  Probleme, Auffälligkeiten werden diagnostiziert, obwohl sie tatsächlich nicht vorhanden sind (z.B. sie werden überbewertet); ein Patient wird als "krank " diagnostiziert, obwohl er tatsächlich gesund ist (FP = "False-positive")

Die *Sensitivität* eines diagnostischen Prozesses oder einer einzelnen diagnostischen Prozedur wird definiert durch den Prozentsatz der richtig positiven Zuordnungen (z.B.: Wieviel Prozent der tatsächlich Erkrankten werden durch die diagnostische Prozedur als krank erkannt?). Die *Spezifität* ist definiert durch den prozentualen Anteil der richtig negativen Zuordnungen (z.B.: Wieviel Prozent der tatsächlich Gesunden werden richtig als gesund zugeordnet?). Beide Fehlerarten sind in der kinder- und jugendpsychiatrischen Diagnostik von Bedeutung; um sie möglichst gering zu halten, müssen der Stand und das Niveau des diagnostischen Prozesses und der Sicherheitsgrad der diagnostischen Entscheidungen vom Diagnostiker immer wieder neu eingeschätzt werden, was eine hohe Kompetenz und eine umfassende praktische Erfahrung erfordert.

Einflußfaktoren, Verzerrungseffekte und Fehlerquellen

Die diagnostische Datenerhebung wie auch ihre Auswertung und Interpretation wird durch viele Faktoren beeinflußt, die zu Fehlern oder Verzerrungseffekten führen können. Die möglichen verzerrenden Einflußfaktoren sind zum einen auf die Gesamtsituation zurückzuführen, darüber hinaus sind Faktoren bei der untersuchten bzw. befragten Person zu berücksichtigen und schließlich sind Verzerrungseffekte zu berücksichtigen, die durch den Untersucher selbst entstehen.

Objektivität und Subjektivität der Diagnostik

Die Kenntnis der möglichen Verzerrungseffekte und diagnostischen Fehler führt zur Forderung, die Diagnostik so objektiv wie möglich zu gestalten: D.h. die Ergebnisse der Diagnostik sollen, soweit dies möglich ist, unabhängig sein von situativen Randbedingungen und von Verzerrungseffekten und insbesondere sollen sie möglichst frei sein von Einflüssen, die vom Diagnostiker selbst ausgehen: Diagnostik soll nicht subjektiv und nicht beliebig sein. Der Anspruch auf diagnostische Objektivität stellt deshalb eine wichtige und berechtigte Zielorientierung dar, aber er kann und darf für den kinder- und jugendpsychiatrischen Bereich nicht verabsolutiert werden:

1. Situation	Beispiele: • Rahmenbedingungen der Untersuchung (z.B. Freiwilligkeit, Vorinformationen, Gutachtensituation) • konkrete Untersuchungssituation (Räumliche und zeitliche Bedingungen)
2. untersuchte bzw. befragte Person	Beispiele: • aktueller Zustand (Müdigkeit, Drogen) • Motivation und Kooperation • Erinnerungsfehler • Täuschungsabsicht
3. Diagnostiker	Beispiele: • fehlerhafte Auswahl und Anwendung von Untersuchungsmethoden • ungünstige zeitliche Einteilung (z.B. zu lange Untersuchungsdauer) • Untersuchungsstil (direktiv, suggestiv, Vorurteile) • emotionale Reaktionen im Untersuchungsverlauf
Auswertung und Interpretation	Beispiele: • fehlerhafte Interpretation z.B. wegen Unkenntnis der theoretischen Grundlagen • ausschließliche Orientierung an einem bestimmten psychopathologischen Modell oder an einer Therapieschule • subjektive Verzerrung von bestimmten Informationen z.B. aufgrund von projektiven Tendenzen oder aufgrund der Identifikation mit einem Familienmitglied • Beurteilungsfehler (Selektion und Akzentuierung von einzelnen Merkmalen, z.B Halo-Effekt: Übergeneralisierende Bildung eines Gesamturteils aufgrund von einzelnen Merkmalen)

Tab. 2.2: Beispiele für Einflußfaktoren und mögliche Verzerrungseffekte bzw. Fehlerquellen in der Diagnostik.

- *Empathie*
  In der kinder- und jugendpsychiatrischen Diagnostik werden nicht nur objektive Daten erfaßt; vielmehr kommt es darauf an, einen Zugang zur individuellen und subjektiven Welt des vorgestellten Kindes/Jugendlichen zu gewinnen. Dies aber ist nur möglich durch die Aktivierung der Fähigkeit, sich in die Innenwelt des anderen einzufühlen und sie zu verstehen. Bloße Beobachtung "von außen" ist deshalb nicht hinreichend
- *menschliche Begegnung*
  Die wichtigste diagnostische Methode ist der unmittelbare Kontakt und das Gespräch zwischen Diagnostiker, Kind und Eltern: Diagnostik ist nicht nur eine professionelle Veranstaltung, sondern eine menschliche Begegnung. Ihre humane Qualität gewinnt die Diagnostik gerade auch durch die subjektiven und persönlichen Aspekte, die in sie einfließen
- *wechselseitige Beeinflussung*
  Diagnostik ist immer auch Interaktion; d.h. sie ist nicht nur Informationsgewinnung, sondern auch Beeinflussung. Dabei wird nicht nur das untersuchte Kind beeinflußt, sondern diese Beeinflussung ist wechselseitig
- *Kooperation*
  Das Ziel der Diagnostik besteht nicht nur darin, möglichst objektive Informationen zu gewinnen. Diagnostik ist immer auch eine Bemühung um Kooperation. Denn Diagnostik darf nicht schädigen, alle diagnostischen Maßnahmen sollen so geartet sein, daß durch sie eine vertrauensvolle Zusammenarbeit gefördert wird

Durch diese Aspekte wird der Anspruch auf Objektivität begrenzt und relativiert; denn es wird deutlich, daß durch eine Reduktion auf objektive Aspekte die inhaltliche Substanz und Qualität der Diagnostik verloren ginge. Diagnostik bewegt sich so im Spannungsfeld von objektivem Anspruch und subjektiver Wirklichkeit. Das Ziel der Diagnostik kann deshalb nicht darin bestehen, subjektive Aspekte völlig auszuschalten, die Aufgabe des Diagnostikers liegt vielmehr darin, die subjektiven Momente der Diagnostik (insbesondere seine eigenen subjektiven Verzerrungen) zu reflektieren und zu kontrollieren.

Voraussetzungen für eine qualifizierte Diagnostik

- *theoretische Kenntnisse*
  umfassende fachliche Kenntnisse bezüglich der diagnostischen Methoden, ihrer Kriterien und theoretischen Grundlagen und der mit ihnen verbundenen möglichen Verzerrungen und Fehlerquellen. Weiterhin Kenntnis der diagnostischen Kategorien und Klassifikationsschemata, der theoretischen Konzepte und Forschungsbefunde zur Ätiologie psychischer Störungen und der Therapiemöglichkeiten und -methoden
- *praktische Fertigkeiten*
  sichere praktische Beherrschung der diagnostischen Prozeduren (praktische Einübung der Methoden)
- *klinische Erfahrung*
  persönliche klinische Erfahrung (hieraus folgt die Notwendigkeit einer fachlichen Anleitung und Supervision von Berufsanfängern)
- *persönliche Charakteristiken*
  soziale Kompetenz im Umgang mit anderen Menschen; Interesse und Freude am Umgang mit Kindern und ihren Familien; Fähigkeit zum Einfühlen in die Erlebniswelt von Kindern und Jugendlichen; Einsicht in die eigenen persönlichen Einstellungen, Urteilstendenzen und Reaktionsformen und Fähigkeit, diese zu reflektieren und zu kontrollieren (Selbsterfahrung); Fähigkeit, die eigene Kompetenz realistisch einzuschätzen und die eigenen Grenzen zu erkennen; Bereitschaft und Fähigkeit zur kollegialen interdisziplinären Zusammenarbeit

Interdisziplinäre Zusammenarbeit

Interdisziplinäre Zusammenarbeit ist für eine Diagnostik auf modernem Entwicklungsstand unabdingbar, da eine einzelne Person kaum in der Lage ist, alle notwendigen diagnostischen Methoden kompetent anzuwenden. Außerdem ist es ohnehin sinnvoll, daß zumindest zwei Personen das Kind und die Eltern kennenlernen, um subjektive Verzerrungen besser kontrollieren zu können. In den kinder- und jugendpsychiatrischen Kliniken sind meist mehrere Personen an der Diagnostik beteiligt, die ihre Arbeit aufeinander abstimmen: Neben der Untersuchung durch einen Kinder- und Jugendpsychiater findet in den meisten Fällen auch eine Untersuchung durch einen Psychologen statt; darüber hinaus sind - insbesondere bei speziellen Fragestellungen - weitere Berufsgruppen (z.B. Sozialarbeiter, EEG-Assistenten, Krankengymnasten, Ergotherapeuten, Sprachtherapeuten etc.) beteiligt. Schließlich ist auch die gesamte Anmeldungs- und Aufnahmeprozedur, die häufig durch Schwestern oder Pfleger (oder auch durch Büropersonal), bei der schon wichtige Weichen gestellt werden, mit den anderen an der Diagnostik beteiligten Personen abzustimmen. Wie die konkrete Aufgabenverteilung im einzelnen gestaltet wird, ist von Klinik zu Klinik recht unterschiedlich. Wesentlich ist dabei, daß die fachliche Kompetenz nicht überschritten wird. In kinder- und jugendpsychiatrischen Praxen ist die Möglichkeit zur interdisziplinären Arbeitsdifferenzierung geringer als in Kliniken, so daß einige spezielle Untersuchungen nicht durchführbar sind und manche Patienten nach der allgemeinen kinder- und jugendpsychiatrischen Untersuchung weiterverwiesen werden müssen. Ansonsten aber ist der Untersuchungsgang in Praxen und Kliniken im wesentlichen identisch.

Bausteine der Diagnostik und ihre typische Abfolge

Obwohl die Diagnostik von Fall zu Fall unterschiedlich zu gestalten ist, kann doch ein typischer diagnostischer Ablauf, so wie er in den meisten Fällen praktiziert wird, beschrieben werden: Am Anfang der Diagnostik steht meist die telefonische *Kontaktaufnahme* durch die Eltern oder durch einen Arzt oder andere Personen (Lehrer, Jugendamt, Gerichte). Dabei werden zunächst einige Grundinformationen über die möglichen Untersuchungen vermittelt (wer soll erscheinen, was soll mitgebracht werden etc.) und andererseits werden einige Informationen erhoben, um den Untersuchungstermin sinnvoll planen zu können (z.B. zumutbare Wartezeit, Untersuchungsdauer). Manche Kliniken schicken an die Familien schon vor dem eigentlichen Untersuchungstermin einen Anmeldebogen, in dem die wichtigsten Daten und

Angaben zu den aktuellen Problemen erfragt werden. Hierdurch kann die Information schon im Vorwege etwas strukturiert und die Untersuchung besser vorbereitet werden. Beim eigentlichen Untersuchungstermin - zu dem in der Regel die Mutter oder beide Eltern mit dem vorgestellten Kind oder Jugendlichen erscheinen - werden die Ratsuchenden zunächst gemeinsam (am besten im Untersuchungszimmer) begrüßt, es wird ihnen dann unter Bezug auf die Anmeldung der Informationsstand dargelegt (möglichst hohe Transparenz für alle Beteiligten), um ihnen dann die Abfolge der Untersuchungen zu erläutern (Art der Untersuchungen, welche Personen dabei beteiligt sind u.ä.). Schon in dieser anfänglichen Kontaktaufnahme können diagnostisch wichtige Informationen gewonnen werden (z.B. Wer erscheint überhaupt zur Vorstellung, erscheint die Familie pünktlich zur vereinbarten Zeit, gab es Probleme bei der Anreise? Äußeres Erscheinungsbild der Familie).

Im Anschluß an die Kontaktaufnahme wird mit den Eltern (bzw. einem Elternteil) die *Anamnese* erhoben; parallel dazu oder im Anschluß daran wird mit dem Kind bzw. Jugendlichen eine *Exploration* (mit Verhaltensbeobachtung) in Form einer Einzeluntersuchung durchgeführt. Anamnese und Exploration sind unabdingbare und grundlegende Untersuchungsbausteine, die meist auch am Beginn der Untersuchung stehen. Aufgrund der dabei gewonnenen Informationen kann in der Regel schon eine Verdachtsdiagnose gestellt werden und es ist auch ungefähr abschätzbar, welche weiteren Untersuchungen notwendig und wie aufwendig/intensiv sie zu führen sind. Diese weiterführenden und vertiefenden Untersuchungen können nach der erfaßten Datenebene (somatisch, psychisch, sozial) in drei Bereiche gegliedert werden: Die *körperliche Untersuchung*, die durch apparative und Laboruntersuchungen ergänzt werden kann, weiterhin die *psychologische Untersuchung* und schließlich die *Familien- und Umfelddiagnostik.* Ein gesamter Untersuchungstermin nimmt etwa 1 bis 3 Stunden in Anspruch. Wenn die diagnostischen Informationen nach einer solchen Zeit noch nicht hinreichend sind, muß ein zweiter ergänzender Untersuchungstermin angesetzt werden. Kinder- und jugendpsychiatrische Diagnostik erfordert somit einen sehr hohen zeitlichen und personellen Aufwand. Spätestens danach (also nach 1 bis 2 Untersuchungsterminen) sollte die Familie über die Untersuchungsergebnisse informiert und beraten werden. Falls eine Behandlung begonnen werden soll, kann sich eine speziell auf die Therapie bezogene Diagnostik anschließen; zur therapiebezogenen Diagnostik gehört auch die therapiebegleitende Verlaufsdiagnostik und die Evaluation der Therapie (z.B. Erfassung des Therapieerfolges). Damit sind die Bausteine der kinder- und jugendpsychiatrischen Diagnostik benannt, die in den nächsten Kapiteln dargestellt werden sollen (siehe auch Abb. 2.2).

2.2. Anamneseerhebung

Durchführung des Anamnesegesprächs: Ablauf und Themenbereiche

Das Anamnesegespräch wird in der Regel mit einem Elternteil (meist der Mutter) oder beiden Eltern durchgeführt, wobei das Kind bzw. der Jugendliche nicht anwesend ist. Bei Kleinkindern, die sich schwer von ihren Eltern trennen, kann das Kind beim Anamnesegespräch anwesend sein. Eine andere Ausnahme von der anamnestischen "Standardsituation" ist dann gegeben, wenn ein Jugendlicher sich selbst zur Vorstellung meldet und nicht von seinen Eltern begleitet ist; in einem solchen Fall wird die Anamnese mit dem Jugendlichen erhoben; es sollte aber versucht werden, den Jugendlichen davon zu überzeugen, daß es für die Untersuchung wichtig ist, auch die Eltern (bzw. andere Betreuungspersonen) kennenzulernen. Die Dauer eines Anamnesegespräches kann sehr unterschiedlich sein, sie reicht von etwa 30 Minuten (Minimum) bis zu mehreren Stunden.

Es existieren eine Reihe von standardisierten Interviews zur Erfassung von Symptomen und von anamnestischen Daten, die vorwiegend in Forschungsprojekten verwendet werden. In der klinischen Praxis wird das Anamnesegespräch in der Regel als teilstrukturiertes Interview durchgeführt; d.h. es werden bestimmte vorgegebene Bereiche und Unterbereiche angesprochen, es bleibt aber dem Kliniker überlassen, wie er die Fragen im einzelnen formuliert. Doch auch in der Praxis ist es für manche Bereiche hilfreich, vorgegebene Checklisten zu verwenden (Symptomlisten, Liste psychosozialer Belastungen). Es ist sinnvoll, sich während des anamnestischen Gesprächs freie stichpunktartige Notizen zu allen erfragten Bereichen zu machen. Die komplette Bearbeitung von Dokumentationsbögen während des Anamnesegesprächs ist dagegen weniger empfehlenswert, denn dies kann den persönlichen Kontakt erheblich stören. Wenn man trotzdem solche Erhebungs- bzw. Dokumentationsbögen schon während der Anamneseerhebung ausfüllen möchte, ist es auf jeden Fall wichtig, immer wieder Phasen des freien Gesprächs einzuschalten, in denen man sich ganz auf die auskunftgebende Person konzentrieren und auf sie eingehen kann. Hieraus ergibt sich ein gemischtes Vorgehen mit offenen, wenig strukturierten und mit stärker strukturierten Interviewteilen. Nach Abschluß des Gespräches sollen Anmerkungen zum Verlauf der Anamnese und Eindrücke von der auskunftgebenden Person und Hinweise zur Verläßlichkeit der anamnestischen Informationen festgehalten werden.

Ein klinisches Anamnesegespräch umfaßt 6 Abschnitte; die dabei gewonnenen Informationen können durch anamneseergänzende Informationen (Abschnitt 7 ☞ Tab. 2.5) vervollständigt werden. In den beiden ersten Abschnitten"*allgemeine Angaben*" und "*Angaben zur Vorstellung*" werden die Daten erfragt, aus denen der Gesamtzusammenhang der Anamneseerstellung ersichtlich ist. Hieraus ergibt sich die Orientierung des Diagnostikers für den gesamten weiteren Gesprächsverlauf; in dieser Phase der Kontaktaufnahme ist es besonders wichtig, sich Zeit zu nehmen, denn hier

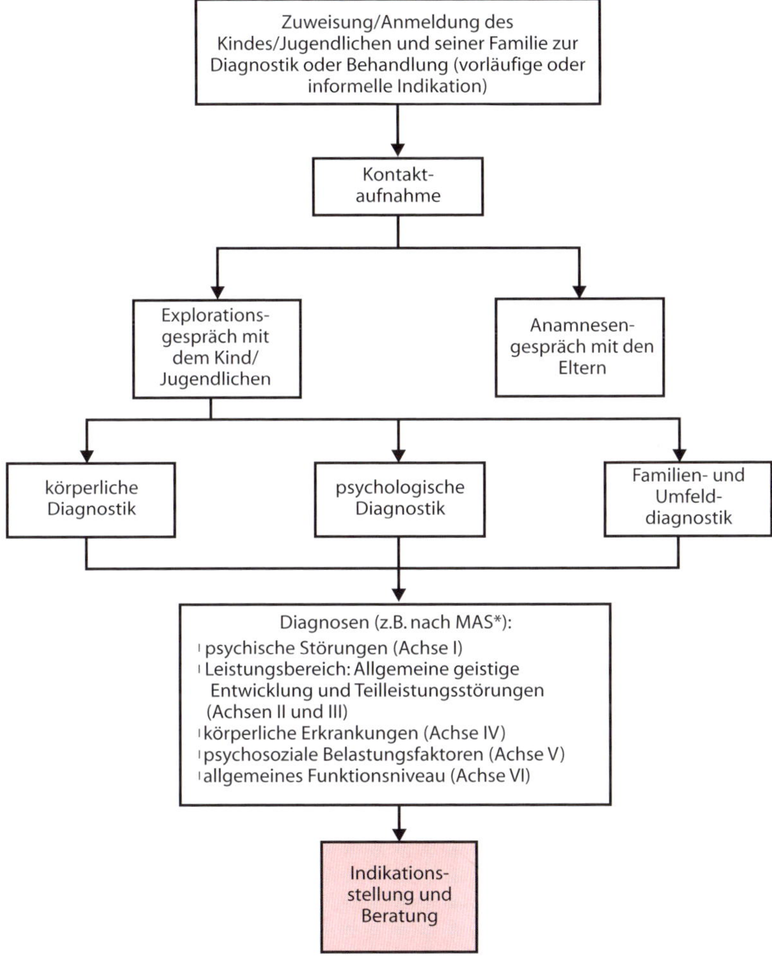

* Multiaxiales Klassifikationsschema (Remschmidt & Schmidt, 1994)

Abb. 2.2: Grundbausteine der Diagnostik.

wird die Grundlage für eine vertrauensvolle Zusammenarbeit gelegt; und umgekehrt können in dieser Phase schon die Möglichkeiten zur Kooperation verbaut werden. Eltern, die - gerade wegen der Probleme, die sie zu uns führen - verständlicherweise leicht kränkbar und verletzlich reagieren, registrieren es dankbar, wenn die Untersuchung nicht "über sie hinwegrollt". Die Fragen zur Vorstellung sind somit keinesfalls marginal, denn wenn der Vorstellungskontext nicht hinreichend berücksichtigt wird, kann die Untersuchung völlig an den Anliegen der Familie vorbeigehen und absurde Qualität gewinnen:

Ein etwas unbeholfener Jugendlicher, der in seinen Schulferien einen Job als Paketzusteller angenommen hat, soll in einer psychiatrischen Poliklinik ein Paket abgeben und trifft dort auf eine resolute Aufnahmeschwester, die gerade dabei ist, einen Streit zwischen zwei Kindern und ihren Familien zu schlichten. Sie nimmt die persönlichen Daten des Postzustellers auf und weist ihn an, zu warten bis er "drankommt". In der neurologischen Untersuchung klärt sich die Situation zum Glück auf, so daß der Zusteller - heilfroh und nicht diagnostiziert - das Weite suchen kann.

Bei der *Schilderung der Probleme, Auffälligkeiten und Symptome* ist es zunächst sinnvoll, die Eltern frei erzählen zu lassen und nur Verständnisfragen einzustreuen. Die Dauer dieser Phase ist sehr unterschiedlich, sie hängt von der Art und dem Umfang der vorgetragenem Probleme ebenso ab wie von der Fähigkeit der Eltern, ihre Angaben geordnet vorzutragen. Dabei ergibt es sich meist von selbst, daß auch die Reaktionen der Eltern auf die Schwierigkeiten mit dem Kind zur Sprache kommen. Nachdem sich die Eltern in dieser ersten freien Problemschilderung entfalten konnten und das, was sie mitteilen wollten, auch "an den Mann bringen konnten", kann die Entwicklung der Probleme meist etwas gestraffter durchgegangen werden. Im Anschluß daran ist es wichtig, die wichtigsten kinderpsychiatrischen Symptombereiche gezielt von den Eltern zu erfragen, denn es ist sehr gut möglich, daß diagnostisch wichtige Aspekte (die die Eltern nicht für störend halten oder über die sie sich keine Sorgen machen) noch nicht genannt wurden. Diese ergänzenden Fragen nach anderen Symptomen können gut mit Hilfe einer Symptomliste geschehen (höherer Strukturierungsgrad) und ebenfalls relativ schnell abgehandelt werden. Dieser Abschnitt wird abgeschlossen durch Fragen nach aktuellen oder früheren Erkrankungen des Kindes, Krankenhausaufenthalten, ambulanten Behandlungen und Medikamentenverordnungen.

In der *Familienanamnese* geht man zunächst auf den körperlichen und psychischen Gesundheitszustand (körperliche und psychische Belastbarkeit, psychische Störungen, andere Erkrankungen) der Eltern und anderer Familienangehöriger ein (bezogen auf das Kind: Verwandte 1. Grades), um dann psychische und körperliche Erkrankungen in der weiteren Familie zu erfragen.

In der *biographischen Anamnese* wird die Entwicklung des Kindes von der Schwangerschaft bis zum jetzigen Zeitpunkt durchgegangen; dabei werden gleichermaßen die individuellen Merkmale des Kindes wie auch sein familiäres und weiteres soziales Umfeld im Entwicklungsverlauf erfaßt. Dadurch werden die bisher gewonnenen Angaben zu den Auffälligkeiten und Erkrankungen des Kindes in ihren Entwicklungszusammenhang gestellt. Hinsichtlich des Umfeldes ist es besonders wichtig, bedeutsame Veränderungen der Betreuungssituation zu erfassen. Im Hinblick auf das Kind sollten

Aggressivität			
1 Zerstörung/Beschädigung von Sachen	0 ❑ nicht	1 ❑ leicht/selten	2 ❑ ausgeprägt/häufig
2 Selbstaggression/Automutilation	0 ❑ nicht	1 ❑ leicht/selten	2 ❑ ausgeprägt/häufig
3 Wut/Ärger/Trotz	0 ❑ nicht	1 ❑ leicht/selten	2 ❑ ausgeprägt/häufig
4 versteckte Aggressionen	0 ❑ nicht	1 ❑ leicht/selten	2 ❑ ausgeprägt/häufig
5 verbale Aggressionen	0 ❑ nicht	1 ❑ leicht/selten	2 ❑ ausgeprägt/häufig
6 körperliche Aggressionen	0 ❑ nicht	1 ❑ leicht/selten	2 ❑ ausgeprägt/häufig

Tab. 2.3: Beispielitems aus einer Symptomliste (zum Bereich "Aggressivität"). (aus: Kinder- und jugendpsychiatrische Dokumentation - Befunddokumentation; Klinik und Poliklinik für Kinder- und Jugendpsychiatrie der Philipps-Universität Marburg. 3. Auflage, 1.1.1992).

	nicht zutreffend	etwas/manchmal	genau/häufig
8 Kann sich nicht konzentrieren, läßt sich leicht ablenken	0	1	2
9 Kommt von bestimmten Gedanken nicht los Bitte beschreiben:______________	0	1	2
10 Kann nicht still sitzen, ist zappelig, zu aktiv	0	1	2
11 Ist für sein/ihr Alter zu abhängig von Erwachsenen	0	1	2
12 Beklagt sich über Alleinsein, fühlt sich einsam	0	1	2

Tab. 2.4: Beispielitems aus der "Child Behavior Checklist" (CBCL): Fragebogen für Eltern/Erzieher (nach CBCL von Achenbach und Edelbrock (1983), deutsche Version nach Remschmidt und Walter, 1990).

alle wichtigen Lebensphasen der Reihe nach durchgegangen werden. Dabei ist es in der Regel nützlich, sich an ein vorgegebenes grobes Schema zu halten. In vielen Kliniken werden auch ausführliche Anamnesen-Dokumentationen verwendet, in denen die Angaben in jeweils vorgegebene Kategorien kodiert werden. Dieses Vorgehen aber ist für eine ambulante Untersuchung oft etwas zu zeitaufwendig. Analoges gilt für stärker strukturierte anamnestische Interviews, die für die Forschung unabdingbar sind und zum Teil auch eingesetzt werden können, wenn genügend Zeit für eine sehr ausführliche Untersuchung (z.B. als Grundlage für eine Behandlung im stationären Rahmen) zur Verfügung steht.

Die Anamnese wird abgeschlossen durch Fragen nach der *aktuellen psychischen und sozialen Situation* des vorgestellten Patienten. Der Diagnostiker hat bis zu diesem Zeitpunkt in der Regel schon viele Informationen über das soziale Umfeld gewonnen und kann bei seinen Fragen nach der Familie, der allgemeinen sozialen Situation und besonderen Ereignissen hieran anknüpfen. Auch hier ist es auf jeden Fall sinnvoll - ähnlich wie bei der Erfassung der Symptomatik -, die wichtigsten Problembereiche, so wie sie etwa in der Achse V des Multia-

1. allgemeine Angaben	• persönliche Daten des vorgestellten Kindes: Datum, Name, Adresse, Alter, Schule, Klasse • Informationsgewinnung: Von wem wird das Kind/der Jugendliche vorgestellt? In welcher Situation und mit wem wird die Anamnese erhoben?
2. Angaben zur Vorstellung	• Vorstellungsanlaß Warum haben Sie sich an uns gewandt? Um welche Fragen geht es Ihnen? (freie Schilderung) • Vorstellungskontext Anregung zur Vorstellung; Überweisungsweg; vorherige Vorstellungen und Behandlungen wegen des angesprochenen Problems • Vorstellungszweck Auftrag der Untersuchung, besondere Wünsche und Anliegen, mögliche Befürchtungen
3. Problemschilderung und Krankheitsanamnese	• aktuelle Probleme/Auffälligkeiten/Symptome ausführliche Schilderung der aktuellen Probleme Entwicklung der Probleme/Auffälligkeiten/Symptome • ergänzende Fragen nach anderen Symptomen oder Auffälligkeiten und nach früheren Symptomen/Auffälligkeiten (meist anhand einer Symptomliste) • aktuelle oder frühere Erkrankungen des Kindes (Krankheitsanamnese mit "Sicherungsfragen")
4. Familienanamnese	• körperlicher und psychischer Gesundheitszustand der Eltern und anderer Familienangehöriger; psychische Erkrankungen in der weiteren Familie und in der Aszendenz

5. biographische Anamnese: Entwicklung des vorgestellten Kindes bzw. Jugendlichen	• Lebensrahmen des Kindes in seiner Entwicklung Familien- und Lebensumstände im Entwicklungsverlauf (Wohnorte, Familienzusammensetzung); besondere Ereignisse (belastende Erlebnisse in der Entwicklungsgeschichte, z.B. Trennungen). Erziehungsstil der Eltern • Schwangerschaft und Geburt Schwangerschaftskomplikationen, besondere Umstände während der Schwangerschaft (z.B. Erkrankungen, Medikamente, Alkoholabusus). Geburtsverlauf; postnatale Periode. Erwünschtheit des Kindes • Säuglingszeit und erstes Lebensjahr Ernährung des Kindes, besondere Schwierigkeiten, Umgang mit dem Kind, statomotorische Entwicklung, Auffälligkeiten • motorische Entwicklung, sprachliche Entwicklung und Reinlichkeitsentwicklung: Alter bei freiem Gehen; erste Worte und erste Sätze, wann tags und nachts sauber und trocken? • Kleinkind- und Vorschulalter Temperament, soziales Kontaktverhalten innerhalb und außerhalb der Familie; Kindergartenzeit (z.B. Trennungsprobleme) • Schulalter Einschulung, soziale Integration in die Schulklasse, schulische Leistungen • Pubertät und Jugendalter Einstellung auf körperliche Veränderungen, Veränderung des sozialen Kontaktverhaltens zu Gleichaltrigen und in der Familie • augenblickliche Situation: Charakterisierung des Kindes (Stärken, Schwächen, Interessen)
6. aktuelle Familiensituation und Umweltbeziehungen	• aktuelle Familienzusammensetzung bzw. Betreuungssituation; Beaufsichtigung des Kindes • sozioökonomische Lage der Familie, berufliche Situation der Eltern, Wohnsituation • außerfamiliale Beziehungen und Integration der Familie in die Nachbarschaft • Familienbeziehungen: Eheliche Beziehung der Eltern, Geschwisterbeziehung, Konflikte in der Familie, emotionale Beziehung zwischen Eltern und Kind • besondere Ereignisse in der letzten Zeit • andere Probleme und besondere Belastungen in der Familie
7. Anamnese-ergänzende Informationsgewinnung	• ergänzende Informationen von den Eltern • allgemeine Screeningverfahren, z.B. Symptom-Fragebogen • störungsspezifische Verfahren, z.B. Fragebogen für bestimmte Störungsbilder. Genaue genographische Analyse • Ergänzung durch andere Informationsquellen (z.B. Vorsorge-Untersuchungsheft, Schulberichte und -Zeugnisse, Geburtsbericht; andere Untersuchungs- oder Therapieberichte über das vorgestellte Kind oder über die Eltern)

Tab. 2.5: Ablauf und Themen des Anamnesegesprächs.

xialen Klassifikationsschemas aufgeführt sind (s.o. den Abschnitt zur Klassifikation) anzusprechen.

Die anamnestischen Angaben der Eltern können durch Fragebögen, die die Eltern im Anschluß an die Anamnese bearbeiten (z.B. im Wartezimmer, während das Kind untersucht wird), systematisiert und ergänzt werden. Dabei können zum einen allgemeine psychopathologische Instrumente vewendet werden, wie z.B. die häufig gebrauchte "Child Behavior Check List (CBCL)" nach ACHENBACH & EDELBROCK; aufgrund der Anamnese kann in der Regel eine Verdachtsdiagnose gestellt werden, um diese noch genauer abzuklären, können diagnosen- bzw. störungsspezifische Instrumente eingesetzt werden, wie z.B. die Conners-Skala zur Erfassung hyperkinetischer Verhaltensweisen (☞ Kap. 10.). Und schließlich kann auch die Familien- und Umfeldsituation durch Fragebogenverfahren von den Eltern systematisch geschildert werden (s.u. das Kap. "Familien- und Umfelddiagnostik").

Die Anamneseerhebung wird schließlich ergänzt durch Informationen aus anderen Quellen. Viele Eltern bringen z.B. schon von sich aus den Impfausweis, Vorsorge-Untersuchungshefte, Arztberichte oder Schulzeugnisse und -berichte zur Erstuntersuchung mit; wenn die Eltern dies nicht von sich aus tun, können solche Informationen nachgereicht werden. Teilweise ist es auch erforderlich, daß der Untersucher Schulberichte oder Berichte von früheren Untersuchungen bzw. Krankenhausaufenthalten (bes. häufig: Geburtsbericht) anfordert oder von sich aus direkt Kontakt mit Lehrern oder anderen Bezugspersonen des Kindes aufnimmt. All dies kann natürlich nur mit dem ausdrücklichen Einverständnis der Eltern geschehen.

Auswertung des Anamnesegesprächs

Im Anamnesegespräch ergibt sich in der Regel eine Fülle von Informationen; die Ordnung und Komprimierung der gewonnenen Informationen erscheint manchmal schwieriger als das Anamnesegespräch selbst. Die Auswertung der Anamnese beginnt mit einer schriftlichen *Zusammenfassung der wichtigsten inhaltlichen Angaben* der auskunftgebenden Person. Diese Zusammenfassung kann sich an den angeführten Bereichen des Anamnesegesprächs orientieren und so in den Untersuchungsbericht (z.B. Arztbrief) übernommen werden.

Der zweite Auswertungsschritt besteht darin, die wichtigsten *Eindrücke von der auskunftgebenden Person* festzuhalten. Hierbei sollten nicht nur die Verhaltensbeobachtungen vergegenwärtigt werden, sondern auch die subjektiven Reaktionen des Interviewers (Welche emotionale Reaktion lösen die Eltern bei mir aus?). In diesem Zusammenhang sind z.B. die folgenden Fragen von Interesse:

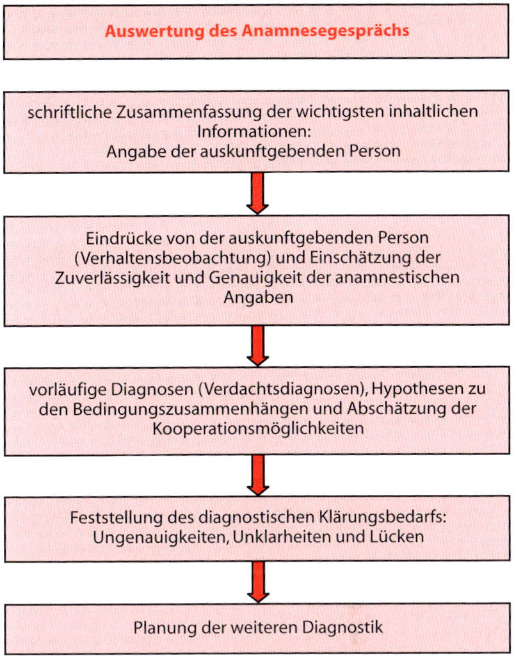

Auswertung des Anamnesegesprächs

schriftliche Zusammenfassung der wichtigsten inhaltlichen Informationen:
Angabe der auskunftgebenden Person

↓

Eindrücke von der auskunftgebenden Person (Verhaltensbeobachtung) und Einschätzung der Zuverlässigkeit und Genauigkeit der anamnestischen Angaben

↓

vorläufige Diagnosen (Verdachtsdiagnosen), Hypothesen zu den Bedingungszusammenhängen und Abschätzung der Kooperationsmöglichkeiten

↓

Feststellung des diagnostischen Klärungsbedarfs:
Ungenauigkeiten, Unklarheiten und Lücken

↓

Planung der weiteren Diagnostik

Abb. 2.3: Auswertung des Anamnesegesprächs.

- Sind die Eltern persönlich engagiert oder empfinden sie das Gespräch als lästige Pflicht? Wurden die Eltern zur Vorstellung gedrängt?
- Wie besorgt wirken die Eltern und wie dringlich stellen sie ihr Anliegen dar?
- Steht ihre Besorgnis in einem verständlichen Verhältnis zu den vorgetragenen Problemen (unbeteiligt-desinteressierte vs. überbesorgte Eltern)?
- Wie genau können sie Auskunft geben? (Hier zeigen sich oft extreme Unterschiede zwischen den Eltern: Manche Eltern präsentieren minutiöse Entwicklungsprotokolle, andere sind selbst zu einfachsten Angaben nicht in der Lage)
- Wie ist das allgemeine Kontaktverhalten der Eltern? Wie offen und zugänglich verhalten sich die Eltern in der Anamnesesituation? (Persönliche Eigenschaften, Sozialverhalten)

Aufgrund dieser Beobachtungen und aufgrund der Ausführlichkeit, Differenziertheit und inneren Konsistenz der anamnestischen Angaben kann eine vorläufige *Einschätzung zur Zuverlässigkeit und Genauigkeit der anamnestischen Angaben* abgegeben werden und es können außerdem spezifische Annahmen zu möglichen Verzerrungen (z.B.

Dissimulation, Abwehr, Verleugnung vs. Überbetonung, besonders besorgte Eltern) formuliert werden.

Im dritten Auswertungsschritt können *vorläufige Diagnosen* zum vorgestellten Kind und seiner psychosozialen Umgebung gestellt werden (Verdachtsdiagnosen); weiterhin können evtl. diagnostische Vermutungen über die Eltern und deren Lebenssituation angestellt werden. Und schließlich können im Anamnesegespräch schon Hinweise darüber gewonnen werden, in welcher Weise man mit den Eltern sinnvoll zusammenarbeiten kann (Anamnese als Kooperationsprobe).

Obwohl aufgrund der Anamnese meist schon recht weitgehende diagnostische Vermutungen angestellt werden können, so bedürfen diese Annahmen doch einer Bestätigung durch andere Informationsquellen, und es bleiben darüber hinaus eine Reihe von Fragen offen: Die Auswertung der Anamnese wird durch die *Feststellung des weiteren Klärungsbedarfs und durch die Planung der nächsten diagnostischen Schritte* und der dabei besonders zu beachtenden Aspekte abgeschlossen.

2.3. Exploration, Verhaltensbeobachtung und psychopathologischer Befund

Prinzipien

Neben der Anamnese stellt die Exploration das zweite unverzichtbare Kernstück der kinder- und jugendpsychiatrischen Untersuchung dar. Die Exploration wird als Einzeluntersuchung durchgeführt. Sie stellt für die Kinder bzw. Jugendlichen in der Regel (immer dann, wenn vorher keine ähnlichen Untersuchungen stattfanden) eine völlig neuartige Situation dar, die von ihnen nicht überschaut werden kann: Sie wissen nicht, was auf sie "zukommt" und was von ihnen dabei erwartet wird; die Untersuchung ist deshalb häufig mit Unsicherheit und Angst verknüpft. Die Ängste der Kinder können dabei sehr unterschiedlich sein, manche befürchten z.B., in der Klinik bleiben zu müssen, andere haben Angst vor schmerzhaften körperlichen Untersuchungen oder gar gewalttätigen Maßnahmen.

Beispiel 1:
Ein 13jähriges Mädchen befürchtet, daß sie "abgeführt" wird und daß sie "Schläuche in den Kopf gesteckt bekommt" und "mit dem EEG Elektroschocks kriegt".

Beispiel 2:
Ein 10jähriger Junge befürchtet, daß er "ausgefragt" wird und daß er - wenn er etwas über seinen Vater (der Alkoholprobleme hat und dabei auch gewalttätig wird) "verrät", nicht mehr nach Hause zurück darf.

Damit überhaupt eine sinnvolle Untersuchung zustande kommen kann und sich die Untersuchung nicht traumatisierend auf das Kind bzw. den Jugendlichen auswirkt, sind deshalb folgende Aspekte/Prinzipien zu beachten:

- Empathie
- Transparenz, Orientierung und Sicherheit
- deutliches und flexibles Gesprächs- und Spielangebot
- altersgemäßer Umgang
- Authentizität

Tab. 2.6: Prinzipien der Exploration.

- *Empathie*
  Der Untersucher sollte versuchen, die Untersuchungssituation mit den Augen des Kindes zu sehen und sich in die Erlebniswelt des Kindes einzufühlen. Dazu gehört die Beschäftigung mit folgenden Fragen: Wie erlebt das Kind/der Jugendliche die Situation? Weiß das Kind, wo es sich befindet? Kennt das Kind den Zweck der Untersuchungen, weiß es, was geschehen wird? Welche spezifischen Befürchtungen hat das Kind? Ist die Untersuchung freiwillig, was wurde dem Kind bisher erklärt?
- *Transparenz, Orientierung und Sicherheit*
  Es ist weiterhin die Aufgabe des Untersuchers, dem Kind/Jugendlichen Orientierung und Sicherheit zu vermitteln. Dazu gehört es, dem Kind zu erklären, mit wem es zu tun hat, was auf es "zukommt" und was man von ihm erwartet. Weiterhin gehört dazu die Versicherung, daß bestimmte Befürchtungen unberechtigt sind und daß nichts ohne genaue vorherige Erklärung erfolgt; eine strikte Einhaltung dieser Zusicherungen ist selbstverständlich
- *deutliches und flexibles Gesprächs- oder Spielangebot*
  Dem Kind soll ein deutliches Kontaktangebot gemacht werden, ohne das Kind dabei zu bedrängen. Es ist nicht sinnvoll, in übervorsichtiger Weise mit dem Kind umzugehen oder sich auf eine vermeintlich therapeutische Abstinenz

zurückzuziehen (Kind: *"Der hat sich so komisch verhalten, ich wußte gar nicht, was er will."*) Das Kontaktangebot soll so klar sein, daß das Kind sich daran orientieren kann. Wenn das Kind hierauf nicht eingehen will oder kann, ist es aber nicht angebracht, zu insistieren: Flexibilität im Kontaktangebot

- *altersgemäßer Umgang*
  Der Untersucher sollte dem Kind/Jugendlichen in altersgemäßer Weise begegnen. Es hängt vom Alters- und Entwicklungsstand des Kindes ab, wie das Kontaktangebot zu gestalten ist. Bei Kleinkindern und Kindern im Vorschulalter stehen Spiel, evtl. auch zeichnerische Verfahren im Vordergrund, bei Grundschulkindern mischen sich Gesprächsangebot mit spielerischen bzw. aktionalen Elementen, bei Jugendlichen wird die Exploration primär als Gespräch geführt
- *Authentizität*
  Der Untersucher soll authentisch bleiben, d.h. er sollte sich nicht "verbiegen", er sollte seine eigenen Möglichkeiten kennen und nutzen, sie aber nicht überschreiten. Der Zugang zu Kindern und Jugendlichen ist von Untersucher zu Untersucher sehr unterschiedlich; dabei spielen Alter, Geschlecht, persönliche Interessen, Vorlieben und Fähigkeiten des Untersuchers eine Rolle. Mit Kindern altersgemäß umzugehen, bedeutet deshalb nicht, daß sich der Untersucher selbst kindisch verhält (z.B. herumkaspert) oder Verhaltensweisen des Kindes, die für ihn nicht akzeptabel sind, toleriert. Kinder bemerken es meist treffsicherer als Erwachsene, wenn sich Interaktionspartner verstellen und unecht verhalten und sie reagieren darauf zu Recht mit Mißtrauen. Unnatürliche "Verrenkungen" sind auch gar nicht notwendig, denn selbst psychisch gestörte Kinder können sich meist recht flexibel auf neue Situationen und auf unterschiedliche Untersuchungsstile einstellen

Ablauf

Die Exploration verläuft je nach Alters- und Entwicklungsstand des Kindes sehr unterschiedlich. Bei Kleinkindern können nur wenige gezielte Fragen gestellt werden und das Spiel steht ganz im Vordergrund, bei manchen Vorschulkindern dagegen kann sich bereits ein längeres Gespräch entwickeln; bei Schulkindern steht bereits - ähnlich wie bei Jugendlichen - das Gespräch im Vordergrund. Je jünger das Kind ist, umso kürzer wird die Exploration sein (20 - 30 Minuten bei jungen Kindern, bis zu 1 - 1 1/2 Stunden bei Jugendlichen).

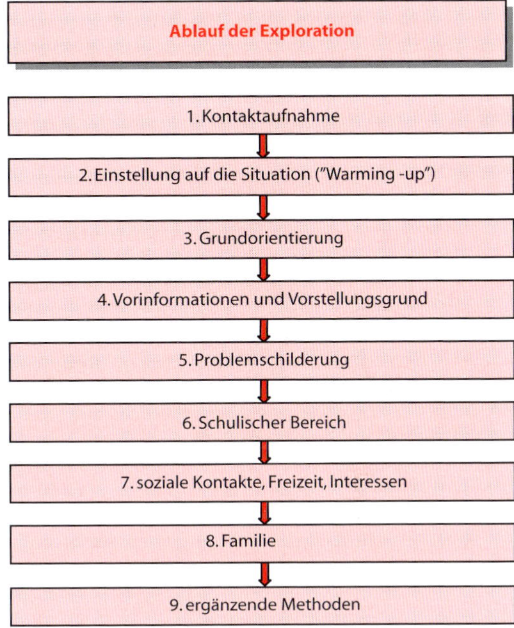

Abb. 2.4: Ablauf der Exploration.

- *Kontaktaufnahme*
  Wenn das Kind aus dem Wartebereich zur Untersuchung abgeholt wird oder von einem Elternteil ins Untersuchungszimmer gebracht wird, geschieht es nicht selten, daß es Schwierigkeiten hat, sich von der Mutter zu trennen (z.B. Verstecken hinter der Mutter, Anklammern). Das ist bei Kleinkindern und Vorschulkindern nicht ungewöhnlich; bei älteren Kindern können diese Schwierigkeiten auf spezielle psychische Probleme hindeuten. Auch wenn solche Situationen auftreten, sollte eine Einzeluntersuchung (und damit eine Trennung) versucht werden: Dem Kind und der Mutter werden deutlich gemacht, daß das Kind alleine untersucht werden soll. Dabei reagieren Eltern und auch die Kinder sehr unterschiedlich; häufig kann sich das Kind schnell umstellen und sich in die Einzeluntersuchung hineinfinden. Wenn eine Trennung nicht sofort gelingt, kann sie schrittweise versucht werden. Dabei ist es sinnvoll, zumindest einen Elternteil im Untersuchungszimmer zu belassen (nach Möglichkeit vom Kind getrennt zu setzen) und mit der Untersuchung

zu beginnen. Nach einer Weile, wenn sich das Kind beruhigt hat, kann versucht werden, die Mutter unmittelbar vor dem Untersuchungszimmer oder in einem Nebenzimmer zu plazieren. Manchmal verlangt das Kind auch dann noch, daß die Türe geöffnet bleibt. Der Versuch, eine Einzeluntersuchung zu erreichen, ist aus zweierlei Gründen sinnvoll:

- In einer Einzeluntersuchung verhalten sich Kinder oft ganz anders als in Anwesenheit der Eltern. Durch die Einzeluntersuchung können wir somit wichtige diagnostische Informationen gewinnen, die in Anwesenheit der Eltern nicht erhoben werden können
- Wenn Trennungsprobleme auftreten, sollte trotzdem deutlich gemacht werden, daß eine Einzeluntersuchung sinnvoll ist, um beobachten zu können, wie Eltern und Kinder hierauf reagieren. Wie kaum eine andere Situation bietet die Trennung zwischen Eltern und Kind die Möglichkeit zur Interaktionsbeobachtung, aus der sich wichtige Informationen über die Eltern-Kind-Beziehung und über die Verhaltenscharakteristiken der Familienmitglieder ableiten lassen. (Häufig haben z.B. die Eltern größere Schwierigkeiten sich zu trennen als das Kind.) Es kann aber nicht das Ziel sein, unter allen Umständen eine Einzeluntersuchung zu erreichen, dies würde in eine sinnlose Quälerei ausarten. Es darf kein Druck auf Eltern oder Kinder ausgeübt werden und eine Trennung zwischen Eltern und Kind darf auf keinen Fall erzwungen werden. Dies würde völlig der Grundeinstellung bei einer kinderpsychiatrischen Untersuchung widersprechen, außerdem würden die Untersuchungsergebnisse hierdurch entwertet oder gar verfälscht.

- *Einstellung auf die Situation ("Warming-up")*
  Das Kind wird gefragt, ob es weiß, was nun ansteht (*Weißt du, was hier gemacht wird?*), ihm wird erklärt, was der Untersucher vorhat (Fragen beantworten, Spielen, Malen, Tests, Untersuchung beim Doktor) und das Kind wird gefragt ob es schon ähnliche Untersuchungen kennt. In dieser Anfangsphase kann es noch einmal sinnvoll sein, dem Kind zu erklären, in welcher Art von Einrichtung es sich befindet und auf mögliche Ängste einzugehen (Frage nach Befürchtungen; Versicherung, daß nichts Bedrohliches geschehen wird)
- *Grundorientierung und Information zur Vorstellung*
  Hierzu gehören Fragen nach dem Namen, dem Geburtstag, dem Alter, der Adresse, dem Datum, der Schule und der Klassenstufe und Fragen danach, wie und mit wem das Kind zur Untersuchung gekommen ist (Dauer, Entfernung). Weiterhin werden die Vorinformationen des Kindes zum Vorstellungskontext erfragt, z.B.: *Warum seid ihr denn gekommen? Wer hat gesagt, jetzt gehen wir mal nach X in die Klinik? Was ist der Grund für die Untersuchung?* Bei Jugendlichen kann außerdem danach gefragt werden, ob sie freiwillig gekommen oder zur Vorstellung gedrängt oder gezwungen wurden. Besonders bei Jugendlichen, die widerwillig gekommen sind, kann das Gespräch hierüber ihre Widerstände abmildern oder auflösen
- *Problemschilderung*
  Falls das Kind zum Vorstellungsgrund Angaben machen kann, können die von ihm genannten Probleme weiter exploriert werden. Im Gesprächsverlauf sollte sich der Untersucher dabei vom Kind bzw. Jugendlichen führen lassen und anknüpfend an die Äußerungen des Kindes Verständnisfragen stellen (empathisches Zuhören). Die Exploration zu diesem Aspekt verläuft von Kind zu Kind sehr unterschiedlich. Viele jüngere Kinder können zu dieser Frage gar keine Angaben machen, andererseits aber berichten manche Grundschulkinder von sich aus sehr ausführlich über ihre Probleme, bei Jugendlichen macht die Problemschilderung meist den größten Teil der Exploration aus. Oft werden hier auch schon die anderen inhaltlichen Bereiche der Exploration (Schule, soziale Kontakte, Familie) von den Kindern bzw. Jugendlichen angesprochen, so daß später nicht mehr auf sie eingegangen werden muß
- *schulischer Bereich*
  Hierzu gehören zunächst Fragen nach den schulischen Leistungen (Schulnoten), nach den besten und den schlechtesten Fächern des Schülers, nach den Lieblingsfächern (Interessen oder Lieblingslehrer) und nach den weniger beliebten Fächern. Hieran schließen sich Fragen nach den Hausaufgaben an (zeitlicher Aufwand; selbständige Erledigung oder mit Hilfe) und danach, ob das Kind sich als fleißig oder als eher nachlässigen Schüler einschätzt. Schließlich sollten noch

die sozialen Kontakte zu Lehrern und Mitschülern erfragt werden (Ärger mit Lehrern, Freunde in der Klasse; Ablehnung durch Mitschüler, Hänseleien, Auseinandersetzungen in der Klasse). Bei Jugendlichen, die nicht mehr in der Schule sind, können analoge Fragen zum beruflichen Bereich gestellt werden

- *soziale Kontakte, Freizeit und Interessen*
  Die Frage nach den Schulfreunden führt zur Frage nach anderen Freundschaften und Kontakten (Freunde in der Nachbarschaft, Besuche bei Freunden, Besuche der Freunde beim vorgestellten Kind, Häufigkeit und zeitlicher Umfang dieser Kontakte, bevorzugte Spiele.) Hieran schließen sich Fragen nach anderen Freizeitaktivitäten (Vereine, Sportarten, sonstige Interessen und Aktivitäten, evtl. Berufswünsche) an

- *Familie*
  Hierzu gehören zunächst Fragen nach der Familienzusammensetzung und nach den Wohnverhältnissen (wer gehört zur Familie, wer lebt in einem Haushalt zusammen), nach den beruflichen Tätigkeiten der Eltern und schließlich die Frage nach den Familienbeziehungen (Geschwisterbeziehungen, Beziehungen zu den Eltern oder anderen Familienangehörigen). Kinder können oder wollen zur Frage der Familienbeziehungen oft keine genaueren Angaben machen; ein wichtiger Grund hierfür liegt darin, daß Kinder gegenüber ihren Eltern loyal sein wollen bzw. die Eltern nicht bloßstellen wollen. So ergibt z.B. die Frage "Wen hast du lieber, Vater oder Mutter" in den meisten Fällen keine oder eine ausweichende Antwort. Dieses Anliegen der Kinder ist unbedingt zu respektieren. Anstatt eine allgemeine Frage zu stellen ist es hier sinnvoller, konkrete Fragen zu formulieren, z.B.: *"In jeder Familie ist es so, daß die Eltern sich manchmal über ihre Kinder ärgern, bei jedem Kind hat das einen anderen Grund; wann müssen sich deine Eltern über dich ärgern? Wer kann sich dann dir gegenüber besser durchsetzen, also wem folgst du dann besser? Wann loben deine Eltern dich oder wann freuen sie sich besonders bei dir?* Es ist sinnvoll, solche Fragen nach den Familienbeziehungen an das Ende der Exploration zu stellen, nachdem man das Kind schon etwas kennengelernt hat und nachdem umgekehrt das Kind mit der Untersuchungssituation vertraut ist. Bei den Fragen nach den Familienbeziehungen ist es besonders wichtig, das Kind nicht zu bedrängen; wenn man bemerkt, daß es nicht gerne auf diesen Bereich eingeht, sollte man es bei den wenigen Auskünften belassen

- *ergänzende Methoden*
  Zur Ergänzung der verbalen Exploration sollte der Untersucher jüngeren Kindern verschiedene Spielmaterialien anbieten (es sollten Spielsachen sein, die dem Untersucher selbst auch gefallen, so daß er selbst mitspielen kann); eine weitere wichtige Ergänzung stellen freie Zeichnungen dar; die meisten Kinder gehen ohne Probleme auf die Bitte ein, ein Bild zu zeichnen (Altersbereich etwa 4 - 12 Jahre). Das Spiel kann auch mit standardisiertem Spielmaterial durchgeführt werden (Sceno-Test) und zusätzlich zur freien Zeichnung kann das Kind auch aufgefordert werden, einen Menschen zu zeichnen (Mann-Zeichen-Test) oder ein "Phantasiespiel" mitzumachen, in dem das Kind seine Familie in "verzauberter" Form darstellt ("Familie in Tieren" nach Brehm-Gräser: Die Familienmitglieder werden in Tiere "verzaubert" und dann gezeichnet.) Diese Tests stellen eine natürliche und ungezwungene Weiterentwicklung der Exploration dar. In diesem Zusammenhang können auch noch andere projektive Testverfahren (z.B. Satz-Ergänzungs-Test, Düss-Fabeln) als sinnvolle Ergänzung der Exploration verwendet werden. Besonders häufig wird die "Wunschprobe" verwendet (die auch einen Teil des Düss-Fabeln-Tests darstellt), bei der dem Kind ein Phantasiespiel angeboten wird, in dem eine Fee oder ein Zauberer zum Kind kommt und ihm - wie in einem Märchen - drei Wünsche freistellt. Die Frage an das Kind lautet: *Was würdest du dir wünschen?* Durch solche spielerischen und phantasiebetonten Angebote können sich Kinder ganz anders als in einer direkten Befragung ausdrücken und dementsprechend können hierdurch oft völlig neuartige und sehr eindrucksvolle und diagnostisch hilfreiche Darstellungen - z.B. über die Familienbeziehungen - gewonnen werden

Auswertung

Verhalten des Kindes/Jugendlichen in der Untersuchungssituation
• Erscheinungsbild • allgemeines Verhalten und Interaktion mit dem Untersucher • Gesprächsverhalten • Spielverhalten • besondere Beobachtungen und Auffälligkeiten • Veränderungen im Verlauf der Untersuchung
Angaben des Kindes/Jugendlichen im Gespräch und Spielinhalte
• allgemeiner Informationsstand zur Vorstellung • Problemwahrnehmung • Angaben zur schulischen, sozialen und familiären Situation • weitere Inhalte des Gesprächs und Spielinhalte
Hinweise auf Störungen (Psychopathologischer Befund im engeren Sinne)
• Störungen und Auffälligkeiten im kognitiven Bereich • Störungen und Auffälligkeiten im Bereich der Stimmung und des Antriebs

Tab. 2.7: Auswertung der Exploration.

Ähnlich wie bei der Anamnese ist es sinnvoll, sich während der Exploration stichpunktartige Notizen zu machen; die Bearbeitung von Dokumentationsbögen würde aber den Kontakt zum Kind stören. Bei der Auswertung und schriftlichen Zusammenfassung der Exploration sollte auf drei Bereiche eingegangen werden: Die Ergebnisse der Verhaltensbeobachtung, die Angaben des Kindes und der psychopathologische Befund. Dabei ist es sinnvoll, zu jedem dieser Bereiche eine kurze schriftliche Zusammenfassung zu erstellen; es können außerdem Dokumentationsbögen verwendet werden, in denen die wichtigsten Auswertungsgesichtspunkte als Itemlisten (oder als Ratingskalen) aufgeführt sind und systematisch dokumentiert werden können (für den Erwachsenenbereich ist im deutschen Sprachraum das "AMDP-System" gebräuchlich; für Kinder und Jugendliche wurden analoge Systeme entwickelt). Dagegen sind standardisierte Interviews für Kinder und Jugendliche - die für Forschungszwecke unabdingbar sind - für die klinische Praxis nicht hinreichend flexibel und werden deshalb nur selten eingesetzt.

Störungen von Stimmung/Affekt					
klagsam	3	2	1	0	9
gereizt-dysphorisch	3	2	1	0	9
depressiv/traurig verstimmt	3	2	1	0	9
Insuffizienzgefühle/mangelndes Selbstvertrauen	3	2	1	0	9
Schuldgefühle/Selbstvorwürfe	3	2	1	0	9
affektarm	3	2	1	0	9
affektlabil	3	2	1	0	9
inadäquat	3	2	1	0	9
innerliche Unruhe	3	2	1	0	9
gesteigertes Selbstwertgefühl	3	2	1	0	9
euphorisch	3	2	1	0	9
andere Störungen von Stimmung/Affekt Beschreibe:__________	3	2	1	0	9

Tab. 2.8: Beispielitems aus einer Befunddokumentation: Bereich "Störungen von Stimmung/Affekt". (Aus: Döpfner et al.: Glossar zur Dokumentation des psychopathologischen Befundes bei Kindern und Jugendlichen. Arbeitsgruppe Dokumentation der Klinik für Kinder- und Jugendpsychiatrie der Universität zu Köln und der Psychiatrischen Universitäts-Poliklinik für Kinder und Jugendliche Zürich. 2. Revision, Köln, 1990).
Kodierung: 3 = stark ausgeprägt; 2 = deutlich ausgeprägt; 1 = leicht ausgeprägt; 0 = altersgemäß/unauffällig; 9 = nicht beurteilbar.

1. Erscheinungsbild
• körperliche Merkmale, Kleidung, Körperpflege, allgemeines Ausdrucksverhalten

2. allgemeines Verhalten und Interaktion mit dem Untersucher
• Trennungsangst, situationsbezogene Angst • Kontaktaufnahme Sucht vs. meidet oder verweigert Kontakt • Kontaktverhalten und emotionale Resonanz aufmerksam auf den Untersucher orientiert, interessiert vs. desinteressiert, abwehrend; scheu-zurückhaltend, distanziert vs. distanzgemindert; ängstlich-vorsichtig, unsicher vs. sicher, bestimmend; impulsiv vs. überlegt-bedächtig; mißtrauisch-vorsichtig vs. offen, zugänglich, vertrauensvoll • Kooperation und Steuerbarkeit Unkooperativ, oppositionell-verweigernd vs. überangepaßt. Reagiert auf Anweisungen vs. keine Reaktion; eigenwillig vs. angepaßt-fügsam
3. Gesprächsverhalten
• Mitteilungsdrang vs. unkommunikativ bis mutistisch • Ausführlichkeit knappe, karge Äußerungen vs. sehr ausführliche Äußerungen • Darstellungsweise in den Äußerungen zwanghaft-umständlich, skrupulös vs. spontan-unüberlegt, impulsiv • Differenzierungsgrad der Schilderungen • Übereinstimmung zwischen verbalem und nichtverbalem Ausdruck • Altersangemessenheit kindgemäße vs. erwachsenenartige Äußerungen
4. Spielverhalten
• allgemeine Aktivität (Langsam und träge vs. lebendig bis überaktiv) • Verhaltensorganisation und -strukturierung im Spiel (zielgerichtet vs. chaotisch-ungesteuert; ausdauernd vs. sprunghaft. Ablenkbar vs. konzentriert; impulsiv vs. bedächtig) • Gestaltung des Spiels: Produktivität und Gestaltungsfreude, Einfälle, Phantasie • Spielkategorie und -niveau (einfaches funktionelles Spiel, Fiktionsspiel, vorstellendes realistisches Spiel)
5. besondere Beobachtungen und Auffälligkeiten
• Beispiele Auffälligkeiten in der Psychomotorik (Tics, Stereotypien), Sprache (Artikulation, Dyslalien, Wortfindungsstörungen, Dysgrammatismen, Wortschatz, Sprachverständnis, Stottern, Poltern) oder Beobachtung von speziellen Symptomen (z.B. Zwänge)
6. Veränderungen im Verlauf der Untersuchung
• Bei allen bisher beschriebenen Aspekten ist zu prüfen, ob sie sich im Untersuchungsverlauf ändern. (Abhängigkeit von der Eingewöhnung in die Situation, Abhängigkeit von den Gesprächs- und Spielinhalten)

Tab. 2.9: Auswertungsgesichtspunkte zur Verhaltensbeobachtung.

1. Störungen und Auffälligkeiten im kognitiven Bereich
• Bewußtseinsstörungen (Wachheit, Bewußtseinsklarheit, Bewußtseinseinengungen) • Orientierungsstörungen (zu Ort, Zeit, Person und Situation) • Wahrnehmungsstörungen (Illusionen, Verkennungen, Halluzinationen) • Auffassungs- und Konzentrationsstörungen, Merkfähigkeit • formale Denkstörungen (Inkohärenzen, zerfahrenes Denken, Perseverationen, Ideenflucht, Gedankenabreißen) • inhaltliche Denkstörungen (Wahn, überwertige Ideen)
2. Störungen und Auffälligkeiten im Bereich des Antriebs, der Stimmung und des Affekts
• Antrieb (antriebsgesteigert, motorisch unruhig, verlangsamt, antriebsgemindert) • Stimmung (gehoben vs. gedrückt; depressiv, traurig verstimmt, klagsam-weinerlich, gereizt-dysphorisch, gehobene, euphorische Stimmung) • Affekt (affektarm, affektlabil, affektinadäquat, albern, Situationsadäquatheit des Affekts)

Tab. 2.10: Auswertungsgesichtspunkte zum psychopathologischen Befund.

Der Explorationsbericht sollte mit einer vorläufigen Gesamteinschätzung (evtl. mit Verdachtsdiagnose) abgeschlossen werden. Zusammen mit den Ergebnissen aus der Anamnese ergeben sich hieraus schon deutliche diagnostische Hinweise (Verdachtsdiagnose) und es können außerdem schon recht spezifische Hypothesen zu den Bedingungszusammenhängen der psychischen Störung aufgestellt werden. Die weiteren Untersuchungen dienen dazu, die gewonnenen diagnostischen Annahmen zu spezifizieren und zu überprüfen.

2.4. Körperliche Untersuchung und ergänzende Diagnostik

Die Erhebung eines körperlichen und neurologischen Entwicklungsstatus ist bei der Diagnostik und Klassifikation psychischer Störungen und Erkrankungen bei Kindern und Jugendlichen ein wesentlicher und nicht zu vernachlässigender Bestandteil. Obwohl sich diese Feststellung eigentlich zwingend aus einer multidimensionalen und -kausalen Sichtweise kinder- und jugendpsychiatrischer Erkrankungen ergibt, wird deren Bedeutung in der Praxis von manchen Kollegen unterschiedlich beurteilt.

So wird z.B. die Ansicht vertreten, daß ein Arzt, der eine Psychotherapie bei einem Kind übernehmen soll, dieses Kind nicht körperlich untersuchen sollte, da die körperliche Annäherung eine Grenzüberschreitung darstelle, die das Kind verunsichern und die Beziehung zum Therapeuten belasten könne. Oder es wird postuliert, daß eine körperliche Untersuchung überflüssig sei, wenn die Psychogenese der Symptomatik ganz offenkundig sei. Andere vertreten die Auffassung, daß Mädchen grundsätzlich von Ärztinnen und Jungen von Ärzten untersucht werden sollten. Die Argumente für die vorgenannten Auffassungen halten einer kritischen Überprüfung zumindest für den Regelfall jedoch nicht stand.

Es ließen sich zahlreiche Beispiele für fatale negative Auswirkungen einer unterlassenen körperlich-neurologischen Untersuchung anführen: erfolglose Familien- oder Spieltherapien bei Kindern mit umschriebenen neurologischen Befunden (Entwicklungsdyspraxie), oder bei einnässenden Kindern, die nicht urologisch untersucht wurden, als exzessive Onanie fehlinterpretierte Genitalmanipulationen aufgrund einer bestehenden Phimose, Verkennung einer psychomotorischen Epilepsie als psychogene Verhaltensstörungen oder gar einer organisch bedingten Kachexie als Anorexia nervosa usw..

Nicht zuletzt beinhaltet eine ganzheitliche (psychosomatische) Sichtweise, die ja allgemein als wünschenswert propagiert wird, selbstverständlich auch die Einbeziehung der körperlichen Dimension.

Es stellt sich also nicht die Frage, ob eine somatische Untersuchung durchgeführt werden soll, sondern allenfalls, zu welchem Zeitpunkt diese erfolgen soll. In manchen Fällen ist es günstig, über eine *körperliche* Untersuchung einen Einstieg zu bekommen, zumal wenn körperliche Symptome beschrieben werden. Wenn bei jüngeren Kindern eine heftige Angst oder Abwehr gegen eine körperliche Untersuchung besteht, kann diese durchaus aufgeschoben werden. Bei kleineren Kindern ist es oft sinnvoll, die Untersuchung in Gegenwart der Mutter und/oder des Vaters vorzunehmen. Bei sehr ängstlichen oder überfürsorglichen Eltern ist es andererseits manchmal besser, diese zu bitten, während der Untersuchung draußen zu warten. Sehr häufig erlebt man die Kinder dann wesentlich selbständiger und zugänglicher in Abwesenheit ihrer Eltern. Junge Mädchen über zehn Jahre sollte der Arzt grundsätzlich in Gegenwart der Mutter, einer Schwester oder Arzthelferin untersuchen, um jegliche Mißverständnisse zu vermeiden.

Grundsätzlich gilt, daß die Untersuchung in einer entspannten Atmosphäre erfolgt. Jeder Untersuchungsgang sollte dem Kind vorher erklärt werden, ebenso wie der Sinn eines Untersuchungsschrittes. Unangenehme Untersuchungen (Racheninspektion mit dem Spatel, etwaige Blutentnahme) sollten grundsätzlich am Schluß der Untersuchung erfolgen. Es ist selbstverständlich, daß etwa notwendige Zusatzuntersuchungen eventuell unter Zuhilfenahme von Merkblättern mit den Eltern und dem Kind vorher ausführlich besprochen werden. Es hat sich bewährt, nach einem bestimmten Schema sowohl die körperliche als auch die neurologische Untersuchung zu gestalten, wobei man sich aber nicht sklavisch an die Reihenfolge halten muß. Eine orientierende pädiatrische Untersuchung sollte dem Schema in Tab. 2.11 folgen.

Untersuchungsgegenstand	Untersuchungsschwerpunkt
allgemeine Inspektion	• äußeres Erscheinungsbild • Allgemein-, Ernährungs-, Pflegezustand • allgemeine Dysmorphie-Zeichen
Kopf	• spez. Dysplasiezeichen Epikanthus, mongoloide oder antimongoloide Lidachsenstellung, Ohrmuscheldysplasien, hoher Gaumen, tiefer Haaransatz • Kopfform (Anomalien, Asymmetrien) • Inspektion der Mundhöhle (Zahnstatus, Rachen, Tonsillen) • Ausschluß einer Struma
Thorax	• Atemgeräusche, Herzaktion, Puls, Blutdruck
Abdomen	• Leber- und Milzpalpation und -perkussion • Druckschmerzhaftigkeit, path. Resistenzen, Nierenlager • Bruchpforten
Haut	• Café-au-lait-Flecken, Mißhandlungszeichen, Narben • Injektionsstellen (bei Drogenabusus)
Genitale	• bei Jungen: Ausschluß Hodenhochstand, Phimose • Pubertätsstadien nach Tanner bestimmen (Tab. 2.12)
Wirbelsäule	• Haltungsanomalien, Motilität, Spina bifida
Hände	• Vierfingerfurche, Klinodaktylie, Bajonettfinger • Zeichen von Nägelkauen

Tab. 2.11: Körperlicher Befund.

Vorab sind Körpergröße und Gewicht sowie der Kopfumfang zu bestimmen und sollten in Somatogramme mit Perzentilkurven eingetragen werden. Neben dem allgemeinen Ernährungs- und Pflegezustand wird auch der biologische Reifezustand ggfs. unter Zuhilfenahme der Pubertätsstadien nach Tanner (☞ Tab. 2.12) beurteilt. Hierbei ist auch festzustellen, ob eine körperliche Akzeleration, eine Retardierung oder eine Asynchronie vorliegen. Auf konstitutionelle Auffälligkeiten und degenerative Stigmata (harmonische oder disharmonische Gestaltform, Habitus, Schädelkonfiguration, Haar- und Ohransatz, Augen-, Kiefer- und Gaumenform, Besonderheiten am Skelett) sollte ebenso geachtet werden wie auf Narben und Verletzungsfolgen, z. B. bei Anfallskindern, bei Verdacht auf Mißhandlungen, bei Fixern u.a.. Auch an eine endokrinologisch bedingte Körperveränderung (Struma, Akromegalie, Wachstumsstörungen) muß hier gedacht werden. Zudem erhält der Arzt schon während der pädiatrischen Untersuchung wichtige Informationen über Mimik, Gestik und Psychomotorik des Kindes bzw. Jugendlichen. So können oft schon vor der eigentlichen psychiatrischen Exploration durch die Körpersprache des Kindes und Jugendlichen wertvolle Aufschlüsse über seine Persönlichkeit gewonnen werden, z.B. über seine Einstellung zum eigenen Körper, seine Einsichtsfähigkeit in Körperfunktionen und in Krankheitsgeschehen.

Die *neurologische* Untersuchung hat sich an den entwicklungsspezifischen Gegebenheiten bei Kleinkindern, Schulkindern und Jugendlichen zu orientieren. Ein streng systematisches Vorgehen ist bei Kleinkindern und jüngeren Kindern manchmal schwer möglich, so daß man mehr über spielerische Verfahren und Verhaltensbeobachtungen versucht, neurologische Befunde zu erhalten. So kann man schon beim selbständigen An- und Ausziehen des Kindes beobachten, ob es eine Körperseite bevorzugt, ob es sich mit einer Hand festhalten muß oder das Gleichgewicht verliert, wie es sich beim Öffnen und Schließen von Knöpfen oder beim Binden der Schuhbänder verhält. Die routinemäßige neurologische Untersuchung sollte dem Schema der Tab. 2.13 folgen.

Kinderpsychiatrisch besonders bedeutsam ist die Erfassung umschriebener neurologischer Auffälligkeiten im Bereich der Fein- und Grobmotorik und der Koordination zum Ausschluß einer Entwicklungsdyspraxie (früher minimale cerebrale Dysfunktion genannt). Hierbei ist besonders auf sogenannte assoziierte Reaktionen zu achten, das sind gleichzeitig ablaufende Tonuserhöhungen in

Stadien der Schambehaarung (PH = pubic hair)	
PH 1	präpuberal = keine Pubesbehaarung Genitalregion ist nicht stärker als das Abdomen behaart
PH 2	spärliches Wachstum von langen, leicht pigmentierten, flaumigen Haaren, glatt oder gering gekräuselt. Sie erscheinen hauptsächlich an der Peniswurzel bzw. entlang der großen Labien (Jungen: 12 1/2 Jahre, Mädchen: 10 3/4 Jahre)
PH 3	beträchtlich dunklere, kräftigere und stärker gekräuselte Haare Behaarung geht über die Symphyse etwas hinaus
PH 4	Behaarung entspricht dem Erwachsenentyp, die Ausdehnung ist aber noch beträchtlich kleiner. Noch keine Ausbreitung auf die Innenseite der Oberschenkel
PH 5	in Dichte und Ausdehnung wie beim Erwachsenen, aber nach oben horizontal begrenzt. Dreieckform (15 1/4 Jahre)
PH 6	bei 80 % der Männer und 10 % der Frauen kommt es zu weiterer Ausbreitung der Behaarung über PH 5 hinaus nach oben
Genital- (Penis) Stadien (einfache Standardabweichung für jedes Stadium 1 Jahr)	
G 1	Präadoleszenz: Hoden, Skrotum und Penis haben etwa die gleiche Größe und Proportion wie in der Kindheit
G 2	Vergrößerung von Skrotum und Hoden. Die Haut des Skrotums verändert sich. Keine oder nur geringe Vergrößerung des Penis
G 3	Vergrößerung des Penis, zunächst hauptsächlich in der Länge. Weiteres Wachstum von Hoden und Skrotum
G 4	Vergrößerung des Penis mit Wachstum in der Dicke und Entwicklung von Drüsen. Weitere Vergrößerung von Hoden und Skrotum. Verstärkte Pigmentierung der Skrotalhaut
G 5	Erwachsenengröße der Genitalien. Kein weiteres Wachstum mehr. Nach der unmittelbaren Postadoleszenz scheint die Penisgröße etwas abzunehmen
Stadien der Brustentwicklung	
B 1	präpuberal: kein palpabler Drüsenkörper, nur die Brustwarze ist prominent
B 2	Brustknospe: leichte Vorwölbung der Drüse im Bereich des Warzenhofs. Vergrößerung des Areolendurchmessers gegenüber B 1 (11 1/4 Jahre)
B 3	Brustdrüse und Areola weiter vergrößert. Drüsen jetzt größer als der Warzenhof. Dieser ist jedoch ohne eigene Konturen
B 4	Knospenbrust: Areolen und Warzen heben sich gesondert von der übrigen Drüse ab
B 5	vollentwickelte Brust: die Warzenvorhofvorwölbung hebt sich von der allgemeinen Brustkontur nicht mehr ab (14 1/4 Jahre)

Tab. 2.12: Stadien der Pubertätsentwicklung nach Tanner.

nicht beteiligten Muskelgruppen, die sich z.B. in Faustschluß, Grimassieren oder auch unwillkürlichem Fingerspreizen bei maximal geöffnetem Mund des Kindes bemerkbar machen (☞ Abb. 2.5).

A. HIRNNERVEN (jeweils rechts und links beurteilen, Seitendifferenzen?	
I (N. olfactorius)	Geruchssinn
II (N. opticus)	**Visus (z.B. Tafeln oder H-Test)** Gesichtsfeld, VEP Fundus
III (N. oculomotorius) IV (N. trochlearis) VI (N. abducens)	**Pupillenform, -weite, Augenmotilität** (Strabismus, Sakkaden u.a.) **Pupillenreaktionen** • Licht • Konvergenz • konsensuell
V (N. trigeminus)	**Nervenaustrittspunkte** (NAP) Sensibilität Cornealreflex
VII (N. facialis)	**Stirnrunzeln** **Lidschluß** **Zähnezeigen** **Backen aufblasen, Pfeifen**
VIII (N. statoacusticus ☞ N. vestibulocochlearis)	**Gehör subjektiv** **Flüsterzahlen** **Nystagmus**
IX (N. glossopharyngeus)	**Gaumensegel**
X (N. vagus)	**Schluckbewegungen**
XI (N. accessorius)	**Schulter- und Kopfbewegungen**
XII (N. hypoglossus)	**Stimme** **Sprache**

B. REFLEXSTATUS (+++ gesteigert, ++ lebhaft, + normal, - schwach, 0 fehlend)			
Eigenreflexe		Fremdreflexe	
BSR (C5/C6)	**Bizepssehnenreflex**	BHR (T6/T12)	**Bauchhautreflex**
TSR (C7/C8)	**Trizepssehnenreflex**		
PSR (L2/L4)	**Patellarsehnenreflex**	CR (L1/L2)	**Cremasterreflex**
ASR (S1/S2)	**Achillessehnenreflex**	AR (S3/S5)	**Analreflex**
pathologische Reflexe			
Babinski		Patellarklonus	
Oppenheim, Gordon		Fußklonus	

C. MOTORIK UND KOORDINATION		
Rombergscher Stehversuch	**Feinmotorik:**	
Finger-Nasen-Versuch	**Finger-Daumen-Opposition**	
Finger-Finger-Versuch	**Pinzettengriff** (schreiben, malen)	
Knie-Hacken-Versuch	**Auf- und Zuknöpfen**	
Gang und Blindgang	**Schleife binden**	
Treppensteigen	**Figuren ausschneiden**	
Langsitz	**Lateralität:**	**Hand**
Aufstehversuch		**Auge**
Seiltänzergang		**Fuß**
Zehenspitzengang		
Fersengang	**Schädel:**	**Klopfempfindlichkeit**
Hampelmann		**Narben**

mono- und bipedales Hüpfen	**Beweglichkeit**
Diadochokinese	**Meningismus**
Ball fangen und werfen	
D. MUSKULATUR (rechts, links, oben, unten)	
grobe Kraft	Tonus
Trophik	Motilität
E. VEGETATIVUM	
Akrocyanose **Dermographismus**	**Hyperhidrosis** **Cutis marmorata**
F. SENSIBILITÄT	
Oberflächensensibilität	Tiefensensibilität
Berührung, Schmerz, Temperatur	
G. SPRACHE	
Stammeln, Stottern, Poltern, Dysgrammatismus u. a.	**Wortschatz** **Dysarthrie**
Sprachverständnis	

Tab. 2.13: Neurologischer Befund (Routinediagnostik **fett** gedruckt).

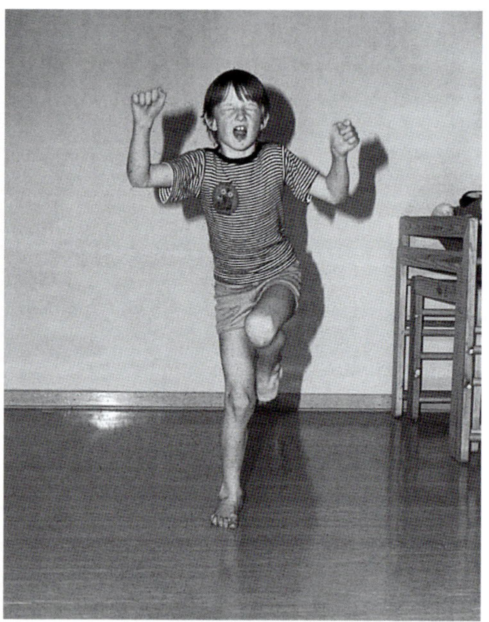

Abb. 2.5: 8jähriger Junge mit Entwicklungsdyspraxie: beim Einbeinstand assoziierte Reaktionen mit Faustschluß, Grimassieren, Mundöffnen.

Ergeben sich bei der neurologischen Untersuchung bereits Hinweise für eine Entwicklungsdyspraxie, können diese durch angeführte Zusatzverfahren (Lincoln-Oseretzky-Skala, Entwicklungsgitter nach Kiphard, Motoriktest für vier- bis sechsjährige Kinder) vertieft objektiviert werden.

Eine orientierende Untersuchung des Hör- und Sehvermögens gehört zur Routinediagnostik ebenso wie die Beurteilung der Lateralität, des Vegetativums und der Sprache. Bei Sprachstörungen ist obligat eine audiometrische Untersuchung zu veranlassen.

Als ergänzende Diagnostik stehen dem Kinder- und Jugendpsychiater eine ganze Reihe von apparativen und Laborzusatzuntersuchungen zur Verfügung. Eine kurze Aufstellung der wichtigsten Verfahren und deren Indikationen enthält Tab. 2.14.

2.5. Psychologische Untersuchung

2.5.1. Überblick

Definition

In der psychologischen Untersuchung werden die in der Exploration und Anamnese gewonnenen Informationen präzisiert, vertieft und ergänzt. Ihr Spezifikum besteht darin, daß sie sich vorwiegend auf die psychische Ebene richtet, d.h. durch sie werden Verhaltens- und Erlebensmerkmale erfaßt. Häufig wird Psychodiagnostik mit der testpsychologischen Diagnostik gleichgesetzt, doch dies ist eine unzulässige Einengung, denn neben Tests, - die einen Kernbereich der psychologischen Diagnostik ausmachen - umfaßt sie eine Vielzahl weiterer Methoden.

	Indikation
Elektroencephalogramm (EEG)	• Routineuntersuchung bei klinischer Aufnahme • obligat bei Verdacht auf Anfallsleiden oder erhöhter Anfallsbereitschaft sowie zur Therapiekontrolle, Hirnschädigungen, Hirntumor, dementiellen Prozessen
Evozierte Potentiale	
• somatosensibel evozierte Potentiale (SSEP)	• spinale Prozesse • proximale Nervenläsionen
• akustisch evozierte Potentiale (AEP)	• Hirnstammprozesse • Störungen der Hörbahn
• visuell evozierte Potentiale (VEP)	• neurodegenerative Erkrankungen • Multiple Sklerose • Störungen der Sehbahn
Craniale Computertomographie (CCT) Evtl. nach Absprache mit Neuroradiologen einzusetzen: Kernspintomographie Magnet-Resonanz-Tomographie (MRT) Positronen-Emissions-Tomographie (PET) Hirnszintigraphie Angiographie	Obligat bei Verdacht auf: • Hirnschädigungen, -anomalien • Hirntumoren, -blutungen • dementielle bzw. atrophische Prozesse
Elektrokardiogramm (EKG)	außer kinderkardiologischen Indikationen: zum Ausschluß von Erregungsleitungsstörungen unter Medikation mit trizyklischen Antidepressiva oder Clozapin
Röntgenuntersuchung	
• des Schädels	• bei Verdacht auf: Schädeltraumen, erhöhtem Hirndruck, Verkalkungsherden, Fehlbildungen, Asymmetrien
• der Handwurzel	• Bestimmung des Knochenalters und der zu erwartenden Körperendgröße
Elektromyographie (EMG)	• Differenzierung von Muskel- und Nervenerkrankungen bei Lähmungen
Muskel- und Nervenbiopsie	• Verdacht auf neuromuskuläre Erkrankungen, Stoffwechselstörungen
Lumbalpunktion	• Verdacht auf exogene Psychosen, Meningitis, Encephalitis, Hirn- oder Rückenmarkstumoren
Laboruntersuchungen	
• Blutbild Senkung bzw. CRP Urinstatus	• Routinediagnostik bei klinischer Aufnahme
• Serumelektrolyte Harnstoff, Kreatinin Transaminasen	• Mangelzustände (z.B. Anorexia nervosa, evtl. Bulimie)
• Medikamentenspiegel im Serum	• Antikonvulsiva, Antidepressiva, Lithium
• Kupfer und Coeruloplasmin i. S.	• Verdacht auf M. Wilson
• spezifische Blutuntersuchungen (z.B. Aminosäuren, Lipide)	• dysplastische Syndrome Oligophrenien
• Chromosomenanalyse	• Klin. Verdacht auf Down-, Turner-, Klinefelter-, Fragiles X-Syndrom u. a.

Tab. 2.14: Zusatzuntersuchungen.

Erwartungen an die Psychodiagnostik

Die Möglichkeiten der psychologischen Diagnostik werden häufig weit überschätzt, als ob durch Tests unumstößliche Aussagen über einen Menschen gewonnen und er in seinem Wesen erkannt werden könnte. Gleichzeitig begegnen viele Menschen der Psychodiagnostik mit grundsätzlichen Vorbehalten, etwa in dem Sinne, daß die seelischen Eigenschaften eines Menschen nicht gemessen werden könnten und sie lehnen deshalb psychologische Untersuchungsverfahren ab. Beide Extrempositionen, die Befürchtung "durchschaut" zu werden und die Abwertung der Diagnostik, kommen häufig genug zusammen vor und bedingen sich gegenseitig. In der praktischen Arbeit ist es deshalb wichtig, überzogene Erwartungen und unangemessene Befürchtungen bei den Patienten und ihren Angehörigen abzubauen, damit die diagnostische Arbeit für sie verständlich wird und sie eine realistische Einstellung hierzu gewinnen können; Voraussetzung dafür ist natürlich, daß die beteiligten Fachleute selbst die Möglichkeiten und Grenzen der Psychodiagnostik genau kennen.

Zur Geschichte der Psychodiagnostik am Beispiel der Intelligenzmessung

Die moderne psychologische Diagnostik wurde Ende des 19. Jahrhunderts begründet. Alfred Binet, einer ihrer Väter, ordnete verschiedene Intelligenzaufgaben nach ihrer Schwierigkeit an, und untersuchte, bis zu welchen Aufgaben normale Kinder einer bestimmten Altersstufe gelangen. Hierdurch konnte für jede Alterstufe das durchschnittliche Leistungsniveau bestimmt werden. Bei der Intelligenzprüfung wurde nun das erreichte Leistungsniveau eines Kindes (IA = "Intelligenzalter") zum tatsächlichen Lebensalter (LA) in Beziehung gesetzt. Dies geschah zunächst in der Weise, daß die Differenz zwischen Intelligenzalter und Lebensalter in Monaten festgehalten wurde. Dadurch konnte ein Entwicklungsrückstand oder -vorsprung quantitativ ausgedrückt werden. Auf dieser Grundlage unterschied Binet verschiedene Grade der Minderbegabung. Sein Prinzip des Staffeltests setzte sich schnell durch und wird auch heute noch verwendet. William Stern erkannte, daß die Differenz zwischen IA und LA auf verschiedenen Altersstufen eine unterschiedliche Bedeutung hat (so kann z.B. ein Entwicklungsrückstand von einigen Monaten bei Kleinkindern bedeutsam sein, bei älteren Kindern und Jugendlichen hat er nur noch eine geringe Bedeutung) und er schlug deshalb (1911) vor, statt der Differenz einen *Quotienten* zu bilden:

$$\text{Intelligenzquotient} = \frac{\text{Intelligenzalter (IA)}}{\text{Lebensalter (LA)}} \times 100$$

Der Ausdruck "Intelligenzquotient" (IQ) wurde seither beibehalten; der IQ aber wird in den *heutigen Tests nicht mehr als einfacher Quotient berechnet, sondern als Abweichungs-IQ bestimmt* (s.u.).

Begründer der psychologischen Diagnostik

- Sir Francis Galton (1822 - 1911) entwickelte Verfahren zur Erfassung psychischer Tätigkeiten und verwendete im Zusammenhang damit Methoden der Statistik. Auf ihn und auf James McKeen Cattell, der 1910 ein Werk mit dem Titel "Mental Tests and Measurements" veröffentlichte, wird der Begriff Test zurückgeführt
- Alfred Binet (1857 - 1911) der gemeinsam mit Th. Simon das erste brauchbare Instrument zur Erfassung der Intelligenz entwickelte, um minderbegabte Kinder einer speziellen Betreuung zuzuführen. Im Jahr 1905 erschien die erste Binet-Skala
- William Stern (1871 - 1938), Mitbegründer der Entwicklungspsychologie, der 1911 die Berechnung eines Intelligenzquotienten vorschlug

Einteilung psychodiagnostischer Untersuchungsverfahren

Psychodiagnostische Untersuchungsansätze können danach unterschieden werden, ob sie auf die Erfassung eines Ist-Zustandes abzielen (*Statusdiagnostik*), so wie dies typischerweise in der kinder- und jugendpsychiatrischen Anfangsdiagnostik geschieht, oder ob Veränderungen erfaßt werden sollen (*Prozeßdiagnostik*), so wie dies in der therapiebegleitenden Diagnostik der Fall ist. Eine weitere wichtige Unterscheidung ist die zwischen *normorientierter* und *kriterienorientierter* Diagnostik. Die traditionelle Psychodiagnostik ist vorwiegend normorientiert, d.h. das individuelle Ergebnis wird mit statistischen Durchschnittswerten verglichen; hiervon kann die kriterienorientierte Diagnostik abgehoben werden, in der das Untersuchungsergebnis zu einem vorher festgelegten Kriterium (z.B. Therapie-Erfolgskriterium) in Beziehung gesetzt wird. Weiterhin wird die *Eigenschaftsdiagnostik* von der *Verhaltensdiagnostik* abgehoben. Während bei der Eigenschaftsdiagnostik die Beschreibung und Klassifikation im Vordergrund steht und eher überdauernde und relativ situationsunabhängige Eigenschaften der Person betrachtet werden, richtet die Verhaltensdiagnostik ihr Augenmerk auf die Verhaltens-Erklärung, durch sie werden die Situationsabhängigkeit von menschlichen Verhaltensweisen und die möglichen Verhaltensänderungen akzentuiert. Aus ihr können deshalb auch therapeutische Interventionen unmittelbar abgeleitet werden. Die wichtigsten Methoden der Eigenschaftsdiagnostik sind psychologische *Tests*, durch die Eigenschaften einer Person aufgrund einer Verhaltensstichprobe erschlossen werden. In der Verhaltensdiagnostik werden Verhaltensbereiche möglichst vollständig erfaßt (*Inventarisieren*) und analysiert. Das charakteristische Beispiel für die Verhaltensdiagnostik ist die verhaltenstherapeutische Problemanalyse; sie wird im Verhaltenstherapie-Kapitel dieses Buches ausführlich dargestellt. Schließlich können die psychologischen Untersuchungsverfahren noch danach unterschieden werden, ob sie sich vorwiegend auf individuelle Eigenschaften (*individuenbezogene Diagnostik*) oder soziale Aspekte (*Familien- und Umfelddiagnostik*) beziehen.

Ablauf der psychologischen Untersuchung

Ausgangspunkt der klinischen Psychodiagnostik ist die *allgemeine Fragestellung* der Eltern (oder anderer "Auftraggeber"), die sie mit der Vorstellung verbinden. Aufgrund der in der *Exploration und Verhaltensbeobachtung* des Kindes bzw. Jugendlichen und der *Anamnese* gewonnenen Informationen kann festgelegt werden, welche *speziellen Fragestellungen* durch die psychologische Untersuchung beantwortet werden sollen und welche Methoden hierfür in Frage kommen (*Auswahl der Untersuchungsmethoden*). Nach der *Durchführung* der Tests bzw. verhaltensdiagnostischen Verfahren werden die Ergebnisse im Hinblick auf die Fragestellungen *interpretiert*, und falls die gewonnenen Informationen noch nicht hinreichend sind, können weitere Untersuchungen durchgeführt werden. Das Ergebnis der psychologischen Untersuchung wird in einem *psychologischen Untersuchungsbefund* zusammenfassend dargestellt; er bildet zusammen mit den Ergebnissen aus den anderen Untersuchungen die Basis für die Beratung bzw. Therapieplanung. Die Untersuchung orientiert sich somit immer an einer speziellen Fragestellung und geht hypothesengeleitet vor. *Die Verwendung von Tests oder anderen spezifischen psychodiagnostischen Verfahren ohne den persönlichen Kontakt zum Kind und seinen Eltern erlaubt keine gesicherten diagnostischen Aussagen und kann deshalb nur in Ausnahmefällen akzeptiert werden.*

Wenn z.B. ein Kind von seinen Eltern wegen Schulleistungsproblemen vorgestellt wird, ist abzuklären, ob das Kind schulisch falsch eingestuft und deshalb überfordert ist, ob die Schwierigkeiten auf Teilleistungsschwächen (z.B. Legasthenie) zurückzuführen sind oder ob sie sich aus emotionalen bzw. Verhaltensproblemen ergeben. Zu allen drei Bereichen können spezielle Tests durchgeführt werden. Zur Klärung der allgemeinen Leistungsfähigkeit sind Intelligenztests geeignet; bei Verdacht auf Teilleistungsschwächen ist dies durch spezielle Tests zu überprüfen, und schließlich kann auch der emotionale und Verhaltensbereich (Persönlichkeitseigenschaften, emotionale und Verhaltensprobleme) durch geeignete Testverfahren in differenzierter Weise abgeklärt werden. Neben diesen Aspekten auf der psychologischen Ebene ist darüber hinaus zu prüfen, ob die Schulschwierigkeiten auf körperliche Erkrankungen oder auf familiäre bzw. andere Umfeldfaktoren zurückzuführen sind. Eine sinnvolle Interpretation der einzelnen Testbefunde ist nur möglich, wenn sie in den Gesamtzusammenhang aller anderen gewonnenen Informationen gestellt werden; nur so kann eine Aussage darüber getroffen werden, welche Faktoren für die Schulleistungsschwierigkeiten von Bedeutung sind, wie diese Faktoren zusammenwirken und welche Hilfestellungen möglich sind. Einzelne Testbefunde für sich alleine genommen, besagen somit sehr wenig, sie werden erst vor dem Hintergrund vieler anderer Informationen aussagekräftig (siehe auch Abb. 2.6).

Voraussetzungen für die psychologische Diagnostik

Psychologische Untersuchungen können in der Regel nur von erfahrenen klinischen Psychologen kompetent durchgeführt werden. Teilbereiche der Untersuchung können von speziell eingearbeitetem Personal (z.B. psychologisch-technische Assistenten) übernommen werden; nach intensiver Einarbeitung können psychologische Tests auch von Kinder- und Jugendpsychiatern (bzw. anderen speziell eingearbeiteten Ärzten) durchgeführt werden. Zu einer qualifizierten Psychodiagnostik gehört

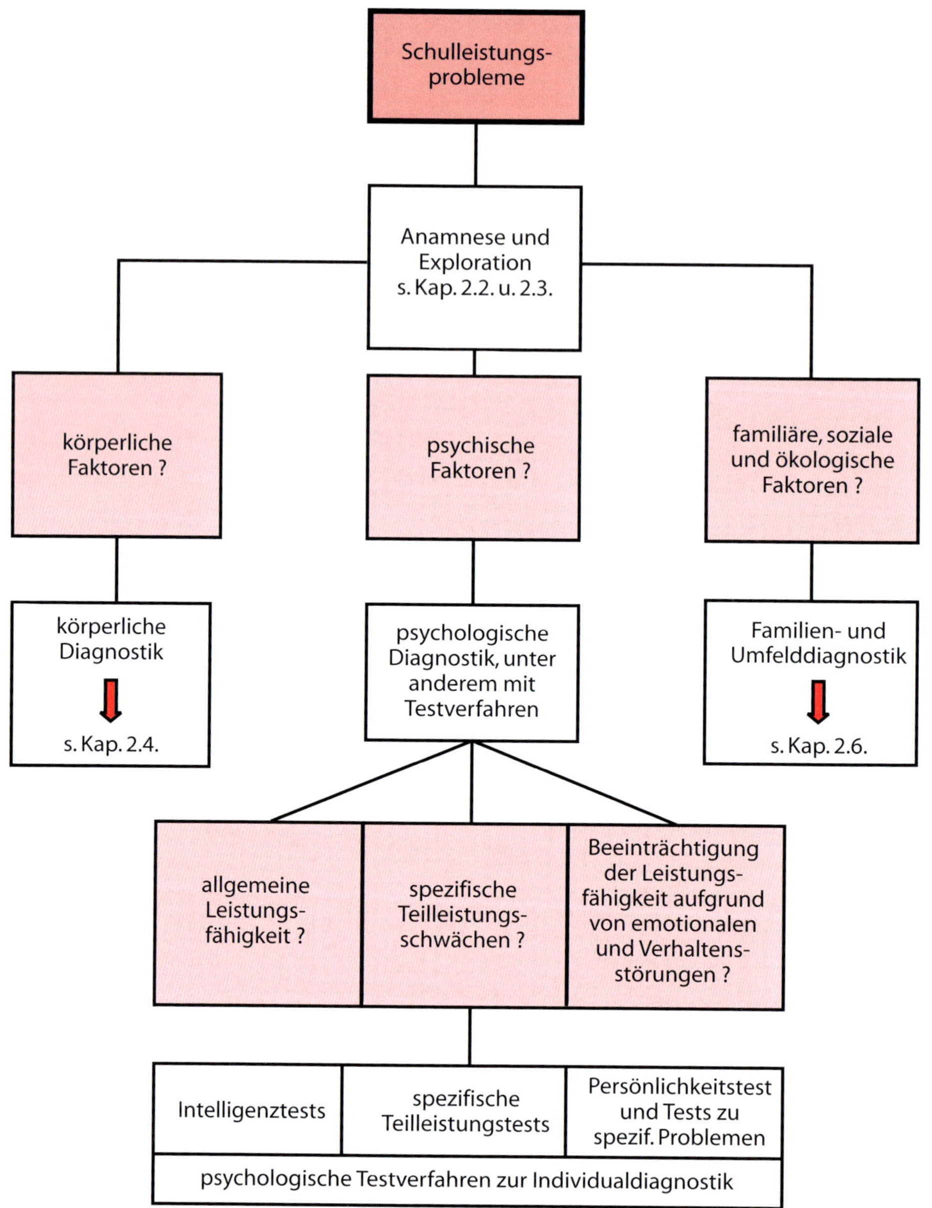

Abb. 2.6: Der Stellenwert von psychologischen Testverfahren im Gesamtzusammenhang der Diagnostik: Problemspezifischer und hypothesengeleiteter Einsatz von Untersuchungsverfahren am Beispiel von Schulleistungsproblemen.

- die Auswahl der für die Fragestellung geeigneten Untersuchungsverfahren unter Berücksichtigung der meßtheoretischen Qualität des Verfahrens und seines Aufwandes
- die sachgemäße Durchführung und Auswertung des Verfahrens
- die kritische Beurteilung der Untersuchungsergebnisse und ihre qualifizierte Interpretation unter Berücksichtigung aller gewonnenen Informationen

Hierfür sind folgende Voraussetzungen notwendig:

- umfassende Kenntnis der psychologischen Untersuchungsverfahren und ihrer theoretischen Grundlagen (Tests, Persönlichkeitstheorie, Intelligenzkonzepte, Theorie des Messens etc.). Nur auf dieser Grundlage kann z.B. beurteilt werden, wie sicher die gewonnenen Testwerte sind, was die Normwerte konkret bedeuten und welche Schlußfolgerungen möglich sind
- praktische Einarbeitung und umfassende persönliche Erfahrung des Diagnostikers in der Anwendung der Untersuchungsmethoden
- umfassende Kenntnisse und praktische Erfahrungen in der Psychopathologie des Kindes- und Jugendalters (theoretische Konzepte, Erklärungsmodelle) und der möglichen Interventionsformen, als Voraussetzung für eine problemspezifisch und hypothesengeleitet betriebene Diagnostik
- soziale Kompetenz und Einfühlungsfähigkeit im Umgang mit Kindern, Jugendlichen und ihren Eltern
- Sensibilität für Fehlerquellen und subjektive Verzerrungen der diagnostischen Ergebnisse durch die eigene Person (Selbsterfahrung)
- realistische Einschätzung der Grenzen des eigenen Fachgebietes und Fähigkeit zur interdisziplinären Kooperation

2.5.2. Psychologische Tests

Definition

Ein *psychodiagnostischer Test im weiteren Sinne* ist ein Verfahren, bei dem unter standardisierten (d.h. genau beschriebenen und möglichst gleichbleibenden bzw. vergleichbaren) Bedingungen eine Informationsstichprobe über einen Probanden gewonnen wird, die einen wissenschaftlich begründeten Rückschluß auf psychische Merkmale des Probanden gestattet. Oft wird der Testbegriff nur auf *psychometrische Tests* eingeengt, die dadurch gekennzeichnet sind, daß sie eine *Messung* des psychischen Merkmals erlauben. *Psychometrische Tests* sind standardisierte wissenschaftliche Verfahren, die aufgrund von Verhaltens- oder Erlebnisstichproben quantitative Aussagen über Leistungs- und Persönlichkeitsmerkmale ermöglichen. Die Quantifizierung geschieht dabei in der Regel dadurch, daß man das Ergebnis eines Probanden auf eine Normstichprobe bezieht.

Die Messung von psychischen Eigenschaften

Die Messung von psychischen Eigenschaften kann am Beispiel der Intelligenzmessung erläutert werden. Die Intelligenz wird in den meisten heutigen Test mit dem Abweichungs-IQ ausgedrückt, der etwas darüber aussagt, wie stark eine Testleistung von der durchschnittlichen Leistung in der betreffenden Altersstufe der Normalbevölkerung abweicht. Dabei bezieht man sich auf statistische Grundlagen: Zunächst wird untersucht, wie eine Variable (z.B. eine Testleistung) in einer Population (z.B. in einer Altersstufe) verteilt ist. Dabei findet sich bei biologischen und psychologischen Merkmalen und Ereignissen, die von vielen Einflüssen abhängig sind und nicht willkürlicher Steuerung oder sozialer Normierung unterliegen, oft eine glockenförmige Häufigkeitsverteilung. Sie ist Ausdruck dafür, daß mittlere Meßwerte sehr viel häufiger sind als extreme Meßwerte. Diese Häufigkeitsverteilung kann am besten durch die Gaußsche Normalverteilung beschrieben werden. Eine solche Gaußsche Normalverteilung wird durch ihren arithmetischen Mittelwert und ihre Standardabweichung charakterisiert. Unter Bezug auf diese Verteilung können nun Ergebnisse von Tests beschrieben werden. Dabei betrachtet man Meßwerte, die nicht mehr als eine Standardabweichung vom arithmetischen Mittelwert der Normpopulation nach oben oder unten hin abweichen, als "durchschnittlich" oder "im Normbereich". In der Intelligenzmessung verwendet man dabei meist die IQ-Skala, in der der Mittelwert auf 100 festgesetzt ist und die Standardabweichung 15 Punkte beträgt. Ein IQ-Wert von 100 bedeutet, daß die Testleistung genau der Durchschnittsleistung in der Normpopulation entspricht (d.h. 50 % der Probanden in der Normpopulation haben eine schlechtere Leistung und 50 % haben eine bessere Leistung erbracht). Ein IQ-Wert von 115 oder besser wird als überdurchschnittlich bezeichnet; es bedeutet, daß die Testleistung eine Standardabweichung oder mehr vom Mittelwert der Altersgruppe nach oben hin abweicht, entsprechend wird ein Ergebnis unter 85 IQ-Punkten als unterdurchschnittlich bezeichnet. Neben der IQ-Skala werden in psychologischen Tests auch andere Skalierun-

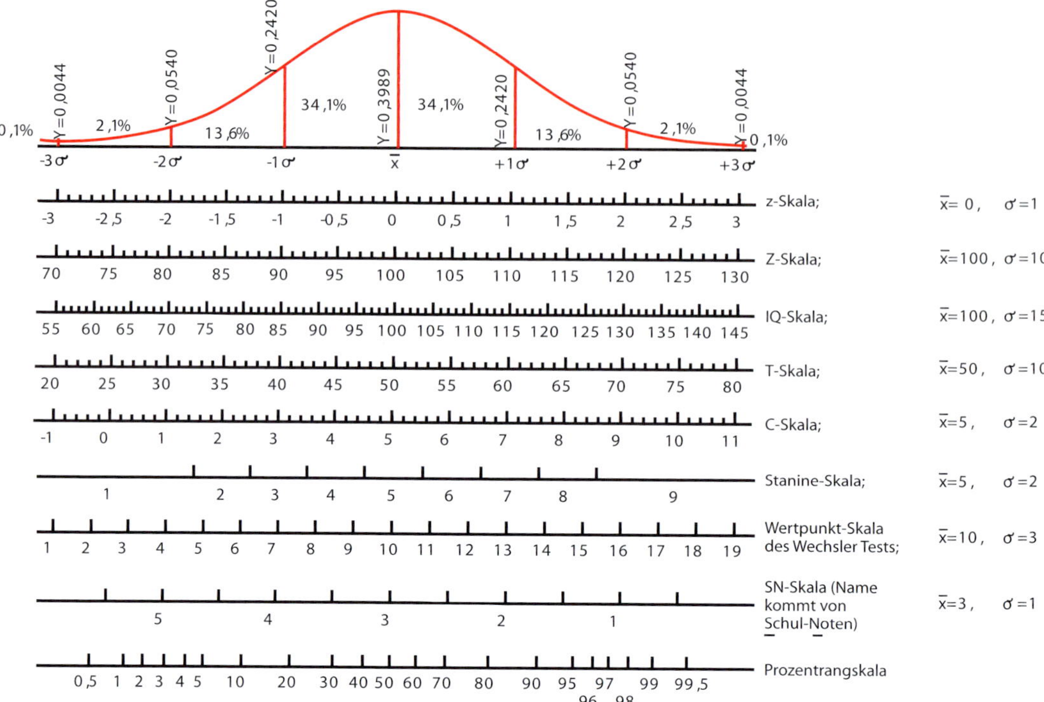

Abb. 2.7: Normalverteilung und verschiedene Skalierungen.

gen verwendet, die sich ebenfalls auf die Normalverteilung beziehen (z.B.: Z-Werte, T-Werte, Stanine-Werte). Auch dabei folgt man in der Regel dem Prinzip, daß Testwerte, die eine Standardabweichung oder mehr vom Mittelwert der Normpopulation (d.h. vom Altersmittel) abweichen, als "normabweichend" bzw. "auffällig" interpretiert werden. Neben diesen Skalierungen verwendet man auch sehr häufig die Prozentrang-Skalierung (Perzentil-Skalierung; z.B. die Altersperzentile bei Körpergröße- und Gewichtsmessungen), bei der keine Normalverteilung des gemessenen Merkmals vorausgesetzt werden muß und die den Vorteil hat, daß sie leicht verständlich ist.

Gütekriterien

Durch die Testdefinition sind die allgemeinen Testkriterien (Standardisierung, Messung, Normierung) festgelegt. Die Qualität eines Test ist aus seinen Gütekriterien erkennbar; die "Hauptgütekriterien" sind:

- *Die Reliabilität (Zuverlässigkeit, Verläßlichkeit)* ist definiert als die Genauigkeit, mit der ein Test das mißt, was er faktisch mißt, unabhängig davon, was dieses ist. Die Reliabilität bezieht sich also auf die formale Genauigkeit. Je höher die Reliabilität eines Tests ist, umso weniger sind seine Ergebnisse von Zufallsschwankungen abhängig. Reliabilität wird in der Regel durch Korrelationsberechnungen ermittelt; so können z.B. die ermittelten Testwerte mit den Ergebnissen einer Testwiederholung korreliert werden; der gewonnene Korrelationskoeffizient drückt die Retest-Reliabilität aus (Retest-Reliabilitätskoeffizient). Daneben gibt es noch eine Reihe weiterer Verfahren der Reliabilitätsbestimmung (z.B. die innere Konsistenz, die Paralleltest-Reliabilität). D.h. es gibt nicht "die" Reliabilität eines Tests, sondern mehrere Aspekte der Zuverlässigkeit und entsprechend viele Verfahren ihrer Bestimmung
- *Die Validität (Gültigkeit)* wird definiert als der Grad der Genauigkeit, mit der der Test das mißt, was er messen soll. Ob und in welchem Grade ein Test gültige psychodiagnostische Schlußfolgerungen zuläßt, ist von seiner Validität abhängig. Eine Möglichkeit der Validitätsbestimmung besteht darin, die Korrelation zwischen Testwerten und unabhängigen Kriteriumsmaßen zu ermit-

teln (Kriteriumsvalidität; z.B. Korrelation zwischen zwei verschiedenen Intelligenztests). Doch ähnlich wie bei der Reliabilität, so sind auch bei der Validität eine ganze Reihe von verschiedenen Validitätsaspekten zu differenzieren, die durch jeweils unterschiedliche Methoden bestimmt werden

- *Die Objektivität* wird insbesondere in der deutschsprachigen Literatur als drittes Hauptgütekriterium genannt: Ein Test soll möglichst objektiv sein, d.h. die Testbefunde sollen nicht durch Einflüsse des Untersuchers oder durch situative Randbedingungen (ungenügende Standardisierung) verzerrt sein (Objektivität der Durchführung, der Auswertung und der Interpretation)

Die Konstruktion von psychologischen Tests orientiert sich nicht nur an diesen Hauptkriterien, sondern darüber hinaus an weiteren Kriterien; so sollen Testverfahren z.B. nach Möglichkeit nicht durch subjektive Absichten (z.B. Täuschungsabsicht) verfälschbar sein, sie sollen möglichst ökonomisch sein (möglichst geringer Zeitaufwand), sie sollen von den Probanden (z.B. Patienten) gut akzeptiert werden etc. Kein Test kann alle angeführten Kriterien optimal erfüllen. *Die verschiedenen psychologischen Tests erfüllen die genannten Kriterien mehr oder weniger gut.* Es hängt von der Zielsetzung der Testung ab, welche Testkriterien besonders wichtig und welche von untergeordneter Bedeutung sind. *Die Eignung eines Tests für eine bestimmte diagnostische Aufgabe ist deshalb von der Zielsetzung der Diagnostik abhängig. Hieran orientiert sich die Testauswahl im Einzelfall.* Eine sinnvolle Auswahl der geeigneten Tests und eine qualifizierte Interpretation der gewonnenen Testwerte ist deshalb nur dann möglich, wenn der Diagnostiker genau weiß, in welchem Grad der Test die verschiedenen Kriterien erfüllt. Nur dann ist er z.B. in der Lage, die möglichen Fehlerquellen (bzw. Verzerrungen) zu erkennen und kritisch zu beurteilen.

allgemeine Kriterien (Definitionskriterien für psychometrische Tests)	
Standardisierung	Durchführung und Auswertung erfolgt unter standardisierten Bedingungen
Messung	Es werden quantitative Merkmalsausprägungen erfaßt
Normierung	Normwerte aus repräsentativen Stichproben liegen vor, mit denen die Testergebnisse verglichen werden können
Gütekriterien (Hauptkriterien nach der klassischen Testtheorie)	
Objektivität	Unabhängigkeit der Messung von Versuchsleitereinflüssen
Reliabilität	Formale Genauigkeit mit der der Test mißt (unabhängig davon, was er erfaßt). Verläßlichkeit der Messung, so daß der Meßfehler gering gehalten wird
Validität	Inhaltliche Genauigkeit, mit der der Test das mißt, was er messen soll. Gültigkeit der Messung, so daß zutreffende Schlußfolgerungen auf das intendierte Merkmal möglich sind
zusätzliche Kriterien (unvollständige Beispielliste)	
Zumutbarkeit, Ausmaß der Verfälschbarkeit, Informationsausschöpfung, Ökonomie, Fairness, Akzeptanz, Bewährung in der Praxis, Änderungssensitivität	

Tab. 2.15: Kriterien für psychologische Tests.

Einteilung der Testverfahren

Psychologische Testverfahren werden in zwei große Gruppen eingeteilt:

- die Gruppe der *Leistungstests*

  und

- die *Persönlichkeitstests*

Leistungstests (auch: Fähigkeitstests) sind Verfahren, in denen die Fähigkeiten und Fertigkeiten eines Menschen erfaßt werden. Hierzu werden den Probanden standardisierte Aufgaben vorgelegt, die sie lösen sollen. Die Aufgabenlösung wird dann zu Punktwerten verrechnet, die mit Normtabellen verglichen werden können. Zu den Leistungstests zählen die *Entwicklungstests*, in denen der allgemeine Entwicklungsstand von Kindern erfaßt wird, weiterhin die *Intelligenztests*, die die allgemeine geistige Leistungsfähigkeit (Intelligenz) messen und schließlich *spezifische Leistungstests*, die sich auf einzelne Leistungsbereiche beziehen (z.B. sensorische und psychomotorische Entwicklung, visuomotorische Koordination, Aufmerksamkeit, sprachliche Entwicklung, schulische Fertigkeiten, neuropsychologische Tests). Häufig werden auch die *Schultests* als gesonderte Untergruppe der Leistungstests genannt.

Leistungstests	• Entwicklungstests • Intelligenztests • Tests zur Erfassung spezifischer Leistungen
Persönlichkeitstests	• psychometrische Persönlichkeitstests - allgemeine Persönlichkeitsfragebogen - Fragebogen zur Erfassung spezifischer Aspekte • projektive Verfahren

Tab. 2.16: Einteilung psychologischer Testverfahren.

In den *Persönlichkeitstests* werden Persönlichkeits- und Temperamentseigenschaften, Verhaltenstendenzen und emotionale Aspekte erfaßt. Die Persönlichkeitstests werden wiederum in zwei Gruppen untergliedert: In den *psychometrischen Persönlichkeitsfragebogen* geben die Probanden über ihr eigenes Verhalten und Erleben Auskunft. Dazu werden ihnen Fragebogen mit festgelegten Antwortmöglichkeiten vorgelegt. Die Antworten werden dann in der Regel zu Skalenwerten zusammengefaßt (z.B. durch einfaches Aufaddieren), die mit Normwerten verglichen werden können. Die psychometrischen Persönlichkeitstests wiederum können in zwei Untergruppen eingeteilt werden: Durch die *allgemeinen Persönlichkeitsfragebogen* wird ein Gesamtbild der Persönlichkeit gewonnen; d.h. die Persönlichkeit wird durch eine Reihe von Persönlichkeitsdimensionen (Eigenschaftsdimensionen) beschrieben; eine solche Persönlichkeitsbeschreibung beruht in der Regel auf einer empirisch begründeten Theorie der Persönlichkeit. In den *Fragebogenverfahren zur Erfassung spezifischer Aspekte* werden einzelne Teilbereiche, die in klinischer Hinsicht von besonderer Bedeutung sind, wie z.B. die Ängstlichkeit, oder die Depressivität eines Kindes bzw. Jugendlichen genauer erfaßt. Fragebogenmethoden existieren in vielfältigen Abwandlungen; so ist es z.B. möglich, daß in diesen Verfahren nicht nur Selbstbeschreibungen, sondern auch Fremdbeschreibungen (z.B. Beschreibung der Kinder durch die Eltern; wechselseitige Beschreibung der Ehepartner) gewonnen werden. Dies ist im kinder- und jugendpsychiatrischen Bereich besonders deshalb von Interesse, da Fragebogen erst im Jugendalter extensiv genutzt werden können; je jünger Kinder sind, umso weniger ist diese Methode angemessen. Bei Kindern unter 7 - 8 Jahren kann die Fragebogenmethode durch strukturierte Interviews ersetzt werden, bei denen den Kindern festgelegte Fragen gestellt und die Antworten vom Diagnostiker registriert werden.

Die zweite große Gruppe der Persönlichkeitstests sind die *projektiven Verfahren*, die auf der Annahme der Projektion von psychischen Merkmalen beruhen. Der Proband wird einer Situation gegenübergestellt, auf die er sehr unterschiedlich reagieren kann. Die Art und Weise, wie er auf diese Situation reagiert, sagt etwas über seine "innere Welt" aus: Seine Ängste, Wünsche, Motive, inneren Konflikte, Abwehrformen "projizieren" sich nach außen. Im Rorschach-Test, dem bekanntesten projektiven Verfahren, werden dem Probanden 10 Tafeln mit symmetrischen Tintenklecksen vorgelegt mit der Aufgabe, diese Tintenkleckse zu deuten, d.h. er soll angeben, was das Bild darstellen könnte bzw. woran ihn die Bildtafel erinnert. Da sich aus dem Material keine bestimmten "richtigen" Deutungen ableiten lassen, sondern sehr viele unterschiedliche Deutungen möglich sind, manifestieren sich in den Testantworten persönliche Erlebnis- und Verhaltensweisen der untersuchten Person, so daß Rückschlüsse auf seine Persönlichkeit möglich werden. Neben den Deutungsverfahren, für die der Rorschach-Test das typische Beispiel darstellt, gibt es viele andere projektive Methoden, wie z.B. zeichnerische Verfahren, spieldiagnostische Methoden und verbale Ergänzungsmethoden. Sie zeichnen sich sämtlich dadurch aus, daß sie offen strukturiert sind, d.h. sie bieten der untersuchten Person einen Entfaltungsspielraum, der in persönlichkeitsspezifischer Weise ausgefüllt werden kann. Die Auswertung der projektiven Verfahren geschieht sehr unterschiedlich; zum Teil kön-

Testbezeichnung und Autoren	zeitlicher Aufwand		Altersbereich	Kurzbeschreibung
	Durchf.	Ausw.		
Wunschprobe existiert in verschiedenen Abwandlungen, z.B. Düss (1976) ☞ Abb. 2.9	5 Minuten		3 Jahre bis ins Erw.-alter	Das Kind wird aufgefordert, sich vorzustellen, es hätte drei Wünsche frei und es soll diese Wünsche benennen. Die Instruktion kann in unterschiedlicher Weise gegeben werden, sie kann z.B. in eine Geschichte "verpackt" sein (Das Kind trifft eine Fee oder einen Zauberer, und der sagt...). Die Wunschprobe liefert häufig zusätzliche nützliche Hinweise.
Mann-Zeichen-Test Ziler (1985)	5 - 10 Minuten		3 - 12 Jahre	Das Kind wird aufgefordert, einen Menschen (oder "einen Mann") zu zeichnen. Die Zeichnung liefert einen groben Eindruck zum allgemeinen Entwicklungsstand; es kann hierzu auch ein "Mann-Zeichen-Quotient" berechnet werden. Die Zeichnung kann darüber hinaus im Sinne eines projektiven Verfahrens interpretiert werden.
Familie in Tieren Brem-Gräser (1975)	5 - 10 Minuten		5 - 12 Jahre	Das Kind soll sich vorstellen, seine Familie sei eine Tierfamilie und dann diese Familie zeichnen. Auch dieses Verfahren kann in verschiedenen Abwandlungen angeboten werden und ähnlich wie die Wunschprobe in eine Phantasiegeschichte "verpackt" werden. Auszuwerten als projektiver Test, der Auskunft darüber gibt, wie die Kinder ihre Familie erleben.

Tab. 2.17: Screeningverfahren für Kinder zur Ergänzung der Exploration (Beispiele).

Alter und Geschlecht	diagnostische Charakterisierung	Ergebnis der Wunschprobe (3 Wünsche)
11jähriger Junge	Schulphobie	• am Meer wohnen • daß Fabriken nicht mehr da sind • daß es keine Autos mehr gibt
8jähriger Junge	Störung des Sozialverhaltens mit emotionalen Störungen	• ein Kindermotorrad • ein Fahrrad • daß ich reich wäre
6jähriges Mädchen	frühkindlicher Autismus (Kanner-Autismus mit Sonderinteresse Heizungsanlagen)	• eine Heizung • Ölgefäße (gemeint sind Öltanks) • Ölbrenner
7jähriges Mädchen	emotionale Störung mit sozialem Rückzug und mutistischem Verhalten bei Lernbehinderung	• Teddybär • Spielsachen • weiß ich nicht
8jähriger Junge	Deprivationssyndrom (frühkindliche Deprivation)	• ein Spiel • ein Klackspiel • Gitarre

Tab. 2.18: Ergebnisse der Wunschprobe bei Kindern mit verschiedenen psychischen Störungen.

Testbezeichnung und Autoren	zeitlicher Aufwand		Altersbereich	Kurzbeschreibung
	Durchf.	Ausw.		
Denver-Entwicklungstest Flehmig (1987) ☞ Abb. 2.9	10-25 Minuten	5 Minuten	0 - 6 Jahre	Das Verfahren wird gemeinsam mit den Eltern und dem Kind durchgeführt. Die Testitems werden teilweise dem Kind als Aufgaben gestellt, teilweise werden sie von den Eltern erfragt. Durch den Test wird der Entwicklungsstand in vier Bereichen ("Sozialer Kontakt", "Feinmotorik-Adaptation", "Sprache" und "Grobmotorik") erfaßt.
senso-motorisches Entwicklungsgitter Kiphard (1975)	20-30 Minuten	5 Minuten	0 - 7 Jahre	Es wird die Entwicklung in den Bereichen "Optische Wahrnehmung", "Handlungsmotorik", "Körpermotorik", "Sprachmotorik" und "Akustische Wahrnehmung" erfaßt. Zum Teil werden die Items direkt überprüft, zum Teil von den Eltern erfragt.
VSMS Vineland Social Maturity Scale Bondy et al. (1975)	5-10 Minuten	5 Minuten	0 - 20 Jahre	Es wird die allgemeine soziale Entwicklung durch eine Elternbefragung in Form eines halbstandardisierten Interviews erfaßt. Als Screening-Verfahren für eine erste grobe Orientierung geeignet.

Tab. 2.19: Verfahren zur Entwicklungsdiagnostik (Beispiele).

nen aus ihnen (über meist recht aufwendige Auswertungsmethoden) auch Meßwerte gewonnen werden, die mit statistischen Normen verglichen werden können; in den meisten Fällen aber werden sie vom Diagnostiker "frei" interpretiert, d.h. der Untersucher entnimmt aus den Testantworten Hinweise auf die psychische Verfassung der untersuchten Person. Der Nutzen von projektiven Methoden ist damit sehr stark von der psychologischen Kompetenz des Diagnostikers abhängig. In diesem Sinne stellen sie *keine psychometrischen Tests* dar. Die Ergebnisse von projektiven Tests haben somit in erster Linie *Hinweischarakter*, durch sie können keine sicheren Persönlichkeitsdiagnosen, sondern allenfalls Annahmen gewonnen werden, die durch andere Methoden bestätigt werden müssen. Doch dies mindert keinesfalls ihren hohen praktischen Stellenwert für die klinische Hypothesenbildung.

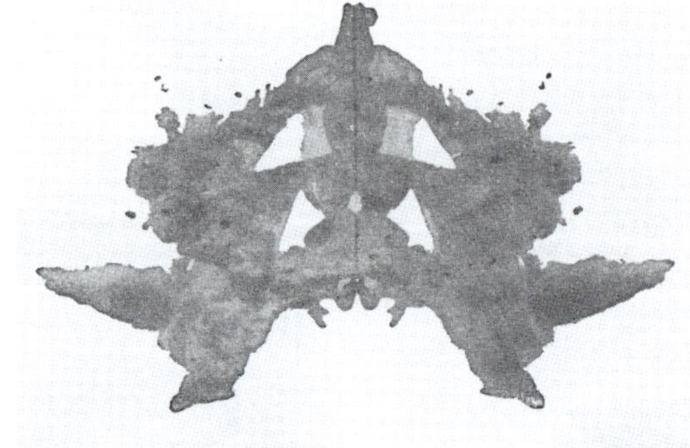

Abb. 2.8: Tafel aus dem Rorschach-Test.

Wichtige Testverfahren für Kinder und Jugendliche (Beispiele)

Auf den folgenden Seiten sind zu jeder Testgruppe eine Reihe von Verfahren aufgeführt und kurz beschrieben. Ein Teil der Testverfahren kann heute in computerunterstützter Form durchgeführt werden. Die beschriebenen Verfahren wurden nach ihrer Bedeutung für die praktische Diagnostik bei psychischen Störungen von Kindern und Jugendlichen ausgewählt; dabei ist aber zu bedenken, daß es sich lediglich um *Beispiele* handelt. Viele sehr wichtige Verfahren (z.B. viele Verfahren zur

Testbezeichnung und Autoren	zeitlicher Aufwand		Altersbereich	Kurzbeschreibung
	Durchf.	Ausw.		
HAWIVA Hamburg-Wechsler-Intelligenztest für das Vorschulalter Eggert (1975)	60 - 80 Minuten	20 Minuten	4 - 6 Jahre	Sorgfältig entwickeltes und differenziertes Testverfahren aus der Wechsler-Testreihe mit 8 Untertests. Es werden die Gesamtintelligenz und einzelne Intelligenzfaktoren festgestellt. Darüber hinaus bietet die Testdurchführung gute Beobachtungsmöglichkeiten. Wegen seines relativ hohen Aufwandes ist es manchmal notwendig, die Durchführung auf 2 Termine zu verteilen.
HAWIK-R Hamburg-Wechsler-Intelligenztest für Kinder - Revision 1983 Tewes (1983)	90-120 Minuten	20 Minuten	6 - 15 Jahre	Sorgfältig entwickeltes und differenziertes Testverfahren aus der Wechsler-Testreihe mit 11 Untertests. Es werden die Gesamtintelligenz und Intelligenzwerte für den Verbal- und Handlungsteil ermittelt. Da es sich um ein häufig angewandtes Verfahren handelt, sind viele Vergleiche möglich. Nachteil ist der relativ hohe Aufwand.
PSB Prüfsystem für Schul- und Bildungsberatung Horn (1969)	100 Minuten	20 Minuten	9 - 20 Jahre	Erfassung von 7 verschiedenen Intelligenzfaktoren nach der Intelligenztheorie von Thurstone (10 Untertests). Zur differenzierten Intelligenzuntersuchung bei Jugendlichen geeignet. Kann auch als Gruppentest eingesetzt werden.
K-ABC Kaufmann-Assessment-Battery for Children Melchers & Preuß (1991)	60-120 Minuten	20 Minuten	2 - 12 Jahre	Das Testkonzept beruht auf Ergebnissen der kognitiven Psychologie und Neuropsychologie. Die 16 Untertests werden in Abhängigkeit vom Alter und Entwicklungsstand adaptiv durchgeführt. Wichtiges modernes Testverfahren.
CPM Raven Coloured Progressive Matrices Schmidtke et al. (1980) ☞ Abb. 2.10	15 Minuten	5 Minuten	4 - 11 Jahre	Test zur Erfassung des wenig sprachgebundenen abstrakt-logischen Denkens und Schlußfolgerns. Es wird nur ein Teilaspekt der Intelligenz erfaßt. Wegen seines geringen Aufwandes als Screening-Verfahren gut geeignet. Auch bei sprachgestörten Kindern gut durchführbar.

Tab. 2.20: Intelligenztests (Beispiele).

Überprüfung spezifischer Leistungen) können hier aus Platzgründen nicht aufgeführt werden. Die Autorenangaben in den Tabellen beziehen sich immer auf deutschsprachige Arbeiten; d.h. wenn ein Test z.B. aus dem Englischen adaptiert wurde, wird hier der deutsche Bearbeiter genannt. Genauere bibliographische Angaben zu den Tests wurden hier ebenfalls aus Platzgründen weggelassen.

Zeigen Sie auf das Bild und bitten Sie das Kind, die Figur zu benennen (Tiergeräusche sind nicht als Lösung erlaubt, fragen Sie aber die Eltern, wie dieses Tier zu Hause benannt wird, z. B. Wau-Wau als Hund)

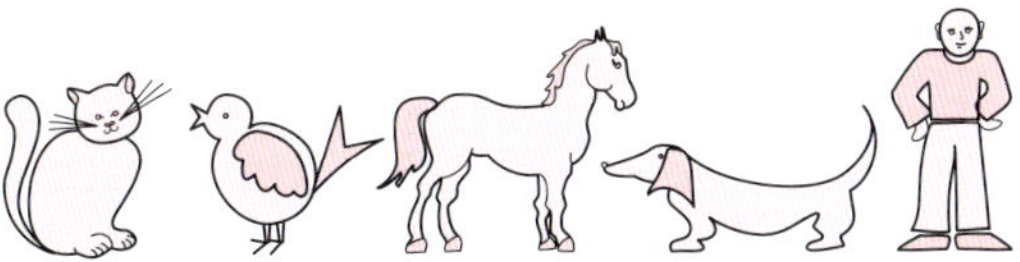

Geben Sie dem Kind nacheinander folgende Anweisung: "Gib´ Mamma das Klötzchen", "leg´ das Klötzchen auf den Tisch", "leg´das Klötzchen auf den Fußboden". Der Untersucher und die Eltern sollten darauf achten, dem Kind keine Hilfe zu geben, indem Sie auf die Mutter, den Tisch oder den Boden gucken oder zeigen.

Abb. 2.9: Beispielaufgaben aus dem Denver-Entwicklungstest.

Testbezeichnung und Autoren	zeitlicher Aufwand		Altersbereich	Kurzbeschreibung
	Durchf.	Ausw.		
GFT Göttinger Form-Reproduktions-Test Schlange et al. (1972) ☞ Abb. 2.11, 12	10 - 20 Minuten	15 Minuten	6 - 15 Jahre	Test zur Untersuchung der visuomotorischen Koordinationsfähigkeit. Die Aufgabe des Probanden besteht darin, eine Serie von geometrischen Figuren möglichst genau abzuzeichnen. Als alleiniges Verfahren zur Diagnose einer cerebralen Funktionsstörung jedoch nicht hinreichend.
FEW Frostigs Entwicklungstest der visuellen Wahrnehmung Lockowandt (1974)	30 Minuten	15 Minuten	4 - 8 Jahre	Test zur differenzierten Untersuchung der visuellen Wahrnehmung mit 5 Untertests, wobei auch die feinmotorische Koordinationsfähigkeit erfaßt wird. Das Verfahren ist auch zur Therapiekontrolle bei funktionellen Übungsbehandlungen geeignet.
d2 Aufmerksamkeits-Belastungstest Brickenkamp (1981)	20 Minuten	10 Minuten	ab 10 Jahren; auch für Erwachsene	Erfaßt die allgemeine Konzentrationsleistung, d.h. die Daueraufmerksamkeit bei einer einfachen Konzentrationsaufgabe (durchstreichen von bestimmten Buchstaben).
PET psycho-linguistischer Entwicklungstest Angermeier (1974)	120 Minuten	25 Minuten	3 - 9 Jahre	Erfassung der sprachlichen Entwicklung in sehr differenzierter Weise durch 12 verschiedene Untertests. Für die Untersuchung bei Sprachentwicklungsstörungen gut geeignet. Nachteil ist der hohe zeitliche Aufwand, es können aber auch einzelne Untertests herausgegriffen werden.
WRT 6+ Westermann-Rechtschreibtest für 6. - 8. Klassen Rathenow et al. (1980)	25 Minuten	10 Minuten	Schüler der Klassen 6, 7 und 8	Test zur Erfassung der Rechtschreibleistung. Die Schüler haben die Aufgabe, 40 diktierte Prüfwörter in einen Text einzufügen. In Kombination mit anderen Verfahren zur Legasthenie-Diagnose geeignet. Der Test kann auch als Gruppentest durchgeführt werden.

Tab. 2.21: Spezifische Leistungstests (Beispiele).

Testbezeichnung und Autoren	zeitlicher Aufwand		Altersbereich	Kurzbeschreibung
	Durchf.	Ausw.		
allgemeine Persönlichkeitsfragebogen für Kinder und Jugendliche				
HSPQ High School Personality Questionaire Schuhmacher und Cattell (1977)	30 - 45 Minuten	15 Minuten	12-18 Jahre	Es werden 14 verschiedene Persönlichkeitsdimensionen entsprechend der empirisch fundierten Persönlichkeitstheorie von Cattell erfaßt. Klinisch relevantes Verfahren, das gut geeignet ist, um einen Überblick zum Persönlichkeitsbereich zu gewinnen.
PFK 9-14 Persönlichkeitsfragebogen für Kinder Seitz & Rausche (1976)	45 Minuten	20 Minuten	9 - 14 Jahre	Es werden Persönlichkeitsdimensionen in den drei Bereichen (1) Verhaltensstile, (2) Motive und (3) Selbstbild erfaßt. Vermittelt einen umfassenden und differenzierten Überblick zur Persönlichkeit. Es ist auch möglich, nur einen der angeführten Bereiche zu erfassen, wodurch die Durchführung praktikabler wird.
HANES Hamburger Neurotizism.- u. Extravers.-skala für Ki. u. Jug. Buggle & Baumgärtel (1975)	15 Minuten	10 Minuten	8 - 17 Jahre	Erfaßt die Persönlichkeitsdimensionen "Extraversion", "Introversion" und "Neurotizismus". Wegen seines breiten Anwendungsbereiches und seines geringen Aufwandes auch als Screening-Verfahren geeignet.
Fragebogenverfahren zur Erfassung spezifischer Aspekte				
AFS Angstfragebogen für Schüler Wieczerkowski et al. (1974)	20 Minuten	10 Minuten	9 - 16 Jahre	Erfaßt vier Dimensionen: Prüfungsangst, manifeste Angst, Schulunlust, soziale Erwünschtheit. Besonders nützlich bei der Abklärung von schulbezogenen Ängsten und Schulvermeidungstendenzen.
DIKJ Depressions- Inventar für Kinder und Jugendliche Stiensmeier-Pelster et al. (1989)	10 - 15 Minuten	5 Minuten	8 - 17 Jahre	Deutsche Version eines häufig verwendeten amerikanischen Fragebogens. Erfaßt den Schweregrad der depressiven Symptomatik in der Selbsteinschätzung von Kindern. Sinnvoll, da die Eltern oder Lehrer die Depressivität von Kindern nicht erkennen. Auch zur Therapiekontrolle geeignet.

Tab. 2.22: Psychometrische Persönlichkeitstests (Beispiele).

Testbezeichnung und Autoren	zeitlicher Aufwand		Altersbereich	Kurzbeschreibung
	Durchf.*	Ausw.		
Sceno-Test von Staabs (1985)	20 - 60 Minuten		4 - 14 Jahre	Bei Kindern sehr häufig angewandtes projektives Verfahren. Dem Kind wird ein Satz von Spielmaterialien (Bausteine, Tiere, menschliche Figuren) angeboten, mit denen es frei spielen kann. Die Instruktion kann variiert werden. Das Verfahren bietet sehr gute Möglichkeiten zur Verhaltensbeobachtung; es kann im Hinblick auf tiefenpsychologische Aspekte ausgewertet werden.
Rorschach-Test Rorschach (1971) ☞ Abb. 2.8	20 - 60 Minuten		ca. ab 4 Jahren bis ins Erwachsenenalter	Der bekannteste projektive Test mit einer sehr langen Tradition (seit 1911). Dem Probanden werden 10 wenig strukturierte "Klecksbilder" gezeigt, die er deuten soll (angeben "was das sein könnte"). Zur Ergänzung psychometrischer Verfahren geeignet. Der Rorschach-Test hat vielfältige Auswertungsmöglichkeiten. Die Anwendung und die Interpretation erfordert aber vom Diagnostiker eine sehr lange Einarbeitung und eine hohe Kompetenz.
SET Satz-Ergänzungstest Rotter & Willermann (1947) ☞ Abb. 2.13	20 Minuten		ca. ab 8 Jahren	Dem Kind werden Satzanfänge vorgegeben, die es zu vollständigen Sätzen ergänzen soll. Der Test ist geeignet, besondere Aspekte im kindlichen Erleben zu identifizieren und kann gut als Screeningverfahren oder in Ergänzung zu psychometrischen Verfahren eingesetzt werden.
Schwarzfuß-Test Cormann (1977)	30 - 60 Minuten		5 - 12 Jahre	Dem Kind werden Bildtafeln vorgelegt, auf denen Szenen aus dem Leben eines kleinen Schweinchens mit einem schwarzen Fuß dargestellt sind. Das Kind soll diese Bilder kommentieren und erzählen, was auf den Bildern geschieht. Der Test ist tiefenpsychologisch konzipiert; das Material wird von Kindern gut angenommen.
Düss-Fabeln-Test Düss (1976)	30 Minuten		4 - 10 Jahre	Dem Kind werden kurze Geschichten vorgelesen, zu denen es dann Fragen beantworten soll. Die Antworten geben Hinweise auf besondere psychische Problem- oder Konfliktbereiche. Der Test ist besonders für eine tiefenpsychologisch orientierte Auswertung geeignet.

Tab. 2.23: Projektive Verfahren (Beispiele).
* Der Zeitaufwand für die Auswertung wird hier - ähnlich wie bei den Screening-Verfahren - nicht angegeben, da die Auswertung je nach Bedarf sehr unterschiedlich (kurzes Auswertungs-Screening bis zu sehr differenzierten Auswertungssystemen) gestaltet werden kann.

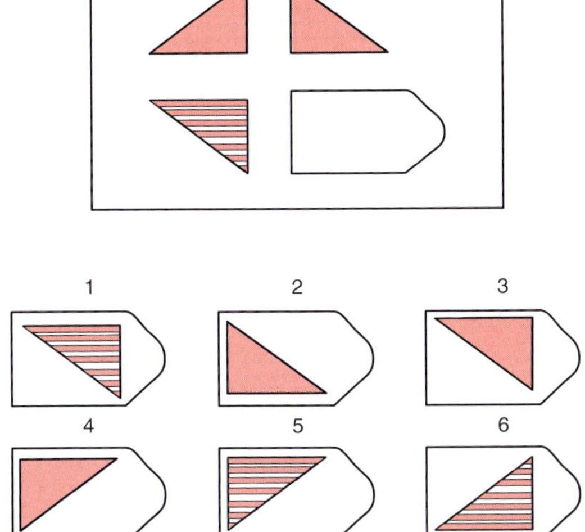

Abb. 2.10: Zuordnungsaufgabe aus dem Raven-intelligenz-Test "Coloured Progressive Matrices": Welches Stück muß oben eingesetzt werden?
(CPM: Schmidtke, A. Schaller, S. & P Becker: CPM. Raven-Matrizen-Test. Beltz Test, 2. Auflage, 1980).

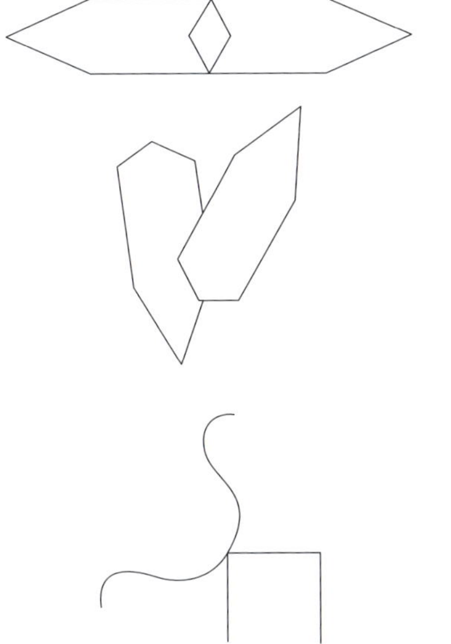

Abb. 2.11: Bildvorlagen aus dem Göttinger Form-Reproduktionstest (GFT).

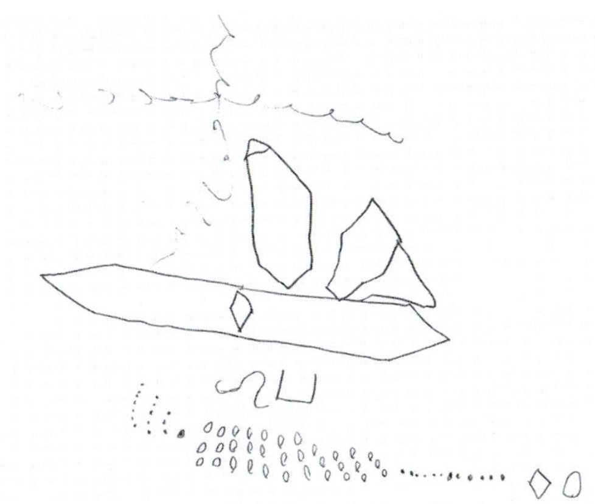

Abb. 2.12: Zeichnungen eines 12jährigen Jungen mit einer ausgeprägten Störung der visuomotorischen Koordination (Göttinger Form-Reproduktionstest GFT).

1)	Ich mag gerne	*Pferde*
2)	Die glücklichste Zeit	*bei meinen Eltern und bei Pferden*
3)	Ich möchte wissen	*ob ich zu meinen Eltern immer kann*
4)	Nach Hause zurück	*zu meinen Eltern*
5)	Ich bedaure	*daß ich manchmal nicht nach Hause kann*
6)	Wenn ich zu Bett gehe	*heule ich*
7)	Männer	*nichts*
8)	Das Beste	*wenn ich bei meinen Eltern bleiben kann*
9)	Was mich ärgert	*wenn ich nicht bei meinen Eltern bleiben kann*
10)	Leute	*nichts*
11)	Eine Mutter	*ist gut*
12)	Ich fühle	*daß ich zu Hause bleiben will*
13)	Meine größte Furcht	*wenn ich von zu Hause weg muß*
14)	In der Schule	*bin ich die erste Zeit traurig*

Abb. 2.13: Satz-Ergänzungstest der 12jährigen schulphobischen Patientin.
A.M.: Trennungsängste beherrschen das Erleben des Kindes.

2.5.3. Verhaltensdiagnostik

In Abhebung von psychometrischen Tests, die primär darauf ausgerichtet sind, Eigenschaften von Personen zu erfassen, zielt die Verhaltensdiagnostik darauf ab,

- bestimmte Verhaltensbereiche oder Verhaltensweisen (Problemverhalten; Zielverhalten der Therapie; allgemeines Sozialverhalten)
- die organismischen, individuellen, interaktionalen und sozialen Faktoren, mit denen dieses Verhalten in Zusammenhang steht (z.B. auslösende Bedingungen, Verhaltenskonsequenzen)

möglichst *umfassend und genau* (z.B. in verschiedene Verhaltensaspekte und Verhaltensebenen differenziert) *zu erfassen* und die Zusammenhänge zwischen den erfaßten Komponenten *zu analysieren.*

Die Abgrenzung zwischen testdiagnostischen und verhaltensdiagnostischen Methoden ist unscharf, denn im Rahmen der Verhaltensdiagnostik kommen auch psychometrische Tests zur Anwendung; verhaltensdiagnostische Methoden gehen jedoch über die Testdiagnostik hinaus. Ursprünglich wurden die verhaltensdiagnostischen Methoden im Bereich der Verhaltenstherapie entwickelt, sie sind jedoch nicht an verhaltenstherapeutische Methoden im engeren Sinne gebunden, sondern haben für alle Therapieformen eine hohe Bedeutung.

Wichtige Methoden der Verhaltensdiagnostik sind die direkte Verhaltensbeobachtung, Interview- und Fragebogenmethoden. Einige Verhaltensaspekte - wie z.B. die Aktivität eines hyperkinetischen Kindes - können apparativ gemessen werden (Aktometer), häufiger jedoch kommen Beobachtungsbögen zur Registrierung von Verhaltensweisen oder Ratingskalen bzw. Fragebögen zur Einschätzung der Häufigkeit und Intensität von Verhaltensweisen zum Einsatz. Schließlich können verhaltensdiagnostische Methoden noch danach unterschieden werden, ob durch sie situative Verhaltensbedingungen, interne vermittelnde Prozesse, die Verhaltensweisen selbst oder Verhaltenskonsequenzen erfaßt werden. Dies wird im Kap. zur Verhaltenstherapie genauer erläutert.

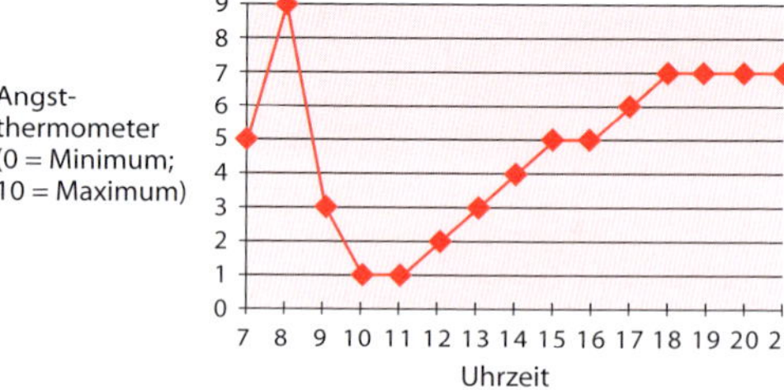

Abb. 2.14: Verhaltensdiagnostik - Beispiel 1. Angstkurve bei einer 12jährigen schulphobischen Patientin A. M. an einem Tag.
Die Angstausprägung wurde gemeinsam mit der Patientin mit Hilfe des "Angstthermometers" bestimmt (0 = keine Angst; 10 = maximale Angst).
Aus der Kurve wird deutlich, daß die Angst unmittelbar vor Abfahrt des Schulbusses ca. um 8 Uhr am stärksten ausgeprägt ist, während des Schulbesuchs deutlich nachläßt und im Verlaufe des Nachmittags wieder ansteigt. Die Mutter des Kindes war von dieser Darstellung sehr überrascht, da sie die Vorstellung hatte, daß Kind wäre in der gesamten Unterrichtszeit ebenso gequält wie unmittelbar vor Schulbeginn und am Abend. Solche diagnostischen Informationen für die Eltern können den "Einstieg" in die Therapie ermöglichen.

		Wochentag							
		Mi	Do	Fr	Sa	So	Mo	Di	Mi
Angst-Thermometer	morgens	-	5	5	0	0	5	4	6
	mittags	-	0	0	1	0	0	0	0
	abends	2	2	0	0	7	6	7	-
Schulstunden	Schulstunden insgesamt	-	5	5	0	0	2	5	5
	davon teilgenommen	-	2	1	0	0	2	5	1

Abb. 2.15: Verhaltensdiagnostik - Beispiel 2. Registrierung des Angstausprägung und der besuchten Schulstunden durch die 12jährige schulphobische Patientin A. M. im Verlauf einer Woche (Anfangsphase der ambulanten Therapie).

Methode	Erläuterung	Beispiel
Verhaltensdiagnostische Interviews	Die am häufigsten praktizierte verhaltensdiagnostische Methode. Unabdingbare Voraussetzung der Verhaltenstherapie. Das Interview kann mit den Eltern, dem Kind/Jugendlichen und mit beiden gemeinsam durchgeführt werden.	Die Interviews orientieren sich in der Regel an einem der gebräuchlichen Schemata zur Verhaltensanalyse (☞ Kap. 3.3.)
klinische Verhaltensbeobachtung	Verhaltensbeobachtung im Verlaufe der klinischen Untersuchung: • Beobachtung des Kindes/Jugendlichen im Rahmen der Einzeluntersuchung (Exploration, körperliche, psychologische Untersuchung, insbes. Testuntersuchungen) • Beobachtung der Eltern-Kind-Interaktion (z.B. in den Trennungssituationen, bei gemeinsamer Exploration)	s.o. das Kap. zur Exploration und Verhaltensbeobachtung (Kap. 2.3.)
	Verhaltensbeobachtung in hierfür gezielt induzierten (teil)standardisierten Situationen: • Einzelbeobachtung des Kindes (z.B. Verhaltensproben, Rollenspiele) • Beobachtung der Eltern-Kind-Interaktion bei bestimmten Interaktionsaufgaben (z.B. Beobachtung der Hausaufgabensituation)	Verhaltensbeobachtung und Analyse im Rahmen des Elterntrainings von Innerhofer und Warnke (☞ Warnke, 1993)
Verhaltensdiagnostische Fragebogen- und Ratingmethoden	Diese Verfahren können sowohl mit den Patienten selbst (Selbstbeurteilung) wie auch mit Eltern, Lehrern, Stationspersonal etc. (Fremdbeurteilung) durchgeführt werden.	Häufig eingesetzte allgemeine Symptombögen: CBCL, YSR. Diagnosenspezifische Bögen z.B.: ABS und EDI
Verhaltensbeobachtung und -registrierung mit Protokollbögen	Hierzu zählen Selbstbeobachtungsbögen (Bearbeitung durch Kinder/Jugendliche) und Bögen zur Fremdbeobachtung (Bearbeitung durch Eltern, Lehrer und andere Bezugspersonen).	Protokollbögen für das Problemverhalten (vgl. das Beispiel zur Verhaltensregistrierung bei Schulphobie)
apparative Messung von Verhaltensaspekten	Die ausschließliche apparative Messung von Verhaltensaspekten ist auf wenige Anwendungsgebiete beschränkt. Die apparativ unterstützte (z.B. computerunterstützte) Verhaltensdiagnostik gewinnt jedoch immer mehr an Bedeutung.	Aktometer zur Messung der körperlichen Aktivität, z.B. bei hyperkinetischen Kindern.

Tab. 2.24: Methoden der Verhaltensdiagnostik.
Erläuterung: CBCL und YSR = Fragebögen für Eltern bzw. Jugendliche von Achenbach und Edelbrock (1983). ABS = Anorectic Behavior Scale von Slade (1973); der Bogen dient zur Fremdeinschätzung anorektischen Verhaltens, z.B. durch Eltern. EDI = Eating Disorder Inventory von Garner et al. (1983); der Bogen dient zur Selbsteinschätzung anorektischer Merkmale.
Genauere Angaben hierzu ebenso wie zum Elterntraining (Warnke, 1993) finden sich in Steinhausen u. v. Aster (Handbuch Verhaltenstherapie und Verhaltensmedizin bei Kindern und Jugendlichen. Beltz, Psychologie Verlags Union, Weinheim, 1993).

2.6. Familien- und Umfelddiagnostik

2.6.1. Überblick

Um das Verhalten und Erleben einer Person angemessen verstehen zu können, ist es notwendig, seine Lebensumstände und die Verhaltens- und Erlebensformen seiner wichtigsten Bezugspersonen zu berücksichtigen; jedes individuelle Verhalten ist Teilaspekt von übergeordneten Systemen (Familie, soziales, ökonomisches und kulturelles Umfeld) und wird hieraus verständlich. Dabei spielen für Kinder und Jugendliche die engsten Bezugspersonen des Kindes in der Familie eine herausragende Rolle: Psychische Störungen von Kindern und Jugendlichen können auf eine Problematik im Familienbeziehungsgefüge hinweisen, die Auffälligkeiten eines Kindes können Symptom eines zugrundeliegenden familiären Beziehungskonfliktes sein. Manchmal können seelische Krankheitssymptome sogar als wichtige und sinnvolle, das Gleichgewicht des Familiensystems sichernde Lösungsversuche aufgefaßt werden. Aber auch wenn dies nicht der Fall ist, ziehen psychische Störungen von Kindern Veränderungen in den Familienbeziehungen nach sich und oft genug werden dann die Symptome des Kindes durch die familiären Interaktionen aufrecht erhalten oder verstärkt. Aus diesen Gründen ist bei der Diagnostik von psychischen Störungen im Kindes- und Jugendalter wichtig, *das Umfeld und insbesondere die Familie* des vorgestellten Patienten mitzuberücksichtigen.

Aufgaben und Ziele der Familien- und Umfelddiagnostik

Die Familien- und Umfelddiagnostik hat die *Aufgabe*, die familiären, sozialen und ökologischen Umstände zu erfassen, die für die Entstehung, Aufrechterhaltung oder Bewältigung von familialen Beziehungskonflikten oder psychischen Störungen bedeutsam sind. Die familiendiagnostische Analyse richtet sich auf zwei Ebenen:

- *die Bedeutung der Familie und des Umfeldes*
  Es ist abzuklären, welchen Stellenwert die Familie für die individuelle Psychopathologie hat und welche Bedeutung die individuellen psychischen Probleme des vorgestellten Patienten für die Familie haben. Das *Ziel* dieser Untersuchung ist es, die Probleme, die zur Vorstellung führten, in ihrem Kontext zu verstehen
- *die Möglichkeiten der Therapie*
  Gleichzeitig ist zu untersuchen, welche Art der Hilfestellung die Familie annehmen kann, welche sie von vorneherein ablehnt und ob sich diese mit unseren Vorstellungen und Möglichkeiten vereinbaren läßt. Das *Ziel* der Familiendiagnostik auf dieser Ebene besteht darin, die Kooperationsmöglichkeiten mit der Familie herauszufinden. Diese diagnostische Abklärung stellt gleichzeitig den Einstieg in die weitere Zusammenarbeit mit der Familie dar

Die Familien- und Umfelddiagnostik zielt dabei nicht unbedingt auf eine Veränderung des Umfeldes oder eine Familientherapie ab, sondern sie soll helfen, die Indikation zu stellen, ob überhaupt eine Behandlung notwendig ist, welche Therapieform am ehesten zu empfehlen ist und in welcher Weise dabei mit der Familie zusammengearbeitet werden kann

Die Erfassung von psychosozialen Belastungsfaktoren

Ein zentraler Bereich der Anamneseerhebung und Exploration besteht darin, das aktuelle soziale Umfeld des Patienten und seine bisherige Entwicklung (z.B. Familiengeschichte) zu erfassen und pathogene Faktoren ebenso wie Bewältigungsansätze und Ressourcen im sozialen Umfeld zu identifizieren. Die wichtigsten aktuellen Belastungsfaktoren, die bei psychischen Störungen von Kindern und Jugendlichen zu berücksichtigen sind, werden auf der Achse V des multiaxialen Klassifikationsschemas (Remschmidt & Schmidt, 1994) aufgeführt. Neben diesen aktuellen Faktoren (in der Regel bezieht man sich dabei auf den Zeitraum des letzen halben Jahres) sind die früheren lebensgeschichtlichen Belastungen in analoger Weise zu erfassen.

- abnorme in7trafamiliäre Beziehungen
- psychische Störung, abweichendes Verhalten oder Behinderungen in der Familie
- inadäquate oder verzerrte intrafamiliäre Kommunikation
- abnorme Erziehungsbedingungen
- abnorme unmittelbare Umgebung
- akute, belastende Lebensereignisse
- gesellschaftliche Belastungsfaktoren
- chronische zwischenmenschliche Belastungen im Zusammenhang mit Schule und Arbeitsplatz
- belastende Lebensereignisse/Situationen infolge von Verhaltensstörungen/Behinderungen des Kindes

Tab. 2.25: Einteilung der aktuellen psychosozialen Belastungsfaktoren nach der Achse V des Multiaxialen Klassifikationsschemas (nach Remschmidt & Schmidt, 1994).

Eine große Zahl von Untersuchungen hat gezeigt, daß Kinder, die in kinder- und jugendpsychiatrischen Einrichtungen oder in Einrichtungen der Jugendhilfe (z.B. Erziehungsberatungsstellen) vorgestellt werden, erheblich stärker unter solchen psychosozial belastenden Bedingungen leben als psychisch gesunde Kontrollkinder und daß diese Faktoren den weiteren Verlauf (und auch den Therapieverlauf) wesentlich beeinflussen. Anamneseerhebung und Exploration sollen so genau sein, daß der Diagnostiker in der Lage ist, festzustellen, ob eine der angeführten Belastungen bei dem untersuchten Kind bzw. Jugendlichen vorliegt oder nicht. Auf diese Weise wird zumindest sichergestellt, daß die wichtigsten möglichen Bedingungen der psychischen Störung und die wichtigsten indikationsrelevanten Faktoren in der Diagnostik mitbedacht werden.

- Mangel an Wärme in der Eltern-Kind-Beziehung
- Disharmonie in der Familie zwischen den Erwachsenen
- feindliche Ablehnung oder Sündenbockzuweisung gegenüber dem Kind
- körperliche Kindesmißhandlung
- sexueller Mißbrauch (innerhalb der Familie)
- andere

Tab. 2.26: einzelne Belastungsfaktoren im Bereich "abnorme intrafamiliäre Beziehungen" nach der Achse V des Multiaxialen Klassifikationsschemas (nach Remschmidt & Schmidt, 1994).

Häufig aber ist die Überprüfung dieser Belastungsfaktoren im Rahmen der "normalen" Anamneseerhebung noch zu ungenau und nicht zuverlässig genug; dies ist auf zwei Gründe zurückzuführen:

- Für die familien- und umfelddiagnostischen Aspekte steht im Rahmen der "normalen" Anamneseerhebung und Exploration nur *relativ wenig Zeit* zur Verfügung, da sie nur einen kleinen Teilbereich aller abzuklärenden Fragestellungen ausmachen
- In der Regel sind die Diagnostiker *primär auf die Auskünfte der Eltern angewiesen*; dies mindert die Qualität der diagnostischen Informationen, weil die Angaben der Eltern subjektiv sehr stark verzerrt sein können, weil sie nicht in der Lage sind, ihre Situation realistisch einzuschätzen oder weil sie nicht bereit sind, offen über ihre Lebenssituation zu sprechen

In vielen Fällen ist es deshalb erforderlich, einen gesonderten Termin von 1 bis 1 1/2 Stunden für die Familiendiagnostik zu vereinbaren. Bei einem solchen familiendiagnostischen Termin besteht die Möglichkeit zur *direkten Interaktionsbeobachtung* und es ist dann auch *genügend Zeit* vorhanden, auf die Familienmitglieder so ausführlich einzugehen, daß sie auch eher bereit sind, ihre privaten Lebensbedingungen offener darstellen können. Eine solche *ausführlichere Familien- und Umfelddiagnostik* ist immer dann *indiziert*,

- wenn anzunehmen ist, daß bedeutsame psychosoziale Belastungen vorliegen, die für die Entstehung oder Aufrechterhaltung der psychischen Probleme des Kindes und für das Verständnis seiner Schwierigkeiten von Bedeutung sind oder

- wenn eine Therapie in Erwägung gezogen wird. In einem solchen Fall ist - unabhängig von der letztlich gewählten Therapieform - eine genauere Familiendiagnostik sinnvoll, um die Kooperation mit der Familie anzubahnen

Im Zentrum einer familiendiagnostischen Untersuchung kann ein Elterninterview oder ein gemeinsames Familieninterview mit den Eltern, dem vorgestellten Patienten und eventuell weiteren Familienmitgliedern (z.B. Geschwistern) stehen. Elterninterviews aber haben den Nachteil, daß die Eltern-Kind-Interaktion nicht direkt beobachtet werden kann, dies ist nur in gemeinsamen Familieninterviews möglich. In der klinischen Praxis ist deshalb das gemeinsame familiendiagnostische Interview die wichtigste Methode der Familien- und Umfelddiagnostik.

Übersicht zu den familiendiagnostischen Methoden

Die familiendiagnostischen Methoden können in zwei große Gruppen eingeteilt werden: Zu den *Beobachtungsverfahren* werden alle die Methoden gerechnet, die sich auf die direkte Beobachtung der Familieninteraktion stützen. Bei den *Selbstberichtsmethoden* handelt es sich überwiegend um Fragebogenverfahren oder um verwandte Methoden, die in der Regel einzeln vorgegeben werden, und in denen die Familienmitglieder Auskunft über Aspekte des Familienlebens geben. Bei den Beobachtungsverfahren werden somit Informationen aus der "Außenperspektive" (Beobachtung von außen), bei den Selbstberichtsmethoden Angaben aus der "Innenperspektive" gewonnen. Das gemeinsame familiendiagnostische Interview umfaßt beide Komponenten, die Beobachtung ebenso wie den "Selbstbericht" der Familienmitglieder. Für eine pragmatische Übersicht können die familiendiagnostischen Methoden nach dem jeweiligen Setting (Familiensetting vs. Einzelsetting) und nach dem verwendeten diagnostischen Vorgehen unterschieden werden.

diagnostisches Setting	diagnostisches Verfahren		
	Interview	Fragebogen/andere Verfahren	
gemeinsam mit der ganzen Familie oder einem Familienteil	gemeinsames familiendiagnostisches Interview	Interaktionsaufgaben (z.B. gemeinsamer Rorschachtest)	
einzeln mit dem Kind/ Jugendl. oder weiteren Familienmitgliedern	familiendiagnostisch orientierte Einzelexploration	Fragebogenverfahren (z.B. GT, FACES, SFB*)	andere Untersuchungsverfahren (z.B. FAST*, projektive Verfahren)

Tab. 2.27: Einteilung familiendiagnostischer Methoden.
* Erläuterung der Abkürzungen (zu genaueren Erläuterungen ☞ CIERPKA, 1987): GT: Gießen-Test (BECKMANN & RICHTER, 1972). FACES: Family Adaptability and Cohesion Evaluation Scales (OLSON et al., 1985). SFB: Subjektives Familienbild (MATTEJAT & SCHOLZ, 1994). FAST: Familien-System-Test (GEHRING, 1993).

Das gemeinsame familiendiagnostische Interview kann durch Interaktionsaufgaben für die Familie oder durch familiendiagnostische Einzeluntersuchungen (jede Person getrennt) ergänzt werden. Wegen der praktischen Bedeutung des *gemeinsamen familiendiagnostischen Interviews* wird auf diese Methode hier ausführlicher eingegangen.

2.6.2. Das gemeinsame familiendiagnostische Interview

Als Beispiel dafür, wie ein familiendiagnostisches Anfangsinterview durchgeführt werden kann, wird im folgenden die Interviewmethode, so wie sie in der Familienambulanz der Klinik und Poliklinik der Philipps-Universität Marburg entwickelt und erprobt wurde, vorgestellt ("Marburger Familiendiagnostisches Interview"; nach Remschmidt & Mattejat, 1995). Zum Gespräch werden in der Regel der vorgestellte Patient und seine Eltern, bei Bedarf auch weitere Familienangehörige (z.B. Geschwister) eingeladen. Das Interview wird nach Möglichkeit von jeweils zwei Kollegen durchgeführt, wobei ein Kollege das Gespräch mit der Familie führt, der andere den Gesprächsverlauf am Videoschirm beobachtet; für eventuell notwendige genauere Auswertungen oder für eine mögliche

Rückmeldung an die Familie wird außerdem eine Videoaufzeichnung des Gesprächs erstellt. Für das Gespräch ist etwa eine Stunde vorgesehen, die Auswertung beansprucht ca. $^1/_2$ Stunde.

Prinzipien der Interview-Durchführung

Bei der Führung des Gesprächs orientiert sich der Interviewer bzw. der Therapeut an den folgenden Prinzipien:

- *Transparenz*
  Überschaubarkeit der Therapiesituation und vollständige Information der Familie sind Voraussetzungen dafür, daß sich die Familie im Kontakt mit dem Therapeuten sicher fühlen kann. Wenn der Therapeut z.B. Vorinformationen über die Familie hat, teilt er seinen Kenntnisstand der Familie mit. Dazu gehören die Erläuterungen zum Gesprächszweck, die Erklärung der technischen Mittel, die Besprechung der Frage, wer welche Informationen erhält und natürlich die Einverständniserklärung der Beteiligten
- *Perspektivität*
  Es wird betont, daß jeder eine andere Sichtweise hat, daß jeder einen anderen Aspekt zum Gesamtbild beitragen kann, und uns deshalb die persönliche Meinung von jedem einzelnen wichtig und für die Zusammenarbeit nützlich ist. Der Interviewer befragt möglichst ausgewogen alle anwesenden Familienmitglieder und versucht dabei, sich jeweils in denjenigen einzufühlen, der gerade seine Position erläutert
- *diagnostisch-empathische Einstellung*
  Es geht ausschließlich darum, möglichst genau das aufzunehmen und zu akzeptieren, was die Familie mitzuteilen hat, Bewertungen sind nicht angebracht. Bei allen Fragen, die die Behandlung betreffen, wird darauf verwiesen, daß zunächst die Problematik etwas genauer verstanden werden muß, bevor Ratschläge oder Vorschläge gegeben werden können
- *Entwicklungsorientierung*
  Der Therapeut würdigt das Vertrauen, das die Familie ihm schenkt. Wo die Familie nur Fehlschläge erblickt, hebt er die für die weitere Entwicklung produktiven Ansätze hervor. Die Fragen und der Abschlußkommentar des Interviewers lenken den Blick immer wieder auf positive Veränderungsmöglichkeiten, und auf die Selbsthilfemöglichkeiten der Familie. Die Entwicklungsorientierung markiert den Übergang zur Therapie

Inhaltliche Struktur und Ablauf des Interviews

Das Gespräch ist in sechs Bereiche gegliedert, die immer angesprochen werden sollten. Damit wird ein gewisses Maß an Strukturierung angestrebt, jedoch nicht um den Preis der Verdeckung familiendiagnostisch wertvoller Informationen. Meistens spricht die Familie die genannten Bereiche von sich aus an; eine Reihenfolge hinsichtlich der Strukturbereiche muß nicht eingehalten werden, die Familie sollte möglichst wenig "gebremst" werden.

1. Kontakt und allgemeine Information

2. Vorerfahrungen, Zuweisungsweg und Vorstellungsentscheidung

3. Exploration der individuellen Problematik des Kindes/Jugendlichen

4. Familie: Probleme und Ressourcen

- Reaktionen auf die Probleme des Kindes/Jugendlichen
- Familienbeziehungen und familiäre Bewältigungsformen
- allgemeine Familiensituation und außerfamiliäre Beziehungen

5. Therapievorstellungen

- allgemeine Lösungsvorstellungen
- spezielle Therapievorstellungen

6. Abschlußvereinbarungen

Tab. 2.28: Thematische Struktur und zeitliche Abfolge eines familiendiagnostischen Interviews.

- *Kontakt und allgemeine Information*
  Der Interviewer stellt sich selbst vor, erkundigt sich nach den Namen der Familienmitglieder, spricht dabei jeden einzelnen an, informiert über die Videoaufzeichnung, den Kollegen am Bildschirm, holt das Einverständnis der Familie hierzu ein, informiert über den Zweck und die Dauer des Gesprächs und betont das diagnostische Interesse

- *Vorerfahrungen, Zuweisungsweg und Vorstellungsentscheidung:* Das Interview beginnt mit der Frage, wie es zur Vorstellung des Kindes oder Jugendlichen gekommen ist bzw. wie die Familie dazu gekommen ist, sich in der Klinik zu melden. Dabei hat die Familie die Möglichkeit, den Zuweisungsweg, den Prozeß der "Definition des Patienten", die Vorbehandlungen oder die Symptome des Kindes selbst zu thematisieren
- *Exploration der individuellen Problematik des Kindes/Jugendlichen*
  Typische Fragen zur Exploration der Probleme des Kindes sind: "Was war denn jetzt der Grund für die Vorstellung?" oder "Um welche Probleme geht es jetzt im einzelnen dabei?"
- *Familie*
  Der Bereich "Familie" nimmt den größten Zeitraum ein und bezieht sich auf drei Aspekte: Zum einen wird danach gefragt, wie das Problem des Patienten in der Familie emotional und kognitiv aufgenommen wird, wie darauf in der Familie reagiert wurde und wie die Familie bisher versucht hat, die Probleme zu bewältigen; zweitens werden die Familienbeziehungen und familiären Bewältigungsformen angesprochen und schließlich wird die allgemeine psychosoziale Situation des Kindes und der Familie (Probleme, Belastungen, Ressourcen) erfragt

Fragen zum Familiensystem	
Problembeschreibung	• Was sind die wichtigsten individuellen, familiären und sozialen Problembereiche und wie schwerwiegend sind sie einzuschätzen?
Bedingungszusammenhänge	• In welchem Zusammenhang stehen die beschriebenen Probleme? • Welchen Stellenwert haben die Probleme im familiären Beziehungsgefüge? • Wie kann die psychische Störung des Patienten erklärt werden (Hypothesen)?
Bewältigungsmöglichkeiten	• Welche Formen der Problembewältigung bevorzugen die einzelnen Familienmitglieder? • Wie wirken die Coping-Formen der einzelnen Familienmitglieder zusammen? • Über welche noch nicht genutzten Fähigkeiten und Ressourcen verfügt die Familie, die für die anstehenden Aufgaben aktualisiert werden können?
Fragen zum Therapiesystem	
Voraussetzungen bei der Familie	• Wer hat den Kontakt zur Einrichtung aufgenommen? • Worin besteht das Anliegen der einzelnen Familienmitglieder? • Was sind die Behandlungsvorstellungen der Familienmitglieder, welche Hoffnungen und Befürchtungen verbinden sie mit einer Therapie?
Voraussetzungen der Therapeuten	• Welche Voraussetzungen und Möglichkeiten bestehen im Hinblick auf Hilfestellungen für diese Familie (institutionelle und persönliche Voraussetzungen)?
Kooperationsmöglichkeiten	• Wie reagiert die Familie auf das Gesprächsangebot und die Interventionen ("Resonanz" der Familienmitglieder)? • Wie reagieren umgekehrt die Therapeuten auf die einzelnen Familienmitglieder? • Wie lassen sich die Vorgaben der Familie mit den Vorstellungen der Therapeuten vereinbaren? • Auf welche Aspekte ist in der Zusammenarbeit mit der Familie besonders zu achten, welche positiven Möglichkeiten sind zu nutzen und welche Gefahren sind besonders zu beachten?

Tab. 2.29: Fragestellungen bei der Auswertung des familiendiagnostischen Interviews.

- *Therapievorstellungen*
  Zunächst werden die allgemeinen Lösungsvorstellungen exploriert, um dann auf die speziellen Therapievorstellungen zu kommen. Typische Fragen zu diesem Bereich wären: "Was können Sie selbst zur Lösung der Probleme beitragen?", "Wie meinen Sie, können wir Ihnen bei der Lösung dieser Probleme helfen?", oder "Haben sie bestimmte Vorstellungen, wie die Therapie in der Klinik laufen sollte?" oder "Haben Sie irgendwelche Befürchtungen im Zusammenhang mit der Therapie?"
- *Abschlußvereinbarungen*
  Vor Abschluß des Gespräches erkundigt sich der Interviewer danach, ob die Familie noch irgendwelche Fragen an ihn hat. Am Ende des Gespräches werden gemeinsam mit der Familie Vereinbarungen über das weitere Vorgehen getroffen, d.h. es wird über die noch ausstehenden Untersuchungen informiert und es können weitere Termine vereinbart werden

In der Regel kann die vorgesehene Gesprächszeit von 45 bis 60 Minuten eingehalten werden; in dieser Zeit können alle Themenbereiche angesprochen werden. Häufig muß der Interviewer die Bereiche nicht von sich aus ansprechen, da die Familie von selbst auf diese Fragen kommt. Fast immer aber hat er darauf zu achten, daß sich jedes Familienmitglied zu jedem Bereich äußern kann; d.h. ergänzende Rundfragen sind fast immer notwendig. In manchen Fällen kann es aber geschehen, daß die Familie auf den einen oder anderen Bereich nicht eingeht, obwohl sich der Interviewer darum bemüht. Ein Extremfall wäre gegeben, wenn sie z.B. nur über die gescheiterten Vorbehandlungen klagt und nicht bereit ist, auf andere Themen genauer einzugehen. Doch gerade ein solcher, "untypischer" Interviewverlauf ist diagnostisch aufschlußreich, denn die Interviewstruktur ist nicht dafür konzipiert, um auf jeden Fall durchgehalten zu werden; durch ihre Vorgabe haben wir vielmehr ein Muster, das mit dem tatsächlichen Ablauf verglichen werden kann.

Auswertung des Interviews

Die diagnostische Informationsgewinnung hat zwei Schwerpunkte, die subjektive Perspektive und das objektive Interaktionsverhalten:

- *die subjektive Perspektive*
  Zum einen geht es im Interview darum, die Sichtweise von jedem einzelnen Familienmitglied möglichst genau kennenzulernen und die Unterschiede zwischen den subjektiven Perspektiven der einzelnen Familienmitglieder zu verstehen. Im Gegensatz zu Anamnesegesprächen - in denen ein möglichst objektives Bild von der Lebenssituation des Patienten gewonnen werden soll - wird das subjektive Moment und die Unterschiedlichkeit subjektiver Wahrnehmungen und Einstellungen ("jeder sieht es mit anderen Augen") betont

- *das objektive Interaktionsverhalten*
  Dabei erhalten wir im Gesprächsverlauf aber nicht nur inhaltliche Informationen über die Familie; genauso wichtig ist die Art und Weise, wie die Familienmitglieder im Gespräch interagieren und in welcher Weise sie Kontakt zum Interviewer aufnehmen

Im Hinblick auf beide Aspekte können die Eindrücke des Interviewers und des Beobachters am Videoschirm sehr unterschiedlich sein; dies ist kein Nachteil, sondern bereichert die Diagnostik, denn auch hier gilt der Satz "Information ist der Unterschied, der einen Unterschied macht": Die unterschiedlichen Eindrücke können diskutiert und reflektiert werden, um zu einer gemeinsamen diagnostischen Einschätzung zu gelangen. Das Ergebnis dieser Diskussion kann in einem *familiendiagnostischen Befund* festgehalten werden.

Für eine systematischere Auswertung können darüber hinaus klinische *Ratingskalen* verwendet werden (z.B. "Marburger Familiendiagnostische Skalen (MFS)" nach Remschmidt & Mattejat, 1996). Eine *mikroanalytische Auswertung* der Familiengespräche bedeutet einen noch höheren Aufwand; dazu gehören z.B. Auswertung mit Hilfe von Kategoriensystemen oder auch inhaltsanalytische Untersuchungen. Solche Mikroanalysen aber sprengen den Rahmen der klinisch-praktischen Tätigkeit, sie sind primär von wissenschaftlichem Interesse.

2.6.3. Familiendiagnostische Selbstberichtsmethoden

Die im familiendiagnostischen Interview gewonnenen Informationen können durch eine Reihe von weiteren Methoden ergänzt und differenziert werden. Dazu gehören neben den familiendiagnostisch orientierten Einzelexplorationen die *Familienaufgaben*, d.h. alle die Methoden, in denen der Familie eine bestimmte Interaktionsaufgabe gestellt wird. Am bekanntesten ist hierbei der "Familien-Rorschach", bei dem Tafeln des Rorschach-Tests (vgl. oben das Kap. zur psychologischen Untersuchung) gleichzeitig mehreren Familienmitgliedern vorgegeben werden, mit der Instruktion, sich auf eine gemeinsame Deutung zu einigen. Die Auswertung dieses Tests konzentriert sich auf die Art und Weise, wie die Familienmitglieder miteinander in der Testsituation umgehen (z.B: Wer macht die Deutungsvorschläge, wer bewertet die Vorschläge in welcher Weise und wer trifft die Entscheidungen?); sie bezieht sich also auf die Interaktionsbeobachtung während der Durchführung der Interaktionsaufgabe. Neben solchen *problemunspezifischen Familienaufgaben* sind in der klinischen Praxis noch *problemspezifische Familienaufgaben* von Bedeutung, in denen die der Familie gestellten Interaktionsaufgaben einen direkten Bezug zur klinischen Problematik haben. So kann es z.B. bei Schulproblemen, die mit Konflikten während der Hausaufgaben verbunden sind, sehr sinnvoll sein, die Hausaufgabensituation (in der Klinik oder im häuslichen Milieu) zu beobachten und einer genaueren Analyse (z.B. einer Verhaltensanalyse) zu unterziehen. Ein anderes wichtiges Beispiel für problemspezifische Familienbeobachtung ist die Beobachtung (und evtl. Video-Analyse) einer gemeinsamen Mahlzeit in Familien mit einem eßgestörten Patienten.

Die wichtigsten Methoden zur Ergänzung des Familieninterviews sind jedoch die standardisierten Selbstberichtsmethoden; es handelt sich hierbei im wesentlichen um Fragebogenverfahren; die Familienbeziehungen können jedoch auch in nichtsprachlicher Form dargestellt werden, so wie dies beim Familiensystemtest (FAST; s.u.) der Fall ist. Diese Methoden haben gegenüber den meist recht aufwendigen Familienaufgaben und Interaktionsbeobachtungen den Vorteil, daß sie noch relativ zeitökonomisch durchführbar sind. Das im deutschen Sprachraum bekannteste Verfahren zu Beziehungsdiagnostik z.B. bei Ehepaaren ist der Gießen-Test (GT) von Beckmann und Richter (1972), der allerdings nicht für Kinder geeignet ist; seit längeren existieren außerdem eine Reihe von Fragebögen zu Erziehungsverhalten und Erziehungsstil von Eltern. Die in neuerer Zeit entwickelten Selbstberichtsverfahren zur Familiendiagnostik versuchen häufig die Familie auf mehreren verschiedenen Systemebenen zu erfassen, d.h. es werden Kennwerte für

- individuelle Merkmale und Verhaltensweisen einer Person
- Merkmale von dyadischen Beziehungen
- gesamthafte Familienmerkmale gewonnen

Testbezeichnung und Autoren	Durchführungs-Zeit	Altersbereich	Kurzbeschreibung
FDTS Familiendiagnostisches Testsystem Schneewind (1987)	20 - 60 Minuten; unterschiedlich, je nach Zusammenstellung der Module	Kinder von 9 - 14 Jahren und ihre Eltern	Ein modulares Testsystem zur Erfassung der Familienbeziehungen, so wie sie von den Familienmitgliedern wahrgenommen werden. Das System umfaßt eine Reihe von unterschiedlichen Fragebögen, die Eltern bzw. Kindern vorgelegt werden können. Es können erfaßt werden: • die Ehepaarbeziehung (aus der Sicht der Ehepartner) • der Erziehungsstil (Einstellungen, Ziele, Praktiken) aus der Sicht von Eltern und Kindern • das globale Familienklima ("Familienklimaskalen (FKS)", angelehnt an die "Family Environment Scale (FES)" von Moos & Moos, 1986).
Familieneinschätzungsbögen (Family Assessment Measure/ FAM III) Cierpka (1987)	30 - 60 Minuten; unterschiedlich, je nach Zusammenstellung der Module	Jugendliche ab 12 Jahren und Erwachsene	Deutsche Adaptation des "Family Assessment Measure (FAM)" von Skinner et al. (1983). Mit einem modularen Fragebogensystem wird die Familie - so wie sie von den Familienmitgliedern wahrgenommen wird - auf drei Ebenen erfaßt: • Im "allgemeinen Familienbogen" wird die Familie als System fokussiert • Der "Zweierbeziehungsbogen" untersucht die Beziehungen in bestimmten Paaren • Im Selbstbeurteilungsbogen wird die Selbsteinschätzung der eigenen Person erfaßt Dabei werden unterschiedliche Dimensionen (z.B. Kommunikation, Emotionalität etc.) unterschieden, besonders betont wird der Aspekt der Problemlösung bzw. Aufgabenerfüllung; deshalb für klinische Fragestellungen geeignet.
SFB Das subjektive Familienbild Mattejat & Scholz (1994)	10 - 15 Minuten	Jugendliche ab 12 Jahren und Erw.	Mit einem speziellen Fragebogenverfahren (semantisches Differential) wird erfaßt, wie die Familienmitglieder ihre Beziehungen zueinander subjektiv erleben. Dabei kommen die gerichteten Beziehungsangebote zur Darstellung: Wie verhält sich die Person X gegenüber der Person Y? Jede gerichtete Beziehung wird mit Hilfe von 6 Adjektiv-Paaren charakterisiert. In der Standardanwendung werden die gerichteten Beziehungen in der familialen Triade Vater-Mutter-Kind erfaßt. In der Auswertung werden zwei grundlegende Aspekte, die emotionale Verbundenheit (Valenz) und die individuelle Autonomie (Potenz) unterschieden. Aufgrund des Verfahrens können individuelle Werte, Beziehungswerte und Scores für die Gesamtfamilie berechnet werden. Durch das Verfahren können in relativ kurzer Zeit differenzierte Informationen zur wahrgenommenen (subjektiven) Beziehungsstruktur gewonnen werden.

FAST Familien-systemtest Gehring (1993)	10 - 20 Minuten	Kinder ab 6 Jahren und Erw.	Mit dem FAST werden zwei Dimensionen des Familienlebens (oder besser: des Familienerlebens) erfaßt: Die *Kohäsion,* d.h. die Verbundenheit der Familienmitglieder untereinander (Nähe oder Enge der Beziehungen) und die *Hierarchie,* d.h. die Macht bzw. der Einfluß, den die Familienmitglieder sich zuschreiben. Dabei hat der Proband die Aufgabe, auf einem schachbrettartigen Feld Holzfiguren - die die Familienmitglieder darstellen - anzuordnen. Der Abstand der Figuren stellt dar, wie eng die Beziehung zwischen den Familienmitgliedern ist; je enger die Beziehung ist, umso näher sollen die Figuren zueinander gestellt werden. Unter jede Figur können Klötzchen gestellt werden, auf diese Weise kann eine Figur mehr oder weniger hoch sein; durch die Höhe werden die Macht bzw. der Einfluß einer Person dargestellt. Diese "Familienrepräsentationen" können auf verschiedenen Ebenen ausgewertet werden; es können Kohäsions- und Hierarchiewerte für die gesamte Familie oder auch für einzelne Dyaden berechnet werden. Das Testmaterial ist anschaulich, die Probanden haben eine praktische Aufgabe; deshalb ist der Test für jüngere Kinder besser geeignet als Fragebogenverfahren.

Tab. 2.30: Familiendiagnostische Selbstberichtsmethoden (Beispiele).

Therapie

3. Therapie

In der klinischen Versorgung zielt die *Diagnostik* darauf ab, die Indikation für die geeignete Behandlung zu stellen. Unter *Indikationsstellung* (indication = Hinweis, Anzeige) versteht man dabei die Bestimmung des geeigneten Therapieverfahrens. An die Diagnostik und Indikationsstellung schließt sich im nächsten Schritt die *Beratung* an, in der die Ergebnisse der Diagnostik erläutert und die Vorschläge zum weiteren Vorgehen und insbesondere die *Therapievorschläge* mit den Ratsuchenden besprochen werden, um mit ihnen gemeinsam die weiteren Schritte festzulegen und um - falls notwendig - zu einer Vereinbarung über die *Therapie* zu gelangen ("Therapievertrag"). In der Regel wird die Beratung mit den Eltern durchgeführt; Kinder und Jugendliche sollten in altersgemäßer Weise in die Beratung einbezogen werden. Der klinisch-therapeutische Bereich mit der typischen Abfolge "Diagnostik - Beratung - Therapie" stellt somit das zentrale Arbeitsfeld der Kinder- und Jugendpsychiatrie dar. Daneben stellen sich der Kinder- und Jugendpsychiatrie jedoch auch Aufgaben im Bereich der *Prävention* und der *Rehabilitation.*

3.1. Übersicht: Beratung, Behandlung, Rehabilitation und Prävention

3.1.1. Beratung

Definition

Beratung ist ein zwischenmenschlicher Interaktionsprozeß (Kommunikationsprozeß), in dem eine Person (der Berater) darum bemüht ist, die zu beratende Person in dem von ihr formulierten Anliegen (Fragestellung, Hilfsersuchen) zu verstehen und sie dabei so zu unterstützen, daß sie die von ihr thematisierten Probleme besser verstehen und bewältigen kann.

Beratung unterscheidet sich von der Therapie dadurch, daß das Ziel der Beratung nicht in der Heilung einer Erkrankung bzw. im Abbau der Symptomatik bei der beratenen Person besteht; die Beratung zielt auch nicht auf eine Veränderung ihrer Persönlichkeit, sondern darauf, daß die beratene Person mit bestimmten Problemen besser umgehen kann: Durch die Beratung soll die beratene Person Auskünfte, Hinweise und Anregungen darüber erhalten, wie die von ihr vorgetragenen Probleme zu verstehen sind und was sie hinsichtlich dieser Probleme tun kann. Beratung und Therapie haben somit unterschiedliche Schwerpunktsetzungen, gleichwohl können sie nicht eindeutig voneinander abgegrenzt werden, denn sie gehen fließend ineinander über.

Komponenten der Elternberatung

Die Beratung kann sich sowohl an die Patienten wie auch an ihre Eltern und andere Bezugspersonen richten; in der Kinder- und Jugendpsychiatrie steht allerdings die Elternberatung im Vordergrund. Sie kann als Grundform der Familienarbeit verstanden werden (☞ Familien- und Systemtherapie). Die Elternberatung hat das Ziel, auf der bewußten Ebene von Gesprächen den Eltern neue Einsichten und Kenntnisse, aber auch neue Ziele und Handlungsmöglichkeiten zugänglich zu machen. Sie umfaßt mindestens drei Komponenten:

- Informationsaustausch (allgemeine Informationen über Störungsbilder, diagnostische und therapeutische Möglichkeiten; spezielle Informationen über Untersuchungsergebnisse, Vorgehen und Verlauf der Therapie)
- Stützung und Ermutigung der Eltern
- aktive Ratschläge

Dabei stehen in der Regel die ersten beiden Komponenten ganz im Vordergrund; aktive Ratschläge für die Eltern sollten nicht vorschnell gegeben werden, denn sie sind nur dann sinnvoll, wenn sich eine Vertrauensbeziehung entwickelt hat und die Eltern in der Lage sind, sie anzunehmen und praktisch umzusetzen.

Hauptschritte der Elternberatung

Beziehungsaufnahme (zur Verfügung stehen, anteilnehmende Beobachtung, positive Resonanz geben)

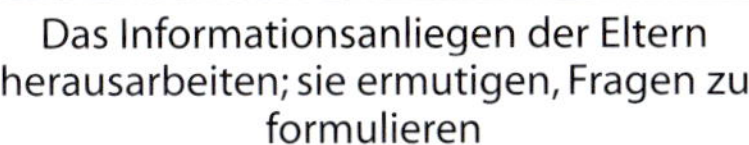

Das Informationsanliegen der Eltern herausarbeiten; sie ermutigen, Fragen zu formulieren

Den Eltern Informationen vermitteln (z. B. über Befunde, Diagnosen, geplante Maßnahmen, Medikationen, Chancen und Risiken, Veränderungen im Therapieverlauf)

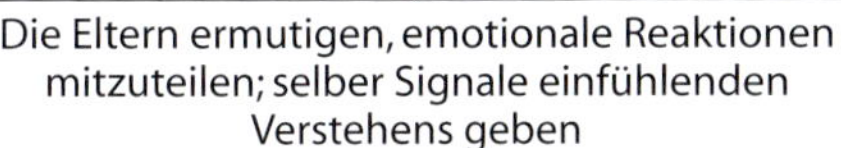

Die Eltern ermutigen, emotionale Reaktionen mitzuteilen; selber Signale einfühlenden Verstehens geben

Angebot, zur Verfügung zu stehen für weitere Fragen und im Falle zunehmender emotionaler Belastung

Abb. 3.1: Hauptschritte der Elternberatung (in Anlehnung an Rudolf, G.: Psychotherapeutische Medizin. 2. Auflage. Enke, 1995).

Grundprinzipien

Nach Dührssen (1988) sollte sich der Berater an den folgenden Grundeinstellungen orientieren:

- Der Berater sollte sich vor Beginn der Beratung ein Bild über das vorhandene Kräftereservoir und die Belastungsfähigkeit der Eltern machen
- Eine familiendiagnostische Abklärung ist als Voraussetzung der Beratung sinnvoll. Für die Beratung ist die Familiendiagnose wichtiger als das Krankheitsbild des Kindes selbst
- Die Entlastung für die Eltern sollten Ziel und Ergebnis jeder Beratung sein. Eine belehrende oder gar anklagende Haltung erhöht nur die Spannungen in der Familie
- Der Berater sollte nicht der Tendenz nachgeben, sich mit dem Kind gegen die Eltern zu identifizieren oder mit dem Kind eine Allianz gegen die Eltern einzugehen. Die "Elternanklage" schädigt und irritiert in der Regel das psychisch gestörte Kind
- Der Berater sollte versuchen, die positiven Ideale der Eltern zu verstehen, die ihr bewußtes Erleben ausmachen und an diesen bewußten Zielvorstellungen der Eltern anknüpfen
- Es ist sinnvoll, im Gespräch die Auswirkungen der kindlichen Symptomatik auf das Erleben der Eltern und auf die Familie insgesamt zu thematisieren

Grundformen der Eltern- bzw. Familienberatung

Die wichtigsten Formen der Eltern- bzw. Familienberatung in der Kinder- und Jugendpsychiatrie sind:

- Beratung als Abschluß eines diagnostischen Prozesses; Ergebnisse, Schlußfolgerungen, Vorschläge (Erläuterung der Befunde, Behandlungsvorschläge)
- kontinuierliche Beratung über einen längeren Zeitraum; dann, wenn keine intensive Behandlung notwendig ist
- begleitende Elternberatung bei einer (psychotherapeutischen) Behandlung des Kindes

Die zuerst genannte Beratungssituation ist die mit Abstand häufigste, da sie bei allen Patienten erfolgen sollte. Auf sie soll hier deshalb ausführlicher eingegangen werden.

Das initiale Beratungsgespräch

Am Beratungsgespräch, das an die Diagnostik anschließt, sollten nach Möglichkeit alle Personen eingeladen werden, die für das Zustandekommen eines stabilen und tragfähigen Therapiebündnisses notwendig sind. Häufig ist es auch sinnvoll (z.B. wenn das Kind viele Informationen nicht verstehen kann oder wenn Eheprobleme im Vordergrund stehen), das Beratungsgespräch alleine mit den Eltern zu führen.

Ausgangspunkt der Beratung sind die *Problemwahrnehmung*, die *Behandlungserwartungen* und die damit verbundenen *Beziehungsdefinitionen* der Familienmitglieder. Wenn es nicht schon vorher im Rahmen einer ausführlichen Familiendiagnostik hinreichend geschehen ist, sollte der Therapeut zu Beginn des Gesprächs diese Aspekte klären:

- *Problem- und Zieldefinitionen*
  Wie werden die Probleme von jedem der anwesenden Familienmitglieder wahrgenommen und definiert?
- *Familienbeziehungen*
  Wie ist die Beziehung der Familienmitglieder zueinander?
- *Behandlungserwartungen*
  Welche Wünsche, Hoffnungen und Befürchtungen verbinden die Familienmitglieder mit einer Therapie?
- *Therapiebeziehung*
  Welche Erwartungen an den Therapeuten sind damit verbunden?

Ansetzend an den Vorstellungen der Familienmitglieder kann der Therapeut dann die Ergebnisse der Diagnostik erläutern und seinen Therapievorschlag darstellen. Hierzu gehören u.a. Informationen darüber, wie schwerwiegend die Probleme einzuschätzen sind, ob ein Behandlungsbedarf besteht, welche Ursachen anzunehmen sind, wie die weitere Prognose einzuschätzen ist, welche Aspekte durch eine Therapie überhaupt beeinflußbar sind; weiterhin gehört hierzu eine ehrliche und realistische Angabe zu den Erfolgsaussichten der vorgeschlagenen Therapie und zu ihren möglichen Nachteilen und Nebenwirkungen. Bei dieser Information sind zwei Hauptgesichtspunkte zu beachten:

- Die Information, die der Berater vermittelt, soll für die Eltern möglichst gut verständlich sein. D.h. er soll an den Problemdefinitionen der Familienmitglieder anknüpfen, sie als persönlich-subjektive Sichtweisen bestätigen und seine Vorschläge nach Möglichkeit in der "Sprache der Familienmitglieder" formulieren. Der Berater soll sich also an den Vorgaben der Eltern orientieren, er soll sie - bildlich ausgedrückt - "dort abholen, wo sie gerade stehen"
- Auf der anderen Seite aber ist es wichtig, daß der Berater die Eltern in ihrer Verantwortung ernst nimmt. Alle wichtigen Informationen sollen mitgeteilt werden, auch Aspekte, die möglicherweise für die Familie schmerzlich sind, sollen angesprochen werden. Wenn ein Behandlungsbedarf festgestellt wurde, soll dies unmißverständlich deutlich gemacht werden und umgekehrt sollte auch klargestellt werden, wenn keine psychische Störung beim Kind bzw. Jugendlichen vorliegt und keine Behandlungsnotwendigkeit besteht, ohne dabei die Eltern in ihrer Besorgtheit zu kränken

Das Ziel des Gesprächs besteht immer darin, zu einer Vereinbarung über das weitere Vorgehen zu gelangen, die von allen Beteiligten akzeptiert wird. Dabei können prototypisch vier Grundsituationen unterschieden werden:

- Therapeut und Familie stimmen im wesentlichen darin überein, welche weiteren Maßnahmen zu ergreifen sind und es kann eine konkrete Therapievereinbarung getroffen werden
- Schwieriger ist die Situation, wenn eine Therapie bzw. bestimmte Therapievorschläge abgelehnt werden, obwohl aus fachlicher Sicht ein Bedarf besteht. In einem solchen Fall besteht die Aufgabe des Therapeuten darin, die Therapiemotivation der Familie zu fördern bzw. zunächst die Therapievoraussetzungen (z.B. realistische Einschätzung der Problematik) mit der Familie zu entwickeln. Diese Aufgabe erfordert viel Erfahrung und Geschicklichkeit im Umgang mit den Familien; oft gelingt es auch nicht in einer einzigen Sitzung, zu einer Vereinbarung zu gelangen. Das Ziel solcher Gespräche besteht darin, den Vorstellungen der Familie soweit wie möglich (d.h. soweit dies verantwortbar erscheint) entgegenzukommen; gleichzeitig aber sollte sich der Therapeut auf keinen Fall auf Vereinbarungen einlassen, die er für aussichtslos hält und keine Versprechungen machen (z.B. über die Dauer eines stationären Aufenthaltes), die er nicht einhalten kann
- Aus therapeutischer Sicht sehr viel leichter zu bewältigen sind Situationen, in der z.B. die Eltern einen Behandlungswunsch äußern, der Therapeut aber keine Behandlungsnotwendigkeit erkennen kann. In einem solchen Fall zielt die Beratung zunächst einmal darauf ab, die Eltern durch klare Auskünfte zu entlasten und zu beruhigen. Möglicherweise ist es auch notwendig, die Hintergründe der Vorstellung (z.B. Ehekonflikte) noch etwas genauer aufzuklären. Falls sich hierbei keine konkreten Ansätze für weitere Hilfestellungen ergeben, ist es wichtig, der Familie anzubieten, sich bei Bedarf wieder zu melden oder diagnostische Kontrolltermine (z.B. in einigen Monaten) zu vereinbaren

- Eine relativ einfache Situation ist dann gegeben, wenn weder die Familie noch der Therapeut einen weiteren Interventionsbedarf erkennen können (z.B. nach der diagnostischen Abklärung einer Fragestellung ohne positiven Befund). Der Kontakt sollte aber auch in solchen Fällen mit dem Angebot abgeschlossen werden, sich nach einigen Monaten wieder zu melden

Voraussetzungen

In der Kinder- und Jugendpsychiatrie sollten Beratungsgespräche nur von solchen Personen geführt werden, die folgende Voraussetzungen erfüllen:

- Der Berater sollte im Hinblick auf diese Fragestellung inhaltlich kompetent sein. Hierzu gehören neben einer genauen Kenntnis des Falles (Diagnostik-Ergebnisse) umfassende Kenntnisse und Erfahrungen in der Psychopathologie des Kindes- und Jugendalters, in den therapeutischen Möglichkeiten und der entsprechenden Grundlagenwissenschaften, z.B. der Entwicklungspsychologie
- Der Berater sollte außerdem mit den Prinzipien der psychotherapeutischen Gesprächsführung vertraut sein und in der Lage sein, diese Prinzipien im Umgang mit den beratenen Personen praktisch umzusetzen

3.1.2. Behandlung

Zu den *therapeutischen Maßnahmen im weiteren Sinne* gehören alle medizinischen, psychotherapeutischen, pädagogischen und sozialen Hilfestellungen und Interventionen, die darauf ausgerichtet sind, Erkrankungen zu heilen oder psychische Störungen und die mit ihnen verbundenen Probleme zu reduzieren bzw. abzumildern. Die therapeutischen Maßnahmen umfassen somit eine breite Palette von Hilfsangeboten, die sich auf die körperliche, die psychische und die sozioökologische Ebene beziehen. Dazu zählen die Psychopharmakotherapie und andere somatotherapeutischen Maßnahmen, die Psychotherapie, heilpädagogische Behandlungen, sozialtherapeutische und sozialpädagogische Hilfestellungen und andere Maßnahmen der Sozial- und Jugendhilfe. Die *klinisch-therapeutischen Maßnahmen im engeren Sinne*, d.h. die *Psychopharmakotherapie* und die *Psychotherapie*, die in den folgenden Kapiteln ausführlich behandelt werden, werden somit durch pädagogische und soziale Hilfestellungen ergänzt. Die Indikationsstellung und Therapieplanung kann sich deshalb nicht nur auf die klinisch-therapeutischen Maßnahmen im engeren Sinne oder gar nur auf das psychotherapeutische Feld beschränken; vielmehr ist die Multidimensionalität psychischer Störungen und ihrer Bedingungen bei der Therapieplanung zu berücksichtigen. Die Therapieplanung erfordert deshalb von Kinder- und Jugendpsychiatern und -Psychotherapeuten ein umfassendes Wissen und Vertrautheit mit allen Interventionsmöglichkeiten und darüber hinaus Erfahrung und Kompetenz in der Zusammenarbeit mit anderen Berufsgruppen (interdisziplinäre Kooperation), damit die verschiedenen Hilfestellungen bzw. Therapiemaßnahmen in sinnvoller Weise aufeinander abgestimmt werden können.

Behandlungsmodalitäten

Bei der Überlegung, welche Interventionen bzw. Hilfen einem Kind bzw. seiner Familie angeboten werden sollten, ist zunächst die Frage zu beantworten, unter welchen Rahmenbedingungen die evtl. vorgesehenen Maßnahmen realisiert werden können. Im Hinblick auf ärztliche und psychotherapeutische Hilfestellungen ist in diesem Zusammenhang insbesondere die Frage nach den Behandlungsmodalitäten zu klären. Es werden vier verschiedene Modalitäten unterschieden:

- stationäre Behandlung
- teilstationäre Behandlung (tagesklinische Behandlung)
- Behandlung im natürlichen Umfeld (home-treatment)
- ambulante Behandlung

Stationäre Behandlung

Bei der stationären Behandlung werden Kinder oder Jugendliche in einer klinischen Einrichtung (z.B. kinder- und jugendpsychiatrische Klinik, psychotherapeutische oder psychosomatische Klinik) vollzeitig untergebracht. Eine solche Behandlung ist mit einem sehr großen Aufwand sowohl in psychischer, organisatorischer wie auch in finanzieller Hinsicht und darüber hinaus mit Nachteilen verbunden, die sich aus der Herauslösung des Patienten aus seinem natürlichen Umfeld (Familie, Freunde, Schule) ergeben. Stationäre Behandlungen sind aus diesen Gründen *möglichst kurz* zu halten und in der Regel *nur bei schweren oder mit-*

telgradigen psychischen Störungen anzuraten und nur dann, wenn Therapien in anderen Modalitäten *zu risikoreich* sind, *zu geringe Erfolgschancen* haben (relativ aussichtslos bzw. bereits ausgeschöpft oder gescheitert) oder *nicht realisierbar* sind.

- unbedingt angezeigt bei lebensbedrohlichen Zuständen (z.B. Intoxikationen, anorektische Krisenzustände) und bei psychischen Störungen mit Selbst- und Fremdgefährdung (akute Psychosen, sonstige Erregungszustände, Suicidalität)
- wenn eine durchgehende Beobachtung des Patienten oder kontinuierliche Kontrolle der Behandlungsmaßnahmen notwendig ist (z.B. bei schwierigen medikamentösen Einstellungen)
- wenn die Störung eine sehr intensive und umfassende Behandlung durch ein multidisziplinäres Team erforderlich macht (z.B. bei schweren Anorexien, Psychosen, schweren hyperkinetischen Syndromen etc.)
- wenn ambulante Therapien gescheitert sind und eine Chronifizierung droht
- wenn die Erfolgsaussichten einer ambulanten Behandlung sehr gering sind, solange sich das Kind bzw. der Jugendliche in der Familie befindet
- zur Durchführung einer intensiven diagnostischen Abklärung, die ambulant nicht möglich ist
- als Ausnahmefall, wenn die Therapie in einer anderen Behandlungsmodalität aus organisatorischen Gründen nicht möglich ist

Tab. 3.1: Indikationskriterien für eine stationäre kinder- und jugendpsychiatrische Behandlung.

Tagesklinische Behandlung

In einer tagesklinischen Behandlung werden die Patienten morgens von den Eltern oder von einem Fahrdienst (z.B. Taxi) in die Tagesklinik gebracht und am Nachmittag wieder abgeholt, um den Abend und die Nacht in der Familie zu verbringen. Diese Behandlungsmodalität bietet von der Intensität und dem Umfang der Therapiemöglichkeiten nahezu dasselbe Spektrum wie eine stationäre Therapie. In vielen Fällen, in denen eine intensive und umfassende Behandlung notwendig ist, kann die stationäre Aufnahme deshalb durch eine tagesklinische Therapie ersetzt werden. Darüber hinaus können in einer tagesklinischen Therapie manche Nachteile der stationären Behandlung (Herauslösung aus dem natürlichen Umfeld) vermieden oder abgemildert werden. Insbesondere bei Kindern im Vorschul- und Grundschulalter ist es wichtig, Beeinträchtigungen, die durch die Trennung von der Familie entstehen können, zu vermeiden. Wann immer es möglich ist, sollte deshalb die tagesklinische Modalität als Alternative zur stationären Behandlung erwogen werden.

Therapie im natürlichen Milieu

(home-treatment)

Die Behandlung im häuslichen Milieu ist dadurch gekennzeichnet, daß der Therapeut zur Familie nach Hause fährt, um dort die Therapietermine mit der Familie bzw. dem Kind/Jugendlichen wahrzunehmen. Die Therapie im natürlichen Milieu stellt eine interessante Erweiterung der ambulanten Behandlungsmöglichkeiten dar, die insbesondere in verhaltenstherapeutisch orientierten Konzepten genutzt wird. Sie wird vermutlich in der Zukunft einen noch höheren Stellenwert einnehmen.

Ambulante Therapie

Bei den meisten psychischen Problemen, insbesondere bei leichten und mittelschweren Störungen ist eine ambulante Therapie, bei der die Patienten bzw. ihre Eltern oder Familien zu festgelegten Terminen in die Einrichtung (z.B. Praxis; Klinik; Beratungsstelle) kommen, hinreichend; die ambulante Therapie ist mit Abstand die häufigste Behandlungsform. Sie kann von der Behandlungsdauer, vom Setting, der Frequenz und Intensität sehr individuell und flexibel gestaltet werden; oft sind vorsichtige und behutsame Hilfestellungen hinreichend, um das Selbsthilfepotential der Patienten und ihrer Familien zu aktualisieren. Ambulante Therapie kann deshalb so angelegt werden, daß das alltägliche Leben der Familie wenig gestört bzw. beeinträchtigt (Minimierung von negativen Effekten und Nachteilen) und die Eigenverantwortung der Patienten und ihrer Familien betont werden. Die ambulante Therapie stellt somit die Regelform der Psychotherapie dar; sie sollte Ausgangspunkt aller Überlegungen für eine psychotherapeutische Hilfe sein; die anderen angeführten Therapiemodalitäten können als Ergänzung und Erweiterung der ambulanten psychotherapeutischen Hilfsmöglichkeiten verstanden werden, die in besonderen Problemsituationen (= Indikationskriterien) notwendig werden.

Psychotherapie: Definition und Kriterien

Die psychotherapeutischen Ansätze stellen den *zentralen Kernbereich* kinder- und jugendpsychiatrischer Behandlungsmöglichkeiten dar. Psychotherapie in ihren verschiedenen Abwandlungen ist die mit Abstand am häufigsten realisierte Behandlung und selbst dann, wenn andere Behandlungsmaßnahmen im Vordergrund stehen, sind psychotherapeutische Prinzipien in kinder- und jugendpsychiatrischen Behandlungen immer zu berücksichtigen.

Die psychotherapeutischen Behandlungsmethoden umfassen eine große Gruppe von Methoden und Ansätzen, die sich

- in ihren theoretischen Grundlagen
- in ihrer Zielsetzung
- in ihrer konkreten Methodik

erheblich unterscheiden, so daß es schwierig erscheint, den gemeinsamen Kern dieser Methodengruppe zu bestimmen. Eine häufig zitierte und weithin anerkannte Definition von "Psychotherapie" stammt von Strotzka (Was ist Psychotherapie? In: Strotzka, H. (Hrsg.): Psychotherapie: Grundlagen, Verfahren, Indikationen. Urban & Schwarzenberg, 1975):

> Danach ist Psychotherapie "ein bewußter und geplanter interaktioneller Prozeß zur Beeinflussung von Verhaltensstörungen und Leidenszuständen, die in einem Konsensus (möglichst zwischen Patient, Therapeut und Bezugsgruppe) für behandlungsbedürftig gehalten werden, mit psychologischen Mitteln (durch Kommunikation, meist verbal, aber auch averbal) in Richtung auf ein definiertes, nach Möglichkeit gemeinsam erarbeitetes Ziel (Symptomminimalisierung und/oder Strukturänderung der Persönlichkeit) mittels lehrbarer Techniken auf der Basis einer Theorie des normalen und pathologischen Verhaltens."

In Übereinstimmung mit dieser Definition können somit folgende Kriterien der Psychotherapie benannt werden:

- *sozial geregelte Interaktion*
  Psychotherapie ist ein gemeinsames Handeln von zwei oder mehreren Personen, zwischen denen eine klare Rollenverteilung zwischen Therapeut(en) und Patient(en) besteht. Der Therapeut muß durch Ausbildung (damit verbunden: Lehr- und Lernbarkeit therapeutischer Prinzipien) und Erfahrung qualifiziert sein und er soll im therapeutischen Prozeß bewußt und zielgerichtet handeln
- *Zielsetzung*
  Das Ziel der Psychotherapie besteht darin, behandlungsbedürftige Störungen des Patienten zu beseitigen oder abzumildern und seine persönliche Weiterentwicklung zu fördern
- *theoretische Fundierung*
  Die angewandte psychotherapeutische Methode basiert auf wissenschaftlichen Theorien normalen und gestörten Verhaltens; hierzu gehört z.B. eine Persönlichkeits- und Entwicklungstheorie, eine Theorie psychischer Störungen und eine Theorie therapeutischen Handelns
- *empirische Überprüfung*
  Das therapeutische Handeln soll intersubjektiv nachprüfbar sein; die Therapiemethode soll hinsichtlich ihrer Wirkungen empirisch überprüft sein

Auch wenn diese Kriterien nicht vollständig erfüllt werden können, stellen sie doch Zielvorstellungen dar, denen sich psychotherapeutische Ansätze und Methoden annähern sollten.

Therapierichtungen

Die psychotherapeutischen Therapieansätze können in fünf große Gruppen eingeteilt werden (z.B. Grawe, K. et al.: Psychotherapie im Wandel. Von der Konfession zur Profession. 3. Auflage, Hogrefe, 1994):

- *humanistische Therapien (erlebnisorientierte Therapien)*
  Hierzu zählen z.B. die personzentrierte Therapie (klientzentrierte Gesprächspsychotherapie und Spieltherapie), die Gestalttherapie und das Psychodrama

- *psychodynamische Therapien (tiefenpsychologische Therapieverfahren)*
  Zu dieser Gruppe gehören die klassische Langzeitpsychoanalyse, psychoanalytische Kurztherapien, andere psychoanalytisch orientierte Psychotherapieformen und die Individualtherapie
- *kognitiv-behaviorale Therapien (Verhaltenstherapie und kognitive Therapien)*
  Hierzu zählen die klassischen verhaltenstherapeutischen Methoden wie operante Verfahren, die systematische Desensibilisierung, die Reizkonfrontationsbehandlung, Biofeedback, Training sozialer Kompetenz, kognitive Verhaltenstherapien, Problemlösungstherapien und kognitive Therapien wie z.B. die rational-emotive Therapie
- *interpersonale und systemische Therapien*
  Zu dieser Gruppe zählen die interpersonale Psychotherapie, Paar- und Familientherapien mit unterschiedlichem theoretischen Schwerpunkt (wobei systemtheoretische Aspekte mehr oder weniger im Vordergrund stehen) und die systemische Einzeltherapie
- *ergänzende spezielle Therapieverfahren*
  Die letzte, recht heterogene Gruppe umfaßt Verfahren, die nur schwer einer bestimmten Schulrichtung zuzuordnen sind und die meist nicht als psychotherapeutische Hauptmethode, sondern als ergänzende Therapieverfahren eingesetzt werden können. Beispiele sind das Autogene Training, Meditation, imaginative Verfahren wie z.B. das Katathyme Bilderleben, Hypnose und trancetherapeutische Verfahren, Musik-, Tanz-, und Kunsttherapie und andere bewegungs- und körperorientierte Verfahren

Mit dieser Einteilung sind die wichtigsten psychotherapeutischen *Schulrichtungen* benannt: Psychoanalytische bzw. tiefenpsychologische, verhaltenstherapeutische, humanistische bzw. personzentrierte und systemische Therapieansätze.

Integration verschiedener Therapierichtungen

In der praktischen Arbeit werden häufig Methoden aus verschiedenen Therapierichtungen miteinander kombiniert, um der spezifischen Problematik der jeweiligen Patienten möglichst gerecht zu werden (störungsspezifische Behandlungsmodelle). Dem entspricht auch, daß die meisten jüngeren Psychotherapeuten in mehreren Therapierichtungen ausgebildet sind und in ihrer praktischen Arbeit eine Kombination bzw. Integration dieser Therapieansätze versuchen. Eine schulenübergreifend konzipierte Therapie besteht darin, zunächst eine individuelle Fallkonzeption zu erarbeiten, um auf dieser Grundlage ein problembezogenes Therapiekonzept für den Einzelfall zu entwickeln, an dem sich die Auswahl der Methoden und einzelnen Interventionen ausrichten kann. Als Orientierungshilfe bieten sich dabei Konzepte an, in denen die Gemeinsamkeiten verschiedener Therapieansätze herausgearbeitet und in einen einheitlichen Zusammenhang gestellt werden. Im deutschen Sprachraum sind in diesem Zusammenhang die Arbeiten von Grawe und Mitarbeitern besonders einflußreich geworden. Sie beschreiben drei psychotherapeutische "Perspektiven" bzw. "Wirkprinzipien", die vielen Therapieansätzen gemeinsam sind:

- *die Perspektive der konkreten Problembewältigung*
  Die erste Gemeinsamkeit vieler wirksamer Verfahren ist die "aktive Hilfe zur Problembewältigung", der Versuch, dem Patienten direkt bei der Bewältigung eines ihn belastenden Problems zu helfen mit Maßnahmen, die spezifisch auf dieses Problem zugeschnitten sind. Die meisten kognitiven und verhaltenstherapeutischen Methoden und supportive (stützende) Therapiemethoden können dieser Art der Hilfestellung subsumiert werden. Die Problembewältigungsperspektive kann durch zwei Hauptmerkmale charakterisiert werden:
  - Der Therapeut sucht nicht nach geheimen Motiven und er versucht auch nicht, den Problemen des Patienten eine andere Bedeutung beizulegen, sondern nimmt sie als ein Nicht-Können ernst
  - Er hilft dem Patienten aktiv, diese Probleme zu überwinden, wobei er ein problemspezifisches "know-how" einbringt

  Die Ziele einer an der praktischen Problembewältigung orientierten Therapie liegen im Erwerb von neuen Fähigkeiten und Fertigkeiten oder in der Aktivierung von nicht genutzten Fähigkeiten und Fertigkeiten, d.h. der Patient soll erfahren, daß er seine eigentlich vorhandenen Fähigkeiten wieder ausüben kann

- *die Klärungsperspektive*
  Dieses Wirkprinzip besteht darin, daß der Therapeut dem Patienten hilft, sein eigenes Erleben besser auszudrücken und zu verstehen, damit der Patient sich besser akzeptieren und sich dadurch auch anders verhalten kann. Die Aufgabe des Therapeuten besteht darin, die Selbstexploration des Patienten durch Interventionen wie z.B. gezielte Deutungen, Konfrontation mit gemiedenen Wahrnehmungen etc. zu fördern. Dabei können zwei wichtige Aspekte unterschieden werden:
  - *Emotionsverarbeitung*
    Der Therapeut hilft dem Patienten, vermiedene Gefühle besser erleben und ausdrücken zu können
  - *Bewußtseinsförderung*
    Der Therapeut lenkt die Aufmerksamkeit des Patienten auf dessen Einstellungen, Gedanken, Emotionen, Verhaltensweisen, damit er sie in einen neuen Zusammenhang stellen und besser verstehen kann

Wirkprinzip	Schwerpunkt/ Fokus	Ziel
konkrete Problembewältigung	Fähigkeitsaspekt (Kompetenzaspekt)	Erwerb oder Aktivierung von Fähigkeiten zum Überwinden von konkreten Schwierigkeiten
Klärung	motivationaler Aspekt	motivationale Klärung/Bedeutungsklärung: sich selbst besser verstehen
Beziehungsgestaltung	Beziehung zwischen Patient und Therapeut	positive Beziehungsqualität: Bedingungen, unter denen der Patient den Therapeuten als hilfreich erleben kann

Tab. 3.2: Wirkprinzipien der Psychotherapie (nach Grawe et al., 1994).

- *die Beziehungsperspektive*
  Die Beziehung zwischen Patient und Therapeut ist das Prozeßmerkmal, dessen Einfluß auf das Therapieergebnis am besten empirisch gesichert ist: Je besser die Qualität der Beziehung, umso günstiger ist der Therapieerfolg. Die Beziehungsperspektive ist außerdem deshalb bedeutsam, weil sich psychische Störungen zu einem wesentlichen Teil als interpersonale Beziehungsstörungen manifestieren und weil das zwischenmenschliche Geschehen in der Therapie eines der wichtigsten Mittel ist, um Veränderungen herbeizuführen. Ohne die Berücksichtigung der Therapeut-Patient-Beziehung können die an der Klärungs- oder Bewältigungsperspektive orientierten Interventionen wenig bewirken, denn eine gute Therapiebeziehung
  - führt zu einer Verbesserung des Selbstwertgefühls des Patienten
  - erhöht seine Bereitschaft, sich seinen Problemen zu stellen und sie
  - öffnet damit den Patienten erst für therapeutische Angebote, d.h. sie macht ihn aufnahmebereit für die klärungs- oder problembewältigungsorientierten therapeutischen Interventionen

Die drei angeführten Wirkprinzipien bzw. Perspektiven sind nicht als Alternativen zu betrachten, sondern sie stehen in einem Ergänzungsverhältnis. Konkret bedeutet dies, daß jeder Psychotherapeut, in der Lage sein sollte,

- einen kognitiv-emotionalen und motivationalen Klärungsprozeß zu unterstützen
- den Patienten aktive Hilfe und Anleitungen bei der Bewältigung ihrer Probleme zu vermitteln
- sein Beziehungsangebot so auf den Patienten abzustimmen, daß der Patient die Beziehung zum Therapeuten als für ihn positiv und förderlich erlebt und den Therapeuten als Verbündeten seiner positiven Entwicklungstendenzen erleben kann

Die wichtigsten psychotherapeutischen Verfahren in der Kinder- und Jugendpsychiatrie

Die wichtigsten psychotherapeutischen Verfahren in der Kinder- und Jugendpsychiatrie sind die tiefenpsychologische und die personzentrierte Spiel- und Gesprächstherapie, verhaltenstherapeutische

Methoden, gruppentherapeutische Ansätze, und die Gruppe der familien- und systemtherapeutischen Therapieverfahren. Diese Verfahren werden in den folgenden Kapiteln ausführlich dargestellt.

Therapieverfahren	theoretische Grundlagen	Kapitel
Gesprächstherapie mit Jugendlichen	tiefenpsychologische und/oder personzentrierte Konzepte	3.2.2.
Spieltherapie mit Kindern	tiefenpsychologische und/oder personzentrierte Konzepte	3.2.3.
körperorientierte, kreative und imaginative Verfahren	tiefenpsychologische und/oder personzentrierte Konzepte	3.2.4.
verhaltenstherapeutische Verfahren	lernpsychologische und allgemeine verhaltenstheoretische Konzepte	3.3.
gruppentherapeutische Verfahren	sozialpsychologische Konzepte in Kombination mit anderen therapeutischen Konzepten	3.4.
Familien- und Systemtherapie	Familien- und Systemtheorie	3.5.

Tab. 3.3: Die wichtigsten psychotherapeutischen Verfahren in der Kinder- und Jugendpsychiatrie.

3.1.3. Rehabilitation

Unter Rehabilitation versteht man den Einsatz von Maßnahmen, die dazu dienen, Auswirkungen von Behinderungen oder chronischen Erkrankungen abzumildern oder zu kompensieren, so daß eine möglichst weitgehende schulische, berufliche und gesellschaftliche Integration erreicht und die Lebensqualität des betroffenen Menschen möglichst wenig beeinträchtigt wird.

Der Rehabilitationsbegriff bezog sich ursprünglich auf Behinderungen im körperlichen Bereich, heute aber wird er ebenso auf den Bereich der Fähigkeiten und Leistungen (z.B. Teilleistungsstörungen; Intelligenzminderung) und den Bereich psychischer Funktionen (psychische Behinderung) angewandt. Im Kontext der Kinder- und Jugendpsychiatrie können verschiedene Aspekte der Rehabilitation unterschieden werden: Die medizinische Rehabilitation wird durch die schulische, soziale und berufliche Rehabilitation ergänzt.

Die in der Rehabilitation von kinder- und jugendpsychiatrischen Patienten eingesetzten Methoden entsprechen weitgehend den allgemeinen Therapiemethoden; allerdings nehmen dabei die pädagogischen und sozialen Aspekte einen besonders wichtigen Stellenwert ein. Rehabilitationsprogramme sind insbesondere für kinder- und jugendpsychiatrische Patienten mit schweren und chronifizierten Erkrankungen von Bedeutung. Diese Programme sind für Patienten geeignet, bei denen sich Anzeichen der Chronifizierung zeigen, bei denen die psychotische Restsymptomatik eine Integration in das familiäre Umfeld verhindert oder die spezielle Hilfen, z.B. zur Erreichung eines Schulabschlusses benötigen. Die Jugendlichen leben während der Rehabilitation in einem Wohnheim oder in einer Wohngruppe und erhalten neben der ärztlichen Betreuung eine intensive und spezifisch auf das Störungsbild abgestimmte psychotherapeutische, pädagogische und soziale Förderung. Die wichtigsten Komponenten der Rehabilitation sind:

- Ein durch pädagogische Maßnahmen strukturiertes Lebensumfeld, das den Besonderheiten der Erkrankung angepaßt ist
- Integrierter Bestandteil der Rehabilitation ist eine optimale schulische Betreuung
- Zur psychotherapeutischen Betreuung der Patienten gehört eine supportive Psychotherapie
- Ebenso wichtig wie die schulische Betreuung sind Maßnahmen der Arbeitstherapie und beruflichen Integration
- Schließlich soll eine individuell dosierte psychopharmakologische Behandlung vor Rückfällen schützen

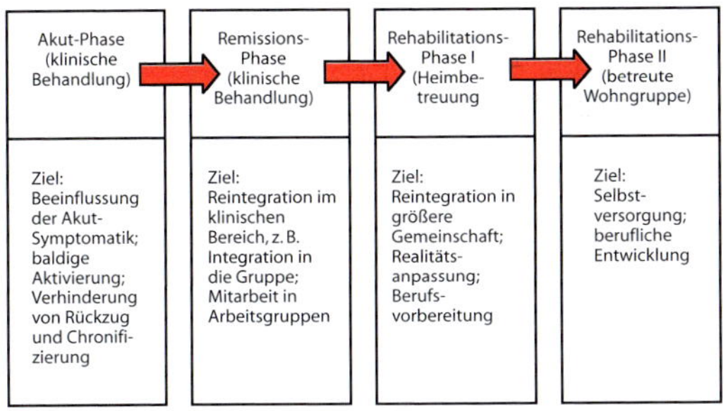

Abb. 3.2: Abfolge von Akutbehandlung und Rehabilitationsbehandlung (nach Martin, M.: Verlauf der Schizophrenie unter Rehabilitationsbedingungen. Enke, 1991).

3.1.4. Prävention

Prävention unter kinder- und jugendpsychiatrischen Gesichtspunkten umfaßt alle die Maßnahmen und Hilfestellungen, die den Zweck haben, die Entstehung von psychischen Störungen, Erkrankungen und Behinderungen zu verhindern. Dazu gehören auch alle vorbeugenden Maßnahmen, die auf die Faktoren abzielen, durch die psychische Störungen verursacht, ausgelöst oder aufrechterhalten werden.

Die Prävention von psychischen Störungen kann als Spezialfall der allgemeinen Gesundheitsförderung (Gesundheitserziehung) betrachtet werden, ein Ansatz der - unter anderem auch aus ökonomischen Gründen - zunehmend an Bedeutung gewinnt. Zur Gesundheitsförderung gehören:

- die allgemeine Aufklärung und Gesundheitserziehung (z.B. über Medien, schulische Erziehung, Eltern- und Familienbildung, spezielle Programme der Krankenkassen)
- die administrative Prävention (z.B. durch Einrichtung von speziellen Beratungsstellen) und die
- gezielte Prävention im Einzelfall (z.B. bei besonderen Risikokonstellationen)

Besonders wichtige Zielgruppen der Prävention sind Kinder, die von einer psychischen Störung oder Behinderung bedroht sind, d.h. solche Kinder, die unter einem besonders hohen Risiko stehen, eine psychische Störung zu entwickeln.

Eine besonders wichtige Funktion im Rahmen der Prävention von psychischen Störungen bei Kindern und Jugendlichen nehmen die "Frühförderstellen" und andere Einrichtungen der Frühförderung (z.B. Sozialpädiatrische Zentren) ein. Frühförderung umfaßt die Diagnostik, präventive Förderung und Behandlung von behinderten oder von Behinderung bedrohten Kindern und von Kindern die in ihrer Entwicklung gefährdet sind. Frühförderstellen arbeiten in der Regel interdisziplinär (Ärzte, Psychologen, Pädagogen, Sozialarbeiter, Fachtherapeuten) und sie sind häufig gemeinde- und familiennah orientiert ("lebensweltliche Orientierung"); dies bedeutet z.B., daß die Betreuung bzw. Förderung des Kindes häufig im häuslichen Milieu stattfindet, um die Normalität des Lebensablaufes möglichst wenig zu stören.

Kinder und Jugendliche
• mit zerebralen Funktionsstörungen
• mit körperlichen Behinderungen und chronischen Erkrankungen
• von Eltern, die unter körperlichen oder seelischen Erkrankungen bzw. Behinderungen leiden
• aus sozialen Randgruppen
• aus desorganisierten Familien

Tab. 3.4: Risikogruppen: Kinder und Jugendliche mit einem erhöhten Risiko für psychische Störungen (nach Remschmidt, 1992).

- Prävention, um vermeidbare Behinderung und Entwicklungsgefährdung zu verhindern
- frühzeitige bzw. rechtzeitige Behandlung des erkrankten oder in der Entwicklung behinderten Kindes
- begleitende Behandlung und Betreuung des behinderten Kindes von Anfang an und Verhinderung sekundärer Beeinträchtigungen
- Unterstützung der Familie im Zusammenleben mit dem behinderten und entwicklungsgefährdeten Kind, Mobilisierung der familiären Selbsthilfekräfte und Nutzung der sozialrechtlichen Möglichkeiten
- Förderung sozialer Integration des behinderten Kindes in Nachbarschaft, (integriertem) Kindergarten und (integrierter) Schule
- Vermittlung von Pflegestellen und Adoptionsfamilien bzw. eines Heimes, wenn dies für das Wohl des entwicklungsgefährdeten Kindes indiziert ist

Tab. 3.5: Aufgaben der Frühförderung (nach Warnke, 1988).

3.2. Tiefenpsychologische und personzentrierte Therapieformen

3.2.1. Grundlagen

3.2.1.1. Tiefenpsychologische Therapie

Definition

Zu den tiefenpsychologischen Therapieformen zählen die von Sigmund Freud zu Beginn dieses Jahrhunderts begründete klassische Psychoanalyse und die große Vielfalt von sehr unterschiedlichen Verfahren, die als Weiterentwicklungen und Modifikationen dieses Ansatzes betrachtet werden können. Die Ausdrücke "tiefenpsychologisch" und "psychodynamisch" werden weitgehend synonym verwendet. Zu den psychodynamischen Therapieformen zählen z.B. die von Jung begründete analytische Psychotherapie, die auf Adler zurückgehende Individualtherapie und die sogenannten neoanalytischen Ansätze.

Grundkonzepte

Zu den Konzepten, die von vielen psychodynamischen Ansätzen geteilt werden, gehört die Annahme, daß individuelles Verhalten zu einem erheblichen Teil nicht bewußt gesteuert wird, daß psychopathologische Symptome durch ungelöste, teilweise unbewußte Konflikte hervorgerufen werden und daß sie Ausdruck von unvollständig durchlaufenen Entwicklungsprozessen sind. Für die Behandlung spielt das Konzept der Übertragung eine wesentliche Rolle; "Übertragung" bedeutet, daß der Patient frühere Erlebnisse auf den Therapeuten projiziert (überträgt), wodurch die Bearbeitung dieser Erlebnisse im Rahmen der therapeutischen Beziehung ermöglicht wird. Tiefen-

Aspekt	Erläuterung
Der topische Aspekt: *Aufbau der Persönlichkeit*	Nach Freud können psychische Prozesse sinnvoll beschrieben werden, wenn man die drei Persönlichkeitsinstanzen Ich, Es und Über-Ich annimmt: Das Es beinhaltet die triebhaften Wünsche und Bedürfnisse des Menschen; es repräsentiert das Lustprinzip. Das Über-Ich umfaßt die internalisierten Forderungen, Normen und Wertvorstellungen der Gesellschaft. Das Ich steuert das bewußte Denken und Handeln. Es umfaßt die Funktionen der Realitätsanpassung unter Berücksichtigung der "Forderungen" des Es und des Über-Ich; dabei können psychische Konflikte entstehen. Durch die weitere Entwicklung der Tiefenpsychologie wurde dieses Modell ausgearbeitet und modifiziert; dabei spielt der Begriff des "Selbst" (Selbstbild, Identität, Selbstwerterleben) eine wichtige Rolle.
Der dynamische Aspekt: *Grundbedürfnisse des Menschen*	Der dynamische oder motivationale Aspekt bezieht sich auf die biologisch fundierten Triebe und Instinkte, die Bedürfnisse und Motive und damit auf den energetischen Aspekt des menschlichen Verhaltens (wovon das Verhalten "angetrieben" wird). Freud hat hierbei dem Sexualtrieb (der Libido) einen besonderen Stellenwert eingeräumt; bei der Entstehung von psychischen Störungen spielt in der Freudschen Theorie die Angst und ihre Regulation durch die Abwehrmechanismen (z.B. Verdrängung) eine besondere Rolle. Spätere tiefenpsychologische Konzepte betonen andere Aspekte (z.B. Machtbedürfnisse; narzißtische Regulationen).
Der genetische Aspekt: *psychische Entwicklung*	Die Theorie der psychischen Entwicklung des Menschen nimmt schon in der Konzeption von Freud einen zentralen Stellenwert für die Erklärung von psychischen Störungen ein. Er unterscheidet verschiedene Entwicklungsphasen (Orale phase: 1 - 1 1/2 Jahre; anale Phase: 2. und 3. Lebensjahr; ödipale Phase: 4. - 6. Lebensjahr; Latenzzeit: Vom 6. Lebensjahr bis zur Pubertät im 12. bis. 14. Lebensjahr). Die tiefenpsychologische Entwicklungstheorie wurde im weiteren Verlauf differenziert und durch Erkenntnisse aus der Entwicklungspsychologie ergänzt. Moderne tiefenpsychologische Entwicklungskonzepte betonen z.B. die Dynamik zwischen Bindung und Autonomie (z.B. Bindungstheorie nach Bowlby); die Einteilung in einzelne Phasen wird dabei stark relativiert.

Tab. 3.6: Tiefenpsychologische Grundaspekte.

psychologische Theorien beschreiben gesunde und gestörte psychische Funktionen unter dem "topischen", dem "dynamischen" und dem "genetischen" Aspekt.

Therapiekonzept

Das Ziel der Therapie liegt nach dem psychoanalytischen Konzept darin, die unbewußten Konflikte bewußt zu machen und neue Möglichkeiten der Bedürfnisbefriedigung zu erkunden, um bewußtere Entscheidungen und eine reifere Konfliktbewältigung zu ermöglichen (Erhöhung der Ich-Stärke). Zu den therapeutischen Methoden gehören die *"Grundregel"*, nach der der Patient seine *Einfälle in freier Assoziation unentstellt äußern soll und die Deutung bzw. Interpretation* des vom Patienten präsentierten Materials (d.h. der Einfälle, Trauminhalte etc.) durch den Therapeuten. Im Therapieprozeß spielen außerdem die *Analyse des Widerstandes* gegen therapeutische Veränderungen und die Arbeit mit der *Übertragung und Gegenübertragung* eine wesentliche Rolle.

3.2.1.2. Personzentrierte Therapie

Definition

Unter dem Oberbegriff "humanistische" Therapieformen werden eine Reihe von Ansätzen zusammengefaßt, die seit den 50er Jahren neben den behavioristischen und psychoanalytischen Ansätzen als "dritte Kraft" der Psychologie an Bedeutung gewannen. Zu den humanistischen Therapieformen wird die von Perls begründete Gestalttherapie, das von Moreno begründete Psychodrama und die von Rogers begründete personzentrierte Therapie gezählt. Da die personzentrierte Therapie für die klinische Praxis (und insbesondere auch für die Arbeit mit Kindern und Jugendlichen) die größte Bedeutung besitzt, wird sie hier ausführlicher abgehandelt. Die personzentrierte Therapie wird häufig auch als "klientzentrierte Therapie" und (etwas ungenau und mißverständlich) als "nichtdirektive Therapie" bezeichnet.

Grundkonzepte

In den humanistischen Therapieansätzen werden die unmittelbaren menschlichen Begegnungen und die Ziel- und Wertorientierung der menschlichen Persönlichkeit besonders betont. Im Konzept der personzentrierten Therapie von Rogers haben die Begriffe "Selbst", "Selbstkonzept", "Selbstwertgefühl", "Selbstverwirklichung" und "Selbstaktualisierung" einen zentralen Stellenwert: Die menschliche Person hat die grundlegende Tendenz, ihre Fähigkeiten in Richtung auf zunehmende Selbstverwirklichung weiterzuentwickeln; hierzu gehört auch eine wachsende Selbstverantwortlichkeit, Selbstregulierung und Autonomie. Psychische Gesundheit ist dann gegeben, wenn das Selbstkonzept so gestaltet ist, daß die Erfahrungen, die von der Person gemacht werden, mit ihrem Selbstkonzept vereinbar sind. Wenn die gemachten Erfahrungen und das Selbstkonzept dagegen nicht kompatibel sind (Inkongruenz), können Gefühlsbereiche nicht erlebt werden, gemachte Erfahrungen werden abgewehrt oder in verzerrter Weise aufgenommen, wodurch sich dysfunktionale Verhaltensregulationen entwickeln. In der Regel ist mit psychischen Störungen eine Beeinträchtigung des Selbstwertgefühls verbunden.

Therapiekonzept

In der Therapie soll eine Atmosphäre geschaffen werden, die es dem Patienten ermöglicht, sich selbst und seine Emotionen kennenzulernen und seine Erfahrungen unverzerrt auszudrücken. Hierdurch wird das Selbstwertgefühl des Patienten gestärkt und seine natürliche Tendenz zur Selbstaktualisierung freigesetzt, so daß er in die Lage kommt, sein Leben so zu gestalten, wie es seinen Bedürfnissen besser gerecht wird. Das "Mittel" der Therapie ist der unvoreingenommene und akzeptierende menschliche Kontakt zwischen Patient und Therapeut. Die Aufgabe des Therapeuten liegt darin, eine offene, empathische und akzeptierende Haltung dem Patienten gegenüber einzunehmen; hierdurch soll die "Selbstexploration" des Patienten ermöglicht bzw. verbessert werden. Im Gegensatz zu den tiefenpsychologischen Therapieansätzen, in denen die innere Verarbeitung vergangener Erlebnisse eine hohe Bedeutung hat, betont die personzentrierte Therapie die aktuelle Situation, die aktuellen Erfahrungen und die unmittelbare menschliche Begegnung.

3.2.1.3. Modifikation tiefenpsychologischer und personzentrierter Therapiemethoden für Kinder und Jugendliche

Psychotherapien mit Kindern und Jugendlichen haben andere Voraussetzungen als Erwachsenentherapien, die in der therapeutischen Praxis zu berücksichtigen sind:

- *Therapienachfrage und -Motivation*
Die Behandlungsnachfrage ist bei Jugendlichen geringer als bei Erwachsenen und auch geringer als bei Kindern. Kinder und Jugendliche entwickeln im Vergleich zu Erwachsenen seltener von sich aus eine Therapiemotivation. Der Umstand, daß die Behandlungsnachfrage bei Kindern höher ist als bei Jugendlichen, ist darauf zurückzuführen, daß der Behandlungswunsch vorwiegend von den Eltern ausgeht, die sich mit ihrer Einschätzung bei Kindern eher durchsetzen können als bei Jugendlichen. Die Ausgangssituation für psychotherapeutische Behandlungen ist somit bei Kindern und Jugendlichen völlig anders als im Bereich der Erwachsenentherapie. Im Kinder- und Jugendlichenbereich ist deshalb darauf zu achten, daß die Therapie nicht nur vom Patienten akzeptiert wird, sondern auch von den *Eltern mitgetragen* wird (Elternarbeit)
- *die Bereitschaft und Fähigkeit zur verbalen Reflexion*
Kinder sind nicht bereit und nicht in der Lage, ihr Erleben und Verhalten in ähnlicher Weise zu thematisieren und zu reflektieren, wie dies Erwachsene in einem therapeutischen Prozeß tun. Dies ist darauf zurückzuführen, daß Kinder (z.T. aus guten Gründen) dazu tendieren, ihre Probleme als external verursacht und nicht als intrapsychisch bedingt zu betrachten und daß die Introspektionsfähigkeit und die Fähigkeit zur therapeutischen Ich-Spaltung bei Kindern und Jugendlichen eingeschränkt ist. Ihre Ausdrucksmöglichkeiten liegen viel eher im *spielerischen und aktionalen Bereich*
- *die zeitliche Perspektive*
Kinder und Jugendliche stehen ohnehin in einem Entwicklungsprozeß, in dem sich fortlaufend neue aktuelle Entwicklungsaufgaben stellen, die für sie vordringlicher sind, als die Auseinandersetzung mit der Vergangenheit. Längerfristige therapeutische Prozesse sind für sie nicht überschaubar; und die spontanen Entwicklungsveränderungen sind objektiv nicht geringer einzuschätzen als mögliche therapeutische Effekte. Im Vergleich zu Erwachsenenbehandlungen sind Kinder- und Jugendlichentherapien deshalb in der Regel *kurzfristiger* angelegt
- *der Generationsunterschied zwischen Patient und Therapeut*
Schließlich ist das Verhältnis zwischen Patient und Therapeut nicht nur durch die therapeutische Rollenverteilung, sondern mindestens ebenso stark durch den generationalen Unterschied geprägt, durch den pädagogische Aspekte wirksam werden können (z.B. Therapeut als Person, die reale Orientierung vermittelt). Bei Jugendlichen kann gerade dies zu Konflikten führen, denn eine der wichtigsten Entwicklungsaufgaben von Jugendlichen besteht darin, gegenüber Erwachsenen mehr Autonomie zu gewinnen. Jugendlichen fällt es deshalb schwer, Zustände der Ratlosigkeit und Hilflosigkeit Erwachsenen gegenüber zuzugeben; in diesem Sinne widerspricht die Teilnahme an einer Therapie der normalen Entwicklungstendenz von Jugendlichen. Es ist deshalb schwieriger, mit Jugendlichen ein stabiles Behandlungsbündnis herzustellen, als dies bei Erwachsenen der Fall ist (auch: höhere Abbruchquote). Im Gegensatz zu Erwachsenentherapien beinhaltet die Therapie mit Kindern und Jugendlichen außerdem immer auch *pädagogische Momente*

3.2.1.4. Gemeinsamkeiten tiefenpsychologischer und personzentrierter Ansätze

Tiefenpsychologische und humanistische Therapieansätze haben trotz erheblicher Unterschiede in den theoretischen Formulierungen sehr viele inhaltliche Ähnlichkeiten und Überschneidungsbereiche; vieles, was in tiefenpsychologischen Konzepten ausgedrückt wird, läßt sich auch in personzentrierte, ja selbst in behaviorale Konzepte übersetzen. Aus den oben genannten Gründen ist das therapeutische Vorgehen in der klinischen Praxis sehr stark durch den Alters- und Entwicklungsstand des Kindes bzw. Jugendlichen und seine individuellen Bedürfnisse geprägt. Hierdurch ergeben sich erhebliche Unterschiede zur Erwachsenentherapie; gleichzeitig aber treten die Gemeinsamkeiten tiefenpsychologischer und personzentrierter Therapieansätze besonders deutlich in den Vordergrund.

In praktischer Hinsicht zeigen sich die Ähnlichkeiten zwischen tiefenpsychologischen und personzentrierten Ansätzen besonders deutlich: In der tiefenpsychologisch orientierten Therapie mit Jugendlichen sind kurz- und mittelfristige Behandlungen weitaus häufiger als die klassische psychoanalytische Langzeittherapie. Diese kürzeren tiefenpsychologischen Verfahren werden in ähnlicher Weise durchgeführt wie personzentrierte Therapien: Patient und Therapeut sitzen sich einander gegenüber, die Stundenfrequenz ist ähnlich (meist eine Sitzung pro Woche) und auch die konkrete Gesprächsführung weist viele Parallelen auf. In der therapeutischen Arbeit mit Kindern stellt - bei tiefenpsychologischen ebenso wie bei personzentrierten Therapien - das gemeinsame Spiel das Medium der Therapie dar.

Die wichtigsten Formen *tiefenpsychologischer und personzentrierter Behandlungen für Kinder und Jugendliche* sind

- die *Spieltherapie für Kinder*
- die *Gesprächstherapie für Jugendliche*

  Körperorientierte, imaginative und Entspannungsverfahren ergänzen die spiel- und gesprächstherapeutischen Methoden.

Spiel- und Gesprächstherapie unterscheiden sich nicht durch die grundlegenden therapeutischen Konzepte, sondern durch das Medium der Therapie und den Altersbereich, in dem diese Therapieformen angewandt werden. Für Kinder zwischen 4 und 12 Jahren steht die Spieltherapie im Vordergrund, ab etwa 12 Jahren überwiegt die Gesprächstherapie. Spiel- und gesprächstherapeutische Methoden können fließend ineinander übergehen (Übergangsformen). Die dritte angeführte Gruppe von Behandlungsmethoden ist durch ihren besonderen Bezug auf körpernahe Erlebnisse und innere Vorstellungen (z.B. bildhafte Vorstellungen) gekennzeichnet.

3.2.2. Gesprächstherapie mit Jugendlichen

Definition

Gesprächstherapie (= gesprächsorientierte Psychotherapie) umfaßt alle die Behandlungsformen, in denen das Gespräch mit dem Patienten im Mittelpunkt steht.

Gesprächstherapien orientieren sich vorwiegend an personzentrierten oder tiefenpsychologischen Behandlungskonzepten; es können aber auch verhaltenstherapeutische Komponenten in die Behandlung integriert werden. "Gesprächstherapie" wird somit hier nicht eingegrenzt auf die klientzentrierte Gesprächstherapie nach Rogers, sondern weiter definiert. In der Gesprächstherapie spielen allerdings die Konzepte und Methoden der klientzentrierten Therapie eine besonders wichtige Rolle, da in ihnen therapeutische Basisvariablen beschrieben werden, die sich in den meisten verbalen Psychotherapien wiederfinden.

Zielsetzung

Ziele der Jugendlichentherapie sind die Förderung der Reifung der Person, die Stärkung der Ich-Identität, Hilfe bei der Selbstentwicklung und der Abbau bzw. die Abmilderung von psychopathologischen Symptomen bzw. gestörten Verhaltensweisen. Ein wesentlicher Aspekt der Jugendlichentherapie liegt hierbei darin, den Jugendlichen bei der Bewältigung alterspezifischer Entwicklungsaufgaben zu unterstützen; hierzu gehört die Loslösung aus der Kinderrolle, der Umgang mit anderen Jugendlichen, der Umgang mit der Sexualität, die Freizeitgestaltung, die Entwicklung eigener Interessen und der Umgang mit Alkohol und Drogen. Durch die Therapie soll dem Jugendlichen ein geschützter Raum zur Verfügung gestellt werden, in dem er sich selbst ohne unmittelbaren Handlungsdruck kennenlernen und artikulieren kann.

Methode

Die drei von Rogers herausgearbeiteten Therapeutenvariablen sind auch in der Jugendlichentherapie von grundlegender Bedeutung. Durch sie werden die allgemeine therapeutische Grundhaltung und die Prinzipien der Gesprächsführung umrissen:

- *Empathie (einfühlendes Verständnis)*
  Es ist die Aufgabe des Therapeuten, die innere Welt des Patienten nachzuvollziehen, in seine subjektive Perspektive so genau wie möglich hineinzufinden, so als ob es die eigene wäre, wobei es darauf ankommt, daß diese Als-Ob-Qualität nicht verloren geht. D.h. die Unterscheidung zwischen der eigenen Welt und der des Patienten darf nicht verloren gehen. Nur so ist es möglich, daß der Therapeut die Gedanken und Gefühle des Patienten nachvollzieht, ohne daß der Therapeut von den eigenen Gefühlen (z.B. Ärger, Angst etc.) beherrscht wird. Wenn dies gelingt, kann der Therapeut dem Patienten einerseits zeigen, daß er die Aspekte, die dem Patienten selbst schon bekannt sind, versteht und anderer-

seits kann er ihn auf Aspekte hinweisen, die der Patient bisher noch nicht wahrnehmen konnte

- *Wertschätzung (Akzeptanz)*
  Der Therapeut soll den Patienten in seiner Individualität akzeptieren und alle Aspekte der Person möglichst offen aufnehmen, ohne ihn beherrschen oder auch nur bestimmen zu wollen ("Sympathie ohne Verlangen"). Mit Wertschätzung ist eine engagierte, hilfsbereite, interessierte und emotional warme Zuwendung gemeint, ein Annehmen unabhängig davon, wie stark das Erleben bzw. Verhalten gestört ist; Wertschätzung beinhaltet somit auch eine permissive Komponente. Durch die Realisierung dieser Haltung wird das Selbstwertgefühl des Patienten gestärkt und er findet den Mut, sich in seiner Selbstexploration schrittweise weiter vorzuwagen, um auch Erlebnisse und Gefühle, die ihn beunruhigen oder ängstigen, artikulieren zu können
- *Echtheit (Kongruenz/Ehrlichkeit)*
  Zur Echtheit gehört, daß sich der Therapeut nicht verleugnet und keine Fassadenhaltung entwickelt. Dies setzt voraus, daß er seine eigenen aktuellen Gefühle erkennt und akzeptiert und sie auch in der Beziehung zum Patienten ausdrücken kann. So ist es möglich, daß auch der Patient die Gespräche mit dem Therapeuten als echte zwischenmenschliche Begegnung erleben kann

Diese für die personzentrierte Therapie kennzeichnenden Prinzipien haben viele Überschneidungsbereiche mit den Prinzipien einer psychodynamisch orientierten Gesprächsführung, so wie sie etwa von Rudolf dargestellt werden (Tab. 3.7).

In Ergänzung zu den angeführten Prinzipien besteht über die verschiedenen therapeutischen Schulrichtungen hinweg weitgehend Einigkeit darüber, welche Aspekte in der Jugendlichentherapie besonders zu beachten sind und wie das methodische Vorgehen zu gestalten ist (nach Seiffge-Krenke):

- *Aktivität, Direktivität, pädagogische Aspekte*
  Der Psychotherapeut muß aktiver und direktiver sein als in der Erwachsenenpsychotherapie. Häufig ist es seine Aufgabe - ähnlich wie die Eltern - Orientierung zu vermitteln, Grenzen zu setzen, einen festen Standpunkt zu vertreten
- *Flexibilität*
  Der Psychtotherapeut muß flexibler sein als in der Erwachsenentherapie, sowohl in der Gestaltung der Therapie (Setting, Stundenzahl etc.) als auch bezüglich der Gesprächsinhalte. Jugendliche haben im Vergleich zu Erwachsenen eine stärkere Neigung zum Agieren und sie verhalten sich häufig sprunghafter. Der Therapeut muß akzeptieren, daß Themen nicht so kontinuierlich wie von Erwachsenen bearbeitet werden können. Die Notwendigkeit einer flexibleren Gestaltung der Therapie zeigt sich schon in einfachen Fragen des "Settings": - Das klassische psychoanalytische Setting, bei dem der Patient auf einer Couch liegt, ist für Jugendliche nicht geeignet. Stattdessen wird - relativ unabhängig vom theoretischen Konzept - in der Jugendlichentherapie eine Gesprächssituation hergestellt, in der sich Therapeut und Patient gegenübersitzen. Aber es ist wichtig, daß sich die Therapeuten auch auf andere "Settings" einstellen können. Eine der ersten ausführlich dokumentierten psychodynamischen Therapien mit Jugendlichen hat Zulliger im Rahmen von Spaziergängen durchgeführt
- *stützende Komponenten*
  Psychotherapie bedeutet auch immer, daß der Patient Frustrationen ertragen muß; der Therapeut kann viele Wünsche und Hoffnungen der Patienten nicht erfüllen. Jugendliche dürfen aber in der Regel nicht in der selben Weise Frustrationen ausgesetzt werden, wie dies in der Erwachsenentherapie der Fall ist. Im Umgang mit Jugendlichen stehen somit stützende Verfahren eher im Vordergrund, aufdeckende Verfahren treten im Vergleich hierzu in den Hintergrund
- *konkrete Hilfestellung*
  Der Umgang mit regressiven Tendenzen erfordert besondere Sorgfalt und Vorsicht. Der Therapeut muß Jugendlichen mehr Hilfe bei der Realitätsprüfung geben und sich darauf einstellen, daß der Jugendliche bei der Beschäftigung mit seinen alltäglichen Problemen konkrete Hilfestellungen benötigt. Hierbei können verhaltenstherapeutische Methoden nützlich sein

Indikation

Gesprächstherapie ist für Jugendliche ab etwa 12 Jahren geeignet. Sie stellt ein Breitbandverfahren dar, das bei allen Störungsbildern angewandt wer-

zur Verfügung stehen	• den inhaltlichen Rahmen der Gesprächssituation definieren • die Ungestörtheit der Situation sicherstellen • die verfügbare Zeit definieren • zum Sprechen ermutigen (durch offene Fragen) • Raum geben, Zeit lassen, zuhören • im Kontakt bleiben (durch Blick, Mimik, paraverbale Äußerungen) *Störend:* die Rahmenbedingungen offenlassen, unter Zeitdruck sprechen, selber reden wollen, drängen.
anteilnehmende Beobachtung (≅ Empathie)	• sich innerlich mit Interesse auf den anderen ausrichten • sich in die Gefühlslage und Lebenssituation des anderen einfühlen • sich von seinen Mitteilungen und seiner Ausstrahlung berühren lassen • versuchen, den anderen zu verstehen • die entstehende Beziehungsgestalt erfassen *Störend:* rasch nach Ursachen und Erklärungen suchen, Fakten ermitteln wollen, "bohrende" Fragen stellen.
positive Resonanz geben (≅ Wertschätzung)	• Signale des Interesses und des Verstehens geben • das Gehörte aufgreifen • es wiederholen, paraphrasieren, zusammenfassen • die emotionalen Erlebnisinhalte in Worte fassen • das Gehörte akzeptieren und unterstützen *Störend:* Das Gehörte bewerten ("richtig/falsch"), dagegenhalten ("Sie haben keinen Grund ...").
Differenzieren	• weiterführende und klärende Fragen stellen • Differenzierungen vornehmen • benachbarte Themen eröffnen • zum Fragen ermutigen *Störend:* Ein einzelnes Thema "totreden", ohne Vorbereitung das Thema wechseln.
Wir-Bildung	• sich über die Vorgehensweise einigen • Gemeinsamkeiten in der Zielsetzung erarbeiten (Arbeitsbeziehung etablieren) • Unterschiede und Gegensätze der Zielsetzung akzeptieren (Grenzen der Kooperationsmöglichkeiten anerkennen) *störend:* Zusammenarbeit als selbstverständlich unterstellen, Patienten moralisierend verpflichten, auf die Autorität des Experten pochen
selektiv-authentische Mitteilungen (≅ Echtheit)	• Mitteilungen von Wahrnehmungen des Therapeuten (spiegeln, aufmerksam machen) • Mitteilungen von Erleben und Emotionen des Therapeuten ("Antwort") • Mitteilungen von Vermutungen über Zusammenhänge (Interpretationen, Deutungen) *störend:* den Patienten durch den eigenen Affekt überfordern; überredende Ratschläge geben, theoretische Interpretationen geben

Tab. 3.7: Allgemeine Prinzipien der Gesprächsführung aus psychodynamischer Sicht (nach Rudolf).

den kann, sofern die Methode (z.B. Ausmaß der Direktivität) auf den Entwicklungsstand und das Störungsbild abgestimmt wird. Die Gesprächspsychotherapie kann somit als psychotherapeutische Basismethode betrachtet werden, die bei manchen Störungsbildern (z.B. bei dissozialen Verhaltensstörungen) als Hauptmethode nicht indiziert, bzw. als alleinige Methode nicht hinreichend ist und durch andere Behandlungsansätze (z.B. verhaltenstherapeutische Methoden) ergänzt werden sollte.

Die personzentrierte Therapie erscheint besonders geeignet bei folgenden Problembereichen: Beziehungsprobleme mit Gleichaltrigen und Erwachsenen, Ablösungskonflikte, Selbstwertprobleme, depressive Störungen mit Suizidgedanken und Adoleszentenkrisen. Als klassisches Indikationsgebiet für tiefenpsychologisch orientierte Behandlungen werden darüber hinaus neurotische Zustandsbilder mit hysterischen oder zwanghaften Zügen genannt.

3.2.3. Spieltherapie mit Kindern

Definition

Spieltherapie (= Kinderspieltherapie) umfaßt die Therapieverfahren, in denen das Spiel mit dem Kind das Hauptmedium der Therapie darstellt. Die wichtigsten Formen der Spieltherapie orientieren sich an tiefenpsychologischen oder personzentrierten Therapiekonzepten; in die personzentrierte Spieltherapie werden aber auch verhaltenstherapeutische Konzepte integriert. Der Begriff der Spieltherapie wird hier somit in analoger Weise wie der Begriff der Gesprächstherapie durch den Bezug auf das therapeutische Medium (In welcher Form und mit welchen Mitteln findet die Therapie statt?) definiert.

Ziele

Das Ziel der Spieltherapie besteht (wie auch in der Gesprächstherapie bei Jugendlichen) vorrangig darin, seelische Wachstums- und Reifungsprozesse zu ermöglichen ("Nachreifungen"). Die Therapie stellt einen geschützten Rahmen dar, in dem auf die Grundbedürfnisse des Kindes nach Bindungssicherheit, Empathie, Wertschätzung, Anerkennung und Hilfestellung eingegangen wird. Ein besonderer Schwerpunkt liegt im Umgang mit Gefühlen und in nichtverbalen Kommunikationsprozessen. Im Verlaufe der Therapie soll die emotionale Ausdrucksfähigkeit des Kindes gefördert werden, damit die Balance zwischen emotionalen und kognitiven Prozessen verbessert und ein Ausgleich zwischen dem Erleben bzw. den Bedürfnissen des Kindes und Anforderungen der Umwelt ermöglicht wird, so daß das Erleben und das äußere Verhalten besser miteinander übereinstimmen. D.h. die Wunschvorstellungen nähern sich realen Möglichkeiten und die Selbstwahrnehmung wird realistischer. Hierdurch wird der Abbau von Angst möglich und die Lernfähigkeit und Leistungsfähigkeit des Kindes (bes. bei den Kindern, bei denen dies "blockiert" ist) gefördert. Indirekt werden damit auch die Verhaltensstörungen des Kindes vermindert.

Methode

Die Therapie findet in einem Spielzimmer statt, das in kindgemäßer Weise mit Spielmaterialien ausgestattet ist und nach Möglichkeit auch für Kinder attraktiv ist (z.B. Sandkästen). In der Regel findet einmal pro Woche eine Sitzung von 45 Minuten statt; der Behandlungszeitraum liegt im Durchschnitt bei ca. 30 Sitzungen.

In der Spieltherapie geht man davon aus, daß die Innenwelt des Kindes im Spiel zum Ausdruck kommt. Der Therapeut bietet dem Kind an, mit den vorhandenen Materialien ein Spiel zu gestalten. Durch Mitvollziehen des Spiels versucht der Therapeut, Verständnis für das Erleben des Kindes zu entwickeln. Darüber hinaus versucht er durch vorsichtige Einflußnahme, dem Kind neue Erfahrungs- und Entwicklungsmöglichkeiten zu erschließen. Die Therapeutenvariablen der personzentrierten Therapie (Therapieprinzipien) gelten auch für die Spieltherapie: Der Therapeut versucht, ein warmes und freundliches, akzeptierendes, ruhiges und entspanntes Klima zu schaffen, so daß es dem Kind möglich wird, die Impulse im Spiel auszudrücken, die ihm aufgrund seiner Bedürfnisse wichtig sind. Das Kind kann sich so an bisher vermiedene bzw. unterdrückte Themen und Gefühle annähern. Wie die Gesprächstherapie, so beinhaltet auch die Spieltherapie eine ausgeprägt permissive Komponente. Der Therapeut versteht sich als Anwalt der Gefühle, Bedürfnisse und Selbstverwirklichungstendenzen des Kindes. Im Gegensatz zur Verhaltenstherapie (in der das offen beobachtbare Verhalten im Mittelpunkt der Betrachtung steht) stehen die emotionalen Prozesse und die Bedürfnisse des Kindes im Vordergrund.

Diese Prinzipien können sowohl in der personzentrierten wie in der tiefenpsychologischen Spieltherapie als akzeptiert gelten. Zwischen verschiedenen personzentrierten Ansätzen ebenso wie zwischen verschiedenen tiefenpsychologischen Ansätzen gibt es jedoch kontroverse Auffassungen, z.B. hinsichtlich folgender Aspekte:

- Deutung und Interpretationen vs. Mithandeln
- Betonung therapeutischer vs. pädagogischer Momente
- Ausmaß der Direktivität und Anleitung
- Ausmaß, in dem die Eltern in die Therapie einbezogen werden sollen

Unterschiede zwischen verschiedenen Ansätzen der tiefenpsychologischen Spieltherapie: Zu den wichtigsten Vertretern der tiefenpsychologischen Kindertherapie zählen A. Freud, M. Klein, A. Dührssen, Zulliger und Winnicott. Während z.B. bei M. Klein das Spiel vorrangig als Symbolsprache des Kindes betrachtet und der verbalen Interpretation ein zentraler Stellenwert eingeräumt wird, vertritt A. Freud die Meinung, daß in der Kinderanalyse nur mit großer Zurückhaltung interpretiert werden sollte und Zulliger verzichtete in seiner "deutungsfreien Kinderanalyse" sogar völlig auf die verbale Deutung; an die Stelle der verbalen Interpretation tritt bei ihm das symbolisch-aufdeckende Eingreifen (Mitagieren). Im Konzept von Winnicott steht im Gegensatz zur Schule von M. Klein nicht die Einsichtsvermittlung, sondern die korrigierende Beziehungserfahrung im Vordergrund. Auch die Bedeutung von praktisch-pädagogischen Momenten wird innerhalb der tiefenpsychologischen Richtungen unterschiedlich eingeschätzt; so stehen z.B. bei A. Dührssen pädagogische Momente (klärende, kompensierende und verhaltensanleitende Funktionen) des Therapeuten stärker im Vordergrund als z.B. in den Ansätzen von A. Freud und M. Klein.

Unterschiede zwischen verschiedenen Ansätzen der personzentrierten Spieltherapie: Die kontroverse Diskussion innerhalb der personzentrierten Spieltherapie bezieht sich hauptsächlich auf die Frage, in welchem Ausmaß direktive und anleitende Komponenten in die Spieltherapie Eingang finden können. Hierbei vertritt V. Axline die strikte Einhaltung des Prinzips der bedingungslosen Akzeptanz und eine dezidiert nondirektive Position (personzentriert = nichtdirektiv). Demgegenüber vertreten andere Autoren wie z.B. Schmidtchen die Position, daß die spieltherapeutische Methode und insbesondere auch das Ausmaß der Lenkung und Hilfestellung (Direktivität) je nach individuellem Störungsbild modifiziert werden sollte. Während nach dem Konzept von Axline spieltherapeutische und verhaltenstherapeutische Methoden nicht miteinander vereinbar sind, können nach Schmidtchen verhaltenstherapeutische Komponenten in die Spieltherapie integriert werden. Er unterscheidet in diesem Zusammenhang zwischen bedürfnisorientierter und problemzentrierter bzw. störungszentrierter Arbeit in der Kindertherapie.

Indikation

Spieltherapie ist am besten geeignet bei ängstlich-gehemmten Syndromen und den "klassischen" neurotischen Störungen. Die Indikation der Spieltherapie ist jedoch davon abhängig, wie eng das spieltherapeutische Konzept und die Methode gefaßt wird. Der Indikationsbereich ist eng, wenn man sich auf ein strikt nondirektives Vorgehen beschränkt und pädagogische Aspekte weitgehend ausgeschlossen werden. In solchen Fällen ist die Spieltherapie bei ängstlichen und gehemmten Verhaltensweisen indiziert; sie ist aber kontraindiziert bei Patienten mit geringen intellektuellen Fähigkeiten, bei impulsiven Kindern und Kindern mit aggressiv-ausagierenden Verhaltensstörungen. Wenn das spieltherapeutische Konzept aber weiter und flexibler gefaßt wird und pädagogische Komponenten einbezogen werden, hat die Spieltherapie einen breiten Anwendungsbereich; im Rahmen der Spieltherapie können dann auch verhaltenstherapeutische und familientherapeutische Prinzipien bzw. Methoden Berücksichtigung finden (Spieltherapie als Breitbandverfahren).

3.2.4. Körperorientierte, kreative, imaginative und Entspannungsverfahren

3.2.4.1. Übersicht

Spiel- und gesprächstherapeutische Methoden werden ergänzt durch eine Gruppe von sehr heterogenen Verfahren, bei denen kreativ-imaginative Aspekte und der Bezug zur Körperlichkeit im Vordergrund (bewegungs-, entspannungsorientierte Verfahren) stehen. Dazu zählen Methoden, mit denen das Körpererleben, die Sensibilität und die Ausdrucksfähigkeit gefördert werden sollen (z.B. Tanztherapie; Musiktherapie; Gestaltungstherapie; Kunsttherapie; meditative Übungen; Entspannungsübungen). Zwischen diesen Verfahren, den heilpädagogischen Behandlungsformen und den funktionalen Übungsbehandlungen (z.B. Mototherapie) existiert ein fließender Übergang. Zu den für den kinder- und jugendpsychiatrischen Bereich wichtigsten und sehr häufig eingesetzten Verfahren zählen das von J. H. Schulz entwickelte autogene Training und das von K. Leuner begründete katathyme Bilderleben. Diese beiden Verfahren, die - wie auch die anderen körper- und entspannungsorientierten Methoden - in der Regel nicht als alleinige Verfahren, sondern als ergänzende Methoden eingesetzt werden, sollen hier exemplarisch dargestellt werden.

3.2.4.2. Autogenes Training

Theoretische Grundlagen

Ausgehend von seiner Arbeit mit der Hypnose entwickelte J. H. Schulz das autogene Training, das er als aktiv-autohypnotisches Verfahren von der Hypnose als passiv-autohypnotisches Verfahren abgrenzt. Durch das autogene Training wird auf dem Wege der *"konzentrativen Selbstentspannung"* ein der Hypnose ähnlicher Zustand herbeigeführt; dieser entspannte Zustand kann für therapeutische Prozesse (z.B. freie Assoziation) nach tiefenpsychologischen Konzepten genutzt werden und es ist darüber hinaus möglich, durch die *"formelhafte Vorsatzbildung"* Wirkungen zu erzielen, die auch nach der eigentlichen Entspannungsübung anhalten. Ansatzpunkt des autogenen Trainings ist das vegetative Nervensystem; durch die Übungen wird eine überschießende sympathisch-ergotrope Innervationslage gehemmt und eine parasympathisch-trophotrope Reaktionslage aktiviert. Als Folge des regelmäßigen Übens verbessert sich die psychovegetative Selbstregulation insgesamt, so daß Streßsituationen besser bewältigt werden können.

Methode

Die Einübung des autogenen Trainings erfolgt in der Grundstufe durch sechs standardisierte Übungen, die schrittweise erlernt werden. Dabei befindet sich der Patient in einer entspannten Haltung (Liegen oder Sitzen in der "Lehnsessel-" oder "Droschkenkutscherhaltung"). Weiterhin ist darauf zu achten, daß das *"Zurücknehmen"*, d.h. die Desuggestion, von Beginn an sorgfältig eingeübt wird.

Übung	Erläuterung	Übungsformeln für Kinder nach Kruse (Beispiele)
Schwereübung	Entspannung der Willkürmuskulatur	Ich bin ganz ruhig und entspannt. Der rechte Arm ist ganz schwer.
Wärmeübung	Entspannung der Gefäßmuskulatur	Der rechte Arm ist strömend warm.
Atemübung	"passives" Erleben des Atemrhythmus	Atmung ganz ruhig. "Es atmet mich."
Herzübung	"passives" Erleben des Herzrhythmus	Das Herz schlägt ruhig und gleichmäßig.
Sonnengeflechtübung	Regulation der Bauchorgane	Sonnengeflecht strömend warm.
Stirnkühleübung	Eingrenzung der durch das Training hervorgerufenen Empfindungen auf den Körper	Stirn angenehm kühl.

Tab. 3.8: Die sechs Übungen der Grundstufe des Autogenen Trainings.

Indikation: Das Autogene Training ist ein Breitbandverfahren mit einem sehr weiten Anwendungsbereich, das ab dem Alter von etwa 8 Jahren als Ergänzung zu anderen psychotherapeutischen Methoden und insbesondere auch im präventiven Bereich als Vorbeugung gegen Streßfolgen eingesetzt werden kann. Besonders gut geeignet ist es bei emotionalen und psychophysiologischen Störungen (z.B. Angstsyndrome, Asthma bronchiale) und spezifischen Syndromen (Stottern, Enuresis, Schlafstörungen). Kontraindiziert ist es dann, wenn die Gefahr einer Symptomverstärkung besteht, wie dies z.B. bei psychotischen, hypochondrischen und konversionsneurotischen Zustandsbildern der Fall ist.

3.2.4.3. Katathymes Bilderleben

Theoretische Grundlagen

Das von Leuner entwickelte Katathyme Bilderleben (kata = gemäß; thymos = Gemüt, Seele) basiert auf der Fähigkeit des Menschen, im entspannten Wachzustand traumähnliche Imaginationen (Bilder) zu erleben; aus diesem Grund wird das Katathyme Bilderleben auch als "Tagtraumtechnik" bezeichnet. Das Katathyme Bilderleben beruht auf tiefenpsychologischen Grundannahmen; es wird davon ausgegangen, daß sich in den vom Patienten wahrgenommenen Bildern und Erlebnissen die "Innenwelt" des Patienten (d.h. seine innere Befindlichkeit, psychische Konflikte etc.) ausdrückt. Im Verlauf des Tagtraums teilt der Patient dem Therapeuten Einzelheiten seiner Bilder mit; die Aufgabe des Therapeuten liegt darin, den Patienten durch die Abfolge seiner inneren Bilder zu führen und zu begleiten. Dabei kann der Patient es wagen, bisher vermiedene oder nicht bewußte Aspekte seiner Persönlichkeit kennenzulernen (z.B. Triebregungen, Konflikte, Abwehrmuster, unbewußte Inhalte), sich mit ihnen auseinandersetzen und neue Erlebnismöglichkeiten erproben (Probehandeln).

Methode

Das Katathyme Bilderleben beginnt mit der Induktion eines Entspannungszustandes; dann gibt der Therapeut ein Bildmotiv vor, das sich der Patient vorstellen soll; hieran anknüpfend kann sich sein Tagtraum spontan weiterentwickeln. Durch bestimmte Standardmotive, die der Therapeut vorgibt, kann der Bereich des Tagtraums vorstrukturiert werden. Der Therapeut steuert den katathymen Prozeß durch Nachfragen und die Aufforderung, bestimmte Aspekte z.B. genauer zu betrachten oder bestimmte Handlungen in der Imagination zu vollziehen. Dabei werden verschiedene "Regieprinzipien" unterschieden: Feindselige (ängstigende) Symbolgestalten können z.B. über die Darbietung von Nahrung beruhigt werden (Prinzip de Nährens und Anreicherns) oder es können helfende Figuren in eine imaginierte Szene eingeführt werden (Prinzip des Schrittmachers).

Wiese	Basismotiv zur Anregung des Tagtraums
Bach	dynamisches Prinzip, das symbolisch auf die vitalen Energien Bezug nimmt
Haus	Sinnbild der Persönlichkeit und ihrer Komponenten
Höhle	symbolischer Zugang zu verborgenen Aspekten (verdrängtes, archaisches Material)

Tab. 3.9: Standardmotive im Katathymen Bilderleben (Beispiele).

Indikation

Das Verfahren eignet sich gut für Kinder und Jugendliche ab dem Grundschulalter, da diese oft besser als Erwachsene in der Lage sind, sich in die Methode des Katathymen Bilderlebens hineinzufinden. Besonders gut geeignet ist das Katathyme Bilderleben bei emotionalen Störungen; es ist kontraindiziert bei Psychosen oder psychosenahen Zustandsbildern, schweren depressiven Erkrankungen und konversionsneurotischen Zuständen.

3.3. Verhaltenstherapie

3.3.1. Grundlagen

Die Verhaltenstherapie umfaßt eine große Zahl unterschiedlicher Methoden; die Wirksamkeit dieser Methoden ist empirisch gut überprüft und nachgewiesen. Nicht zuletzt deshalb stellen sie heute eine zentrale - wenn nicht die wichtigste - Komponente bei der psychotherapeutischen Behandlung von Kindern und Jugendlichen dar. Verhaltenstherapeutische Verfahren gehen davon aus, daß auffällige oder pathologische Verhaltensweisen nach den Gesetzen des menschlichen Lernens beeinflußt werden können. Die Veränderungsprozesse in der Therapie laufen nach den selben Gesetzen ab, wie die "natürlichen" Lernprozesse.

3.3.1.1. Die Entwicklung der Lerntheorie

Die Verhaltenstherapie beruht auf der modernen Lernpsychologie, deren Grundlagen von Pawlow, Bechterew und Thorndike Ende des 19. Jahrhunderts gelegt wurden. Die wichtigsten Formen des Lernens sind das klassische Konditionieren, das instrumentelle (operante) Konditionieren, das Modellernen und komplexe kognitive Lernprozesse.

Das von Pawlow herausgearbeitete *Prinzip des klassischen Konditionierens* besteht in der Verknüpfung eines ursprünglich neutralen Reizes mit einer bereits bestehenden Reiz-Reaktions-Verknüpfung. Dabei ging Pawlow von der Beobachtung aus, daß die Darbietung von Futter (unkonditionierter Reiz = UCS) bei Hunden eine Speichelsekretion (unkonditionierte Reaktion = UCR) auslöst. Wenn nun die Futterdarbietung mehrfach mit einem anderen - bisher nicht bedeutsamen - Reiz (z.B. ein Licht- oder Tonsignal) zeitlich gekoppelt wird, führt dies dazu, daß auch der neu eingeführte Reiz die Speichelsekretion auslöst; d.h. das Licht- bzw. Tonsignal ist für das Tier zu einem konditionierten Reiz (CS) geworden.

Das *Prinzip des operanten Konditionierens*, von Thorndike als "Lernen am Erfolg" beschrieben, besteht darin, daß Reiz-Reaktions-Verbindungen durch die darauffolgende angenehme oder unangenehme Konsequenz verstärkt oder abgeschwächt werden. Im Unterschied zum klassischen Konditionieren, das eine bereits bestehende (angeborene oder erworbene) Reiz-Reaktions-Verbindung voraussetzt, können durch das operante Konditionieren völlig neue Reiz-Reaktions-Verbindungen geschaffen werden, indem zufällig auftretende Verhaltensweisen in bestimmten Situationen verstärkt werden. Der amerikanische Psychologe Skinner hat in den 30er Jahren dieses Jahrhunderts die Gesetze des operanten Konditionierens weiter ausgearbeitet.

Beim *Modellernen* geschehen die Lernprozesse durch die Beobachtung und Nachahmung eines Vorbildes (= Modell). Das von Bandura ausführlich untersuchte Beobachtungslernen kann als Unterform des sozialen und kognitiven Lernens aufgefaßt werden (Veränderung von inneren Repräsentationen, z.B. Gedanken und mit ihnen verbundenen Emotionen).

Die *kognitiven Lerntheorien* beschäftigen sich nicht nur mit beobachtbaren Verhaltensweisen, sondern auch mit inneren psychischen Verarbeitungsprozessen. Die dabei zugrunde gelegten theoretischen Modelle beziehen sich häufig auf Theorien der menschlichen Informationsverarbeitung und sind in der Regel komplexer als die einfachen Modelle des klassischen und operanten Konditionierens. Als einer der Begründer der kognitiven Lerntheorie gilt Tolman.

3.3.1.2. Definitionsmerkmale der Verhaltenstherapie

Während die Verhaltenstherapie ursprünglich strikt behavioristisch orientiert war und sich ausschließlich durch die *Orientierung an einfachen Lernprinzipien*, die sich aus Tierversuchen herleiteten, den Bezug auf *offen beobachtbare Verhaltensweisen* und durch eine *experimentell-naturwissenschaftliche Grundhaltung* definierte, wird Verhaltenstherapie heute sehr viel weiter gefaßt. Dabei werden noch immer Lernprozesse in besonderer Weise betont, wobei aber nicht mehr einfache Reiz-Reaktionsschemata, sondern komplexe Handlungsmodelle zugrunde gelegt werden. Als wichtige Bestandteile und *Definitionsmerkmale der modernen Verhaltenstherapie* können folgende Kriterien gelten:

- Die Verhaltenstherapie orientiert sich an den Konzepten und Forschungsergebnissen der empirischen Psychologie und anderer empirischer Wissenschaften
- Sie ist problemorientiert, d.h. die Therapie setzt an der gegenwärtig bestehenden Problematik an und wird möglichst spezifisch auf die jeweilige Störung zugeschnitten; Grundlage der Therapie ist eine individualisierte Problemanalyse
- Die Problemanalyse ist durch einige funktionale Betrachtungweisen geprägt, d.h. die zu verändernden Verhaltensweisen werden in funktionaler Beziehung zu anderen Variablen gesehen. Der Ausdruck "funktionale Beziehung" bedeutet in diesem Zusammenhang, daß die Veränderung einer Variablen (z.B. Situationsmerkmale) die Veränderung von anderen Variablen (z.B. Verhaltensweisen) nach sich zieht
- Schließlich werden die Interventionen unmittelbar aus der Problemanalyse abgeleitet

3.3.1.3. Verhaltensmodelle

Das von Kanfer entwickelte "klassische" Verhaltensmodell hat weite Verbreitung gefunden. Es kann in einer "Verhaltensgleichung" dargestellt werden.

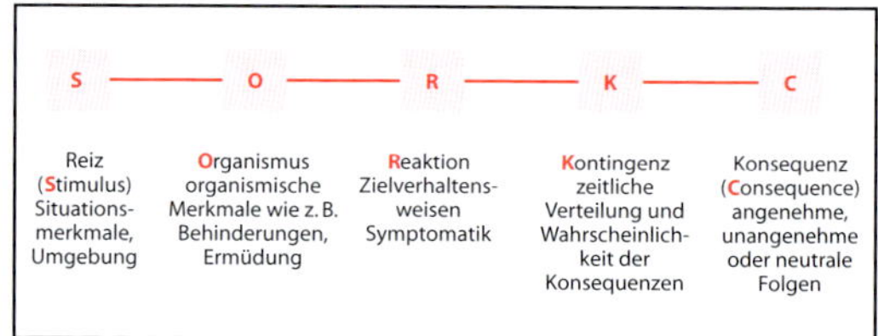

Abb. 3.3: Das "klassische" Verhaltensmodell ("Verhaltensgleichung") nach Kanfer.

In neuerer Zeit wurden eine Reihe von Vorschlägen zur Modifikation und Weiterentwicklung dieses Modells entwickelt:

- In diesen Vorschlägen werden innere Verarbeitungsprozesse (kognitive und emotionale Aspekte) stärker berücksichtigt (d.h. die "Organismusvariable" wird nun in anderer Weise konzipiert, z.B. als "Selbstregulationssystem")
- Es werden darüber hinaus zirkuläre Bedingungszusammenhänge (Feedback- und Feedforward-Mechanismen) in die Betrachtung einbezogen

Mit der zunehmenden Berücksichtigung von Konzepten und Ergebnissen aus den Kognitionswissenschaften und der Systemtheorie hat sich auch das implizite "Menschenbild" der Verhaltenstherapie verändert: Menschliches Verhalten wird nicht nur als situationsabhängig und reizdeterminiert betrachtet, sondern es wird auch die spontane Eigenaktivität und die Zielgerichtetheit menschlichen Handelns in den Blickpunkt gerückt.

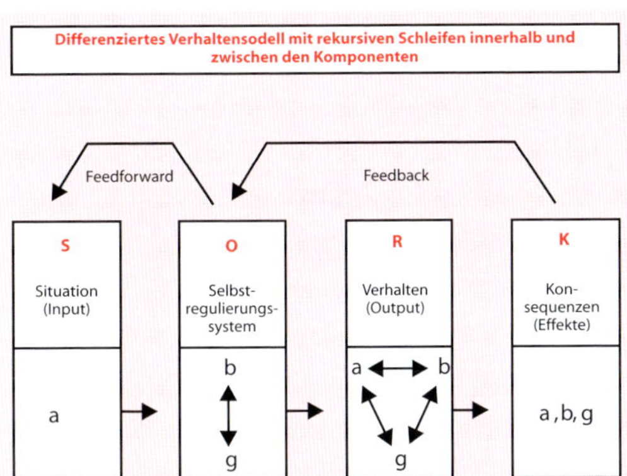

Abb. 3.4: Differenziertes Verhaltensmodell mit rekursiven Schleifen innerhalb und zwischen den Komponenten (nach Kanfer, F. H.: Basiskonzepte in der Verhaltenstherapie: Veränderungen während der letzten 30 Jahre. In: Hand, I., Wittchen, H.-U. (Hrsg.): Verhaltenstherapie in der Medizin. Springer, 1989).
Erläuterung: Die griechischen Buchstaben bezeichnen verschiedene Variablentypen. α: Die "Alphavariablen" stellen externe Umweltvariablen dar. β: Die "Betavariablen" umfassen intrapersonale Prozesse (Denken, Wahrnehmen, Erinnern, Bewerten, selbsterzeugte Inhalte, z.B. Ziele, Wünsche, Pläne). γ: Die "Gammavariablen" stellen genetische und biologische Einflüsse dar.

3.3.2. Problemanalyse

3.3.2.1. Abfolgeschritte

In vereinfachter Weise kann das Vorgehen in der Verhaltenstherapie in sechs Schritten beschrieben werden:

- Bestimmung des Problemverhaltens und Therapieziels
- Problemanalyse: Funktionale Verhaltensanalyse, "vertikale" Verhaltensanalyse und biographische Analyse
- Zielanalyse und Zielbestimmung
- Behandlungsplan: Auswahl der Behandlungsmethoden
- Durchführung der Behandlungsmethoden
- Kontrolle und Bewertung der Therapiefortschritte

3.3.2.2. Funktionale Verhaltensanalyse

Im Zentrum steht dabei die verhaltenstherapeutische Problemanalyse, aus der die weiteren Schritte folgen. Die meisten in der heutigen praktischen Arbeit verwendeten Schemata zur funktionalen Verhaltensanalyse umfassen mindestens 4 Komponenten (SORK-Schema: S = Situation; O = Selbstregulation/innere Verarbeitung; R = Zielverhalten; K = Konsequenzen; der Kontingenz-Aspekt wird meist nicht mehr als gesonderte Komponente aufgeführt) und können als Abwandlungen der von Kanfer entwickelten Schemata aufgefaßt werden. Auf der Grundlage der in der Verhaltensdiagnostik (Interview, Verhaltensbeobachtung, ergänzende Methoden; s.o. Abschnitt "Psychologische Diagnostik") gewonnenen Informationen wird zunächst das "Problemverhalten" genauer beschrieben und in seinen funktionalen Zusammenhang gestellt; dabei sind vier Fragestellungen zu bearbeiten:

- Welches Problemverhalten soll erklärt werden?
- In welchen Situationen tritt das Problemverhalten auf?
- Welche inneren Verarbeitungsprozesse gehen dem beschriebenen Problemverhalten voraus und welche biologischen Faktoren begünstigen das Auftreten des Problemverhaltens?
- Zu welchen Effekten bzw. Konsequenzen führt das analysierte Verhalten?

Zunächst wird die Manifestation des Problemverhaltens auf der körperlich-physiologischen Ebene, auf der Ebene des offen beobachtbaren Verhaltens und auf der Ebene der "verdeckten" (inneren) Verhaltensweisen, d.h. im Bereich der Wahrnehmungen, Gedanken und Gefühle beschrieben. Bei der Bestimmung des Problemverhaltens werden außerdem Verhaltensdefizite (bestimmte erwünschte Verhaltensweisen können nicht realisiert werden) und Verhaltensexzesse (unerwünschte Verhaltensweisen treten zu häufig auf) voneinander abgegrenzt. Auch bei der Analyse der inneren Verarbeitungsprozesse werden verschiedene Teilaspekte bzw. -prozesse (Wahrnehmung, Interpretation, Bewertung, Erwartungen, Suche nach Lösungen, Reaktionswahl) unterschieden. Bei den Konsequenzen wird nach der Qualität der Verstärker unterschieden und danach, ob eine Konsequenz dargeboten oder entzogen wird. Die Analyse der Verstärkungszusammenhänge unterscheidet darüber hinaus zwischen internen Aspekten (z.B. Selbstbewertungsprozesse) und externen Aspekten (z.B. Reaktion von Bezugspersonen); schließlich ist die Unterscheidung zwischen kurz- und langfristigen Konsequenzen von großer Bedeutung, da viele Problemverhaltensweisen zwar kurzfristig positive Konsequenzen nach sich ziehen (und deshalb aufrechterhalten werden), langfristig aber für die Person schädlich sind.

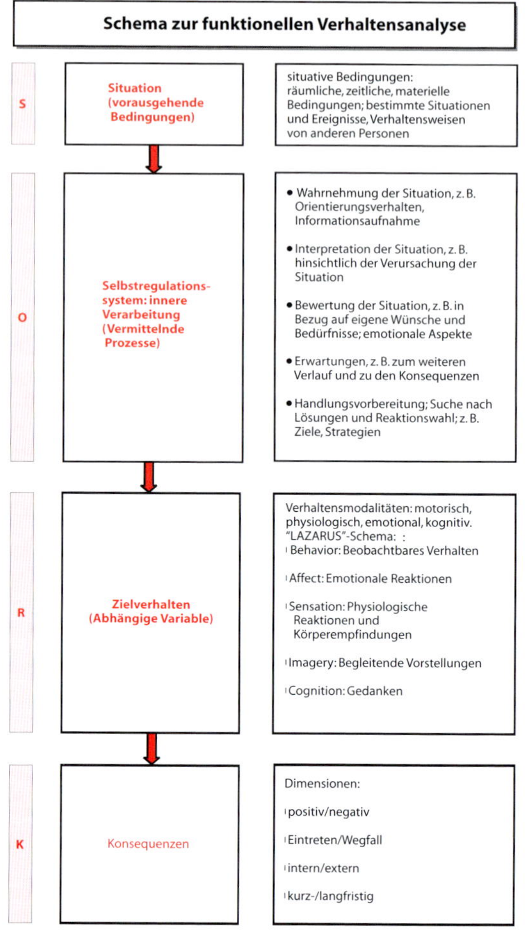

Abb. 3.5: Schema zur funktionalen Verhaltensanalyse.

3.3.2.3. Vertikale Verhaltensanalyse

Die bisher dargestellte *funktionale Verhaltensanalyse ("horizontale Verhaltensanalyse")*, die sich immer auf *konkrete Verhaltensweisen in bestimmten Situationen* bezieht, stellt das Kernstück der verhaltenstherapeutischen Problemanalyse dar. Sie wird ergänzt durch *"vertikale Analysen" der Verhaltensstruktur*, in denen einzelne Verhaltensweisen durch *situationsübergreifend wirksame Verhaltensregeln, Verhaltensstrategien und psychische Schemata (kognitive, emotionale, interaktionale Verhaltensschemata)* erklärt werden. Dies geschieht z.B. in der verhaltenstherapeutischen "Plananalyse", in der die Zielgerichtetheit und hierarchische Strukturierung menschlichen Handelns betont wird: Ein "Plan" besteht aus zwei Komponenten, der Zielsetzung und den für die

Zielerreichung möglichen Mitteln; einzelne Verhaltensweisen werden als Mittel zur Erreichung von übergeordneten Zielsetzungen (bzw. Befriedigung von übergeordneten Bedürfnissen) verstanden. Eine "vertikale" Verhaltensstruktur repräsentiert die Verhaltensstrategien, über die ein Mensch verfügt bzw. die er bevorzugt aktiviert.

Aus dem dargestellten Beispiel ist ersichtlich, daß in einer hierarchischen Analyse der Verhaltensstruktur auf den unteren Ebenen Verhaltensweisen dargestellt werden, im mittleren Bereich finden sich Verhaltensstrategien, im oberen Bereich sind schließlich zentrale Motive und Bedürfnisse repräsentiert. Durch solche Analysen wird die äußerst komplexe - häufig multiple - Determination von Verhaltensweisen verdeutlicht. Darüber hinaus wird durch sie oft die Einseitigkeit der dem Patienten verfügbaren Verhaltensstrategien augenfällig; sie leitet damit zur Frage über, welche alternativen Strategien für die Zielerreichung günstiger sein könnten. Die Analyse von Verhaltensregeln und -strategien wird ergänzt durch eine *biographische Verhaltensanalyse*, in der wiederum die Ergebnisse der funktionalen und strukturellen Verhaltensanalyse erklärt und verständlich gemacht werden können (z.B.: Wie ist es dazu gekommen, daß diese und keine anderen Strategien entwickelt wurden?).

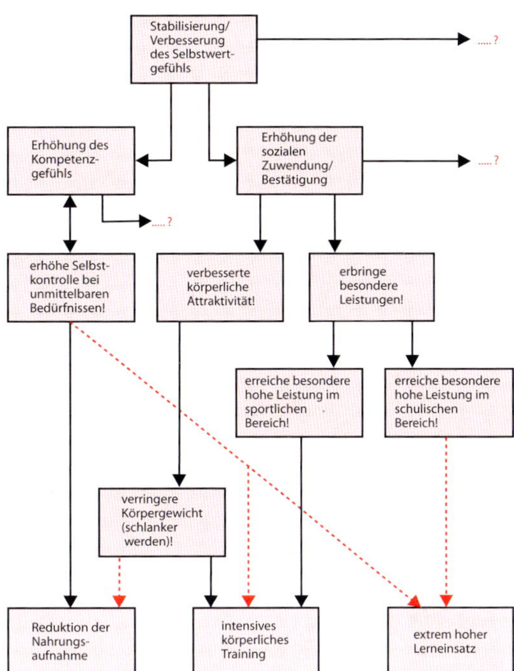

Abb. 3.6: Analyse der hierarchischen Verhaltensstruktur.
Schematisch vereinfachte Darstellung der vertikalen Verhaltensanalyse bei einer anorektischen Patientin (Ausschnitt).

3.3.2.4. Analyse von Interaktionen

Alle beschriebenen Methoden der Verhaltensanalyse können auch auf interpersonale Zusammenhänge angewandt werden. Die funktionale Verhaltensanalyse wird so zur Interaktionsanalyse, die aufzeigt, wie die Verhaltensweisen mehrerer Personen ineinandergreifen. Dabei stellt jeweils das Verhalten (Reaktion) der einen Person ein Situationsmerkmal bwz. eine Konsequenz für den Interaktionspartner dar.

Die Analyse von solchen Interaktionsabläufen ist für den Bereich der Kinder- und Jugendpsychiatrie von besonderer Bedeutung, da das Verhalten von Kindern und Jugendlichen häufig sehr mit den Verhaltensweisen seiner Bezugspersonen verknüpft ist (☞ hierzu auch das Kap. Familiendiagnostik).

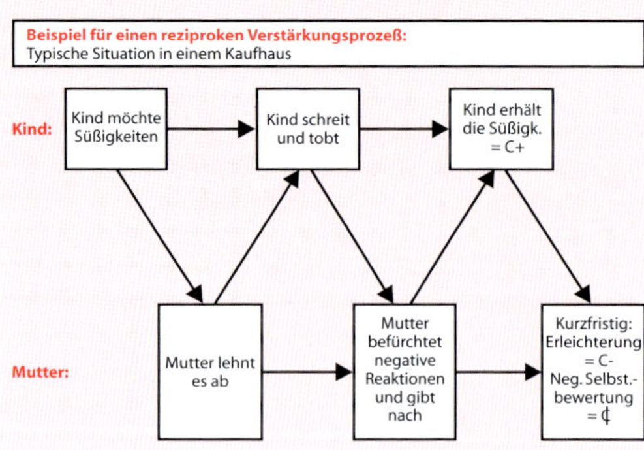

Abb. 3.7: Beispiel für einen reziproken Verstärkungsprozeß: typische Situation in einem Kaufhaus.

3.3.3. Interventionsmethoden

3.3.3.1. Überblick

Es existiert eine große Vielfalt von verhaltenstherapeutischen Methoden und Techniken, die nach verschiedenen Gesichtspunkten eingeteilt werden können:

- *der funktionale Ansatzpunkt der Intervention*: Die Methoden können danach unterschieden werden, an welcher Komponente im funktionalen Bedingungsmodell (SORK-Schema) sie ansetzen (☞ schematische Darstellung). Bestimmte Techniken (z.B. Strukturierung der Situation; Kontingenzmanagement) können eindeutig einer Komponente des SORK-Schemas zugeordnet werden, andere Methoden dagegen beziehen sich auf alle Komponenten (z.B. soziales Kompetenztraining)
- *die Verhaltensebene, auf die sich die Methode bezieht*: Manche Methoden beziehen sich primär auf das offen beobachtbare Verhalten, andere eher auf die physiologisch-organischen Reaktionen oder auf interne kognitive bzw. emotionale Prozesse
- *die Kontrolle der therapeutischen Prozeduren* (Wer führt die therapeutischen Interventionen durch?): Hierbei wird in der Regel zwischen therapeutenkontrollierten (z.B. Kontingenzmanagement) und selbstkontrollierten Methoden (z.B. Selbstkontrollmethoden) unterschieden. Bei Kindern und Jugendlichen werden die therapeutischen Interventionen häufig auch durch die Eltern (als Kotherapeuten) oder andere "Moderatoren" (z.B. Stationspersonal) kontrolliert; bei Jugendlichen treten die selbstkontrollierten Verfahren in den Vordergrund
- *der Anwendungsbereich der Methode*: Manche Methoden sind in ihrer Anwendung auf eine spezifische Symptomatik begrenzt (z.B. apparative Enuresis-Behandlung mit einem Weckgerät), andere Methoden - wie z.B. Entspannungstrainings - haben einen sehr breiten Anwendungsbereich

- Entspannungstrainings und Biofeedback
- systematische Desensibilisierung
- Konfrontationsverfahren
- operante Methoden
- kognitive Methoden
- Selbstkontrollverfahren
- komplexe Methoden und Breitbandverfahren
- familienbezogene Methoden

Tab. 3.10: Die wichtigsten verhaltenstherapeutischen Methodengruppen bei psychischen Störungen von Kindern und Jugendlichen.

Verhaltenstherapeutische Interventionsmöglichkeiten, differenziert nach ihrem funktionalen Ansatzpunkt
Komponente im SORK-Modell
verhaltenstherapeutische Methode
S
Situation (vorausgehende Bedingungen)
Strukturierung der auslösenden Situation
O
Selbstregulations-system (innere Verarbeitung und biologische Faktoren)
Beeinflussung der Wahrnehmung und der kognitiv-emotionalen Verarbeitung von Situationen (z.B. durch kognitive Methoden) und Beeinflussung der biologischen Faktoren
R
Verhalten (Abhängige Variable)
direkte Verhaltensbeeinflussung (z.B. Unterbrechung von Verhaltensabläufen, Trainings)
K
Konsequenzen
Veränderung der Konsequenzen (operante Methoden; Kontingenzmanagement)

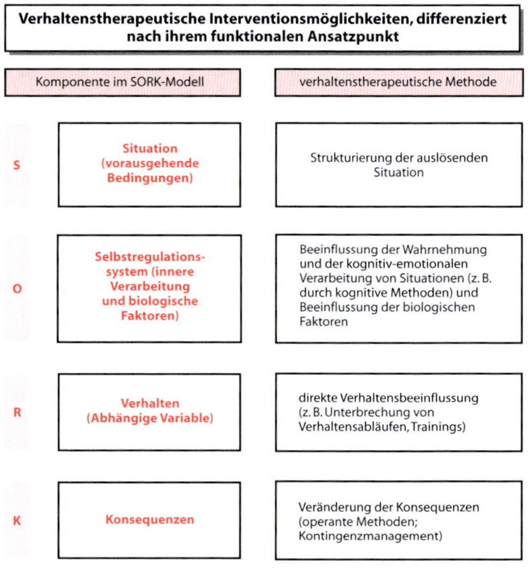

Abb. 3.8: Verhaltenstherapeutische Interventionsmöglichkeiten, differenziert nach ihrem funktionalen Ansatzpunkt.

3.3.3.2. Entspannungstraining und Biofeedback-Verfahren

Eine häufig verwendete Entspannungstechnik bei Kindern und Jugendlichen, die auch in Gruppen eingesetzt werden kann, ist die progressive Muskel-Relaxation nach Jacobson. Hierbei lernt der Patient schrittweise, Anspannung und Entspannung in einzelnen Muskelpartien (z.B. in den Armen) genauer wahrzunehmen und zu regulieren, so daß er in die Lage kommt, sich insgesamt besser zu entspannen. Darüber hinaus existieren eine Reihe von speziell auf Kinder zugeschnittene bewegungsorientierte und imaginative Entspannungsübungen, in denen die Kinder in einer ruhigen Situation suggestive Geschichten mit entspannungsfördernden Momenten erzählt bekommen oder zu entspannenden Vorstellungsübungen angeregt werden. Schließlich können (auch in Kombination mit der progressiven Muskelrelaxation) Biofeedbackmethoden zur Entspannungsförderung eingesetzt werden. Dabei werden dem Patienten psychophysiologische Meßwerte (z.B. elektrischer Hautwiderstand, Muskelanspannung, Atmungs- und Pulsfrequenz) in der Regel auditiv (z.B. über die Höhe eines Tones), teilweise auch mit audiovisuellen Methoden zurückgemeldet.

Die Entspannungs- und Biofeedbackverfahren sind symptomunspezifische Behandlungsbausteine mit einem sehr breiten Anwendungsbereich. Sie sind darüber hinaus Grundlage und Bestandteil von weiteren verhaltenstherapeutischen Methoden wie z.B. der systematischen Desensibilisierung.

3.3.3.3. Systematische Desensibilisierung

Die von Wolpe entwickelte systematische Desensibilisierung ist eine der bekanntesten verhaltenstherapeutischen Methoden mit einer gut abgesicherten Effektivität. In neuerer Zeit allerdings wird sie teilweise durch Konfrontationsbehandlungen ersetzt.

Systematische Desensibilisierung ist zur Behandlung von Symptomen geeignet, die mit situationsspezifischer Angst und Vermeidungsverhalten verbunden sind. Das Prinzip der Desensibilisierung (etwa übersetzbar mit "Unempfindlicher-Machen") besteht darin, daß der Patient lernt, sich in entspanntem (und damit Angst-antagonistischem) Zustand und in sehr vorsichtig dosierter Weise den angstauslösenden Reizen bzw. Situationen anzunähern. Diese Annäherung geschieht in der Regel zunächst in der Vorstellung (in-sensu), dann in der Realität (in-vivo). Die Desensibilisierung umfaßt folgende Schritte:

- Zunächst wird gemeinsam mit dem Patienten eine Angsthierarchie erstellt, in der Reize bzw. Situationen nach der Intensität der durch sie ausgelösten Angst geordnet werden (meist 10 oder mehr Stufen, von sehr geringer bis zu maximaler Angst)
- Im zweiten Schritt erlernt der Patient eine Entspannungstechnik
- In der eigentlichen Desensibilisierungsphase (in-sensu) entspannt sich der Patient und stellt sich die Situation mit der geringsten Angstintensität vor. Falls der Patient keine Angst verspürt, kann zur nächsten Situation fortgeschritten werden. Sobald der Patient aber auch nur geringe Angst empfindet, fordert der Therapeut ihn auf, sich zu entspannen und gegebenenfalls einen Schritt in der Angsthierarchie zurückzugehen. Es wird erst dann zur nächst schwierigeren Situation weitergegangen, wenn der Patient die weniger schwierige Situation angstfrei erleben kann
- In analoger Weise kann diese Übung auch in den realen Bereich übertragen werden (in-vivo-Desensibilisierung)

Desensibilisierung ist eine geeignete Methode bei phobischen Symptomen, anderen situationsspezifischen Angstzuständen und Vermeidungsverhalten. Sie kann somit bei einem breiten Bereich von psychiatrischen Störungsbildern eingesetzt werden, z.B. bei Phobien, spezifischen emotionalen Störungen, Zwangssyndromen, Depressionen, angstmotivierten aggressiven Verhaltensweisen, Stottern, sozialen Ängsten. Sie sind insbesondere dann in Erwägung zu ziehen, wenn der Patient für eine Konfrontationsbehandlung nicht gewonnen werden kann oder eine Konfrontationsbehandlung aus praktischen Gründen nicht realisiert werden kann.

3.3.3.4. Konfrontationsverfahren

Konfrontationsbehandlungen (Reizkonfrontation, Reizüberflutung, Habituationstraining, Reaktionsverhinderung) haben den selben Indikationsbereich wie die systematische Desensibilisierung. In der Regel treten Therapieeffekte schneller ein, doch auch ihre langfristige Wirksamkeit ist abgesichert.

Das Prinzip der Konfrontationsbehandlung besteht darin, die Patienten den extrem angstauslösenden Reizen auszusetzen und zu erreichen, daß sie in dieser Situation so lange verbleiben, bis der Angstpegel, der zunächst extrem hoch sein kann, sich reduziert und so gering wird, daß die Angst kaum noch wahrnehmbar ist. Wenn es gelingt, daß der Patient eine solche Situation erträgt (ohne Flucht- bzw. Vermeidungsverhalten zu zeigen), ist der schnelle Erfolg für ihn selbst oft spektakulär. In der Regel wird die Konfrontationsbehandlung als in-vivo-Therapie durchgeführt, d.h. der Therapeut begibt sich gemeinsam mit dem Patienten in die angstbesetzte Situation. Unabdingbare Voraussetzung dafür, daß die Behandlung erfolgreich ist, besteht darin, daß der Patient in der angstbesetzten Situation "gehalten" werden kann. Ein vorzeitiger Abbruch der Konfrontation dagegen kann den Patienten weiter entmutigen. Aus diesem Grunde ist eine sehr sorgfältige und teilweise zeitaufwendige Vorbereitung notwendig, in der dem Patienten das Wirkungsprinzip verständlich gemacht wird, seine Motivation und Erfolgsüberzeugung gestärkt wird und in der eventuelle problematische Situationen genau durchgegangen werden. Eine Konfrontationsbehandlung ist nur dann möglich, wenn das Kind bzw. der Jugendliche eine tragfähige Vertrauensbeziehung zum Therapeuten entwickelt hat.

Konfrontationsverfahren sind besonders geeignet bei massiven und situationsspezifisch umgrenzten Phobien mit Vermeidungsverhalten. Ansonsten ist die Indikation wie bei Desensibilisierungsbehandlungen.

3.3.3.5. Operante Methoden

Operante Methoden (Verhaltens-"Shaping", Verhaltenspläne, Verstärkerpläne mit positiver Verstärkung, "response cost", "time out", Tokensysteme, Kontingenzmanagement) beruhen auf dem Prinzip des operanten Lernens. Sie können zum Aufbau bzw. zur Stärkung erwünschter und zum Abbau unerwünschter Verhaltensweisen eingesetzt werden und haben einen sehr breiten Anwendungsbereich.

In Abhängigkeit von der Qualität der eingesetzten Verstärker (positiv oder negativ) und in Abhängigkeit davon, ob eine Konsequenz dargeboten oder entzogen wird, können vier Grundformen des operanten Lernens (und damit auch Grundformen des Kontingenzmanagements) unterschieden werden.

	Qualität der Verstärker	
Ereignis	positiv	negativ
Konsequenzen werden dargeboten (treten ein)	positive Verstärkung (Belohnung): C + Aufbau von Verhaltensweisen	direkte Bestrafung C - Abbau von Verhaltensweisen
Konsequenzen werden entzogen (treten nicht ein)	Verstärkerentzug (Löschung): $\not{C}$ + (C_0) Abbau/Löschung von Verhaltensweisen	negative Verstärkung: Aufbau von Verhaltensweisen: $\not{C}$ -

Tab. 3.11: Grundformen des operanten Lernens und des Kontingenzmanagements.

In der Praxis ist dabei der Aufbau von Verhaltensweisen durch *positive Verstärkung (Verstärkerpläne)* mit Abstand am wichtigsten. Dabei können anstelle einer unmittelbaren Verstärkung (direkte sofortige Belohnung) auch "Token-Systeme" (Münz-Verstärkungs-Systeme) verwendet werden, in denen der Patient "Punkte" sammeln kann, die dann später in "echte" Verstärker eingetauscht werden können. Diese Möglichkeit wird deshalb häufig gewählt, weil die erwünschten Verhaltensweisen oft aus praktisch-organisatorischen Gründen nicht unmittelbar verstärkt werden können. Die wichtigsten Verstärker bei Kindern und Jugendlichen sind materielle Verstärkungen (z.B. Spielzeuge), soziale Verstärkung (z.B. soziale Zuwendung) und die Aktivitätsverstärkung (Möglichkeit und Erlaubnis zu bestimmten vom Kind gewünschten Aktivitäten). Wenn die Möglichkeit hierzu besteht, sind soziale und Aktivitätsverstärkungen den materiellen Verstärkern vorzuziehen. Operante Methoden sind häufig durch einen hohen Anteil der Fremdkontrolle (durch Therapeuten, Eltern, Betreuungspersonal) gekennzeichnet. Deshalb ist es bei diesen Methoden besonders wichtig, darauf zu achten, daß der Patient zur Kooperation für die Therapie gewonnen werden kann (klare Absprachen, Transparenz, Aufgreifen von eigenen Vorschlägen des Patienten) und daß im Verlaufe der Therapie zunehmend Selbstkontrollmomente "eingebaut" werden. Je besser dies gelingt, umso wirksamer können operante Methoden eingesetzt werden. In günstigen Fällen (bei hoher Lern- bzw. Veränderungsmotivation) stellt z.B. alleine schon die Registrierung der erwünschten Verhaltensweisen für das Kind eine bedeutsame interne Verstärkung dar (Erfolgserlebnis). Solche internen Verstärkungszusammenhänge werden bei den Selbstkontrollmethoden genutzt.

Manchmal wird operantes Lernen als "einfache Pädagogik", d.h. als ein Belohnen bzw. Bestrafen von kindlichen Verhaltensweisen aufgefaßt, das im Grunde von jedem Erwachsenen beherrscht wird. Dies ist ein grundlegendes Mißverständnis, denn es ist nicht selten, daß durch Belohnungen und Bestrafungen die Problemverhaltensweisen von Kindern aufrechterhalten und verstärkt werden; d.h. solche Maßnahmen bewirken sehr häufig das Gegenteil dessen, was sie bewirken sollen. Die jeweilige Wirkung von operanten Techniken hängt von "Feinheiten", wie z.B. dem zeitlichen Abstand zwischen Verhalten und Konsequenz, der Häufigkeit (Auftretenswahrscheinlichkeit der Verstärker), der Art der jeweils gewählten Konsequenz, der Gesamtdauer des Programms, der Motivation und Kooperation des Patienten und der Beziehung zwischen Therapeut und Patient ab. Ein sinnvoller und effektiver therapeutischer Einsatz von operanten Methoden setzt deshalb eine genaue Kenntnis der Lerngesetze und ihrer therapeutischen Realisierungsmöglichkeiten voraus.

Die operanten Methoden haben einen sehr breiten Anwendungsbereich, sie können bei fast allen Störungsbildern eingesetzt werden. In Abhängigkeit vom Entwicklungsstand, dem Schweregrad und der Art der Störung stehen eher die Fremdkontrolle oder Selbstkontrollmomente im Vordergrund. Besonders häufig werden operante Methoden bei jüngeren Kindern, Entwicklungsstörungen, Teilleistungsschwächen, intellektuelle Beeinträchtigungen und bei extraversiven Störungen eingesetzt.

3.3.3.6. Kognitive Methoden

Die kognitiven Methoden (z.B. die Modifikation dysfunktionaler Kognitionen, kognitive Umstrukturierung, Reattributionen, Analyse fehlerhafter Logik) gehen davon aus, daß die beobachtbaren Verhaltensweisen von den intrapsychischen Verarbeitungsprozessen abhängig sind. Dabei wird zwischen funktionalen (adaptiven) und dysfunktionalen (maladaptiven) Kognitionen unterschieden. Kognitive Methoden zielen auf eine Modifikation dieser inneren Prozesse (Wahrnehmungen, Erwartungen, Einstellungen, Attributionen, emotionale Prozesse) ab; dysfunktionale kognitive Prozesse sollen durch funktionale und adaptive kognitive Prozesse ersetzt werden.

Eine bekannte Form der kognitiven Therapie ist das von Beck entwickelte und gut überprüfte Therapiekonzept für depressive Störungen. Die kognitiven Prozesse von depressiven Patienten sind durch "automatische" Selbstabwertungen, generalisierte negative Erwartungen bzw. Attributionen geprägt. Die kognitive Depressionstherapie erfolgt in mehreren Schritten

- Identifikation und prägnante Benennung der negativen Gedanken und Einstellungen
- Kritische Überprüfung dieser Kognitionen im Hinblick auf ihre logische Gültigkeit, ihren Realitätsgehalt und ihre praktischen Konsequenzen
- Entwicklung von alternativen Interpretations-, Bewertungs- und Handlungsmöglichkeiten
- Einübung dieser alternativen Möglichkeiten und Erprobung im praktischen Alltag

Die Einsatzmöglichkeiten von kognitiven Verfahren sind vom Alters- und Entwicklungsstand abhängig. Sie wurden zunächst für den Erwachsenenbereich entwickelt und sind am ehesten bei Jugendlichen einsetzbar. Sie können insbesondere bei depressiven Syndromen und bei Angst- und Zwangssyndromen eingesetzt werden.

3.3.3.7. Selbstkontrollverfahren

Wesentliche Beiträge zur Entwicklung von Selbstkontrollverfahren gehen auf Kanfer zurück. Das Hauptmerkmal dieser Verfahren besteht darin, daß der Patient vom Therapeuten gezielt dazu angeleitet wird, Lernprinzipien zur Modifikation seines eigenen Verhaltens anzuwenden. Dabei werden alle Lernprinzipien (klassisches, operantes Lernen, komplexe und kognitive Lernprozesse) genutzt. Zu den wichtigsten Selbstkontrollverfahren zählen die

- systematische Selbstbeobachtung (z.B. Führen von Bögen zur Verhaltensbeobachtung, in denen das Auftreten von erwünschten oder unerwünschten Verhaltensereignissen registriert wird)
- die Selbstkontrolle von Reizsituationen (Stimuluskontrolle: symptomauslösende Situationen werden verändert)
- die Selbststeuerung von Kognitionen und Verhaltensweisen (z.B. durch vorher eingeübte Verbalisationen)
- die Selbstverstärkung (Selbstbelohnung)

Selbstkontrollverfahren haben einen sehr breiten Anwendungsbereich; sie können sowohl bei introversiven wie auch bei extraversiven Störungen eingesetzt werden. Zwischen Selbstkontrollverfahren und den anderen, eher fremdkontrollierten verhaltenstherapeutischen Techniken besteht ein fließender Übergang. Immer dann, wenn es möglich ist, sollten fremdkontrollierte Therapieverfahren durch Verfahren der Selbstkontrolle ersetzt werden. Je älter die Kinder sind, umso eher sollten Selbstkontrollmethoden verwendet werden; Selbstkontrollverfahren können jedoch auch bei jüngeren Kindern eingesetzt werden; die eingesetzten Materialien (z.B. zur Selbstbeobachtung) sind dann allerdings an den Altersstand der Kinder anzupassen.

3.3.3.8. Komplexe Methoden und Breitbandverfahren

Zu den komplexen kognitiv-behavioralen Methoden und verhaltenstherapeutischen Breitbandverfahren zählen z.B. die "multimodale Therapie" nach Lazarus, allgemeine Problemlösetrainings und soziale Kompetenztrainings mit einem großen Indikationsbereich. Diese Konzepte zeichnen sich dadurch aus, daß in ihnen eine breite Palette von verschiedenen Methoden verwendet wird. Dies gilt auch für die störungsspezifischen Behandlungsprogramme mit klar festgelegter Indikation, die zunehmend an Bedeutung gewinnen. Hierzu zählen z.B. Selbstsicherheitstrainings für ängstlich-introversive Kinder oder verhaltenstherapeutische Trainings mit hyperkinetischen und aggressiven Kindern; hierzu liegen komplett ausgearbeitete Programme, teilweise auch mit entsprechenden Materialien vor (vgl. Tab. 3.12).

Beispiel: Training mit sozial unsicheren Vor- und Grundschulkindern nach Petermann	
Ziele des Einzeltrainings	
• Bewußtmachung von sozialer Angst und Unsicherheit • Sensibilisierung der Wahrnehmung für Interaktionsabläufe • Reflexion von Erwartungen an das Verhalten anderer • Reflexion eigener sozialer Ängste und Unsicherheit • Entwickeln von Kriterien zur Beurteilung von Sozialverhalten • Entwicklung von Verhaltensalternativen	
Ziele und Rollenspielthemen des Gruppentrainings	
Ziele	Rollenspielthemen
• positive Gefühle und Fertigkeiten gegenüber vertrauten Personen zeigen	• das Geburtstagsgeschenk
• eigene Ansprüche durchsetzen und Ansprüche anderer erkennen	• Hausaufgaben erfragen
• Kontakt aufnehmen können; Kritik annehmen und angemessen verarbeiten können	• Fragen auf der Straße
• angemessene Selbstbehauptung lernen	• das ausgeliehene Buch; der Deutschaufsatz
• Umgehen mit sozialer Hervorhebung und seineMeinung äußern	• Vorlesen vor der Klasse; Diskutieren mit anderen
• Gefühle zeigen	• Fußball-/Volleyballspiel

Tab. 3.12: Soziales Kompetenztraining.

3.3.3.9. Familienbezogene Methoden

Zu den familienbezogenen verhaltenstherapeutischen Interventionen zählen Elterntrainings, die Methoden der behavioral orientierten Familientherapien (z.B. die funktionale Familientherapie) und psychoedukative Trainings mit Angehörigen und Familien. Das Kennzeichen aller dieser Ansätze besteht darin, daß die allgemeinen Prinzipien der Verhaltenstherapie auf die Familie und insbesondere auf die Eltern-Kind-Interaktion angewandt werden. Sie unterscheiden sich von anderen Formen der Familientherapie vor allem dadurch, daß den Eltern bzw. Familien ausführlich Information vermittelt wird (psychoedukativer Aspekte) und daß ihnen eine konkrete, klar strukturierte Anleitung zur Lösung ihrer Probleme angeboten wird (praktische Problemlösung). Damit haben die behavioral orientierten Methoden einen sehr breiten Indikationsbereich; sie sind besonders geeignet

- für solche Familien, die wenig belastbar sind und die durch andere Formen der Familientherapie überfordert werden (z.B. multipel problembelastete Familien)
- für desorganisierte Familien, die strukturierende und stabilisierende Hilfestellungen dringend benötigen (z.B. Familien mit expansiven bzw. aggressiv-ausagierenden Störungen oder bei Familien mit einem psychotischen Patienten)
- für Eltern bzw. Familien, die neue Verhaltenskompetenzen erlernen sollen, wie dies z.B. bei Familien mit einem entwicklungsgestörten Kind notwendig wird

Ein bekanntes Beispiel für ein behaviorales familienorientiertes Behandlungskonzept stellt das Münchner Elterntraining nach Innerhofer und Warnke dar. Im Elterntraining werden die Eltern als Kotherapeuten (d.h. als "Berater" und "Helfer" des Therapeuten) betrachtet; die Rolle des Therapeuten besteht darin, sie bei der Entwicklung neuer erzieherischer Fertigkeiten zu unterstützen, so daß sie ihren Umgang mit dem psychopathologisch auffälligen Kind verbessern können. Zum Elterntraining gehört die Vermittlung von psychologischen Konzepten und Theorien ebenso wie direkte Interventionsübungen (d.h. die Eltern erlernen Regeln der Verhaltenstherapie für den Umgang mit der Symptomatik) und die Vermittlung von Strategien zur Problembewältigung. Das Münchner Elterntraining ist besonders geeignet für die Arbeit mit Eltern von Vorschul- und Schulkindern und bei einer Vielzahl von kindlichen Verhaltensauffälligkeiten, aber auch in der Frühförderung für behinderte Kinder einsetzbar (vgl. Tab. 3.13).

- Kontaktaufnahme, Informationsgewinnung und Vorbereitung des Trainings
- Einführung von Verfahrensregeln und Rollenspiel
- erster Interventionsschritt: Beobachten und Beschreiben - Lernen zu sehen
- zweiter Interventionsschritt: Sehen erzieherischer Zusammenhänge - Interpretieren und Werten
- dritter Interventionsschritt: Lösungsarbeit - Die Gewinnung von Handlungsspielräumen
- Nachsorge

Tab. 3.13: Aufbau des Münchner Elterntrainings (nach Innerhofer und Warnke).

3.4. Gruppentherapeutische Verfahren

3.4.1. Definition

Psychotherapeutische Methoden, bei denen mehrere Patienten gemeinsam an Therapiesitzungen teilnehmen, werden unter dem Oberbegriff "Gruppentherapie" zusammengefaßt. Fast alle psychotherapeutischen Schulen haben auch Gruppenverfahren entwickelt (z.B. psychoanalytische, verhaltenstherapeutische, spieltherapeutische, gesprächstherapeutische, gestalttherapeutische Gruppen, Gruppen, in denen autogenes Training durchgeführt wird). Je nach der therapeutischen Ausrichtung können Zielsetzungen und Vorgehensweisen sehr unterschiedlich sein. Ein großer Teil der therapeutischen Techniken und Methoden, die dabei im Gruppensetting zur Anwendung kommen, können als Abwandlungen der bereits beschriebenen einzeltherapeutischen Verfahren aufgefaßt werden und werden deshalb hier nicht mehr gesondert dargestellt. Manche Therapieformen oder -programme dagegen wurden von vorneherein als Gruppenverfahren konzipiert oder werden primär als Gruppentherapien durchgeführt; das wichtigste Beispiel in diesem Zusammenhang ist die Psychodrama-Therapie nach Moreno.

Die Therapiegruppen können speziell für die Therapiesitzungen zusammengestellt werden (künstliche Gruppen), oder die Gruppenmitglieder können auch außerhalb der Gruppentherapie miteinander Kontakt haben (Schulen, Heime, stationäre Behandlungsgruppen). Während im *ersten Falle* die *Therapie des einzelnen Patienten in der Gruppe* meist im Vordergrund steht, kann im *zweiten Falle* ein wesentliches Ziel der Therapie in der *positiven Modifikation von Gruppenstrukturen und Gruppenprozessen* bestehen (z.B. Förderung eines therapeutisch günstigen Gruppenklimas auf einer psychiatrischen Station).

3.4.2. Zielsetzungen

Bei aller Diversität der Zielsetzungen und Vorgehensweisen in Gruppentherapien können doch einige zentrale Akzentuierungen herausgestellt werden:

- Gegenüber der Einzeltherapie eröffnet das gruppentherapeutische Setting den Kindern und Jugendlichen die Möglichkeit, durch die Begegnung und enge Interaktion mit anderen Patienten ihre eigene Problematik unter neuen Perspektiven zu sehen. Die Selbst-Definition geschieht über andere Patienten, intrapsychische Konflikte zeigen sich in der Beziehung zu anderen und können kommunikativ angegangen werden. Gegenüber dem Kontakt zum Therapeuten ist die Beziehung zu Mitpatienten sehr viel realitätsnäher. Andererseits kann der Patient in der Gruppentherapie die ihm verfügbaren Beziehungsmuster zu anderen (und damit auch zu sich selbst) in einem relativ ungefährdeten und sicheren Raum erproben und weiterentwickeln
- Damit ist auch der Verhaltens- und Erlebnisaspekt, der in Gruppentherapien besonders gut therapeutisch angegangen werden kann, angesprochen: Gruppentherapien können sich in besonderer Weise auf interpersonales Verhalten richten. Der zentrale und "natürliche" Zielbereich der Gruppentherapie ist die soziale Kompetenz der Patienten. Dabei kann "soziale Kompetenz" durch recht pauschale Ausdrücke wie "Beziehungsfähigkeit" etc. umschrieben oder durch eine recht genaue Operationalisierung von Teilaspekten sozial kompetenten Verhaltens erläutert werden. Für Evaluationsstudien ist eine differenzierte Operationalisierung unerläßlich

3.4.3. Indikation

Eng mit den Zielsetzungen hängt die Frage nach der Indikation von Gruppentherapien zusammen:

- Eine Gruppentherapie sollte dann ins Auge gefaßt werden, wenn beim Kind/Jugendlichen Störungen im Bereich des sozialen Verhaltens festgestellt wurden. Dies gilt insbesondere dann, wenn sich diese Störungen vornehmlich im Umgang mit Gleichaltrigen (Peer-Group) zeigen
- Bei den Störungen, die sich im Bereich des sozialen Verhaltens zeigen, gleichermaßen ängstlich-gehemmte Syndrome (sozialer Rückzug) wie auch aggressiv-ausagierende Syndrome sollten gruppentherapeutisch behandelt werden
- Bei der Indikationsstellung zur Gruppentherapie sind aber die folgenden Punkte besonders zu berücksichtigen:
    - Bei schweren Störungen ist in der Regel zunächst ein intensives einzeltherapeutisches Vorgehen notwendig. Bei einem ausschließlich gruppentherapeutischen Vorgehen könnte sich der Therapeut dem Patienten nicht mit der erforderlichen Intensität zuwenden
    - Eng mit diesem Aspekt hängt die Frage zusammen, ob der Patient die Gruppensituation produktiv nutzen kann oder ob er durch sie überfordert ist
    - Schließlich darf auch die Gruppe selbst nicht durch einzelne Patienten überfordert werden. Extrem gestörte Patienten können in ungünstigen Fällen eine Gruppentherapie insgesamt stark behindern

Aus diesen Gründen sollte in jedem Falle genau überlegt werden, ob eine Gruppentherapie als ausschließliches Verfahren oder parallel und ergänzend zu einzeltherapeutischen Maßnahmen oder erst im Anschluß an einzeltherapeutische Maßnahmen (zur Weiterführung und Stabilisierung von Therapiefortschritten) erfolgen soll.

- Als Hauptverfahren kommt eine Gruppentherapie in der Regel bei leichten und mittelschweren Störungen, die sich auch im Bereich des sozialen Verhaltens äußern, in Betracht, wobei keine anderen schwerwiegenden Symptome vorliegen sollten

- Eine Gruppentherapie ist nicht indiziert, wenn die Problematik des Patienten durch seine aktuelle soziale Umgebung wesentlich mitbedingt oder aufrechterhalten wird (z.B. Familienprobleme, Schulprobleme). In solchen Fällen ist z.B. eine Familientherapie eher indiziert

3.4.4. Beispiel: Psychodrama-Therapie

Im Psychodrama hat sein Begründer Jakob Levy Moreno (1889-1974) drei Komponenten miteinander verbunden: Das Stegreiftheater (spontane dramatische Darstellung), den gruppentherapeutischen Ansatz und die von ihm ebenfalls entwickelte Methode der Soziometrie (systematische Erfassung von sozialen Beziehungen). Das Psychodrama ist ein gruppentherapeutisches Verfahren, in dessen Zentrum die spontane spielerische Inszenierung, Darstellung von vergangenen, gegenwärtigen oder zukünftigen, realen oder phantasierten Interaktionen oder Situationen steht. Theoretisch bezieht sich das Psychodrama auf sozialpsychologische und tiefenpsychologische Grundlagen; in neuerer Zeit werden auch Konzepte aus anderen Bereichen, z.B. aus der Verhaltenstherapie in das Psychodrama mit integriert.

Eine typische Psychodrama-Sitzung umfaßt in der Regel drei Phasen: Die *Anwärmphase* (Initialphase; Warming-up) dient der Einstimmung der Gruppenmitglieder auf die therapeutische Arbeit und der Vorbereitung der psychodramatischen Darstellung. Die Gruppenmitglieder tauschen sich über ihre gegenwärtige Befindlichkeit aus und es stellt sich heraus, welches Gruppenmitglied zum Protagonisten (Hauptdarsteller) der Aktionsphase wird. Die zentrale Phase des Psychodrama ist die *Aktionsphase* (Handlungs- oder Spielphase), in der der Protagonist zusammen mit den von ihm gewählten Mitspielern z.B. Szenen aus seinem Leben darstellt, die sich zwischen ihm und seinen Bezugspersonen ereignet haben. In dieser Phase werden frühere Erlebnisse und Gefühle wieder durchlebt. In der anschließenden *Integrationsphase* (Durcharbeitungsphase; Feedback- oder Gesprächsphase) nehmen die Gruppenmitglieder in stützender Weise Anteil an den Gefühlen des Protagonisten, etwa indem sie über eigene ähnliche Erfahrungen berichten; weiterhin geben die Gruppenmitglieder dem Protagonisten Rückmeldung darüber, welche Erfahrungen sie in der Rolle der Bezugspersonen gemacht haben. In dem von Petzold vertretenen Konzept schließt sich an die Integrationsphase die *Phase der Neuorientierung* an, in der die psychodramatischen Erfahrungen auf die aktuelle Lebenssituation angewandt und für Verhaltensänderungen nutzbar gemacht werden.

3.5. Familien- und Systemtherapie

3.5.1. Grundlagen

3.5.1.1. Geschichtliche Entwicklung

Neben den psychoanalytisch fundierten Methoden, den personzentrierten Ansätzen und der Verhaltenstherapie zählen familien- und systemtherapeutische Arbeitsformen heute zu den Behandlungsmethoden, die bei psychischen Störungen von Kindern und Jugendlichen am häufigsten genutzt werden. Die Entwicklung dieses Therapieansatzes erhielt entscheidende Impulse durch die im Jahre 1956 veröffentlichte "Double-Bind-Theorie" von Bateson et al. und weitere Arbeiten zur Familientheorie der Schizophrenie. Im gleichen Zeitraum wurden - relativ unabhängig von diesen theoretischen Überlegungen - aus praktischen Erfahrungen heraus familientherapeutische Behandlungsmethoden entwickelt; zu den frühen Pionieren der Familientherapie zählen u.a. Ackerman, Bowen, Haley und Satir. Im Bereich der Kinder- und Jugendpsychiatrie beschäftigte sich insbesondere die Arbeitsgruppe um Minuchin mit familientherapeutischen Methoden. Wesentliche Anregungen für die Entwicklung der Familientherapie im deutschen Sprachraum gingen von Richter und von der Arbeitsgruppe um Stierlin aus. Bei der raschen Ausbreitung und Konsolidierung des familientherapeutischen Ansatzes waren die von der "Mailänder Gruppe" um Selvini-Palazzoli entwickelten Therapiemethoden besonders einflußreich; dies zeigt sich auch daran, daß der Begriff "systemische Familientherapie" häufig verwendet wird, um das von dieser Gruppe entwickelte Behandlungsmodell und die daran anknüpfenden Methoden anzusprechen.

3.5.1.2. Familientherapeutische Ansätze

Die familientherapeutischen Ansätze können in fünf Gruppen eingeteilt werden:

- (1) Zur *strategischen Familientherapie* werden einerseits die von Watzlawick et al. entwickelten Methoden ebenso wie die "Mailänder Schule" um Selvini-Palazzoli und die daran anknüpfenden Ansätze gerechnet. Diese beziehen sich auf die von Bateson erarbeiteten systemtheoretischen Grundlagen
- (2) Zur *strukturellen Familientherapie* werden die Therapierichtungen gezählt, die sich auf die Arbeiten der Arbeitsgruppe um Minuchin beziehen. Charakteristisch für diese Gruppe ist die Betonung der familialen Subsysteme und der generationalen Abgrenzungen in der Familie

Neben diesen beiden genuin familientherapeutischen Ansätzen sind noch die familientherapeutischen Erweiterungen der drei wichtigsten psychotherapeutischen Richtungen zu nennen:

- (3) die psychoanalytisch geprägte Familientherapie
- (4) die erlebnisorientierte ("humanistische") Familientherapie
- (5) verhaltenstherapeutische Formen der Familientherapie

Solche Einteilungsversuche aber haben sicherlich mehr historischen als systematischen Wert, denn die genannten Ansätze haben sich in viele unterschiedliche Richtungen ausdifferenziert. Die dabei zugrunde gelegten theoretischen Konzepte unterscheiden sich erheblich und die Vorschläge zur praktischen Arbeit sind oft gegensätzlich. Im folgenden werden solche Aspekte dargestellt, die vielen familien- bzw. systemtherapeutischen Ansätzen gemeinsam sind und es sollen diejenigen Arbeitsformen hervorgehoben und erläutert werden, die sich für den Bereich der Kinder- und Jugendpsychiatrie als besonders nützlich erwiesen haben.

3.5.1.3. Grundannahmen und Definition

Trotz der Heterogenität familientherapeutischer Ansätze können gemeinsame *Grundannahmen* identifiziert werden. Die meisten familien- und systemtherapeutischen Ansätze gehen von dem folgenden Postulat aus:

> Jedes individuelle Verhalten ist Teilaspekt von übergeordneten Systemen (Familie, soziales, ökonomisches und kulturelles Umfeld) und wird hieraus verständlich.

Aus dieser allgemeinen Grundannahme folgt:

- Um das Verhalten und Erleben einer Person angemessen verstehen zu können, ist es notwendig, seine Lebensumstände und die Verhaltens- und Erlebensformen seiner wichtigsten Bezugspersonen zu berücksichtigen
- Psychische Störungen von Kindern und Jugendlichen können auf eine Problematik im Familienbeziehungsgefüge hinweisen; sie können Ausdruck eines familiären Beziehungskonfliktes sein. Teilweise können seelische Krankheitssymptome sogar als wichtige und sinnvolle, das Gleichgewicht des Familiensystems sichernde Lösungsversuche aufgefaßt werden. Aber auch wenn dies nicht der Fall ist, ziehen psychische Störungen von Kindern Veränderungen in den Familienbeziehungen nach sich und oft genug werden dann die Symptome des Kindes durch die familiären Interaktionen aufrecht erhalten oder verstärkt
- Bei der Behandlung von psychisch gestörten Kindern und Jugendlichen sollte deshalb immer - unabhängig von der Frage nach der Ätiologie der Störung - die Situation der Familie und des gesamten Umfeldes mitberücksichtigt werden

Die Entwicklung von system- und familientherapeutische Arbeitsformen ist historisch eng miteinander verknüpft. Trotzdem bezeichnen die Begriffe "Systemtherapie" und "Familientherapie" nicht das Gleiche; "Systemtherapie" definiert sich durch den theoretischen Ansatz, "Familientherapie" durch den inhaltlichen Bezug: Von **Systemtherapie** sprechen wir dann, wenn sich die Behandlung an systemtheoretischen Konzepten orientiert; systemtheoretische Konzepte können sowohl in der Einzeltherapie wie auch in der Beratung und Therapie von sozialen Systemen (z.B. Kliniken, Organisationen, Familien) Anwendung finden. Von **Familientherapie** sprechen wir dann, wenn ein Schwerpunkt der Behandlung sich auf die Veränderung der familiären Beziehungen richtet. Familientherapeutische Arbeitsformen stellen im kinder- und jugendpsychiatrischen Bereich die wichtigste Konkretisierung systemtheoretischer Konzepte dar; aus diesem Grund wird im weiteren nur auf familientherapeutische Arbeitsformen eingegangen.

3.5.1.4. System- und Entwicklungsorientierung

Familientherapie kann *nicht* durch die pauschale Aussage *"Psychische Störungen von Kindern und Jugendlichen sind durch die Familie verursacht"* begründet werden. *In ihrer groben Vereinfachung ist diese Aussage irreführend und für die klinische Praxis gefährlich und schädlich,* weil in ihr zwei entscheidende Aspekte außer acht gelassen werden:

- *Systemorientierung*
  Der Zusammenhang zwischen Familie und psychischen Störungen ist zu einseitig dargestellt, weil die Familie nur als Ursache und die psychische Störung nur als Folge aufgefaßt werden. In der Praxis führt dies dazu, daß familientherapeutisches Denken mißverstanden wird als Anleitung, Fehler in der Familie zu suchen. Schuldzuweisungen an die Familie aber helfen nicht weiter, und sie sind auch inhaltlich falsch, denn die kausalen Beziehungen sind in Wirklichkeit komplizierter: Durch psychische Störungen oder Behinderungen bei einem Familienmitglied werden die Familienbeziehungen und das gesamte Familienleben genauso beeinflußt, wie umgekehrt die individuellen Verhaltensweisen durch die Beziehungsdynamik bestimmt werden. Systemtheoretische Begriffe wie *"Zirkularität"*, *"Vernetzung"*, *"Interdependenz"*, *"Koevolution"* thematisieren diese komplexen *systemischen Abhängigkeiten*:

> Die familientherapeutische Perspektive ist für die Therapie bei psychischen Störungen von Kindern und Jugendlichen bedeutsam, weil Familienbeziehungen und individuelle psychische Störungen sich wechselseitig beeinflussen und einen einheitlichen Entwicklungszusammenhang bilden.

Systemorientierung beinhaltet deshalb die Forderung, ein psychisches Problem nicht nur auf der individuellen Ebene, sondern darüber hinaus auch auf der Ebene der dyadischen Beziehungen und in komplexeren Zusammenhängen (triadische bzw. systemische Transaktionen) zu betrachten.

- *Entwicklungsorientierung*
  Die Pauschalisierung "Psychische Störungen sind durch die Familie verursacht" ist auch deshalb nicht für die Begründung familientherapeutischer Arbeitsformen in der Kinder- und Jugendpsychiatrie geeignet, weil sie nur auf Erklärung von Problemen und Störungen ausgerichtet ist. Die Familie wird uns nur als "Teil des Problems" vorgestellt, dabei ist sie genauso als "Teil der Lösung" zu sehen. In der therapeutischen Arbeit geht es ja nicht um die retrospektive Erklärung der Krankheitsentstehung, sondern vordringlicher darum, Alternativen und Lösungen für den Patienten zu finden und hierbei die Ressourcen und Bewältigungsmöglichkeiten der Familie zu nutzen. Von der Familie selbst und speziell von den Eltern können die besten und wichtigsten Hilfen für das Kind kommen.

> Der familientherapeutische Ansatz ist deshalb von praktischer Bedeutung, weil die Familie wesentlich zur Bewältigung psychischer Störungen von Kindern und Jugendlichen beitragen kann.

Die Nutzung familientherapeutischer Arbeitsformen wird auf diese Weise durch eine positive Entwicklungsorientierung begründet: Familientherapie deshalb, weil wir in der Familie die Lösungen für die anstehenden Probleme suchen

3.5.1.5. Das Konzept des Entwicklungsraums, die Zielsetzung der Familientherapie

Mit dem Verweis auf systemische Abhängigkeiten und eine positive Entwicklungsorientierung sind die theoretischen Kernstrukturen der Familienarbeit angesprochen: Familientherapie ist systemtheoretisch begründet und orientiert sich zunehmend an entwicklungs- bzw. evolutionstheoretischen Konzepten: Die Familie kann als *Entwicklungsraum, d.h. als System von Entwicklungsbedingungen* verstanden werden, durch das die Entfaltungsmöglichkeiten jedes einzelnen ebenso wie die Entwicklung der Familie als Ganzes vorgezeichnet wird. Psychopathologie wird in diesem Rahmen als *Entwicklungspathologie* gefaßt. Auf diese Weise werden psychische Störungen auch in einen allgemeinen Zusammenhang der Lebensbewältigung gerückt:

Familien benötigen dann therapeutische Hilfestellungen, *wenn die Bewältigungsmöglichkeiten im Verhältnis zu den vorhandenen Belastungen nicht mehr hinreichen.* Die *allgemeinen* ***Ziele*** familientherapeutischer Arbeit liegen nach diesem Konzept darin, *Entwicklungsmöglichkeiten der Familie freizusetzen, ihre Ressourcen zur Bewältigung von Belastungen zu aktivieren.*

Dabei sind die Therapeuten - in dem Maße, in dem überhaupt eine Zusammenarbeit mit der Familie zustande kommt - in die beschriebenen Zusammenhänge einbezogen: Schnell bilden sich zwischen Fachleuten und der Familie transaktionale Kopplungen heraus, in denen sich die "professionellen" Voreinstellungen ebenso wie die Beziehungsstrukturen der Familie und ihre Abwehr- und Copingformen spiegeln. Auch das *Therapiesystem* können wir somit als Gefüge von Entwicklungsbedingungen für alle Beteiligten verstehen.

3.5.2. Ebenen der Zusammenarbeit

Eine Einstellung, in der die Eltern oder die ganze Familie von vorneherein als "die eigentlichen Patienten" definiert werden, ist keine Grundlage für eine sinnvolle Zusammenarbeit. Letztlich können nur die Familienmitglieder selbst entscheiden, ob sie in ihrer Familie etwas verändert haben wollen oder nicht. Unsere Aufgabe liegt darin, der Familie eine konstruktive Zusammenarbeit anzubieten. Praktisch bedeutet dies, daß allen Familien Beratung und Anleitung angeboten wird, in vielen Fällen intensiviert sich diese Zusammenarbeit zu einer Eltern- bzw. Familienarbeit, die sich unmittelbar auf den Vorstellungsanlaß (d.h. die psychische Störung des Kindes) bezieht (strukturierende Familientherapie); bei einem Teil der Familien können darüber hinaus zugrundeliegende familiäre Konflikte und Beziehungsmuster thematisiert werden. In manchen Fällen schließlich führt die

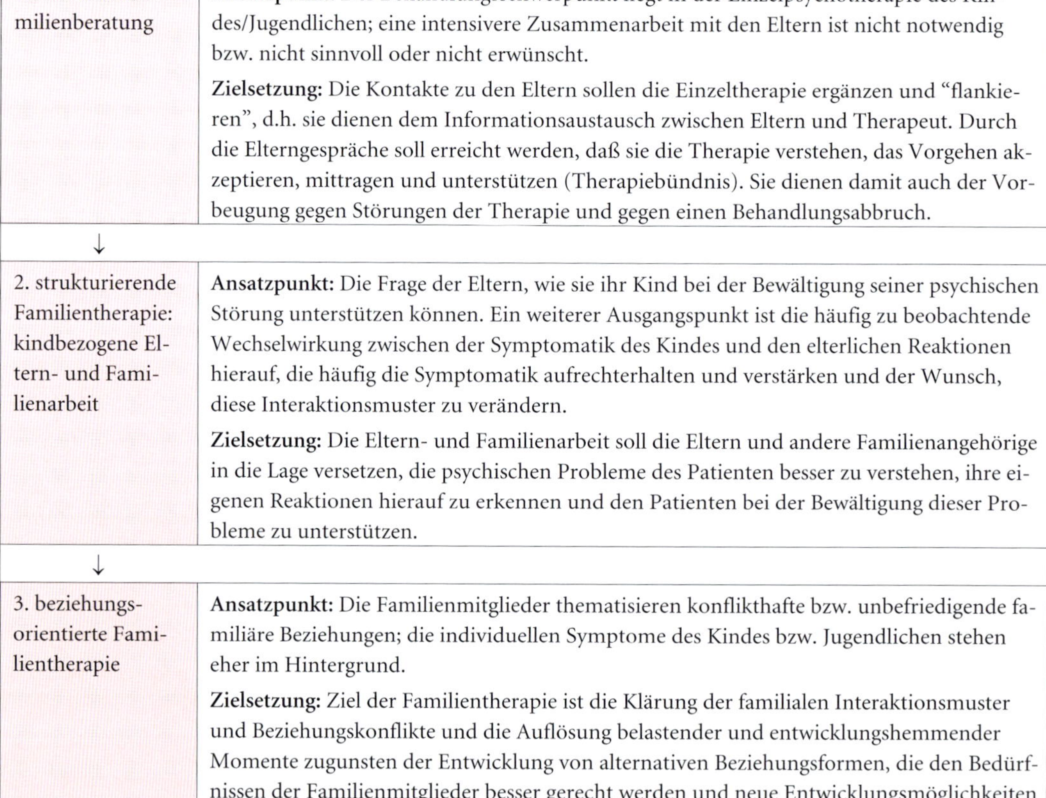

Ebene	Ansatzpunkt / Zielsetzung
1. Eltern- und Familienberatung	**Ansatzpunkt:** Der Behandlungsschwerpunkt liegt in der Einzelpsychotherapie des Kindes/Jugendlichen; eine intensivere Zusammenarbeit mit den Eltern ist nicht notwendig bzw. nicht sinnvoll oder nicht erwünscht. **Zielsetzung:** Die Kontakte zu den Eltern sollen die Einzeltherapie ergänzen und "flankieren", d.h. sie dienen dem Informationsaustausch zwischen Eltern und Therapeut. Durch die Elterngespräche soll erreicht werden, daß sie die Therapie verstehen, das Vorgehen akzeptieren, mittragen und unterstützen (Therapiebündnis). Sie dienen damit auch der Vorbeugung gegen Störungen der Therapie und gegen einen Behandlungsabbruch.
↓	
2. strukturierende Familientherapie: kindbezogene Eltern- und Familienarbeit	**Ansatzpunkt:** Die Frage der Eltern, wie sie ihr Kind bei der Bewältigung seiner psychischen Störung unterstützen können. Ein weiterer Ausgangspunkt ist die häufig zu beobachtende Wechselwirkung zwischen der Symptomatik des Kindes und den elterlichen Reaktionen hierauf, die häufig die Symptomatik aufrechterhalten und verstärken und der Wunsch, diese Interaktionsmuster zu verändern. **Zielsetzung:** Die Eltern- und Familienarbeit soll die Eltern und andere Familienangehörige in die Lage versetzen, die psychischen Probleme des Patienten besser zu verstehen, ihre eigenen Reaktionen hierauf zu erkennen und den Patienten bei der Bewältigung dieser Probleme zu unterstützen.
↓	
3. beziehungsorientierte Familientherapie	**Ansatzpunkt:** Die Familienmitglieder thematisieren konflikthafte bzw. unbefriedigende familiäre Beziehungen; die individuellen Symptome des Kindes bzw. Jugendlichen stehen eher im Hintergrund. **Zielsetzung:** Ziel der Familientherapie ist die Klärung der familialen Interaktionsmuster und Beziehungskonflikte und die Auflösung belastender und entwicklungshemmender Momente zugunsten der Entwicklung von alternativen Beziehungsformen, die den Bedürfnissen der Familienmitglieder besser gerecht werden und neue Entwicklungsmöglichkeiten für die Familienmitglieder freisetzen.

Tab. 3.14: Ebenen der Zusammenarbeit mit Eltern und Familien: Ansatzpunkte und Zielsetzungen.

Vorstellung eines Kindes bzw. Jugendlichen dazu, daß die Eltern für sich selbst eine Therapie beginnen (Paartherapie oder Einzeltherapie).

Bei der Zusammenarbeit mit der Familie können wir somit drei *Kooperation*sebenen unterscheiden. Diese sind nach dem Grad, in dem sich die Eltern in die Therapie einbringen, geordnet und sie spiegeln auch den typischen zeitlichen Ablauf in der Zusammenarbeit mit Familien wider. Je nach Kooperationsebenen stehen unterschiedliche Methoden im Vordergrund.

3.5.3. Indikationsstellung

Bei der Indikationsstellung ist zunächst eine Entscheidung darüber zu treffen, ob überhaupt familientherapeutische Arbeitsformen angezeigt sind. Schwieriger als diese allgemeine Überlegung sind die Entscheidungen zu spezielleren Fragen: Dazu gehört zum einen die Frage, in welchem "Setting" die Familientherapie durchgeführt wird. Hierbei können wir unterscheiden zwischen der Familientherapie im engeren Sinne, die in gemeinsamen Sitzungen mit den Familienmitgliedern durchgeführt wird ("Familiengespräche") und der Familientherapie im weiteren Sinne, wo in sehr unterschiedlichen Zusammensetzungen gearbeitet wird. In diesem Zusammenhang ist auch zu überlegen, in welchen Abständen die familientherapeutischen Kontakte stattfinden sollen. Weiterhin ist zu entscheiden, auf welcher Interventionsebene das Therapieangebot angesetzt werden soll und welche Interventionsmethoden genutzt werden können.

Die Antwort auf die erste Frage nach der prinzipiellen Indikation familientherapeutischer Arbeitsformen ergibt sich aus den oben dargestellten theoretischen Grundlagen: Eltern- und Familienberatung ist in jedem Falle indiziert; eine weiterführende Zusammenarbeit mit der Familie steht immer dann zur Diskussion, wenn die familiären Beziehungsprobleme eine wesentliche Rolle bei der Entstehung oder Aufrechterhaltung der Symptomatik haben *oder* wenn die Familienmitglieder bedeutsam zur Lösung der anstehenden Probleme beitragen können und eine Therapie dazu dienen kann, dieses Selbsthilfepotential zu aktivieren. Die Beantwortung der spezielleren Fragen nach den möglichen Settings und Methoden hängt von *Indi-*

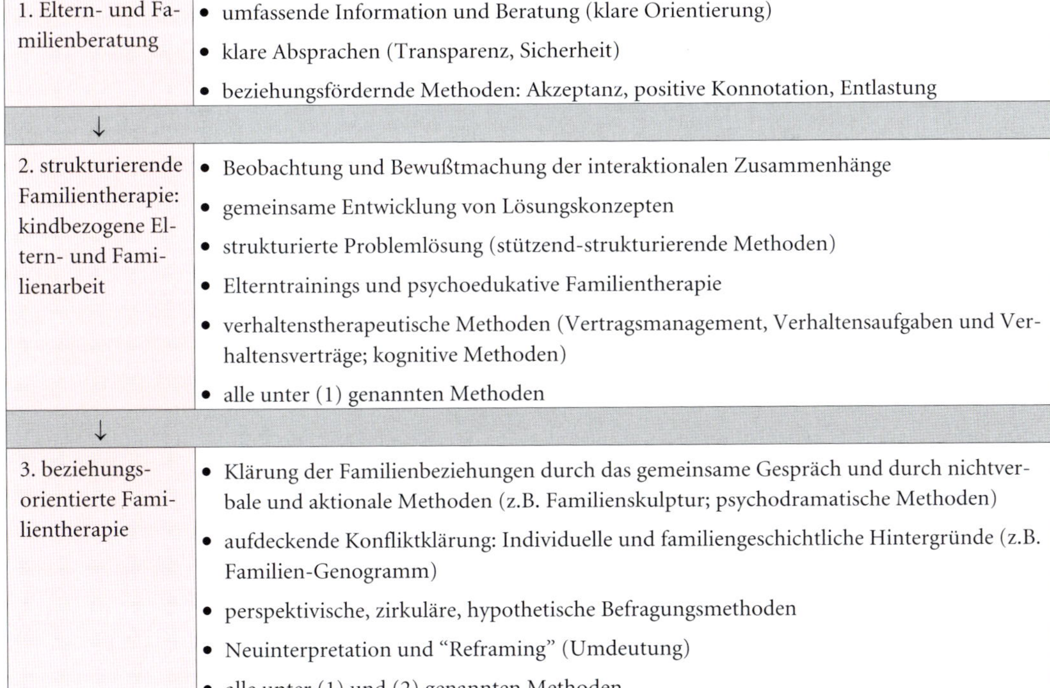

1. Eltern- und Familienberatung	• umfassende Information und Beratung (klare Orientierung) • klare Absprachen (Transparenz, Sicherheit) • beziehungsfördernde Methoden: Akzeptanz, positive Konnotation, Entlastung
↓	
2. strukturierende Familientherapie: kindbezogene Eltern- und Familienarbeit	• Beobachtung und Bewußtmachung der interaktionalen Zusammenhänge • gemeinsame Entwicklung von Lösungskonzepten • strukturierte Problemlösung (stützend-strukturierende Methoden) • Elterntrainings und psychoedukative Familientherapie • verhaltenstherapeutische Methoden (Vertragsmanagement, Verhaltensaufgaben und Verhaltensverträge; kognitive Methoden) • alle unter (1) genannten Methoden
↓	
3. beziehungsorientierte Familientherapie	• Klärung der Familienbeziehungen durch das gemeinsame Gespräch und durch nichtverbale und aktionale Methoden (z.B. Familienskulptur; psychodramatische Methoden) • aufdeckende Konfliktklärung: Individuelle und familiengeschichtliche Hintergründe (z.B. Familien-Genogramm) • perspektivische, zirkuläre, hypothetische Befragungsmethoden • Neuinterpretation und "Reframing" (Umdeutung) • alle unter (1) und (2) genannten Methoden

Tab. 3.15: Ebenen der Zusammenarbeit mit Eltern und Familien: Methodische Schwerpunkte.

kationskriterien ab, die in drei Gruppen geordnet werden können:

- *institutionelle Bedingungen und persönliche Voraussetzungen auf der Seite der Therapeuten*
- *Voraussetzungen auf der Seite der Familie*
- *Beziehungsmerkmale zwischen Familie und Therapeuten (Therapiesystem)*

Indikation zum "Setting"

Gemeinsame Familientherapie ist dann *angezeigt*, wenn die Familie selbst ihre Schwierigkeiten als *familiale Beziehungsproblematik* anbietet und die individuellen Probleme als sekundär erlebt werden oder die präsentierte Problematik als *gemeinsames Problem* der Familie erlebt wird. Die Voraussetzungen für gemeinsame Familiensitzungen sind außerdem dann günstig, wenn alle für das Problem bedeutsamen Personen zu Veränderungen (Leidensdruck, Veränderungsmotivation) bereit sind. Durch *akute Krisen* wird das Zusammengehörigkeitsgefühl von Familien oft neu aktualisiert. Gemeinsame Sitzungen haben sich z.B. möglichst früh nach Suicidversuchen als nützlich erwiesen. Bei eng aufeinander bezogenen, *fusionierten Familien* wurden familientherapeutische Ansätze mit gemeinsamen Familiensitzungen besonders häufig verwendet; die Familientherapie ist bei solchen Familien auch erfolgversprechender als bei desintegrierten Familien. Schließlich spielt die *individuelle Diagnose* bei der Indikation zum Behandlungssetting eine wichtige Rolle: Bei psychosomatischen und introversiven emotionalen Störungen, bei Ahängigkeitsproblemen (z.B. Schulphobie) und bei adoleszenten Ablösungskonflikten können gemeinsame Familiensitzungen empfohlen werden. Schwieriger dagegen gestalten sich in der Regel gemeinsame Sitzungen bei aggressiv-ausagierenden und dissozialen Syndromen; noch problematischer sind gemeinsame Gespräche bei Psychosen, sie sind aber auch hier nicht völlig ausgeschlossen. So können sie z.B. in der Rehabilitationsphase als Unterstützung der Wiedereingliederung des Patienten in die Familie nach einer stationären Behandlung nützlich sein. Von *gemeinsamen Familiensitzungen* ist aber *abzuraten*, wenn die gemeinsamen Gespräche für einen der Beteiligten zu *belastend oder ängstigend* sind, was z.B. bei schweren Angst- oder Zwangsneurosen oder akuten Psychosen vorkommen kann. Nicht angezeigt sind gemeinsame Sitzungen auch dann, wenn maligne Interaktionsmuster, die sich häufig wiederholen, in der Therapiesitzung nicht unterbrochen werden können (z.B. bei ausgeprägt hysterischen Syndromen oder bei aggressiven Auseinandersetzungen); denn dann bestünde die Gefahr, daß die Konflikte durch die gemeinsamen Sitzungen noch weiter eskalieren.

Eine *Kontraindikation* bezüglich gemeinsamer Familientherapie-Sitzungen ist auch dann gegeben, wenn zwischen den Eltern schwerwiegende Konflikte bestehen, etwa eine ausgeprägt feindselige Haltung oder gravierende sexuelle Probleme. Im Falle von *schweren Ehekonflikten* ist deshalb statt einer gemeinsamen Familientherapie eine Paartherapie vorzuziehen.

Indikation zur Methode

Bezüglich der familientherapeutischen *Methode* sind *der Schweregrad der Erkrankung* und die allgemeine *Belastungsfähigkeit der Familie* bedeutsam: Während bei Familien mit einem psychotischen Mitglied familienbezogene Maßnahmen in der Regel als stützende und strukturierende Therapie sinnvoll sind, können bei leichten und mittelgradigen psychischen Störungen und einer höheren Belastbarkeit der Eltern weiterführende Veränderungen angestrebt werden. Weiterhin ist die *Art der Familienprobleme (Familientyp)* zu berücksichtigen; bei neurotisch verklammerten Familien ist ein öffnendes und aufdeckendes Vorgehen häufig sinnvoll; dabei können paradoxe Interventionstechniken oder auch nichtverbale Methoden, besonders bei unbeweglich erscheinenden und intellektualisierenden Familien, hilfreich sein. Bei desintegrierten und chaotischen Familien dagegen wird eher ein strukturierend akzentuiertes Vorgehen angezeigt sein, z.B. mit Verhaltensaufgaben und Verhaltensverträgen; analoges gilt für sozial unterprivilegierte oder multipel belastete Familien, bei denen Familientherapie fließend in die Sozialarbeit übergeht. Schließlich ist bei der Wahl der Methode der *Entwicklungsstand des Kindes* zu beachten: Je jünger die Kinder sind bzw. je weniger sie in der Lage sind, ihr eigenes Verhalten zielgerichtet zu steuern (z.B. auch bei geistigen Behinderungen), umso eher sind unmittelbar verhaltensbezogene Maßnahmen angezeigt, wie z.B. die Verwendung von Verstärkungsplänen oder auch verhaltenstherapeutische Elterntrainings. Bei Jugendlichen dagegen rückt die kommunikative Verhandlung von familiären Konflikten in den Vordergrund.

Voraussetzung für eine sinnvolle Beschäftigung mit diesen Indikationsfragen ist eine fundierte *Anfangsdiagnostik* (☞ das Kap. zur Familien- und Umfelddiagnostik). Die diagnostische Aufgabe ist mit der Anfangsdiagnostik aber keinesfalls abgeschlossen. Sowohl bezüglich des Settings, der angewandten Methoden und der Kombination mit anderen Therapieverfahren ist die *Prozeßdiagnostik* entscheidend, die unter der *Leitfrage* steht: "*Kann die Familie unsere Angebote für sich produktiv nutzen*?"

3.5.4. Therapeutische Methoden

3.5.4.1. Die therapeutische Einstellung

Die Prinzipien, die für den ersten diagnostischen Kontakt mit der Familie gelten (☞ Kap. zur Familien- und Umfelddiagnostik), sind gleichzeitig auch die wichtigsten Grundlagen einer produktiven therapeutischen Kooperation. Auch in den Therapiesitzungen mit Familien versucht der Therapeut, eine *empathische Haltung* zu erlangen: Er stellt sich darauf ein, das, was ihm mitgeteilt wird und was er beobachten kann, möglichst offen und genau wahrzunehmen, um ein Verständnis für die subjektive Situation jedes einzelnen zu gewinnen, so daß sich aus diesem Verständnis heraus eine akzeptierende Haltung entwickeln kann. Diese Grundhaltung gilt für Familiengespräche ebenso wie für die Einzeltherapie.

Das Empathieprinzip wird in der Familientherapie durch das Prinzip der *Perspektivität* (Allparteilichkeit) komplementär ergänzt: Der Therapeut versucht, das Empathieprinzip *jedem Familienmitglied* gegenüber *gleichermaßen* zu realisieren. In gemeinsamen Familiensitzungen bedeutet dies, daß er darauf achtet, daß er seine Aufmerksamkeit möglichst ausgewogen verteilt. Dabei kommt es nicht unbedingt auf die meßbare Zeit an. Wesentlich ist, daß er bei einer Thematik nacheinander auf die unterschiedlichen Perspektiven der anwesenden Familienmitglieder eingeht und sich in ihre unterschiedlichen Positionen einfühlt. Dies erfordert eine sehr hohe Flexibilität (viele "Umschaltungen") vom Therapeuten, denn die Positionen der verschiedenen Familienmitglieder erscheinen oft völlig unvereinbar. Der Therapeut hat somit die Aufgabe, sich in die Position eines Familienmitgliedes einzufühlen und seine Darstellung nachzuvollziehen, ohne damit quasi automatisch die Positionen der anderen Familienmitglieder abzulehnen. Dies ist aber nur möglich, wenn er die "Entscheidungsfrage" über die Richtigkeit oder moralische Qualität von Meinungen oder Verhaltensweisen zunächst zurückstellt und vorläufig "einklammert". D.h. der Therapeut versucht das Gespräch von der Entscheidung über richtig oder falsch, gut oder schlecht, krank oder böse, gleichsam einen Schritt zurückzuverlagern zu Verständnisfragen darüber, wie die Situation von jedem Familienmitglied wahrgenommen und empfunden wird. Dabei verläuft die Kommunikation zunächst über den Therapeuten. Je besser er jeden einzelnen Gesprächsteilnehmer versteht, umso eher können auch die Familienmitglieder Verständnis für die Position der anderen Familienmitglieder gewinnen (Modellfunktion).

In der Regel zeigt es sich schon nach einigen wenigen Sitzungen, ob dem Therapeuten und der Fa-

auf die Interaktion *in* den Therapiesitzungen gerichtet		auf die Interaktion *zwischen* den Therapiesitzungen gerichtet	
Gesprächsmethoden	aktionale Methoden	direkte Interventionen	komplexe (paradoxale) Interventionen
• Steuerung von Kommunikationsabfolgen • zirkuläres Fragen • Umdeuten • Familiengenogramm • suggestive und metaphorische Kommunikation	• Nutzung des Raumes (z.B. Veränderung der Sitzordnung) • Familienskulptur • Rollenspiel und psychodramatische Techniken	• Beobachtungsmethoden (Instruktion zur Selbst- und Fremdbeobachtung) • Verhaltensaufgaben • Familienverträge	• Symptomverschreibungen • Regelverschreibungen • ritualisierte und metaphorische Verschreibungen

Tab. 3.16: Einteilung und Beispiele für familientherapeutische Methoden.

milie diese therapeutische Umstellung gelingt und die Gespräche für eine Verbesserung des wechselseitigen Verstehens genutzt werden können. Das ist natürlich bei weitem nicht immer der Fall; manchmal scheitert schon der Versuch, überhaupt ein geordnetes Gespräch zu führen, in dem jeder zu Wort kommen kann. Schwierigkeiten ergeben sich auch dann, wenn Familienmitglieder nicht in der Lage sind oder nicht den Mut finden, ihre Position darzustellen, oder auch, wenn ein Familienmitglied nicht bereit oder nicht in der Lage ist, zuzulassen, daß ein anderer seine Meinung darstellt. Gemeinsame Familiensitzungen können in solchen Fällen einen negativen und zusätzlich belastenden Effekt haben und die Indikation zu gemeinsamen Familiengesprächen ist deshalb zu prüfen. Ähnliches gilt, wenn der Sinn der gemeinsamen Gespräche verkannt oder das Verhalten des Therapeuten grundlegend mißverstanden wird. Dies wäre z.B. der Fall, wenn ein Vater sich - alleine durch den Umstand, daß gemeinsame Gespräche geführt werden, in denen auch sein Sohn ausführlich zu Wort kommt - in seiner Autorität untergraben und abgewertet fühlt, oder wenn der Therapeut in eine Richterrolle gedrängt wird, aus der er sich nicht lösen kann. Wenn es umgekehrt aber gelingt, die beteiligten Familienmitglieder im beschriebenen Sinne auf die Gesprächssituation einzustellen, ist in der Therapie oft schon der entscheidende Schritt getan. Denn ein verbessertes Verständnis für sich selbst und für die anderen ermöglicht eine akzeptierende Haltung bzw. eine gelassenere emotionale Einstellung. Dies ist die beste Voraussetzung dafür, daß die Familienmitglieder neue Handlungsmöglichkeiten erproben und so ihren Spielraum in einem positiven Sinne erweitern können. Die *Orientierung* hin zu den *positiven Entwicklungsmöglichkeiten* wird von der Familie in solchen günstigen Verläufen selbst vollzogen, ohne daß weitere therapeutische Interventionen notwendig sind.

Die *Grundmethode* der *Familientherapie* besteht somit darin, daß der Therapeut sich an den Prinzipien der diagnostisch-empathischen Einstellung, der Perspektivität, der positiven Entwicklungsorientierung und der Transparenz orientiert. Dabei ist klar, daß diese Prinzipien in keinem Sinne vollständig realisiert werden können. Sie stellen immer nur *Zielvorstellungen* dar, denen der Therapeut sich zu nähern versucht. Durch die Annäherung an sie entsteht ein Klima, in dem die Familienmitglieder durch die Therapiegespräche neue Anregungen erhalten, die sie erproben können. In diesem Milieu können spezielle *Techniken (Methoden* i.e.S.) genutzt werden, um die Familie bei ihrer Entwicklung anzuregen und zu unterstützen. Diese Methoden werden im nächsten Abschnitt dargestellt.

3.5.4.2. Spezielle familientherapeutische Techniken

Die familientherapeutischen Interventionsmethoden (Techniken) können in zwei große Gruppen gegliedert werden: Methoden, die sich auf die Interaktion *in* der Familiensitzung richten und solche, die sich auf die Interaktion *zwischen* den Sitzungen beziehen. Für jeden der aufgeführten vier Methodenbereiche wird hier exemplarisch eine Methode erläutert.

3.5.4.2.1. Umdeuten (reframing)

Die Methode des Umdeutens beruht auf der Einsicht, daß eine Verhaltensweise für sich genommen noch keine spezifische Bedeutung besitzt, sondern daß sich die Wertigkeit eines Verhaltens erst aus dem sozialen und persönlichen Zusammenhang (Kontext) ergibt. Die Interaktionspartner aber reagieren nicht einfach auf objektive Tatbestände, sondern auf den Sinn, den sie mit der Verhaltensweise des anderen verbinden.

Dies kann am Beispiel eines Adoleszentenkonfliktes verdeutlicht werden, in dem die Eltern das Verhalten des Sohnes (häufiges Durchbrechen elterlicher Vorschriften) als "unmöglich" und völlig unverständlich erleben; für den Sohn (der die Eltern als zunehmend restriktiv wahrnimmt) gilt dasselbe im Hinblick auf die Eltern. Eine weitere Eskalation des Konfliktes, in dem sich z.B. der Jugendliche ernsthaft gefährdet, ist zu befürchten. Im ersten Familiengespräch äußern die Eltern ihre Befürchtung, daß ihr Sohn psychisch krank sei; der Jugendliche nimmt nur widerwillig am Gespräch teil und antwortet kaum.

Um überhaupt eine sinnvolle Diskussion zu ermöglichen und um die festgeschriebenen Bedeutungskonzepte zu öffnen, kann der Therapeut die Verhaltensweisen in einen neuen "Bedeutungsrahmen" stellen (daher die englische Bezeichnung "Re - framing"). Hierzu sucht er einen sinnvollen und positiven "Meta-Rahmen" für die elterliche

Position und für die des Jugendlichen. Ein sinnvoller Meta-Rahmen für die Eltern wäre z.B.:"Sie nehmen ihre Verantwortung für ihren Sohn sehr ernst und versuchen ihn zu schützen". Ein entsprechender Meta-Rahmen für den Sohn wäre: "Du möchtest zeigen, daß du selbständig und eigenverantwortlich handeln kannst". Wenn Eltern bzw. Sohn diese positiven Umdeutungen ihres Verhaltens akzeptieren können (und das tun sie am ehesten dann, wenn die Deutungen zutreffend sind), dann ist es möglich, über wechselseitige Vorwürfe hinauszugelangen, um die Diskussion sinnvoller zu gestalten. An die Eltern gerichtet, bietet sich die Frage an: "Gelingt es Ihnen, ihren Sohn zu schützen? Gibt es Alternativen, durch die Sie Ihr Ziel besser erreichen können?" An den Jugendlichen gerichtet: "Wie kannst du am besten deine Selbständigkeit weiterentwickeln, vielleicht sogar so, daß auch deine Eltern merken, daß du kein Kind mehr bist?"

Probleme können dadurch, daß sie in einen anderen Rahmen gestellt sind, neu definiert und zugänglicher gemacht werden. Die Aufgabe des Therapeuten liegt darin, den Familienmitgliedern ihre Probleme in einer Form zurückzugeben, in der die Schwerpunkte so gesetzt sind, so daß sie neue Betrachtungsmöglichkeiten gewinnen. Dabei schreibt der Therapeut nicht die Lösungen vor, denn die besten Lösungen sind diejenigen, die die Familie selbst entwickelt. Die Art und Weise, wie der Therapeut seine Umdeutungen anbietet, können je nach Situation sehr unterschiedlich sein; meist ist es angemessen und realitätsgerecht, sie als vorsichtige Fragen zu formulieren; manchmal kann es aber auch sinnvoll sein, sie sehr bestimmt vorzutragen.

3.5.4.2.2. Familienskulptur

Nichtverbale und aktionale Therapietechniken eignen sich besonders dann, wenn das Gespräch nicht weiterführt, wenn viel geredet, dabei aber wenig gesagt wird, etwa wenn ausschließlich intellektualisierend gesprochen wird, ohne das emotional Wesentliche zu treffen oder wenn - in ganz anderen Fällen - einzelne Familienmitglieder sprachlich unbeholfen oder im verbalen Ausdruck gehemmt sind.

Durch die Familienskulptur können sich die Familienmitglieder ihre Beziehungen im buchstäblichen Wortsinn deutlich "vor Augen führen": Ein Familienmitglied - der Protagonist - wird aufgefordert, die einzelnen Familienmitglieder (mit möglichst wenig Worten) so anzuordnen, daß aus dem Gesamtbild, aus der räumlichen Anordnung, der Haltung der Familienmitglieder und ihrer Stellung zueinander sichtbar wird, wie die Beziehungen der Familienmitglieder sind. D.h. seine Aufgabe entspricht der eines Bildhauers, der ein Standbild mit mehreren Personen anfertigt. Dabei kann er zeigen, wie - seiner subjektiven Empfindung nach - die einzelnen Familienmitglieder "zueinander stehen" (oder sitzen oder liegen). Eine solche Skulptur kann für die Familie sehr eindrucksvoll sein, ihre Situation wird "greifbar". Oft werden die Teilnehmer sehr nachdenklich; fruchtlose Debatten und Rechthabereien treten in den Hintergrund. Überdies hat diese Technik den Vorteil, daß sich einer ausdrücken kann ohne gestört zu werden, die anderen Familienmitglieder sind nicht mehr Widersacher, sondern für den "Bildhauer" wie "Wachs in seinen Händen"; schon alleine der Übergang von der harten oder intellektuell betonten Problemdiskussion zum sanften Körperkontakt verändert die Stimmung in der Familie und durch das nichtsprachliche Medium werden nicht bewußte Beziehungsdefinitionen zugänglicher.

Der Therapeut hat die Aufgabe, die Familie bei der Skulpturmethode zu führen; er bietet die Methode an, erklärt sie, sichert das Einverständnis aller Beteiligten und hilft dem Protagonisten nicht nur durch Worte, sondern indem er ihn körperlich (z.B. durch "Vormachen") durch die Skulptur führt. Die Familienskulptur ist eine Methode, durch die festgefügte psychische Strukturen gelockert und Therapieprozesse vertieft werden können. Der Therapeut hat deshalb die Aufgabe, die Familienmitglieder - die ja nicht unbedingt übersehen können, worauf sie sich einlassen - psychologisch zu schützen. D.h. er hat darauf zu achten, daß die Familienmitglieder einen solchen Therapieprozeß wünschen und mit ihm nicht überfordert werden; auf keinen Fall sollte er die Familie hierzu verführen oder drängen. Nach der Skulpturdarstellung - die eine ganze Sitzung in Anspruch nehmen kann - sollte jeder im Gespräch seine Eindrücke schildern können. Die Skulpturmethode kann beliebig erweitert werden, etwa indem man "Wunschskulpturen" stellt oder dadurch, daß die "stehende" Skulptur in Bewegung kommt und die Beteiligten ihre Positionen verbalisieren. Der Übergang zum Rollenspiel oder in psychodramatische Techniken hinein ist fließend.

3.5.4.2.3. Familienverträge

Jede Therapie beruht auf impliziten Verträgen; das therapeutische "Bündnis" ist - unabhängig von der einzelnen Methode - die Grundlage der Behandlung. Die Verwendung von schriftlich fixierten Verträgen als therapeutische Methode stammt aus der Verhaltenstherapie. In der Familientherapie besteht ein Vertrag darin, daß gemeinsam mit der Familie feste Vereinbarungen getroffen werden, die - um ihre Verbindlichkeit zu unterstreichen - auch schriftlich festgehalten werden. Durch die schriftliche Fixierung werden ganz bestimmte und umschriebene Verhaltensaspekte gezielt hervorgehoben und in den Blickpunkt gerückt. Neben diesen expliziten Aspekten sind aber die nichtgenannten Implikationen - an erster Stelle die Implikation, daß es sich bei den Partnern um vertragsmündige, also verantwortliche Partner handelt - ebenso wichtig.

Neben der Relation zwischen impliziten und expliziten Vertragsaspekten ist bei der Anwendung von Verträgen die Dynamik zwischen externer Kontrolle und Selbstverantwortung, zwischen Forderung und Unterstützung psychologisch wesentlich: Der Patient (und/oder die Eltern) wird einerseits mit Forderungen konfrontiert und kontrolliert; andererseits hat der Vertrag die Aufgabe, den Patienten (bzw. die Eltern) zu stützen und ihm möglichst viel Verantwortung zu übergeben. Ein Vertrag kann sich direkt auf interpersonales Verhalten in der Familie richten (z.B. Kommunikation miteinander; Regeln für Auseinandersetzungen etc.); familiendynamisch aber interessanter sind solche Verträge, bei denen zwar explizit individuelle Symptome im Blickpunkt stehen, der Vertrag aber so geartet ist, daß durch ihn die Familienbeziehungen indirekt verändert werden. Bei der Formulierung von Verträgen sind deshalb zwei Ebenen zu berücksichtigen: Zum einen sind bezüglich der individuellen Ebene die allgemeinen Lerngesetze und Prinzipien zu beachten; gleichzeitig aber ist der implizite beziehungsregulierende Inhalt der Verträge von Bedeutung: Für wen werden welche Aufgaben festgelegt? Oft kann schon alleine durch Beobachtungsaufgaben die familiale Interaktion effektiv beeinflußt werden. Dies wäre z.B. der Fall, wenn der Vater, der sonst überhaupt nicht mit dem "Symptommanagement" befaßt ist, die Aufgabe erhält, die Symptomatik zu registrieren. Damit können Familienbeziehungen, obwohl sie im Vertrag gar nicht angesprochen sind, bedeutsam beeinflußt werden.

Bei der Nutzung von Verträgen sind eine Reihe von Prinzipien zu beachten. Zuallererst sollten Verträge praktisch erfüllbar und damit positiv erfolgsorientiert sein. Das bedeutet, daß sie sehr genau auf die Möglichkeiten der Familie zugeschnitten sein müssen. Sie sind umso sinnvoller, je besser die Beteiligten motiviert sind, die Absprachen zu realisieren; Verträge dürfen deshalb der Familie nicht aufoktroyiert werden sondern sollen aus der Diskussion mit der Familie entstehen. In ihnen sollten die Vorschläge der Familienmitglieder aufgegriffen werden, so weit wie dies irgend möglich ist. Verträge eignen sich besonders für solche Fälle, in denen es wichtig erscheint, daß die Therapie Ordnung und Zielrichtung gewinnt und wenn die familiären Interaktionen gesteuert werden sollen (z.B. um Eskalationen zu vermeiden). Sie können auch dann nützlich sein, wenn klare Strukturen und Abgrenzungen in der Familie gefördert werden sollen oder wenn die Verantwortlichkeiten geklärt werden sollten, um für die Familienmitglieder selbst die Überschaubarkeit in der Familie zu verbessern.

3.5.4.2.4. Symptomverschreibung

Im Vergleich zu direkten Vorschlägen und Anweisungen sollten paradoxale Verschreibungen noch vorsichtiger angewandt werden. Sie sind dann zu erwägen, wenn durch direkte Vorschläge die Probleme eher verschlimmert als verbessert werden. Dies kann der Fall sein, wenn die Schwierigkeiten gerade durch die Bemühungen, das Problem zu lösen, aufrechterhalten werden. Der Versuch, besonders flüssig zu sprechen, wird z.B. einem stotternden Patienten in der Regel nicht helfen, sondern seine Symptomatik eher verschärfen. Direkte Anweisungen helfen auch dann nicht weiter, wenn die Familienmitglieder sich in einer paradoxen Situation verfangen haben. Eine solche paradoxe Verstrickung kann sich z.B. auf die therapeutische Situation selbst beziehen, etwa in folgendem Sinne: "Ich möchte selbst aus meinen Problemen herausfinden, habe es aber bisher nicht geschafft, deshalb bin ich unfähig. Wenn aber die Therapie in Gang käme und zu Veränderungen führen würde, dann wäre damit endgültig bewiesen, daß ich "unfähig" bin. Also darf ich in der Therapie nicht mitarbeiten." (Eine andere Paradoxie, die jeder aus dem Fach kennt, wäre: "Ich möchte, daß Sie mir meine Symptome wegnehmen, mich aber dabei nicht verändern.")

In einer solchen Situation kann versucht werden, die Paradoxie mit einer "therapeutischen Paradoxie" aufzulösen: Der Therapeut kann z.B. deutlich machen, daß es zunächst wichtig ist, nichts zu verändern und daß die Symptome in der vorhandenen Form beibehalten werden können oder gar noch zu steigern sind: "Du kannst dich ändern indem du (zunächst) so bleibst wie du bist." Auch wenn sich zunächst keine Fortschritte zeigen, so hat der Patient doch die Vorschläge des Therapeuten befolgt und in der Therapie mitgearbeitet. Wenn er aber seine Symptome ablegt, dann hat er genau das erreicht was er wollte und die Probleme sogar gegen die Ratschläge des Therapeuten bewältigt.

Dies kann an einem Beispiel verdeutlicht werden: Das Hauptproblem in der Familie besteht darin, daß es täglich zu lange andauernden und heftigen Streitigkeiten zwischen den Eltern und der Tochter, dann aber auch zwischen den Eltern kommt. Selbst wenn sich alle um Ruhe bemühen und sich voneinander fernhalten, kommt es doch aus den nichtigsten Anlässen zu einem Schlagabtausch, was für alle zu einer extremen Belastung geworden ist. Auch in den Familiensitzungen können diese lauten und eskalierenden Auseinandersetzungen vom Therapeuten nicht unterbrochen werden, so daß eine sinnvolle Therapie unmöglich erscheint. Eine Symptomverschreibung, die sich direkt auf das Verhalten in der Sitzung richtet, könnte z.B. in folgender Weise versucht werden: "Sie haben mir gerade gezeigt wie sie in einen solchen Streit hineingeraten; ich glaube, ich kann mir das schon etwas vorstellen (positive Umdefinition). Vielleicht können Sie noch etwas weitermachen und den Streit noch ein paar Minuten weiterlaufen lassen. So wird mir das vielleicht noch deutlicher. Später können wir dann darüber sprechen." Die Familie wird gebeten, etwas bewußt zu tun, was ihr sonst nur ständig "passiert". Wenn die Familie weiterstreitet, dann ist dies Teil der therapeutischen Zusammenarbeit; wenn sie irritiert reagiert und der Streit nicht mehr so recht in Gang kommen will, was genauso gut geschehen kann, wird eine andere Art von Gespräch ermöglicht.

Symptomverschreibungen und Umdefinitionen wurden teilweise in einer Weise praktiziert und propagiert, daß der Eindruck entstehen mußte, der Therapeut versucht hier "therapeutische Tricks", mit denen er die Familie hinter ihrem Rücken manipulieren will. Die von uns vertretene Auffassung hierzu ist eindeutig: Der Familie etwas aufzutischen, was nicht ehrlich gemeint ist, sondern nur eine zusammenkonstruierte "Botschaft" darstellt, die der Familie mit einem geheimen Hintergedanken gegeben wird, ist ethisch nicht akzeptabel; es ist abgesehen davon auch nicht nötig und kann nach unserer Überzeugung nicht helfen. Auch diese Methoden sind nur gerechtfertigt, wenn der Therapeut das, was er sagt, auch ernst meint. Dabei können wir uns sehr wohl dessen bewußt sein, daß psychotherapeutische Kommunikation immer paradoxe Momente enthält, und daß wir uns diesen Paradoxien nicht entziehen können.

3.6. Heilpädagogische und sozialtherapeutische Maßnahmen

Da in der Behandlung von Kindern und Jugendlichen die Entwicklungsperspektive und die soziale Perspektive in besonderer Weise zu berücksichtigen sind, spielen pädagogische Momente und soziale bzw. umfeldbezogene Maßnahmen eine wichtige Rolle. In diesem Abschnitt wird die Gruppe der Maßnahmen dargestellt, die im Übergangsfeld zwischen medizinisch-psychotherapeutischen, pädagogischen und sozialen Hilfestellungen anzusiedeln sind.

Dazu gehört eine Vielfalt von sehr unterschiedlichen Verfahren, deren Schwerpunkt mehr oder weniger stark auf dem medizinisch-psychotherapeutischen, dem pädagogischen oder dem sozialen Aspekt liegt. Die wichtigsten Gruppen sind:

- heilpädagogische Übungsbehandlungen
- spezifische psychotherapeutische Übungsbehandlungen
- Ergotherapie
- spezifische schulische Förderung
- Milieutherapie

sozialpädagogische und sozialorganisatorische Hilfestellungen

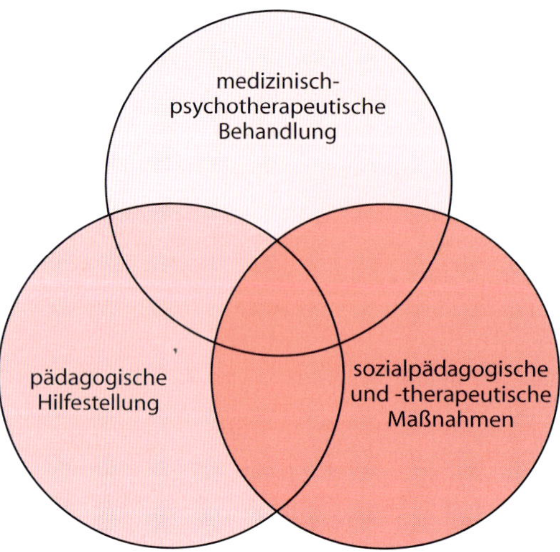

3.6.1. Heilpädagogische Übungsbehandlungen

Heilpädagogische Übungsbehandlungen sind gezielte Hilfestellungen mit systematisch ausgewählten Methoden, durch die bei körperlichen oder geistigen Behinderungen oder spezifischen Entwicklungsstörungen (Teilleistungsschwächen) neue Kenntnisse, Fähigkeiten und Fertigkeiten aufgebaut werden sollen. Die Hauptkomponente dieser Behandlungen stellt das Üben dar, durch das bestimmte Funktionen (d.h. Fähigkeiten und Fertigkeiten) entwickelt werden sollen. Aus diesem Grunde spricht man auch von "funktionellen Übungsbehandlungen". Neben dem Üben von umschriebenen Fähigkeiten und Fertigkeiten soll das behandelte Kind aber auch immer in seiner sozial-emotionalen Gesamtentwicklung gefördert werden. Der Übergang zwischen den heilpädagogischen Übungsbehandlungen und den psychotherapeutisch akzentuierten Übungsbehandlungen (z.B. Entspannung und Körperwahrnehmung, Ausdrucks- und Gestaltungstherapie) ist deshalb fließend.

Zu den funktionellen Übungsbehandlungen zählen z.B. Methoden zur Entwicklung und Verbesserung

- von schulischen Fertigkeiten (z.B. Legasthenietherapie)
- der Wahrnehmung
- der Motorik
- der sprachlichen Entwicklung
- der allgemein kognitiven und sozialen Entwicklung

Aus der Vielzahl von Konzepten zur Übungsbehandlung seien hier exemplarisch nur zwei genannt:

- Ein bekanntes und für den kinder- und jugendpsychiatrischen Bereich wichtiges Beispiel ist die psychomotorische Übungsbehandlung nach Kiphard und Schilling, in der gymnastisch-rhythmische Elemente mit einer Sinnes- und Bewegungsschulung kombiniert werden. Hierdurch werden nicht nur einzelne motorische Funktionen, sondern auch die Gesamtentwicklung der Kinder gefördert, da die Entwicklung der Bewegungsfähigkeit eng mit der psychischen Entwicklung von Kindern verknüpft ist. Durch motologische und motopädische Behandlungsansätze können somit nicht nur Kinder mit Teilleistungsstörungen und Hirnfunktionsstörungen, sondern auch Kinder mit psychoreaktiven Fehlentwicklungen und psychosomatischen Störungen gefördert werden. Ungeschickte, entmutigte, resignierte Kinder können auf dem Wege über die Verbesserung ihrer Bewegungsfunktionen zu neuem Selbstvertrauen finden
- Ein anderes bekanntes Beispiel ist das Übungsprogramm zur visuellen Wahrnehmung von Marianne Frostig, durch das fünf Bereiche der visuellen Wahrnehmung trainiert werden können:
  - visuomotorische Koordination
  - Figurgrundwahrnehmung
  - Wahrnehmungskonstanz
  - Wahrnehmung der Raumlage
  - Wahrnehmung räumlicher Beziehungen

  Dieses Übungsprogramm wird durch ein von der selben Autorin entwickeltes Konzept zur Bewegungserziehung ergänzt, durch das die Geschicklichkeit in der Körperbewegung, das Körperbewußtsein und die Kreativität gefördert werden sollen

Die heilpädagogischen Übungsbehandlungen werden in der Regel von Spezialtherapeuten (Logopäden, Legasthenietherapeuten, Motologen, Motopäden, Ergotherapeuten, Krankengymnasten etc.) durchgeführt.

3.6.2. Spezielle psychotherapeutische Übungsbehandlungen

Eine wichtige Ergänzung des psychotherapeutischen und heilpädagogischen Angebotes stellen Methoden dar, in denen bestimmte Medien, Techniken oder Tätigkeiten zur therapeutischen Förderung des Körpererlebens, der Ausdrucks- und Kontaktfähigkeit und der Persönlichkeitsentfaltung genutzt werden. Hierzu gehörten z.B. kreativ-künstlerische Verfahren (Gestaltungstherapie, Kunsttherapie), körperbezogene Verfahren (z.B. Reittherapie, Tanztherapie, konzentrative Bewegungstherapie, atemtherapeutische Methoden) und die Musiktherapie. Manchmal werden diese Methoden zusammen mit den Entspannungsmethoden (z.B. autogenes Training) unter dem Oberbegriff der "psychotherapeutischen Übungsbehandlungen" zusammengefaßt, da bei ihnen psychotherapeutische Zielsetzungen durch spezifische Übungen bzw. Tätigkeiten angestrebt werden.

Die Indikation zu diesen Verfahren wird zur Zeit noch kontrovers diskutiert, zumal bei den meisten dieser Verfahren ein empirischer Effektivitätsnachweis noch aussteht; die klinische Erfahrung zeigt jedoch, daß sie eine sinnvolle Ergänzung und Unterstützung der individuellen Psychotherapie darstellen können, in manchen Fällen ermöglichen sie erst einen Zugang zum Kind, der auf andere Weise nicht erreichbar war.

Dies kann am Beispiel der *Musiktherapie* verdeutlicht werden, in der musikalische Elemente eingesetzt werden, um die Erlebnis-, Ausdrucks- und Kommunikationsfähigkeit zu fördern. Dabei wird davon ausgegangen, daß die Musik, d.h. die Erfahrung von Schall und Klangfarbe, Rhythmus, Tempo, Vibration und Resonanz eine besondere Nähe zu vegetativen Regulationen und zur Emotionalität hat und damit Kommunikationsmöglichkeiten bietet, die in anderen Medien (z.B. der Sprache) nicht in der gleichen Weise vorhanden sind. So ist z.B. mit manchen autistischen Kindern, die weder durch verbale noch durch spielerische Angebote erreichbar sind, durch musiktherapeutische Methoden ein Kontakt hergestellt, der zur Förderung ihrer Ausdrucks- und Kommunikationsfähigkeit genutzt werden kann.

Ähnliches gilt auch für emotional gestörte (ängstliche, depressive), zwanghafte, mutistische (Sprachanbahnung), überwiegend rational gesteuerte Kinder und Jugendliche, die von musiktherapeutischen Ansätzen profitieren können.

3.6.3. Ergotherapie

Beschäftigungstherapie und Arbeitstherapie werden unter dem Oberbegriff "Ergotherapie" (von griech.: ergon = das Werk) zusammengefaßt. In der Ergotherapie werden die Patienten zu einer praktischen Tätigkeit angeregt; zu den Zielen der Ergotherapie zählen die Entwicklung der praktischen Fertigkeiten, die Entwicklung oder Wiedergewinnung der Arbeitsfähigkeit und Selbständigkeit, die Förderung der kreativen Entfaltung in der Einzelsituation und die Einfügung in den sozialen Zusammenhang der Gruppensituation. Ergotherapien werden von speziell ausgebildeten Fachtherapeuten (Ergotherapeuten) durchgeführt.

Beschäftigungstherapie: Die Beschäftigungstherapie hat das Ziel, den Patienten von einem krankheitsbedingt reduzieren Verhalten wieder zu einem Umgang mit der Umwelt zu führen, der dem "normalen" Alltag angenähert ist. Zu den Teilzielen auf diesem Weg gehören die systematische manuelle Beschäftigung, die Verbesserung der Konzentration und Aufmerksamkeit, das Wiedergewinnen der Freude an eigener Tätigkeit, die Entwicklung eigener kreativer Impulse und die Förderung der Kommunikation mit anderen. In der Beschäftigungstherapie können zwei Hauptaspekte unterschieden werden, die sich gegenseitig ergänzen: der instrumentale (Übungsaspekt, Entwickeln von Fertigkeiten) und der sozio-emotionale Aspekt (Entfaltungsaspekt, Entwickeln von Motivation und Selbstvertrauen). Wenn der instrumentale Aspekt im Vordergrund stehen soll, ist das Vorgehen eher funktionell-didaktisch orientiert, im Hinblick auf den sozio-emotionalen Aspekt stehen gestalterisch-kreative Methoden im Vordergrund. Die Methoden und Mittel, mit denen diese Ziele angestrebt werden, sind vielfältig, zu ihnen zählen leichte Handarbeiten, Basteln, Kochen, kunstgewerbliche Betätigungen bis hin zu künstlerischen Gestaltungen. Hierbei wird eine breite Palette von Techniken (Holz- und Metallbearbeitung, Töpfern, Flechten, Batiken, Emaillieren etc.) mit unterschiedlichen Materialien genutzt.

Arbeitstherapie: Unter Arbeitstherapie versteht man die therapeutische Nutzung der Arbeit bei psychisch Kranken oder Behinderten (Arbeit als therapeutisches Instrument). D.h. die Therapie soll durch eine sinnvolle und produktive Beschäftigung unterstützt werden. In Abhebung zur Beschäftigungstherapie hat diese Tätigkeit kaum spielerische Momente, es wird vielmehr eine möglichst realitätsnahe Arbeitssituation angestrebt, die sich auf handwerkliche, landwirtschaftliche oder andere Arbeitsbereiche beziehen kann. Dabei wird die Arbeitsaufgabe auf die Möglichkeiten des Patienten abgestimmt. Das Ziel der Arbeitstherapie besteht in der Eingliederung oder Wiedereingliederung in eine "normale" berufliche Tätigkeit; falls dies nicht möglich ist, kann die Arbeitstherapie zur Vorbereitung von weiterführenden Förderungsmaßnahmen (z.B. vom Arbeitsamt unterstützte berufsvorbereitende Maßnahmen) oder der Eingliederung in geschützte Arbeitsbereiche (z.B. in Werkstätten für Behinderte) dienen. Auch im arbeitstherapeutischen Bereich können instrumentelle und sozio-emotionale Aspekte unterschieden werden: Der instrumentelle Aspekt bezieht sich auf die Aneignung spezieller handwerklich-technischer Fähigkeiten und Fertigkeiten im Umgang mit Werkstoffen, auf die Handhabung von Werkzeugen und Maschinen, auf die selbständige Planung und Organisation von Arbeitsprozessen und auf den Erwerb elementarer arbeitsbezogener Fähigkeiten (z.B. Sorgfalt, Ausdauer, Zeiteinteilung). Zum sozio-emotionalen Aspekt gehören die Entwicklung von Initiative, Motivation, Selbständigkeit und Selbstvertrauen. Insbesondere soll erreicht werden, daß der Patient wieder Selbstbestätigung durch das Erreichen von selbstgesteckten Arbeitszielen gewinnt. Zum sozio-emotionalen Aspekt gehört weiterhin die Integration in eine Arbeitsgruppe und die Einübung eines kooperativen Umgangs mit Vorgesetzten und Kollegen. Im kinder- und jugendpsychiatrischen Bereich sind arbeitstherapeutische Maßnahmen in der Regel nur bei älteren Jugendlichen und Heranwachsenden mit schweren Erkrankungen bzw. Behinderungen angezeigt (z.B. in der Rehabilitation). Bei den meisten kinder- und jugendpsychiatrischen Patienten stellt die schulische Integration das altersgemäße Pendant zur Arbeitstherapie dar. So sind z.B. an einige Kliniken, Therapieheime und Rehabilitationseinrichtungen spezielle "Schulen für Kranke" angegliedert, in denen die schulische Förderung nach Prinzipien erfolgt, die denen der Arbeitstherapie analog sind.

3.6.4. Spezielle schulische Förderung

Bei der Planung der therapeutischen Hilfestellungen ist die Berücksichtigung der schulischen Betreuung immer von Bedeutung. Dies gilt zum einen für den Bereich der ambulanten Therapie, in der sich häufig die Notwendigkeit einer engen Absprache und Kooperation mit den zuständigen Lehrern und Schulbehörden ergibt. Dies gilt insbesondere bei folgenden Problembereichen:

- bei Fragen der richtigen schulischen Einstufung (z.B. Umschulung in eine anderen Schultyp) und der Förderung bei Teilleistungsschwäche (z.B. Legasthenieförderung)
- bei psychischen Störungen, die einen Bezug zum schulischen Bereich aufweisen (z.B. Schulphobien) oder die sich besonders im schulischen Bereich manifestieren, so wie dies bei hyperkinetischen Syndromen oder bei einer mutistischen Symptomatik der Fall ist
- bei schweren psychischen Störungen, die eine längere Unterbrechung des Schulbesuchs ergeben (z.B. Psychosen)

Eine enge Zusammenarbeit zwischen kinder- und jugendpsychiatrischem und dem schulischen Bereich ist außerdem bei Kindern und Jugendlichen angezeigt, die sonderpädagogisch gefördert werden. In Deutschland existieren für

- blinde und sehbehinderte
- gehörlose und schwerhörige
- praktisch bildbare (geistig behinderte) und lernbehinderte
- körperbehinderte
- sprachbehinderte
- verhaltensgestörte

Kinder und Jugendliche spezielle sonderpädagogische Beschulungsmöglichkeiten. In manchen Kliniken und Rehabilitationseinrichtungen besteht darüber hinaus die Möglichkeit zur gezielten schulischen Betreuung der Patienten (z.B. in speziellen "Schulen für Kranke"). In kinder- und jugendpsychiatrischen Einrichtungen hat dabei die Schule nach Remschmidt vier Aufgabenbereiche:

- Objektivierung des schulischen Leistungsstandes, so daß die Frage der weiteren Beschulung (Unter- bzw. Überforderung) entschieden werden kann

- Aufrechterhaltung des schulischen Leistungsstandes, so daß die Patienten durch den Klinikaufenthalt nicht in einen Leistungsrückstand geraten
- Durchführung von therapeutischen Schulversuchen bei psychischen Störungen, die sich im schulischen Bereich manifestieren (z.B. Leistungs- und Prüfungsängste; Schulphobien; hyperkinetische Syndrome)
- Mitwirkung der Schule in Diagnostik und Therapie

Bei der Mitwirkung der Schule an der Diagnostik und Therapie gelten die schon bei der Arbeitstherapie dargestellten Prinzipien in analoger Weise:

- Die Anforderungen an den Patienten sollen in Abhängigkeit von der psychischen Störung individuell gestaltet werden; dabei kann eher der instrumentelle oder der sozio-emotionale Aspekt im Vordergrund stehen
- Die Beschulung soll auf die Wiedereingliederung in eine "normale" Schule vorbereiten
- Die Schulsituation ist möglichst realitätsnah zu gestalten; das Ziel besteht darin, daß der Patient soweit gefördert wird, daß er den "normalen" schulischen Anforderungen gewachsen ist

3.6.5. Milieutherapie

Unter Milieutherapie versteht man die an therapeutischen Gesichtspunkten orientierte Koordination und Abstimmung der Maßnahmen in der stationären Behandlung einer Klinik oder einer anderen Einrichtung (z.B. Heime). Die Milieutherapie bezieht sich somit auf die Rahmenbedingungen der Behandlung. Dazu gehören alle Aktivitäten, Ereignisse und die äußeren Bedingungen einer Station oder Wohngruppe.

Zur milieutherapeutischen Strukturierung gehören zum Beispiel folgende Aspekte:

- allgemeine Stationsregeln (Stationsordnung); Teilnahme an Visiten und Teambesprechungen; Durchführung von Stationsversammlungen; Diskussion über Gestaltung des Stationslebens; Regelungen bei Verlust oder Beschädigung von Gegenständen; Vorbereitung und Durchführung gemeinsamer Aktivitäten
- Verhaltensregeln und Entscheidungsbefugnisse auf Station. Von besonderer Bedeutung ist hierbei, daß die Regelungen möglichst transparent, klar und eindeutig sind
- Rollenverständnis der verschiedenen Berufsgruppen und Art der interdisziplinären Kooperation zwischen ihnen (Ärzte, Pflegekräfte, Psychologen, Pädagogen, Fachtherapeuten)
- Regelung der Verantwortlichkeiten von Eltern und Stationsmitarbeitern
- Berücksichtigung der Beziehungen zwischen den Patienten und Nutzung dieser Beziehungen im Therapieprozeß

Von besonderer milieutherapeutischer Bedeutung ist die Art und Weise, wie die Stationsmitarbeiter mit den Patienten umgehen. Heim (1984) nennt in diesem Zusammenhang einige Prinzipien, die den Interaktionsstil prägen sollten:

- reflektierte emotionale Zuwendung bei Wahrung der therapeutischen Distanz
- aktive Förderung gesunder Anteile der Persönlichkeit des Kindes bzw. Jugendlichen
- konsequente Orientierung an der eigenen Vorbildfunktion

Diese allgemeinen Prinzipien sind je nach Störungsbild des Patienten zu modifizieren; d.h. das jeweilige Milieu ist auf die Bedürfnisse des Patienten abzustimmen. Eine grobe Orientierung hierfür vermittelt die Einteilung der Milieutypen nach Heim.

Milieutyp	Indikation
strukturierendes Milieu	akut erkrankte Patienten
äquilibrierendes Milieu	akut erkrankte Patienten mit hohem Aktivitätsniveau
animierendes Milieu	subakut und chronisch erkrankte Patienten mit geringem Aktivitätsniveau
reflektierendes Milieu	Patienten mit reaktiven und neurotischen Störungen
betreuendes Milieu	chronisch kranke Patienten mit ungünstigem Verlauf

Tab. 3.17: Milieutypen nach Heim (1984).

3.6.6. Sozialpädagogische und sozialorganisatorische Hilfestellungen

Zu den sozialpädagogischen und -organisatorischen Hilfen für psychisch gestörte Kinder und ihre Familien gehört der große Bereich von Maßnahmen der Jugend- und Sozialhilfe. Er umfaßt zum einen Maßnahmen im natürlichen Umfeld (z.B. sozialpädagogische Familienhilfe) und zum anderen die verschiedenen Formen der Fremdplazierung (partiell in Pflegefamilien: Tages- oder Wochenpflege; vollständig in Pflegefamilien, Wohngemeinschaften oder Heimen). Der größte Teil der längerfristigen Fördermaßnahmen für Kinder und Jugendliche mit Entwicklungsstörungen, psychischen Störungen und Behinderungen werden über die Jugend- und Sozialämter nach dem Kinder- und Jugendhilfegesetz (KJHG) bzw. nach dem Bundessozialhilfegesetz (BSHG) finanziert, organisiert und regelmäßig kontrolliert. Aus diesem Grunde ist in vielen Fällen eine sehr enge Zusammenarbeit zwischen kinder- und jugendpsychiatrischen Einrichtungen und den Jugend- und Sozialämtern (bzw. anderen Einrichtungen der Jugend- und Sozialhilfe) unabdingbar (vgl. Kap. 4.1.).

In manchen Fällen sind darüber hinaus noch weitere Instanzen hinzuzuziehen, um die kinder- und jugendpsychiatrischen Hilfestellungen mit anderen Hilfsmöglichkeiten abzustimmen. Zu den umfeldbezogenen Maßnahmen und Absprachen können Kontakte mit Selbsthilfegruppen, Veränderungen der schulischen Betreuung, Absprachen mit Polizei und Gerichten, Einrichtungen der Bewährungshilfe und Jugendgerichtshilfe, organisatorische Veränderungen in den Lebensumständen (familiäre Betreuung, Rollen- und Arbeitsverteilung in der Familie), Hausaufgabenbetreuung, informelle Hilfe durch die erweiterte Familie, die Nachbarschaft, kirchliche Einrichtungen und Vereine gerechnet werden.

3.7. Psychopharmakotherapie

Im Gegensatz zu dem in der Öffentlichkeit und den Medien ("Pillen für den Störenfried, chemische Keule auch für unsere Kinder" etc.) gelegentlich gezeichneten Bild von der Kinder- und Jugendpsychiatrie spielen Psychopharmaka im Gesamttherapiespektrum eine eher untergeordnete Rolle. Der Einsatz von Psychopharmaka bei kinder- und jugendpsychiatrischen Störungen erfolgt stets in Verbindung mit anderen Therapieformen (Psychotherapie, funktionelle Therapien u. a.) und hat je nach Indikation einen unterschiedlichen Stellenwert innerhalb des Gesamttherapieplanes. Generell sollte die Verordnung von Psychopharmaka bei Kindern und Jugendlichen nur von Ärzten erfolgen, die sich spezifische Kenntnisse und Erfahrungen angeeignet haben. Eine voreilig gefaßte oder gar kritiklose Indikationsstellung für Psychopharmaka ist ebenso verwerflich, ja unärztlich, wie deren generelle Ablehnung bzw. Verteufelung. Bei einem schweren hyperkinetischen Syndrom, einer Tic-Störung (z.B. Gilles-de-la-Tourette-Syndrom), bei einer quälenden Depression oder Manie, einer psychotischen Erkrankung, um nur die wichtigsten zu nennen, eine adäquate Psychopharmakobehandlung zu verweigern, zeugt entweder von Unkenntnis oder Unerfahrenheit des Arztes oder ist Ausdruck einer Form von Zynismus, die sich hinter dem Deckmantel einer vermeintlichen humanitären Haltung verbirgt.

Jede Psychopharmakabehandlung setzt folgendes voraus:

- gründliche Sachkenntnis und Erfahrung des verordnenden Arztes
- sorgfältig abwägende Indikationsstellung
- ausführliche Information des Kindes/Jugendlichen und seiner Eltern über Gründe für den Einsatz, zu erwartende Wirkungen und Nebenwirkungen, Dosierung (Menge und Zeitpunkte), voraussichtliche Dauer der Verordnung
- kontinuierliche Beratung und Überwachung der Patienten (einschließlich Laboruntersuchungen, evtl. EEG, EKG) und deren Eltern
- Herausarbeitung des Stellenwertes des Psychopharmakons innerhalb des Gesamtherapieplanes

Zur Beratung des jungen Patienten und seiner Eltern gehört auch das Ansprechen und Bearbeiten möglicher subjektiver Befürchtungen und Erwartungen. So entwickeln z.B. manche Patienten aufgrund der Medikation Ängste, sie könnten als nicht normal oder gar verrückt angesehen werden, oder ihre Persönlichkeit könnte verändert werden.

Auch Ängste vor Stigmatisierungen durch die Umwelt müssen thematisiert und bearbeitet werden.

Der Vorwurf, Kinder könnten durch eine Medikation mit Psychopharmaka frühzeitig lernen, ihre Probleme mit Tabletten oder Drogen zu lösen, ist nicht von der Hand zu weisen und muß ebenfalls mit Kindern und Eltern besprochen werden. Besonders von Eltern werden häufig dahingehend Befürchtungen geäußert, daß die Kinder durch Psychopharmaka süchtig werden könnten, und diese Besorgnis muß vom Arzt ernst genommen werden und ggf. entkräftet (wie z.B. beim Methylphenidat) oder durch sorgfältige Aufklärung relativiert werden (wie z.B. bei Benzodiazepinen).

Nachfolgend wird eine kurze Übersicht über die in der Kinder- und Jugendpsychiatrie häufigsten Stoffgruppen und deren Indikationen, Wirkungen, Nebenwirkungen und Kontraindikation gegeben. Einzelheiten, wie z.B. Dosierungen etc., sind den Kapiteln im speziellen Teil bzw. der weiterführenden Literatur zu entnehmen.

3.7.1. Stimulanzien

Eine Übersicht über Stimulanzien und Psychoanaleptika zeigt Tab. 3.19.

Die Pharmakokinetik und spezielle Wirkungsweise der Stimulanzien ist letztlich noch nicht geklärt. Bei der Verschreibungspraxis ist zu berücksichtigen, daß sowohl Methylphenidat als auch Fenetyllin BtM-rezeptpflichtig sind, und dies muß mit den Eltern ggf. auch mit der Apotheke ausführlich besprochen werden, um Mißverständnisse zu vermeiden.

Wie ein solches BtM-Rezept ausgefüllt werden muß, zeigt Tab. 3.18.

Praktisch bedeutsam ist die relativ geringe Halbwertszeit, die je nach Präparat zwischen zwei und zwölf Stunden beträgt, d.h., daß ein kontinuierlicher Plasmaspiegel nicht aufgebaut werden muß. Bei vielen Kindern ist es ausreichend, wenn die Medikation nur während der Schultage (morgens und mittags) erfolgt, während an Wochenenden und in den Ferien keine Medikation notwendig ist. In anderen Fällen kann es jedoch auch notwendig werden, die Medikation durchgehend zu verordnen. Da die Stimulanzientherapie in der Regel nur ein Teil des Gesamtbehandlungskonzeptes ist, braucht sie in einem Teil der Fälle nicht länger als ein halbes bis zu einem Jahr durchgeführt werden. Bei ausgeprägten Fällen ist jedoch eine - auch über Jahre und auch über die Pubertät hinweg - durchgeführte Behandlung durchaus zu verantworten. Entgegen immer wieder anzutreffender Behauptungen in der Laienpresse, daß Stimulanzien Kinder und Jugendliche süchtig mache, kann man anhand weltweit fundierter Studien mit bestem Ge-

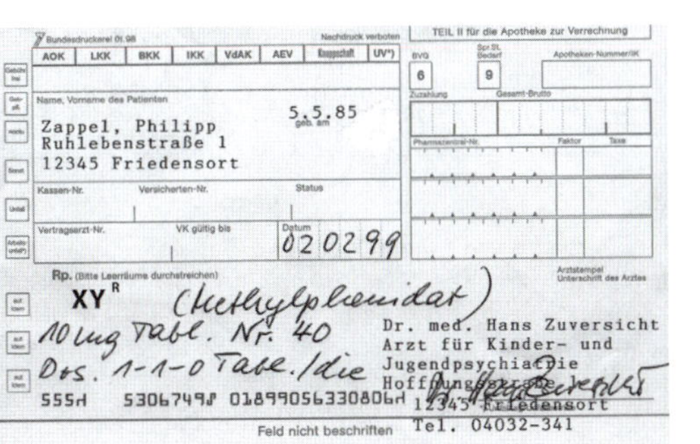

Bundesdruckerei 01.98 — Nachdruck verboten

AOK | LKK | BKK | IKK | VdAK | AEV | Knappschaft | UV*)

Name, Vorname des Patienten
Zappel, Philipp
Ruhlebenstraße 1
12345 Friedensort
geb. am 5.5.85

Kassen-Nr. | Versicherten-Nr. | Status

Vertragsarzt-Nr. | VK gültig bis | Datum 020299

TEIL II für die Apotheke zur Verrechnung
BVG 6 | Spr.St. Bedarf 9 | Apotheken-Nummer/IK
Zuzahlung | Gesamt-Brutto
Pharmazentral-Nr. | Faktor | Taxe

Rp. (Bitte Leerräume durchstreichen)
XY[R] (Methylphenidat)
10 mg Tabl. Nr. 40
Dos. 1-1-0 Tabl./die

Arztstempel / Unterschrift des Arztes
Dr. med. Hans Zuversicht
Arzt für Kinder- und
Jugendpsychiatrie
Hoffnungsstraße
12345 Friedensort
Tel. 04032-341

555н 5306749л 01899056330806н

Feld nicht beschriften

- Name, Geb.-Datum und Anschrift des Versicherten und des Patienten; bei Stationsbedarf: der Klinik bzw. der Station (kann Maschinenschrift, Blockschrift oder Stempel sein)
- Das Datum ist vom ausfüllenden Arzt *handschriftlich einzutragen.*
- *Handschriftlich* vom Arzt:
  - Name des Medikamentes
  - Gehalt nach Gewicht/ Tabl., Amp.
  - Stückzahl in arabischen Ziffern (fakultativ: in Worten wiederholen)
  - Dosierung/die
- vollständige Unterschrift (Vor- und Nachname) des berechtigten Arztes
- Name, Berufsbezeichnung (Arzt, Oberarzt etc., Dr. med. ist k e i n e Berufsbezeichnung!), Dienstadresse und Telefonnummer (kann Maschinenschrift, Blockschrift oder Stempel sein)

Tab. 3.18: Muster eines korrekt ausgefüllten BtM-Rezeptes für Methylphenidat.

Wirkstoff (Handelsname)	Indikation	Wirkung	Nebenwirkungen	Kontraindikation
1. Methylphenidat (Ritalin®, Medikinet®, Medikinet® retard, Equasym®, Equasym® Retard, Concerta®) BtM-Rezept! 2. Pemolin (Tradon®) (Hyperilex®) 3. Deanol-aceglutamat (Risatarun®)	• hyperkinetische Störungen (1-3) • Narkolepsie (1)	• Steigerung der Aufmerksamkeit und Merkfähigkeit • Reduktion der Hyperaktivität und Impulsivität • Verbesserung der Impuls- und Verhaltenskontrolle • Besserung der visuomotorischen Koordination (→ Handschrift) (bes. 1)	• Schlafstörungen (1-3) • Appetitverminderung (1, 2) • dysphorische Verstimmungen (1) • passagere Wachstumshemmung (1) • Leberschäden (2) • Verstärkung von Tics (1) • Puls und Blutdruck ↑ (1)	• depressive Syndrome (1) • Anorexia nervosa (1-2) • Tics (1, rel.) • Schizophrenie (1-2) • Hypertonie (1)

Tab. 3.19: Stimulanzien (die Ziffern in Klammern beziehen sich auf die Ziffern vor den Wirkstoffen).

Wirkstoff (Handelsname)	Stimmungsaufhellung	Sedierung Dämpfung	Antriebssteigerung	Angststörung	Zwangsstörung
I. Trizyklische Antidepressiva					
1. Amitryptilin (Saroten®)	++	+++	(+)	++	+
2. Clomipramin (Anafranil®)	++	(+)	++	++	+++
3. Desipramin (Noveril®)	++	(+)	+++	++	+
4. Doxepin (Aponal®)	++	+++	(+)	++	+
5. Imipramin (Tofranil®)	++	(+)	++	++	++
6. Trimipramin (Stangyl®)	++	+++	(+)	++	+
II. Tetrazyklische Antidepressiva					
7. Maprotilin (Ludiomil®)	++	++	(+)	++	(+)
III. Selektive Serotonin-Wiederaufnahme-Hemmer (SSRI)					
8. Fluoxetin (Fluctin®)	++	(+)	++	++	+++
9. Fluvoxamin (Fevarin®)	++	(+)	++	++	+++
10. Paroxetin (Tagonis®)	++	(+)	++	++	+++
11. Sertralin (Zoloft®)	++	(+)	++	++	++
IV. Noradrenerge und spez. serotonerge Antidepressiva					
12. Mirtazapin (Remergil®)	++	(+)	-	+++	+++
V. MAO-Hemmer					
13. Moclobemid (Aurorix®)	++	+	++	++	+

Tab. 3.20 Einteilung und Wirkungen der Antidepressiva.

wissen dagegen halten, daß ein Suchtpotential für Stimulanzien bei Kindern und Jugendlichen bisher nicht nachgewiesen wurde. Allerdings ist darauf zu achten, ob sich im sozialen Umfeld des Patienten Familienmitglieder mit einer Suchtproblematik befinden.

3.7.2. Antidepressiva

Die Indikation für Antidepressiva sollte bei Kindern und Jugendlichen besonders eng gestellt werden. In der Praxis sollte man sich auf einige wenige gut bewährte Präparate beschränken. Eine Übersicht zeigt Tab. 3.20.

3.7.3. Neuroleptika

Der Einsatz von Neuroleptika in der Kinder- und Jugendpsychiatrie ist im wesentlichen auf die Erkrankungen aus dem affektiven und schizophrenen Formenkreis beschränkt. Weitere Indikationen und Hinweise ergeben sich aus Tab. 3.21. Die Verschreibung von Neuroleptika erfordert besondere spezifische Fachkenntnisse und Erfahrungen. Eine leichtfertige oder unkritische Verordnung von niedrig-, mittel-, oder gar hochpotenten Neuroleptika bei unspezifischen Symptomen (Ängste, Schlafstörungen, depressive Verstimmungen, Unruhe, Nervosität usw.) ist wegen der erheblichen Nebenwirkungen ärztlich nicht verantwortbar und kontraindiziert.

Die Verordnung des Neuroleptikums Clozapin (Leponex®) ist mit besonderen Auflagen verbunden. Nachdem einige Fälle von Agranulozytose mit Todesfolge aufgetreten waren, wurde das Medikament zunächst vom Markt genommen, dann aber wieder in die Rote Liste aufgenommen. Bei der Verordnung des Medikamentes ist folgendes zwingend vorgeschrieben: 1. Erfolglose Vorbehandlung mit gebräuchlichen Neuroleptika. 2. Die Auslieferung von Leponex an die Apotheke erfolgt nur, wenn ein unterschriebenes Revers des verordnenden Arztes beim Hersteller vorliegt. 3. Regelmäßige Blutbildkontrollen (Leukozytenzahl), in den ersten 18 Behandlungswochen wöchentlich, danach mindestens einmal monatlich. Merkblätter hierzu sind bei Herstellerfirma Wander-Pharma zu beziehen.

3.7.4. Tranquilizer

Eine ähnlich kritische Zurückhaltung wie bei den Neuroleptika gilt auch für die Tranquilizer. Dies gilt besonders für die klinisch bedeutsamen Benzodiazipine, die bei längerfristiger Verschreibung zweifellos die Gefahr von Abhängigkeitsentwicklungen in sich bergen. Sie sollten daher nur kurzfristig und bei Kriseninterventionen verordnet werden. Nähere Einzelheiten zeigt Tab. 3.22.

3.7.5. Weitere Wirkstoffe

Besonders in der Kinder- und Jugendpsychiatrie hat sich in der letzten Zeit bei der Prophylaxe bipolarer affektiver bzw. schizo-affektiver Psychosen das Carbamazepin (Tegretal®, Timonil®) als Mittel der ersten Wahl vor den Lithium-Präparaten bewährt. Einzelheiten über Wirkungen und Nebenwirkungen des Carbamazepin und über die Lithiumprophylaxe finden sich in Kap. 9.

Pflanzliche Psychopharmaka

Pflanzliche Psychopharmaka (Phyto-Psychopharmaka) werden in Laienkreisen häufig, in der Fachliteratur dagegen zu Unrecht kaum berücksichtigt oder propagiert.

Zahlreiche Therapiestudien (meist placebokontrollierte Doppelblindstudien), die in den letzten Jahren veröffentlicht wurden, zeigten, daß Präparate mit pflanzlichen Wirkstoffen gerade im Indikationsbereich der Kinder- und Jugendpsychiatrie sehr geeignete Pharmaka repräsentieren. Dies ist zum einen durch das ihnen fehlende physische und psychische Abhängigkeitspotential begründet, zum anderen dadurch, daß sie bei guter Verträglichkeit das EEG-Schlafmuster sowie den Wachheitszustand nicht beeinflussen. Letzterer Aspekt rechtfertigt ihren Einsatz auch als ideale Tagesberuhigungsmittel (Wagner, H., Wiesenauer, M.: Phytotherapie. Phytopharmaka und pflanzliche Homöopathika. 1. Auflage: Gustav Fischer Verlag, 1995).

Im wesentlichen handelt es sich um Präparate mit dem Wirkstoff Johanniskraut (Hyperforat®, Jarsin®, Esbericum® u.a.) mit den Indikationen “nervöse Angst, Spannungs- und Unruhezustände” sowie “depressive Verstimmungen” (außer endogene Depressionen). Gleiche Indikationen werden für Wirkstoffe angegeben, die Extrakte aus dem Kava-Wurzelstock enthalten (Kavasedon®, Kavatino® u.a.). Für Baldrianwurzelextrakte (Ivel® u.a.) werden darüber hinaus noch nervös bedingte Einschlafstörungen als zusätzliche Indikation angegeben. Besonders bei nicht stark ausgeprägten Sym-

Wirkstoff (Handelsname)	Indikation	Wirkung	Nebenwirkungen	Kontraindikation
Butyrophenone • 1. Haloperidol (Haldol®) • 2. Fluspirilen (Imap®) • 3. Pimozid (Orap®) • 4. Penfluridol (Semap®) • 5. Pipamperon (Dipiperon®) • 6. Chlorprothixen (Truxal®) **Phenothiazine** • 7. Chlorpromazin (Megaphen®) • 8. Laevomepromazin (Neurocil®) • 9. Thioridazin (Melleril®) • 10. Promethazin (Atosil®) • 11. Fluphenazin (Dapotum®, Lyogen®) **Benzioxazole** • 12. Risperidon (Risperdal®) **Dibenzazepine** • 13. Clozapin (s. o.) (Leponex®) • 14. Olanzapin (Zyprexa®) **Benzamide** • 15. Sulpirid (Dogmatil®,Meresa®) • 16. Tiaprid (Tiapridex®)	• schizophrene Psychosen (1,2,3,4,7,8,9, 11,12,13,14) • autistische Syndrome (1,15) • schwere Zwangsstörung (1,6,8,9) • Gilles-de-la-Tourette-Syndrom (1,3,16) • schwere aggressive und dissoziale Störungen (5,6,8,9,10) • starke Erregungszustände (6,7,8,9) • schwere hyperkinetische Störungen des Sozialverhaltens (1,3,5)	• antipsychotisch (Halluzinationen, Wahn, Denkstörungen, Katatonie, Stupor) • Sedierung (bei niedrig- und mittelpotenten Neuroleptika) • antidepressiv • (6,8,9,15)	• vegetative Störungen: Bauchschmerzen, Mundtrockenheit, Kreislaufstörungen • extrapyramidalmotorische Störungen: Frühdyskinesien (z.B. Schlund- oder Blickkrämpfe) Antidot: Biperiden • Parkinsonoid (Tremor, Rigor, Amimie, Bewegungsverlangsamung • Akathisie (Sitzunruhe, Rastlosigkeit) • Spätdyskinesie (selten)	• Intoxikationen (Alkohol, Barbiturate, Analgetika, Psychopharmaka) (1-16) • Herz-Kreislauf-Erkrankungen (bes. 8) • Anfallskrankheiten (1-14) • Vorsicht bei Leber-, Nieren- und Knochenmarksschädigungen, hirnorganische Vorschädigungen (1-14)

Tab. 3.21: Neuroleptika (Die Ziffern in Klammern beziehen sich auf die Ziffern vor den Wirkstoffen).

Wirkstoff	Indikation	Wirkung	Nebenwirkungen	Kontraindikationen
Benzodiazepine	• Angst - und Spannungszustände (3-7) • Schlafstörungen (1,2,4) • schwere Phobien und Zwänge (3-7)	• Entspannung • Angstlösung • Stimmungsaufhellung • Sedierung	• Muskelrelaxation (1-5) • Atemdepression (1-5) • Blutdrucksenkung (1-7)	• Asthma bronchiale (1-5) • Sinusbradykardie (1-5) • Diabetes mellitus (1-5) • Drogenabh. und Sucht (1-5)
1. Diazepam (Valium®) 2. Oxazepam (Adumbran®) 3. Clobazam (Frisium®), Lorazepam (Tavor®) 4. Bromazepam (Lexotanil®) 5. Chlodiazepoxid (Librium®)				
Beta-Rezeptorenblocker				
6. Oxprenolol (Trasicor®) 7. Propranolol (Dociton®)				

Tab. 3.22: Tranquilizer (Die Ziffern in Klammern beziehen sich auf die Ziffern vor den Wirkstoffen).

ptomen ist ein Versuch mit diesen Präparaten zu erwägen, zudem diese kaum Nebenwirkungen zeigen. Besonders bei Klein- und Vorschulkindern liegen vereinzelt auch Hinweise vor über eine günstige Beeinflussung von hyperkinetischen Störungen durch Zappelin®.

Wirksubstanz		**Indikation**
Baldrian	Valerianae radix	Unruhezustände
Ginkgoblätter	Ginkgo biloba	Hirnleistungsstörungen
Hopfenzapfen	Lupuli strobulus	Unruhezustände
Johanniskraut	Hypericae herba	leichtere depressive Verstimmung
Rauschpfefferwurzel	Kava Kava	Angst- und Spannungszustände
Melissenblätter	Melissae folium	Einschlafstörungen
Passionsblumenkraut	Passiflorae herba	Unruhezustände

Tab. 3.23: Phyto-Psychopharmaka mit nachgewiesener Wirksamkeit (nach Trott 1998).

Kinder- und Jugendpsychiatrie und Recht

4. Kinder- und Jugendpsychiatrie und Recht

In der Weiterbildungsordnung zum Arzt für Kinder- und Jugendpsychiatrie und Psychotherapie werden die Vermittlung, der Erwerb und Nachweis eingehender Kenntnisse und Erfahrungen in der Begutachtung von Kindern und Jugendlichen für Schule, Erziehungs- und Jugendfürsorge, alle Jugend- und Familienrechtsbereiche und im Versicherungswesen, Anfertigung von mindestens zehn ausführlich begründeten Gutachten gefordert. Im folgenden Abschnitt wird daher auf praxisrelevante rechtliche Grundlagen und deren Bedeutung für die Erstellung von Gutachten eingegangen.

4.1. Begutachtung

Im Gegensatz zum Erwachsenenstrafrecht, dem ein Vergeltungs- oder Sühnegedanke zugrunde liegt, steht im Jugendstrafrecht grundsätzlich der Erziehungsgedanke im Vordergrund. Jugendlichen, die in Konflikt mit der Gesellschaft und mit den Gesetzen gerieten, sollen primär durch Erziehungs- bzw. Therapiemaßnahmen Hilfestellungen gegeben werden. Erst wenn pädagogische oder therapeutische Einwirkungen versagt haben, werden Freiheitsstrafen verhängt, die in Form von Wochenendarresten, Freizeitarresten oder Jugendstrafen in Jugendstrafanstalten erfolgen. Jugendstrafen werden zwischen sechs Monaten (Mindeststrafe) bis zu zehn Jahren (Höchststrafe) verhängt. Sofern die Jugendstrafen nicht zur Bewährung ausgesetzt werden (Bewährungsauflagen, Bewährungshelfer), sind die Strafen in Jugendarrestanstalten bzw. Jugendstrafvollzugsanstalten zu verbüßen. In vielen dieser Einrichtungen ist es möglich, einen Schulabschluß zu erwerben oder eine Lehre zu durchlaufen, meist im handwerklichen Bereich. Eine wünschenswerte und notwendige psychotherapeutische und sozialpädagogische Betreuung ist bisher nur in wenigen Anstalten verwirklicht worden. Eine Verbesserung dieser Situation ist dringend zu fordern.

Im Jugendstrafrecht werden drei Altersgruppen unterschieden:

- *Kinder bis zum 14. Lebensjahr*
  Diese gelten als *strafunmündig*, so daß das Jugendgerichtsgesetz (JGG) auf sie nicht angewendet werden kann. Sind die Erziehungsberechtigten nicht in der Lage, positiv auf diese Kinder, z.B. bei drohender Verwahrlosung, einzuwirken, so ist für sie das Vormundschaftsgericht zuständig
- *Jugendliche zwischen 14 und 18 Jahren*
  Sie gelten als *relativ strafmündig* und bei ihnen findet das Jugendstrafrecht Anwendung. In der Regel muß bei ihnen von Sachverständigen die *Strafreife* (§ 3 JGG) und/oder die *Schuldfähigkeit* (§§ 20,21 StGB) festgestellt werden

- *Heranwachsende von 18 bis 21 Jahren*
  Gutachterlich ist bei diesen jungen Menschen zu klären, ob auf sie noch das Jugendgerichtsgesetz Anwendung finden kann (§ 105 JGG)

4.1.1. Jugend- und Strafrecht

Das Jugendgerichtsgesetz (JGG) ist gemäß § 1 anzuwenden, "wenn ein Jugendlicher oder ein Heranwachsender eine Verfehlung begeht, die nach den allgemeinen Vorschriften mit Strafe bedroht ist". Die Rechtsgrundlage der Strafmündigkeit bildet § 3 JGG:

> **§ 3 JGG:** "Ein Jugendlicher ist strafrechtlich verantwortlich, wenn er zur Zeit der Tat nach seiner sittlichen und geistigen Entwicklung reif genug ist, das Unrecht der Tat einzusehen und nach dieser Einsicht zu handeln. Zur Erziehung eines Jugendlichen, der mangels Reife strafrechtlich nicht verantwortlich ist, kann der Richter dieselben Maßnahmen anordnen wie der Vormundschaftsrichter".

Im Gegensatz zu den §§ 20, 21 StGB ist der § 3 JGG positiv gefaßt, d.h., falls die Strafmündigkeit oder die Strafreife bejaht wird, bedeutet dies, daß der Jugendliche strafrechtlich verantwortlich ist. Es wird von ihm gefordert, daß er das Unrecht der Tat einsehen kann, aber nicht unbedingt ihre Strafbarkeit. Die Beurteilung der Reife ist insofern nicht ganz einfach, als objektive Kriterien kaum zur Verfügung stehen. Der Gutachter muß sowohl biologische wie entwicklungspsychologische Kriterien heranziehen. Des weiteren sind die Tatumstände, die Art der Verfehlung, die Beziehung des Jugendlichen zu Mittätern (Anführer, Mitläufer), das häusliche Umfeld und die Schulsituation zu berücksichtigen. Entwicklungsverzögerungen, -beschleunigungen oder Asynchronien, Hinweise auf frühkindliche Hirnschädigungen müssen berücksichtigt werden. Wichtig ist auch die Überlegung, wie sich eine Bejahung oder Verneinung der Strafmündigkeit auf den betroffenen Jugendlichen auswirken kann. Die Feststellung einer fehlenden Strafreife kann entweder von diesem als Kränkung und Abwertung empfunden werden oder dazu führen, daß er sich weiter gehen läßt und meint, er könne ruhig weiter Straftaten begehen, da ihm nichts passieren könne.

Lempp (Begutachtungen. In: Eggers, C. et al.: Kinder- und Jugendpsychiatrie. Springer, 1994) schlägt folgende Kriterien zur Beurteilung der Strafreife nach § 3 JGG vor:

biologische Kriterien
• Liegt eine Konstitutionsanomalie vor? • Liegt eine Hirnschädigung vor? • Ist die körperliche Entwicklung altersentsprechend? • Liegt eine körperlich disharmonische, asynchrone Entwicklung vor? • Besteht eine endokrine Störung? • Liegt ein Schwachsinn oder eine andere geistige Störung vor, die im Rahmen des StGB gewertet werden müßte?
soziologisch-psychologische Kriterien
• In welchem Milieu wuchs der Jugendliche auf, und in welchem Milieu lebt er jetzt? • Ist die geistig-seelische Entwicklung altersgemäß? • Entspricht die geistig-seelische Reife der körperlichen Entwicklung? • Was hat das Delikt für die geistig-seelische Reife zu sagen? • Was haben die zeitlichen und personellen Umstände des Deliktes für die geistig-seelische Reife zu sagen? • Welche Bedeutung hat die Pubertät für die Tat? • Liegt eine Neigung zu neurotischer Erlebnisverarbeitung vor? • Durch welche Maßnahmen ist der Jugendliche wahrscheinlich am besten günstig zu beeinflussen? • Welche Folgen hätte es, wenn die Strafreife verneint würde?

Beurteilung des Heranwachsenden

§ 105 JGG: "Begeht ein Heranwachsender eine Verfehlung, die nach den allgemeinen Vorschriften mit Strafe bedroht ist, so wendet der Richter die für einen Jugendlichen geltenden Vorschriften gemäß §§ 4 - 32 an, wenn

- 1. die Gesamtwürdigung der Persönlichkeit des Täters bei Berücksichtigung auch der Umweltbedingungen ergibt, daß er zur Zeit der Tat nach seiner sittlichen und geistigen Entwicklung noch einem Jugendlichen gleichstand, oder
- 2. es sich nach der Art, den Umständen oder den Beweggründen der Tat um eine Jugendverfehlung handelt".

Objektive Kriterien für die Beurteilung der geistigen und sittlichen Reife eines Heranwachsenden fehlen auch hier. Die *Marburger Richtlinien* zur Beurteilung der Reife eines Heranwachsenden schlagen folgende Merkmale vor, bei deren Nichtvorhandensein es naheliege, einen Heranwachsenden einem Jugendlichen gleichzustellen:

- eine gewisse Lebensplanung
- Fähigkeit zum selbständigen Urteilen und Entscheiden
- Fähigkeit zum zeitlich überschauenden Denken
- Fähigkeiten, Gefühlsurteile rational zu unterbauen
- ernsthafte Einstellung zur Arbeit
- eine gewisse Eigenständigkeit im Verhältnis zu Menschen

Als sogenannte charakteristische jugendtümliche Züge werden genannt:

- ungenügende Ausformung der Persönlichkeit
- Hilflosigkeit, die sich allerdings nicht selten hinter Trotz und Arroganz versteckt
- naiv-vertrauensseliges Verhalten
- Leben im Augenblick
- starke Anlehnungsbedürftigkeit
- spielerische Einstellung zur Arbeit
- Neigung zu Tagträumen
- Hang zu abenteuerlichem Handeln
- Sichhineinleben in selbsterhöhende Rollen
- mangelhafter Anschluß an Altersgenossen

Weitere Kriterien könnten sein:

- starke Abhängigkeit von den Eltern
- nicht mehr altersentsprechende Suggestibilität
- Mangel an altersgemäßem Pflicht- und Verantwortungsgefühl
- Unausgeglichenheit
- Widersprüchlichkeit

Von großer Bedeutung ist die Frage zu entscheiden, ob es sich um eine manifeste Fehlentwicklung handelt oder um eine passagere reifungsbedingte Hemmung in der Entwicklung, die noch eher einer therapeutischen Beeinflussung zugänglich ist.

Schuldfähigkeit

§ 20 StGB: "Ohne Schuld handelt, wer bei Begehung der Tat wegen einer krankhaften seelischen Störung, wegen einer tiefgreifenden Bewußtseinsstörung oder wegen Schwachsinns oder einer schweren anderen seelischen Abartigkeit unfähig ist, das Unrecht der Tat einzusehen oder nach dieser Einsicht zu handeln".

§ 21: "Ist die Fähigkeit des Täters, das Unrecht der Tat einzusehen oder nach dieser Einsicht zu handeln, aus einem der in § 20 bezeichneten Gründe bei Begehung der Tat erheblich vermindert, so kann die Strafe nach § 39 Abs. 1 gemildert werden".

Das Gesetz geht von vier psychischen Zuständen aus:

- krankhafte seelische Störung
- tiefgreifende Bewußtseinsstörung
- Schwachsinn
- schwere andere seelische Abartigkeit

Die primär juristischen Eingangskriterien muß der Gutachter umsetzen in psychiatrische Diagnosen gemäß den heute gebräuchlichen Kriterien der ICD-10.

Einer *krankhaften seelischen Störung* können folgende Diagnosen zugeordnet werden:

- Schizophrenie und wahnhafte Störungen (F2)
- schwere affektive Störung (F3)
- Störungen durch psychotrope Substanzen (Intoxikation, Delir, psychotische Störungen, Korsakow-Syndrom, verzögerte psychotische Reaktion, Restzustände (F1))

- organische und symptomatische psychische Störungen (F0)

Als *tiefgreifende Bewußtseinsstörung* können Störungen durch Alkohol und andere psychotrope Substanzen (Drogen) oder auch akute Belastungsreaktionen (F43.0) beschrieben werden. Es ist jedoch zu berücksichtigen, daß ein Alkoholkonsum per se noch keine verminderte oder fehlende Schuldfähigkeit beinhaltet. Es gilt zu klären, inwieweit die individuelle Verträglichkeit, Gewöhnung an Rauschmittel, individuelle Reaktionsweisen auf Rauschmittel etc. sich auf die Persönlichkeit und Tatsituation ausgewirkt haben. Bei Erwachsenen gilt die Faustregel, daß eine Blutalkoholkonzentration unter 2 ‰ in der Regel keine Beeinträchtigung der Schuldfähigkeit nach sich zieht, während bei 3 ‰ und darüber in den meisten Fällen eine Schuldunfähigkeit anzunehmen ist.

Dem Begriff *Schwachsinn* sind die Intelligenzminderungen (F7) zuzuordnen. Hier ist jedoch der Schweregrad der Behinderung zu berücksichtigen. Während eine schwere geistige Behinderung in der Regel eine verminderte oder fehlende Schuldfähigkeit nach sich zieht, ist bei einer leichten Intelligenzminderung vom Grade einer Lernbehinderung bei Delikten, deren Unrecht sehr klar ist (z.B. Diebstähle, Körperverletzung), nicht unbedingt die Annahme einer verminderten Schuldfähigkeit gerechtfertigt.

Dem Begriff *schwere andere seelische Abartigkeit* können folgende psychiatrische Diagnosen zugeordnet werden:

- Abhängigkeit von psychotropen Substanzen (F1X2)
- schizotype Störung (F21)
- Anhaltende affektive Störung (F34)
- neurotische Belastungs- und somatoforme Störungen (F4)
- Persönlichkeits- und Verhaltensstörungen (F6)

Da das Konzept der Persönlichkeitsstörungen (Psychopathie) für das Jugendalter nur sehr beschränkt angewandt werden kann (vgl. Kap. 9.), spielt für die forensische Begutachtung allenfalls die Diagnose einer Borderline-Störung eine relativ große Rolle. Der Bundesgerichtshof hat vorgegeben, daß unter einer "schweren seelischen Abartigkeit alle Arten von Störungen der Verstandestätigkeit, die des Willens-, Gefühls- oder Trieblebens zu verstehen (seien), welche die bei einem normalen und geistig reifen Menschen vorhandenen, zur Willensbildung befähigenden Vorstellungen und Gefühle beeinträchtigen". Auch hieraus ergibt sich, daß dieser Begriff bei Jugendlichen und Heranwachsenden nur sehr begrenzt angewendet werden sollte, da in der Regel in diesem Alter noch keine verfestigten Persönlichkeitsstörungen eindeutig zu beobachten sind.

Ähnlich wie bei der Beurteilung der §§ 3 und 105 JGG sollte bei der Beurteilung der Schuldunfähigkeit oder verminderten Schuldfähigkeit stets auch berücksichtigt werden, was für Konsequenzen eine Bejahung oder eine Verneinung für den betroffenen Jugendlichen hat. Die Bejahung der §§ 20, 21 führt nicht selten automatisch zur Anwendung der §§ 63 oder 64 StGB, die eine Einweisung in ein psychiatrisches Krankenhaus oder eine Entziehungsanstalt bedeutet. Angesichts der immer noch unzureichenden therapeutischen und pädagogischen Möglichkeiten für Jugendliche in diesen Einrichtungen muß eine Entscheidung sorgfältig abgewogen werden.

Unterbringung

§ 63 Abs. 1 StGB: "Hat jemand eine rechtswidrige Tat im Zustand der Schuldunfähigkeit (§ 20) oder der verminderten Schuldfähigkeit (§ 21) begangen, so ordnet das Gericht die Unterbringung in einem psychiatrischen Krankenhaus an, wenn die Gesamtwürdigung des Täters und seiner Tat ergibt, daß von ihm infolge seines Zustandes erhebliche rechtswidrige Taten zu erwarten sind und er deshalb für die Allgemeinheit gefährlich ist."

§ 64 StGB:

- "1. Hat jemand den Hang, alkoholische Getränke oder andere berauschende Mittel im Übermaß zu sich zu nehmen, und ist er verurteilt oder nur deshalb nicht verurteilt, weil seine Schuldunfähigkeit erwiesen oder nicht auszuschließen ist, so ordnet das Gericht die Unterbringung in einer Entziehungsanstalt an, wenn die Gefahr besteht, daß er infolge seines Hanges erhebliche rechtswidrige Taten begehen wird.
- 2. Die Anordnung unterbleibt, wenn eine Entziehungskur von vornherein aussichtslos erscheint."

Die oben genannten Unterbringungsgesetze zielen ausschließlich auf erwachsene Straftäter ab und berücksichtigen nicht die speziellen Bedürfnisse von Jugendlichen. Da derzeit keine geeigneten pädagogisch-therapeutischen Einrichtungen für Jugendliche und Heranwachsende mit geschlossener Unterbringung vorhanden sind, bedeutet dies, daß Jugendliche und Heranwachsende, bei denen eine verminderte Schuldfähigkeit oder Schuldunfähigkeit festgestellt wurde, in forensisch-psychiatrische Abteilungen für Erwachsene verlegt werden. Angesichts dieser Realsituation ist daher, falls verantwortbar, zu prüfen, ob nicht noch die Möglichkeiten des § 10 Abs. 2 JGG geprüft werden können. Demnach kann der Jugendrichter Weisungen erteilen, daß sich der Jugendliche einer heilerzieherischen Behandlung, die im weitesten Sinne jede Form psychotherapeutischer und heilpädagogischer Maßnahmen beinhaltet, unterzieht. Die Frage der Allgemeingefährlichkeit des Jugendlichen ist eine juristische Aufgabe und muß im allgemeinen nicht vom Sachverständigen beantwortet werden; wohl dagegen aber die Frage nach einer Wiederholungsgefahr bzw. nach der Prognose. Dies wiederum gehört zu den schwierigsten Aufgaben des kinder- und jugendpsychiatrischen Sachverständigen. Er sollte daher dem Gericht durchaus die begrenzten Möglichkeiten von psychiatrischen Prognosen im Jugendalter aufzeigen. Zurückhaltung ist bei jugendlichen Triebtätern, die mehrfach durch sexuell begründete Gewaltdelikte aufgefallen sind, oder auch bei schweren aggressiven Impulskontrollstörungen mit hirnorganischer Komponente geboten.

Prognostische Kriterien bei der Risikoeinschätzung eines jugendlichen Täters können sein:

- der Verlauf der bisherigen kriminellen Entwicklung
- die Art der seelischen Störung
- Einsichtsfähigkeit, Stellungnahme, Auseinandersetzung mit den Taten
- Einsichtsfähigkeit und Therapiebereitschaft u.a.

Absolut verläßliche Kriterien gibt es jedoch nicht, sie müssen im Einzelfall immer wieder neu erarbeitet werden.

4.1.2. Zivil- und Familienrecht

Beurteilung der Deliktfähigkeit

> **§ 828 Abs. 2 BGB:** "Wer das 7., aber nicht das 18. Lebensjahr vollendet hat, ist für einen Schaden, den er einem anderen zufügt, nicht verantwortlich, wenn er bei Begehung der schädigenden Handlung nicht die zur Erkenntnis der Verantwortlichkeit erforderliche Einsicht hat."

Für den Kinder- und Jugendpsychiater kann die Beurteilung der Deliktfähigkeit z.B. dann relevant sein, wenn ein Kind durch Spielen mit Feuer Brände verursacht, die mit zum Teil erheblichen Schadensersatzforderungen einhergehen, oder wenn ein Kind mit Absicht oder aus Versehen beim Spielen ein anderes Kind verletzt (Werfen mit Steinen, Schleuder oder Pfeil und Bogen). In engem Zusammenhang mit der Verantwortlichkeit nach § 828 (2) BGB steht § 276 BGB. Demnach handelt fahrlässig, wer die im Verkehr erforderliche Sorgfalt außer acht läßt. Von Bedeutung ist auch die Beurteilung der Aufsichtspflicht der Eltern, die nachweisen müssen, daß sie in ausreichendem Maße ihrer Aufsichtspflicht nachgekommen sind. Für das Kind ist zu klären, ob es zur Tatzeit die Gefährlichkeit des eigenen Handelns, das dem anderen zugefügte Unrecht und die damit verbundene Eigenverantwortlichkeit erkennen konnte. Bei der Beurteilung fehlen auch hier allgemein gültige Kriterien aus der Entwicklungspsychologie. Wichtig ist grundsätzlich, den Entwicklungsstand des Kindes durch Intelligenztests festzustellen. Nicht weniger bedeutsam ist die Beurteilung der sozialen und moralischen Entwicklungsstufe, d.h. inwieweit das Kind seine Verantwortlichkeit (z.B. Wiedergutmachung für beschädigtes oder zerstörtes Spielzeug, sich verantwortlich fühlen für zugefügte körperliche Verletzungen, Wissen um die Verpflichtung, einen angerichteten Schaden wieder gutmachen zu müssen) verinnerlicht hat. Bei Bejahung der Deliktfähigkeit ist zu berücksichtigen, daß das Kind für seine Zukunft bisher in sogenannte Schuldknechtschaft genommen werden konnte, wenn die Erziehungsberechtigten nicht ausreichend versichert waren. Das Kind hatte dann vom Zeitpunkt seines ersten eigenen Verdienstes an die Schadenssumme dem Geschädigten bzw. der Versicherung zurückzuzahlen. Nachdem das Bundesverfassungsgericht vor 12 Jahren bereits entschieden hatte, es sei mit unserer Verfassung unvereinbar, wenn Kinder als Folge der Vertretungsmacht ihrer Eltern mit erheblichen Schulden in die Volljährigkeit entlassen werden, reagierte der Gesetzgeber kürzlich mit dem Minderjährigen-Haftungsbeschränkungsgesetz, das seit 1.1.1999 in Kraft ist. Demnach haftet der Jugendliche für Schulden, die bei der Vollendung seines 18. Lebensjahres bestehen, nur noch mit dem Vermögen, das er an seinem 18. Geburtstag besitzt. Dies gilt insbesondere für Rechtsgeschäfte, die aufgrund der elterlichen Vertretungsmacht zustandegekommen sind. Es bleibt abzuwarten, inwieweit das neue Gesetz auch Schadensersatzansprüche von Dritten an den Jugendlichen mit einbezieht.

§§ 842, 847 BGB Schadensersatz und Schmerzensgeld

Im Rahmen von Arzthaftpflichtverfahren wird der Kinder- und Jugendpsychiater zunehmend häufiger mit Gutachten über Schadensersatzforderungen, z.B. aufgrund der Folgen von Geburtstraumata oder auch nach Unfällen, besonders mit cerebralen Folgeschäden, konfrontiert. Bei diesen Schadensfällen handelt es sich um sogenannte Nichtvermögensschäden. Gegenstand des Schadensersatzanspruches ist, laut Gesetzgeber, der Grad der Zerstörung einer Persönlichkeit oder ihrer Lebensqualität, sowie die Beeinträchtigung oder der Verlust der Erlebnisfähigkeit. In letzter Zeit werden zunehmend Schadensersatzansprüche geltend gemacht nach sexuellem Mißbrauch an Kindern und Jugendlichen aufgrund der erlittenen psychischen Folgeschäden (s.a. Opferentschädigungsgesetz).

Glaubwürdigkeit

Einen Gutachtenauftrag zur Beurteilung kindlicher und (seltener) jugendlicher Zeugen erhält der kinder- und jugendpsychiatrische Sachverständige in der Regel in Zusammenhang mit sexuellem Mißbrauch. Grundsätzlich ist hierbei festzustellen, daß es keinen eindeutigen Beweis im juristischen Sinne gibt, der mit kinderpsychiatrischen oder -psychologischen Mitteln zu erbringen ist. Es ist allenfalls der Grad der Wahrscheinlichkeit eines Mißbrauches herauszuarbeiten. Es versteht sich von selbst, daß die Glaubwürdigkeitsbeurteilung sich an reifungs- und entwicklungspsychologischen Kriterien zu orientieren hat. Kinder im Vorschulalter leben in einer magisch-mystischen Welt, die noch relativ wenig an der Realität orientiert ist und in hohem Grade suggestibel ist. Andererseits können Kinder in diesem Alter sehr zuverlässig einfache Erlebnisse oder Tatbestände schildern. Zu berücksichtigen ist auch, daß in dieser Zeitspanne ein besonderes Interesse am Anschauen und Zurschaustellen von Geschlechtsteilen zu beobachten ist, was manchmal zu Mißdeutungen durch Erwachsene führen kann. Grundschulkinder sind im allgemeinen realitätsbezogenere und zuverlässigere Zeugen, während Kinder in der Vorpubertät altersbedingt eher unzuverlässig sind, da die Selbstkritik und Realitätskontrolle eingeschränkt sein können und andererseits sexuelle Themen eine starke Bedeutung haben. In der Pubertät richtet sich die Beurteilung der Glaubwürdigkeit stark nach reifungsbedingten Kriterien, wobei die individuelle Vielfalt sehr weit gefächert ist.

In der Literatur wird üblicherweise zwischen einer allgemeinen und einer speziellen Glaubwürdigkeit unterschieden, wobei letztere ausschließlich für das Gericht relevant ist. Dennoch ist es sinnvoll, zunächst einen normalen kinderpsychiatrischen Befund zu erstellen, unter Beurteilung von entwicklungspsychologischen und Reifungskriterien, Intelligenzausstattung und psychosozialem Umfeld.

Bei der speziellen Glaubwürdigkeit sollten folgende Aspekte mit einbezogen werden:

- die Aussage und das Verhalten des Kindes in der Untersuchungssituation (Differenzierung von Einzelheiten, Sprachschatz und Ausdrucksweise)
- das Verhalten des Kindes und seine Emotionalität in der Untersuchungssituation (emotionale Beteiligung bei der Schilderung der Tat, evtl. sexualisiertes Verhalten, Echtheit der Gefühle)
- die Art und Weise, wie das Kind sich offenbart (wirkt der Bericht des Kindes wie einstudiert als Hinweis auf Fremdsuggestion, bestehen Dissimulationstendenzen als Ausdruck von Angst, eine nahestehende Person zu belasten)
- frühere Aussagen (wem hat das Kind als erstes von der Tat erzählt, Konsistenz der Kernaussagen, entsprechen die Aussagen der Sichtweise des Kindes oder könnte die Darstellung von einem Erwachsenen oder von dritter Seite kommen?)

Ein Modell zur Systematisierung der Aussagebeurteilung bei Kindern wurde von Volbert (Glaubwürdigkeitsbeurteilung bei Verdacht auf sexuellen Mißbrauch bei Kindern. Zeitschr. f. Kinder- u. Jugendpsychiatr. 23, 1995) vorgelegt (☞ Abb. 4.1).

Volbert fokussiert die untersuchungsleitende Frage folgendermaßen: "Könnte dieses Kind mit den gegebenen individuellen Voraussetzungen, unter den gegebenen Befragungsumständen und unter Berücksichtigung der im konkreten Fall möglichen Einflüsse von Dritten diese spezifische Aussage machen, ohne daß sie auf einem realen Erlebnishintergrund basiert?"

Zu unterscheiden sind ferner falsch negative und falsch positive Aussagen. Zu falsch negativen Aussagen führen meist mutistische Verhaltensweisen, die häufig aufgrund großer Ängste der Kinder durch die erlittene Tat selbst, durch Einschüchterungsversuche des Täters oder auch durch negative Erfahrungen bei Versuchen, sich Erwachsenen anzuvertrauen, entstehen.

Falsch positive Bewertungen aufgrund gezielter Falschaussagen oder Lügen sind frühestens ab der Vorpubertät und relativ selten beschrieben worden. Hier spielen oft auch unbewußte Phänomene, wie Phantasien, Mißverständnisse oder Konfabulationen bei einem verstärkten Befragungsdruck eine Rolle. In einigen Fällen, z.B. als Druckmittel in Scheidungsfamilien, können Kinder durch Anstiftungen oder Suggestionen zu Falschaussagen kommen. Zu berücksichtigen sind auch der Einfluß von gruppendynamischen Prozessen bei der Peer Group, wobei die Angst, Freunde zu verlieren, wenn diese von der Tat erfahren, eine Rolle spielt.

Beim fachlichen Umgang mit sexuell mißbrauchten Kindern sind auch zur Beurteilung der Glaubwürdigkeit bestimmte Hilfsmittel verwandt worden, die jedoch nicht den Anspruch auf Allgemeingültigkeit für sich erheben können und die sehr zurückhaltend und verantwortungsbewußt gebraucht werden sollten. Hierzu gehören z.B. Zeichnungen, in denen vom Kind phallusähnliche Gegenstände oder sexualisierte Menschzeichnungen vorgelegt werden, oder auch der Umgang mit anatomischen Puppen. Gerade letztere sind noch nicht an einer normalen Kontrollgruppe validiert. Die Interpretation hat bei all diesen Hilfsmitteln sehr zurückhaltend zu erfolgen, und es muß immer gefragt werden, ob es sich nicht um Projektionen des Untersuchers handelt.

Zu beachten ist stets, daß nicht die Einschätzung der Glaubwürdigkeit eines Kindes Vorrang hat, sondern das Kindeswohl, als höchstes Rechtsgut, der Maßstab sein muß, an dem sich Entscheidungen orientieren.

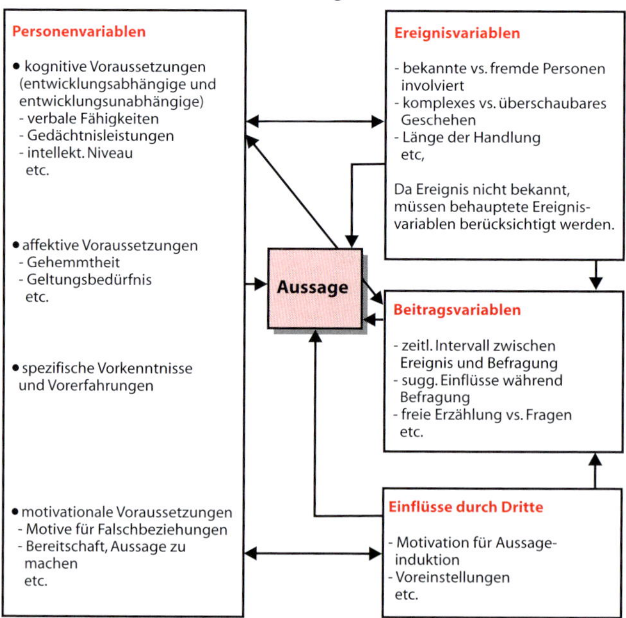

Abb. 4.1: Modell zur Aussagebeurteilung nach Volbert (1995).

Gegenwärtig ist eine deutlich gesteigerte Sensibilität gegenüber dem Thema Kindesmißbrauch sowohl bei den professionellen Helfern als auch in der Öffentlichkeit zu beobachten. Hier ist es zum Teil zu Polarisierungen gekommen, dergestalt, daß auf der einen Seite, trotz unzureichender Diagnostik, sexueller Mißbrauch konstatiert (vgl. False Memory Syndrome, Mißbrauch mit dem Mißbrauch) und andererseits Fälle von Mißbrauch verharmlost oder bagatellisiert wurden. Zumindest für die Fragestellung der Glaubwürdigkeit sollte eher davon ausgegangen werden, daß in den meisten Fällen den Aussagen der Kinder Glauben zu schenken ist, wenn auch zu diesem Thema noch zu wenig empirische Befunde vorliegen.

Am 1.7.1998 sind die Neuregelungen des Gesetzes zur Reform des **Kindschaftsrechts** in Kraft getreten. Im Vorwort des Gesetzestextes vom Bundesministerium der Justiz heißt es: "Die Bedeutung der Reform besteht vor allem in der Beseitigung von rechtlichen Unterschieden zwischen ehelichen und nichtehelichen Kindern. Das Gesetz beschränkt sich nicht mehr darauf, die Stellung der nichtehelichen Kinder derjenigen der ehelichen Kinder anzunähern. Vielmehr werden - wie im Grundgesetz vorgegeben - möglichst gleiche Bedingungen und Chancen für alle Kinder geschaffen. Die Reform betrifft - abgesehen vom Kindesunterhalt, dessen Neuregelung Gegenstand eines eigenen Gesetzes ist - alle Bereiche des Kindschaftsrechts: das *Abstammungsrecht*, das *Sorge- und Umgangsrecht*, den *Unterhalt der Mutter*, die mit dem Vater des Kindes nicht verheiratet ist, das *Namensrecht*, das *Adoptionsrecht* und das mit diesen Bereichen im Zusammenhang stehende Recht des gerichtlichen Verfahrens".

Das neue Kindschaftsrecht beinhaltet auch einen Paradigmenwechsel von der Erwachsenenperspektive zur Perspektive des Kindes, den Wechsel vom juristischen Interventionsansatz zum sozialpflegerischen Ansatz beim Sorge- und Umgangsrecht sowie eine Stärkung elterlicher Autonomie gegenüber staatlicher Reglementierung. Wichtig ist, daß nur die Vormundschaft für Minderjährige in der Zuständigkeit des Vormundschaftsgerichts bleibt, während alle übrigen Verfahren, soweit sie Kinder betreffen, in die *Kompetenz des Familiengerichtes* übergegangen sind (Willutzki, 1998). Die neuen relevanten Gesetzestexte werden im nachfolgenden aufgeführt.

Sorgerechtsregelung

§ 1671 BGB:

- (1) Leben Eltern, denen die elterliche Sorge gemeinsam zusteht, nicht nur vorübergehend getrennt, so kann jeder Elternteil beantragen, daß ihm das Familiengericht die elterliche Sorge oder einen Teil der elterlichen Sorge allein überträgt
- (2) Dem Antrag ist stattzugeben, soweit
  - 1. der andere Elternteil zustimmt, es sei denn, daß das Kind das vierzehnte Lebensjahr vollendet hat und der Übertragung widerspricht, oder
  - 2. zu erwarten ist, daß die Aufhebung der gemeinsamen Sorge und die Übertragung auf den Antragssteller dem Wohl des Kindes am besten entspricht
  - (3) Dem Antrag ist nicht stattzugeben, soweit die elterliche Sorge aufgrund anderer Vorschriften abweichend geregelt werden muß

§ 1672 BGB:

- (1) Leben die Eltern nicht nur vorübergehend getrennt und steht die elterliche Sorge nach § 1626a Abs. 2 der Mutter zu, so kann der Vater mit Zustimmung der Mutter beantragen, daß ihm das Familiengericht die elterliche Sorge oder einen Teil der elterlichen Sorge allein überträgt. Dem Antrag ist stattzugeben, wenn die Übertragung dem Wohl des Kindes dient
- (2) Soweit eine Übertragung nach Absatz 1 stattgefunden hat, kann das Familiengericht auf Antrag eines Elternteils mit Zustimmung des anderen Elternteils entscheiden, daß die elterliche Sorge den Eltern gemeinsam zusteht, wenn dies dem Wohl des Kindes nicht widerspricht. Das gilt auch, soweit die Übertragung nach Absatz 1 wieder aufgehoben wurde

Gutachten zur Sorgerechtsregelung bei Scheidungsfamilien, die in der Regel so zerstritten sind, daß eine außergerichtliche Einigung nicht möglich war, hat der Kinder- und Jugendpsychiater relativ häufig zu erstellen. Der Gesetzgeber orientiert sich bei seinen Fragestellungen am Kindeswohl, obwohl dieses nicht näher definiert ist.

Häufige gutachterliche Fragestellungen lauten:

- Welcher Elternteil ist am besten geeignet, sich auf die Bedürfnisse des Kindes einzustellen?
- Welcher Elternteil ist eher in der Lage, die bestmögliche Erziehung und Förderung des Kindes sicherzustellen?
- Zu welchem Elternteil bestehen engere Bindungen des Kindes?
- Welcher Elternteil ist am ehesten in der Lage, Partnerkonflikte nicht über das Kind auszutragen?

Wenn auch grundsätzlich die Möglichkeit eines gemeinsamen Sorgerechtes vom Gesetzgeber eingeräumt wird, so ist dies in der Gutachtersituation angesichts der häufig diametral entgegengesetzten Einstellungen der Elternteile selten relevant.

Die Beurteilung einer optimalen Sorgerechtsregelung setzt voraus, daß alle Beteiligten, zum Teil auch Großeltern oder neue Lebenspartner der Kindeseltern sowie Geschwister des zu beurteilenden Kindes einbestellt und gehört werden. Wenn auch die gutachterliche Bewertung und Empfehlung immer wieder am Einzelfall ausgerichtet werden muß, können nach Lempp (1994) folgende allgemeine Grundsätze herangezogen werden:

- Der Wunsch des Kindes oder die Tendenz seiner inneren Bindung sollten, soweit irgend möglich, in Erfahrung gebracht und berücksichtigt werden. Der Wille des Kindes hat Vorrang vor fast allen anderen Gründen
- Das Kind sollte nicht zu einer Stellungnahme und zu einer Entscheidung zwischen den Eltern gezwungen werden. Manche Kinder sind mit einer solchen Entscheidung überfordert
- Die innere Beziehung, die das Kind in seinem ersten Lebensjahr entwickelt hat, ist bei der Sorgerechtszuteilung von Säuglingen und Kleinkindern entscheidend, wenn bis dahin eine hinreichende Betreuungskontinuität bestanden hat
- In den weit überwiegenden Fällen ist bei Säuglingen und Kleinkindern die primäre Bezugsperson die Mutter, seltener die Großmutter. Eine gleichwertige oder überwiegende Bindung an den Vater kommt häufiger vor als früher, ist aber immer noch die Ausnahme. Sie muß dann Berücksichtigung finden
- Die Kontinuität der Erziehung sollte gewahrt bleiben. Ein Wechsel der Beziehungsperson und des Erlebnisumfeldes ist nur sinnvoll, wenn das Kind unter den bisherigen Bedingungen leidet oder durch sie geschädigt wird
- Vor und während der Reifezeit kann ein Wechsel von einem Elternteil zum anderen einem echten Bedürfnis des Kindes entsprechen
- Geschwister, die sehr aneinander hängen, sollte man nach Möglichkeit beieinander lassen. Ihre Bindung an Vater und Mutter hat aber Vorrang gegenüber der Bindung der Geschwister untereinander. Auch hier sollte der Wille des Kindes maßgebend sein
- Die Entscheidung über das Recht der elterlichen Sorge sollte möglichst bald nach Auflösung der Familie, also nach der Trennung der Eltern erfolgen
- Ein übereinstimmender Vorschlag der Eltern gemäß § 1671 Abs 3 BGB sollte in jedem Falle daraufhin überprüft werden, ob er tatsächlich dem Kindeswohl entspricht
- Ein Kind ist kein Gegenstand, den ein Elternteil als persönliches Gut oder als Belohnung für sein Verhalten beanspruchen kann

In der Gutachtensituation sollte immer der Versuch gemacht werden, die zerstrittenen Eltern zu einem abschließenden Gespräch mit dem Gutachter zusammenzuführen. Hier ist festzustellen, ob ein Minimalkonsens zwischen den Ehepartnern besteht, der eine möglichst konfliktfreie Umgangsregelung (Besuchsrecht) gewährleisten kann. Da häufig die für die Scheidung ursächlichen Beweggründe unausgesprochen und unbearbeitet bestehen bleiben, ist ferner den Eltern eine psychotherapeutische Behandlung in einer geeigneten Beratungsstelle für Ehe- und Erziehungsfragen anzuraten. Die Eltern sind darauf hinzuweisen, daß der Sinn einer solchen Therapie darin liegt, die Verletzungen und Kränkungen beider Ehepartner aufzuarbeiten, und damit eine Trauerarbeit zu leisten. Es hat sich gezeigt, daß nach einer solchen Therapie, die nicht sehr lange dauern muß, die Eltern distanzierter miteinander umgehen können und dadurch ihre sonst weiterbestehenden Konflikte nicht mehr auf die Kinder übertragen.

Umgangsregelung

Grundsätzlich gilt es zu beurteilen, inwieweit eine Umgangsregelung für den nichtsorgeberechtigten Elternteil dem Wohle des Kindes dient, oder ob sie eine Belastung darstellt. Letzteres ist besonders bei jüngeren Kindern der Fall, wenn die Eltern untereinander so zerstritten sind und feindselige Gefühle gegeneinander hegen, daß ein regelmäßiges Besuchsrecht nicht sinnvoll erscheint. Nicht selten wird die Durchführung eines Besuchskontaktes am Willen des Kindes festgemacht. Hier ist jedoch zu beachten, daß besonders jüngere Kinder unter einem starken Loyalitätskonflikt stehen und ambivalente Gefühle gegen den nicht sorgeberechtigten Elternteil haben. Diese Kinder wehren sich zum Teil ganz heftig, zum nicht sorgeberechtigten Elternteil zu gehen, weil sie wissen, daß sie mit dieser Weigerung einen mehr oder weniger deutlich geäußerten Wunsch des sorgeberechtigten Elternteils entsprechen. Bei älteren Schulkindern und Jugendlichen sollte der Wille des Kindes in der Regel respektiert werden. Häufig beschuldigt der nicht sorgeberechtigte Elternteil auch den sorgeberechtigten, er/sie würde das Kind gegen ihn/sie beeinflussen. Wenngleich dieses gerade bei zerstrittenen Eltern nicht selten ist, muß jedoch auch berücksichtigt werden, daß der sorgeberechtigte Elternteil, bei dem das Kind überwiegend lebt, natürlich auch das Kind nachhaltiger beeinflußt. Dennoch sollten offensichtliche negative Beeinflussungen des Kindes durch den sorgeberechtigten Elternteil unterbleiben (dies kann u.U. gerichtlich festgeschrieben werden), anderenfalls ist die Frage berechtigt, ob die Erziehungskompetenz des sorgeberechtigten Elternteils möglicherweise unzureichend ist, so daß die Sorgerechtsregelung überprüft werden muß. In der Regel wird dem nicht sorgeberechtigten Elternteil ein vierzehntägiges Besuchsrecht an den Wochenenden, an Feiertagen und zusätzlich meist vierzehn Tage während der großen Schulferien zugestanden. Diese Regelung kann je nach Alter des Kindes, der Entfernung vom Wohnort etc. modifiziert werden (vgl. nachfolgende Gesetzestexte).

Empfehlenswerte Broschüre: "Eltern bleiben Eltern - Hilfen für Kinder bei Trennung und Scheidung" (Hrsg.: Deutsche Arbeitsgemeinschaft für Jugend- und Eheberatung e.V. (DAJAB). Neumarkter Str. 84c, 81673 München)

Sorgerechtsentzug

§ 1666 BGB:

- (1) Wird das körperliche, geistige oder seelische Wohl des Kindes oder sein Vermögen durch mißbräuchliche Ausübung der elterlichen Sorge, durch Vernachlässigung des Kindes, durch unverschuldetes Versagen der Eltern oder durch das Verhalten eines Dritten gefährdet, so hat das Familiengericht, wenn die Eltern nicht gewillt oder nicht in der Lage sind, die Gefahr abzuwenden, die zur Abwendung der Gefahr erforderlichen Maßnahmen zu treffen
- (2) In der Regel ist anzunehmen, daß das Vermögen des Kindes gefährdet ist, wenn der Inhaber
- der Vermögenssorge seine Unterhaltspflicht gegenüber dem Kind oder seine mit der Vermögenssorge verbundenen Pflichten verletzt oder Anordnungen des Gerichts, die sich auf die Vermögenssorge beziehen, nicht befolgt
- (3) Das Gericht kann Erklärungen des Inhabers der elterlichen Sorge ersetzen
- (4) In Angelegenheiten der Personensorge kann das Gericht auch Maßnahmen mit Wirkung gegen einen Dritten treffen

§ 1666 a BGB:

- (1) Maßnahmen, mit denen eine Trennung des Kindes von der elterlichen Familie verbunden ist, sind nur zulässig, wenn der Gefahr nicht auf andere Weise, auch nicht durch öffentliche Hilfen, begegnet werden kann
- (2) Die gesamte Personensorge darf nur entzogen werden, wenn andere Maßnahmen erfolglos geblieben sind oder wenn anzunehmen ist, daß sie zur Abwendung der Gefahr nicht ausreichen

Das Vormundschaftsgericht bestimmt einen kinder- und jugendpsychiatrischen Sachverständigen zu dieser Frage meist dann, wenn Zweifel bestehen, ob das Kindeswohl durch das Verhalten der Eltern gefährdet ist. Nicht selten ist es auch zu massiven Auseinandersetzungen zwischen dem betreuenden Jugendamt und der Familie gekommen, so daß eine Versachlichung der Problematik angezeigt ist. Es empfiehlt sich, in die Begutachtung auch den zuständigen Sozialarbeiter persönlich

§ 1684 BGB:

- (1) Das Kind hat das Recht auf Umgang mit jedem Elternteil; jeder Elternteil ist zum Umgang mit dem Kind verpflichtet und berechtigt.
- (2) Die Eltern haben alles zu unterlassen, was das Verhältnis des Kindes zum jeweils anderen Elternteil beeinträchtigt oder die Erziehung erschwert. Entsprechendes gilt, wenn sich das Kind in der Obhut einer anderen Person befindet.
- (3) Das Familiengericht kann über den Umfang des Umgangsrechts entscheiden und seine Ausübung, auch gegenüber Dritten, näher regeln. Es kann die Beteiligten durch Anordnungen zur Erfüllung der in Absatz 2 geregelten Pflicht anhalten.
- (4) Das Familiengericht kann das Umgangsrecht oder den Vollzug früherer Entscheidungen über das Umgangsrecht einschränken oder ausschließen, soweit dies zum Wohl des Kindes erforderlich ist. Eine Entscheidung, die das Umgangsrecht oder seinen Vollzug für längere Zeit oder auf Dauer einschränkt oder ausschließt, kann nur ergehen, wenn andernfalls das Wohl des Kindes gefährdet wäre. Das Familiengericht kann insbesondere anordnen, daß der Umgang nur stattfinden darf, wenn ein mitwirkungsbereiter Dritter anwesend ist. Dritter kann auch ein Träger der Jugendhilfe oder ein Verein sein; dieser bestimmt dann jeweils, welche Einzelperson die Aufgabe wahrnimmt.

§ 1685 BGB:

- (1) Großeltern und Geschwister haben ein Recht auf Umgang mit dem Kind, wenn dieser dem Wohl des Kindes dient.
- (2) Gleiches gilt für den Ehegatten oder früheren Ehegatten eines Elternteils, der mit dem Kind längere Zeit in häuslicher Gemeinschaft gelebt hat, und für Personen, bei denen das Kind längere Zeit in Familienpflege war.
- (3) § 1684 Abs. 2 bis 4 gilt entsprechend

§ 1686 BGB:

- Jeder Elternteil kann vom anderen Elternteil bei berechtigtem Interesse Auskunft über die persönlichen Verhältnisse des Kindes verlangen, soweit dies dem Wohl des Kindes nicht widerspricht. Über Streitigkeiten entscheidet das Familiengericht.

§ 1687 BGB:

- (1) Leben Eltern, denen die elterliche Sorge gemeinsam zusteht, nicht nur vorübergehend getrennt, so ist bei Entscheidungen in Angelegenheiten, deren Regelung für das Kind von erheblicher Bedeutung ist, ihr gegenseitiges Einvernehmen erforderlich. Der Elternteil, bei dem sich das Kind mit Einwilligung des anderen Elternteils oder aufgrund einer gerichtlichen Entscheidung gewöhnlich aufhält, hat die Befugnis zur alleinigen Entscheidung in Angelegenheiten des täglichen Lebens. Entscheidungen in Angelegenheiten des täglichen Lebens sind in der Regel solche, die häufig vorkommen und die keine schwer abzuändernden Auswirkungen auf die Entwicklung des Kindes haben. Solange sich das Kind mit Einwilligung dieses Elternteils oder aufgrund einer gerichtlichen Entscheidung bei dem anderen Elternteil aufhält, hat dieser die Befugnis zur alleinigen Entscheidung in Angelegenheiten der tatsächlichen Betreuung. § 1629 Abs. 1 Satz 4 und § 1684 Abs. 2 Satz 1 gelten entsprechend.
- (2) Das Familiengericht kann die Befugnisse nach Absatz 1 Satz 2 und 4 einschränken oder ausschließen, wenn dies zum Wohl des Kindes erforderlich ist.

mit einzubeziehen. Gründe für den Entzug des Sorgerechtes sind unter anderem das Vorliegen einer Alkoholkrankheit oder Störung durch andere psychotrope Substanzen, psychische Erkrankungen bei einem Elternteil, Kindesmißhandlung und -mißbrauch, grobe körperliche und seelische Vernachlässigung.

Wegnahme des Kindes aus einer Dauerpflege

§ 1632 BGB:

- "1. Die Personensorge umfaßt das Recht, die Herausgabe des Kindes von jedem zu verlangen, der es den Eltern oder einem Elternteil widerrechtlich vorenthält.
- 2. Lebt das Kind seit längerer Zeit in Familienpflege und wollen die Eltern das Kind von der Pflegeperson wegnehmen, so kann das Familiengericht von Amts wegen oder auf Antrag der Pflegeperson anordnen, daß das Kind bei der Pflegeperson verbleibt, wenn und solange für eine solche Anordnung Voraussetzungen des § 1666 Abs. 1 Satz 1 insbesondere in Hinblick auf Anlaß oder Dauer der Familienpflege gegeben sind."

Nach dem neuen Kindschaftsrecht kann das Gericht dem minderjährigen Kind einen Pfleger ("Anwalt des Kindes") für ein seine Person betreffendes Verfahren bestellen, soweit dies zur Wahrnehmung seiner Interessen erforderlich ist (§ 50).

Die Beurteilung dieser Problematik ist nicht selten mit starken emotionalen Belastungen und Reaktionen der Beteiligten verbunden und bedarf umso mehr einer distanzierten und objektiven Haltung des Gutachters. Es ist davon auszugehen, daß sich alle Beteiligten in einem massiven Spannungsfeld bewegen. Für das Kind bedeutet die Herausnahme den Abbruch einer meist langjährig bestehenden Beziehung zu den Pflegeeltern, für die Pflegeeltern den Verlust eines meist liebgewonnenen Kindes. Andererseits ist die Position der leiblichen Eltern zu verstehen, die meist aus einer unverschuldeten Notlage heraus das Kind in eine Dauerpflegestelle geben mußten, doch in der ständigen Erwartung, das Kind später wieder zurückzubekommen. Im günstigsten Falle gelingt es, alle Parteien zu einer Kooperation zu gewinnen, die das gegenseitige Verständnis aller beteiligten Personen beinhaltet.

Gutachterliche Fragestellungen sind häufig die Beurteilung der Bindung des Kindes an die Pflegeeltern und die leiblichen Eltern und der möglichen Folgen einer Wegnahme für das Kind.

Adoption

Die Bestimmungen zur Annahme an Kindes Statt oder Adoption sind im § 1741 und 1742 BGB festgelegt. In der Regel kommt den Landesjugendämtern ausschließlich die Aufgabe der Adoptionsvermittlung zu, wobei leider die Forderung nach einem für diese komplexe Aufgabe fachlich geschulten Mitarbeiter, wie Kinder- und Jugendpsychiater oder Psychologen, nicht in allen Ämtern erfüllt ist. In der Regel liegt die Mindestaltersgrenze für Ehepaare, die ein Kind adoptieren wollen, bei 25 Jahren, eine Altershöchstgrenze ist derzeit nicht festgelegt. Die leiblichen Eltern können ihre Einwilligung zur Adoption erst dann abgeben, wenn ihr Kind acht Wochen alt ist. Die Beurteilung der Adoptionseignung des Kindes ist nicht nur von seiner körperlichen Gesundheit, sondern auch von den erkennbaren psychischen Entwicklungsfaktoren des Kindes abhängig, was besonders bei jungen Säuglingen sehr schwierig ist. Insgesamt hat sich die Meinung durchgesetzt, daß eine Frühadoption, d.h. in den ersten Lebensmonaten, prognostisch günstiger ist als sogenannte Spätadoptionen. Die gutachterliche Beurteilung dieser Frage, inwieweit die Eltern als Adoptiveltern geeignet sind, obliegt meist den Adoptionsvermittlungsstellen. Wünschenswert, aber durchaus nicht generell gewährleistet, wäre eine Beurteilung der körperlichen und psychischen Gesundheit der Adoptiveltern, ihre Erziehungsfähigkeit, Berücksichtigung von psychischen Störungen oder Persönlichkeitsstörungen. Die Frage nach ihrer Motivation, ein Kind zu adoptieren, umfaßt meistens nur die Tatsache der eigenen Kinderlosigkeit, wobei es sicherlich genauso bedeutsam wäre, zu erkunden, welche psychologischen Motivationen ihrem Wunsch zugrunde liegen. Problematisch für die spätere Einstellung der Adoptiveltern ist auch, daß sie selbst bei sogenannten Inkognito-Adoptionen oftmals nur Bruchstücke zur Person und zu den Gründen der Freigabe zur Adoption der leiblichen Eltern mitgeteilt bekommen. Dies hat häufig Phantasien und Projektionen auf das Kind zur Folge. Meist kommen Adoptivkinder aus sozial schwierigen und ungünstigen Verhältnissen. Partielle Informationen der Adoptiveltern können später dazu führen, daß dem Kind ungünstige Charaktereigenschaften oder Entwicklungsperspektiven nachgesagt werden, die den leiblichen Eltern zugeschrieben wurden. Ein besonderes Problem für die Adoptiveltern ist der Zeitpunkt der Aufklärung des Kindes über seine Herkunft. Es wird allgemein die Ansicht vertreten, daß die sogenannte Frühinformation, d.h. in den ersten Lebensjahren, die beste Lösungsmöglichkeit sei. Andererseits wird besonders von psychoanalytischer Seite die Auffassung vertreten, daß eine spätere Aufklärung im Schulalter sich günstiger auf die Kinder auswirkt. Es wird dagegengehalten, daß bei einer späteren Aufklärung die Gefahr besteht, daß die Kinder von Dritten (Nachbarn, Schule, Freunde) aufgeklärt werden, was dann zu einem Vertrauensbruch mit den Adoptiveltern führen kann.

4.1.3. Sozialrecht und Versorgungsrecht

Für den Kinder- und Jugendpsychiater ist die Kenntnis der folgenden Gesetzesbestimmungen unerläßlich, um im Zusammenhang mit Jugend- und Sozialämtern Möglichkeiten der Förderung, Nachsorge oder Rehabilitation von Behinderten oder von Behinderung bedrohten Kindern und Jugendlichen außerhalb der Zuständigkeit der Krankenkassen aufzuzeigen.

Kinder- und Jugendhilfegesetz (KJHG)

Das Kinder- und Jugendhilfegesetz ist ab 01.01.1991 in Kraft getreten. Als wichtigste Neuerung sieht es vor, daß die bisherige Zuständigkeit für die Eingliederungshilfe für seelisch behinderte Kinder und Jugendliche von der Sozialhilfe zur Jugendhilfe verlagert worden ist. Der § 35a des KJHG regelt die Eingliederungshilfe für seelisch behinderte Kinder und Jugendliche, während § 36 Ausführungen über Mitwirkung und Hilfeplan enthält.

§ 36 Abs. 3 KJHG sieht ausdrücklich vor, daß bei der Durchführung der Hilfe "ein Arzt, der über besondere Erfahrungen in der Hilfe für Behinderte verfügt" beteiligt werden soll. Hier ist ein Umdenken seitens des Jugendamtes gefordert, da deren Mitarbeiter in der Regel nicht über medizinische, kinder- und jugendpsychiatrische und psychotherapeutische Ausbildungen verfügen. Im Idealfall wird ein Kinder- und Jugendpsychiater bei allen Fragestellungen zur Erstellung eines Hilfeplans für seelisch behinderte oder von Behinderung bedrohte Kinder und Jugendliche hinzugezogen. Da es traditionell Berührungsängste oder Rivalitäten zwischen Jugendamt und Kinder- und Jugendpsychiatern gibt, sollte der Kinderpsychiater regelmäßigen persönlichen Kontakt zu Jugendämtern pflegen mit dem Ziel einer fruchtbaren Zusammenarbeit zum Wohl und Nutzen für Kinder und Jugendliche. Gar nicht so selten werden als notwendig erachtete Maßnahmen verzögert, da die Zuständigkeit für die Finanzierung strittig ist. Dazu ist wichtig, daß der § 43 Abs. 1 Satz 1 SGB I ausdrücklich vorsieht, daß "der zuerst angegangene Träger vorläufige Leistungen erbringen muß, wenn der Leistungsberechtigte dies beantragt hat".

Folgende §§ des KJHG sind weiterhin von Bedeutung:

- § 5 Die Leistungsberechtigten haben die freie Wahl zwischen Einrichtungen und Diensten verschiedener Träger
- § 8 Kinder und Jugendliche sind entsprechend ihrem Entwicklungsstand an Entscheidungen der öffentlichen Jugendhilfe zu beteiligen
- § 9 bestimmt, daß Grundrichtungen der Erziehung und der Religion zu beachten sind, daß das Bedürfnis der Kinder und Jugendlichen zu selbständigem, verantwortungsbewußtem Handeln berücksichtigt wird und die Gleichberechtigung von Jungen und Mädchen zu fordern ist.

§ 27 Hilfen zur Erziehung

Gemäß §§ 28 bis 35 KJHG und § 40, 47 des BSHG

- § 28 Erziehungsberatung
- § 29 Soziale Gruppenarbeit
- § 30 Erziehungsbeistand und Betreuungshelfer
- § 31 Sozialpädagogische Erziehungshilfe
- § 32 Erziehung in einer Tagesgruppe
- § 33 Vollzeitpflege
- § 34 Heimerziehung und betreute Wohnformen
- § 35 Intensive sozialpädagogische Einzelbetreuung

Neu ist auch, daß Volljährigen bis zum 21. Lebensjahr ebenfalls Hilfe und Nachbetreuung zusteht (§ 41).

§ 35a KJHG: "Eingliederungshilfe für seelisch behinderte Kinder und Jugendliche"

- (1) Kinder und Jugendliche, die seelisch behindert oder von einer solchen Behinderung bedroht sind, haben Anspruch auf Eingliederungshilfe. Die Hilfe wird nach dem Bedarf im Einzelfall 1. in ambulanter Form, 2. in Tageseinrichtungen für Kinder oder in anderen teilstationären Einrichtungen, 3. durch geeignete Pflegepersonen und 4. in Einrichtungen über Tag und Nacht sowie sonstigen Wohnformen geleistet. Für Aufgabe und Ziel der Hilfe, die Bestimmung des Personenkreises sowie die Art der Maßnahmen gelten § 39 Abs. 1 und § 40 des Bundessozialhilfegesetzes, soweit die einzelnen Vorschriften auf seelisch Behinderte Anwendung finden
- (2) Ist gleichzeitig Hilfe zur Erziehung zu leisten, so sollen Einrichtungen, Dienste und Personen in Anspruch genommen werden, die geeignet sind, sowohl die Aufgaben der Eingliederungshilfe zu erfüllen, als auch den erzieherischen Bedarf zu decken. Sind heilpädagogische Maßnahmen für Kinder, die noch nicht im schulpflichtigen Alter sind, in Tageseinrichtungen für Kinder zu gewähren, und läßt der Hilfebedarf es zu, so sollen Einrichtungen in Anspruch genommen werden, in denen behinderte und nichtbehinderte Kinder gemeinsam betreut werden

§ 36 KJHG Mitwirkung, Hilfeplan

- (1) Der Personensorgeberechtigte und das Kind oder der Jugendliche sind vor ihrer Entscheidung über die Inanspruchnahme einer Hilfe und vor einer notwendigen Änderung von Art und Umfang der Hilfe zu beraten und auf die möglichen Folgen für die Entwicklung des Kindes oder des Jugendlichen hinzuweisen. Vor und während einer langfristig zu leistenden Hilfe außerhalb der eigenen Familie ist zu prüfen, ob die Annahme des Kindes in Betracht kommt. Ist Hilfe außerhalb der eigenen Familie erforderlich, so sind die in Satz 1 genannten Personen bei der Auswahl der Einrichtung oder der Pflegestelle zu beteiligen. Der Wahl und den Wünschen ist zu entsprechen, sofern sie nicht mit unverhältnismäßigen Mehrkosten verbunden sind
- (2) Die Entscheidung über die im Einzelfall angezeigte Hilfeart soll, wenn Hilfe voraussichtlich für längere Zeit zu leisten ist, im Zusammenwirken mehrerer Fachkräfte getroffen werden. Als Grundlage für die Ausgestaltung der Hilfe sollen sie zusammen mit den Personensorgeberechtigten und dem Kind oder dem Jugendlichen einen Hilfeplan aufstellen, der Feststellungen über den Bedarf, die zu gewährende Art der Hilfe sowie die notwendigen Leistungen enthält; sie sollen regelmäßig prüfen, ob die gewählte Hilfeart weiterhin geeignet und notwendig ist. Werden bei der Durchführung der Hilfe andere Personen, Dienste oder Einrichtungen tätig, so sind sie oder deren Mitarbeiter an der Aufstellung des Hilfeplans und seiner Überprüfung zu beteiligen
- (3) Erscheinen Hilfen nach § 35a erforderlich, so soll bei der Aufstellung und bei der Änderung des Hilfeplans sowie bei der Durchführung der Hilfe ein Arzt, der über besondere Erfahrungen in der Hilfe für Behinderte verfügt, beteiligt werden. Erscheinen Maßnahmen der beruflichen Eingliederung erforderlich, so sollen auch die Stellen der Bundesanstalt für Arbeit beteiligt werden."

Bundessozialhilfegesetz (BSHG)

Die für Kinder- und Jugendpsychiater relevanten Gesetzestexte des BSHG sind in den §§ 39 und 40 niedergelegt. Während die Hilfeleistungen für seelisch behinderte Kinder und Jugendliche über das neue KJHG (s.o.) geregelt sind, bleibt der Sozialhilfeträger weiterhin verantwortlich für körperlich und geistig Behinderte.

§ 39 BSHG: Personenkreis und Aufgabe

(1) Personen, die nicht nur vorübergehend körperlich, geistig und seelisch wesentlich behindert sind, ist Eingliederungshilfe zu gewähren. Personen mit einer anderen körperlichen, geistigen oder seelischen Behinderung kann sie gewährt werden.

- (2) Behinderten stehen die von einer Behinderung Bedrohten gleich. Dies gilt bei Personen, bei denen Maßnahmen der in den §§ 36 und 37 genannten Art erforderlich sind nur, wenn auch bei Durchführung der Maßnahmen eine Behinderung einzutreten droht (§§ 36 und 37 definieren die vorbeugende Gesundheitshilfe und Krankenhilfe).
- (3) Aufgabe der Eingliederungshilfe ist es, eine drohende Behinderung zu verhüten oder eine vorhandene Behinderung und deren Folgen zu beseitigen oder zu mildern oder den Behinderten in die Gesellschaft einzugliedern. Hierzu gehört vor allem, den Behinderten die Teilnahme am Leben in der Gemeinschaft zu ermöglichen oder zu erleichtern, ihm die Ausübung eines angemessenen Berufs oder einer sonstigen angemessenen Tätigkeit zu ermöglichen, oder ihn soweit wie möglich unabhängig von Pflege zu machen.
- (4) Eingliederungshilfe wird gewährt, wenn und solange nach der Besonderheit des Einzelfalles vor allem nach Art und Schwere der Behinderung Aussicht besteht, daß die Aufgabe der Eingliederungshilfe erfüllt werden kann.

§ 40 BSHG: Maßnahmen der Hilfe

- (1) Maßnahmen der Eingliederungshilfe sind vor allem 1. ambulante oder stationäre Behandlung oder sonstige ärztliche oder ärztlich verordnete Maßnahmen zur Verhütung, Beseitigung oder Milderung der Behinderung; 2. Versorgung mit Körperersatzstücken sowie mit orthopädischen oder anderen Hilfsmitteln; 2a. Heilpädagogische Maßnahmen für Kinder, die noch nicht im schulpflichtigen Alter sind; 3. Hilfe zu einer angemessenen Schulbildung, vor allem im Rahmen der allgemeinen Schulpflicht und durch Hilfe zum Besuch weiterführender Schulen einschließlich der Vorbereitung hierzu; die Bestimmungen über die Ermöglichung der Schulbildung im Rahmen der allgemeinen Schulpflicht bleiben unberührt. 4. Hilfe zur Ausbildung für einen angemessenen Beruf oder für eine sonstige angemessene Tätigkeit. 5. Hilfe zur Fortbildung im früheren oder einem diesem verwandten Beruf oder zur Umschulung für einen angemessenen Beruf oder eine sonstige angemessene Tätigkeit; Hilfe kann auch zum Aufstieg im Berufsleben gewährt werden, wenn die Besonderheit des Einzelfalles dies rechtfertigt. 6. Hilfe zur Erlangung des geeigneten Platzes im Arbeitsleben; 6a. Hilfe bei der Beschaffung und Erhaltung einer Wohnung, die den besonderen Bedürfnissen des Behinderten entspricht; 7. Nachgehende Hilfe zur Sicherung der Wirksamkeit der ärztlichen oder ärztlich verordneten Maßnahmen und zur Sicherheit der Eingliederung des Behinderten in das Arbeitsleben. 8. Hilfe zur Teilhabe am Leben in der Gesellschaft
- (2) Behinderten, bei denen wegen Art und Schwere ihrer Behinderung arbeits- und berufsfördernde Maßnahmen nach Abs. 1 mit dem Ziel der Eingliederung auf dem allgemeinen Arbeitsmarkt nicht in Betracht kommen, soll nach Möglichkeit die Gelegenheit zur Ausübung einer der Behinderung entsprechenden Beschäftigung, insbesondere in einer Werkstatt für Behinderte gegeben werden
- (3) Der Begriff der Werkstatt für Behinderte und ihre fachlichen Anforderungen richten sich nach den Vorschriften des Schwerbehindertengesetzes
- (4) Soweit es im Einzelfall gerechtfertigt ist, können Beihilfen an den Behinderten oder seine Angehörigen zum Besuch während der Durchführung der Maßnahme der Eingliederungshilfe in einer Anstalt, einem Heim oder einer gleichartigen Einrichtung gewährt werden

Als Faustregel kann gelten, daß primär die Jugendhilfe in Anspruch genommen wird, wenn Milieubelastungen (unzureichende Erziehung, familiäre Belastungsfaktoren) im Vordergrund stehen, während bei Behinderungen, die primär in der Anlage des Kindes begründet sind, durch verschiedene Noxen erworben wurden, primär der Sozialhilfeträger in Betracht kommt. Bei der Abgrenzung kann es durchaus zu Überschneidungen und Kompetenzschwierigkeiten kommen.

§ 44 des BSHG regelt jedoch, daß, wenn spätestens vier Wochen nach Bekanntwerden des Bedarfs beim Träger der Sozialhilfe nicht feststeht, ob ein anderer als der Träger der Sozialhilfe oder welcher andere zur Hilfe verpflichtet ist, der Träger der Sozialhilfe die notwendigen Maßnahmen unverzüglich durchzuführen hat, wenn zu befürchten ist, daß sie sonst nicht oder nicht rechtzeitig durchgeführt werden.

Ferner sind § 24 BSHG (Mehrbedarf für Blinde und Behinderte) sowie § 35 des Bundesversorgungsgesetzes BVG (Stufen der Pflegezulage bei Behinderten) zu berücksichtigen.

Schwerbehindertengesetz (SchwBG)

Die Kenntnis des Schwerbehindertengesetzes ist von Bedeutung bei Begutachtungen von körperlichen, geistigen oder seelischen Behinderungen zur Feststellung einer Schwerbehinderung. Zur Beurteilung des Schweregrades stehen Tabellen zur Verfügung, die den Grad der Behinderung (GdB) oder die Minderung der Erwerbstätigkeit (MdE) in Prozentzahlen angeben. Nach § 1 Schwerbehindertengesetz sind Schwerbehinderte im Sinne des Gesetzes Personen, die körperlich, geistig oder seelisch behindert und infolge ihrer Behinderung in ihrer Erwerbsfähigkeit nicht nur vorübergehend und wenigstens mit 50 v. H. gemindert sind. Wenn auch die Feststellung einer Minderung der Erwerbsfähigkeit zumindest bei Kindern unsinnig erscheint, so hat sich der Gutachter dennoch an die vorgegebenen Kriterien zu halten. Beispielsweise werden Hirnbeschädigungen mit geringerer Leistungsbeeinträchtigung mit 30 - 40 v. H., mit mittelschwerer Leistungsbeeinträchtigung mit 50 bis 60 v. H. und mit schwerer Leistungsbeeinträchtigung mit 70 bis 100 v. H. bewertet. Bei Kindern ist zu berücksichtigen, daß sich die Auswirkungen eines Hirnschadens abhängig vom Reifungsprozeß sehr verschieden (Besserung oder Verschlechterung) entwickeln können, so daß in der Regel Nachprüfungen in Abständen von wenigen Jahren angezeigt sind. Unter der Rubrik Nervensystem und Psyche werden unter Punkt 26.3 der MdE-Tabellen "Besondere psychische Behinderungen im Kindesalter" angeführt. Diese umfassen ziemlich undifferenziert sogenannte "Verhaltensstörungen mit langandauernden erheblichen Einordnungsschwierigkeiten (Integration in der Normalschule nicht möglich)" entsprechend einer MdE von 50 bis 80 v. H. Ferner wird der Autismus infantum benannt, wobei leichte Verläufe (selten) mit 50 bis 80 v. H. und sonstige Verläufe mit 100 v. H. bewertet werden.

Eltern sind nicht so selten daran interessiert, für ihr Kind einen Schwerbehindertenausweis zu erhalten, da dieser gewisse soziale Vorteile (Verbilligung oder Freifahrt im öffentlichen Nahverkehr, Kündigungsschutz bei Erwerbstätigkeit u. a.) beinhaltet. In jedem Fall sollte der Gutachter mit den Eltern und dem betroffenen Kind oder Jugendlichen besprechen, daß die Eingruppierung als Schwerbehinderter auch eine gewisse Stigmatisierung bedeuten kann.

Opferentschädigungsgesetz (OEG)

Von Versorgungsämtern kann der Kinder- und Jugendpsychiater beauftragt werden, ein Gutachten zu erstellen über Opfer von Gewalttaten, wie z.B. schwere Körperverletzung, körperliche oder sexuelle Mißhandlung. Zur Beurteilung des Schweregrades sind auch hier die MdE-Tabellen bzw. der Grad der Behinderung heranzuziehen. Bei der Beurteilung von psychischen Phänomenen ist zu prüfen, inwieweit die Kriterien einer posttraumatischen Belastungsstörung (F43.1) erfüllt sind. Den Anspruch auf Versorgung regelt § 1 des OEG (☞ nachfolgende Abscnitte).

Auszüge:

- (1) Wer im Geltungsbereich dieses Gesetzes oder auf einem deutschen Schiff oder Luftfahrzeug infolge eines vorsätzlichen rechtswidrigen tätlichen Angriffs gegen seine oder eine andere Person oder durch dessen rechtmäßige Abwehr eine gesundheitliche Schädigung erlitten hat, erhält wegen der gesundheitlichen und wirtschaftlichen Folgen auf Antrag Versorgung in entsprechender Anwendung der Vorschriften des Bundesversorgungsgesetzes. Die Anwendung dieser Vorschriften wird nicht dadurch ausgeschlossen, daß der Angreifer in der irrtümlichen Annahme von Voraussetzungen eines Rechtfertigungsgrundes gehandelt hat.

- (2) Einem tätlichen Angriff im Sinne des Abs. 1 stehen gleich: 1. die vorsätzliche Beibringung von Gift. 2. Die wenigstens fahrlässige Herbeiführung einer Gefahr für Leib und Leben eines anderen durch ein mit gemeingefährlichen Mitteln begangenes Verbrechen.
- (3) Einer Entschädigung im Sinne des Abs. 1 stehen Schädigungen gleich, die durch einen Unfall unter den Voraussetzungen des § 1 Abs. 2 e oder f des Bundesversorgungsgesetzes herbeigeführt worden sind; Buchstabe e gilt auch für einen Unfall, den der Geschädigte bei der unverzüglichen Erstattung der Strafanzeige erleidet.
- (5) Die Hinterbliebenen eines Geschädigten erhalten auf Antrag Versorgung in entsprechender Anwendung der Vorschriften des Bundesversorgungsgesetzes.
- (6) Dieses Gesetz ist nicht anzuwenden auf Schäden aus einem tätlichen Angriff, die von dem Angreifer durch den Gebrauch eines Kraftfahrzeuges oder eines Anhängers verursacht worden sind.

4.1.4. Praktische Begutachtungsfragen

Da Kinder und Jugendliche als Minderjährige nicht frei über sich verfügen können, sondern abhängig von Sorgeberechtigten (Eltern, Vormund, Jugendamt) aber auch von Ärzten sind, hat der Gutachter eine besondere Verantwortung zu tragen. Obwohl durch das Gutachten nicht unmittelbar eine Entscheidung herbeigeführt wird, sondern darin Empfehlungen für Entscheidungsinstanzen ausgesprochen werden, kann man doch davon ausgehen, daß die gutachterliche Stellungnahme in der Regel als Urteilsgrundlage dient. Eine besondere Verantwortlichkeit ergibt sich auch daraus, daß der Auftraggeber des Gutachtens erwartet, daß sich der Sachverständige so weit wie möglich festlegt ("Treffen die Voraussetzungen des § X zu oder nicht? Soll das Kind zur Mutter oder zum Vater? Ist es schädlich, wenn der nichtberechtigte Elternteil das Kind besucht und warum?" usw.). Der jugendpsychiatrische Gutachter hat primär die Funktion, als Gehilfe des Gerichtes mit Objektivität und Distanz die erforderlichen Fakten zusammenzutragen und seine daraus resultierenden Erkenntnisse dem Gericht mitzuteilen. Andererseits beinhaltet das Jugendgerichtsgesetz, daß anstelle des Sühnegedankens ein Erziehungsaspekt und damit ein helfender bzw. therapeutischer Aspekt im Vordergrund steht. Hieraus ergibt sich ein Rollenkonflikt für den Gutachter, den es zu erkennen und zu berücksichtigen gilt. Die Mitteilung an den zu begutachtenden Jugendlichen, daß seine Aussagen *nicht* der Schweigepflicht unterliegen und dem Gericht weitergegeben werden müssen, kann eine tiefergehende Exploration zumindest anfangs deutlich erschweren. Die Praxis zeigt jedoch, daß es sehr wohl möglich ist, einerseits dem Objektivitätsgebot zu entsprechen, andererseits eine von Empathie getragene Beziehung zwischen Jugendlichem und Gutachter herzustellen mit dem Ziel, gemeinsam einen Verständniszusammenhang zwischen entwicklungsbedingten, die Straftat bedingenden, tatauslösenden und den Tatablauf bestimmenden Faktoren zu berücksichtigen und dadurch allen Beteiligten verstehbar zu machen. Verständnis muß hier aber nicht im exculpierenden Sinne verstanden werden, sondern es geht hierbei darum, unter Berücksichtigung aller Bedingungen und Faktoren, die Tat verstehbar und nachvollziehbar zu machen. Als Gutachter kann und muß man sehr wohl einerseits die Beweggründe und die Erlebnisse des zu Begutachtenden anteilnehmend nachzuvollziehen suchen und Verständnis zu erkennen geben, zum anderen aber durchaus Distanz und einen eigenen Standort wahren, um so zu einer objektiven Beurteilung zu kommen. Dies gilt besonders für den zur Begutachtung aus der Untersuchungshaft überstellten Jugendlichen, für den oftmals die Begegnung mit dem Gutachter die erste Möglichkeit ist, über die von ihm begangene Tat zu reflektieren und den Gutachter um seine Stellungnahme und Hilfestellung zu bitten.

Ein Sachverständigengutachten kann entweder ambulant, meist mit mehreren Terminen, oder, in Absprache mit dem Gericht, stationär (sowohl auf offenen als auch geschlossenen Stationen) erfolgen. Die Regel ist, daß Staatsanwaltschaft oder das Gericht einen schriftlichen Gutachtenauftrag mit spezifischen Fragestellungen unter gleichzeitiger Übersendung der Akten dem Gutachter erteilen. Dieser sollte den Auftraggebern umgehend den Eingang des Auftrages schriftlich mitteilen, nach Möglichkeit auch mit einem voraussichtlichen Zeitplan. Für den Fall, daß sich Unklarheiten bei den formulierten Fragen ergeben, sollte gleich ein telefonischer Kontakt mit dem Auftraggeber hergestellt werden, um diese zu klären.

Aufgaben, Rechte und Pflichten eines kinder- und jugendpsychiatrischen Sachverständigen/ Gutachters:

- Der Richter erteilt ausnahmslos den Auftrag zur Gutachtenerstellung mit gezielten Fragestellungen
- Der Sachverständige ist primär Gehilfe des Gerichtes
- Der Sachverständige/Gutachter hat ein Zeugnisverweigerungsrecht (z.B. bei Rollenkonflikten Therapeut/Gutachter)
- Der Gutachter hat das Recht auf Akteneinsicht, er kann die erforderlichen Untersuchungen des Beschuldigten vornehmen sowie auch relevante Zeugen befragen
- Der Sachverständige ist verpflichtet, das Gutachten neutral und unparteiisch zu erstellen
- Der Gutachter ist nicht der ärztlichen Schweigepflicht unterworfen
- Der Gutachter kann, meist mit Zustimmung des Gerichts, ergänzende Zusatzgutachten anfordern (testpsychologische Untersuchungen, EEG, Röntgen, ggfs. Bluntuntersuchungen)

In Einzelfällen reicht den Auftraggebern das schriftlich eingereichte Gutachten, in der Regel werden die Sachverständigen jedoch zur Hauptverhandlung geladen. Vor Gericht muß sich der Sachverständige kurz vorstellen: Name, Titel, Berufsbezeichnung, Tätigkeitsfeld, Alter, Angabe, daß er nicht mit dem Beschuldigten verwandt oder verschwägert ist. In der Regel wird von einer Vereidigung des Sachverständigen abgesehen, daß das Gutachten nach bestem Wissen und Gewissen erstattet wurde (§ 79 StPO). Der Richter fordert den Sachverständigen entweder auf, eine kurze Zusammenfassung des Gutachtens zu erstellen oder das gesamte Gutachten ausführlich darzustellen. Nicht selten werden aber nur spezifische Fragestellungen angesprochen, oder der Gutachter wird gebeten, einige unklare Stellen nochmals zu erläutern. Auch hier gilt wieder, daß sich der Sachverständige einer klaren und leicht verständlichen Sprache bedient und keine speziellen Fachausdrücke gebraucht. Vereinzelt kann man auf Richter treffen, die ein ambivalentes Verhältnis zu psychiatrischen Sachverständigen haben, erfreulicherweise nimmt jedoch die Zahl der Jugend- und Familienrichter zu, die sich mit dem psychiatrischen Gutachter gemeinsam beraten, welche Maßnahmen für den Jugendlichen am erfolgversprechendsten sind, die auch psychodynamischen Sichtweisen gegenüber aufgeschlossen sind und den Sachverstand des Gutachters schätzen.

Neben der Bestellung als Sachverständiger, der fachspezifische Fragen aufgrund der selbstuntersuchten Befunde beantworten und vor allem eine spezifische Bewertung bzw. Beurteilung abgeben soll, kann das Gericht einen Kinder- und Jugendpsychiater als sachverständigen Zeugen vorladen. Dieser hat dann über Beobachtungen oder eigene medizinische Befunde zu berichten, ohne ein ausführliches schriftliches Gutachten (Gliederung siehe nachfolgend) vorlegen zu müssen.

4.2. Ethische Aspekte der Kinder- und Jugendpsychiatrie

Ethische Aspekte ärztlichen Handelns, wie im Eid des Hippokrates formuliert, wurden in der Vergangenheit mehr oder weniger von allen Ärzten berücksichtigt, derart, daß der Arzt ausschließlich zum Wohl und im bestem Interesse seines Patienten handeln soll, nach dem Prinzip des "nihil nocere". Seit den letzten zwanzig Jahren haben wir es vermehrt mit kritischen Patienten zu tun, die auf ihr Recht einer umfassenden Aufklärung über ihre Diagnose und die medizinischen Möglichkeiten einer Behandlung bestehen. Des weiteren haben sich an allen Universitäten und Ärztekammern Ethikkommissionen gebildet, die sich als Berater des Arztes, aber auch als Kontrollinstanz ärztlichen Handelns, besonders in der Forschung, verstehen. Ganz gleich, in welcher Fachrichtung der Arzt tätig ist, droht ihm immer wieder die Gefahr, daß bewährte diagnostische und therapeutische Maßnahmen als selbstverständlich angesehen und nicht ausreichend hinterfragt werden, weil man schon immer so verfahren ist. Doch gerade in psychotherapeutischen Fächern, in denen der Arzt und Psychotherapeut nicht nur einzelne Organe oder Organsysteme behandeln muß, sondern den ganzen Menschen und - wie in der Kinder- und Jugendpsychiatrie - dessen Familie, stellen sich ihm

Gliederung eines schriftlichen Gutachtens
Deckblatt: Durch Beschluß vom ..... sind wir beauftragt, das Kind/den Jugendlichen ....., geb. ....., wohnhaft ....., kinder- und jugendpsychiatrisch zu untersuchen und ein schriftliches Gutachten zu erstellen. In dem Gutachten soll zu der Frage Stellung genommen werden ..... (hier den Wortlaut aus dem Gerichtsbeschluß wörtlich wiederholen).
Unser Gutachten stützt sich auf: 1. Akten des ..... Gerichtes, Az.: 2. Kinder/jugendpsychiatrische Untersuchungen des Beschuldigten am ..... (Daten) 3. Gespräche mit der Mutter/dem Vater des Beschuldigten am ..... (Daten) 4. Testpsychologische Zusatzuntersuchungen am ..... (Daten) 5. Ggfs. Zusatzuntersuchungen (EEG, Röntgen, Labor u. a.) 6. Ggfs. Arztberichte, Schulberichte, Stellungnahmen des Jugendamtes, sofern nicht in der Akte vorhanden (Immer Entbindung von der Schweigepflicht durch die Sorgeberechtigten einholen).
I. Aktenstudium Kurze (!) Zusammenfassung der vorliegenden Gerichtsakten
II. Eigene Untersuchungsergebnisse 1. Exploration des zu Begutachtenden: Eigen- und Familienanamnese, Angaben und Stellungnahme zur Tat/Sachverhalt 2. Körperlicher und neurologischer Befund (nur abweichende Befunde, Vermeidung von Fachausdrücken) 3. Psychischer Befund 4. Testpsychologisches Zusatzgutachten (Leistungs- und Persönlichkeitsdiagnostik) 5. Ggfs. Zusatzuntersuchungen (EEG, Röntgen, Labor u. a.) 6. Exploration der Eltern/Bezugspersonen (Eigen- und Familienanamnese, Familiensituation, soziales Umfeld etc.)
III. Zusammenfassung und Beurteilung • Zusammenfassung der wesentlichen Untersuchungsergebnisse unter Berücksichtigung des vorliegenden Aktenmaterials und evtl. Fremdangaben (wichtig: klarer Aufbau, Vermeidung von Fachausdrücken, klarer sprachlicher Ausdruck, damit auch psychiatrische Laien die Schlußfolgerungen nachvollziehen können) • Gutachten auch so abfassen, daß der Betroffene und seine Eltern Einsicht in das Gutachten nehmen können (was meist geschieht), daher sind abwertende oder verletzende Aussagen zu vermeiden • Am Schluß der Zusammenfassung werden die Fragen des Gerichts noch einmal aufgeführt und möglichst präzise und eindeutig beantwortet • Unterschrift aller beteiligten Gutachter mit Titel und Berufsbezeichnung • Gegenzeichnung des Klinikdirektors: Einverstanden (ohne persönliche Befragung des zu Begutachtenden) oder einverstanden aufgrund eigener Untersuchung und Urteilsbildung (wenn der zu Begutachtende und seine Bezugsperson persönlich befragt wurden)

bei genauem Hinsehen eine Fülle von ethischen Fragestellungen. Bezogen auf das Fach Kinder- und Jugendpsychiatrie ist es naheliegend, den Begriff Ethik mit Verantwortung gleichzusetzen.

Der Philosoph Hans Jonas (Das Prinzip Verantwortung. Suhrkamp, 1987) hat das "Prinzip Verantwortung" in das Zentrum aller Überlegungen über Moral und Ethik gerückt. Für Jonas ist Verantwortung mit den Begriffen Wissen, Macht, Furcht und Hoffnung eng verbunden. Bezogen auf unser Fachgebiet, ist unser Wissen über Ursache, Bedingungen, Verlauf, Therapie und Prognose seelischer Störungen und Erkrankungen im Kindes- und Jugendalter sicher noch begrenzt. Es hat sich in diesem Jahrhundert aber bereits so ausgeweitet, daß der einzelne Kinder- und Jugendpsychiater kaum noch das ganze Spektrum übersehen kann. Naturgemäß kann unser empirisches Wissen, in das immer auch Erkenntnisse der Psychologie, Pädagogik sowie der Sozial- und Rechtswissenschaften mit einfließen, nicht so exakt sein wie das der naturwissenschaftlich fundierten medizinischen Fächer. Dennoch verfügen wir inzwischen über genügend fundiertes Wissen, um damit auch Macht ausüben zu können. "Bedingung von Verantwortung ist kausale Macht" (Jonas 1987). Was bedeutet das für den Kinder- und Jugendpsychiater? Dem Begriff der Macht haftet immer etwas anrüchig Negatives an, man verbindet damit nicht unbegründet die Angst vor Ausgeliefertsein, Unterwerfung und Einschränkung oder gar Verlust der persönlichen Freiheit. Aufgrund unseres Wissens gibt es aber auch eine Pflicht zur Macht im Sinne einer "Verantwortung für zu Tuendes" (Jonas). Anders ausgedrückt: aufgrund unserer fachlichen Kompetenz und in unserer Funktion als Arzt und Psychiater haben wir in dem Moment, wenn uns Eltern ihr Kind zur Diagnostik anvertrauen, bereits Verantwortung übernommen, ganz gleich, ob wir eine Therapie für notwendig erachten und sie einleiten oder sie für unnötig halten und ablehnen. Nicht selten möchten Eltern ihre Verantwortung - nach Jonas "Das zeitlose Urbild aller Verantwortung" - auf uns direkt oder indirekt übertragen, sei es im Sinne einer vertrauensvollen Delegation oder einer für sie entlastenden Abschiebung. Vielfach werden wir uns aber nur auf eine Teilverantwortung einlassen können, d.h., wir können und wollen die Eltern von ihrer gesetzlichen und moralischen Verantwortung nicht entbinden. In anderen Fällen muß der Kinder- und Jugendpsychiater jedoch bereit sein, weitgehend Verantwortung für den weiteren Lebensweg des Kindes zu übernehmen, wenn die Eltern dazu nicht in der Lage sind. Als Kinder- und Jugendpsychiater können wir zwar weniger direkten Einfluß auf Kinder und Familien ausüben, erheblichen jedoch durch ärztliche Stellungnahme und Gutachten auf Machtinstanzen, wie Jugendämter, Gerichte und Sozialbehörden. Jonas will in diesem Zusammenhang die Furcht im Sinne von "Sorge um" betrachtet wissen, in unserem Falle also die Sorge, daß das Kind und seine Familie eine ungünstige Entwicklung nehmen und sich nicht ihren Veranlagungen und individuellen Möglichkeiten entsprechend entfalten könnten. Furcht, Angst, Sorge sind hierbei als ernstzunehmende positive Beweggründe für das Handeln anzusehen, nicht zu verwechseln mit der Ängstlichkeit, die Zaghaftigkeit, Kleinmütigkeit und Zögern beinhaltet. Daraus ergibt sich für verantwortliches Handeln folgerichtig der Begriff der Hoffnung, in unserem Fall darauf, daß durch Wissen (d.h. fachliche Kompetenz), Macht (die wir auch Einfluß nennen können), Furcht (d.h. Sorge) über bestimmte Interventionen ungünstige Entwicklungen abgewendet bzw. Weichenstellungen in eine positive Richtung erreicht werden können. Und diese Hoffnung ist umso mehr die Triebfeder für unser Handeln, als es sich bei unseren Patienten um junge Menschen handelt, die im Werden sind, die außer ihrer mehr oder weniger kurzen Vergangenheit vor allem eine Zukunft vor sich haben.

Wenn man sich einem konkreten Aspekt, nämlich dem des *Behandlungsauftrages*, zuwendet, so sieht man sich, entgegen anderen Fächern, in denen die Frage des Behandlungsauftrages selbstverständlich erscheint, in der Kinder- und Jugendpychiatrie einem besonderen fachspezifischen Dilemma gegenüber: die Patienten, die wir untersuchen und behandeln sollen, kommen selten aus eigenem Antrieb. Sie werden geschickt von Eltern, von Kindergärten, von der Schule, von Heimen und Behörden. Sie fühlen sich in der Regel nicht krank, sondern empfinden sich nicht selten auf einer Anklagebank mit den Eltern als Kläger und dem Arzt als Richter. Da der Gang zum Kinder- und Jugendpsychiater oft noch mit Vorurteilen behaftet ist, verschweigen nicht wenige Eltern ihrem Kind gegenüber die wahre Berufsbezeichnung des konsultierten Arztes und überlassen es diesem selbst, sich zu erkennen zu geben. So ist unsere Ausgangsposition oft von mehr oder weniger erkennbaren Widerständen und Ängsten seitens der Familie geprägt, mit denen wir rechnen und uns auseinandersetzen müssen. Die Angst vor dem Psychiater ist ja vielleicht nicht nur dadurch begründet, daß dieser in dem Ruf steht, die ganze Persönlichkeit eines Menschen zu durchschauen. Vom Kinder- und Jugendpsychiater befürchtet man zudem nicht zu Unrecht, daß er sich nicht nur von seinen Patienten, sondern auch von der Familie ein möglichst umfassendes Bild zu machen imstande ist. Viel mehr als bei anderen Arztbesuchen stellt unser notwendiges diagnostisches Vorgehen einen erheblichen Eingriff in die Intimsphäre der Familie dar. Es ist einleuchtend, daß sich hieraus schon erhebliche ethische Probleme ergeben müssen. Kinder- und Jugendpsychiater arbeiten vornehmlich mit dem Wort, der Sprache und mit der Frage. Lempp (1985) mahnt hierzu an, daß sich die Kinder- und Jugendpsychiater der Gefahr bewußt sein sollen, daß Fragen leicht zu Vergewaltigung, Entblößung und Beschämung des Befragten werden können, bzw. daß es sogar eine Obszönität des Fragens geben kann. Es ist daher Zurückhaltung geboten, da man unabhängig vom Vorstellungsanlaß nicht gleich alles wissen, sondern auch warten können muß, bis der Ratsuchende von sich aus berichtet, was er sagen will.

Besonders bei der Entscheidung zu einer *stationären Aufnahme* sehen wir uns häufig dem Spannungsfeld Kinderwille vs. Elternwille besonders deutlich gegenübergestellt. Daher muß die Indikation zur stationären Aufnahme sehr streng gestellt werden, da sie immer einen Abbruch der bisherigen Lebensbezüge (Familie, Freunde, Schule) des Kindes darstellt. Es kann bei der Aufnahme manchmal zu dramatischen Szenen kommen, wobei dem Arzt nicht selten die Rolle eines verlängerten Armes der Eltern zugeschrieben wird. Dem Kind oder Jugendlichen wird hierbei besonders deutlich seine Abhängigkeit von und sein Ausgeliefertsein an Erziehungsberechtigte und Arzt vor Augen geführt. Noch problematischer wird es, wenn Jugendliche gegen ihren erklärten Willen zur Aufnahme kommen, z.B. bei Selbst- oder Fremdgefährdung. Während eine Zwangseinweisung bei Erwachsenen durch die zuständigen Unterbringungsgesetze der Länder geregelt ist, gilt für Minderjährige, daß sie durch den erklärten Willen der Erziehungsberechtigten zu einer stationären Aufnahme gezwungen werden können. Andere Zwangsmaßnahmen müssen manchmal durchgeführt werden, z.B. bei magersüchtigen Patienten, die aufgrund mangelnder Krankheitseinsicht und fortschreitendem körperlichen Verfall über eine Sonde ernährt werden müssen, oder bei meist psychotischen Patienten, die ebenfalls keine Krankheitseinsicht haben und sich weigern, sich einer neuroleptischen oder antidepressiven Therapie zu unterziehen. Wichtig hierbei ist, daß der Arzt ganz klar Stellung bezieht und den Patienten immer wieder klarzumachen versucht, daß die Maßnahme nicht gegen ihn gerichtet ist, sondern ihm helfen soll. Falsch wäre es, bei einer notwendigen Medikamentengabe diese dem Patienten heimlich zu geben, indem man es beispielsweise in das Essen mischt. Dies würde nur das Mißtrauen des Patienten oder seinen Vergiftungswahn verstärken.

Ähnliches gilt auch für eine notwendige vorübergehende *Fixierung* des Patienten, z.B. bei massiver Aggressivität, die mit Bedrohung des Pflegepersonals oder der Mitpatienten einhergeht. Für den Außenstehenden mag eine derartige Maßnahme als nicht mit der Würde eines Menschen vereinbar erscheinen, andererseits ist man auch den Mitarbeitern und den Mitpatienten gegenüber verantwortlich, so daß eine Fixierung manchmal als *ultima ratio* erforderlich ist. Sie sollte jedoch nur auf ärztliche schriftliche Anordnung erfolgen und bezüglich der Dauer der Maßnahme protokolliert werden. Als Entwürdigung wird manchmal von suizidalen Patienten auch die Tatsache angesehen, daß die Betreuer die Anweisung haben, sie genauestens zu beobachten und ihre Schränke und Kleidungsstücke auf mögliche Suizidmittel zu untersuchen. Manche Mitarbeiter haben große Schwierigkeiten damit, die Intimsphäre eines Patienten derartig streng zu überwachen. Dennoch ist diese Maßnahme unausweichlich, um mögliche Suizidhandlungen zu vermeiden. Gerade in bezug auf notwendige Zwangsmaßnahmen erscheint es wichtig, sich als Arzt klarzumachen, daß wir auch eine "Verantwortung für zu Tuendes" (Jonas) oder eine Pflicht zur Machtausübung aufgrund fachlicher Kompetenz haben, oder anders ausgedrückt, daß "der psychisch Kranke ein Recht darauf hat, auch gegen seinen Willen behandelt zu werden" (Finzen, 1984).

Ein weiteres Problemfeld ist die ärztliche Verantwortung bei einer Empfehlung, ein Kind oder einen Jugendlichen fremdzuplazieren. Der Kinder- und Jugendpsychiater sollte sich seiner besonderen Verantwortung bewußt sein, die er angesichts solcher einschneidenden Eingriffe in den Lebenslauf von jungen Menschen übernehmen muß. Allgemein ist die Gefahr, daß der Kinder- und Jugendpsychiater hierbei eigene Wertmaßstäbe, Normen und Idealvorstellungen darüber, wie eine Familie sein müßte oder zu sein hat, zum Leitbild seiner Empfehlung werden läßt, im Einzelfall zu überdenken und nicht zu unterschätzen. Die klinische Erfahrung hat immer wieder gezeigt, daß manche Ärzte, Psychologen oder auch Jugendamtsvertreter Eltern als erziehungsunfähig bezeichnen, nur weil diese Schwächen oder Unzulänglichkeiten gezeigt haben, die den Normal- und Moralvorstellungen der Gutachter nicht entsprechen. Indem sie vorgeben, das sogenannte Kindeswohl im Auge zu haben, projizieren sie jedoch in Wahrheit eigene Vorstellungen in das Kind und in die Familie.

Eine besondere Verantwortung trägt der Kinder- und Jugendpsychiater beim Umgang mit körperlich, sexuell und seelisch *mißhandelten Kindern*. In diesem Bereich ist er besonders angehalten, eine kritische Distanz zu wahren, eigene Emotionen wahrzunehmen, aber in den Hintergrund treten zu lassen, und, statt sich vom Bestrafungsgedanken leiten zu lassen, vielmehr gemeinsam mit den Betroffenen nach den Ursachen und daraus nach wirksamen Handlungsmöglichkeiten zu suchen. Neuere Untersuchungen belegen, daß auch bei Ärzten als spontanerlebte Emotion "Wut auf den Mißhandler", "Mitleid mit dem Kind" und "Wunsch nach Strafe" angegeben wurde. Der zunächst legitim erscheinende Impuls, das Kind aus seiner offensichtlich schädigenden Umgebung herauszunehmen und die Täter der Gerichtsbarkeit zuzuführen, muß im Einzelfall sehr sorgfältig überdacht und vor allem die möglichen Folgen auch für die Familie berücksichtigt werden. Es gilt abzuwägen, ob die Verantwortung dem Kind oder der Familie gegenüber Vorrang haben muß, z.B. wenn der Vater durch eine Gefängnisstrafe als Ernährer ausfällt und die Familie möglicherweise dadurch ganz auseinanderbricht. Besonders bei sexuell mißhandelten Kindern ist eine Trennung von Opfer und Täter oft unumgänglich, parallel dazu sollten aber alle Möglichkeiten einer Einzel- und Familientherapie ausgeschöpft werden. Erfahrungen aus den USA zeigen, daß man eine Anzeigepflicht durchaus mit einer Behandlungspflicht sinnvoll kombinieren kann.

Die Verantwortung und das *Rollenverständnis eines Sachverständigen* in der Kinder- und Jugendpsychiatrie ist ein weiteres Problemfeld ethischer Fragestellung. Wie im Kap. 4.1.4. bereits ausgeführt, steht der Gutachter hier in einem Rollenkonflikt, derart, daß er einerseits als Gehilfe des Gerichtes die größtmögliche Objektivität gewährleisten soll, er sich andererseits aber dem Erziehungsgedanken des Jugendstrafrechtes und damit einem therapeutischen Aspekt verpflichtet fühlt. Die Erfahrung hat gezeigt, daß dieser Rollenkonflikt durchaus zu lösen ist, d.h., daß der Gutachter einerseits bemüht sein sollte, objektiv die Tatsachen zusammenzutragen, aber andererseits auch die individuellen Beweggründe und Erlebnisse des zu Begutachtenden anteilnehmend nachvollziehen und Verständnis signalisieren kann, was mit einer Exculpierung jedoch nichts zu tun haben muß.

Die in der kinder- und jugendpsychiatrischen Praxis zur Routine gehörenden *testpsychologischen Verfahren* werfen, genau gesehen, einige ethische Fragestellungen auf. Die Durchführung und Ausführung der gängigen "gut validierten" Testverfahren gibt vor, eine "objektive" Aussage machen zu können. Obwohl auf diese Verfahren nicht verzichtet werden kann, sind sie doch ein wichtiges Instrument, um Leistungsprofile und Verhaltens- und Persönlichkeitseinschätzungen durch projektive Verfahren vorzunehmen. Der Testleiter sollte sich jedoch immer der Begrenztheit seiner Befunde bewußt sein, d.h., er sollte sich darüber im klaren sein, daß seine Befunde nur Annäherungswerte und von differenzierten intersubjektiven und subjektiven Aspekten bestimmt sind. Es ist zu berücksichtigen, daß das testpsychologisch untersuchte Kind bzw. der Jugendliche mit Vorbehalten und Ängsten in die Untersuchung geht. Daher ist es wichtig, daß nach Abschluß der Diagnostik sowohl das Kind bzw. der Jugendliche als auch seine Eltern in adäquater Weise über das Ergebnis der Untersuchung informiert werden. Der Testleiter (Arzt/Psychologe) trägt ferner eine große Verantwortung bei der Abfassung und schriftlichen Fixierung seiner Untersuchungsergebnisse. Er muß damit rechnen, daß die schriftlich fixierten Befunde als Grundlage für weiterführende Maßnahmen gelten. Mißverständliche oder zu hart formulierte Beurteilungen können für den weiteren Verlauf des Kindes oder Jugendlichen von fataler Bedeutung sein, z.B. wenn eine nicht erschöpfend durchgeführte Intelligenztestung die weitere Schullaufbahn des Kindes oder Jugendlichen bestimmt und damit eine Stigmatisierung des Betroffenen bedeutet.

In diesem Zusammenhang ist die Frage zu beleuchten, inwieweit Jugendliche bzw. Erziehungsberechtigte ein *Recht auf Einsichtnahme* in die kinder- und jugendpsychiatrische Krankenakte haben. Da in den meisten Fachdisziplinen die Patienten ein uneingeschränktes Einsichtsrecht in ihre Unterlagen haben, gilt für psychiatrische, psychologische und kinder- und jugendpsychiatrische Krankenakten eine Sonderregelung. Der Anspruch auf Einsichtnahme in die Krankenakte wird dadurch eingeschränkt, daß in den letztgenannten Akten Angaben enthalten sind, deren Kenntnis dem Behandlungs- und Beratungszweck zuwiderlaufen oder anderweitig die Entwicklung und Entfaltung der Persönlichkeit des Betroffenen beeinträchtigen würde. Einen weiteren Grund für eine

Ablehnung der uneingeschränkten Einsichtsnahme stellt die Tatsache dar, daß die Aufzeichnungen Informationen über andere Personen enthalten, die einen eigenen Anspruch auf Schutz ihrer Privatgeheimnisse haben. Persönliche, ärztliche oder psychologische Aufzeichnungen sind grundsätzlich von einer Einsichtnahme durch den Patienten ausgenommen.

Der *Umgang* mit einer kinder- und jugendpsychiatrischen *Diagnose* ist ebenfalls nicht unproblematisch. Es ist allgemein üblich, einen epikritischen Bericht an den weiterbehandelnden Arzt mit einem Stempel zu versehen, mit dem Inhalt: "Vertrauliche Arztsache. Dieser Bericht unterliegt der ärztlichen Schweigepflicht und ist nur mit ausdrücklicher Genehmigung des behandelnden Arztes weiterzugeben." In der Praxis ist es immer wieder zu beobachten, daß Hausärzte den Bericht den Patienten oder ihren Eltern zu lesen geben. Des weiteren werden Berichte nicht selten an Jugendämter oder auch Kostenträger, wie Krankenkassen weitergeleitet. Auf diese Weise ist es z.B. möglich, daß eine Krankenkasse, die dem Abschlußbericht entnimmt, daß der Patient z.B. Opfer eines sexuellen Mißbrauches wurde, von dem Täter die Kosten der stationären oder ambulanten Behandlung einfordert. Ganz allgemein ist die Weitergabe von Arztberichten an Dritte sehr problematisch, da von diesen oft Informationen oder Schlußfolgerungen abgeleitet werden, die inadäquat sind. Hieraus resultiert die Folgerung, daß der Arzt seinen Abschlußbericht so abfaßt, daß Mißverständnisse oder Fehlinterpretationen durch Dritte möglichst weitgehend ausgeschlossen sind.

Die kinder- und jugendpsychiatrische *Forschung* stellt uns beim ersten Hinsehen weniger vor ethische Probleme als z.B. die Psychiatrie, in der psychopharmakologische Studien eine wesentlich größere Rolle spielen. Dennoch besteht in der Kinder- und Jugendpsychiatrie, wenn auch begrenzt, die Notwendigkeit, eine wissenschaftliche Grundlagen- und Therapieforschung einschließlich Medikamentenstudien zu betreiben. Entsprechende Forschungsvorhaben sind dem Votum der zuständigen Ethikkommission unterworfen. Grundsätzlich ist immer zu bedenken, inwieweit sich der Arzt bei Arzneimittelstudien durch persönliche finanzielle Zuwendungen von Arzneimittelherstellern einer Gefahr der Korrumpierung aussetzt.

Zum Abschluß gilt es, die nicht weniger bedeutsamen ethischen Fragestellungen grundsätzlicher Art bei der *Psychotherapie* von Kindern und Jugendlichen und ihren Familien zu berücksichtigen. Die therapeutische Bearbeitung der kindlichen Verhaltensauffälligkeiten bedeutet für das betreffende Kind selbst und die Familie, in der es lebt, nicht nur eine Entlastung. Vielmehr kann sich durch die Behebung der individuellen Problematik die Konflikthaftigkeit des Familiensystems als Ganzes erheblich verschärfen und u. U. eine Dekompensation der Eltern oder der Geschwister oder beider zur Folge haben. Auch Psychotherapien, besonders Familientherapien, haben unerwünschte Nebenwirkungen. Was in der somatisch orientierten Medizin längst üblich ist, nämlich, daß über die Möglichkeiten und Grenzen der empfohlenen Therapie sorgfältig aufgeklärt wird, sollte auch in der Kinder- und Jugendpsychiatrie berücksichtigt werden. Gerade bei beabsichtigter Paar- oder Familientherapie sollte darauf hingewiesen werden, daß mit einer Labilisierung des Familiensystems durch Infragestellung bisheriger Lebenskonzepte zu rechnen ist und daß es manchmal im Verlauf von Psychotherapien zu Trennungen oder Scheidungen kommen kann. Kinder und Jugendliche sowie ihre Eltern haben oft kaum eine Vorstellung davon, was eine Einzelpsychotherapie oder Familientherapie beinhaltet. Sie sollten daher vor Beginn der Therapie in adäquater Weise aufgeklärt werden über das, was sie erwartet.

Am Schluß mag an dieser Stelle ein Wort von Manfred Bleuler (1980) stehen: "Es ist unrealistisch, alle Not und alles Leid, mit dem wir zu tun haben, der einen oder anderen Krankheit zuzuschreiben, die wir zu heilen hätten. Gar oft haben wir schlichtere Aufgaben: einem, der leidet, eine Zeitlang nahe zu sein, und ihn, wo wir es vermögen, etwas zu stützen. Wir möchten ihn bescheiden ein Stück weit auf seinem Schicksalsweg begleiten, solange ihm unsere Nähe gut tut, und wir können bestrebt sein, ihn da und dort ein wenig zu raten und zu helfen, und zwar in der persönlichen Art, wie nur dem einzelnen angepaßt".

Entwicklungs-störungen

5. Entwicklungsstörungen

Entwicklungsstörungen werden in umschriebene und tiefgreifende Entwicklungsstörungen unterteilt und zeigen nach der ICD-10 folgende gemeinsame Charakteristika:

- Sie beginnen ausnahmslos im Kleinkindalter oder in der Kindheit
- Einschränkungen bzw. Verzögerungen in der Entwicklung von Funktionen sind eng mit der biologischen Reifung des zentralen Nervensystems verknüpft
- Sie sind durch einen stetigen Verlauf gekennzeichnet und nicht durch typische charakteristische Remissionen und Rezidive, wie bei vielen anderen psychischen Störungen

Unter F80 bis F83 werden die sogenannten *umschriebenen Entwicklungsstörungen* (des Sprechens und der Sprache, schulischer Fertigkeiten, der motorischen Funktionen bzw. kombiniert) erfaßt und sind auf der zweiten Achse des multiaxialen Systems zu klassifizieren. Die *tiefgreifenden Entwicklungsstörungen* (F48) werden dagegen als eigenständige Krankheitsbilder auf der ersten Achse (klinisch-psychiatrisches Syndrom) eingeordnet.

Die Diagnose einer *umschriebenen Entwicklungsstörung* verlangt, daß diese deutlich vom allgemeinen Niveau der kognitiven Funktionen abweicht (z.B. expressive Sprachstörung bei mindestens durchschnittlicher Intelligenz).

Ist eine Sprachentwicklungsverzögerung dagegen Teil einer deutlichen Intelligenzminderung oder einer globalen Entwicklungsverzögerung, sollte sie unter Intelligenzminderung (F70 bis F79) kodiert werden.

5.1. Umschriebene Entwicklungsstörung des Sprechens und der Sprache

Definition und Klassifikation

Bei diesen Störungen sind die normalen Muster des Spracherwerbs von frühen Stadien der Entwicklung an beeinträchtigt. Die Zustandsbilder können nicht direkt neurologischen Veränderungen, Störungen des Sprachablaufs, sensorischen Beeinträchtigung, einer Intelligenzminderung oder Umweltfaktoren zugeordnet werden. Für die Diagnosestellung einer umschriebenen Sprach- oder Sprechstörung ist die Kenntnis der normalen Sprachentwicklung unerläßlich. Eine kurze Aufstellung zeigen die Tab. 5.1 und 5.2. Eine Übersicht über die umschriebenen Entwicklungsstörungen des Sprechens und der Sprache zeigt Tab. 5.3.

Lebensalter (Monate)	Sprachäußerungen	Wortschatz	Grammatik
0 - 6	unlustgetönte Laute ↓ diskontinuierliches, nicht objektbezogenes Lallen ↓ gerichtete, intendierte Lallmonologe ↓ lallende Nachahmung		
7 - 9	Nachahmen vorgesprochener Worte (Mama, Papa, Auto)	2 - 3	
10 - 12 (-16)	ein- und zweisilbige Wörter kommunikativ		Einwortsätze
12 - 24	Erweiterung des Wortschatzes, Sprache wird zunehmend kommunikativ gebraucht	30 - 50 - 200	Zweiwortsätze
25 - 36	Erweiterung des Wortschatzes Fragealter	1000	Drei- und Mehrwortsätze Einzahl und Mehrzahl Einführung des "Ich"

Tab. 5.1: Normaler Spracherwerb.

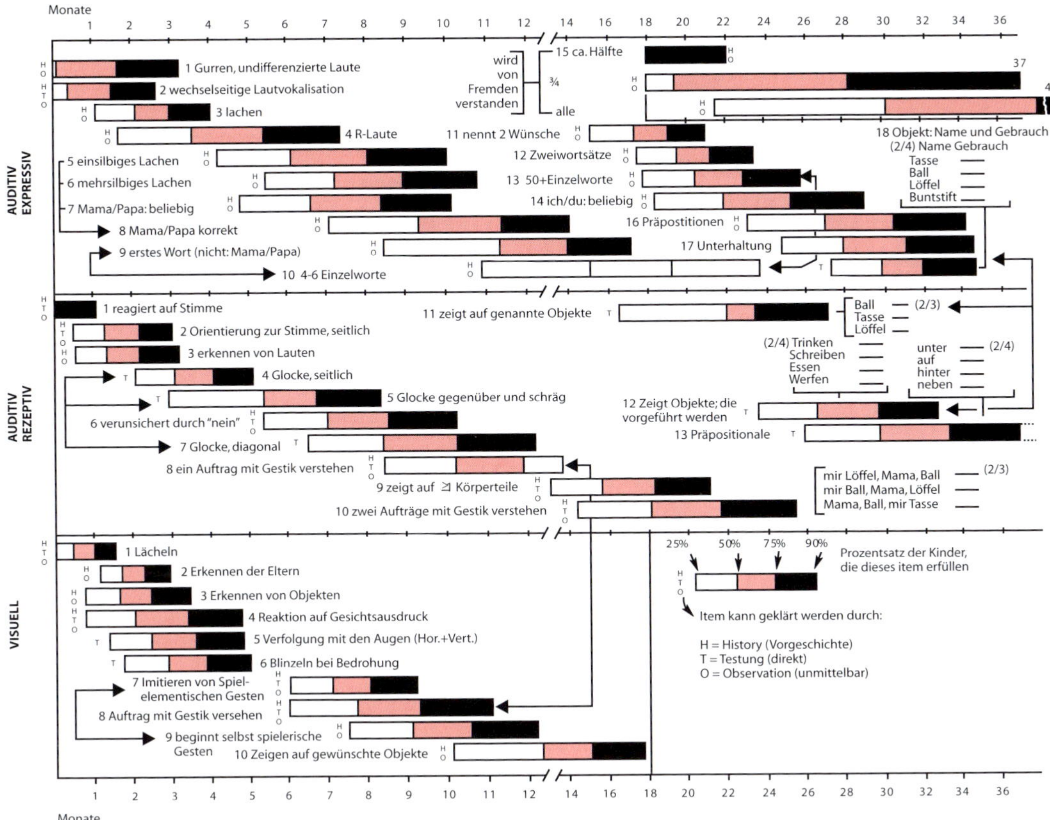

Tab. 5.2: Meilensteine frühkindlicher Sprachentwicklung (Coplan, J: The Early Language Milestone Scale (ELM-Scale), Austin, Texas: Pro-Ed INC., 1987, Autorisierte deutsche Fassung: U. Knölker, 1996).

5.1.1. Artikulationsstörung

Definition und Klassifikation

Die Artikulation des Kindes liegt unterhalb seines Intelligenzniveaus, während seine sprachlichen Fertigkeiten noch im Normbereich liegen. Es kommt zu einem verzögerten Lauterwerb, zu Auslassungen, Verzerrungen oder Ersatz von Lauten und Lautfolgen (multiple Dyslalie). Im Alter von 6 bis 7 Jahren werden im allgemeinen die meisten Laute von den Kindern beherrscht und führen in der Regel nicht zu Kommunikationsproblemen. Im Alter von 11 bis 12 Jahren werden in der Regel alle Sprachlaute beherrscht.

Epidemiologie

Prävalenzrate bei 5 %.

Klinisches Bild

Die Kinder fallen dadurch auf, daß bestimmte Laute weggelassen oder falsch wiedergegeben werden, z.B. “Knotz” oder “Knorz” für “Klotz”. Andere Kinder sprechen “s” und andere Zischlaute fehlerhaft aus (Sigmatismus). Beim Parasigmatismus wird der S-Laut durch andere Konsonanten, meistens “d” oder “t” ersetzt. Weitere Formen sind der Lambdazismus (L-Laut) und der Rhodazismus (R-Laut). Sie können einzeln oder kombiniert (multiple Dyslalie) vorkommen.

Diagnose

Artikulationsstörungen müssen stets von physiologischen Durchgangsstadien, wie dem Entwicklungsstammeln, das eine gute Prognose hat und keiner besonderen Behandlung bedarf, abgegrenzt werden. Andererseits ist zu berücksichtigen, daß Kinder mit einer umschriebenen Entwicklungs-

	Definition Symptomatik	Ätiopathogenese	Therapie	Verlauf
Artikulationsstörung (Dyslalie) F80.0	• verzögerter Lauterwerb • Auslassungen, Verzerrungen oder Ersatz von Lauten und Lautfolgen	uneinheitlich: genetische und/oder hirnorganische Faktoren, mangelnde sprachliche Förderung	logopädische und heilpädagogische Behandlung	günstig
expressive Sprachstörung (Dysphasie) F80.1	• sprachliche Ausdrucksfähigkeit deutlich unter Intelligenzalter • meist normales Sprachverständnis • eingeschränkter Wortschatz • kurze Satzlänge • fehlerhafte Grammatik (Dysgrammatismus) • Kombination mit Artikulationsstörungen	w.o.	w.o.	bei intensiver Therapie relativ günstig
rezeptive Sprachstörung F80.2	• Sprachverständnis und Ausdrucksfähigkeit deutlich unter Intelligenzalter	w.o.	w.o.	hohes Risiko für sekundäre soziale, emotionale und Verhaltensstörungen
Landau-Kleffner-Syndrom F80.3	• erworbene Aphasie mit Epilepsie, typ. Beginn zw. 3. u. 7. Lebensjahr	unbekannt (Zinkstoffwechselstörung, enzephalitischer Prozeß?)	symptomatisch evtl. Antikonvulsiva	Epilepsie meist günstig, sonst ungünstig (2/3 der Fälle)

Tab. 5.3: Umschriebene Entwicklungsstörungen des Sprechens und der Sprache (F80).

störung des Sprechens und der Sprache oft gefährdet sind, weitere Störungen zu entwickeln, z. B. Schwierigkeiten beim Lesen und Rechtschreiben, Störungen im Bereich zwischenmenschlicher Beziehungen, im emotionalen und Verhaltensbereich. Daher ist eine frühe und sorgfältige Diagnose unerläßlich. Hier sollte der Kinderpsychiater in enger Zusammenarbeit mit den HNO-Ärzten (Pädaudiologen) und Logopäden zusammenarbeiten.

Checkliste

Außer Routinediagnostik:

- ✓ Sprech- (und Lese)probe
- ✓ psycholinguistischer Entwicklungstest (PET)
- ✓ Heidelberger Sprachentwicklungstest
- ✓ Sprachuntertest aus dem TÜKI (Tübinger Luria-Christensen-Neuropsychologische Untersuchungsreihe für Kinder)
- ✓ pädaudiologische Untersuchung
- ✓ logopädische Zusatzuntersuchung
- ✓ Ausschluß einer Intelligenzminderung
- ✓ neurologische Untersuchung (Ausschluß Apraxie, Aphasie)
- ✓ Ausschluß einer Beeinträchtigung der Artikulation durch Gaumenspalte oder andere organische Störungen der für das Sprechen notwendigen anatomischen Strukturen

Ätiopathogenese

Es werden genetische und/oder hirnorganische Faktoren angenommen. In einigen Fällen ist die Artikulationsstörung auch auf mangelnde sprachliche Förderung durch das Umfeld begünstigt.

Therapie, Verlauf, Prognose

Die Kinder benötigen eine intensive logopädische und bei entsprechenden Befunden auch eine motopädische bzw. heilpädagogische Behandlung. Unter dieser Therapie ist die Prognose im allgemeinen günstig.

5.1.2. Expressive Sprachstörung (F80.1)

Definition und Klassifikation

Die sprachliche Ausdrucksfähigkeit des Kindes liegt deutlich unter seinem Intelligenzniveau, wobei das Sprachverständnis meist normal ist. Diese Kinder weisen einen eingeschränkten Wortschatz auf, ihre Sätze sind meist kurz und die Grammatik ist fehlerhaft (Dysgrammatismus). Es kommen auch Kombinationen mit Artikulationsstörungen vor.

Epidemiologie

Prävalenzrate bei 4 %.

Klinisches Bild

Die Kinder beherrschen im Alter von zwei Jahren noch nicht einzelne Worte oder wortähnliche Gebilde und sind nicht in der Lage, im Alter von drei Jahren einfache Zweiwortsätze zu bilden. Im späteren Verlauf ist ein eingeschränktes Vokabular sowie ein häufiger Gebrauch nur weniger einzelner Worte, Schwierigkeiten in der Auswahl zutreffender Worte und Synonyma, eine kurze Satzlänge, unreife Satzstrukturen und syntaktische Fehler (Weglassen von Wortendungen oder Präfixen) zu beobachten. Auch werden grammatische Einzelheiten, wie Präpositionen, Pronomina, Artikel, Beugung von Verben und Substantiven falsch oder gar nicht gebraucht. Manche Kinder fallen durch eine mangelnde Satzflüssigkeit auf und durch Schwierigkeiten, bei Nacherzählungen die Zeitenfolge einzuhalten.

Diagnose

Checkliste
wie Kap. 5.1.1.

Differentialdiagnose

- Entwicklungsbedingte Dysphasie oder Aphasie (rezeptiver Typ F80.2)
- tiefgreifende Entwicklungsstörungen (F84.X)
- erworbene Aphasie Landau-Kleffner-Syndrom (F80.3)
- elektiver Mutismus (F94.0)
- Intelligenzminderung (F70-F79)

Ätiopathogenese

Es werden genetische und/oder hirnorganische Faktoren angenommen. In einigen Fällen ist die Artikulationsstörung auch auf mangelnde sprachliche Förderung durch das Umfeld begünstigt.

Therapie

Wie bei der Artikulationsstörung durch logopädische und heilpädagogische Maßnahmen, die längerfristig durchgeführt werden müssen, ist der Verlauf relativ günstig.

5.1.3. Rezeptive Sprachstörung (F80.2)

Definition und Klassifikation

Das Sprachverständnis und die Ausdrucksfähigkeit (expressive Sprache) liegen bei diesen Kindern deutlich unter ihrem Intelligenzniveau.

Epidemiologie

Prävalenzrate bei 3 %.

Klinisches Bild

Im Alter von einem Jahr reagieren die Kinder noch nicht auf Namen, die ihnen vertraut sein müssen. Im Alter von 18 Monaten können sie die gebräuchlichsten Gegenstände noch nicht benennen. Im Alter von zwei Jahren vermögen sie es nicht, einfache Instruktionen oder Anweisungen zu befolgen. Später werden auch Unfähigkeiten beim Verstehen von grammatikalischen Strukturen, z.B. Verneinungen, Fragen, Vergleiche beobachtet sowie mangelndes Verständnis von subtileren Aspekten der Sprache, wie Stimmlage und Gestik.

Unter dem Begriff der rezeptiven Sprachstörung werden auch die Begriffe

- entwicklungsbedingte rezeptive Aphasie oder Dysphasie
- Worttaubheit

- angeborene fehlende akustische Wahrnehmung und
- entwicklungsbedingte Wernicke-Aphasie

subsumiert.

Diagnose

Checkliste
Außer Routinediagnostik:
✓ Sprech- (und Lese)probe
✓ Lautdiskriminationstest nach FRIED
✓ Heidelberger Sprachentwicklungstest
✓ Peabody-Picture-Vocabulary-Test (TBGB)
✓ pädaudiologische Untersuchung
✓ logopädische Zusatzuntersuchung
✓ Ausschluß einer Intelligenzminderung
✓ neurologische Untersuchung (Ausschluß Apraxie, Aphasie)
✓ Ausschluß einer Beeinträchtigung der Artikulation durch Gaumenspalte oder andere organische Störungen der für das Sprechen notwendigen anatomischen Strukturen

Differentialdiagnose

- erworbene Aphasie (Landau-Kleffner-Syndrom F83.3)
- Autismus (F84.0)
- elektiver Mutismus (F94.0)
- Intelligenzminderung (F70-79)

Ätiopathogenese

Genetische und/oder hirnorganische Faktoren.

Therapie, Verlauf

Trotz intensiver logopädischer und heilpädagogischer Verfahren haben Kinder mit einer rezeptiven Sprachstörung ein hohes Risiko, sekundär soziale, emotionale und Verhaltensstörungen zu entwickeln. Es finden sich relativ häufig Hyperaktivität und Aufmerksamkeitsstörungen, soziale Unangepaßtheit und Isolation von der Gruppe der Gleichaltrigen sowie Ängstlichkeit, Überempfindlichkeit oder unangebrachte Scheu. Hier sind oft zusätzliche psychotherapeutische Verfahren unter Einbeziehung der Familie anzuwenden.

5.1.4. Erworbene Aphasie mit Epilepsie (Landau-Kleffner-Syndrom F80.3)

Definition und Klassifikation

Nach normaler Sprachentwicklung verlieren die Kinder zwischen dem 3. und 4. Lebensjahr sowohl rezeptive als auch expressive Sprachfertigkeiten bei Erhaltung der allgemeinen Intelligenz. Zu Beginn der Störung finden sich gehäuft paroxysmale Auffälligkeiten im EEG, fast immer im Temporallappenbereich bilateral, in anderen Fällen jedoch auch mit ausgedehnteren EEG-Veränderungen. In der Mehrzahl der Fälle treten epileptische Anfälle auf.

Klinisches Bild

Typischerweise beginnt die Störung im Alter von 3 - 7 Jahren, kann aber auch früher oder später in der Kindheit auftreten. In einem Viertel der Fälle entwickelt sich der Sprachverlust schrittweise in einem Zeitraum von einigen Monaten, häufiger noch gehen die Sprachfertigkeiten plötzlich innerhalb von Tagen oder Wochen verloren. Besonders charakteristisch und oft die erste Manifestation der Störung sind Schwierigkeiten der Kinder, Gehörtes zu verstehen. Einige Kinder verstummen, andere beschränken sich auf jargonähnliche Laute, während noch andere leichtere Defizite in der Wortflüssigkeit und Sprechmenge oft mit Artikulationsfehlern zeigen. Bei wenigen kann auch die Stimmqualität durch einen Verlust der normalen Hebungen und Senkungen betroffen sein. Besonders während der ersten Monate nach dem anfänglichen Sprachverlust können Verhaltens- und emotionale Störungen recht häufig sein.

Diagnose

Checkliste
Außer Routinediagnostik: EEG obligat, sonst wie Kap. 5.1.1.

Differentialdiagnose

- erworbene Aphasie infolge eines Hirntraumas, eines Tumors oder eines anderen bekannten Krankheitsprozesses
- andere desintegrative Störung des Kindesalters (Hellersche Demenz F84.3)
- Autismus (F84.0-84.1)

Ätiopathogenese

Die Ätiopathogenese ist unbekannt. Diskutiert wurden eine Zinkstoffwechselstörung oder umschriebene enzephalitische Prozesse.

Therapie, Verlauf, Prognose

Eine intensive logopädische bzw. heilpädagogische Behandlung sollte versucht werden, ist aber weniger erfolgreich. Nachweisbare epileptische Anfälle sollten entsprechend antikonvulsiv behandelt werden. Der Verlauf ist sehr unterschiedlich. Etwa ein Drittel der Kinder wird vollständig gesund, etwa zwei Fünftel behalten einen schweren rezeptiven Sprachdefekt. Die epileptischen Anfälle sind in der Regel zufriedenstellend einzustellen.

Fehlerquellen in Diagnostik und Therapie (gilt für das gesamte Kap. 5.1.)

- Versäumnis einer frühen interdisziplinären Diagnostik (Kinderarzt, Kinderpsychiater, HNO-Arzt, Logopäde)
- Nicht-Ernst-Nehmen der geschilderten Symptome (“wächst sich aus”)

5.2. Umschriebene Entwicklungsstörungen schulischer Fertigkeiten

Nach der Definition der WHO wird davon ausgegangen, daß diese Störungen “von Beeinträchtigungen der kognitiven Informationsverarbeitung herrühren, die größtenteils auf einer biologischen Fehlfunktion beruhen”. Der in anderen Lehrbüchern häufig verwandte Begriff der Teilleistungsstörungen findet sich in den eingeführten Klassifikationssystemen nicht wieder. Unter *Teilleistungsstörungen* oder *-schwächen* versteht man partielle Lernbehinderungen bei mindestens durchschnittlicher Intelligenz und intakten Sinnesorganen. Nissen (1986) schlägt vor, verbale (z.B. Legasthenie und Dyskalkulie) und nichtverbale Teilleistungsstörungen zu unterscheiden. Beiden liege eine Störung der zentralen Erfassung oder Entschlüsselung, Speicherung oder Abrufbarkeit von akustischen oder visuellen, motorischen oder sozialen, zeitlichen oder körperlichen Eindrücken zugrunde, die zu einer umschriebenen Leistungsstörung führten.

Zu den nichtverbalen Teilleistungsstörungen werden solche des Körperschemas und des sozialen Verständnisses gerechnet. So können etwa solche Kinder mimische oder gestische Signale wie Zustimmung, Ablehnung,

	Definition Symptomatik	Ätiopathogenese	Therapie	Verlauf
Lese- und Rechtschreibstörung (Dyslexie, Legasthenie) F81.0	deutliche Beeinträchtigung der Lesefertigkeiten, des Leseverständnisses u. der Rechtschreibfähigkeit	• zentrale Störung der kognitiven Informationsverarbeitung (visuell, auditiv) • genetische Faktoren (überwiegend männliches Geschlecht, familiäre Häufung im Zusammenwirken von schulischen und familialen Faktoren	• spez. Förderprogramme (Legasthenietraining über Jahre) • intensive Eltern- und Lehrerberatung • ggfs. zusätzlich Psychotherapie	• unbehandelt hohe Persistenz bis in das Erwachsenenalter • hohes Risiko für sek. Neurotisierung (depressive, emotionale, dissoziale, psychosomatische Störungen)
isolierte Rechtschreibstörung F81.1	deutliche Beeinträchtigung der Rechtschreibfertigkeiten ohne umschriebene Lesestörung	w.o.	w.o.	w.o. günstigere Prognose
Rechenstörung (Dyskalkulie) F81.2	deutliche Beeinträchtigung von grundlegenden Rechenfertigkeiten	wahrscheinlich w.o.	spezielle Förderprogramme	noch wenig untersucht

Tab. 5.4: Übersicht: Umschriebene Entwicklungsstörungen schulischer Fertigkeiten (F81).

Gleichgültigkeit nicht erfassen und deuten, woraus schwerwiegende Mißverständnisse und zwischenmenschliche Kommunikationsstörungen resultieren können..

5.2.1. Lese- und Rechtschreibstörung (F81.0)

Definition und Klassifikation

Das Hauptmerkmal ist eine umschriebene und eindeutige Beeinträchtigung in der Entwicklung der Lesefertigkeiten, die nicht allein durch das Entwicklungsalter, durch Visusprobleme oder unangemessene Beschulung erklärbar ist. Das Leseverständnis, die Fähigkeit, gelesene Worte wiederzuerkennen, vorzulesen und die Leistungen bei Aufgaben, für welche Lesefertigkeit benötigt wird, können sämtlich betroffen sein. Mit Lesestörungen gehen häufig Rechtschreibstörungen einher. Diese persistieren oft bis in die Adoleszenz, auch wenn im Lesen einige Fortschritte gemacht werden. Zusätzlich zum schulischen Mißerfolg sind mangelhafte Teilnahme am Unterricht und soziale Anpassungsprobleme häufige Komplikationen, besonders in den späteren Hauptschul- und in den Sekundärschuljahren. Die Störung wird in allen bekannten Sprachen gefunden, jedoch herrscht Unsicherheit darüber, ob ihre Häufigkeit durch die Art der Sprache und die Art der geschriebenen Schrift beeinflußt wird.

Epidemiologie

Zwischen 3 % und 7 % der Schulkinder. Jungen sind 4 - 10mal häufiger betroffen als Mädchen.

Klinisches Bild

Typisches Fallbeispiel

Der zwölfjährige Christoph wird von der Mutter angemeldet wegen morgendlicher Übelkeit, Schulunlust und Leistungsabwehr. Phasen depressiver Verstimmtheit wechseln sich mit aggressivem und oppositionellem Verhalten ab. Im letzten Jahr sei es zu deutlichem Leistungsabfall in allen Fächern auf dem Gymnasium gekommen, so daß jetzt die Versetzung gefährdet sei. Er habe auch schon öfter Suizidideen geäußert. Das ganze Thema Schule sei für ihn stark aversiv besetzt.

Aus der Vorgeschichte sind keine Risikofaktoren bekannt. Außer einer verzögerten Sprachentwicklung war die frühkindliche Entwicklung altersentsprechend. Hinzugezogene Haus- und Kinderärzte hätten seine Verhaltensauffälligkeiten auf Erziehungsfehler zurückgeführt, weswegen sich die Eltern einer Beratungsstelle anvertrauten. Der dortige Psychologe veranlaßte eine testpsychologische Untersuchung, die eine ausgeprägte Legasthenie bei überdurchschnittlicher Intelligenz ergab. Nach zweijährigem Legasthenikertraining konnte eine wesentliche Verbesserung der Lese-Rechtschreibschwäche erzielt werden, wobei die geschilderten Verhaltensauffälligkeiten deutlich zurücktraten.

Die Kombination von früheren Entwicklungsstörungen des Sprechens oder der Sprache mit einer späteren Lese-Rechtschreibschwierigkeit ist relativ häufig. Wie in unserem Fallbeispiel werden Kinder mit Lese- Rechtschreibschwäche meist wegen unspezifischer Symptome, psychosomatischer Beschwerden oder Verhaltensauffälligkeiten vorgestellt. Werden diese Kinder nicht sorgfältig kinderpsychiatrisch-psychologisch untersucht, besteht die Gefahr, daß die eigentliche Ursache (Legasthenie) für die geschilderten Symptome (Sekundärfolgen) nicht erkannt wird. Niebergall hat an einer größeren Population von Legasthenikern eindrücklich dargestellt, daß diese meist wegen unspezifischer Verhaltensauffälligkeiten vorgestellt werden (☞ Tab. 5.5). Das Dilemma dieser Kinder ist, daß sie meist unter einer unerkannten Störung (der Legasthenie) leiden, daß sie oft seitens der Schule, der Eltern und auch von Ärzten nicht ernst genug genommen werden. Sie werden statt dessen als faul, verstockt, dumm, aufsässig, inadäquat beschult klassifiziert, statt einer differenzierten Diagnostik zugeführt zu werden.

n = 151	%
• mangelnde Leistungshaltung	59,0
• Angstsymptome	49,7
• Hyperaktivität	47,7
• depressive Verstimmung	45,0
• psychosomatische Symptome	42,5
• Aggressivität	39,8
• psychomotorische Symptomatik	37,1
• Kontaktstörung	33,1
• Dissozialität	26,5
• Entwicklungsverzögerung (-störung)	23,9
• übermäßige Leistungshaltung	21,8
• Eßstörungen	14,6
• Enuresis, Enkopresis	12,5
• Stottern, Poltern	10,6

Tab. 5.5: Klinische Symptome bei Patienten mit Legasthenie (Niebergall, G.: Zur Diagnostik und Therapie der Legasthenie. Kinderarzt 1, S. 23-28, 1995).

Diagnose

In der ICD-10 wird in den diagnostischen Leitlinien gefordert, daß die Leseleistungen des Kindes unter dem Niveau liegen müssen, das aufgrund des Alters, der allgemeinen Intelligenz und der Beschulung zu erwarten ist. Es können Fehler beim Vorlesen auftreten, die sich zeigen als Auslassen, Ersetzen, Verdrehung oder Hinzufügen von Worten oder Wortteilen, niedrige Lesegeschwindigkeit, Startschwierigkeiten beim Vorlesen und langes Zögern oder Verlieren der Zeile im Text, ungenaues Phrasieren, Vertauschen von Wörtern im Satz oder von Buchstaben in den Wörtern. Beim *Leseverständnis* zeigen sich Defizite in Form einer Unfähigkeit, Gelesenes wiederzugeben, aus Gelesenem Schlüsse zu ziehen oder Zusammenhänge zu sehen.

Andere Autoren unterscheiden eine visuelle und eine auditive Form einer Lese-Rechtschreibschwäche. Bei der visuellen Form können die Kinder z.B. Reihenfolgen von Buchstaben innerhalb eines Wortes oder die Stellung der Wörter in einem Satz nicht aufnehmen und wiedergeben, oder sie haben eine Schwäche in der Rechts-Links-Orientierung oder in der Raumorientierung. Ähnliche Buchstaben wie "b" und "d" oder "p" und "q" können nicht voneinander unterschieden werden.

Bei der auditiven Form besteht häufig eine akustische Differenzierungsschwäche, die dazu führt, daß Kinder beim mündlichen Diktat versagen.

Es stehen uns heute eingeführte und bewährte diagnostische Verfahren zur Verfügung, die es uns erlauben, zuverlässig eine Lese- und Rechtschreibschwäche zu objektivieren.

Ein Blick in mitgebrachte Schulhefte geben schon einen ersten Eindruck, ebenso kurze Diktate mit Zahlen und Buchstaben, Abschreiben von Wörtern und Texten, Lesen von Zahlen und Buchstaben, Lautieren von Wörtern etc. Mit spezifischen Lese-Rechtschreibtests (DRT oder WRT) können die gemachten Fehler nicht nur quantitativ sondern auch qualitativ erfaßt werden, indem z.B. Regelfehler von Wahrnehmungsfehlern abgegrenzt werden können und daraus ein Fehlerprofil erstellt werden kann.

Checkliste

Außer Routinediagnostik:

Allgemein:
- ✓ Ausschluß von Sinnesbehinderungen

Obligat:
- ✓ Intelligenzdiagnostik
- ✓ Zahlen- und Buchstabendiktat *
- ✓ Abschreiben von Wörtern und Texten *
- ✓ Zahlen- und Buchstabenlesen *
- ✓ Leseprobe (Wörter, Text) z.B. Züricher Lesetest oder freier Text
- ✓ Lautieren von Wörtern *
- ✓ Textdiktat (freier Text)
- ✓ Lese-Rechtschreibtest (DRT, WRT)
- ✓ MOTTIER-Test

* meist o. B.

Dazugehörige Begriffe:

- Lese-Rechtschreibstörung
- Dyslexie
- Rechtschreibstörung
- kombinierte Störung schulischer Fertigkeiten
- "Lernstörung"

Ätiopathogenese

Die Ätiologie ist letztlich unbekannt. Man nimmt an, daß primär biologische Faktoren eine Rolle spielen, die mit nicht biologischen Faktoren (Gelegenheit zum Lernen, Qualität und Didaktik des Unterrichtes) zusammenwirken. Familien- und Zwillingsuntersuchungen unterstützen die Annahme, daß genetische Faktoren bei der Verursachung der Legasthenie einen bedeutenden Anteil haben. Empirische Untersuchungsbefunde sprechen dafür, daß zwei Subgruppen von Lese- und Rechtschreibschwächen zu unterscheiden sind, die durch zeitliche visuelle bzw. akustische Verarbeitungsdefizite gekennzeichnet sind. Ferner wurde ein Zusammenhang zwischen dem akustischen System und der Fähigkeit, Phoneme zu unterscheiden, postuliert (phonologische Verarbeitungsschwäche). Das Niveau der kindlichen Fertigkeiten hängt zwangsläufig auch vom familiären Umfeld, der Beschulung und von den eigenen individuellen Merkmalen ab. So haben beispielsweise Kinder, die in der Ganzwortmethode unterrichtet werden, größere Schwierigkeiten als die, die nach der analytischen Methode beschult werden. Noch mehr als bei den anderen umschriebenen Entwicklungsstörungen darf hier eine Haltung "das wächst sich aus" keinesfalls handlungsleitend sein. In der Regel bestehen diese Störungen schon seit dem Vorschulalter und weisen eine hohe Persistenz bis in das Erwachsenenalter auf. Umso wichtiger sind bei diesen Kindern eine frühzeitige adäquate Diagnostik und Einleitung von Förderprogrammen bzw. therapeutischen Strategien.

Therapie, Verlauf, Prognose

Sobald durch sorgfältige testpsychologische Untersuchungsverfahren eindeutig die Diagnose einer Legasthenie festgestellt wurde, sollte dafür gesorgt werden - sofern noch nicht geschehen - daß das Kind durch ein kinderpsychiatrisches Gutachten vom Kultusministerium formal die Anerkennung als Legastheniker erhält (Einreichung des Gutachtens über die Schule). Damit hat das Kind ein Anrecht darauf, in den Rechtschreibfertigkeiten nicht benotet zu werden. Obwohl seitens der Schule hier die Zuständigkeit für die Förderung von Schülern mit Schwierigkeiten beim Erlernen des Lesens und Schreibens besteht (Erlasse der Kultusminister), geschieht dies de facto selten in den Schulen selber. Dies liegt zum Teil an mangelnder Ausbildung der Lehrer, an mangelndem Interesse, sich für diese Kinder einzusetzen oder auch einfach an zu wenig Lehrerpersonal. Für die Eltern bleibt dann nur, sich möglichst mit Hilfe des Kinderpsychiaters um geeignete Legasthenietherapeuten zu bemühen. Diese sind in noch unzureichender Anzahl in kinderpsychiatrischen Ambulanzen, bei niedergelassenen Psychologen oder auch bei Schularbeitszirkeln zu finden. Die Qualifikation vieler "Legasthenietherapeuten" ist oftmals schwer zu überprüfen und ist nicht selten unzureichend. Die Kosten hierfür müssen in der Regel privat getragen werden. Bezüglich der Verpflichtung von Kostenträgern besteht oft Uneinigkeit, manchmal gelingt es, über die Kassen Zuschüsse zu erhalten. Bei schweren Fällen von Legasthenie ist aber an einen Antrag über Förderung nach § 35a KJHG beim Jugendamt zu denken.

Die Prognose hängt im wesentlichen davon ab, inwieweit das Kind durch gezielte Trainingsprogramme (z.B. ILTIS) durch einen ausgebildeten Therapeuten gefördert werden kann, und inwieweit ihm von der Schule und dem Elternhaus Verständnis und Rückhalt vermittelt wird. Hier ist es eine wichtige Aufgabe des Kinderpsychiaters, mit Lehrern und Familie ständig aufklärend, stützend, kriseninterveniernd tätig zu sein. Es ist ratsam, sich an eine örtliche Vertretung des Bundesverbandes Legasthenie e.V. (Gneisenaustraße 2, 30175 Hannover) zu wenden. Von dort werden Broschüren versandt, Therapeuten der Region benannt und weitere Hilfestellungen gegeben.

Hinweise für die Elternberatung

- Eltern sollten anerkennen, daß ihr Kind nicht dumm, faul, aufsässig oder gleichgültig ist
- Sie müssen akzeptieren, daß ihr Kind eine umschriebene Leistungsschwäche hat, für die es nichts kann
- Ermutigung von Kind und Eltern, daß ihre Störung durch gezielte Therapieprogramme wesentlich gebessert werden kann. Diese sollten nach Möglichkeit von familienfremden Therapeuten durchgeführt werden
- Allenfalls in Teilen kann die Mutter in Trainingsprogramme eingebunden sein. Meist ist die emotionale Mitbeteiligung jedoch eher hemmend als fördernd
- eventuell Teilnahme der Eltern an einer Selbsthilfegruppe für Eltern von Legasthenikerkindern
- Ermutigung der Eltern, in der Schule selbstbewußt aufzutreten und die Schule in ihre Verantwortung mit einzubeziehen

5.2.2. Isolierte Rechtschreibstörung (F81.1)

Definition und Klassifikation

Das Hauptmerkmal dieser Störung besteht in einer umschriebenen und eindeutigen Beeinträchtigung in der Entwicklung von Rechtschreibfertigkeiten ohne Vorgeschichte einer umschriebenen Lesestörung. Sowohl die Fähigkeiten, mündlich richtig zu buchstabieren als auch Wörter korrekt zu schreiben, sind betroffen. Anders als bei den umschriebenen Lesestörungen sind die Rechtschreibfehler meist phonetisch regelrecht.

Epidemiologie

Ca. 2 % der Schulkinder sind betroffen.

Differentialdiagnose

- Rechtschreibschwierigkeiten mit Lesestörung F81.0
- Rechtschreibschwierigkeiten hauptsächlich infolge eines unangemessenen Unterrichtes (Z55.x)
- erworbene Rechtschreibstörung (R48.8)

Über klinisches Bild, Diagnose, Verlauf und Therapie gilt sinngemäß das unter Kap. 5.2.1. über die Legasthenie Ausgeführte.

Über den weiteren Entwicklungsverlauf von Kindern mit isolierten Rechtschreibstörungen ist noch wenig bekannt.

5.2.3. Rechenstörung (F81.2)

Definition und Klassifikation

Nach der ICD-10 beinhaltet diese Störung eine umschriebene Beeinträchtigung von Rechenfertigkeiten, die nicht allein durch eine allgemeine Intelligenzminderung oder eine eindeutig unangemessene Beschulung erklärbar ist. Das Defizit betrifft die Beherrschung grundlegender Rechenfertigkeiten wie Addition, Subtraktion, Multiplikation und Division, weniger die höheren mathematischen Fertigkeiten, die für Algebra, Trigonometrie, Geometrie und Differential- sowie Integralrechnung benötigt werden.

Epidemiologie

Neuere Untersuchungen gehen von Häufigkeiten unter Schulkindern von über 4 % aus.

Klinisches Bild

Anders als bei der Lese-Rechtschreibschwäche sind Kinder mit Rechenstörungen deutlich weniger in der wissenschaftlichen Literatur repräsentiert. Im Gegensatz zu den meisten Kindern mit Lesestörungen erscheinen die akustische Wahrnehmung und die verbalen Fähigkeiten von Kindern mit Rechenstörungen eher im Normbereich zu liegen, während visuell-räumliche und Fähigkeiten der optischen Wahrnehmung deutlicher beeinträchtigt sind. Zusätzliche soziale und emotionale Verhaltensauffälligkeiten und Schwierigkeiten in der sozialen Interaktion sollen bei diesen Kindern besonders häufig auftreten. Bei den Rechenschwierigkeiten wird angenommen, daß die Kinder u. a. nicht in der Lage sind, die den bestimmten Rechenoperationen zugrundeliegenden Konzepte zu verstehen, daß sie Schwächen haben im Verständnis mathematischer Ausdrücke und Zeichen, daß sie numerische Symbole nicht wiedererkennen können, daß sie Schwierigkeiten aufweisen, Standardrechenschritte auszuführen oder Zahlen in die richtige Reihenfolge zu bringen oder Dezimalstellen oder Symbole während des Rechenvorganges einzusetzen. Ferner besteht eine Schwäche beim räumlichen Aufbau von Berechnungen und eine Unfähigkeit, das Einmaleins befriedigend zu lernen.

Dazugehörige Begriffe:

- umschriebene Entwicklungsstörung des Rechnens
- Entwicklungsbedingtes Gerstmann-Syndrom
- Dyskalkulie
- Entwicklungsakalkulie

Diagnose

Checkliste

Außer Routinediagnostik:

✓ spezifische Testverfahren, z.B. Unterteste Zahlen nachsprechen, Rechnerisches Denken, Zahlensymboltest im HAWIK-III, u.a.

Differentialdiagnose

- Rechenschwierigkeiten bei Lese- und Rechtschreibstörung (F81.3)
- Rechenschwierigkeiten hauptsächlich infolge einer unangemessenen Unterrichtung (Z55.x)
- erworbene Rechenstörung (R48.8)

Therapieverlauf und Prognose

Wie schon ausgeführt, gibt es relativ wenig Untersuchungen zur Therapie und zum Verlauf von Kindern mit umschriebenen Rechenstörungen. Computertrainingsprogramme (z.B. Die Zahlenwaage, Plättchenrechnen zur Dyskalkulietherapie) scheinen erfolgsversprechend zu sein.

Fehlerquellen in Diagnostik und Therapie (gilt für das gesamte Kap. 5.2.)

- Bagatellisierung wie "das wächst sich schon aus"
- Legasthenie ist keine "Eindrucksdiagnose": Spezifische Verfahren wie o. a. sind obligat anzuwenden
- Primäre (psychotherapeutische) Behandlung der Sekundärfolgen unter Vernachlässigung spezifischer Trainingsprogramme

5.3. Umschriebene Entwicklungsstörungen motorischer Funktionen

Definition und Klassifikations

Das Hauptmerkmal ist eine schwerwiegende Beeinträchtigung der Entwicklung der motorischen Koordination. Diese ist nicht allein durch eine Intelligenzminderung oder eine umschriebene angeborene oder erworbene neurologische Störung erklärbar. Die Störung imponiert klinisch als motorische Ungeschicklichkeit und ist häufig mit Leistungsbeeinträchtigungen bei visuell-räumlichen Aufgaben verbunden.

Es werden die Begriffe

- Syndrom des ungeschickten Kindes
- Entwicklungsbedingte Koordinationsstörung
- Entwicklungsdyspraxie

synonym verwandt.

	Syndrom des ungeschickten Kindes, Entwicklungsdyspraxie, (sog. "minimale cerebrale Dysfunktion", "MCD")
Definition Symptomatik	• Beeinträchtigungen der motorischen Koordination, der Fein- und Grobmotorik ("soft signs") • die Kinder imponieren klinisch als *ungeschickt* (plumpes Hüpfen, Laufen, Schwierigkeiten beim An- und Ausziehen, Schuhebinden, ungelenke Bewegungsabläufe, schlechte Handschrift) • neurologische Unreifezeichen mit choreiformen oder athetoiden Bewegungsmustern • Spiegelbewegungen • assoziierte Reaktionen • mangelnde visuomotorische Koordination • Kombination mit Artikulationsstörungen (Kap. 5.1.1.), Teilleistungsschwächen (Kap. 5.2.1.) und HKS (10) häufig
Ätiopathogenese	• genetische, prä- und perinatale Risikofaktoren (frühkindliche Hirnschädigungen nicht obligat) in Interaktion mit Umweltbedingungen
Therapie	• psychomotorische Übungsbehandlung (Motopädie) • Ergotherapie (Wahrnehmungstraining u. a.) • heilpädagogisches Reiten bzw. Voltigieren • Eltern- und Lehrerberatung • ggfs. zusätzlich Psychotherapie bei sek. Neurotisierung
Verlauf	• Bei adäquater Therapie günstige Prognose. Risiko sekund. Neurotisierung, wenn die Störung nicht frühzeitig erkannt und behandelt wird

Tab. 5.6: Umschriebene Entwicklungsstörung der motorischen Funktionen (F82): Übersicht.

Das Konzept dieser umschriebenen Entwicklungsstörung hat in den letzten Jahrzehnten einige Metamorphosen durchlaufen. Etwa ab den 70er Jahren wurden fast synonym Begriffe wie "leichter frühkindlicher Hirnschaden", "frühkindlich exogenes Psychosyndrom", "psychoorganisches Syndrom (POS)", "minimal brain damage, minimal brain disfunction (MBD)", "minimale cerebrale Dysfunktion (MCD)" geprägt, ausgehend von der Annahme, daß die beschriebenen Störungen alle auf frühkindliche (zwischen dem 6. Schwangerschaftsmonat und 1. Lebensjahr) Hirnschädigungen zurückzuführen seien. Unter den oben angegebenen Bezeichnungen wurde mehr oder weniger ein homogenes oder gar spezifisches psychopathologisches Syndrom postuliert, das in der Folgezeit jedoch zu einem Sammelbecken vielfältiger und unspezifischer psychopathologischer Symptome geworden ist, die angeblich typisch für ein sogenanntes "MCD-Kind" sein sollten. Besonders auf der Verhaltensebene (Antriebsstörungen wie Hyperaktivität oder Antriebsminderung, soziale Funktionsstörungen wie Distanzschwäche, Empathiestörungen, affektive Störungen wie Reizbarkeit, Stimmungslabilität und mangelnde Angstbildung, Störungen der Handlungsplanung und -kontrolle wie Impulsivität) sind die Symptome jedoch keineswegs syndromspezifisch, so daß vielfach vorgeschlagen wurde, den Begriff der MCD als obsolet zu bezeichnen.

Epidemiologie

Aufgrund der uneinheitlichen nosologischen Konzepte und deren Klassifikation sind verläßliche Angaben zur Häufigkeit schwer auszumachen. Im deutschen Sprachraum schwanken Prävalenzangaben aus klinischen Inanspruchnahmepopulationen zwischen 1,9 und 17,9 %. Andere epidemiologische Prävalenzraten bewegen sich zwischen 7,1 bei 6jährigen und 12,6 % bei 8jährigen Kindern. Auch diese Störung kommt überwiegend bei Jungen vor.

Klinisches Bild

Wie in unserem Fallbeispiel weisen diese Kinder bei der neurologischen Untersuchung (z.B. nach Touwen, B. C. L.: Die Untersuchung von Kindern mit geringen neurologischen Funktionsstörungen. Thieme, 1982) Beeinträchtigungen der motorischen Koordination sowie der Fein- und Grobmotorik auf (sogenannte *Soft signs*): An- und Ausziehen, Schuhe binden. Mono- und bipedales Hüpfen wird plump und breitbasig ausgeführt, die Bewegungsabläufe sind ungelenk, es bestehen Schwierigkeiten bei der Rechts-/Linksdiskriminierung und beim Überschreiten der Körpermitte. Feinmotorische Ungeschicklichkeiten zeigen sich nicht zuletzt bei Schulkindern auch in einer ausgesprochen schlechten Handschrift, typischen entwicklungsneurologischen Unreifezeichen mit choreiformen oder athetoiden Bewegungsmustern, Spiegelbewegungen, assoziierten Reaktionen (tonische Mitbewegungen auf der kontralateralen Seite), eine mangelhafte visuomotorische Koordination (die sich z.B. mit dem Frostig-Test (Kap. 2.5.) nachweisen läßt).

Typisches Fallbeispiel

Ein 8jähriges Mädchen wird von ihrer Mutter vorgestellt wegen "extremer Blockaden und Trotzanfällen", die sich in massivem Schimpfen, Stampfen und Toben äußern, die immer dann auftreten, wenn z.B. Leistungsanforderungen (Anziehen, Schultasche packen, sich beeilen, um zum Bus zu kommen etc.) an das Kind herangetragen würden. Sie sei bei ihren täglichen Verrichtungen wie An- und Ausziehen, Essen, Zähneputzen, Schultasche packen, Schularbeiten machen extrem verlangsamt, sie trödele bei allen Tätigkeiten herum. Bei manuellen Tätigkeiten sei sie sehr ungeschickt und ungelenk. Sie stolpere oft und verletze sich mehr als andere Kinder, auch mache sie viel kaputt, da sie so unachtsam sei (deswegen dürfe sie nicht mehr beim Tischdecken helfen). Sie könne keine Freundin finden, weil sie die anderen Kinder immer so heftig drücke, daß sie zu ersticken drohten und sie mit ihr nichts mehr zu tun haben wollten. Sie habe überhaupt kein Gefühl für Nähe und Distanz. Sie sage oft: "Ich bin doof, ich kann das alles nicht. Warum bin ich auf der Welt, wenn keiner mit mir spielt?"

Zur Vorgeschichte: Zweites von zwei Kindern, Schwangerschaft und Geburt ohne Besonderheiten, auch Neonatalperiode unauffällig. Statomotorische Entwicklung verzögert. Erst mit anderthalb Jahren unsicher Laufen gelernt. Auch die Sprachentwicklung war verzögert. Es bestehe ein leichter Sigmatismus, der logopädisch behandelt werde. Im Kindergarten sei sie auffällig gewesen, weil sie beim Malen und Spielen mit den anderen Kindern nicht habe mithalten können. Sie sei deswegen oft recht unglücklich gewesen. Erst nachdem sie in eine integrative Gruppe aufgenommen worden sei, habe sie sich besser gefühlt und sei relativ integriert gewesen. Von der Schulärztin wurde sie wegen Entwicklungsverzögerung von der normalen Einschulung zurückgestellt. Aufgrund eines sonderpädagogischen Gutachtens Aufnahme in eine Schule für Körperbehinderte, in der sie spezielle Förderung von einer Motopädin und Ergotherapeutin erhielt. Sie habe dort besonders unter einer sehr fordernden Lehrerin gelitten, die sehr auf Tempo geachtet habe.

Bei der neurologischen Untersuchung imponierte eine ungelenke, verlangsamte Spontanmotorik, die Kraft und das Bewegungsausmaß waren noch wenig dosiert. Die Händigkeit war noch nicht eindeutig festgelegt. Die Feinmotorik wirkte plump mit Schwierigkeiten bei selektiven Fingerbewegungen, bei weiter Handöffnung zeigten sich angedeutete athetoide Fingerstellungen, beim raschen Laufen wurden wenig geschmeidige Bewegungsabläufe gesehen mit stampfendem Auftreten. Der Einbeinstand war beidseits nur etwa 3 Sekunden lang mit lebhaften assoziierten Reaktionen möglich. Das zweibeinige Hüpfen war noch breitbasig, sie löste sich dabei wenig vom Boden und kam stampfend wieder auf. Auch hatte sie Schwierigkeiten beim Balancieren. Der Hampelmannversuch war nicht möglich, die Diadochokinese war sehr holperig und mit assoziierten Reaktionen verbunden. Außerdem hatte das Mädchen Schwierigkeiten bei der Imitation einfacher Körperstellungen.

Neuropsychologische Befunde: In der testpsychologischen Untersuchung fiel das Mädchen durch ein eingeschränktes Konzentrationsvermögen auf und ein sehr schlechtes Selbstwertgefühl. Bei vielen Aufgaben bemerkte sie: "Das ist mir zu schwierig, da mußt du mir helfen. Das kann ich jetzt aber wirklich nicht mehr." Bei komplexeren zusammengesetzten Aufgaben wurden erhebliche Probleme in der exakten Raumlagedarstellung erkennbar. Es ergaben sich erhebliche Schwächen im Bereich der visuellen Wahrnehmungentwicklung und der Visuomotorik sowie eine deutliche Einschränkung der akustischen Differenzierung. Die Intelligenz war am unteren Grenzwert der Norm angesiedelt.

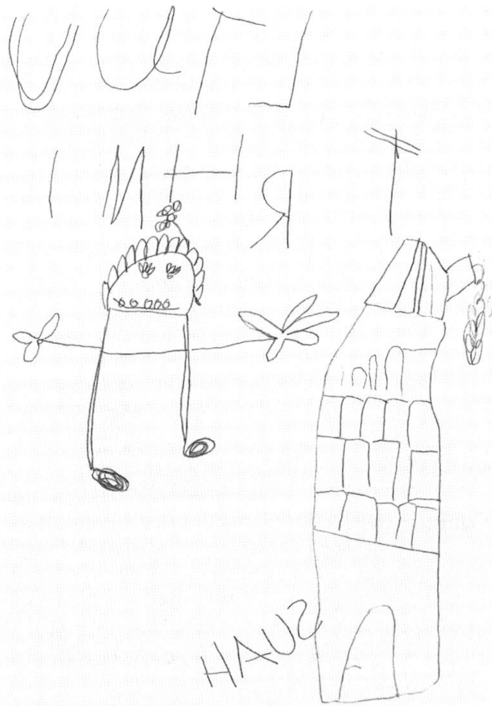

Abb. 5.1: Schrift- und Malprobe (Haus, Mensch) eines 8jährigen Mädchens mit Entwicklungsstörung der motorischen Funktionen: Spiegelungen, ungelenke, nicht altersgemäße Zeichnungen.

Gemeinsam mit Kindern, die z.B. unter einer Lese-Rechtschreibschwäche oder einer Rechenschwäche oder auch unter einem hyperkinetischen Syndrom leiden, haben Kinder mit Entwicklungsdyspraxie, daß ihre Störung von der Umwelt oft nicht als Störung von Krankheitswert angesehen wird, sondern verkannt als Bockigkeit, Anstellerei, Faulheit oder gar als provokantes Verhalten eingestuft wird. Aufgrund ihres Unvermögens, besonders unter Zeitdruck ihre grob- und feinmotorischen Koordinationsleistungen zu erbringen, werden sie ständig an ihre individuellen Leistungsgrenzen herangeführt. Sie erleben immer wieder Mißerfolge, Ermahnungen, Tadel, Restriktionen und abwertendes Verhalten durch die Umwelt. Hieraus entwickelt sich ein gestörtes Selbstwertgefühl, ein mangelndes Zutrauen zu den eigenen Fähigkeiten, besonders im motorischen und natürlich auch sportlichen Bereich, was zu sekundären Verhaltensauffälligkeiten in Form von Leistungsabwehr, Bockigkeit, Schulunlust, Wutanfällen und depressiven Verstimmungen führen kann. Eine Entwicklungsdyspraxie kommt sowohl in reiner Form vor als auch in Kombination mit umschriebenen Entwicklungsstörungen des Sprechens und der Sprache (Kap. 5.1.), mit umschriebenen Entwicklungsstörungen schulischer Fertigkeiten (Kap. 5.2.) oder mit hyperkinetischen Störungen (Kap. 10.). Es versteht sich von selbst, daß bei Kombinationen von verschiedenen Entwicklungsstörungen der Leidensdruck der Kinder sich potenziert und sich die Prognose verschlechtert.

Diagnose

Checkliste

Neben der Routinediagnostik muß hier der Focus auf sorgfältige neurologisch-motoskopische Untersuchung gerichtet werden unter Zuhilfenahme spezifischer Verfahren, wie:

- ✓ Lincoln-Oseretzky-Skala
- ✓ Entwicklungsgitter nach Kiphard
- ✓ Motoriktest für 4 - 6jährige Kinder (Zimmer und Volkhammer)
- ✓ Graphomotoriktest (Rudolph) für 4 - 7jährige
- ✓ Körper-Koordinationstest für Kinder (KTK) nach Schilling und Kiphard (☞ auch Kap. 2.4.)

Testpsychologische Verfahren:

- ✓ FEW nach Frostig (visuomotorische Koordination, Raumlage-Diskriminierung u.a.)
- ✓ Benton-Test
- ✓ Göttinger Formreproduktionstest
- ✓ einzelne Untertests des HAWIK-III
- ✓ Tübinger Luria-Christensen Neuropsychologische Untersuchungsreihe für Kinder (TÜK)

Differentialdiagnose

- Koordinationsstörungen infolge einer Intelligenzminderung (F70-79)
- Haltungs- und Bewegungsstörungen (R26.x)
- Koordinationsverlust (R27)

Ätiopathogenese

Es ist heute davon auszugehen, daß sowohl genetische als auch prä- und perinatale Risikofaktoren, die in Interaktion mit Umweltbedingungen treten, wahrscheinlich an der Entstehung von umschriebenen Entwicklungsstörungen motorischer Funktionen beteiligt sind. Eine nachweisbare frühkindliche Hirnschädigung (prä-, peri- und postnatale Noxen) ist nicht obligat.

Therapie, Verlauf, Prognose

Bei den symptomorientierten Verfahren sind *psychomotorische Übungsbehandlungen* durch ausgebildete Motopäden/innen oder durch Ergotherapeuten/innen, die sich meistens auf Verfahren zum *Wahrnehmungstraining* besonders im feinmotorischen Bereich spezialisiert haben, die Mittel der Wahl. Auch wurde heilpädagogisches Reiten bzw. Voltigieren bereits sehr hilfreich angewandt. In allen Fällen müssen die Eltern und möglichst auch die Lehrer ausführlich über die Hintergründe dieses Krankheitsbildes informiert und beraten werden. Erst bei Ausbildung von sekundär entstandenem neurotischem Fehlverhalten sind psychotherapeutische Verfahren unter Einbeziehung der Familie sinnvoll. Bei den eben genannten Verfahren - kontinuierlich angewandt - ist die Prognose für die Kinder relativ günstig. Viele Kinder, die einer motopädischen oder ergotherapeutischen Behandlung zugeführt werden, machen bereits nach einem Jahr erhebliche Fortschritte und können den neurotischen Überbau deutlich reduzieren.

Hinweise für die Elternberatung

- Anerkennung der Entwicklungsdyspraxie als ein primär hirnorganisch determiniertes Handicap, für das das Kind nichts kann
- ausgewogenes Vorgehen zwischen Rücksichtnahme und Forderungen an die Kinder
- Hilfestellung bei den täglichen Verrichtungen, aber ständige Ermutigung, es immer wieder selbst zu versuchen
- einerseits Geduld und Rücksichtnahme, andererseits unter positiven Vorzeichen postulierte Aufforderungen ("Du schafft es alleine")
- ständiger Kontakt zur Lehrerin/Lehrer mit Unterstützung des Kinderpsychiaters
- immer wieder Betonung der positiven Eigenschaften und Anteile des Kindes
- Vermeidung einer negativen Leistungserwartung
- weitere Hilfe: Bundesarbeitsgemeinschaft Teilleistungsstörungen (MCD, HKS), Bundesgeschäftsstelle Wendelinstraße 64, 50933 Köln

Fehlerquellen in Diagnostik und Therapie

- Verkennung oder Bagatellisierung der zugrundeliegenden Störung ("Das wächst sich aus")
- mangelnde Geduld bei der Durchführung der motopädischen oder ergotherapeutischen Behandlung
- übermäßige Focussierung der Problematik auf die Familiendynamik, wenngleich diese erhebliche Ausmaße annehmen kann

5.4. Tiefgreifende Entwicklungsstörungen

Nach der ICD 10 wird hierunter eine Gruppe von Störungen zusammengefaßt, "die durch qualitative Beeinträchtigungen in gegenseitigen sozialen Interaktionen und Kommunikationsmustern und durch ein eingeschränktes, stereotypes, sich wiederholendes Repertoire von Interessen und Aktivitäten charakterisiert sind". Im folgenden sollen die vier wichtigsten dieser Störungen (die insgesamt sehr selten sind) näher dargestellt werden. (Übersicht Tab. 5.7).

5.4.1. Frühkindlicher Autismus (Kanner)

Definition und Klassifikation

Eine von dem amerikanischen Kinderpsychiater Leo Kanner 1943 erstmals beschriebene Störung, die sich in den ersten drei Lebensjahren manifestiert und durch abnorme Reaktionen in der sozialen Interaktion, in der Kommunikation und durch eingeschränktes repetitives Verhalten charakterisiert ist (F 84.0).

Der Psychiater E. Bleuler hatte 1911 den Begriff Autismus für die vielfältigen und tiefgehenden Kontaktstörungen bei erwachsenen Schizophrenen geprägt. Frühere Klassifikationen des frühkindlichen (oder infantilen) Autismus als typische Psychose des Kindesalters wurden inzwischen aufgegeben. Verlaufsuntersuchungen haben gezeigt, daß Kinder mit frühkindlichem Autismus im Erwachsenenalter sehr selten Symptome einer schizophrenen oder affektiven Psychose aufweisen.

Der Kanner-Autismus ist durch folgende Kriterien definiert (☞ Tab. 5.7 und Kasten S. 198):

Störungen in der sozialen Interaktion
• blickt oder lächelt andere Menschen nicht an • Desinteresse an Menschen und Umwelt • emotionale Signale (Ärger, Wut, Freude u.a.) werden nicht erkannt oder erwidert • scheinbare Selbstzufriedenheit, "selbstgewollte Isolation" • fehlendes Imitationsverhalten • fehlende Empathie
Störungen in der Kommunikation
• vorhandene sprachliche Fähigkeiten werden nicht oder bedingt kommunikativ gebraucht • Das Kind scheint nicht zuzuhören, wirkt wie taub • häufig einförmiger, unflexibler Sprachausdruck • eigentümliches Sprechverhalten: Echolalie, Phonographismus, Pronominalumkehr, Neologismen, "Eigensprache"
ritualisierte, stereotype und zwanghafte Verhaltensweisen
• starre, einförmige Spiel- und Beschäftigungsmuster • zwanghaftes Bestehen auf Gleicherhaltung der Umwelt • abnorme Bindungen an Objekte • abnorme Angst- oder Wutanfälle bei Veränderungen • bizarre Sonderinteressen und -fähigkeiten • Beriechen, Betasten, Belecken von Objekten (auch Menschen) • motorische Stereotypien
weitere Merkmale
• Störungen im Schlaf-Wach-Rhythmus (nächtliches Spielen) • uneinfühlbare (scheinbar grundlose) Angst- und Wutanfälle • Selbstverletzungen (Beißen, Kratzen, Schlagen) • Intelligenzminderungen in 3/4 der Fälle • Beginn bis zum 3. Lebensjahr

	Definition, Symptomatik	Ätiologie/Pathogenese	Therapie	Verlauf und Prognose
frühkindlicher Autismus (**Kanner**) infantiler Autismus F84.0	schwere Kontakt- und Beziehungsstörungen, mot. Stereotypien, Handlungen m. Zwangscharakter, Sprach- u. Sprechstörungen, Veränderungsangst;Beginn vor d. 30. Lebensmonat, Intelligenzmind. häufig, mot. unauffällig	zentr. Störung der Wahrnehmungsverarbeitung bei intakten Sinnesorganen, hirnorganische und genetische Faktoren (überwiegend männliches Geschlecht)	heilpädagogische Wahrnehmungsförderung, Musiktherapie, Sonderbeschulung	60 - 70 % ungünstig 16 - 25 % relativ integriert
Asperger- Syndrom autistische Psychopathie, schizoide Störung des Kindesalters F84.5	Kontakt- und Beziehungsstörungen wie beim Kanner-Syndrom, stereotype, bizarre Sonderinteressen o. Aktivitäten, Sprachmanierismen, meist formal durchschn. Intelligenz, mot. ungeschickt, keine allgem. o. Sprachentwicklungsrückstände	genetische Faktoren? (überwiegend männliches Geschlecht)	w.o.	hohe Persistenz bis in das Erwachsenenalter, jedoch besser integrierbar
desintegrative Psychose **Heller**-Syndrom Dementia infantilis F84.3	norm. Entwicklung bis zum 2. Lj., Rückschritt i. d. Sprachentwicklung, Sprachverlust, Interessenverlust a. d. Umwelt, Stereotypien, Manierismen, autistoide Symptome	unbekannt	symptomatisch	ungünstig
Rett- Syndrom F84.2	norm. frühkindl. Entwicklung, zw. 7. u. 24. Lebensmonat, teilw. od. vollst. Verlust erworb. Fähigkeiten d. Hände u. d. Sprache, Stereotypien i. Form v. windenden Handbewegungen, Hyperventilation, Rumpfataxie, Apraxie, cerebrale Anfälle, schwere intell. Behinderung	unbekannt (ausschl. weibliches Geschlecht)	symptomatisch	ungünstig

Tab. 5.7: Tiefgreifende Entwicklungsstörungen - Übersicht.

Epidemiologie

Es werden Prävalenzraten von 0,02 % bis 0,04 % angegeben, wobei die Jungen/Mädchen-Relation 3-4 : 1 beträgt. Neuesten Schätzungen zufolge dürften gegenwärtig in der Bundesrepublik Deutschland etwa 40.000 Menschen autistisch sein, davon etwa 5.000 - 6.000 in der Altersgruppe von 4 - 13 Jahren, 3.000 - 4.000 zwischen 14 und 21 Jahren und der Rest über 21 Jahre.

Klinisches Bild

Fallbeispiel

Ein vierjähriger Junge wird von seiner Mutter dem Kinderarzt vorgestellt, weil er tags und nachts noch einnässe und einkote. Außerdem sei er in seiner Entwicklung, besonders im sprachlichen Bereich, deutlich zurückgeblieben. Da sich das Kind in der Praxis nicht untersuchen ließ ("tobendes,beißendes und schreiendes Kleinkind"), wurde es zur Diagnostik an eine kinderpsychiatrische Klinik überwiesen. Zur Eigenanamnese war zu erfahren, daß der Junge nach unauffälliger Schwangerschaft und Geburt als zweites von zwei Kindern geboren wurde. Während die statomotorische Entwicklung auffallend rasch verlaufen sei, sei die Sprachentwicklung deutlich verzögert: im Säuglingsalter habe er nicht gelallt, die ersten Worte erst mit zwei Jahren gesprochen, aber kaum verständlich. Jetzt spreche er einzelne 2-3-Wort-Sätze, aber nicht, um Wünsche oder Bedürfnisse zu äußern, sondern meist zusammenhangslos vor sich hin. Er reagiere nicht auf Aufforderungen oder Verbote der Eltern, wiederhole manchmal das von Mutter oder Vater Gesagte wortgetreu und sogar genau deren Tonfall wiedergebend. Manchmal kämen diese Wort- oder Satzwiederholungen erst in größerem zeitlichen Abstand. Die Eltern hätten daran gedacht, daß ihr Kind vielleicht nicht richtig hören oder sehen könnte. Die veranlaßten Untersuchungen hätten jedoch ein normales Hör- und Sehvermögen ergeben. Sie berichteten dann etwas ratlos, daß der Junge sie nie angelächelt oder ihnen die Arme entgegengestreckt habe. Er habe sich weder gefreut, wenn sie kamen, noch habe er eine Regung gezeigt, wenn sie ihn allein im Zimmer ließen. Er sei den Eltern völlig selbstzufrieden vorgekommen, man habe oft gar nicht gemerkt, daß er da war. Auch habe er nie nach Mutter oder Vater gerufen, habe sie nie direkt angesehen oder angesprochen. Beim Spiel sei er am liebsten allein, wenn die ein Jahr ältere Schwester mit ihm spielen wolle, gehe er nicht darauf ein. Anregungen, Vorschläge oder Hilfestellungen von anderen würden von ihm ignoriert oder abgelehnt. Er spiele nur mit denselben Gegenständen, meist stereotyp (Aneinanderreihen, Wiederholungen, Blättern in Katalogen). Bei äußeren Veränderungen neige er zu heftigen Wutanfällen, oft auch ohne ersichtlichen Grund. Er habe nie ein Bedürfnis nach Streicheln, Schmusen oder Körperkontakt geäußert. Wenn er sich bei der Mutter auf den Schoß setze, habe sie das Gefühl, er benutze sie "wie einen Stuhl".

Die Gründe, die zur Vorstellung beim Kinder- oder Allgemeinarzt führen, sind wie in unserem Fallbeispiel oft unspezifisch, wie Entwicklungsverzögerung im Bereich der Sprache, Einnässen oder Einkoten, Verhaltensauffälligkeiten. Häufig werden diese Kinder auch mit der Fragestellung eines Hör- oder Sehfehlers vorgestellt; die Befunde fallen diesbezüglich normal aus, was dazu verführen kann, die Symptomatik zu bagatellisieren. Es besteht eine auffällige Diskrepanz zwischen der kognitiven und Sprachentwicklung einerseits und der motorischen Entwicklung andererseits, die häufig normal oder besonders früh verläuft.

Besonders eindrucksvoll und bizarr anmutend sind die geschilderten Wort- oder Satzwiederholungen (Echolalie), unmittelbar oder verzögert, oder das Phänomen des Phonographismus (Wiederholung des Gesagten nicht nur wortgetreu, sondern auch in derselben Modulation). Die massive Störung des autistischen Kindes im Bereich der Kommunikation und des Kontaktverhaltens (mangelnde emotionale Mitschwingungsfähigkeit, kein Anlächeln, durch Menschen hindurchsehen, Eigensprache u.a.) ist für Eltern außerordentlich verunsichernd und befremdend. Es kann dazu führen, daß sie sich Selbstvorwürfe machen oder sich insuffizient vorkommen - Gefühle, die durch unzureichend ausgebildete Ärzte oder Beratungsstellen u.U. fälschlicherweise bestärkt werden können. Auch in unserem Fallbeispiel hatte die Mutter unter massiven Vorwürfen der Verwandtschaft zu leiden, daß sie das Kind nicht konsequent genug erziehe, es zu weich anfasse usw. - Verhaltensweisen und Reaktionen, die relativ häufig zu beobachten sind.

Fallbeispiel

Ein zwölfjähriger autistischer Junge verbrachte Stunden damit, um Zahlen- und Buchstabenreihen, assoziativ Wörter und Worteigenschöpfungen aufzuschreiben (Abb. 5.2). Während er testpsychologisch als geistig behindert eingestuft werden mußte, war er in der Lage, eine Fülle von Namen von Planeten und Sternbildern zu nennen oder aufzuschreiben. Er verfügte über ein fast fotografisches Ortsgedächtnis, er konnte zutreffende Pläne von Häusern, Straßen, Plätzen, die er gesehen hatte, anfertigen. Ferner hatte er unzählige Buslinien und deren Fahrpläne im Kopf. Eine gezielte Auskunft war jedoch nicht zu erhalten, da er die Daten stets stereotyp aufsagte.

LIED
leer
EIN, ZWEIO, DREID, OOO, BALOM, AA
RAUTAUME, AUTAUNE, OMA, LOMAUTER
BAUTSEL, RAENAUT, SAUTTE, UTERN
EIN, ZWEIO, DREID, OOO, BALOM, AA
RAUTAUME, AUTAUNE, OMA, LOMAOTER
BAUTSEL, RAENAUT, SAUTTE, UTERN
AUNT, AUNT, AUND, SAUTSAUTSA,
LOMOLE SAUTSAUTSAUTSA, LOMOLE
SAUTSAERSA, LAMONELBAU, BAUTE
SAERSAERSA, LAMONELBAU, BAUTEN
SAUTSAUTSA, LOMOLE SAUTSAUTSA-
UTSA, LOMOLE, SAUTSAERSA, LAMONEL-
BAU, BAUTE, OMAUNEN, ERNNE
„pa, pa, pa, pa, pa, pa, pa, pa, pa, pa, pa, pa, pa, pa, pa,"
SAUTSAERSA, LAMONELBAU, BAUTE
SAERSAERSA, LAMONELBAU, BAUTEN
SCHUTSCHUTSCHUTSCH, LOMOLE SCHUT-
SCHUTSCHUTSCH, LOMOLE SAUTSAERSA,
LAMONELBAU, BAUTE, OMOTTE, AUNE
BORA, SAUMM, UNOLERNEL, BAUNNER
MEIN HUND = BORA WAU WAU
MOTTE
KLAMOTTE
7

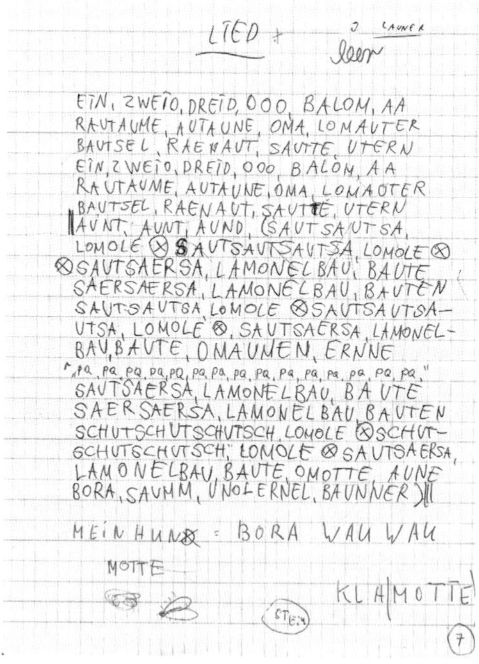

Abb. 5.2: "Eigensprache" eines 12jährigen Jungen mit Kanner-Autismus.

Der Junge in unserem zweiten Fallbeispiel hatte als Klein- und Vorschulkind eine Odyssee durch verschiedene Institutionen durchgemacht, einschließlich einer zweijährigen analytischen Spieltherapie mit Einbeziehung der Eltern. Nachdem eine Sonderbeschulung fehlgeschlagen war und die Eltern aufgrund der bizarren Verhaltensweisen des Kindes vor der Dekompensation standen, wurde der Junge im Alter von acht Jahren in eine kinderpsychiatrische Klinik aufgenommen, in der er jahrelang mit mäßigem Erfolg behandelt werden konnte. Typisch beim zweiten Fallbeispiel war auch die merkwürdige schriftliche und mündliche Eigensprache, die vielen nicht verständlich war, allenfalls teilweise langjährigen Betreuern. Der Junge war innerhalb der Kindergruppe einesteils isoliert, zum anderen waren viele von seinen Sonderinteressen und bizarren Eigenheiten fasziniert - ein Phänomen, das von vielen autistischen Kindern ausgeht.

Diagnose

Checkliste

- ✓ sorgfältige Anamnese (Zeitpunkt der Erstmanifestation wichtig)
- ✓ ausführliche hirnorganische Diagnostik
  - ✓ EEG, evoz. Potentiale (AEP,VEP)
  - ✓ craniales Computertomogramm (CCT) evtl. MRT
  - ✓ Ausschluß einer Hör- oder Sehstörung
  - ✓ Intelligenztests (TBGB, Snijders-Oomen, AID, CPM)
  - ✓ bei deutlicher Intelligenzminderung Ausschluß von Stoffwechsel- und Speicherkrankheiten etc.
- ✓ Chromosomenanalyse (☞ Kap. 2.4.)
- ✓ Verwendung von Beurteilungsskalen (z.B. des Bundesverbandes "Hilfe für das autistische Kind e.V.", s.u.)

Bereich Wahrnehmung

- reagiert auf bestimmte akustische Reize gar nicht, scheint taub zu sein
- hat eine Vorliebe für bestimmte andere Geräusche
- dreht sich am Ende des 7. Monats nach einer Schallquelle oder einer Berührung nicht um
- kratzt häufig und langandauernd auf bestimmten Oberflächen
- fixiert langandauernd und häufig bestimmte visuelle Muster
- reagiert auf bestimmte andere visuelle Reize gar nicht

Bereich Sprachverhalten

- bildet am Ende des 5. Monats noch keine Silben
- macht am Ende des 7. Monats noch nicht durch Sprechlaute auf sich aufmerksam (z.B. da-da)
- spricht am Ende des 9. Monats noch keine Silben nach
- spricht am Ende des 9. Monats noch kein Wort in Kindersprache

Bereich Sozialverhalten

- lacht am Ende des 3. Monats oft nicht, wenn es von der Mutter angesprochen wird bzw. sie ihr Gesicht nahe vor ihm bewegt (scheint sie nicht zu erkennen)
- streckt am Ende des 6. Monats nicht die Arme nach der Bezugsperson aus
- scheint am Ende des 6. Monats nicht hochgehoben oder beschäftigt werden zu wollen (scheint mit sich selbst zufrieden zu sein, "ruhiges Baby")
- macht am Ende des 10. Monats noch nicht nach, was es bereits kann
- zeigt am Ende des 12. Monats nicht auf Gegenstände der Umwelt (zeigt "wenig Interesse")
- spielt nicht wie andere Kinder, sondern beschäftigt sich mit immer denselben, gleichartigen Tätigkeiten

Bereich Motorik
• kraftlose, schlaffe oder wenig anschmiegsame, starre Körperhaltung auf dem Arm (wirkt "schwer") • langandauerndes Bewegen und Drehen der Hände im Gesichtsfeld, vor den Augen • langandauerndes Bewegen und Drehen von bestimmten Lieblingsgegenständen im Gesichtsfeld, vor den Augen • motorische Erkundung der Umwelt gering
weitere Auffälligkeiten
• verschiedene Störungen bei Nahrungsaufnahme • damit verbunden Störungen in den Ausscheidungsfunktionen • langandauernde unerklärliche Wein- und Schreiphasen • langandauernde Phasen hoher Erregung bzw. tiefer Apathie • Schlafstörungen • insgesamt ein ungewöhnlich ruhiges Allgemeinverhalten • gesundes, attraktives Äußeres
Die hier aufgeführten Symptome werden selbst bei einem später sehr ausgeprägten Erscheinungsbild des frühkindlichen Autismus nur zum Teil an einem Kind zu beobachten sein. Geschulte Beobachtung ist notwendig.

Tab. 5.8: Früherkennungszeichen des frühkindlichen Autismus (1. Lebensjahr).

Differentialdiagnose

- autistische Psychopathie Asperger (☞ Kap. 5.4.2.)
- atypischer Autismus (Oligophrenie mit autistoidem Verhalten)
- desintegrative Psychose Heller (☞ Kap. 5.4.3.)
- Rett-Syndrom (☞ Kap. 5.4.4.)
- frühkindliche Schizophrenien (☞ Kap. 9.)
- elektiver Mutismus (☞ Kap. 14.1.1.)
- Aphasien (sehr selten; Anamnese!)
- Pseudoautismus (autistoide Verhaltensweisen bei Sinnesbehinderungen, z.B. Blindheit, Taubheit)
- schwere Deprivationssyndrome (☞ Kap. 13.)

Ätiopathogenese

Die Ätiologie ist letztlich ungeklärt. Man geht heute davon aus, daß es sich um eine zentrale Wahrnehmungsstörung handelt bei intakten Sinnesorganen. Wegen der Knabenwendigkeit und der familiären Häufung in der männlichen Linie ist eine genetische Disposition anzunehmen.

Therapie und Verlauf

Obwohl der Kanner-Autismus eine sehr seltene Erkrankung ist, gibt es darüber eine unübersehbare Fülle von Literatur, nationale und internationale Organisationen für das autistische Kind. Auch in der Öffentlichkeit und in den Medien (vgl. den Film "Rain man", die Bücher "Dibbs" oder "ich will kein inmich mehr sein") gibt es zahlreiche Hinweise dafür, daß von diesem Syndrom eine starke Faszination ausgeht. Als Arzt muß man daher damit rechnen, daß die Eltern über das Krankheitsbild auf vielfältige Weise vorinformiert sind und mit eigenen Konzepten, die von psychoanalytischen Sichtweisen bis hin zur Festhaltetherapie oder diätetischen Ansätzen reichen, zu ihm kommen. Gar nicht so selten werden auch offensichtlich geistig behinderte Kinder mit der Diagnose *Autismus* vorgestellt, weil diese Diagnose eher toleriert wird. Zum Teil hat dies auch zu einer inflationär anmutenden Verwendung als Modediagnose geführt.

Aufgrund der heutigen wissenschaftlichen Forschung und der klinischen Erfahrung ist davon auszugehen, daß alle therapeutischen Ansätze beim frühkindlichem Autismus sehr schwierig und langwierig und letztlich von nur begrenztem Erfolg sind.

Nach Rutter (in: Rutter, M., Hersov, L. (Ed.): Child and Adolescent Psychiatry. Modern Approaches, Beachwell Scientific Publications: Oxford, 1994) sind folgende Behandlungsziele anzustreben:

- Förderung der sozialen und kommunikativen Fertigkeiten
- Steigerung des Lern- und Problemlösungsverhaltens
- Abbau von Verhaltensmustern, die das Lernen erschweren
- Zugang zu normalen Lebenserfahrungen
- Unterstützung der Familien beim Aufbau von Coping-Strategien

Am besten haben sich verhaltenstherapeutisch orientierte und strukturiert-heilpädagogische Ansätze bewährt, die in der Regel in besonderen Einrichtungen (Sonderkindergärten, Integrationsklassen, heilpädagogischen Tageskliniken, kinder- und jugendpsychiatrischen Kliniken oder Tageskliniken, heilpädagogischen Heimen) durchgeführt werden. Obwohl die Motorik der Kanner-Autisten eher ungestört ist, profitieren sie auch von einer psychomotorischen Übungsbehandlung, sofern diese die Körperselbst- und Fremdwahrnehmung, kommunikative und interaktionelle Defizite berücksichtigt.

Besonders für die Sprachanbahnung, die Selbst- und Fremdwahrnehmung und die Bearbeitung der schweren Beziehungsstörung haben sich musiktherapeutische Ansätze bewährt, zumal viele autistische Kinder eine besondere Affinität zu Klängen, Geräuschen und Rhythmus haben.

Eine spezifische Pharmakotherapie ist bisher nicht bekannt. Bei einigen ausgeprägten Symptomen (Angstanfälle, aggressive Durchbrüche, starke motorische Unruhe) können als Krisenintervention Neuroleptika oder Tranquilizer (nicht Stimulanzien!) eingesetzt werden. Vereinzelt werden auch gute Erfolge unter Sulpirid (Dogmatil®, 5 mg/kg/die) beschrieben, besonders in Hinblick auf Auflockerung der starren psychischen Strukturen und des autistischen Rückzuges. In neuerer Zeit wurde auch über bemerkenswerte Verhaltensverbesserungen unter Fenfluramin (Ponderax®, 1,5 mg/kg/die) berichtet.

Von großer Bedeutung ist die kontinuierliche und kompetente Betreuung und Beratung der Eltern auch unter Einbeziehung der gesunden Geschwister. Im Einzelfall ist zu klären, ob das Kind in einer gut ausgestatteten therapeutischen Spezialeinrichtung nicht besser gefördert werden kann als in der Familie. Der pädagogische und therapeutische Aufwand, der von den Eltern geleistet werden muß, ist nämlich enorm und kann dazu führen, daß die gesunden Geschwisterkinder vernachlässigt werden und ihrerseits Symptome entwickeln oder daß die Mütter oder Väter dekompensieren.

Hinweise für die Elternberatung

- ausführliche Aufklärung über Art, Wesen und mögliche Ursachen
- Entlastung von Schuldgefühlen durch vermeintliche Erziehungsfehler oder belastende Familienkonstellationen
- Hilfe bei Trauerarbeit, ein behindertes Kind zu haben
- Hinweis, daß der Verlauf nur durch den Einsatz von professionellen Helfern bzw. Institutionen günstig zu beeinflussen ist
- Anerkennung der Belastungen in der Familie durch das autistische Kind
- Kontaktaufnahme zum Bundesverband "Hilfe für das autistische Kind e.V.", Bebelallee 141, 22297 Hamburg, Tel. 040-5115604. Dieser versendet Informationsmaterial u. a. über Fördereinrichtungen
- evtl. Anschluß an eine Elterngruppe (vorher über deren Ausrichtung informieren)

Fehlerquellen in Diagnostik und Therapie

- unzureichende Berücksichtigung der diagnostischen Kriterien
- Fehlinterpretationen der abnormen Verhaltensmuster als Folge intrapsychischer Konflikte oder von Erziehungsfehlern
- Indikationsstellung einer tiefenpsychologisch orientierten Psychotherapie

Prognose

Nach heutigen Erkenntnissen ist davon auszugehen, daß etwa zwei Drittel der Patienten stark behindert bleiben und ständiger heilpädagogischer Betreuung bedürfen. Überzufällig häufig treten im weiteren Verlauf epileptische Anfälle auf. Als prognostisch relativ günstig ist zu werten, wenn die Sprache vermehrt als Kommunikationsmittel eingesetzt wird und je höher die Intelligenzausstattung ist.

5.4.2. Autistische Psychopathie (Asperger)

Definition und Klassifikation

Die von dem österreichischen Pädiater Hans Asperger 1944 erstmals beschriebene Störung ist durch ähnliche qualitative Beeinträchtigungen der sozialen Interaktion und Kommunikation gekennzeichnet wie der frühkindliche Autismus. Es fehlen jedoch klinisch eindeutige Verzögerungen der sprachlichen und kognitiven Entwicklung, während ungewöhnlich intensive, umschriebene Sonderinteressen oder begrenzte, repetitive und stereotype Verhaltensmuster, Interessen und Aktivitäten stärker ausgeprägt sind. Synonym wird auch der Begriff *schizoide Persönlichkeitsstörung des Kindesalters* gebraucht (F 84.5).

Folgende Kriterien sind für den Asperger-Autismus kennzeichnend:

> Qualitative Beeinträchtigungen der sozialen Interaktion wie beim infantilen Autismus, aber:
>
> - keine klinisch eindeutige allgemeine Verzögerung der gesprochenen oder rezeptiven Sprache oder der kognitiven Entwicklung
> - häufig Entwicklungsverzögerung der Motorik und motorische Ungeschicklichkeiten
> - ein ungewöhnlich intensives umschriebenes Interesse oder begrenzte repetitive und stereotype Verhaltensmuster, Interessen und Aktivitäten (entsprechend den Kriterien des infantilen Autismus, jedoch sind motorische Manierismen, ein besonderes Beschäftigtsein mit Teilobjekten oder mit nicht-funktionalen Elementen von Spielmaterial ungewöhnlich)

Epidemiologie

Es werden Häufigkeiten von 0,08 % oder mehr angegeben bei einer Jungen/Mädchen-Relation von 4:1.

Klinisches Bild

Typisches Fallbeispiel

8jähriger Junge - nach unauffälliger Schwangerschaft und Geburt zunächst normale Entwicklung. Allerdings habe die Sprachentwicklung auffällig früh eingesetzt, während die statomotorische Entwicklung hinter der Altersnorm zurückblieb. Er sei motorisch sehr ungeschickt, vermeide manuelle Tätigkeiten, beschäftige sich lieber mit Sprechen, Sprachspielen und theoretischen Betätigungen. Bereits im dritten Lebensjahr habe er sich im umfangreichen Schallplattenschrank der Eltern genau ausgekannt, habe jede gewünschte Platte sofort herausgefunden, kannte Namen und Titel der Werke und Komponisten und habe beim Hören der Musik auch den Einsatz der Instrumente gewußt. Ab dem vierten Lebensjahr Eintritt in den Kindergarten. Er habe dort nicht mit den Kindern spielen wollen, sondern wollte nur selbstgewählte Spiele gelten lassen. Diese bestanden z.B. darin, daß er "Körper von innen" spielen wollte und anderen Kindern die Rollen von Leber, Herz, Milz und Darm zuwies. Er hielt lange Vorträge über seine Sonderinteressen (Aufzählen sämtlicher Dinosauriernamen, anatomischer Begriffe).Er rechnete mündlich und schriftlich sicher im Zahlenraum bis zu einer Million, aber nur selbstgestellte Aufgaben. Seine Umwelt schockierte er durch Erfinden von skurrilen und bizarren Phantasiegeschichten: er behauptete, "Menschenautos" bauen zu können mit "Händen als Räder, Knochen als Gepäckträger, Blut als Benzin, Armfleisch als Schaltung, Leber als Bremse und Haare als Auspuffdampf"; als Berufswunsch gab er "Babyzersäger" an, wobei er es strikt ablehnte, die Existenz von lebenden Babies anzuerkennen und diese als "Puppen mit eingebauten automatischen Maschinen" deklarierte; er konnte stundenlang über sein "Hundeland" erzählen, in dem es zwar keine Hunde gab, aber alle Menschen "hündisch "sprachen. Er fertigte eine Fülle von skurrilen, inhaltlich stereotypen Zeichnungen an, bei denen alle dargestellten Menschen statt Gelenken "Scharniere" aufwiesen (☞ Abb. 5.3). Beim Essen benehme er sich "wie ein kleiner Terrorist": er sei extrem wählerisch, verlange, daß die Speisen immer gleich angeordnet und zubereitet werden und begleite die Mahlzeiten mit merkwürdigen Ritualen. Obwohl er über einen großen Wortschatz verfügte und sprachlich gewandt war, war kaum ein Dialog mit ihm möglich. Die Eltern waren auch befremdet darüber, daß er extrem selbstbezogen war und überhaupt kein Einfühlungsvermögen für andere Menschen besaß; er erschien ihnen oft geradezu gefühlskalt und sadistisch. Zur Familienanamnese bemerkenswert: der Vater war sehr zwanghaft, korrekt, eigenbrötlerisch und kontaktarm; eine seiner Freizeitbeschäftigungen war das Lösen von selbstgestellten Rechenaufgaben. Ein Bruder der Mutter sei ein "Sonderling", er lebe zurückgezogen als Archivar.

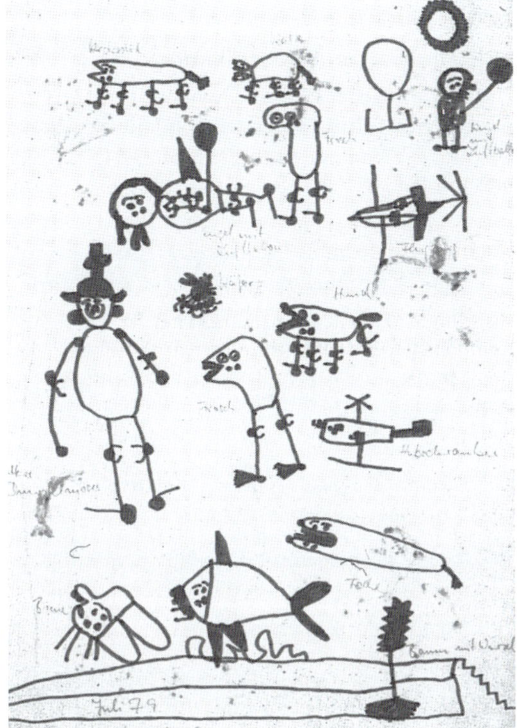

Abb. 5.3: Zeichnung eines 8jährigen Jungen mit Asperger-Autismus.

Kinder mit Asperger-Autismus werden meist erst im Kindergartenalter auffällig und nur dann einem Kinderarzt oder Psychologen vorgestellt, wenn, wie in unserem Fallbeispiel, die Symptomatik sehr ausgeprägt ist. Kinder, deren Störung sich auf mehr oder weniger ausgeprägte Sonderinteressen beschränkt, werden dagegen allenfalls als sonderlingshaft angesehen, selten aber einer spezifischen Therapie zugeführt (deren Wirksamkeit ja ohnehin begrenzt ist). Die in unserem Fallbeispiel geschilderte deutliche motorische Entwicklungsverzögerung mit Ungeschicklichkeit, Vermeidung von manuellen und motorischen Tätigkeiten, wird bei Asperger-Autisten relativ häufig angetroffen, ist jedoch nicht pathognomonisch für diese Störung. Bei oberflächlicher Betrachtung könnte man den hier geschilderten Jungen als hochbegabten, sehr phantasievollen und sprachlich sehr differenzierten Jungen ansehen. Tatsächlich lag sein IQ auch im mittleren Durchschnittsbereich, allerdings mit niedrigen Ergebnissen im Bereich der sozialen Interaktion und des Abstraktionsvermögens. Im Umgang mit Kindern und Jugendlichen mit Asperger-Autismus teilt sich dem Beobachter sehr bald ein Fremdheitsgefühl mit, das aus einem ständigen Aneinandervorbeireden (bei guter formaler Verbalisationsfähigkeit dieser Kinder) und der Unfähigkeit, einen adäquaten Dialog zu führen, resultiert. Die zum Teil hochdifferenzierten Sonderinteressen könnten dazu verleiten, diese Kinder als hochintelligent einzustufen (in der Tat weisen sie manchmal erstaunliche Spezialbegabungen in Teilbereichen auf, wie in unserem Fallbeispiel), jedoch können sie ihr Spezialwissen nicht adäquat anwenden, vielmehr bleibt es Selbstzweck und Stereotypie. Sehr problematisch sind im sozialen Kontext auch die aus mangelndem sozialen Einfühlungsvermögen und dem gestörten Kontaktverhalten erklärbaren "gefühlskalt und sadistisch" anmutenden Verhaltensweisen, die schon Asperger als "Bosheitsakte" bezeichnete.

Diagnose

Checkliste

- ✓ sorgfältige Anamnese (Focus: frühkindliche Entwicklung, Erstmanifestation, Familienanamnese)
- ✓ Routinediagnostik (Focus: neurologisch-motoskopische Untersuchung)
- ✓ Ausschluß einer Hör- oder Sehstörung
- ✓ Verwendung von Beurteilungsskalen wie beim frühkindlichen Autismus (☞ dort)
- ✓ ausführliche Intelligenzdiagnostik (z.B. HAWIK-III, AID, CPM)
- ✓ projektive Verfahren (Sceno-Test, Familie in Tieren, CAT, TAT, evtl. Rorschach, Düss-Fabeln, Familienbrett)

Differentialdiagnose

- frühkindlicher Autismus Kanner (☞ Kap. 5.4.1.)
- atypischer Autismus (Nichterfüllen der Hauptkriterien, Intelligenzminderung)
- desintegrative Psychose Heller (☞ Kap. 5.4.3.)
- Rett-Syndrom (☞ Kap. 5.4.4.)
- schizotype Störung, Schizophrenia simplex (☞ Kap. 9.)
- reaktive Bindungsstörung des Kindesalters, Bindungsstörung mit Enthemmung (☞ Kap. 14.1.2.)
- zwanghafte Persönlichkeitsstörung oder Zwangsstörung (☞ Kap. 11.4.)

Ätiopathogenese

Die Ätiologie ist wie beim frühkindlichen Autismus letztlich ungeklärt. Wegen der Knabenwendigkeit und der familiären Häufung in der männlichen Linie ist eine genetische Disposition ebenfalls anzunehmen.

Therapie und Verlauf

Grundsätzlich gilt das bezüglich Therapie und Verlauf Gesagte über den Kanner-Autismus (☞ dort) auch für den Asperger-Autismus.

Aufgrund der meist normalen oder gar überdurchschnittlichen Intelligenzausstattung und der guten Verbalisationsfähigkeit der Kinder mit Asperger-Autismus können bei älteren Kindern zusätzlich auch psychotherapeutische Verfahren versucht werden, die sich auf intrapsychische Vorgänge zentrieren.

Prognose

Je nach Ausprägungsgrad der Symptomatik und nach der Belastbarkeit bzw. Toleranz der Umgebung (Familie, Schule, Umwelt) ist die Prognose im allgemeinen günstiger als beim Kanner-Autismus, wenngleich die Symptome auch der Asperger-Autisten lebenslang eine hohe Persistenz aufweisen. Patienten mit leichteren Formen von Asperger-Autismus können als Erwachsene relativ gut integriert werden, gelten allenfalls als sonderlingshaft und einzelgängerisch und bedürfen keiner spezifischen Behandlung. Während bei Kindern mit frühkindlichem Autismus im weiteren Verlauf sehr selten psychotische Episoden auftreten, können diese beim Asperger-Syndrom gelegentlich beobachtet werden.

5.4.3. Desintegrative Störung des Kindesalters (Heller-Syndrom, Dementia infantilis)

Definition und Klassifikation

Die von Th. Heller 1909 als Dementia infantilis beschriebene Störung wird heute als desintegrative Störung des Kindesalters bezeichnet (F84.3). Sie ist durch folgende Kriterien gekennzeichnet:

- **eindeutig normale Entwicklung** (in der Kommunikationsfähigkeit, in sozialen Beziehungen, im Spiel und im Anpassungsverhalten) bis zu einem Alter von mind. zwei Jahren
- **endgültiger Verlust der vorher erworbenen Fertigkeiten** in mind. zwei der folgenden Bereiche
  - expressive oder rezeptive Sprache
  - Spielfähigkeit
  - soziale Fertigkeiten oder adaptives Verhalten
  - Darm- oder Blasenkontrolle
  - motorische Fertigkeiten
- **qualitativ auffälliges soziales Verhalten** in mind. zwei der folgenden Bereiche
  - qualitative Auffälligkeiten in der gegenseitigen sozialen Interaktion bzw. der Kommunikation (wie für Autismus definiert)
  - begrenzte repetitive und stereotype Verhaltensmuster, Interessen und Aktivitäten einschl. motorischer Stereotypien und Manierismen
  - allgemeiner Interessenverlust an Objekten und an der Umwelt insgesamt

Epidemiologie

Es handelt sich um eine sehr seltene Erkrankung, die überwiegend Jungen betrifft.

Klinisches Bild

Typisches Fallbeispiel

Ein vierjähriger Junge wird von seinen Eltern vorgestellt, da er seit ca. neun Monaten sich in seinem Wesen auffällig verändert habe. Nach unauffälliger Schwangerschaft und Geburt habe sich der Junge in den ersten drei Lebensjahren völlig altersgemäß entwickelt (belegt durch mitgebrachte Video- und Tonbandaufnahmen). In der Vorgeschichte wurden keine schwerwiegenden Infektionskrankheiten, Schädel-Hirn-Traumen oder sonstige Noxen beschrieben. Innerhalb weniger Monate habe der Junge fast völlig das Sprechen "verlernt". Er sei übernervös, uneinfühlbar ängstlich und in ständiger motorischer Unruhe. Er zeige nur noch ein stereotypes Spielverhalten, ziehe sich häufig in eine Ecke zurück und zeige kein Interesse mehr an seinen bis dahin geliebten Spielzeugen, zeige auch kaum eine Reaktion auf Zuwendung der Eltern oder seines älteren Geschwisterkindes. Des weiteren sei den Eltern aufgefallen, daß er häufig mit den Händen Dreh- und Wedelbewegungen ausführe, mit dem Oberkörper hin- und herschaukele. Sie hätten auch das Gefühl, daß er das, was sie zu ihm sagten, nicht mehr wie früher verstehen würde. Zur Verzweiflung der Eltern verschlimmerte sich der Zustand des Kindes innerhalb weniger Monate. Bei einer Nachuntersuchung nach einen Jahr bot der Junge das Bild einer schweren Intelligenzminderung mit autistoiden Verhaltensweisen.

Die Diagnose einer *Dementia infantilis* setzt voraus, daß die Kinder bis zum dritten Lebensjahr eindeutig eine normale Entwicklung durchlaufen haben, und daß vorher erworbene Fertigkeiten verlorengehen. Manche Verhaltensweisen erinnern an den frühkindlichen Autismus, aufgrund der Vorgeschichte ist jedoch eine Abgrenzung möglich. Bemerkenswert ist, daß im Gegensatz zu dem schweren Demenzprozeß der Gesichtsausdruck der Kinder unverändert bleibt, manche Autoren sprechen von einem "Prinzengesicht", das diese Kinder aufweisen (den Ausdruck "Prinzengesicht" hat übrigens auch Asperger für die Kinder des von ihm beschriebenen Syndroms geprägt). Manche Kinder starren öfter vor sich hin oder blicken ins Leere, so als ob sie halluzinieren würden.

Diagnose

Checkliste

- ✓ sorgfältige Anamnese (Focus: frühkindliche Entwicklung, Erstmanifestation)
- ✓ ausführliche hirnorganische Diagnostik: EEG, AEP, VEP, craniales Computertomogramm (CCT), evtl. MRT
- ✓ Ausschluß einer Hör- und Sehstörung
- ✓ Ausschluß von Stoffwechsel-, Speicherkrankheiten, Masernenzephalitis (Liquorpunktion)
- ✓ Chromosomenanalyse
- ✓ neuropädiatrisches Konsil

Differentialdiagnose

- andere tiefgreifende Entwicklungsstörungen (Kanner-, Asperger-, Rett-Syndrom)
- erworbene Aphasie mit Epilepsie (Landau-Kleffner-Syndrom)
- frühkindliche Schizophrenie (☞ Kap. 9.)
- elektiver Mutismus (☞ Kap. 14.1.1.)

Ätiopathogenese

Eine multifaktorielle Genese ist anzunehmen. In einzelnen Fällen läßt sich eine Masernenzephalitis, eine Lipid-Speicherkrankheit oder eine Leukodystrophie nachweisen.

Therapie und Verlauf

Eine spezifische Therapie ist nicht bekannt. In den meisten Fällen bleibt der dementielle Abbau etwa ein bis zwei Jahre nach Beginn der Erkrankung auf einem gleichbleibenden Plateau; in Einzelfällen ist der Verlauf progredient mit Auftreten von epileptischen Anfällen, motorischer Dysfunktion und umschriebenen neurologischen Symptomen.

Prognose

Die Prognose ist als ungünstig anzusehen.

5.4.4. Rett-Syndrom

Definition und Klassifikation

1966 beschrieb in Wien A. Rett erstmals das später nach ihm benannte Syndrom, das fast ausschließlich Mädchen betrifft. Es ist durch folgende Kriterien gekennzeichnet:

- eindeutig normale pränatale, perinatale und psychomotorische Entwicklung während der ersten fünf Monate, normaler Kopfumfang bei der Geburt
- Abnahme des Kopfwachstums zwischen dem 5. Lebensmonat und dem 4. Lebensjahr
- Verlust der erworbenen zielgerichteten Handbewegungen zwischen dem 5. und 30. Lebensmonat verbunden mit einer Kommunikationsstörung und beeinträchtigten sozialen Interaktionen
- Auftreten von kaum koordiniertem, unsicherem Gang und/oder Rumpfbewegungen
- Entwicklung einer schwergestörten expressiven und rezeptiven Sprache mit einer schweren psychomotorischen Verlangsamung
- stereotype Handbewegungen, wie Händewringen oder Waschbewegungen, die mit oder nach dem Verlust zielgerichteter Handbewegungen auftreten

Epidemiologie

Das Rett-Syndrom wird heute unter den neurodegenerativen Erkrankungen bei Mädchen als eine der häufigsten betrachtet und tritt mit einer Prävalenz von etwa 1 : 10.000 auf. Weltweit sind bislang mehr als 2.000 gesicherte Erkrankungsfälle bekannt. Neuesten Schätzungen zufolge leben in der Bundesrepublik etwa 300 Mädchen mit Rett-Syndrom.

Klinisches Bild

Typisches Fallbeispiel

Ein 4jähriges Mädchen wird zur Abklärung einer unklaren Entwicklungsverzögerung vorgestellt. Nach unauffälliger Schwangerschaft und Geburt habe sie sich in den ersten Lebensmonaten zunächst unauffällig entwickelt. Die statomotorische Entwicklung sei deutlich verzögert verlaufen, ebenso die Sprachentwicklung. Zum Zeitpunkt der Untersuchung spreche sie etwa 3 - 5 Wörter. Die Sauberkeitsentwicklung sei noch nicht abgeschlossen. Das auffälligste Symptom sei bei ihr ein ständiges In-die-Hände-Klatschen und Aneinanderreiben der Hände, ständiges Zähneknirschen und ein unsicherer, tapsiger Gang mit breitbasigem Aufsetzen der Füße. Einbeinstand, Treppensteigen nicht möglich. Selbständiges Essen nicht möglich. Weitere Befunde: leichter Unruhetremor, der sich bei Bewegungen verstärkt, rechtskonvexe Wirbelsäulen-Skoliose, Muskelhypotonie, ausgeprägte Ataxie und Apraxie. Röntgenaufnahmen des Schädels und CCT unauffällig. EEG: fokale Sharp-slow-wave-Komplexe zentrotemporal. Das Kind nahm von sich aus nie Kontakt zu anderen Kindern auf, wirkte autistoid, lächelte vor sich hin, blickte die Bezugsperson nicht direkt an, spielte nur stereotyp (aufeinanderschlagen, klopfen, reiben).

In der Regel kommen die betroffenen Mädchen aus gesunden Familien und weisen eine unauffällige Schwangerschaft und Geburtsanamnese auf. In etwa einem Drittel der Fälle wird eine ausgeprägte Trinkschwäche in den ersten Lebensmonaten beschrieben, sonst verläuft die frühkindliche Entwicklung zunächst altersgemäß. In der zweiten Hälfte des ersten Lebensjahres bilden sich dann die oben geschilderten Symptome aus. Besonders auffällig ist der Verlust des sinnvollen Gebrauchs der Hände mit Entwicklung einer Apraxie und stereotypen, windenden, reibenden oder klatschenden Handbewegungen. Des weiteren entwickeln sich eine Gangataxie und motorische Stereotypien. Auch das Auftreten von Zähneknirschen, Hyperventilationsepisoden und vermehrtem Speichelfluß ist typisch. Zwischen dem 1. und 4. Lebensjahr treten bei 60 - 80 % der Mädchen epileptische Anfälle auf, die Anfallshäufigkeit nimmt bis zum 6. Lebensjahr zu und nach dem 12. Lebensjahr wieder ab. Im EEG sind häufig abnorme Graphoelemente wie bei einer Rolandi-Epilepsie festzustellen, die besonders in der Einschlafphase nachweisbar sind (daher Schlaf-EEG durchführen). Des weiteren werden auch andere Formen hypersynchroner Aktivitäten wie Polyspikes und generalisierte Spike-wave-Komplexe beobachtet. Im körperlichen Bereich ist die *Abnahme des Schädelumfangs,* der schließlich unterhalb der 3. Percentile liegen kann, pathognomonisch. Nach zunächst normaler Körperlängenentwicklung tritt ab dem 2. Lebensjahr ein Wachstumsstillstand ein, so daß die Mädchen in der Regel minderwüchsig sind. Während die Pubertät zeitgerecht und normal eintritt, bleibt der pubertäre Wachstumsschub in der Regel aus. Des weiteren ist ein verzögertes Fußwachstum auffällig. Die Beschreibung des Rett-

Syndroms als ataktisch-autistische Demenz ist zwar zutreffend, hat sich aber nicht allgemein eingebürgert.

Diagnose

Checkliste

- ✓ Anamnese (Focus: frühkindliche Entwicklung, Entwicklung des Kopfumfangs ☞ Vorsorgehefte)
- ✓ Schlaf-EEG (Befund häufig wie bei Rolandi-Epilepsie)
- ✓ Röntgen Schädel, CCT, VEP, AEP: meist unauffällig, keine spezifischen Laborbefunde zu erwarten
- ✓ Chromosomenanalyse: unauffällig
- ✓ ausführliche neurologische Untersuchung (evtl. neuropädiatrisches Konsil)
- ✓ frühzeitig orthopädisches Konsil

Differentialdiagnose

- frühkindlicher Autismus Kanner (☞ Kap. 5.4.1.)
- Angelman-Syndrom (neuro-degenerative Erkrankung mit Epilepsie, psychomotorischer Retardierung, fehlender Sprachentwicklung, Ataxie und Microzephalie. Tritt aber auch bei Jungen auf. Bei 2/3 der Patienten kann die Diagnose molekulargenetisch durch den Nachweis einer Deletion auf dem langen Arm des Chromosoms 15 nachgewiesen werden)
- Heller-Syndrom (Kap. 5.4.3.: tritt meist bei Jungen auf, späterer Beginn, abweichende Symptomatik)

Ätiopathogenese

Rett hatte bei seinen Patienten anfangs eine Hyperammonämie festgestellt, was auch von anderen Autoren beschrieben wurde, heute jedoch als ursächlich oder pathognomonisch nicht mehr angesehen wird. Derzeit gibt es keine Möglichkeit, die Diagnose anhand biochemischer, neuropsychologischer, bildgebender oder genetischer Untersuchungen zu verifizieren. Die Ätiologie des Rett-Syndroms ist bis heute ungeklärt, wobei vieles dafür spricht, daß es sich um eine genetische Erkrankung mit einer Deletion des X-Chromosoms handelt. Derzeit wird die Hypothese, daß dem Rett-Syndrom eine Störung der frühen funktionellen Hirnentwicklung zugrunde liegen könnte, die aus einer Verminderung der dendritischen Neuronenvernetzung und damit des Hirngewichtes resultiert ("Diskonnektionssyndrom"), diskutiert.

Therapie und Verlauf

Nach dem oben Gesagten gibt es derzeit eine ursächliche Therapie des Rett-Syndroms nicht, sie kann daher nur symptomatisch mit krankengymnastischen, evtl. ergotherapeutischen Therapieformen erfolgen. Der Verlauf des Rett-Syndroms ist durch verschiedene Stadien gekennzeichnet:

- 1. Stadium
  Entwicklungsstillstand im Alter von 6 - 18 Monaten
- 2. Stadium
  Entwicklungsrückschritt mit Verlust bereits erworbener Fähigkeiten und Ausbildung von autistoiden Verhaltensweisen
- 3. Stadium
  nach weiteren 1 - 3 Jahren: Stillstand der Entwicklungsregression, u. U. relative Verbesserung der Bewegungsfunktionen und der kommunikativen Fähigkeiten
- 4. Stadium
  2. Lebensjahrzehnt, Erwachsenenalter: Verschlechterung der motorischen Funktionen (Myelopathie, Polyneuropathie und Auftreten von orthopädischen Komplikationen wie Spitzfußkontrakturen, Wirbelsäulen-Skoliose)

Hinweise für die Elternberatung

Im wesentlichen sinngemäß wie beim Kanner-Autismus, sowie

- frühzeitige Einleitung einer Frühförderung, z.B. durch die Lebenshilfe
- Hinweis auf spätere neurologische und orthopädische Komplikationen (frühe Betreuung durch Orthopäden)
- Kontaktaufnahme mit "Elternhilfe für Kinder mit Rett-Syndrom in der BRD e.V.", Geschäftsstelle: Am Roseneck 10a, 38302 Wolfenbüttel-Atzum

Prognose

Die Prognose des Rett-Syndroms ist im allgemeinen ungünstig, wenngleich auch die Lebenserwartung nach vorläufigen Verlaufsuntersuchungen nicht wesentlich verkürzt zu sein scheint.

Intelligenz und ihre Variationen

6. Intelligenz und ihre Variationen

Definition und Klassifikation

Intelligenz ist definiert als die mit den kognitiven Möglichkeiten eines Menschen verbundenen geistigen Fähigkeiten in ihrer potentiellen und dynamischen Bedeutung. Gemeinsamer Nenner unterschiedlicher Definitionen ist die Beschreibung der Fähigkeit, sich in neuen Situationen aufgrund von Einsichten zurechtzufinden. Dabei soll nicht der Rückgriff auf Erfahrungen das entscheidende Kriterium sein, sondern die Fähigkeit, Beziehungen zu ähnlichen Situationen herzustellen, sie miteinander zu vergleichen, um daraus neue interne Handlungsanweisungen ableiten zu können. Kognitive Funktionen setzen sich aus perzeptiv-integrativen und produktiv-expressiven Prozessen zusammen. Innerhalb dieser Prozesse läuft ein äußerst komplexes Geschehen hierarchisch organisierter Funktionsabläufe ab. Perzeptive, gnostische, assoziative, mnestische und kognitiv-reflektierende Funktionen und Prozesse sind dabei eng miteinander verknüpft und zudem von emotionalen und motivationalen Bedingungen abhängig bzw. davon beeinflußt.

Von einer Borderline-Intelligenz oder Lernbehinderung spricht man bei einer Abweichung vom Standardwert um einen Sigmawert. Unter einer Intelligenzminderung (früher auch: Oligophrenie) versteht man eine intellektuelle Beeinträchtigung, die - gemessen mit standardisierten Verfahren der Intelligenzmessung - mindestens zwei Standardabweichungen unter dem Durchschnitt liegt. Jeder festgestellte Intelligenzquotient muß auf eine Altersnorm oder auf eine Klassen- bzw. Schulnorm bezogen sein. Intelligenztests sind nur in dem Kulturkreis gültig, für den sie normiert wurden (vgl. Kap. 2.5.).

Einordnung	Abweichung vom Mittelwert in σ-Werten	Verteilung	IQ-Bereich
Intelligenzminderung	$-2\,\sigma <$ Testergebnis	2,12 %	< 70
Borderline-Intelligenz	$-2\,\sigma <$ Testergebnis $> -1\,\sigma$	13, 9 %	70 - 84
durchschnittliche Intelligenz	$+1\,\sigma <$ Testergebnis $> -1\,\sigma$	67, 8 %	85 - 114
überdurchschnittliche Intelligenz	$+2\,\sigma <$ Testergebnis $> +1\,\sigma$	13,9 %	115 - 129
hohe Intelligenz	$+2\,\sigma <$ Testergebnis $> +1{,}35\,\sigma$	1,28 % oder 1,88 %	130 - 134 oder 130 - 139
Hochbegabung	$> 1{,}35\,\sigma$ oder $> 1{,}66\,\sigma$	1,0 % oder 0,4 %	≥ 135 oder ≥ 140

Tab. 6.1: Verteilung der Intelligenzvarianten (mod. nach Remschmidt, H. und Schmidt, M.H. (Hrsg.): Kinder- und Jugendpsychiatrie in Klinik und Praxis, Band II, Thieme, Stuttgart, 1985).

Der früher verwendete Begriff des Schwachsinns sollte wegen seiner abwertenden Bedeutung vermieden werden. Beispielhaft sind hier die Begriffe aus dem englischen Sprachraum, in dem u.a. von "mental retardation" gesprochen wird und damit die Entwicklungsmöglichkeiten miteinbezogen sind. Für den deutschen Sprachgebrauch wird analog zur ICD-10 der Begriff der Intelligenzminderung vorgeschlagen. Kritisch anzumerken ist zu diesem Sprachgebrauch, daß eine leichte Intelligenzminderung vom normalen Sprachverständnis her eher auf das Spektrum der Borderline-Intelligenz verweist, als daß man einen IQ im Bereich zwischen 50 und 69 erwarten würde.

Klassifikation	IQ-Bereich	Prävalenz	Förderungsmöglichkeiten
Borderline-Intelligenz (Lernbehinderung)	84-70	15 %	Hauptschule oder Sonderschule-L* bzw. Förderschule
leichte Intelligenzminderung (Debilität)	69-50	2,5 %	Sonderschule-L* oder Sonderschule-G**
deutliche Intelligenzminderung (Imbezillität)	49-35	0,4 %	Sonderschule-G**
schwere Intelligenzminderung (schwere Imbezillität)	34-20	0,3 %	Sonderschule-G** oder pflegebedürftig
schwerste Intelligenzminderung (Idiotie)	< 20	0,04 %	pflegebedürftig

Tab. 6.2: Klassifikationen intellektueller Störungen. *: Lernbehinderte. **: Geistigbehinderte (mod. nach Remschmidt, H. und Schmidt, M.H. (Hrsg.): Neuropsychologie des Kindesalters. Enke, Stuttgart 1981).

Es gibt verschiedene Klassifikationssysteme, die die Intelligenzminderungen unterschiedlich unterteilen und einordnen. So notwendig es ist, solche Einteilungen und Definitionen vorzunehmen, so problematisch kann diese Reduktion sein, weil die Intelligenz nur einen Teil - wenn auch einen sehr wichtigen - der Gesamtpersönlichkeit darstellt. Andererseits stellt eine gut ausgeprägte Intelligenz in der Entwicklung und im Umgang mit psychischen Störungen einen protektiven Faktor dar. Letztlich ist jede Intelligenzmessung daher nur im Gesamtbild und in der Gesamtbeurteilung der kindlichen oder adoleszenten Persönlichkeit zu beurteilen. Nach der ICD-10 (1992) wird eine Intelligenzminderung wie folgt definiert:

Definition der Intelligenzminderung nach ICD-10

Eine Intelligenzminderung ist eine sich in der Entwicklung manifestierende, stehengebliebene oder unvollständige Entwicklung der geistigen Fähigkeiten, mit besonderer Beeinträchtigung von Fertigkeiten, die zum Intelligenzniveau beitragen, wie z.B. Kognition, Sprache, motorische und soziale Fähigkeiten. Eine Intelligenzminderung kann allein oder zusammen mit anderen psychischen oder körperlichen Störungen auftreten.
Das Anpassungsverhalten ist stets beeinträchtigt, eine solche Anpassungsstörung muß aber bei Personen mit leichter Intelligenzminderung in geschützter Umgebung mit Unterstützungsmöglichkeiten nicht auffallen.

Die neueste Definition der Amerikanischen Gesellschaft für Intelligenzminderung (AAMR, 1992) geht mehr auf die aktuelle Adaptationsfähigkeit ein:

Definition der Intelligenzminderung nach AAMR

Eine Intelligenzminderung zieht tiefgreifende Begrenzungen der aktuellen sozialen Funktionsfähigkeit nach sich. Sie manifestiert sich als signifikant unterdurchschnittliche Leistung und tritt in Kombination mit mindestens zwei der nachfolgenden Unfähigkeiten in bezug auf das Adaptationsniveau auf: Kommunikation, Selbstversorgung, Haushaltsführung, soziale Fähigkeiten, Behördengänge, Selbstbestimmung, Gesundheit und Sicherheit, theoretische Zusammenhänge und Arbeit. Sie beginnt vor dem 18. Lebensjahr.

Operationalisierung der Intelligenzminderung nach den Forschungskriterien der ICD-10:			
F7 INTELLIGENZMINDERUNG			
1. Niveau der kognitiven Fähigkeiten Abhängig von den kulturellen Normen und Erwartungen müssen sich die Wissenschaftler ihr eigenes Urteil bilden, wie der Intelligenzquotient (IQ) oder das mentale Alter entsprechend den in F7 angegebenen Variationsbreiten am besten einzuschätzen ist:			
Kategorie	Intelligenzminderung	IQ	mentales Alter (Jahre)*
F70	leicht	50-69	9 bis unter 12 Jahre
F71	mittelgradig	35-49	6 bis unter 9 Jahre
F72	schwer	20-34	3 bis unter 6 Jahre
F73	schwerst	unter 20	unter 3 Jahren
2. Niveau der sozialen Kompetenz (vgl. Kap. 1.4. Klassifikation)			
* auf die Problematik der Zuordnung zu einem "mentalen Alter" wird im Abschnitt Fehlerquellen eingegangen.			

Epidemiologie

In der Tabelle 6.2 sind die Prävalenzraten als aus der Literatur zusammengefaßte ungefähre Daten wiedergegeben. Genaue Zahlen sind aufgrund der unterschiedlichen angewendeten Meßinstrumente sowie unterschiedlicher Berücksichtigung soziodemographischer Faktoren und nicht zuletzt wegen unterschiedlicher kultureller Bedingungen nur schwer zu erhalten. Als Richtwert kann man von einer Prävalenz für die Intelligenzminderung (IQ $\leq$ 69) von 2-3 % ausgehen. In Entwicklungsländern ergibt sich nach Pilotstudien eine erhöhte Rate.

Die tatsächlichen Zahlen für westeuropäische Länder, wie sie aus Tab. 6.2. hervorgehen, sind höher als die Werte, die man aufgrund der biologischen Verteilung im Sinne einer Gaußschen Kurve erwarten würde (vgl. Tabelle 6.1.). Dies hängt damit zusammen, daß zusätzlich zu den biologisch zu erwartenden Verteilungen Unfälle, Intoxikationen und andere Ursachen die Prävalenz der Intelligenzminderung erhöhen.

Insgesamt muß von einer gering ausgeprägten Knabenwendigkeit der Intelligenzminderungen ausgegangen werden. Dies wird mit der erhöhten Vulnerabilität bezüglich organischer Beeinträchtigungen von Jungen erklärt. Allerdings läßt sich diese Geschlechtswendigkeit nicht in allen Untersuchungen nachweisen. Differenziertes Datenmaterial ist auch durch die unterschiedlich schwierige Erkennbarkeit der Intelligenzminderungen zu erklären. So ist eine Borderline-Intelligenz sicher oft erst mit der Einschulung feststellbar.

Klinisches Bild

Wegen der Vielfältigkeit der Ursachen und Ausprägungen (und ggfs. Begleiterkrankungen) ist es nicht möglich, ein typisches klinisches Bild intelligenzgeminderter Kinder und Jugendlicher anzugeben. Wie bei normal intelligenten Kindern spielen für die Ausbildung der kindlichen Persönlichkeit neben der Intelligenzminderung soziokulturelle Faktoren auch eine Rolle. Morphologische Kennzeichen der Intelligenzminderung können ebenso vorhanden sein wie spezifische Stigmata, aber es kann auch sein, daß man ein intellektuelles Defizit eines Kindes erst durch die testpsychologische Untersuchung aufdeckt. Eine Intelligenzminderung muß nicht mit einer Veränderung des äußeren Bildes eines Kindes einhergehen; ein primär "dumm" wirkendes Kind kann durchaus durchschnittlich intelligent sein und umgekehrt.

Abhängig von den individuellen intellektuellen Kapazitäten ist es möglich, daß ein intelligenzgemindertes Kind das Ausmaß seines Defizits im Vergleich zu Spielkameraden realisiert. Es wird dann sehr von seiner Coping-Fähigkeit abhängen - die wiederum auch von Faktoren der Umgebung abhängig sind - wie sehr es dem Kind gelingt, damit fertig zu werden. Eine erhöhte Aggressivität kann somit z.B. eher ein reaktives Geschehen sein, als daß es primär der Intelligenzminderung zuzurechnen ist.

Im Vordergrund des klinischen Bildes wird immer stehen, daß ein Kind kognitiv eingeschränkt ist. Dies muß nicht zu Verhaltensauffälligkeiten führen, sondern kann sich nur darin zeigen, daß ein Kind bestimmte Anweisungen oder Erklärungen nicht versteht oder umsetzen kann, in seinem Sprachgebrauch nicht altersentsprechend entwickelt ist oder auch in anderen Bereichen Entwicklungsrückstände aufweist. Die Diagnose einer Intelligenzminderung bringt in jedem Fall die Notwendigkeit mit sich, sich auf das kognitive Niveau des entsprechenden Kindes einzustellen. Erst die individuelle und umfassende Diagnostik wird jeden Einzelfall angemessen sowohl hinsichtlich der Defizite, aber auch in bezug auf die Potentiale würdigen können.

Fallbeispiele

Ein 16jähriges Mädchen wird zur stationären Diagnostik und Verhaltensbeobachtung eingewiesen, nachdem in der Sonderschule-G erhebliche Verhaltensprobleme aufgetreten seien. Die Lehrer berichten von plötzlichen aggressiven Durchbrüchen des Mädchens, in deren Verlauf eine Beschulung unmöglich werde, sowie von erheblichen Trotzphasen, die ebenfalls von seiten der Lehrer kaum zu durchbrechen seien. In der Testdiagnostik ergibt sich mit unterschiedlichen Verfahren ein IQ von etwa 60. Auffällig im Profil ist, daß das Mädchen in einigen lebenspraktischen Bereichen, wie Einkaufen, Kochen u.a.m. deutlich besser ist, während sie in rein kognitiven Bereichen schlechter abschneidet. In der Verhaltensbeobachtung fällt auf, daß sie sich immer wieder sehr darum bemüht, mit den anderen Kindern mitzuhalten, sich z.B. von ihnen Computerspiele oder Bücher ausleiht. Dies führt dann schnell zu Überforderungssituationen, in deren Verlauf sie erheblich aggressiv reagiert und von den Schwestern kaum noch zu irgendeiner Mitarbeit auf der Station zu motivieren ist. Die psychotherapeutisch-stützende Behandlung zeigt eine mangelhafte Verarbeitung der von der Jugendlichen selbst immer wieder festgestellten Defizite im Vergleich mit Gleichaltrigen und vor allem mit dem 2 Jahre älteren Bruder. Nur langsam gelingt es unter Einbeziehung der Familie, ihr mehr Selbstbewußtsein zu vermitteln und ihr eine Trauerarbeit hinsichtlich der eigenen Intelligenzminderung zu ermöglichen. Ein wichtiger Faktor dabei war die Verleugnungstendenz der Familie, die ebenso unter der Intelligenzminderung der Tochter litt wie sie selbst.

Ein achtjähriges Mädchen wird von ihrer besorgten Mutter, einer Erzieherin, zur ambulanten Diagnostik angemeldet. Die Lehrerin der 1. Klasse habe geäußert, daß das Kind wohl Schwierigkeiten habe, dem Unterricht zu folgen und den geforderten Lernstoff zu verstehen. Die Mutter ist empört, weil sie immer wieder feststellen könne, daß ihre Tochter ausgesprochen schnell verstehe und auch neugierig sei. Zu der verspäteten Einschulung sei es nur gekommen, weil sie sehr verspielt gewesen sei und somit noch nicht schulreif war. Probleme gebe es mit der Tochter eher, weil sie sehr dickköpfig sei und sich nichts sagen lassen wolle. In der körperlich-neurologischen Untersuchung, die vom somatischen Befund her unauffällig ist, fällt auf, daß das Kind zu allen Anweisungen äußert, daß sie es könne. Auf Nachfrage bestätigt sie ausdrücklich, daß sie "alles" könne. Testpsychologisch ergibt sich dann mit zwei verschiedenen Verfahren ein IQ zwischen 75 und 80. Es wird deutlich, daß das Mädchen im Rahmen ihrer Borderline-Intelligenz in der Schule überfordert war und diese Überforderung mit einer erheblichen Selbstüberschätzung zu überspielen versucht hat. Im Familiengespräch wird deutlich, wie schwer es den Eltern fällt, die Diagnose anzunehmen. Im Rahmen einer Verleugnung der Schwierigkeiten der Tochter hatte der Vater ihr schon immer vermittelt: Wenn man etwas will, dann kann man es auch und damit die selbstüberschätzende Tendenz der Tochter unterstützt.

Diagnose

Die Diagnostik bei Verdacht auf eine Intelligenzminderung ist zwar in erster Linie die Domäne der Testpsychologie (vgl. Kap. 2.5.), jedoch kann erst eine differenzierte kinder- und jugendpsychiatrische Untersuchung jeden Einzelfall einer entsprechenden Diagnose zuordnen und geeignete therapeutische Maßnahmen einleiten. Wichtig ist, daß man sich nicht von Äußerungen der Eltern in bezug auf das angenommene Intelligenzniveau verleiten läßt, auf eine differenzierte testpsychologische Untersuchung zu verzichten (vgl. zweites Fallbeispiel).

Bei der Beurteilung des individuellen IQ muß immer das spezifische Profil berücksichtigt werden.

Checkliste	
✓ Anamnese	Focus: Entwicklungsanamnese
✓ Familienanamnese	Focus: familiäre Intelligenzminderung, Risikofaktoren
✓ körperliche Untersuchung	Focus: Somatometrie, Dysmorphiezeichen
✓ neurologische Untersuchung	Focus: Entwicklungsstand
✓ psychiatrische Befunderhebung	
✓ testpsychologische Untersuchungen	IQ, Profil
✓ neuropsychologische Untersuchungen	spez. Untersuchungen der Feinmotorik, z.B. Tracking, Tapping, Aiming
✓ technische Untersuchungen	z.B. CT, EEG, EP (evozierte Potentiale), NLG (Nervenleitgeschwindigkeit), Sonographie
✓ labortechnische Untersuchungen	Blut, Liquor, bioptisches Material
✓ genetische Untersuchungen	Chromosomenanalyse, Stammbaum

Differentialdiagnose

Die spezifische Differentialdiagnose einer Intelligenzminderung ergibt sich aus der jeweiligen Diagnose. Grundsätzlich sind neben der Fülle der hier nicht aufzählbaren spezifischen Differentialdiagnosen die in der nachfolgenden Tabelle zusammengefaßten Diagnosen bzw. Zustände differentialdiagnostisch auszuschließen.

Differentialdiagnose	Definition
Pseudointelligenz	Borderline-Intelligenz bei Menschen, die aufgrund höherer Kreativität und Aktivität einen Eindruck höherer Intelligenz vermitteln
Pseudointelligenzminderung	aufgrund neurotischer oder traumatischer Belastungen kann die eigentliche intellektuelle Fähigkeit nicht erbracht werden
vorübergehende Intelligenzminderung	im Verlauf akuter körperlicher Erkrankungen vorübergehend auftretende Intelligenzminderung
Demenz	fortschreitender Abbau vorhandener intellektueller Fähigkeiten durch hirnorganische Abbauprozesse
Pseudodemenz	vermeintlicher fortschreitender Abbau intellektueller Fähigkeiten
Teilleistungsschwächen	Beschränkung einer unterdurchschnittlichen intellektuellen Leistung auf bestimmte Bereiche, die signifikant schlechter sein müssen, als es der Gesamt-IQ erwarten ließe
Sonderbegabung	Leistungsbereiche, die das mittlere Niveau des Menschen deutlich übersteigen

Tab. 6.3: Differentialdiagnose bei Intelligenzminderung.

Hochbegabung

Wegen der besonderen Bedeutung soll in diesem Kapitel auch auf die Problematik der Hochbegabung eingegangen werden.

Man spricht von einer Hochbegabung, wenn ein Kind in zwei unabhängigen Testverfahren einen IQ $\geq$ 130 erreicht. Diese besondere intellektuelle Ausstattung muß allerdings nicht zu einem besonders guten Schulergebnis führen. Manche hochbegabte Kinder fallen eher durch durchschnittliche bis schlechte Schulleistungen auf, weil sie Probleme haben, mit der Unterforderung zurecht zu kommen. So kann es sein, daß sich diese Unterforderung dahingehend äußert, daß das hochbegabte Kind dem Unterricht schlecht und unkonzentriert folgt und von daher den Stoff schlechter beherrscht, als es sein IQ vermuten läßt. Ausführliche Informationen finden sich in der Broschüre "Begabte Kinder - Finden und Fördern", Bundesministerium für Bildung, Wissenschaft, Forschung und Technologie, 53170 Bonn (1996).

Ätiopathogenese von Intelligenzminderung

Eine Vielzahl von Ursachen kommen für eine Intelligenzminderung in Betracht. Hier sollen nur die wichtigsten klinischen Bilder mit der entsprechenden ätiologischen Zuordnung und den klinischen Symptomen als Beispiele genannt werden. Um sich eine Systematik anzueignen, ist es hilfreich, sich zunächst einen Überblick über die Störungen in bezug auf den Zeitpunkt der Störung und deren grundsätzliche Zuordnung zu genetischen, stoffwechsel- oder umweltbedingten und multifaktoriellen ätiologischen Faktoren zu verschaffen (vgl. Tab. 6.4).

Insgesamt sind heute einige hundert Störungen und Syndrome bekannt, die - neben anderen Symptomen - auch mit Intelligenzminderung einhergehen. Nach ätiologisch zugeordneten Gruppen seien hier folgende einzelne Störungen mit klinischer Bedeutung herausgegriffen und beschrieben:

Chromosomale Störungen

Die bekannteste ist das **Down-Syndrom**, das vom Alter der Mutter abhängig mit einer Häufigkeit zwischen 1:400 bis 1:700 auftritt. Neben der eigentlichen Trisomie 21 (95 %) sind noch verschiedene andere Chromosomenanomalien möglich, wie die Mosaiktrisomie 21 und die Translokationen 21/13, 21/14, 21/15, 21/21 sowie 21/22. Kli-

Zeitpunkt	Ätiologie	Beispiele
ätiologische Zuordnung möglich		
pränatal: genetisch-chromosomal	Autosomen Geschlechtschromosomen	Trisomie 13, 18, 21 XO, XXY, Fragiles X
pränatal: genetisch-stoffwechselbedingt	Aminosäurestoffwechsel Kohlenhydratstoffwechsel Fettstoffwechsel	Phenylketonurie Galaktosämie Gangliosidosen
pränatal: umweltbedingt	viral bakteriell Intoxikationen Hypoxie Strahlenschäden mütterliche Erkrankungen	Röteln, Zytomegalie Listeriose Drogen, Medikamente Alkohol, Nikotin Diabetes mellitus
pränatal: multifaktoriell	hirnorg. Entwicklungsdefekte Dysmorphiesyndrome	Epilepsien, Hydrozephalus
perinatal	Frühgeburt Geburtstraumen	Blutungen, Asphyxie Hypoxie small for date
postnatal	Infektionen endokrinologisch Trauma neoplastisch Dystrophie Impfschäden	Meningitis, Enzephalitis Hypothyreose Unfall Hirntumor Kwashiorkor
ätiologische Zuordnung nicht möglich		
In 50 % der Fälle ist eine eindeutige Zuordnung nicht möglich. Teilweise bestehen bei diesen Formen der Intelligenzminderung genetisch bedingte Erkrankungen und primäre Zusatzbehinderungen.		

Tab. 6.4: Wichtige Beispiele für die Ätiopathogenese der Intelligenzminderung geordnet nach dem Zeitpunkt der Schädigung.

nisch fallen diese Kinder durch eine Schrägstellung der Lidachsen, Makroglossie, Epikanthus, Brachycephalie, Vierfingerfurche, überstreckbare Gelenke und Muskelhypotonie auf. Gehäuft treten Herzfehler auf und es findet sich eine allgemeine Wachstumsretardierung. Von der kognitiven Entwicklung her imponiert meist ein IQ unter 70, wobei in der Regel eine Sonderschulfähigkeit und eine praktische Bildbarkeit gegeben sind. Eine gestörte Sprachentwicklung hängt nicht nur mit der (operativ korrigierbaren) Makroglossie zusammen.

Die Trisomie 18, das **Edwards-Syndrom**, tritt mit einer Häufigkeit von 1:3000 auf. Auch bei der Trisomie 18 steigt das Risiko mit dem Alter der Mutter. Unter den Betroffenen findet sich eine Mädchenwendigkeit (4:1). Klinisch finden sich ein Epikanthus, Mikrognathie, häufige Lippen-Kiefer-Gaumen-Spalten, Fehlbildungen des ZNS sowie weitere Fehlbildungen am Thoraxskelett, an den Nieren und dem Intestinaltrakt sowie kardiale Fehlentwicklungen. Die Kinder sind taub und zeigen eine charakteristische Fingerhaltung, die dadurch gekennzeichnet ist, daß bei eingeschlagenem Daumen beider Fäuste der V. Finger über den IV. und der II. Finger über den III. geschlagen ist. Mit einer sehr geringen Lebenserwartung ausgestattet, erreichen etwa 10 % der Kinder das erste Lebensjahr. Psychopathologisch findet sich eine schwere Intelligenzminderung mit allgemeiner Entwicklungsretardierung.

Eine ähnlich schlechte Lebenserwartung zeigt das **Pätau-Syndrom**, die Trisomie 13, bei der knapp 20 % der Kinder das erste Lebensjahr erreichen. Mit einer Häufigkeit von 1:8000 ist es seltener als das Edwards-Syndrom. Klinisch imponieren Mikrozephalie und Mikrophthalmus, häufig Lippen-Kiefer-Gaumen-Spalte, Polydaktylien und Syndaktylien sowie Pes equinovarus. Gehäuft treten Fehlbildungen von ZNS, Gastrointestinaltrakt, Herz und Nieren auf. Die Kinder sind in der Regel taub und neigen zu Krampfanfällen. Auch die Trisomie 13 zeigt eine schwere Intelligenzminderung mit allgemeiner Entwicklungsretardierung.

Das **Cri-du-chat-Syndrom** ist chromosomal durch eine Deletion des kurzen Armes oder der distalen Bande von Chromosom 5 gekennzeichnet (Monosomie 5p). Die betroffenen Kinder, die an ihrem typischen runden Gesicht, dem Hypertelorismus, der Mikrozephalie und dem jungen Katzen ähnelnden Schreien erkennbar sind, weisen eine schwere Retardierung ihrer geistigen, psychischen und motorischen Entwicklung auf. Außerdem finden sich u.a. häufig Strabismus, Epikanthus, Vierfingerfurche und Veränderungen an der Epiglottis. Die Lebenserwartung ist im Kindesalter nicht eingeschränkt. Die Mortalität ist, abhängig von Begleiterkrankungen, im 3. und 4. Lebensjahrzehnt am höchsten. Die Häufigkeit dieses Syndroms beträgt 1:50 000.

Auch wenn es nicht mit einer Intelligenzminderung einhergeht, soll das **Turner-Syndrom** hier wegen seiner Zugehörigkeit zu den chromosomalen Störungen erwähnt werden. Mädchen mit einem **Turner-Syndrom** haben den Chromosomensatz 45, X0, das heißt, es fehlt ein X-Chromosom. Typisch: Flügelfellhals, Cubita valga, Augendefekte. Häufigkeit: 1:2500.

Das **Triplo-X-Syndrom** (47, XXX) stellt mit einer Frequenz von 1:1000 die häufigste gonosomale Anomalie beim weiblichen Geschlecht dar. Bei grundsätzlicher Fertilität finden sich in 30 % Zeichen einer ovariellen Insuffizienz. Intelligenzminderungen sind etwas häufiger als in der Normalpopulation, psychopathologisch sind diese Mädchen in der Regel unauffällig.

Jungen mit **Klinefelter-Syndrom** (47, XXY), das mit einer Häufigkeit von 1:600 vorkommt, zeigen bei Gynäkomastie eunuchoide Körperformen mit schwach ausgeprägten sekundären Geschlechtsmerkmalen und kleinen, derben Hoden. Die betroffenen Jungen sind steril. Die in der Literatur beschriebenen psychopathologischen Auffälligkeiten wie Passivität, Stimmungslabilität und Antriebsschwäche zeigen im Einzelfall eine große Variabilität. Die Intelligenz ist in der Regel durchschnittlich.

Psychopathologisch ähnlich werden Jungen mit einem **XYY-Syndrom** beschrieben, das mit einer Häufigkeit von 1:1000 vorkommt. Bei diesen Jungen ist die Infertilität nicht obligat. Sie fallen durch einen Hochwuchs ($\geq$ 185 cm) auf und sind häufiger intelligenzgemindert.

Das **Fragile X-Syndrom** ist eine X-chromosomal vererbte Oligophrenieform mit einer fragilen Stelle am distalen Ende des X-Chromosoms. Prävalenz 1:1000 (1:250 bei Jungen, 1:2000 bei Mädchen). Charakteristisch sind die längliche Gesichtsform, ein vergrößerter Kopfumfang, große abstehende

Ohren, prominente Supraorbitalwülste, breites Nasenseptum und -flügel, volle Lippen, hoher Gaumen und auffallend blaue Iris. Die geistige Behinderung ist meistens mäßig ausgeprägt.

Stoffwechselkrankheiten

Angeborene Stoffwechselerkrankungen sind deutlich seltener als Chromosomenaberrationen. Sie entstehen durch - in der Regel vererbte - Enzymdefekte, die zu spezifischen Ausfällen des entsprechenden Stoffwechsels führen.

Aminosäurestoffwechsel

Bei der **Ahornsirupkrankheit** (**Leuzinose**) besteht ein Defekt im Abbau der Ketosäuren Leucin, Isoleucin und Valin. Mit einer Häufigkeit von 1:200 000 ist die Leuzinose ein seltenes Ereignis. Typisch ist ein süßlich-strenger Geruch des Urins und der Atemluft (wie Lakritze). Die Kinder fallen schon am Ende der ersten Lebenswoche durch Trinkschwäche und Apathie auf. Es kommt schließlich zu Krämpfen, wechselndem Muskeltonus, Apnoe und Koma, wenn nicht rechtzeitig mit einer ketosäurearmen Diät begonnen wurde. Abhängig von der rechtzeitigen Diagnostik sind die überlebenden Kinder psychomotorisch retardiert.

Eine Störung der intestinalen und renaltubulären Tryptophanwiederaufnahme liegt bei der **Hartnupschen Erkrankung** vor. Sie kommt mit einer Häufigkeit von 1:16 000 bis 1:80 000 vor. Klinische Symptome zeigen sich erst in der Adoleszenz und sind durch leichte Entwicklungsrückstände gekennzeichnet. Eine Intelligenzminderung muß nicht auftreten. Die Diagnostik stützt sich auf eine erhöhte Indolausscheidung im Urin. Es treten reversible Attacken zerebellärer Ataxie auf und die Haut verändert sich pellagra-artig (scharf begrenzte, ödematöse, rotbraune, oft juckende Erytheme mit Blasenbildung und groblamellöser Schuppung). Therapeutisch vermindert Neomycin eine Indolmetabolitbildung.

Die **Phenylketonurie** (Föllingsche Krankheit) gilt heute als Beispiel einer angeborenen Stoffwechselerkrankung (Häufigkeit 1:10.000), die durch rechtzeitiges Screening, den Guthrie-Test, und entsprechende Konsequenzen nicht mehr zu klinischen Symptomen führen darf. Es liegt ein Defekt der Phenylhydroxylase vor, der unbehandelt zu schweren und schwersten Intelligenzminderungen führt. Die Kinder fallen durch einen mäuseurinartigen Geruch auf, haben blonde Haare und blaue Augen, Krampfanfälle, muskuläre Hypertonie, Hyperreflexie, Hyperkinesie und zeigen eine Mikrozephalie. Durch Einhalten einer phenylalaninarmen Diät ist die Prognose gut. Man unterscheidet fünf Typen, die sich durch eine geringere Ausprägung des Enzymdefekts auszeichnen und in der Regel (abhängig vom Phenylalaninspiegel) nicht behandlungsbedürftig sind.

Kohlenhydratstoffwechsel

Die **Gangliosidosen** sind durch einen Defekt der β-D-Galaktosidase und autosomal-rezessiven Erbgang gekennzeichnet. Der Typ I führt schon im Säuglingsalter zu Dysmorphie und leichter bis deutlicher Intelligenzminderung. Bei der Hälfte der Patienten findet sich eine Dysostosis multiplex (Störung des Knochenwachstums). Eine symptomatische Therapie kann den Tod dieser Patienten im Alter von etwa drei Jahren nicht verhindern. Der Typ II manifestiert sich erst im zweiten Lebensjahr und zeigt alle genannten Symptome in abgemilderter Form. In langsamer Progredienz führt die Gangliosidose II bis zum zehnten Lebensjahr zum Tod.

Bei der Mucopolysaccharidose vom Typ **Pfaundler-Hurler** (autosomal-rezessiver Erbgang) kommt es zu einer Speicherung saurer Polysaccharide in Gehirn, Leber, Milz, Herz und Knochenmark. Häufigkeit etwa 1:100 000. Bis zum vierten Lebensjahr bildet sich das Vollbild mit Entwicklungsstillstand der psychomotorischen Entwicklung, Intelligenzminderung und typischen Dysmorphiezeichen mit Wasserspeiergesicht (gargoyl-ähnlich), Minderwuchs, lumbaler Kyphose, Klauenhänden und Makrozephalus sowie chronisch rezidivierenden Infekten. Vor dem 10. Lebensjahr kommt es in der Regel zum Tod durch Herzversagen.

Purinstoffwechsel

Das **Lesch-Nyhan-Syndrom** manifestiert sich im 6. bis 8. Lebensmonat und ist x-chromosomal vererbt. Ihm liegt ein Mangel an Hypoxanthin-Guanin-Phosphoribosyltransferase zugrunde. Neurologisch kommt es zu einer progressiven Choreoathetose, Spastizität und Hyperreflexie, die mit einer progredienten kognitiv-psychomotorischen Entwicklungsretardierung einhergeht. Typisch ist die Entwicklung eines massiven autoaggressiven Verhaltens, in dessen Verlauf insbesondere die Hände und Lippen verstümmelt werden.

Sphingolipidstoffwechsel

Die **metachromatische Leukodystrophie** (autosomal-rezessiver Erbgang), bei der man die spätinfantile von der juvenilen und adulten Form unterscheidet, verläuft in vier Stadien: zunächst imponieren diese Kinder mit Verlangsamung der kognitiv-psychischen Entwicklung, es kommt zu spastisch-ataktischen Gangstörungen mit positivem Babinski-Reflex, dann wird ein geistiger Entwicklungsrückstand deutlicher und es bildet sich eine hypertone Tetraplegie aus. Schließlich kommt es zu Demenz, Sprachverlust, Taubheit, Blindheit und zerebraler Hyperpyrexie und im Stadium IV zu bulbärer Symptomatik und Tod durch Atemlähmung. Sowohl die juvenile als auch die adulte Form sind sehr viel seltener und zeigen als Leitsymptom die Demenz. Eine pränatale Diagnostik ist inzwischen möglich.

Der **Morbus Gaucher** ist ein autosomal-rezessiv vererbter Defekt der ß-Glucosidase, der in seiner akut-infantilen Form zu einem Stillstand der Entwicklung mit Ausbildung einer Hepatosplenomegalie, eines Laryngospasmus mit progredienter Anorexie und Dystrophie zum Tod vor dem ersten Lebensjahr führt. Es finden sich eine Tetraspastik, Strabismus und bulbäre Zeichen. Die juvenile Form ist von Demenzphänomen gekennzeichnet, es kann zu Psychosen kommen, und neben den Ernährungsstörungen mit Gewichtsabnahme zeigen sich extrapyramidale Symptome und Skelettschmerzen.

Der ebenfalls autosomal-rezessiv vererbte **Morbus Niemann-Pick** hat einen Sphingomyelinasedefekt zur Grundlage und führt schon im Säuglingsalter zu einer allgemeinen Retardierung mit Gedeihstörungen, Muskelhypotonie, Krampfanfällen, Anämie, Hepatosplenomegalie und teilweiser blaubrauner Hautpigmentierung. Die Prognose ist schlecht, der Tod tritt meist im zweiten bis dritten Lebensjahr ein. Der Typ B, der erst in der zweiten Dekade auftritt, ist durch eine viscerale Symptomatik mit chronischem Verlauf gekennzeichnet. Die Typen C bis E unterscheiden sich durch mildere Symptome und einen Beginn im 2. Lebensjahr bzw. Schulalter. Beim Typ E findet sich in der Regel nur die viszerale Symptomatik. Die Therapie ist in allen Fällen symptomatisch orientiert.

Der **Morbus Tay-Sachs** ist ein autosomal-rezessiv vererbter Defekt der Hexosaminidase. Typisch: kirschrote Flecken auf der Netzhaut. Die Krankheit führt im ersten Lebensjahr zu einem Entwicklungsstillstand mit Hyperakusis, Krampfanfällen und Tetraspastik. Zwischen dem 2. und 4. Lebensjahr tritt der Tod ein.

Endokrine Störungen

Die häufigste endokrine Erkrankung im Kindesalter nach dem Diabetes mellitus ist die **Hypothyreose.** Sie kann endemisch (Jodmangel), spontan, kongenital (Hypo- oder Aplasie) und induziert vorkommen. Die kongenitale Form hat eine Häufigkeit von 1:2000 bis 1:6000. Sie führt schon im zweiten Lebensmonat zu schlaffen, trinkfaulen Kindern, die dann bald eine Anorexie mit Obstipation ausbilden, psychomotorisch retardieren und ein typisches Gesicht mit plumpen Zügen, breit aufgestülpter Nase, Makroglossie und faltiger Stirn ausbilden. Die Kinder entwickeln eine trockene Haut mit Myxödem (teigig verdicktes Unterhautgewebe) und über ein verlangsamtes Längenwachstum kommt es zu einem dysproportionierten Zwergwuchs. Je nach Ausprägung des Schilddrüsenausfalls und dem Zeitpunkt des Therapiebeginns sind die Kinder intelligenzgemindert und allgemein entwicklungsretardiert. Wenn eine Therapie mit lebenslanger Substitution von Thyroxin innerhalb der ersten drei Lebensmonate einsetzt, kann eine normale Entwicklung erreicht werden.

Elektrolytstörungen

Das **Menkes-Syndrom**, ein x-chromosomal vererbter Defekt der intestinalen Kupferabsorption, führt schon in den ersten Lebensmonaten zu einer schweren psychomotorischen Entwicklungsstörung mit progressiver Spastizität, Krampfanfällen und typischem, abnormen Haar (Trichorrhexia nodosa, Pili torti, Monilethrix). Es kommt zu einer zunehmenden Tetraspastik und schließlich zum Tod vor dem vierten Lebensjahr.

Störungen der Plasmaproteine

Ein autosomal-rezessiv vererbter Coeruloplasminmangel ist die Ursache des **Morbus Wilson.** Es kommt zu Kupferablagerungen in Gehirn,

Kornea, Leber und Nieren. Nach den Zeichen der Lebererkrankung kommt es zwischen dem 6. und 20. Lebensjahr zu neurologischen und psychischen Auffälligkeiten im Sinne einer Ataxie, Dysarthrie und Rigidität sowie der Entwicklung einer Intelligenzminderung. Eine Therapie mit Kationentauschern kann zu einem Stillstand führen, die Krankheit zeigt allerdings einen progredienten Verlauf bis in das Erwachsenenalter.

Störungen der Pigmente

Aufgrund eines Glucuronyltransferasedefekts bei autosomal-rezessivem Erbgang kommt es beim **Crigler-Najjar-Syndrom** zu einer Bilirubinenzephalopathie mit Krämpfen, Hyperpyrexie und Spastik. Aufgrund der Stammhirnschädigung sterben etwa 70 % der Kinder bis zum zweiten Lebensjahr, die überlebenden sind schwer intelligenzgemindert.

Psychiatrische Auffälligkeiten bei Intelligenzminderung

Kinder- und jugendpsychiatrische Störungen im Sinne von Verhaltensauffälligkeiten sind bei intelligenzgeminderten Kindern und Jugendlichen drei- bis viermal häufiger als bei normal intelligenten Kontrollgruppen. Die Verteilung der einzelnen Störungen entspricht der in der Normalpopulation. Häufiger finden sich Hyperaktivität, tiefgreifende Entwicklungsstörungen, Stereotypien und Selbstverletzungen. Bei schweren Intelligenzminderungen finden sich in etwa 50 % der Fälle kinder- und jugendpsychiatrische Auffälligkeiten. Ein direkter Zusammenhang zwischen intellektuellem Niveau und kinder- und jugendpsychiatrischer Auffälligkeit besteht insofern, als eine abnehmende Intelligenz mit erhöhter Störungsrate einhergeht. Auch innerhalb der normalen Intelligenz gilt ein hoher IQ als protektiver Faktor gegenüber der Entwicklung einer kinder- und jugendpsychiatrischen Störung. Entgegen früheren Annahmen, daß sich kinder- und jugendpsychiatrische Störungen bei intelligenzgeminderten Kindern im Verlauf der weiteren Entwicklung verlieren, muß man davon ausgehen, daß der Großteil der Störungen auch im Erwachsenenalter persistiert.

Im einzelnen sind folgende kinder- und jugendpsychiatrische Störungen bzw. Symptome besonders zu erwähnen (Tab. 6.5):

Besondere Belastungen der Familie

Durch ein intelligenzgemindertes Kind ist jede Familie besonderen Belastungen ausgesetzt. Durch die besondere Pflege und Betreuung, die diese Kinder brauchen, kann es z.B. sein, daß sich der geplante Lebensentwurf der Eltern nicht verwirklichen läßt. Neben der Kränkung müssen zusätzlich stigmatisierende Prozesse der Umwelt verarbeitet werden. Die Notwendigkeit einer psychotherapeutischen Beratung oder Begleitung der Eltern - und auch der Geschwisterkinder - sollte immer erwogen werden. Man sollte immer an eine mögliche heftige Trauerreaktion der Eltern denken, wenn man ihnen die Ergebnisse der Diagnostik mitteilt. Diese Reaktion muß nicht sichtbar sein und sie kann auch auftreten, wenn es sich “nur” um die Mitteilung einer Borderline-Intelligenz handelt. Es empfiehlt sich, Familien nach der Ergebnismitteilung noch einmal einzubestellen, um dann auf die Reaktion und die Konsequenzen für die Familie eingehen zu können. Wertende Haltungen seitens des Untersuchers, die z.B. der Familie eine überzogene Enttäuschungsreaktion konstatieren, verbieten sich ebenso wie überzogenes Mitleid. Wie groß der Bedarf einer Familie an Beratung oder Psychotherapie ist, wird man erst feststellen können, wenn man sich den Gefühlen der einzelnen Familienmitglieder zur Verfügung stellt. Ein Therapiebedarf kann sich auch erst nach einiger Zeit ergeben, wenn sich der Alltag mit dem intelligenzgeminderten Kind eingestellt hat. Es ist daher wichtig, der Familie mit einem grundsätzlichen Beratungsangebot zur Verfügung zu stehen (vgl. Kap. 7.3.).

Therapie und Verlauf

Jede Therapie wird sich zunächst nach der Grunderkrankung bzw. der Ursache der Intelligenzminderung richten. Eine weiterführende Behandlung kommt immer erst dann in Betracht, wenn z.B. eine Epilepsie ausreichend eingestellt ist. Grundsätzlich gilt dann, daß schwierig zu handhabendes Verhalten von intelligenzgeminderten Kindern und Jugendlichen nicht die primäre Domäne einer medikamentösen Therapie ist. Erst sollten individuell alle anderen Möglichkeiten ausgeschöpft werden.

Ist die Grunderkrankung ausreichend behandelt, wird man sich hinsichtlich der kinder- und jugendpsychiatrisch relevanten Verhaltensstörun-

Aggressivität	Kann sowohl gezielte als auch ungezielte Formen der Aggressivität gegenüber Menschen und Dingen beinhalten. Das häufigste Symptom, mit dem intelligenzgeminderte Kinder und Jugendliche psychiatrisch auffällig werden. Mit abnehmender Intelligenz nimmt die Prävalenz zu. Aggressive Symptomatik zeigt eine hohe Persistenz.
Stereotypien	Sich beständig wiederholende gleichförmige Bewegungen des Körpers oder Teilen davon, bestimmte Manierismen oder Bewegungsmuster der Hände, bzw. Spielhandlungen. Müssen abgegrenzt werden von choreatiformen Bewegungsstörungen, Athetose, Dyskinesien sowie Nebenwirkungen einer möglichen Neuroleptikabehandlung. Eine Abgrenzung von Zwängen ist oft wegen der eingeschränkten Intelligenz nicht möglich. Einige Theorien verstehen Stereotypien als Ausdruck einer eingeschränkten Kommunikation in Kombination mit dem Versuch der Kinder und Jugendlichen, sich kontrolliert und vorhersehbar selbst zu stimulieren.
Selbstverletzungen	Kommen in großer Bandbreite von leichten Verletzungen mit Hämatomen als Folge bis hin zu schweren Verletzungsmustern, die eine (medikamentöse oder mechanische) Unterbindung notwendig machen, vor. Häufigkeit etwa 10 % der Kinder mit leichter Intelligenzminderung. Neben unklaren Ursachen können Selbststimulationsversuche Selbstverletzungen verursachen.
Hyperaktivität	Übermäßige Aktivität, Impulsivität und kurze Konzentrationsspanne sind die Kennzeichen dieser Störung. Allerdings muß die Symptomatik immer im Vergleich zu den intellektuellen Fähigkeiten gesehen werden.
Mißhandlung und Mißbrauch	Intelligenzgeminderte Kinder und Jugendliche haben ein erhöhtes Risiko, körperlich mißhandelt und/oder sexuell mißbraucht zu werden. Dies hängt sicherlich einerseits mit den Schwierigkeiten zusammen, die intelligenzgeminderte Kinder in der Erziehung machen können, aber auch mit der geringeren Fähigkeit, sich zur Wehr zu setzen.
Schlafstörungen	Sowohl in Kombination mit Hyperaktivität als auch als alleiniges Symptom sind Schlafstörungen bei intelligenzgeminderten Kindern weit verbreitet.
Sexualprobleme	Ein normal ausgeprägter Sexualtrieb kann bei intelligenzgeminderten Jugendlichen schon Probleme nach sich ziehen, weil sie in der Regel keine adäquaten Partnerschaftsbeziehungen aufnehmen können. Zusätzlich kann ein gesteigerter Sexualtrieb bzw. eine Enthemmung dafür sorgen, daß intelligenzgeminderte Menschen sexuell auffällig und u.U. straffällig werden. Unter Exhibitionisten sind sie allerdings nicht häufiger vertreten.

Tab. 6.5: Spezifische Symptome bei Intelligenzminderung.

gen primär nach der Zielsymptomatik richten. Dabei ist besonders bei Langzeitmedikationen abzuwägen, welche Nebenwirkungen in Kauf zu nehmen sind. Manche aggressive Verhaltensstörungen lassen sich mit verhaltens-therapeutischen Strategien längerfristig besser behandeln als dies eine neuroleptische Dauermedikation vermag. Andererseits kann man es natürlich nicht zulassen, wenn andere Menschen oder der Betroffene selbst durch nicht beherrschbare Aggressionen ständig gefährdet sind. Im Einzelfall haben sich Chlorprothixen oder Pipamperon in einer Dosierung von 0,5 mg/kgKG/d bzw. 1-2 mg/kgKG/d bewährt. Beides sind niedrigpotente Neuroleptika mit einer stark sedierenden Wirkung, die selten extrapyramidalmotorische Symptome verursachen. Chlorprothixen kann allerdings die Krampfschwelle senken, weshalb im Bedarfsfall auf ausreichende antiepileptische Serum-Medikamenten-Spiegel zu achten ist.

Frühförderung	• Krankengymnastik • Psychomotorik • Ergotherapie
Familienhilfe	• Beratung • Familientherapie (stützend) • juristische und ökonomische Hilfestellung
Sonderpädagogik	• Kindergarten • Tageseinrichtung • stationäre Einrichtung • Sonderschulen-KB, -L, -G • Werkstatt • Wohnheim, Wohngruppe
Psychotherapie (leichte Formen)	• Verhaltenstherapie • spezifische Trainingsprogramme
Psychopharmaka (symptomorientiert)	• Neuroleptika • (Antikonvulsiva) • Clonidin • selten: Tranquilizer • in klinischer Erprobung: Serenika
juristische Begleitung	• Betreuung (ab 18. Lebensjahr)

Tab. 6.6: Therapiemöglichkeiten bei Intelligenzminderung.

Der Verlauf und die Prognose hängen im Einzelfall sehr von den Bedingungen einer Förderung ab. Von den leichten Formen der von Intelligenzminderung Betroffenen schaffen es bei adäquater Förderung etwa 50 bis 80 %, später ein Leben ohne Hilfe zu erreichen. Dafür ist nicht nur die intellektuelle Kapazität ausschlaggebend, sondern auch die soziale Anpassungsfähigkeit.

Zur klinischen Beschreibung von intelligenzgeminderten Kindern oder Jugendlichen wird manchmal das physiologische Entwicklungsniveau als Vergleich und Versuch einer plastischen Beschreibung herangezogen. Z.B. wird beschrieben, daß ein 15jähriger, deutlich intelligenzgeminderter Jugendlicher sich auf dem Entwicklungsniveau eines dreijährigen Kindes befinde. Solche Beschreibungen sind sehr kritisch zu beurteilen, weil sie mehr verschleiern, als daß sie angemessen erklären. Sie werden weder dem Patienten noch dem Entwicklungsstand eines Dreijährigen gerecht, weil ein dreijähriges Kind meistens Dinge kann oder weiß, die entsprechend der deutlichen Intelligenzminderung im Bereich zwischen einem IQ von 35 bis 49 nicht möglich sind oder der beschriebene Jugendliche hat in Teilbereichen ein soziales Adaptationsniveau erreicht, das ein dreijähriges Kind noch nicht besitzen kann.

Hinweise für die Elternberatung

- behutsame und differenzierte Aufklärung der Eltern
- Hilfen bei der Trauerarbeit zur Anerkennung des behinderten Kindes
- differenziertes Erarbeiten der Grenzen *und* Möglichkeiten des Kindes
- konkrete und realisierbare Empfehlungen bei der Erarbeitung eines Hilfeplanes

Fehlerquellen in Diagnostik und Therapie

- Intelligenzminderung ist keine Blickdiagnose
- Unausgewogenheit zwischen therapeutischem Nihilismus und zu optimistischen Beurteilungen
- Mitteilungen der Diagnose an die Familie ohne weitere Begleitung
- mangelhaftes Ausschöpfen der Verständnismöglichkeiten des Kindes

Weiterführende Literaturhinweise

Eggers, C., Bilke, O. Oligophrenien und Demenzprozesse im Kindes- und Jugendalter. Thieme: Stuttgart 1995.

Lingg, Albert und Theunissen, Georg. Psychische Störungen bei geistig Behinderten. Lambertus Verlag, Freiburg/Brsg. 1993.

Psychische Störungen und sozialmedizinische Aspekte der Anfallskrankheiten (Epilepsien)

7. Psychische Störungen und sozialmedizinische Aspekte der Anfallskrankheiten (Epilepsien)

7.1. Definition und Klassifikation der Epilepsien

"Der epileptische Anfall ist eine von vielen pathologischen Reaktionsformen des menschlichen Zentralnervensystems. Er äußert sich klinisch in paroxysmalen Phänomenen aus dem motorischen, sensorischen, sensiblen, vegetativen oder psychischen Bereich bzw. deren Kombination. Sein jeweiliges Erscheinungsbild ist im wesentlichen abhängig von den in die epileptische Funktionsstörung einbezogenen Hirnarealen. Da epileptische Anfälle durch zahlreiche primäre oder sekundäre zerebrale Erkrankungen und Noxen verursacht werden können, sind sie unspezifisch und haben Symptomcharakter" (Matthes, A., Schneble, H.: Epilepsien - Diagnostik und Therapie für Klinik und Praxis. Thieme, 1992).

Die Klassifikationsvorschläge für die Epilepsien sind sehr vielfältig. So wird nach klinischen Anfallstypen, nach EEG-Befunden, nach Epilepsie-Syndromen oder auch in symptomatisch und idiopathisch, fokal und generalisiert unterschieden.

Die Epilepsien sind in der ICD-10 unter dem Oberbegriff *episodische und paroxysmale Krankheiten* (G40-G47) aufgeführt (Tab. 7.1).

Im Rahmen dieses Buches wird auf eine ausführliche Darstellung der einzelnen Anfallsformen verzichtet. Dies ist vielfach sehr fundiert, kompetent

G40	**Epilepsie** Exkl.: (Krampf-)Anfall o. n. A. (R56.8), Landau-Kleffner-Syndrom (F80.3), Status epilepticus (G41.-), Todd-Paralyse (G83.8)
G40.0	**Lokalisationsbezogene (fokale) (partielle) idiopathische Epilepsie und epileptische Syndrome mit fokal beginnenden Anfällen** • Epilepsie im Kindesalter mit okzipitalen Paroxysmen im EEG • gutartige Epilepsie im Kindesalter mit zentrotemporalen Spikes im EEG, Rolandi
G40.1	**Lokalisationsbezogene (fokale) (partielle) symptomatische Epilepsie und epileptische Syndrome mit einfachen fokalen Anfällen** • Anfälle ohne Störung des Bewußtseins • einfache fokale Anfälle mit Entwicklung zu sekundär generalisierten Anfällen
G40.2	**Lokalisationsbezogene (fokale) (partielle) symptomatische Epilepsie und epileptische Syndrome mit komplexen fokalen Anfällen, psychomotorische Anfälle** • Anfälle mit Störungen des Bewußtseins, meist mit Automatismen • komplexe fokale Anfälle mit Entwicklung zu sekundär generalisierten Anfällen
G40.3	**generalisierte idiopathische Epilepsie und epileptische Syndrome** Absencen-Epilepsie des Kindesalters (Pyknolepsie), Grand-mal-Aufwachepilepsie • gutartige - myoklonische Epilepsie des Kleinkindalters - Neugeborenenkrämpfe (familiär) • juvenile - Absencen-Epilepsie - myoklonische Epilepsie (Impulsiv-Petit-mal) • unspezifische epileptische Anfälle - atonisch - klonisch - myoklonisch - tonisch - tonisch-klonisch

G40.4	**sonstige generalisierte Epilepsie und epileptische Syndrome** Blitz-Nick-Salaam-Krämpfe • Epilepsie mit - myoklonisch-astatischen Anfällen - myoklonischen Absencen • frühe myoklonische Enzephalopathie (symptomatisch) - Lennox-Syndrom - West-Syndrom
G40.5	**spezielle epileptische Syndrome - extratemporaler fokalmotorischer Status epilepticus** Epilepsia partialis continua (Kojewnikow-Syndrom) • epileptische Anfälle im Zusammenhang mit - Alkohol - Arzneimittel oder Drogen - hormonellen Veränderungen - Schlafentzug - Streß
G40.6	**Grand-mal-Anfälle, nicht näher bezeichnet (mit oder ohne Petit-mal)**
G40.7	**Petit-mal-Anfälle, nicht näher bezeichnet, ohne Grand-mal-Anfälle**
G40.8	**sonstige Epilepsien** Epilepsien und epileptische Syndrome, unbestimmt, ob fokal oder generalisiert
G40.9	**Epilepsie, nicht näher bezeichnet** • epileptische Anfälle o. n. A. • epileptische Konvulsionen o. n. A.
G 41	**Status epilepticus**
G41.0	**Grand-mal-Status** - Status mit tonisch-klonischen Anfällen exkl.: Epilepsia partialis continua (Kojewnikow-Syndrom) (G40.5)
G41.1	**Petit-mal-Status** - Absencenstatus
G41.2	**Status mit komplexfokalen Anfällen**
G41.8	**sonstiger Status epilepticus**
G41.9	**Status epilepticus, nicht näher bezeichnet**

Tab. 7.1: Episodische und paroxysmale Krankheiten (G40-G47): Epilepsie (G40-41).

und erschöpfend in der einschlägigen Literatur (z.B. Matthes und Schneble, 1992, oder Doose, 1995) geschehen, auf die ausdrücklich verwiesen wird. Statt dessen wollen wir uns schwerpunktmäßig den psychischen Störungen und den sozialmedizinischen Aspekten der Anfallskrankheiten widmen.

7.2. Psychische Störungen bei Anfallskrankheiten

Es werden permanente Störungen von episodischen psychischen Störungen abgegrenzt. Allgemein gilt, daß die vielfältigen psychischen Veränderungen von Anfallskranken nicht unbedingt spezifisch für Epilepsien sind, sondern in ähnlicher Form auch bei Patienten mit hirnorganischen Erkrankungen ohne Anfälle beobachtet werden können. In älteren Lehrbüchern ist häufig auch die Rede von *epileptischen Wesensänderungen* sowie der *epileptischen Demenz* als obligates Symptom. So wurden angeblich typische Charakteristika für Epileptiker wie "verlangsamt, weitschweifig, umständlich, devot, selbstgerecht, stimmungslabil, empfindlich, reizbar etc." angegeben. Diese Zustände dürften aber auf einer negativen Auslese von Epilepsiekranken in Anstalten früherer Prägung beruhen, die sich oft unter heute nicht mehr gebräuchlicher Medikation mit Brom- oder Barbituratsmedikamenten befanden.

Vielmehr dürften die psychopathologischen Symptome bei Anfallskranken verwoben sein mit Faktoren organischer, medikamentenbedingter, funktioneller und psychoreaktiver Art (vgl. Abb. 7.1).

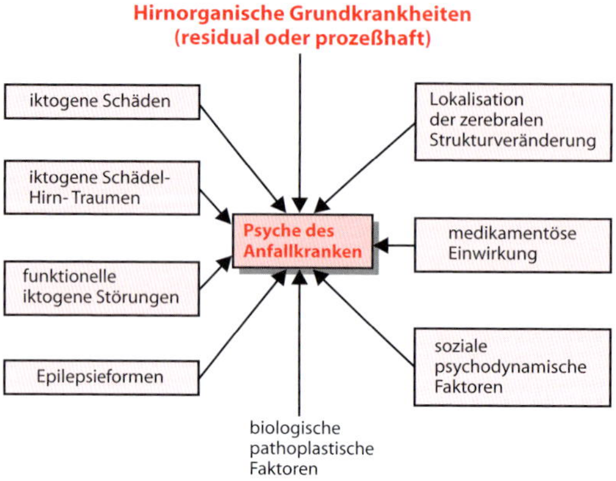

Hirnorganische Grundkrankheiten (residual oder prozeßhaft)

iktogene Schäden

iktogene Schädel-Hirn-Traumen

funktionelle iktogene Störungen

Epilepsieformen

Psyche des Anfallkranken

Lokalisation der zerebralen Strukturveränderung

medikamentöse Einwirkung

soziale psychodynamische Faktoren

biologische pathoplastische Faktoren

Abb. 7.1: Pathogenetische und pathoplastische Faktoren psychopathologischer Störungen bei Epilepsiekranken (Matthes und Schneble, 1992).

Auf die einzelnen Faktoren soll im folgenden schematisch eingegangen werden (Tab. 7.2).

Bei etwa 5 % aller Anfallskrankheiten sind episodische psychische Störungen zu beobachten. eine Übersicht zeigt Tab. 7.3.

7.3. Sozialmedizinische Aspekte

Probleme des ärztlichen Umgangs mit Eltern von anfallskranken bzw. behinderten Kindern

Obwohl wir in einem sogenannten aufgeklärten Zeitalter zu leben scheinen, ist es doch vielfach noch so, daß die Mitteilung der Diagnose "Anfallskrankheit oder Epilepsie" für die Eltern einen Schock darstellt. Sie empfinden diese Krankheit als Makel, die Krankheit selbst ist etwas mystisch Geheimnisvolles, ihr haftet immer noch das Odium des Geisteskranken an. Um diese Eltern adäquat und sachgerecht nicht nur medizinisch sondern auch psychosozial betreuen zu können, ist es für den Arzt unerläßlich, daß er sich mit zwei Phänomenen vertraut macht, die zwangsläufig beim Umgang zwischen Arzt und Eltern und der Familie zum Tragen kommen: Die Phasen des Trauerprozesses (der Trauerarbeit) und die unbewußten Abwehrmechanismen. Abb. 7.2 zeigt schematisch die Phasen des Trauerprozesses.

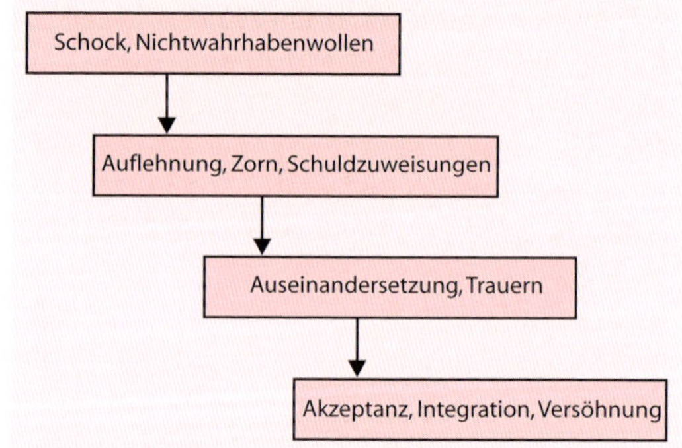

Abb. 7.2: Phasen des Trauerprozesses (Trauerarbeit).

Im Falle eines Anfallskindes handelt es sich zwar nicht um den realen Verlust eines Menschen, um den zu trauern wäre, wohl aber um den Verlust eines imaginierten erwünschten gesunden Kindes. Im Idealfall sollten alle Phasen der Trauerarbeit durchlaufen werden, damit die Eltern ihr Verlusttrauma adäquat verarbeiten können. Die einzelnen Phasen des Trauerprozesses zu kennen, ist für den Arzt deshalb wichtig, weil sich die Verhaltensweisen der Eltern darin zum Teil unverständlich oder nicht nachvollziehbar darstellen, was wiederum den uninformierten Arzt zu Fehlreaktionen verleiten könnte. So reagieren Eltern in der Schockphase nicht selten kaum beeindruckt, ja gleichgültig oder fatalistisch, was zu dem Fehlschluß führen könnte, man habe es hier mit wenig beeindruckbaren oder gar herzlosen Eltern zu tun. Im Stadium der wütenden Auflehnung und der Schuldzuweisungen wird der Arzt oft selber zur Zielscheibe von Aggressionen. Besonders dem Geburtshelfer werden schuldhafte Fehler zugeschrieben, z. T. sind die Anschuldigungen auch inadäquat und übertrieben. Der Arzt ist hier angehalten, besonnen und mit der nötigen inneren Distanz auf diese Familie einzugehen und darf sich nicht persönlich betroffen fühlen und sich beleidigt zurückziehen. In der Phase der Auseinandersetzung und der eigentlichen Trauer kommt es für den Arzt darauf an, den Eltern immer wieder stützend, beratend und anteilnehmend zur Seite zu stehen und sie zu begleiten. Mit dem Stadium der Akzeptanz und dem Versuch, die Krankheit bzw. die Behinderung in das normale Leben zu integrieren, um zu einer gewissen Versöhnung zu gelangen, ist der eigentliche Trauerprozeß abgeschlossen. Die einzelnen Phasen der Trauerarbeit können individuell sehr verschieden lange dauern,

	Pathogenetische und pathoplastische Faktoren
hirnorganische Grundkrankheit	strukturelle Hirnveränderungen → unspezifisches zerebral-organisches Defektsyndrom: kognitive Störungen, herabgesetzte Kritik- und Urteilsfähigkeit, Perseverationstendenz, Gedächtnisstörungen, Affekt- und Stimmungslabilität. Das Ausmaß der organischen Hirnveränderungen geht auch mit Intelligenzstörungen parallel
Lokalisation der organischen Hirnläsion	für Persönlichkeitsstörungen von Bedeutung: Störungen des Antriebsverhaltens und der Stimmung Kinder: erethisch-hyperkinetisches Verhalten ältere Erwachsene: Antriebslosigkeit, Stumpfheit, Entdifferenzierung, mangelndes Taktgefühl, Distanzlosigkeit
iktogene Hirnschäden	besonders durch gehäufte Grand-mal-Anfälle (und auch Petit-mal-Status) → Hirnschäden im Temporallappenbereich → Beeinträchtigung kognitiver Leistungen → Demenz iktogene Hirnschäden auch sekundär durch Kontusionsherde und Blutungen nach Stürzen im Anfall
funktionelle iktogene Störungen	gehäufte Absencen, Dämmerzustände, nicht erkannte Spike-Wave-Staten können einen Persönlichkeitsabbau oder dementiellen Abbau vortäuschen. Klärung durch EEG
anti-epileptische Therapie	Primidon, Phenobarbital, Clonazepam: → Umtriebigkeit bis Erethismus, Affektlabilität, Mißstimmung, Konzentrationsschwäche Phenytoin: → Beeinträchtigungen bei kognitiven, psychomotorischen und Gedächtnisleistungen, Encephalopathien mit psychotischen Symptomen Ethosuximid: → akute Psychosen weitere unerwünschte Wirkungen der Antikonvulsiva: Parästhesien, Doppelbilder, dysphorische/depressive Verstimmungen, Koordinationsstörungen, Lustlosigkeit, Antriebsarmut, Aggressivität. Sonderform: "Alternativ-Psychose" nach medizinisch erzwungener Anfallsfreiheit ("forcierte Normalisierung").
Epilepsieformen	West-, Lennox-Syndrom → ungünstige Prognose mit bleibenden Intelligenzdefekten; Pyknoleptische Absencen, myoklonische Anfälle, Rolandi-Epilepsie → meist ungestörte psychische und kognitive Entwicklung temporale Epilepsien → entweder überangepaßt oder umständlich, pedantisch, eigensinnig und rechthaberisch Frontallappen-Epilepsien → Umstellungsschwierigkeiten, mangelndes Steuerungsvermögen ("Enthemmung"), geringe Krankheitseinsicht
biologische pathoplastische Faktoren	Berücksichtigung der prämorbiden Persönlichkeitsstruktur, der intellektuellen Ausgangskapazität, des Alters bzw. des Hirnreifungsgrades wichtig Entwicklungspsychopathologischer Befundwandel (z.B erethisch-hyperkinetisches Verhalten im Kindesalter durch Antriebsmangel, Verlangsamung und Stumpfheit in der Pubertät abgelöst)
sozialeFaktoren	Diffamierung und Stigmatisierung von Anfallskranken → Selbstwertprobleme, Isolation Fehlverhalten der Angehörigen (zwischen Überforderung und Verwöhnung) Hospitalisierungsschäden Reaktionen des Patienten auf seine Krankheit (z.B. mangelnde Krankheitseinsicht, Selbstüberschätzung, Aggressionshaltung gegenüber der Umwelt)

Tab. 7.2: Permanente psychische Störungen bei Anfallskranken (nach Matthes und Schneble, 1992).

Dämmerzustände	charakteristisch: Bewußtseinstrübung bzw. -einengung, die von einigen Minuten bis zu mehreren Wochen (gelegentlich mehrere Monate) anhalten kann; zwei Formen: **paroxysmale Dämmerzustände** meist im Anschluß an einen Grand-mal oder partial-komplexen Anfall; Patienten können trotz Bewußtseinstrübung einfachen Aufforderungen nachkommen. Manche erscheinen erregt, betriebsam, unruhig. Neigung zu ziellosem Weglaufen und aggressiver Abwehr. Es besteht Amnesie für das gesamte Geschehen **iktale Dämmerzustände** Patienten sind stuporös, antriebsarm, kontaktgestört, verlangsamt, wirken wie benebelt. Häufig räumliche und zeitliche Desorientiertheit. Grundlage dieser iktalen Dämmerzustände ist ein Status generalisierter oder fokaler kleiner Anfälle (häufig West- oder Lennox-Syndrom) bei Kindern. Bei Jugendlichen: Status myoklonisch-impulsiver oder partial-komplexer Anfall
Verstimmungszustände und Depressionen	Sie werden prä- oder postiktal oder unabhängig davon beobachtet (vorwiegend bei Erwachsenen). Prodromi = präiktale episodische Verstimmungszustände
episodische und chronische Psychosen	Vorkommen bei ca. 1 % der Epilepsiekranken nach durchschnittlich 12jähriger Erkrankungsdauer, besonders bei Patienten mit partial-komplexen und/oder elektroencephalographischen Temporallappenherden Hauptsymptome: Wahnvorstellungen, akustische und optische Halluzinationen, illusionäre Verkennungen, Störungen des affektiven Rapports, Zwangshandlungen seltener: manisch-depressive Verstimmungen mit Suizidtendenz(zur Alternativpsychose und forcierter Normalisierung s. o.)
neurotische Reaktionen hysterische Anfälle	außer organisch begründeten episodischen psychischen Störungen kann es auch zu vielfältigen neurotischen Störungen kommen. Klinisch besonders bedeutsam sind psychogene (hysterische) Anfälle in Kombination mit epileptischen (vgl. auch Kap. 11.7).

Tab. 7.3: Episodische psychische Störungen bei Anfallskranken (nach Matthes und Schneble, 1992).

manchmal sogar über Jahre. Der Prozeß kann grundsätzlich in jeder Phase zum Stillstand kommen.

Der zweite eminent wichtige Bereich für die Beratungsarbeit sind die schon erwähnten Abwehrmechanismen. Tab. 7.4 zeigt eine Übersicht.

Für die *Beratungsarbeit* des Arztes sollte allgemein gelten, daß sie durch Haltungen und Handeln getragen sein sollte, die durch Aufrichtigkeit, Ehrlichkeit und ein gewisses Maß an innerer Distanz, gepaart mit menschlicher Anteilnahme, bestimmt sind. Den Eltern ist sicherlich nicht geholfen durch oberflächliche Auskünfte oder Beschwichtigungen, die ihre Ungewißheit und Angst noch verstärken, auch nicht durch übertriebenes Mitleid und Bedauern.

In einer ersten Stufe der Beratung erwarten die Eltern die offene Darstellung der Diagnose, die Erklärung ihrer Tragweite, die Möglichkeit, Fragen zu stellen und für die Zukunft zu planen. Auch hier gilt das Gebot der Aufrichtigkeit, das auch beinhaltet, daß der Arzt offen zugibt, wenn er über bestimmte Einzelheiten des Krankheitsbildes keine Aussagen machen kann, sei es aufgrund eigener mangelnder Erfahrung oder weil die Wissenschaft darauf noch keine Antwort gefunden hat. Selbstverständlich soll er den Eltern Hoffnungen machen, doch müssen diese realistisch sein. Er sollte ihnen zum einen nicht den Eindruck vermitteln, daß man sowieso nichts tun könne, zum anderen aber auch nicht versäumen, die voraussichtlichen Grenzen der Besserungsmöglichkeiten aufzuzeigen. Übertriebene Schonung ist ebenso wenig am Platze wie eine drastische Darstellung der voraussichtlichen Prognose. Allgemein muß sich der Arzt den Eltern verständlich machen können, d.h. sich

Bezeichnung	Definition	Folgen
Verdrängung	Unangenehme oder beängstigende Erlebnisse und Konflikte (hier z.B. die Epilepsie) werden vom Bewußtsein ferngehalten	Durch Verdrängung entstandene Spannung wird z.B. aggressiv ausagiert oder Eltern erscheinen gefühlsmäßig unbeteiligt
Projektion	Eine eigene Triebregung wird so gedeutet, als ob sie von außen käme (z.B. von einer anderen Person). Die *bewußte* Erklärung dieses Mechanismus bezeichnet man als RATIONALISIERUNG	Schuldzuweisungen auf Ärzte, Schwestern, Medikamente, unglückliche Konstellationen
Intellektualisierung	rein verstandesmäßige Beschäftigung mit dem Konflikt unter Ausschluß (ISOLIERUNG) seiner Gefühlstönung	Die gefühlsmäßige Beteiligung an der Krankheit (Behinderung) des Kindes wird ausgeblendet. Eltern erscheinen kühl, unbeteiligt, rational
Ritualisierung	Die ursprüngliche Bedeutung von Handlungen wird durch ständige Wiederholung verdrängt. Das Ritual ist symbolischer Ausdruck des Konfliktes	perfektionistisches, zwanghaftes Befolgen von Arztanweisungen, ständiges Konsultieren von Ärzten, Therapeuten, Beratern. Übermäßige Inanspruchnahme von Therapieangeboten der verschiedensten Art. Krankheit als Lebensinhalt. Märtyrerhafte Haltungen
Sublimierung	Umwandlung eines sozial unzulässigen Triebzieles in ein sozial anerkanntes	Umwandlung meist aggressiver Triebimpulse in z.B. übertriebene wissenschaftliche Beschäftigung mit der Krankheit, durch Gründung von Eltern-Initiativen, Überengagement in Berufs- oder Behindertenorganisationen, durch soziales oder karitatives Wirken

Tab. 7.4: Unbewußte Abwehrmechanismen, die bei Eltern anfallskranker (oder behinderter) Kinder zum Tragen kommen können.

ihrem Bildungsstand und ihrer Auffassungsgabe anpassen. Aus Angst vor erwarteten emotionalen Reaktionen oder weil sie sich über ihre eigenen Gefühle nicht im klaren sind, verschanzen sich manche Ärzte hinter medizinischen Fachausdrücken, geben sich betont sachlich, distanziert oder gar abweisend. Manche schützen auch Überbeschäftigung vor oder verweisen übereilt an einen Fachkollegen, um sich der unangenehmen Situation zu entziehen. Besonders wenn der Arzt mit den zu erwartenden Trauerreaktionen und Abwehrmechanismen nicht vertraut ist, wird er eine Atmosphäre verbreiten, in der sich die Eltern unverstanden fühlen und sich nicht trauen, Fragen zu stellen. Die Berücksichtigung dieser Mechanismen bedeutet, daß sich der Arzt Zeit nehmen muß, daß er bereits gemachte Aussagen unter Umständen mehrfach wiederholen muß, und daß er lernt zuzuhören. Die Mitteilung der Diagnose stellt jedoch erst den Anfang der Beratungsarbeit dar. In der Folgezeit gilt es, die vielfältigen Probleme der Eltern und des Kindes schrittweise zu erkennen, gemeinsam zu erarbeiten und nach Lösungen zu suchen. Eine tolerante und nicht sofort verurteilende Haltung des Arztes ist die Voraussetzung dafür, daß sich die Eltern auch in der folgenden Zeit nicht im Stich gelassen, sondern angenommen fühlen. Der Umgang mit den Abwehrmechanismen der Eltern, die sich in der Praxis nicht selten als vielfältige Fehlreaktionen (wie aggressive bis feindselige Schuldzuweisungen, Festhalten an scheinbaren Nebensächlichkeiten u.a.) darstellen, ist manchmal sicher nicht leicht auszuhalten. Statt ungeduldig zu werden mit den Eltern, muß der Arzt immer wieder verstehen und akzeptieren, daß die Eltern diesen oder jenen Abwehrmechanismus zu diesem Zeitpunkt nötig haben, um sich gegen ihre Ängste zu schützen, die sie sonst überfluten würden. Nur wenn die hier geschilderten Zusammenhänge bekannt sind und berücksichtigt werden, können die Eltern befähigt werden, ihr Schicksal einigermaßen zu bewältigen und vor allem zu einer realistischen Einschätzung der Möglichkeiten und Grenzen ihres Problemkindes zu kommen, damit dieses sich seinen individuellen Stärken und Schwächen entsprechend entwickeln kann.

Wichtig für die *Beratungsarbeit* sind Kenntnisse über erlaubte und unerlaubte sportliche Aktivitäten, Verhalten bei Schutzimpfungen und Operationen, Flugreisen und Führerscheinerwerb sowie Fragen der Berufsfindung von Anfallskranken. Eine Übersicht zeigt Tab. 7.5.

Informationsmaterialien (Ratgeber, Broschüren) über Anfallskrankheiten sind über die Bundesgeschäftsstelle Stiftung Michael, c/o Ute D. Becker, Hermannstraße 9, 53225 Bonn, zu beziehen.

Sport:	**erlaubt**	**nicht erlaubt**
	Sportspiele: (Völker-, Hand-, Basket-, Volley-, Fußball, Tennis, Tischtennis)	Langstrecken- und Hürdenläufe
	Gymnastik, Bodenturnen, Tanzen	Vorsicht: Discobesuche (Flackerlicht)
	Schwimmsport: nur unter Aufsicht	Baden im offenen Meer, im Fluß, See Springen vom Sprungbrett Tauchen, Surfen, Wasserski
	Wintersport: Skiwandern, Rodeln, Skilaufen	Abfahrtsläufe, Skispringen, Schlittschuhlaufen
		Turnen am Hochreck, Wurf- und Stoßübungen (Diskus etc.), Boxen, Rugby, Fechten, Segeln, Motorfliegen, Motorbootsport
Operation:	Epilepsie oder pathologischer EEG-Befund ist keine Kontraindikation für Lokal- oder Allgemeinanästhesie. Antiepileptika dürfen weder prä- noch postoperativ unterbrochen werden (Kontrolle der Plasmakonzentration ratsam). Bei Prämedikation Verwendung von Sedativa mit anti-epileptischem Effekt (Phenobarbital, Diazepamderivate). Cave: halogenierte Gase zur OP-Einleitung (Krampfschwelle ↓) Antiepileptika wie Valproat können zu einer Störung des Gerinnungssystems führen → Gerinnungsstatus.	
Schutzimpfungen:	**unbedenklich**	**erhöhte Komplikationsraten bei**
	Tuberkulose (BCG) Tetanus Poliomyelitis Masern Röteln Mumps Grippe Diphtherie Hepatitis B Hämophilus-influenzae-Bakterien (HIB)	Pertussis Cholera Gelbfieber Paratyphus parenterale Typhusimpfung
Flugreisen:	Unter normalen Flugbedingungen keine ernsthafte Gefährdung zu erwarten. Vorsicht bei interkontinentalen Flügen: Schlafdefizit, Verschiebung des Schlaf-Wach-Rhythmus → evtl. Anfallsprovokation	
Führerschein:	**erlaubt**	**nicht erlaubt**
	bei mindestens zweijähriger Anfallsfreiheit und fehlender Anfallsbereitschaft im EEG (befristet, halbjährliche EEG-Kontrollen)	manifeste große oder kleine Anfälle Intelligenz- und charakterliche Defekte (uneinsichtige Kranke können vom Arzt der Zulassungsbehörde gemeldet werden!)
Wehrdienst:	Epilepsiekranke sind grundsätzlich wehruntauglich, auch bei längerer Anfallsfreiheit	
Berufsfindung:	**geeignet**	**ungeeignet**
	akademische Berufe, kaufmännische Berufe, handwerkliche Berufe wie Schuhmacher, Koch, Autoschlosser, Fliesenleger, Gärtner, techn. Zeichner, Buchbinder, Fotograf, Feinmechaniker, Facharbeiter, Angestellter oder Arbeiter im Öffentlichen Dienst, Sekretärin, Friseuse, Floristin, Modistin, Wirtschafterin u. a.	LKW-, Taxi-, Bus- und Straßenbahnfahrer, Pilot, Kapitän, Lokomotivführer relativ ungeeignet: Berufe mit Publikumsverkehr (Verkäuferin, Schalterbeamter, Lehrer, Pfarrer, Richter, Schauspieler u. a. Künstler), falls die Anfälle nicht unter Kontrolle sind und/oder in diffuser tageszeitlicher Verteilung auftreten.

Tab. 7.5: Richtlinien für Anfallskranke (mod. nach Int. Liga gegen Epilepsie).

Hirnorganische Psychosyndrome

8. Hirnorganische Psychosyndrome

Definition

Ein hirnorganisches Psychosyndrom ist durch verschiedenartige psychische Symptome bzw. Symptomkonstellationen gekennzeichnet, die in kausaler Abhängigkeit stehen mit Schädigungen des ZNS. Man unterscheidet zwischen akut auftretenden (z.B. Schädel-Hirn-Trauma, Encephalitis, Intoxikationen) und chronischen (z.B. posttraumatischen, postencephalitischen) Wesensveränderungen bzw. Syndromen.

Hirnorganische Psychosyndrome	
akut	chronisch
• z.B. Schädel-Hirn-Trauma • Enzephalitis	• posttraumatische Wesensveränderungen • postenzephalitische Wesensveränderungen
(Intoxikationen, Endokrinopathien)	

Tab. 8.1: Hirnorganische Psychosyndrome.

Von einigen Autoren wird auch zu den hirnorganischen Psychosyndromen das sogenannte frühkindliche exogene Psychosyndrom gezählt (nach der ICD-10 am ehesten unter F07.8 - Andere organische Persönlichkeits- und Verhaltensstörungen - zu klassifizieren). Wegen der unspezifischen Nosologie, die zu Mißverständnissen führen kann, ist diese Zuordnung jedoch umstritten (vgl. Kap. 5.3.).

8.1. Organische Persönlichkeitsstörungen (F07.0)

Definition und Klassifikation

Diese Störung ist charakterisiert durch eine auffällige Veränderung des gewohnten prämorbiden Verhaltensmusters und betrifft die Äußerung von Affekten, Bedürfnissen und Impulsen.

Epidemiologie

Prävalenzraten sind nicht bekannt. Insgesamt handelt es sich um eine relativ seltene Störung.

Klinisches Bild

Mindestens zwei der folgenden Merkmale müssen für das Vorliegen der Diagnose vorhanden sein:

- andauernd reduzierte Fähigkeit, zielgerichtete Aktivitäten über längere Zeiträume durchzuhalten und Befriedigung aufzuschieben
- verändertes emotionales Verhalten, das durch emotionale Labilität, flache und ungerechtfertigte Fröhlichkeit (Euphorie), inadäquate Witzelsucht und leichten Wechsel zur Reizbarkeit oder kurz andauernde Ausbrüche in Wut und Aggression charakterisiert ist; in manchen Fällen kann Apathie mehr im Vordergrund stehen
- Äußerung von Bedürfnissen und Impulsen, meist ohne Berücksichtigung von Konsequenzen oder sozialen Konventionen (der Patient kann unsoziale Handlungen begehen, wie Stehlen, unangemessene sexuelle Annäherungsversuche, gierig essen oder die Körperpflege vernachlässigen)
- kognitive Störungen in Form von Mißtrauen oder paranoidem Denken und/oder exzessiver Beschäftigung mit einem einzigen, meist abstrakten Thema, z.B. Religion, Recht und Unrecht)
- auffällige Veränderungen der Sprachproduktion und des Redeflusses, Umständlichkeit, Begriffsunschärfe, zähflüssiges Denken und Schreibsucht
- verändertes Sexualverhalten (verminderte Sexualität oder Wechsel in der sexuellen Präferenz)

Dazugehörige Begriffe:

- organisch bedingte pseudopsychopathische Persönlichkeit
- pseudoretardierte Persönlichkeit

Syndrome:

- Frontalhirnsyndrom, Persönlichkeitsstörung bei limbischer Epilepsie
- Lobotomie-Syndrom
- Leukotomie-Syndrom

Diagnose

Checkliste

- ✓ sorgfältige Anamnese mit Focus auf prämorbide Persönlichkeit und Fähigkeiten (Schulberichte!, Vorerkrankungen, Arztberichte, objektive Befunde)
- ✓ sorgfältige neurologische und neuropsychologische Untersuchung
- ✓ Leistungs- und Persönlichkeitsdiagnostik
- ✓ Teilleistungsschwächen etc.

Differentialdiagnose

- organisches Psychosyndrom nach Schädel-Hirn-Trauma (F07.2)
- postenzephalitisches Syndrom (F07.1)
- Persönlichkeitsstörungen (F60, F61)
- andauernde Persönlichkeitsänderung (F62)

Ätiopathogenese

Das Vorliegen einer Hirnerkrankung, einer Hirnschädigung oder Funktionsstörung (nicht nur des Frontalhirns) ist für die Ausgestaltung der Psychopathologie verantwortlich. Bei etwaigen vorbestehenden Hirnfunktionsstörungen ist damit zu rechnen, daß diese sich mit den nachfolgenden Hirnschädigungen addieren.

Verlauf und Prognose

Organische Persönlichkeitsstörungen sind statisch oder progredient, selten reversibel. Die therapeutischen Möglichkeiten sind begrenzt und liegen schwerpunktmäßig im rehabilitativen Bereich (Fördertrainingsprogramme, Krankengymnastik, Ergotherapie, evtl.zusätzlich Einsatz von Nootropika wie Piracetam).

8.2. Postenzephalitisches Syndrom

Definition und Klassifikation

Es handelt sich um bleibende Verhaltensänderungen nach einer viralen oder bakteriellen Enzephalitis. Die Symptome sind unspezifisch und können von Individuum zu Individuum, aber auch von Erreger zu Erreger und am häufigsten mit dem Alter des Patienten zum Zeitpunkt der Infektion variieren.

Epidemiologie

Prävalenzraten liegen nicht vor. Jungen sind häufiger als Mädchen betroffen.

Klinisches Bild

Das klinische Erscheinungsbild kann sich in allgemeinem Unwohlsein, Apathie oder Reizbarkeit äußern, sowie in einer Verminderung kognitiver Funktionen (Lernstörungen) und veränderten Schlaf- und Eßgewohnheiten. Ferner treten Änderungen im Sexualverhalten und in der sozialen Urteilsfähigkeit auf. Es wurden eine Reihe bleibender neurologischer Funktionsstörungen, wie Lähmung, Taubheit, Aphasie, konstruktiver Apraxie und Akalkulie beschrieben.

Diagnose

Checkliste

- ✓ Nachweis einer viralen oder bakteriellen Enzephalitis (Arztbrief)

Sonstige Diagnostik entsprechend Kap. 8.1.

Therapie und Verlauf

Die Therapie des postenzephalitischen Syndroms ist ebenfalls symptomorientiert. Bei bestehenden epileptischen Anfällen wird antikonvulsiv, bei zerebralen Bewegungsstörungen krankengymnastisch behandelt, evtl. auch psychomotorische Übungsbehandlungen. Ausgeprägte Antriebssteigerungen und motorische Unruhe lassen sich erfolgreich durch Stimulanzien wie z.B. Methylphenidat beeinflussen. Mehr expansive aggressive Verhaltensauffälligkeiten lassen sich durch Neuroleptika (z B. Pipamperon) häufig erfolgreich behandeln.

Inwieweit eine häufig beschriebene postenzephalitische Wesensänderung mit einer charakteristischen Bewegungsarmut im Mittelgesicht (enzephalitischer Blick), psychischer Starrheit und anderen Zeichen einer Persönlichkeitsveränderung ein einheitliches und typisches psychopathologisches Syndrom darstellt, ist heute umstritten. Der Begriff taucht in den neuen Klassifikationssystemen nicht mehr auf. Im Gegensatz zu den (nicht enzephalitischen) organischen Psychosyndromen ist die postenzephalitische Störung häufig reversibel, sofern sie nicht von bleibenden neurologischen Defektsyndromen begleitet ist. Weitere Angaben zur Prognose sind jedoch sehr schwierig zu stellen, da im Einzelfall die Symptomatik sehr variabel sein kann und von der Häufigkeit etwaiger zerebraler Anfälle und deren Beeinflußbarkeit, der zerebralen Vorschädigung und einiger anderer Faktoren abhängt.

8.3. Organisches Psychosyndrom nach Schädel-Hirn- Trauma (F07.2)

Definition und Klassifikation

Das Syndrom folgt einem Schädeltrauma, das gewöhnlich schwer genug ist, um zur Bewußtlosigkeit zu führen.

Epidemiologie

Schädel-Hirn-Traumen im Kindesalter werden häufig durch Verkehrsunfälle (immer noch eine der häufigsten Todesursachen im Kindesalter), durch häusliche oder schulische Unfälle verursacht. Verläßliche Prävalenzraten liegen jedoch nicht vor.

Klinisches Bild

Mindestens drei der folgenden Merkmale sind für die Diagnose organisches Psychosyndrom nach Schädel-Hirn-Trauma (F07.2) (dazugehörige Begriffe: postcommotionelles Syndrom, postcontusionelles Syndrom, Enzephalopathie, nicht psychotisches posttraumatisches organisches Psychosyndrom) notwendig:

- Kopfschmerzen
- Schwindel
- Erschöpftheit
- Reizbarkeit
- Störungen der Konzentration, des geistigen Leistungsvermögens, des Gedächtnisses, des Schlafes, verminderte Belastungsfähigkeit bei Stress, emotionalen Reizen oder unter Alkohol

Die Symptome können von Depressivität oder Angst begleitet sein und als Folge eines verminderten Selbstwertgefühles und Furcht vor bleibender Hirnschädigung auftreten. Solche Gefühle verstärken die ursprünglichen Symptome und es entsteht ein Circulus vitiosus. Einige Patienten werden hypochondrisch, suchen immer wieder nach neuen Diagnosen und Behandlungen und können eine ständige Krankenrolle annehmen. Die Ätiologie der Symptome ist nicht immer klar. Man nimmt sowohl organische wie psychische Faktoren als Ursache an.

Diagnose

Checkliste

- ✓ objektiver Nachweis eines Schädel-Hirn-Traumas (ausführlicher Arztbrief mit Erfassung der Dauer der Bewußtlosigkeit und der klinischen neurologischen Symptome!)
- ✓ Zusatzuntersuchungen (EEG, evozierte Hirnstammpotentiale, bildgebende Verfahren, Elektronystagmographie) können objektive Nachweise liefern, sind oft aber auch ohne pathologischen Befund

Therapie, Verlauf und Prognose

Als Determinanten für Symptomatik und Folgen eines Schädel-Hirn-Traumas im Kindes- und Jugendalter sind von Bedeutung: Alter und Entwicklungsstand, etwaige hirnorganische Vorschädigungen, prämorbide Persönlichkeit, psychosoziale Umweltfaktoren, Intensität und Schweregrad des Traumas sowie Art der Einwirkung auf das Gehirn. Die Beurteilung des Schweregrades eines Schädel-Hirn-Traumas stellt jedoch ein schwieriges, noch nicht befriedigend gelöstes Problem dar. Eine Reihe von Autoren halten die Dauer der posttraumatischen Bewußtlosigkeit bzw. Amnesie für einen verläßlichen Indikator des Schweregrades des Traumas. Demnach soll eine posttraumatische Amnesie bis zu zwei Tagen weitgehend folgenlos, bis zu sieben Tagen auch noch meist folgenlos verlaufen, während bei darüber hinausreichendem Andauern immer Folgeschäden auftreten sollen.

Während kognitive Defizite und Folgezustände in direktem Zusammenhang mit den Hirnschädigungen stehen, sind psychiatrische Störungen (Verhaltensauffälligkeiten) in wesentlichem Umfang auch von psychosozialen Belastungsfaktoren, prämorbider Persönlichkeit u.a. abhängig.

Epidemiologische Untersuchungen und klinische Studien haben gleichwohl belegt, daß bei Kindern mit einem Schädel-Hirn-Trauma ein hohes Risiko für die Entwicklung von psychoreaktiven Störungen besteht.

Neuropsychiatrische Spätfolgen nach SHT		
nach Abklingen der Bewußtseinsstörung →		**Durchgangssyndrom** ↓ Gedächtnis-, Affekt- und Antriebsstörungen
Spätfolgen	Hirnleistungsschwäche	Merkschwäche verminderte Konzentration leichte Ermüdbarkeit erschwerte Auffassung erhöhte affektive Erregbarkeit
	posttraumatische hirnorganische Wesensveränderung	dranghafte Hyperkinese leichte Ablenkbarkeit emotionale und affektive Instabilität aggressive Verhaltensweisen
	posttraumatische Demenz	geistiger Abbau (bei Kindern sehr selten)
	posttraumatische Aphasie	Verlust erlernter sprachlicher Fertigkeiten
	posttraumatische Apraxie	Unfähigkeit, erlernte Zweckbewegungen auszuführen, während automatische Bewegungen intakt bleiben
	posttraumatische Agnosie	optische, akustische, taktile Agnosien
Mittelhirnsyndrome	Symptomatik/Folgen	
(-Kompression) → apallisches Syndrom	Coma vigile (waches Koma) Patienten liegen mit offenen Augen da, fixieren nicht, zeigen keine Reaktion auf die Umwelt	
	Störung des Schlaf-Wach-Rhythmus	
	primitive orale Reflexe (Magnetreaktion: Gegenstände werden bei taktilen perioralen Reizen mit den Lippen erfaßt. Bulldog-Reflex: das Reizobjekt wird mit den Zähnen festgehalten. Automatische Saug-, Leck-, Kaubewegungen, positiver Greifreflex)	

Tab. 8.2: Neuropsychiatrische Spätfolgen nach SHT.

Die therapeutischen Bemühungen haben sich an den diagnostizierbaren Folgezuständen auszurichten. Dementsprechend kommen in erster Line rehabilitative (Heilpädagogik, Motopädie, Ergotherapie, Förderprogramme, evtl. Logopädie) Maßnahmen zur Anwendung. Im Einzelfall wird zu entscheiden sein, ob zusätzliche psychotherapeutische Einzel- oder Gruppenbehandlungen unter Einbeziehung der Familie anzuwenden sind.

Fehlerquellen in Diagnostik und Therapie

- mangelhaft begründete Diagnosenstellung einer "Gehirnerschütterung" durch fehlende objektive Befunde
- Unterschätzen der Probleme von leicht behinderten Kindern, Gefahr der Überforderung

Psychosen und Persönlichkeits-störungen

9. Psychosen und Persönlichkeitsstörungen

9.1 Schizophrenie, schizotype und wahnhafte Störungen	
F.20	**Schizophrenie**
F.20.0	paranoide
F.20.1	hebephrene
F.20.2	katatone
F.20.3	undifferenzierte
F.20.4	postschizophrene Depression
F.20.5	schizophrenes Residuum
F.20.6	Schizophrenia simplex
F.20.8	andere
F.20.9	nicht näher bezeichnete
F.21	**schizotype Störung**
F.22	**anhaltende wahnhafte Störungen**
F.23	**vorübergehende akute psychotische Störungen**
F.24	**induzierte wahnhafte Störungen**
F.25	**schizoaffektive Störungen**
F.28	**andere nichtorganische psychotische Störungen**
F.29	**nicht näher bezeichnete, nicht organische Psychose**
9.2 affektive Störungen (F3)	
F.30	**manische Episode**
F.31	**bipolare affektive Störung**
F.32	**depressive Episode**
F.33	**rezidivierende depressive Störungen**
F.34	**anhaltende affektive Störungen**
F.38	**andere affektive Störungen**
F.39	**nicht näher bezeichnete affektive Störungen**
9.3 **F.60** spezifische Persönlichkeitsstörungen	
F.60.0	schizoide P.
F.60.1	paranoide P.
F.60.2	dissoziale P.
F.60.3	emotional instabile P.
F.60.3.0	impulsiver Typus
F.60.3.1	Borderline Typus
F.60.4	histrionische P.
F.60.5	anankastische (zwanghafte) P.
F.60.6	ängstliche (vermeidende) P.
F.60.7	abhängige P.
F.60.8	andere Persönlichkeitsstörungen
F.60.9	nicht näher bezeichnete
F.61	**kombinierte und andere Persönlichkeitsstörungen**
F.62	**anhaltende Persönlichkeitsänderungen nicht Folge einer Schädigung oder Erkrankung des Gehirns**

9.1. Schizophrenie, schizotype und wahnhafte Störungen

Da sich in der ICD-10 keine gesonderten Kriterien oder diagnostischen Leitlinien für Psychosen im Kindes- und Jugendalter finden lassen, werden im folgenden die Beschreibungen der ICD-10 angeführt. Entwicklungsbedingte Charakteristika der Psychosen im Kindesalter werden unter *Klinisches Bild* abgehandelt.

Definition

Nach der ICD-10 sind die schizophrenen Störungen im allgemeinen durch grundlegende und charakteristische Störungen von Denken und Wahrnehmung sowie inadäquate oder verflachte Affektivität gekennzeichnet. Die Klarheit des Bewußtseins und die intellektuelle Fähigkeit sind in der Regel nicht beeinträchtigt. Im Laufe der Zeit können sich jedoch gewisse kognitive Defizite entwickeln. Die Störung beeinträchtigt die Grundfunktionen, die dem normalen Menschen ein Gefühl von Individualität, Einzigartigkeit und Entscheidungsfreiheit geben. Die Betroffenen glauben oft, daß ihre innersten Gedanken, Gefühle und Handlungen anderen bekannt sind oder daß andere daran teilhaben. Ein Erklärungswahn kann entstehen mit dem Inhalt, daß natürliche oder übernatürliche Kräfte tätig sind, welche die Gedanken und Handlungen des betreffenden Individuums auf bizarre Weise beeinflussen. Die Betroffenen können sich so als Schlüsselfigur allen Geschehens erleben. Besonders akustische Halluzinationen sind häufig und können das Verhalten oder die Gedanken kommentieren. Die Wahrnehmung ist oft auf andere Weise gestört: Farben oder Geräusche können ungewöhnlich lebhaft oder in ihrer Qualität verändert wahrgenommen werden. Unbedeutende Eigenschaften alltäglicher Dinge können wichtiger sein als das ganze Objekt oder die Gesamtsituation. Zu Beginn ist auch Ratlosigkeit häufig und führt oft zu der Überzeugung, daß alltägliche Situationen eine besondere, meist unheimliche Bedeutung besitzen, die sich einzig auf die betroffene Person bezieht.

Bei der charakteristischen *schizophrenen Denkstörung* werden nebensächliche und unwichtige Züge eines Gesamtkonzeptes, die bei normaler psychischer Aktivität zurückgehalten werden, in den Vordergrund gerückt und anstelle wichtiger und situationsentsprechender Elemente verwendet. So wird das Denken vage, schief und verschwommen, der sprachliche Ausdruck wird gelegentlich unverständlich. Brüche und Einschiebungen in den Gedankenfluß sind häufig. Gedanken scheinen wie von einer äußeren Stelle entzogen. Die Stimmung ist charakteristischerweise flach, kapriziös oder unangemessen. Ambivalenz und Antriebsstörungen können als Trägheit, Negativismus oder Stupor erscheinen. Katatonie kann vorhanden sein. Der Anfang kann akut mit schwerwiegend gestörtem Verhalten sein oder schleichend mit allmählicher Entwicklung seltsamer Gedanken und Verhaltensweisen. Der Verlauf zeigt gleichfalls große Unterschiede und ist keineswegs unvermeidlich chronisch oder sich verschlechternd (die Klassifikation des Verlaufes erfolgt mittels der 5. Stelle). Bei einem Teil der Fälle, der in verschiedenen Kulturen und Bevölkerungen variiert, kommt es zur vollständigen oder fast vollständigen Heilung. Die beiden Geschlechter sind etwa gleich häufig betroffen, aber der Beginn liegt bei Frauen tendenziell später.

Obwohl keine eindeutig pathognomonischen Symptome zu benennen sind, ist es aus praktischen Überlegungen sinnvoll, die oben genannten Symptome in Gruppen zu unterteilen, die besondere Bedeutung für die Diagnose haben oder oft gemeinsam auftreten:

- Gedankenlautwerden, Gedankeneingebung oder Gedankenentzug, Gedankenausbreitung
- Kontrollwahn, Beeinflussungswahn; Gefühl des Gemachten, deutlich bezogen auf Körper- oder Gliederbewegungen oder bestimmte Gedanken, Tätigkeiten oder Empfindungen; Wahnwahrnehmungen (tatsächlichen Wahrnehmungen werden ohne Anlaß abnorme Bedeutungen beigemessen)
- kommentierende oder dialogische Stimmen, die über den Patienten und sein Verhalten sprechen, oder andere Stimmen, die aus einem Körperteil kommen
- anhaltender, kulturell unangemessener und völlig unrealistischer Wahn, wie der, eine religiöse oder politische Persönlichkeit zu sein, übermenschliche Kräfte und Möglichkeiten zu besitzen (z.B. das Wetter kontrollieren zu können oder in Kontakt mit Außerirdischen zu sein)
- anhaltende Halluzinationen jeder Sinnesmodalität, begleitet entweder von flüchtigen oder undeutlich ausgebildeten Wahngedanken, ohne deutliche affektive Beteiligung, oder begleitet von anhaltenden überwertigen Ideen, täglich oder über Wochen oder Monate auftretend
- Gedankenabreißen oder Einschiebungen in den Gedankenfluß, was zu Zerfahrenheit, Danebenreden oder Neologismen führt
- katatone Symptome wie Erregung, Haltungsstereotypien oder wächserne Biegsamkeit (Flexibilitas cerea), Negativismus, Mutismus und Stupor
- "negative" Symptome wie auffällige Apathie, Sprachverarmung, verflachte oder inadäquate Affekte (dies hat zumeist sozialen Rückzug und ein Nachlassen der sozialen Leistungsfähigkeit zur Folge). Es muß sichergestellt sein, daß diese Symptome nicht durch eine Depression oder eine neuroleptische Medikation verursacht werden

Die *paranoide Schizophrenie* (F20.0) ist die häufigste Schizophrenieform. Das klinische Bild ist von dauerhaften Wahnvorstellungen beherrscht, meist begleitet von Halluzinationen, besonders akustischer Art. Störung der Stimmung, des Antriebs und der Sprache sowie katatone Symptome stehen nicht im Vordergrund. Die häufigsten paranoiden bzw. halluzinatorischen Symptome sind:

- Verfolgungswahn, Beziehungswahn, Abstammungswahn, Sendungswahn, coenästhetischer oder Eifersuchtswahn
- Stimmen, die den Betroffenen bedrohen oder ihm Befehle geben, nicht verbale akustische Halluzinationen (Akoasmen) wie Pfeifen, Brummen oder Lachen

- Geruchs- oder Geschmackshalluzinationen, sexuelle oder andere Körperhalluzinationen; optische Halluzinationen können ebenfalls auftreten, stehen aber selten im Vordergrund

Der Affekt ist meist weniger verflacht als bei anderen Schizophrenieformen. Häufig sind inadäquate Reaktionen sowie Störungen der Stimmung, wie Reizbarkeit, plötzliche Wutausbrüche, Furchtsamkeit und Mißtrauen.

Die *hebephrene Schizophrenie* (F20.1) ist charakterisiert durch das Vorherrschen von affektiven Veränderungen, während Wahnvorstellungen und Halluzinationen nur flüchtig und bruchstückhaft auftreten. Das Verhalten der Patienten wirkt oft verantwortungslos, unvorhersehbar und ist von Manierismen begleitet. Die Stimmung ist flach und unpassend, oft begleitet von Kichern oder selbstzufriedenem, selbstversunkenem Lächeln oder von einer hochfahrenden Umgangsweise, wie Grimassieren, Manierismen, Faxen, hypochondrischen Klagen und immer wiederholten Äußerungen (Reiterationen). Das Denken ist ungeordnet, die Sprache weitschweifig und zerfahren. Der Kranke neigt dazu, sich zu isolieren, sein Verhalten erscheint ziellos und ohne Empfindung. Diese Schizophrenieform beginnt meist schleichend zwischen dem 15. und 25. Lebensjahr und hat wegen der schnellen Entwicklung der Minus-Symptomatik, besonders von Affektverflachung und Antriebsverlust, eine eher schlechte Prognose.

Die *katatone Schizophrenieform* (F20.2) ist gekennzeichnet durch psychomotorische Störungen, die zwischen Extremen, wie Erregung, Stupor, Befehlsautomatismus und Negativismus alternieren können. Zwangshaltungen und Stellungen können lange Zeit beibehalten werden. Episodenhafte, schwere Erregungszustände können ein Charakteristikum dieses Krankheitsbildes sein.

Als *undifferenzierte Schizophrenie* (F20.3) werden Zustandsbilder bezeichnet, welche die allgemeinen diagnostischen Kriterien der Schizophrenie erfüllen, ohne einer der beschriebenen Unterformen zu entsprechen, oder solche, die Merkmale von mehr als einer Unterform aufweisen, ohne eindeutiges Überwiegen bestimmter diagnostischer Charakteristika. Ferner ist diese Kategorie nur für akute psychotische Zustandsbilder zu verwenden.

Eine *postschizophrene Depression* (F20.4) kann im Anschluß an eine schizophrene Erkrankung auftreten. Einige schizophrene Symptome müssen noch vorhanden sein, beherrschen aber nicht mehr das klinische Bild. Oft ist es schwierig zu unterscheiden, welche Symptome zur Depression gehören, welche auf die neuroleptische Medikation zurückgehen oder welche auf der Antriebsminderung und Affektverflachung der schizophrenen Erkrankung selbst beruhen. Zu beachten ist, daß eine postschizophrene Depression mit einem erhöhten Suizidrisiko verbunden ist.

Das *schizophrene Residuum* (F20.5) beschreibt ein chronisches Stadium im Verlauf einer schizophrenen Erkrankung mit einer eindeutigen Verschlechterung von einem früheren Stadium (mit einer oder mehreren Episoden, welche die allgemeinen Kriterien für Schizophrenie erfüllen) zu einem späteren Stadium, das durch langandauernde, jedoch nicht notwendigerweise irreversibel "negative" Symptome und Beeinträchtigungen charakterisiert ist.

Als *Schizophrenia simplex* (F20.6) wird ein seltenes Zustandsbild mit schleichender Progredienz bezeichnet. Die Patienten zeigen ein merkwürdiges Verhalten. Es ist ihnen unmöglich, soziale Anforderungen zu erfüllen, die Leistungsfähigkeit verschlechtert sich zunehmend. Die charakteristischen "negativen" Merkmale des schizophrenen Residuums, wie Affektverflachung, Antriebsverminderung usw. entwickeln sich ohne vorhergehende floride, psychotische Symptome. Auf einen weiteren sozialen Abstieg kann Nichtseßhaftigkeit folgen und der Betreffende wird selbstversunken, untätig und ziellos.

Als *schizotype Störung* (F21) bezeichnet man eine Störung mit exzentrischem Verhalten und Anomalien des Denkens und der Stimmung, die schizophren wirken, obwohl nie eindeutige und charakteristische schizophrene Symptome aufgetreten sind. Folgende Merkmale können vorhanden sein:

- kalter und unnahbarer Affekt, oft mit Anhedonie verbunden
- seltsames exzentrisches und eigentümliches Verhalten und Erscheinungsbild
- wenig soziale Bezüge und Tendenz zu sozialem Rückzug
- Beziehungsideen, paranoide Ideen oder bizarre, phantastische Überzeugungen und autistisches

Versunkensein, das aber nicht bis zur eigentlichen Wahnvorstellung reicht

- zwanghaftes Grübeln ohne inneren Widerstand, oft mit dysmorphophoben, sexuellen oder aggressiven Inhalten
- gelegentliche Körpergefühlsstörungen und Depersonalisations- oder Derealisationserleben
- Denken und Sprache vage, umständlich, metaphorisch gekünstelt und oft stereotyp, ohne ausgeprägte Zerfahrenheit oder Danebenreden
- gelegentliche, vorübergehende quasi-psychotische Episoden mit intensiven Illusionen, akustischen oder anderen Halluzinationen und wahnähnlichen Ideen; diese Episoden treten im allgemeinen ohne äußere Veranlassung auf

Die Störung zeigt einen chronischen Verlauf mit unterschiedlicher Intensität. Gelegentlich entwickelt sich eine klassifizierbare Schizophrenie, es läßt sich kein eindeutiger Beginn feststellen, Entwicklung und Verlauf entsprechen gewöhnlich einer Persönlichkeitsstörung. Sie findet sich häufiger bei Personen mit manifesten schizophrenen Erkrankten in der Familie.

Als *anhaltende wahnhafte Störungen* (F22) wird eine Gruppe verstanden mit einer Reihe von Störungen, bei denen ein langandauernder Wahn das einzige und das auffälligste klinische Charakteristikum ist und die nicht als organisch, schizophren oder affektiv klassifiziert werden können.

Synonym zur wahnhaften Störung werden die Begriffe *späte Paraphrenie, Paranoia* und *sensitiver Beziehungswahn* bezeichnet.

Unter *anderen anhaltenden wahnhaften Störungen* (F22.8) werden beispielsweise paranoide Zustandsbilder im Involutionsalter und ein Querulantenwahn (Paranoia querulans) zusammengefaßt.

Die ICD-10 führt weiterhin unter F23 die Kategorie *vorübergehende, akute psychotische Störungen* an. Sie sind gekennzeichnet durch:

- einen akuten Beginn innerhalb von zwei Wochen als entscheidendes Kennzeichen in der gesamten Gruppe von Störungen
- das Vorhandensein typischer ("polymorpher") Syndrome
- das Vorliegen einer akuten Belastung

Unter letzterem werden Trauerfälle, Partnerverlust, Verlust des Arbeitsplatzes oder schwere psychische Traumen verstanden. Synonym werden auch die Begriffe reaktive Psychose, psychogene Psychose u. a. verwandt.

Als *akute polymorphe psychotische Störung ohne Symptome einer Schizophrenie* (F23.0) wird eine Störung bezeichnet, bei der Halluzinationen, Wahnphänomene und Wahrnehmungsstörungen akut auftreten können, aber sehr unterschiedlich ausgeprägt sind und von Tag zu Tag oder sogar von Stunde zu Stunde wechseln. Häufig findet sich auch eine emotionale Aufgewühltheit mit intensiven vorübergehenden Glücksgefühlen, Ekstase, Angst und Reizbarkeit. Ein vielgestaltiges, unbeständiges und wechselndes klinisches Bild ist charakteristisch.

Unter F23.1 wird eine *akute polymorphe psychotische Störung mit Symptomen einer Schizophrenie* aufgeführt.

Als *akute schizophreniforme psychotische Störung* (F23.2) bezeichnet man eine akute psychotische Störung, in der die psychotischen Symptome vergleichsweise stabil sind und die Kriterien für Schizophrenie (F20) erfüllen, aber weniger als einen Monat bestanden haben.

Bei einer *anderen akuten, vorwiegend wahnhaften psychotischen Störung* (F23.3) handelt es sich um eine akute psychotische Störung, bei der verhältnismäßig stabile Wahnphänomene oder Halluzinationen die hauptsächlichen klinischen Zeichen darstellen, nicht aber die Kriterien der Schizophrenie erfüllen (F20).

Bei einer *induzierten wahnhaften Störung* (F24) handelt es sich um eine seltene wahnhafte Störung, die von zwei oder mehr Personen mit engen emotionalen Bindungen geteilt wird. Nur eine Person leidet unter einer echten psychotischen Störung; die Wahnvorstellungen sind bei den anderen induziert und werden bei Trennung der Personen meist aufgegeben. Die psychotische Erkrankung der dominierenden Person ist im allgemeinen eine Schizophrenie, aber dies ist nicht notwendigerweise oder immer so. Die Wahnphänomene sind sowohl beim dominierenden Partner als auch bei der induzierten Person in der Regel chronisch und bestehen entweder als Verfolgungs- oder Größenwahn. Fast stets leben die betroffenen Personen in einer ungewöhnlich engen Beziehung und sind durch

Sprache, Kultur oder geographische Situation von anderen Menschen isoliert. Die Person, bei der die Wahnvorstellungen induziert werden, nimmt gegenüber dem Partner mit der Psychose meist eine abhängige oder unterwürfige Position ein. Synonym werden auch die Begriffe Folie à deux, induzierte paranoide Störung und symbiotische Psychose verwandt.

Im Unterschied zu *affektiven Störungen* (F3) werden unter schizoaffektiven Störungen (F25) *episodische Störungen* verstanden, bei denen sowohl affektive als auch schizophrene Symptome der gleichen Krankheitsphase auftreten, meistens gleichzeitig oder höchstens durch einige Tage getrennt. Es wird eine weitere Unterteilung in schizoaffektive Störungen, gegenwärtig manisch (F25.0), und schizoaffektive Störung, gegenwärtig depressiv (F25.1) sowie eine gemischte schizoaffektive Störung (F25.2) vorgenommen.

Epidemiologie

Die Wahrscheinlichkeit, an einer Schizophrenie zu erkranken, liegt für die Gesamtbevölkerung bei etwa 1 %. Bei etwa 7 % beginnt die schizophrene Symptomatik vor dem 18. Lebensjahr. Schizophrene Erkrankungen vor dem 12. Lebensjahr sind extrem selten. Nur etwa 0,1 % bis 1 % der Gesamterkrankungen treten vor dem 10., etwa 4 % vor dem 14. Lebensjahr auf.

Klinisches Bild

Fallbeispiele

Ein Junge wird mit knapp fünf Jahren erstmals wegen einer Sprachentwicklungsverzögerung, einem Dysgrammatismus, multipler Dyslalie und Echolalie vorgestellt. Ferner bestehen Verhaltensauffälligkeiten in Form von starken Isolierungstendenzen, autistoidem Verhalten und Kontaktscheu.

Diagnose: erhebliche psychointellektuelle Retardierung, V. a. cerebrale Schädigung unklarer Genese. Wiedervorstellung mit sechs Jahren: Er zeige teilweise inadäquate Reaktionen auf Ansprache in Form von Mutismus, Echolalie und Paralogien. Ferner fiel eine Verlangsamung des psychomotorischen Tempos auf. Er sei stark kontaktgestört, spiele fast nur alleine, male gerne und phantasievoll. Bei testpsychologischen Untersuchungen fiel eine erschwerte Auffassungsgabe, eine Perseverationsneigung, mangelnde Flexibilität, inkohärentes Denken auf. Im Szeno-Test stellte er die Umwelt als aggressiv und feindlich dar. Es fiel eine mimische Ausdrucksstarre und eine mangelnde emotionale Mitschwingungsfähigkeit auf.

Diagnose: Verdacht auf kindliche Psychose.

Leichte Besserung nach psychomotorischer Übungsbehandlung, heilpädagogischer Gruppentherapie, Beschäftigungstherapie und Antidepressiva. Einschulung in eine Sonderschule für Lernbehinderte. Wiedervorstellung mit sieben Jahren: Fortbestand der autistoiden Verhaltensweisen, wenig Entwicklungsfortschritte, spricht weiterhin dysgrammatisch, zeigt eine Echolalie, Sprechen im Telegrammstil, manierierte Gestik. Wiedervorstellung mit dreizehn Jahren: Er habe die 6. Klasse der Sonderschule mit mäßigen Leistungen durchlaufen. Er habe Phasen, in denen er wochenlang nicht spreche und auch nicht ansprechbar sei. Bei Ansprache bringe er manchmal merkwürdige unsinnige Wortgebilde hervor, die er selbst auch nicht erklären könne. Er habe gelegentlich auch explosive Gefühlsausbrüche, was bei seiner sonstigen Verträumtheit und ruhigen Wesensart besonders auffalle. Vermehrt träten Zustände auf, bei denen er nach oben schaue, "als ob Szenen vor seinem inneren Auge abliefen". Er lache häufig unmotiviert, spreche mit einer auffallend hohen und monotonen Sprachmelodie.

Diagnose: Psychointellektuelle Retardierung mit zwanghaft autistoiden Wesenszügen.

Wiedervorstellung mit vierzehn Jahren. In der Exploration deutliche Hinweise für Denkstörungen (Paralogien, Gedankenabreißen, Neologismen). Im Rorschach-Test waren die kognitiven Funktionen deutlich beeinträchtigt mit schlechter Formqualität, Vorhandensein von Konfabulationen und Kontaminationen sowie von Perseverationen, die einen gewissen Automatismus des gesamten Ablaufes signalisierten. In den Antworten spiegeln sich massive Existenzängste psychotischen Charakters sowie eine Störung des Körpergefühls wider. Im Thematic Apperception Test (TAT) erzählt der Patient zu den vorgelegten Tafeln lange und ausführlich, doch ohne inhaltlichen Zusammenhang zu dem Dargestellten. Inhaltlich traten massive Existenzängste sowie Todes- und Zerstörungsphantasien auf. Er war überzeugt davon, daß die Welt kurz vor dem Untergang stehe und zahlreiche spontan angefertigte Aquarelle waren gekennzeichnet durch archaische Ängste und Phantasien um Leben und Tod (☞ Abb. 9.1).

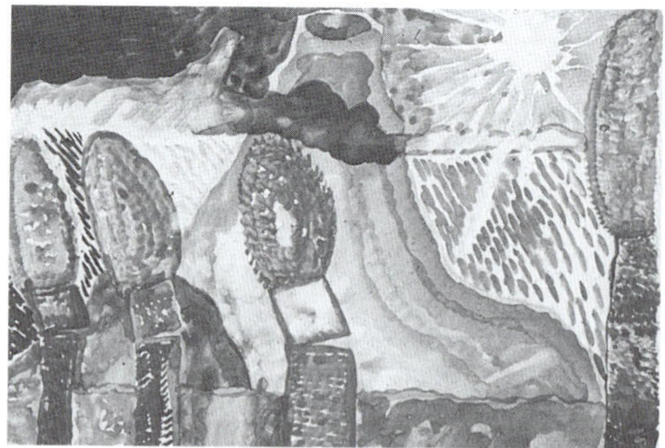

Abb. 9.1: Bild eines 14jährigen Jungen mit Schizophrenie, Existenzängsten, Weltuntergangsvorstellungen.

Diagnose: Paranoide Schizophrenie bei Lernbehinderung.
Die Eltern verweigerten als Zeugen Jehovas eine neuroleptische Behandlung und nahmen den Jungen gegen ärztlichen Rat wieder nach Hause. Eine Schwester des Vaters litt an einer Schizophrenie, der Vater wies eine schizoide Persönlichkeitsstruktur auf.

Ein fünfzehnjähriger Junge, der bisher eine normale, unauffällige Entwicklung durchlaufen habe, sei nach Angaben der Eltern drei Tage vor der stationären Aufnahme "völlig verändert" gewesen. Er schien verwirrt, hatte eine Schlägerei gehabt mit Gleichaltrigen, was für ihn völlig unüblich war. Man konnte sich mit ihm überhaupt nicht mehr unterhalten, da er nur wirr und unzusammenhängend sprach. Er hatte die letzten Nächte überhaupt nicht mehr geschlafen, hatte stereotyp an den Wänden geklopft. Auffällig für die Eltern war, daß er sich in seinem Zimmer "wie ein lebendes Bild" in Karateposition aufbaute, wobei er sehr erregt war, zwischendurch unzusammenhängend weinte und Gegenstände aus dem Fenster herauswarf. Bei der Aufnahme fiel sein gestelzter Gang, seine manierierten Bewegungen und seine völlig verspannte Körperhaltung auf. Er redete unzusammenhängend, Gedankenabbrüche und Sprünge in der Thematik waren zu beobachten. Er wirkte läppisch, lachte unmotiviert. Er berichtete über optische Halluzinationen (Hamster mit roten Augen, ein roter Hund wolle ihn bedrohen, er sehe Rotlicht, das von der Decke komme). Er entwickelte am Aufnahmetag eine ausgeprägte Katatonie (Katalepsie). Diese bildete sich unter neuroleptischer Behandlung zurück, ebenso wie die produktive Symptomatik. Zu den paranoid-halluzinatorischen Vorstellungen trat eine weitgehende Distanzierung ein. Nach zweimonatiger stationärer Behandlung trat noch eine leichte Depression auf, die sich nach der Entlassung nach Hause zurückbildete. Rezidiv-Prophylaxe mit Depot-Neuroleptikum.
Diagnose: Katatone Schizophrenie (F20.2).

Ein 16jähriges Mädchen, das an einer paranoiden Schizophrenie erkrankt war, schrieb nach Überstehen der Krankheit einen Bericht aus eigener Sicht (Auszüge): "Im Sommer hatte ich öfter Kopfstechen. Da diese Beschwerden nicht aufhörten, ging ich zu einem Nervenarzt, der aber nichts Krankhaftes finden konnte. Später hatte ich zunehmend Magenschmerzen, d.h. so ein starkes Druckgefühl im Magen, das durch eine medikamentöse Behandlung aber wieder verschwand. Im November brauchte ich komischerweise immer längere Zeit für meine Hausaufgaben. Erst dachte ich, jeder hätte einmal eine Zeit, in der die Schule schwerer fällt. Anfang Dezember merkte ich jedoch, daß etwas nicht stimmt mit mir. Obwohl die Hausaufgaben zu der Zeit häufig weniger waren, wurde ich kaum noch fertig. Mit Mühe und Not lernte ich gerade noch das Wichtigste. Ich mußte mir den Lernstoff immer wieder durchlesen, um ihn nicht zu vergessen. Selbst im Unterricht konnte ich nichts mehr aufnehmen und mich überhaupt nicht mehr konzentrieren. Ich wußte gar nicht mehr, was mit mir los war. Dann fiel mir auf, daß ich in der Unterrichtsstunde häufig ohne Grund lachen mußte. Ich hatte mir eingebildet, daß die Lehrer denken, ich mache vielleicht nachts durch auf einer Party und habe nun kein Interesse mehr an der Schule. Ich wurde innerlich immer unruhiger, konnte oft nachts nicht schlafen. Ich konnte mich selbst nicht mehr verstehen. Ich kam mir auf der Straße, in der Schule und sogar zu Hause auf Schritt und Tritt beobachtet vor. Ich war davon überzeugt, daß die Lehrer und auch andere Leute durch einen Monitor oder sonstige Apparate ständig über mich informiert waren. Ich bildete mir ein, daß das ein Test oder eine Mutprobe von seiten der Lehrer war. Ich glaubte, die Lehrer wollten mit bestimmten, mir unbekannten Hilfsmitteln herausfinden, wieviel ich wohl aushalten würde. Die Umwelt kam mir so vor wie ein Theater, in dem alle Leute seltsamerweise immer eine bestimmte Rolle spielten. An einem Sonntag blieb ich abends einfach auf dem Sofa liegen, überall im Körper verspürte ich ein sehr schmerzhaftes Stechen, mal da, mal dort. Es durchfuhr mich am ganzen Körper wie mit elektrischen Wellen, die so ähnlich wie Elektroschocks waren. Besonders unangenehm war auch ein heftiges Stechen in der Unterleibsgegend. Dann wurde es plötzlich vor meinen Augen sehr hell, als würde mir einer mit sehr starken Scheinwerfern in die Augen leuchten. Ich versuchte, mit den Händen nach oben in die Helligkeit hineinzugreifen. Dann wollte ich dem ausweichen, aber die Helligkeit war auf allen Seiten. Dann wurde es auf einmal ganz extrem dunkel, dann wieder gleißend hell. Ich dachte wieder, das ist ein Spiel, ein grausam quälendes Spiel, was die mit mir machen. Jetzt haben sie schon diese speziellen hochtechnischen Apparate bei uns aufgestellt, um mich zu quälen. Ich blieb den ganzen Tag starr und steif auf dem Sofa mit geschlossenen Augen liegen und sprach überhaupt kein Wort mehr. Ich dachte, das müßte so sein, um die grausamen Zustände (Hell/Dunkel-Gegensatz, Elektroschocks) besser zu überstehen. Dann meinte ich, ich würde dauernd photographiert werden und alles sei so magnetisch, z.B. meine Handbewegungen werden durch elektromagnetische Felder beeinflußt. Überhaupt alles, was ich dachte, fühlte und tat, wurde durch die technischen Apparate gesteuert. Solche abnormen Gedanken und Ideen hatte ich damals. Die ganze Nacht war für mich so grausam. Es war für mich ein andauernder Kampf. Unter allen Umständen mit allen mir möglichen Mitteln durfte und wollte ich nicht aufgeben. Ich hatte wahnsinnige Angst, mich so am Rande des Lebens am Abgrund des Todes zu sehen und zu spüren. Die ganze Nacht kam mir wie eine Ewigkeit vor. Doch am nächsten Tag hielt ich krampfhaft die Augen geschlossen und konnte auch nichts sagen. Meine Mutter ist dann mit mir zum Nervenarzt gegangen, der mich dann in die psychiatrische Klinik einwies. In der

Klinik hatte ich das Gefühl, daß mich die Ärzte nicht verstanden, und daß sie ratlos waren. Ich mußte komischerweise die Augen immer noch geschlossen halten. Auch in der Klinik waren in den ersten Tagen wieder diese unangenehmen Zustände voll da. Die ersten Tage war ich weiterhin stumm, bewegungslos und stocksteif. Das magnetische Gefühl und das Hell/Dunkel-Sehen waren noch da. Ich ließ mich mit Bettdecke immer wieder aus dem Bett fallen, deswegen wurde ich an Armen, Händen und Beinen mit Gurten festgebunden und das Bett mit Bettgittern versehen. Als der Arzt mir später sagte, daß die Krankheit nicht als Mutprobe gemacht sei, sondern einfach so gekommen sei, war ich sehr erleichtert. Nachdem ich die Medikamente bekam, ging es mit mir langsam aber stetig aufwärts. Allmählich verschwanden diese schrecklichen Erlebnisse, ich konnte auch wieder lesen und mich besser konzentrieren und konnte bald in der Klinikschule am Unterricht wieder teilnehmen. Nach meiner Entlassung aus der Klinik ging ich wieder in meine alte Schule. Als ich die Anfangsschwierigkeiten überwunden hatte, ging es wieder. Auch zeigten sich die Lehrer sehr verständnisvoll. Ohne ihre Hilfe hätte ich das Schuljahr wohl nicht so gut geschafft. Wenn ich von der Schule nach Hause kam, war ich immer sehr müde, mußte meistens erst zwei Stunden schlafen, um dann mit den Hausaufgaben beginnen zu können. Nach einigen Monaten hatte ich aber fast alles nachgelernt, und auch die Müdigkeit ließ nach. Im Dezember merkte ich aber wieder, daß etwas mit mir nicht stimmte. Ich hatte dauernd ein Gefühl, als würde ich fliegen oder jemand würde mir das Buch beim Lernen wegziehen. Alles drehte sich um mich. Das Drehgefühl war sowohl im Sitzen wie im Liegen, Stehen und Gehen vorhanden. Außerdem war ich schon wieder so unruhig und konnte mich beim Lernen überhaupt nicht mehr konzentrieren. Ich war dann wieder in stationärer Behandlung für zwei Monate. Hier besserte sich mein Zustand relativ rasch, nachdem ich auf Leponex umgestellt war. Leider hat mich danach die Hausärztin überredet, das Medikament nicht weiter zu nehmen. Deshalb kam es wohl nach weiteren drei Monaten zu einem Rückfall, und ich mußte wieder stationär aufgenommen werden."

Diagnose: Paranoide Schizophrenie (F20.0)

Ein vierzehnjähriger Junge, der bisher stets als ernst, sensibel, verschlossen geschildert wurde, erschien den Eltern erstmals auffällig, als er völlig verzweifelt aus der Schule nach Hause kam und unter Tränen berichtete, er habe unverdientermaßen eine Strafarbeit bekommen. Er konnte sich kaum noch beruhigen, äußerte dann auch, daß die Eltern ihn überhaupt nicht verstehen würden. Des weiteren klagte er unter massiven Schuldgefühlen, daß er irgendetwas falsch gemacht habe, z.B. im Umgang mit seinen Freunden oder seinen Eltern. Zum Teil hatte er einen starken Rededrang mit ständiger Äußerung von Selbstvorwürfen, der Gedankengang sei sehr verworren erschienen. Ferner äußerte er Beziehungsideen und Bedeutungserlebnisse sowie hypochondrische Befürchtungen (er glaubte, zuckerkrank oder von einem Lungenkarzinom befallen zu sein). Er verkannte seine Umgebung, alles sei ihm fremd vorgekommen, auch die Eltern. Er glaubte, vom Teufel besessen zu sein. Seine Mutter hielt er für Maria, den Vater für Joseph und sich selbst für das Herzjesulein. In der Exploration war er sehr unruhig, rang ständig die Hände, legte sich mit dem Oberkörper nach vorn oder faßte sich mit den Händen an den Kopf. Seine Stimme war monoton, er sprach abgehackt, die Mimik war starr und maskenhaft, zeitweise zeigte er automatenhaftes Lächeln. Er wirkte insgesamt ratlos, hilflos, ängstlich und sehr gequält. Er behauptete, daß die Mutter gestorben sei, und als Begründung gab er an, daß er eine Wunde an ihrer Oberlippe entdeckt habe, und damit sei für ihn klar, daß seine Mutter eine andere Person, aber in derselben Kleidung war. Er behauptete, daß man ihm Hasch in die Milch gegeben habe, um ihn abhängig zu machen. Er äußerte Gedanken, daß der Vater Medikamente an ihm erprobe, weil dieser noch einen zweiten Doktor machen möchte (sein Vater war Arzt). Er habe oft das Gefühl, daß andere wissen, was er alles weiß. Manchmal würden ihm auch die Gedanken weggenommen, ohne daß er sich dagegen wehren könne.

Frauen seien ihm zuwider, aber auch Männer lehne er ab. Das Glied sei ihm ekelhaft, er wolle aber trotzdem keine Geschlechtsumwandlung machen. "Ich bin der N., der eine verkappte Selbstumwandlung durchgemacht hat. Früher war ich ein Junge, jetzt wollen mich alle zum Mädchen machen." Er hatte das Gefühl, daß ihm überall weiße Haare wüchsen, er käme sich schon vor wie ein Affe. Sein Spiegelbild käme ihm fremd vor. "Ich fühle mich von Gott berufen, allein durch die Welt zu gehen und die Menschen auszusortieren, wie ein Kung-Fu-Mensch." Er gab an, die Russen hätten ein Loch in die Bering-Straße gesprengt, das Loch eine Flutwelle ausgelöst. Das Wasser wäre in eine andere Richtung geschwappt, so daß der natürliche Strahlungsgürtel der Erde unterbrochen wurde. Die Japaner hätten es mit einer Bombe auch versucht, denen sei aber ein Unfall passiert. "Irgendwie kommt mir alles wie ein Kuddelmuddel vor. Ich möchte, daß mir alles erklärt wird."

Der Junge lebte mit einer drei Jahre jüngeren Schwester in geordneten familiären Verhältnissen. Nennenswerte familiäre Belastungen waren nicht zu eruieren. In der Familie seien keine psychiatrisch relevanten Krankheiten vorgekommen.

Diagnose: Paranoide Schizophrenie (F20.0)

Die klinischen Erscheinungsformen der Schizophrenie im Kindes- und Jugendalter weisen entwicklungsabhängige Charakteristika auf. Formal lassen sich die Schizophrenien in kindliche (bis zum 10. Lebensjahr), präadoleszente (10 - 14 Jahre) und adoleszente Formen einteilen. Die Schizophrenien der Kindheit werden in drei Gruppen unterteilt: frühkindliche Psychosen der ersten drei Lebensjahre, des Kleinkind- und Vorschulalters und der mittleren und späten Kindheit. Psychosen der frühen Kindheit weisen nicht die in der ICD-10 vorgegebenen Charakteristika auf. Sie können häufig erst aus dem weiteren Verlauf klassifiziert werden. Im Kleinkindalter imponieren sie häufig als psychointellektuelle Retardierung, Sprachentwicklungsverzögerung sowie Kontaktstörung in Form von Isolierungs- und Rückzugstendenzen oder autistoidem Verhalten.

In der anglo-amerikanischen Literatur wird der frühkindliche Autismus (☞ Kap. 5.4.1.) als früheste Manifestationsform der kindlichen Schizophrenie beschrieben. Im europäischen Schrifttum werden die autistischen Syndrome trotz der schizophrenieähnlichen Phänomenologie heute als eigenständige Krankheitsbilder angesehen. Diese Abgrenzung ist durch folgende Einwände gerechtfertigt:

Beim Autismus fehlen ein prozeßhaft progredienter Verlauf, eine erhöhte familiäre Belastung mit endogenen Psychosen sowie Wahnideen und Halluzinationen. Autistische Syndrome werden zwar zu den tiefgreifenden Entwicklungsstörungen gezählt, aber auf der ersten Achse des MAS klassifiziert. Autistoide Verhaltensweisen (Abbau der Umweltbeziehungen, Störungen des affektiven Verhaltens, Verkümmerung der Emotionalität, Stimm- und Sprachstörungen, bizarre Psychomotorik, Denk- und Erfassungsstörungen) sind dagegen fast regelmäßig bei kindlichen Schizophrenien anzutreffen. Als *Prodromalerscheinungen* einer kindlichen Schizophrenie können meist retrospektiv folgende Symptome beobachtet werden:

- regressives Verhalten
- Verstimmungszustände
- plötzliche und unbegründbare aggressive Durchbrüche
- diffuse Angst
- Mutismus
- Konzentrationsstörungen
- psychomotorische Unruhe

Kindliche Schizophrenien vor dem 10. Lebensjahr weisen selten Symptome wie Wahn und Halluzinationen auf, dagegen werden Wahnstimmungen, negativistisches Verhalten und katatone Symptome, Antriebsstörungen, emotionale und Sprachstörungen sowie Störungen der Motorik beschrieben. Bei manchen Kindern ist zu beobachten, daß ihr Interesse an altersgemäßem Spiel oder Aktivitäten nachläßt, daß ihre Emotionalität verflacht und sie von diffusen Ängsten befallen sind. Bei den *präpuberalen Schizophrenien* treten dann verschiedene Wahnideen auf, ebenso wie wahnhafte hypochondrische Symptome. Besonders optische, seltener akustische Halluzinationen können geschildert werden. Des weiteren werden Stereotypien, manierierte oder automatenhaft wirkende Körperbewegungen, Logorrhoe oder Mutismus beobachtet. Nicht selten treten auch zwanghafte Handlungen bzw. Rituale auf, meist im Vorfeld einer akuten schizophrenen Erkrankung. Weitere Symptome können der Verlust der Sprachmodulation, Auftreten von Stereotypien, Erregungszustände (gereizt, euphorisch, läppisch, aggressiv), Antriebsverminderungen, Verarmungen oder Verflachung der Emotionalität sein. In der *Präadoleszenz* werden paranoide Symptome in Form von Beziehungs-, Beeinflussungs- und Verfolgungsideen beschrieben. Als Zeichen sich auflösender Ich-Grenzen kann es zu Depersonalisationserscheinungen kommen, bei denen sich die Kinder mit Personen oder Objekten ihrer Umgebung oder mit Tieren identifizieren. Ebenso sind sexuelle Identitätsprobleme (☞ unser Fallbeispiel) in Form von Wahnerleben zu thematisieren. In der Adoleszenz gleicht sich die Symptomatik der von Erwachsenen an.

Eine typische Schizophrenieform des Jugendalters ist die *Hebephrenie*, die durch eine Antriebsarmut mit affektiver Verflachung und Enthemmung, läppischen Verhaltensweisen, Distanzlosigkeit und Manierismen gekennzeichnet ist. Die psychotische Symptomatik bei intelligenzgeminderten Kindern (sog. Pfropf-Psychosen) unterscheidet sich meist wesentlich von den Erscheinungsformen bei differenzierten Persönlichkeitsstrukturen: sie ist häufig inhaltsarm, diffus, gleichförmig aufgrund der geringeren Durchstrukturierung der Erlebniswelt. Auch scheinen die Kranken durch die psychotischen Erlebnisse infolge mangelnder Kritikfähigkeit weniger beeindruckt zu sein, so daß die Umwelt diese schwieriger einordnen kann oder sie gar nicht wahrnimmt.

Als kindheitsspezifische Phänomene (vom Kleinkindalter bis zur Vorpubertät) werden sogenannte *Phantasiegefährten* beschrieben, bei denen es sich um umschriebene Pseudohalluzinationen handelt, die wochen- oder auch jahrelang anhalten können. Die Kinder erleben hierbei sehr realitätsnah die Anwesenheit von meist unheimlich oder bedrohlich wirkenden Gestalten, denen häufig von den Kindern auch eine bestimmte Farbe zugeordnet wird. Die betroffenen Kinder erleben die Phantasiegefährten bevorzugt abends beim Dunkelwerden oder zur Schlafenszeit. Ätiopathogenetische Überlegungen sind uneinheitlich, es werden milieubedingte Faktoren, die zur Vereinsamung des Kindes führen, angenommen, ferner cerebralorganische Ursachen. Differentialdiagnostisch ist immer eine Temporalepilepsie (Dämmerattacken) auszuschließen.

Die *prämorbide Persönlichkeit* bei Kindern und Jugendlichen wird bei mehr als der Hälfte der Patienten bereits durch Wesenszüge und Verhaltensweisen gekennzeichnet, die auf Störungen im Kontaktbereich, im Anpassungsverhalten und im Durchsetzungsvermögen hindeuten. Diese Kinder werden als still, gehemmt, scheu, verträumt, gutmütig, einzelgängerisch, überängstlich oder auch übermäßig gewissenhaft, ordnungsliebend und schüchtern beschrieben.

Diagnose

Auf die Schwierigkeit der Diagnostik einer schizophrenen Störung im Kindesalter wurde bereits hingewiesen. Zudem ist zu berücksichtigen, daß kindliche Psychosen häufig exogen verursacht werden durch Meningitis bzw. Enzephalitis, Intoxikationen, Schädel-Hirn-Traumen, Tumoren, Epilepsien oder auch Stoffwechselstörungen. Eine umfassende Diagnostik ist daher stets angezeigt (EEG, Liquor, neurologische Untersuchung, evtl. Computertomogramm). In der Pubertät und Adoleszenz sind schizophrene Störungen von Reifungskrisen, den reaktiven (psychogenen) Psychosen, den induzierten Störungen des Realitätsbezuges bei schizophrenen Eltern, den abnormen Persönlichkeitsentwicklungen sowie gegenüber exogenen Psychosen (Drogenscreening!) abzugrenzen. Nicht selten kann die endgültige Diagnosestellung erst durch eine Verlaufsbeobachtung erfolgen.

Die **diagnostischen Leitlinien** für Schizophrenie, schizotype und wahnhafte Störungen werden in folgender Tabelle systematisch dargestellt:

Die Diagnose einer Schizophrenie im Kindes- und Jugendalter stützt sich neben einer sorgfältigen Eigen- und Familienanamnese (Focus: familiäre Be-

Diagnose	diagnostische Leitlinien	Differentialdiagnose
F20 Schizophrenie	mindestens ein eindeutiges Symptom (zwei oder mehr wenn weniger eindeutig der Gruppen 1 - 4 oder mind. zwei Symptome der Gruppen 5 - 8)	akute schizophrenieforme psychotische Störung (F23.2), schizoaffektive Störung (F25), schizophrenieähnliche Zustandsbilder bei Epilepsie oder anderen Hirnerkrankungen (F06.2), durch Drogen verursachte (F1X5)
F20.0 paranoide Schizophrenie	Die allgemeinen diagnostischen Kriterien für Schizophrenie F20 müssen erfüllt sein. Zusätzlich müssen Halluzinationen und/oder Wahn im Vordergrund stehen. Störungen des Affekts, des Antriebs, der Sprache sowie katatone Symptome bleiben im Hintergrund. Der Wahn kann sich in fast jeder Weise zeigen; Kontrollwahn, Beeinflussungswahn oder das Gefühl des Gemachten sowie verschiedenste Verfolgungsgedanken sind jedoch am charakteristischsten.	epileptische und drogeninduzierte Psychosen

Diagnose	diagnostische Leitlinien	Differentialdiagnose
F20.1 hebephrene Schizophrenie	Allgemeine diagnostische Kriterien der Schizophrenie müssen erfüllt sein. Die Diagnose einer Hebephrenie sollte erstmalig normalerweise nur bei Jugendlichen oder jungen Erwachsenen gestellt werden. Die prämorbide Persönlichkeit ist meist ziemlich schüchtern und einzelgängerisch. Die Diagnose einer Hebephrenie kann erst nach einer zwei- oder dreimonatigen Beobachtungszeit zuverlässig gestellt werden, wenn die oben beschriebenen charakteristischen Verhaltensformen ausreichend belegt sind.	
F20.2 katatone Schizophrenie	Kriterien der Schizophrenie F20 müssen erfüllt sein. Für die Diagnose einer katatonen Schizophrenie sollen eine oder mehrere der vorgenannten Verhaltensweisen in beliebiger Abfolge das klinische Bild beherrschen: 1. Stupor, eindeutige Verminderung der Reaktionen auf die Umgebung sowie Verminderung spontaner Bewegung und Aktivität (oder Mutismus) 2. Erregung, anscheinend sinnlose motorische Aktivität, die nicht durch äußere Reize beeinflußt ist 3. Haltungsstereotypien, freiwilliges Einnehmen (und Beibehalten) unsinniger und bizarrer Haltungen 4. Negativismus (anscheinend unmotivierter Widerstand gegenüber allen Aufforderungen oder Versuchen, bewegt zu werden; oder statt dessen Bewegung in die entgegengesetzte Richtung) 5. Katalepsie (Beibehaltung einer starren Haltung bei Versuchen, bewegt zu werden) 6. wächserne Biegsamkeit (Verharren der Glieder oder des Körpers in Haltungen, die von außen aufgezwungen sind) 7. andere Symptome, wie Befehlsautomatismus (automatische Befolgung von Anweisungen) und verbale Perseveration	Gehirnerkrankungen, Stoffwechselstörungen, affektive Störungen, Alkohol- und Drogenmißbrauch
F20.3 undifferenzierte Schizophrenie	1. Die diagnostischen Kriterien für Schizophrenie müssen erfüllt sein 2. Die Kriterien für die paranoide, hebephrene oder katatone Unterform sind nicht zutreffend 3. Die Kriterien für schizophrenes Residuum oder postschizophrene Depression sind nicht erfüllt	
F20.4 postschizophrene Depression	1. Der Patient hat innerhalb der letzten Monate unter einer Schizophrenie mit den allgemeinen Kriterien gelitten (F20) 2. Einige schizophrene Symptome sind noch vorhanden 3. Die depressiven Symptome stehen quälend im Vordergrund. Sie erfüllen die Kriterien für eine depressive Episode (F32) und sind mindestens zwei Wochen vorhanden	
F20.5 schizophrenes Residuum	1. auffallendes Vorhandensein von negativen schizophrenen Symptomen wie motorische Verlangsamung, verminderte Aktivität, Affektverflachung, Passivität und Initiativemangel, Verarmung hinsichtlich Menge und Inhalt des Gesprochenen, Geringe non-verbale Kommunikation durch Gesichtsausdruck, Blickkontakt, Modulation der Stimme und Körperhaltung; Vernächlässigung der Körperpflege und sozialer Leistungsfähigkeit 2. früheres Vorhandensein von wenigstens einer eindeutigen psychotischen Episode, welche die allgemeinen Kriterien der Schizophrenie erfüllt 3. ein Zeitraum von wenigstens einem Jahr, währenddessen die Intensität und Häufigkeit von floriden Symptomen wie Wahn und Halluzinationen gering oder wesentlich vermindert waren und das negative schizophrene Syndrom vorlag 4. Keine Demenz oder andere organische Hirnschädigung; keine chronische Depression oder Hospitalismus, welche die negativen Symptome erklären könnten	

Diagnose	diagnostische Leitlinien	Differentialdiagnose
F20.6 Schizophrenia simplex	Eine Schizophrenia simplex ist nur sehr schwer sicher zu diagnostizieren, weil die Diagnose von der langsamen Entwicklung charakteristischer "negativer" Symptome des schizophrenen Residuums abhängt, ohne Anamnese von Halluzinationen, Wahnvorstellungen oder dem Symptom einer früheren psychotischen Episode	
F21 schizotype Störung	Diese diagnostische Kategorie wird nicht zum allgemeinen Gebrauch empfohlen, da keine klaren Grenzen zur Schizophrenia simplex oder zu den schizoiden oder paranoiden Persönlichkeitsstörungen vorhanden sind. Wenn die Bezeichnung verwendet wird, sollen drei oder vier der unter F21 aufgelisteten typischen Merkmale mindestens zwei Jahre lang ständig oder episodisch vorhanden gewesen sein. Der Betroffene darf früher niemals die Kriterien für eine Schizophrenie erfüllt haben.	schizoide Persönlichkeitsstörung (F60.1) Asperger-Syndrom (F84.5)
F22.0 wahnhafte Störung	Wahnvorstellungen sind das auffälligste oder einzige Charakteristikum. Der Wahn oder das Wahnsystem müssen mind. seit drei Monaten bestehen, eindeutig auf die Person bezogen und nicht soziokulturell bedingt sein. Nicht vereinbar mit der Diagnose sind eine cerebrale Erkrankung, ständiges Stimmenhören und schizophrene Symptome in der Vorgeschichte (Kontrollwahn, Gedankenausbreitung etc.)	
F23 vorübergehende akute psychotische Störungen	Keine Störung dieser Gruppe entspricht den Kriterien für eine manische (F30) oder depressive Episode (F32), obwohl wechselnde Affektivität und einzelne affektive Symptome zeitweilig im Vordergrund stehen können. Diese Störungen sind auch durch das Fehlen von Schädel-Hirn-Trauma, Delir oder Demenz definiert.	organische Ursachen wie Delir oder Demenz, Drogen- oder Alkoholintoxikation
F23.0 akute polymorphe psychotische Störung ohne Symptome einer Schizophrenie	1. Der Beginn muß akut sein. Übergang von einem nichtpsychotischen in einen eindeutig psychotischen Zustand innerhalb von zwei Wochen oder weniger 2. Es müssen sich mehrere Formen von Halluzinationen oder Wahnphänomenen finden, die in Art und Ausprägungsgrad von Tag zu Tag oder während desselben Tages wechseln 3. Es muß ein Wechsel des affektiven Zustandsbildes vorliegen 4. Trotz der Verschiedenheit der Symptome ist keines ausreichend konsistent, um die Kriterien einer Schizophrenie (F20) oder einer manischen oder depressiven Episode (F30 oder F32) zu erfüllen	
F23.1 akute polymorphe psychotische Störung mit Symptomen einer Schizophrenie	Es müssen die Kriterien 1, 2 und 3 für F23.0 erfüllt sein. Ferner müssen seit Auftreten eines eindeutigen klinischen Bildes in der überwiegenden Zeit die Kriterien für eine Schizophrenie vorhanden sein.	
F23.2 akute schizophreniforme psychotische Störung	1. Der Beginn der psychotischen Symptome muß akut sein. Übergang von einem nichtpsychotischen in einen eindeutig psychotischen Zustand innerhalb von zwei Wochen oder weniger 2. Seit dem Auftreten eines eindeutigen psychotischen klinischen Bildes müssen während der überwiegenden Zeit Symptome vorhanden gewesen sein, die die Kriterien für Schizophrenie (F20) erfüllen 3. Die Kriterien für eine akute polymorphe psychotische Störung sind nicht erfüllt	

Diagnose	diagnostische Leitlinien	Differentialdiagnose
F23.3 andere akute, vorwiegend wahnhafte psychotische Störungen	1. Der Beginn der psychotischen Symptome muß akut sein. Übergang von einem nichtpsychotischen in einen eindeutig psychotischen Zustand innerhalb von zwei Wochen 2. Wahnphänomene oder Halluzinationen müssen in der überwiegenden Zeit seit Auftreten des psychotischen Zustandsbildes vorhanden sein 3. Weder die Kriterien F20 noch F23.0 sind erfüllt	
F24 induzierte wahnhafte Störung	1. Zwei oder mehr Menschen teilen denselben Wahn oder dasselbe Wahnsystem und bestärken sich in dieser Überzeugung 2. Es verbindet sie eine außergewöhnlich enge Beziehung der beschriebenen Art 3. Durch einen zeitlichen oder sonstigen Zusammenhang ist belegt, daß der Wahn bei dem passiven Partner durch Kontakt mit dem aktiven induziert wurde	
F25 schizoaffektive Störungen	Die Diagnose *schizoaffektive Störungen* sollte nur dann gestellt werden, wenn sowohl eindeutig schizophrene als auch eindeutig affektive Symptome gleichzeitig oder durch wenige Tage getrennt während der gleichen Krankheitsepisode vorhanden sind. Als Konsequenz hieraus erfüllt die Krankheitsepisode weder die Kriterien für eine Schizophrenie noch für eine depressive oder manische Episode.	
F25.0 schizoaffektive Störung, gegenwärtig manisch	Im Vordergrund stehen die gehobene Stimmung oder eine weniger deutlich gehobene Stimmung mit erhöhter Reizbarkeit oder Erregung. Während der betreffenden Episode sollten ein, besser noch zwei typisch schizophrene Symptome eindeutig vorhanden sein.	
F25.1 schizoaffektive Störung, gegenwärtig depressiv	Es muß eine eindeutige Depression vorhanden sein mit wenigstens zwei charakteristischen depressiven Symptomen oder Verhaltensauffälligkeiten, wie unter depressive Episode (F32) beschrieben. Innerhalb derselben Episode sollen wenigsten ein oder besser noch zwei typisch schizophrene Symptome eindeutig vorliegen.	

lastungen mit Psychosen) auf eine mehrfache Verhaltensbeobachtung (möglichst im stationären Kontext), sorgfältige Explorationen, körperlich-neurologische Untersuchungen, hirnorganische Diagnostik (s.o.) sowie gezielte Explorationen und testpsychologische Untersuchungsverfahren. Die Befragung der Eltern nach familiären Belastungen mit Psychosen muß sehr einfühlsam (Dissimulationstendenzen!), aber dennoch gezielt erfolgen. Nicht selten erfährt man von einer psychotischen Erkrankung erst beim zweiten oder dritten Einzelgespräch mit Vater oder Mutter. Bei der Exploration von Jugendlichen ist zu beachten, daß besonders bei intelligenten und differenzierten Jugendlichen und bei chronischen oder subakuten Verläufen eine starke Dissimulationsneigung besteht. Die Jugendlichen schämen sich ihrer krankhaften inneren Erlebnisse, haben Angst, für verrückt erklärt zu werden und schweigen sich daher aus oder bagatellisieren. Aber auch manche Ärzte scheuen sich, die Diagnose einer schizophrenen Störung zu stellen, indem sie Fragen nach Halluzinationen, Wahnvorstellungen, Depersonalisations- oder Derealisationserscheinungen vermeiden aus einer vermeintlichen Beschützerhaltung heraus, dem Jugendlichen diese schwerwiegende Diagnose ersparen zu wollen. Doch hier gilt ganz besonders, daß man nur das erfährt, was man auch systematisch abfragt. Neben den Explorationen haben sich diverse projektive Verfahren und Fragebögen bewährt. Für Kinder eignen sich der Childrens Apperception Test (CAT), die DÜSS-Fabeln, Satzergänzungstest, evtl. auch der Sceno-Test und das Familienbrett. Bei Jugendlichen sollte die systematische Befunderhebung nach AMDP erhoben werden. Des weiteren eignet sich der Fragebogen "Basisstörungen nach Süllwold". Der Thematic Apperception Test (TAT) sowie auch der Rorschachtest können wertvolle diagnosestützende Hilfsmittel sein. Nicht zuletzt sind freie zeichnerische Darstellungen häufig sehr aufschlußreich für das gestörte seelische Befinden der Patienten (vgl. Abb. 9.2).

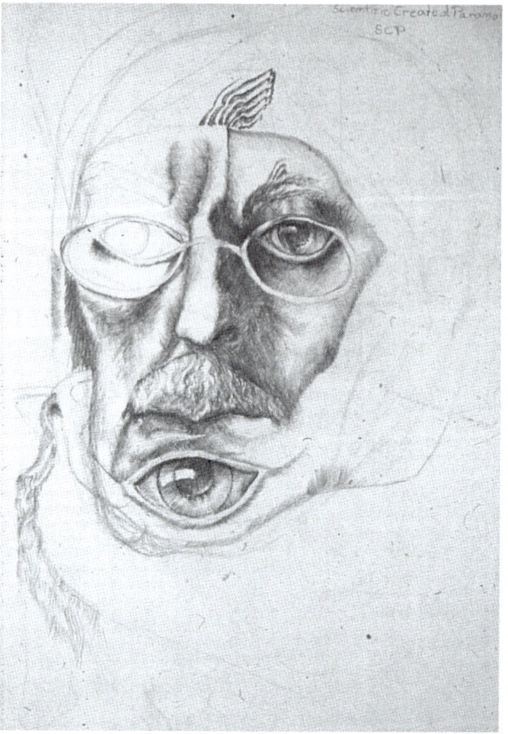

Abb. 9.2: Zeichnung eines 17jährigen Gymnasiasten mit Depersonalitäts- und Derealisierungssymptomen im Rahmen einer paranoiden Psychose.

Diagnose

Checkliste

Neben Routinediagnostik:

✓ Familienanamnese (Focus: Familiäre Belastungen mit Psychosen)

✓ sorgfältige körperlich-neurologische Untersuchung zum Ausschluß hirnorganischer Ursachen (EEG, evtl. CT, Lumbalpunktion, Laborparameter)

✓ Drogenscreening

✓ gezielte Explorationen und Verhaltensbeobachtungen

✓ Testpsychologische Untersuchungen (Leistungsdiagnostik, projektive Verfahren)

Ätiopathogenese

Angesichts der Tatsache, daß bisher kein einheitliches schlüssiges Erklärungsmodell über die Genese psychotischer Erkrankungen vorgelegt wurde, ist von einer multifaktoriellen Genese auszugehen, die sowohl genetische, neurobiologische, entwicklungspsychologische und psychosoziale Faktoren beinhaltet. Für eine genetische Disposition sprechen zweifellos klare Hinweise aus empirischen Zwillings- und Adoptionsstudien. Bei einem schizophrenen Elternteil liegt das Erkrankungsrisiko des Kindes bei etwa 10 - 12 %, wenn beide Eltern erkrankt sind schon bei 40 %. Konkordanzraten bei zweieiigen Zwillingen liegen bei 12 - 15 %, bei eineiigen Zwillingen liegen sie bei 45 - 50 %, auch wenn diese getrennt aufwuchsen. Erworben wird jedoch nicht die schizophrene Erkrankung, sondern die Disposition hierzu oder Vulnerabilität. Das sogenannte Vulnerabilitätskonzept geht davon aus, daß es bei Vorliegen genetischer Faktoren und intrauteriner Schädigungen zu Wechselwirkungen mit biologischen Risikofaktoren wie perioder postnatalen Traumata und entzündlichen Erkrankungen des ZNS einerseits und psychosozialen Faktoren wie gestörte innerfamiliäre Kommunikation oder Störungen der Ich-Entwicklung andrerseits kommt, die eine Vulnerabilität des Jugendlichen bewirken. Aufgrund einer besonderen Erlebnisverarbeitung kann es unter Einwirkung von Stressoren, wie mißglückte Autonomiebestrebungen, subjektiv erlebte Mißerfolgs- oder Versagenserlebnisse u. a. zu einer psychischen Dekompensation mit Ausbruch der psychotischen Symptomatik kommen. Schizophrenieerkrankte Patienten weisen bis zu 50 % erhöhte Geburtskomplikationen auf. In Studien an Kindern schizophrener Mütter konnte belegt werden, daß die Kinder, die auch Geburtskomplikationen aufwiesen, in einem erhöhten Prozentsatz schizophreniegefährdet waren, während genetisch belastete Kinder ohne Geburtskomplikationen eine deutlich günstigere Entwicklung nahmen. Neben den genannten genetischen und biologischen Risikofaktoren spielen bei der Genese schizophrener Erkrankungen mit Sicherheit auch intrafamiliäre Kommunikationsstörungen eine bedeutsame Rolle. Früher propagierte einseitige Modelle, etwa der "schizophrenogenen Mutter", müssen heute als obsolet angesehen werden. Das Konzept der "expressed emotions" konnte die Annahme bestätigen, daß bei emotionalem Überengagement und Aufdringlichkeit im Zusammenhang mit einem übertrieben erhöhten Kritikverhalten der Bezugspersonen das Rückfallrisiko schizophren Erkrankter deutlich erhöht ist. Weitere soziale Risikofaktoren werden in einer familiären Instabilität sowie in negativen Affektäußerungen und Kommunikationsstörungen in der Familie gesehen. Im Hinblick auf juvenile und adoleszente Psychosen ist davon auszugehen, daß diese Lebensspanne an sich eine vulnerable Phase darstellt. Die schizophrene Symptomatik ist häufig in Zusammenhang mit den Reifungsaufgaben der Identitätsfindung und Autonomiebestrebungen zu sehen. Psychodynamisch ausgerichtete Verursachungsmodelle stützen zwar die Hypothese, daß gestörte Kommunikationsstile in den Familien schizophrener Patienten die Entstehung der Erkrankung begünstigen, dürften aber kaum als allgemein gültig angesehen werden. Zu nennen ist hier das Konzept der Pseudogemeinschaft nach Wynne, der Double-bind Theorien nach Bateson und dem Konzept der Spaltung und Strukturverschiebung in der Ehe nach Lidz. Gemeinsam ist diesen Konzepten, daß sie Bedingungen aufzeigen, die die Entwicklung eines tragfähigen Realitätskonzeptes eines Kindes und Jugendlichen beeinträchtigen können. Ein bedenkenswertes, wenn auch nicht allgemein anerkanntes Erklärungsmodell zur Entstehung kindlicher und jugendlicher Schizophrenien hat Lempp vorgelegt. Er geht davon aus, daß das gesunde Kind über eine lebhafte Phantasietätigkeit verfügt, die es ihm erlaubt, z. B. im Spiel sogenannte Nebenrealitäten zu bilden.Ihm bleibe ständig die Möglichkeit erhalten, zwischen diesen Nebenrealitäten und der gemeinsamen Realität, die es mit seiner Umwelt verbindet, zu differenzieren und aus der einen in die andere Welt überzuwechseln. Dieser gleichzeitigen Verfügbarkeit von Haupt- und Nebenrealitäten komme insofern eine große Bedeutung zu, als sich das Kind in Belastungsreaktionen, die in der Hauptrealität entstehen, in diesen genannten Nebenrealitäten abreagieren kann und es somit zu einer Entlastung führen könne. Lempp nimmt an, daß es bei schizophrenen, ähnlich wie bei autistischen Kindern, prämorbid zu einer Fixierung auf die gemeinsame Realität durch eine erworbene oder ererbte Reizaufnahme-, Verarbeitungs- und Erfassungsschwäche komme, die ein Ausweichen auf Nebenrealitäten erschwert, so daß ein Umsteigen auf verschiedene Realitäten nicht möglich sei. Unter schweren Streßfaktoren komme es daher leichter zu einem Zusammenbruch des ausschließlich verfügbaren Bezuges zur gemeinsamen Realität. Der schizophren Erkrankte sei in der Nebenrealität gefangen, aus der er nun nicht mehr herausfinde.

Vor dem Hintergrund heute vorliegender Forschungsergebnisse zeichnet sich folgende Entwicklung ab: Die Klassifikation schizophrener Störungen als endogen oder funktionell wird sich in Zukunft erübrigen, da Struktur und Funktion als komplementäre Aspekte einer neurobiologischen Perspektive anzusehen sind. Auch sogenannte funktionelle Psychosen sind Erkrankungen, die mit hirnfunktionalen und teilweise hirnstrukturellen Störungen einhergehen.

Therapie, Verlauf und Prognose

Wesentliche Säulen der (meist stationären) Therapie schizophrener Erkrankungen im Kindes- und Jugendalter sind die Psychopharmakotherapie, die Psychotherapie und die Soziotherapie. Die Psychopharmakotherapie ist auch bei Kindern und Jugendlichen mit schizophrenen Erkrankungen ein meist unverzichtbarer Bestandteil des therapeutischen Settings. Sie erfordert viel psychologisches Geschick und klinische Erfahrung. Wichtig ist, daß der Arzt sowohl den Patienten als auch den Eltern und der Familie verständlich macht, welchen Stellenwert die Medikation im gesamten therapeutischen Spektrum darstellt. Erwünschte und unerwünschte Wirkungen des Medikamentes sind mit beiden ausführlich zu besprechen, bestehende Vorurteile und Ängste müssen behutsam aber nachdrücklich bearbeitet werden. Für die Akutbehandlung ist Haloperidol (Haldol®) das Mittel der Wahl (Dosierung 2 - 12 mg/die). Neuerdings werden auch gute Resultate mit dem atypischen Neuroleptikum Risperidon (Risperdal®) unter einer Dosierung von 3-16mg oder Olanzapin (Zyprexa®) 5-10 (-20) mg berichtet, zumal die extrapyramidal-motorischen Wirkungen geringer sind. Weitere Präparate sind Bromperidol (Impromen®), Dosierung 5-50 mg/die, Benperidol (Glianimon®), Dosierung 1,5 - 6 mg/die, Perazin (Taxilan®), 75 - 100 mg/die, Flufenazin (Dapotum®, Lyogen®), Dosierung 3 - 12 mg/die, bei subakuten und protrahierten Verläufen ist Chlorprothixen (Truxal®), Dosierung bis 300 mg/die, geeignet. Bei sogenannter Minussymptomatik (Fehlen von produktiven Symptomen) hat sich Sulpirid (Dogmatil®, Meresa®), Dosierung 300 bis 600 mg/die, bewährt.

Bei chronisch rezidivierenden Verläufen und zur Rezidiv-Prophylaxe eignen sich Haloperidol - Decanoat (Haldol-Decanoat®), Dosierung 1 ml i. m./Monat, Flusperilen (Imap®), Dosierung 0,5 - 4 mg i.m./Woche, Pimozid (Orap®), Dosierung 2 - 6 mg/die, Benfluridol (Semap®), Dosierung 20 - 60 mg/Woche, Flufenazin-Decanoat (Dapotum®, Lyogen®), Dosierung 25 mg i.m./2 - 3 Wochen.

Bei unbefriedigendem Ansprechen der verordneten Neuroleptika ist die Anwendung von Leponex® (Clozapin) indiziert, die jedoch mit besonderen Auflagen verbunden ist (☞ Kap. 3.7.). Die genannten Psychopharmaka wirken besonders in der Akutphase, indem produktive Symptomatik, innere Unruhe, Angst oder Aggressivität gedämpft werden, was von den Patienten als sehr entlastend empfunden wird.

Die *Psychotherapie* juveniler Schizophrenien hat sich differenziert am Einzelfall zu orientieren und gehört in die Hand des Erfahrenen. In der akuten Phase sind analytische, die Biographie aufarbeitende Therapieformen zu unterlassen, da sie kontraindiziert sind und eine erneute psychotische Dekompensation wahrscheinlich machen.

Resch (Therapie der Adoleszentenpsychosen. Thieme, 1992) hat drei Therapiephasen mit fließendem Übergang bei der Therapie psychotischer Jugendlicher unterschieden:

Phase 1 zeigt immer deutliche Symptombezogenheit. Ziel ist die Mitigierung der psychotischen Symptomatik (Angst, Katastrophengefühl), um die Kontaktfähigkeit des Patienten wiederherzustellen. Bei schizophrenen Patienten gilt es, durch Reizbeschränkung und Abschirmung die Irritation zu verringern, bis die Wahrnehmungsleistungen und Denkfunktionen wieder soweit normalisiert sind, daß eine Realitätskontrolle möglich ist. Die neuroleptisch-medikamentöse Therapie spielt dabei eine wichtige Rolle. Die Milieubedingungen auf einer Station sollen in dieser Phase 1 vorwiegend protektiv, streßverringernd, abschirmend und von wohlwollender Emotionalität getragen werden.

Phase 2 ist durch die Betonung von Beziehungsaspekten gekennzeichnet. Bei schizophrenen Patienten soll durch dosierte Beziehungsangebote bewirkt werden, daß diese sich wieder auf eine soziale Realität einlassen können. Die Wiederherstellung einer Kommunikationsbasis unter Aufrechterhaltung der Realitätskontrolle soll durch einen klaren, eindeutigen Kommunikationsmodus von seiten der Bezugsperson erreicht werden. Therapeutische Zugänge haben das Ziel dialogischer Positivierung, die dysfunktionalen affektiv-kognitiven Bereitschaften des Patienten verändern zu lassen. Die Überstiegsfähigkeit (z.B. vom Wahn in die Realität) soll gefördert und die Realitätskontrolle im gefahrlosen interaktiven Kontext gestärkt werden. In dieser Zeit beginnt der einzeltherapeutische Zugang mit dem Ziel der "Rückkehr in die Realität einer positiven Beziehung", die es dem Patienten erlaubt, durch Identifikationsprozesse das Repertoire an Beziehungsstrukturen zu vergrößern und das Weltverständnis zu verändern. Das Interesse an Kommunikation wieder zu wecken und behutsam zu fördern hat in dieser Phase Priorität. Die Einbettung einer solchen Einzeltherapie in ein soziotherapeutisches Milieu, das den Patienten positive Beziehungserfahrungen ermöglicht, erleichtert diesen Prozeß. Die Arbeit mit der Familie hat in dieser Phase zum Ziel, die Betroffenheit der Angehörigen zu lindern und eine positive Bereitschaft zur Aufnahme des Jugendlichen in die Primärfamilie anzubahnen.

In der *3. Phase* wird der Aspekt der Entwicklungsförderung betont. Der Schwerpunkt liegt auf einer Förderungsarbeit mit dem Ziel, die Fertigkeiten des Patienten zu verbessern, den Selbstwert zu erhöhen, den Lebensstil abzuwandeln, Bewältigungsmechanismen und Streßvermeidungsstrategien zu erarbeiten sowie eine Verbesserung des sozialen Netzwerkes zu erreichen. Das therapeutische Milieu soll nun nicht mehr nur von Akzeptanz getragen sein, sondern auch Anforderungen des Alltags und soziale Notwendigkeiten in Form von Regeln und dosierten Aufgaben an den Patienten stellen. Die Einzeltherapie bei Schizophrenen konzentriert sich auf die Entwicklung der Psychose und Überarbeitung des Anlasses im Sinne einer Krankheitsverarbeitung, um in der Biographie des Patienten eine Kontinuität über die Bruchlinie der Psychose hinweg wiederherzustellen. Entwicklungsprobleme, Entwicklungsziele und familiäre Problemfelder werden von allen Therapieansätzen aufgegriffen. Solche mehrdimensionalen therapeutischen Aktivitäten sind nicht Ausdruck einer unkritischen Polypragmasie, sondern verfolgen die Absicht, durch Erreichen der Therapieziele die Vulnerabilitätsspirale in Zukunft noch rechtzeitig unterbrechen zu lassen. Dazu gehört auch die über soziotherapeutische Maßnahmen ermöglichte Wahrung von Entwicklungschancen für jugendliche Patienten nach Abklingen der Psychose. Der vielzitierte Seiltanz zwischen Überforderung und Unterforderung gelingt nur in einem emotional abgestimmten rehabilitativen Kontext.

Bedeutenden Anteil an dem hier beschriebenen Therapiespektrum haben auch sogenannte körperbezogene Therapien (konzentrative Bewegungstherapie, Psychomotorik, Körpererleben), Musiktherapie und Beschäftigungstherapie, wobei die Therapeuten engen Kontakt halten sollten zum ärztlichen Therapeuten.

Weitere methodenübergreifende Therapieziele sind nach Resch:

- Hilfe beim Überstieg in der Akutphase
- Hilfe bei der Bearbeitung der psychotischen Episode
- Stärkung der Fähigkeit zu und Ermöglichung von sozialer Kontaktaufnahme
- Verbesserung der Bewältigungsstrategien für Konflikte und Probleme
- Hilfe bei der Lösung von Entwicklungsaufgaben
- Maßnahmen zur Stärkung des Selbst
- Auseinandersetzung mit eigenen Möglichkeiten
- Gleichrichtung des therapeutischen Feldes

Soziotherapeutische Ansätze beinhalten als Zielvorgabe, dem Patienten während seines stationären Aufenthaltes ein Milieu zu bieten, in dem das Abklingen seiner psychotischen Erlebnisse erleichtert wird und er positive Neuerfahrungen durch Beziehungsangebote machen kann. Ein sogenanntes geschütztes therapeutisches Milieu oder eine therapeutische Gemeinschaft unter Einschluß eines Bezugspersonensystems soll dem Patienten soweit wie möglich ein stabiles Umfeld und ein Klima gegenseitiger Akzeptanz bieten. Sehr wesentlich in diesem Zusammenhang sind die Erfahrungen, die der Patient mit dem multiprofessionellen therapeutischen Team macht. Im Rahmen der Klinikschule oder der Ergo- bzw. Arbeitstherapie sollen dem Patienten seine schulischen oder beruflichen Entwicklungschancen für die Zeit nach dem Abklingen der akuten Symptomatik aufgezeigt werden. Wichtig ist auch, daß dem Patienten in diesem Rahmen Möglichkeiten zur Konfliktverarbeitung und zur konstruktiven Lösung sozialer Probleme vermittelt werden.

Der *Verlauf* kindlicher und juveniler Schizophrenien ist uneinheitlich. Nach wie vor gilt die Faustregel, daß akute Verläufe eine bessere Prognose haben als schleichende oder chronisch rezidivierende. Kinder, die vor dem 10. Lebensjahr an einer Schizophrenie erkranken, haben meist eine schlechte Prognose. Als Besonderheit der Präadoleszenz ist anzumerken, daß neben manchmal monatelang andauernden Krankheitsphasen auch kurze flüchtige, nur über wenige Tage sich erstreckende Episoden auftreten können. Die Besserungsrate für Schizophrenien vor der Adoleszenz liegt bei etwa 50 %, die Quote der Totalremissionen bei 20 %. Prospektiv sind prämorbide Persönlichkeitsmerkmale, wie gute Kontaktfähigkeit, freundliche Zugewandtheit und überdurchschnittliche Intelligenz ebenso wie auch das Vorkommen von Zwangssymptomen, die sich möglicherweise als Abwehr und Schutz in Hinblick auf eine psychotische Bedrohung verstehen lassen, als günstige Charakteristika anzusehen. Jugendliche, die an einer Hebephrenie oder einer anderen Form von Schizophrenie erkrankt sind, haben eine deutlich schlechtere Prognose.

Hinweise für die Elternberatung

- behutsame, aber möglichst klare Darstellung der Diagnose
- Schuldzuweisungen an die Eltern deutlich vermeiden
- Ängste und Sorgen sowie Vorurteile und Stigmatisierungserscheinungen erkennen und abbauen helfen
- die Notwendigkeit einer stationären Behandlung entschieden vertreten und durchsetzen
- den Stellenwert einer Psychopharmakotherapie ausführlich mit Patient und Angehörigen erörtern (wichtig für die Compliance)

Fehlerquellen in Diagnostik und Therapie

- aufgrund eines inadäquaten "Beschützerverhaltens" unzureichende Exploration (Vermeidung von gezielten Fragen nach psychotischen Erlebnisweisen)
- einseitige organische oder psychogene Sichtweise
- rein psychodynamische Sichtweise, unter Vermeidung von Psychopharmaka
- aufdeckende, konfliktzentrierte Psychotherapie bei akuten Psychosen

9.2. Affektive Störungen

F30	• manische Episode
F31	• bipolare affektive Störung
F32	• depressive Episode
F33	• rezidivierende depressive Störungen
F34	• anhaltende affektive Störungen
F38	• andere affektive Störungen
F39	• nicht näher bezeichnete affektive Störungen

Analog zu den schizophrenen Störungen weist die ICD-10 für affektive Störungen keine gesonderten Kriterien für das Kindes- und Jugendalter auf. Hauptsymptome dieser Störungen sind eine Veränderung der Stimmung oder der Affektivität, meist zur Depression hin mit oder ohne begleitende Angst oder zur gehobenen Stimmung. Dieser Stimmungswechsel wird in der Regel von einem Wechsel des allgemeinen Aktivitätsniveaus begleitet. Additiv werden Wahnideen, Wahrnehmungs- und Verhaltensstörungen, eine deutlich gestörte Selbsteinschätzung, vereinzelt auch Wahnideen und Halluzinationen beobachtet. Für das Kindes- und Jugendalter gilt grundsätzlich, daß das klinische Bild durch relativ kürzere Phasen und einen rascheren Phasenwechsel charakterisiert ist.

Definition und Klassifikation

F30 manische Episode

Hier werden drei Schweregrade angegeben, die sich auf die Charakteristika der Störung beziehen, nämlich die gehobene Stimmung, das Ausmaß und die Geschwindigkeit der körperlichen und psychischen Aktivität. Die Kategorie F30 darf nur für eine einzelne manische Episode verwendet werden.

- *F30.0 Hypomanie*
  Hypomanie ist eine leichtere Ausprägung der Manie. Die Störungen der Stimmung und des Verhaltens sind dabei zu anhaltend und auffallend, um unter Zyklothymia (F34.0) klassifiziert zu werden. Halluzinationen oder Wahn sind nicht vorhanden, es finden sich eine anhaltende leicht gehobene Stimmung (wenigstens einige Tage hintereinander), gesteigerter Antrieb und Aktivität und gewöhnlich ein auffallendes Gefühl von Wohlbefinden und körperlicher und seelischer Leistungsfähigkeit. Gesteigerte Geselligkeit, Gesprächigkeit, übermässige Vertraulichkeit, gesteigerte Libido und vermindertes Schlafbedürfnis sind häufig vorhanden, aber nicht in dem Ausmaß, daß sie zu einem Abbruch der Berufstätigkeit oder zu sozialer Ablehnung führen. Reizbarkeit, Selbstüberschätzung und flegelhaftes Verhalten können anstelle der häufigen euphorischen Geselligkeit auftreten. Konzentration und Aufmerksamkeit können beeinträchtigt sein und damit auch die Fähigkeit, sich der Arbeit zu widmen, sich zu entspannen und sich zu erholen. Dies verhindert nicht das Interesse an ganz neuen Unternehmungen und Aktivitäten oder an etwas übertriebenen Geldausgaben
- *F30.1 Manie ohne psychotische Symptome*
  Die Stimmung ist situationsinadäquat gehoben und kann zwischen sorgloser Heiterkeit und fast unkontrollierbarer Erregung schwanken. Die gehobene Stimmung ist mit vermehrtem Antrieb verbunden und führt zu Überaktivität, zu Rededrang und vermindertem Schlafbedürfnis. Übliche soziale Hemmungen gehen verloren. Die Aufmerksamkeit kann nicht mehr aufrechterhalten werden, statt dessen kommt es zu starker Ablenkbarkeit. Die Selbsteinschätzung ist überhöht, Größenideen oder maßloser Optimismus werden frei geäußert. Wahrnehmungsstörungen, wie etwa die Einschätzung von Farben als besonders lebhaft und meist schön, können vorkommen, ferner eine Beschäftigung mit feinen Einzelheiten von Oberflächenstrukturen oder Geweben und eine subjektive Hyperakusis. Die betreffende Person kann überspannte und schwer durchführbare Projekte beginnen, leichtsinnig Geld ausgeben oder bei völlig un-

passender Gelegenheit aggressiv, verliebt oder scherzhaft werden. In einigen manischen Episoden ist die Stimmung eher gereizt und mißtrauisch als gehoben. Die erste Episode tritt im allgemeinen zwischen dem 15. und 30. Lebensjahr auf, aber auch in jedem anderen Alter zwischen der späten Kindheit und dem 7. oder 8. Lebensjahrzehnt

- *F30.2 Manie mit psychotischen Symptomen*
  Das klinische Bild entspricht einer schweren Form von F30.1. Selbstüberschätzung und Größenideen können in Wahn einmünden; aus Reizbarkeit und Mißtrauen kann sich ein Verfolgungswahn entwickeln. In schweren Fällen können Größenideen oder religiöse Wahnvorstellungen, welche die eigene Identität oder Rolle betreffen, im Vordergrund stehen. Ideenflucht und Rededrang können dazu führen, daß der Betreffende nicht mehr verstanden wird. Ausgeprägte und anhaltende körperliche Aktivität und Erregung können in Aggression oder Gewalttätigkeit münden. Eine Vernachlässigung der Nahrungsaufnahme und der persönlichen Hygiene kann zu gefährlicher Dehydratation und Verwahrlosung führen. Wenn erforderlich, können Wahngedanken und Halluzinationen näher als synthym oder parathym (kongruent oder inkongruent) bezeichnet werden. Parathym sind auch affektiv neutrale Wahngedanken und Halluzinationen, z.B. ein Beziehungswahn ohne das Thema Schuld oder Anklage oder Stimmen, die zu dem Patienten von Ereignissen ohne besondere emotionale Bedeutung sprechen

F31 bipolare affektive Störung

Hierbei handelt es sich um eine Störung, die durch wiederholte (d.h. wenigstens zwei) Episoden charakterisiert ist, in denen Stimmung und Aktivitätsniveau des Betreffenden deutlich gestört sind. Bei dieser Störung treten einmal eine gehobene Stimmung, vermehrter Antrieb und Aktivität (Manie oder Hypomanie) auf, dann wieder eine Stimmungssenkung, verminderter Antrieb und Aktivität (Depression). Charakteristischerweise ist die Besserung zwischen den Episoden vollständig. Die Häufigkeit der Erkrankung ist, verglichen mit anderen affektiven Störungen, bei beiden Geschlechtern nahezu gleich verteilt. Patienten mit ausschließlich manischen Episoden sind vergleichsweise selten. Sie werden als bipolar (F31.8) klassifiziert, da sie den Patienten, die wenigstens gelegentlich auch depressive Episoden erleben, in Familienanamnese, prämorbider Persönlichkeit, Krankheitsbeginn und langfristiger Prognose ähneln. Manische Episoden beginnen in der Regel abrupt und dauern zwischen zwei Wochen und vier bis fünf Monaten (im Mittel etwa 4 Monate). Depressionen tendieren zu längerer Dauer (im Mittel etwa 6 Monate), allerdings selten länger als ein Jahr, außer bei älteren Menschen. Episoden beider Art folgen oft einem belastenden Lebensereignis oder einem anderen psychischen Trauma. Vorhandensein oder Fehlen einer solchen Belastung ist aber für die Diagnose nicht wesentlich. Die erste Episode kann in jedem Alter von der Kindheit bis zum Senium auftreten. Die Häufigkeit von Episoden, das Verlaufsmuster von Remissionen und Rückfällen ist sehr variabel, wenn auch die Intervalle im Laufe der Zeit eher kürzer werden und Depressionen im höheren Lebensalter eher häufiger auftreten und länger dauern. Synonym werden die Begriffe manisch-depressive Erkrankung oder Psychose verwandt.

Die Ziffer F31 wird wie folgt differenziert:

- F31.0 bipolare affektive Störung, gegenwärtig hypomanische Episode
- F31.1 bipolare affektive Störung, gegenwärtig manische Episode ohne psychotische Symptome
- F31.2 bipolare affektive Störung, gegenwärtig manische Episode mit psychotischen Symptomen
- F31.3 bipolare affektive Störung, gegenwärtig mittelgradige oder leichte depressive Episode
- F31.4 bipolare affektive Störung, gegenwärtig schwere depressive Episode ohne psychotische Symptome
- F31.5 bipolare affektive Störung, gegenwärtig schwere depressive Episode mit psychotischen Symptomen
- F31.6 bipolare affektive Störung, gegenwärtig gemischte Episode
- F31.7 bipolare affektive Störung, gegenwärtig remittiert
- F31.8 andere bipolare affektive Störung
- F31.9 nicht weiter bezeichnete bipolare affektive Störung

F32 depressive Episode

In den folgenden beschriebenen typischen leichten (32.0), mittelgradigen (F32.1) oder schweren (F32.2 und F 32.3) Episoden leidet die betreffende Person gewöhnlich unter gedrückter Stimmung,

Interessenverlust, Freudlosigkeit und einer Verminderung des Antriebs. Die Verminderung der Energie führt zu erhöhter Ermüdbarkeit und Aktivitätseinschränkung. Deutliche Müdigkeit tritt oft nach nur kleinen Anstrengungen auf.

Andere häufige Symptome sind:

- verminderte Konzentration und Aufmerksamkeit
- vermindertes Selbstwertgefühl und Selbstvertrauen
- Schuldgefühle und Gefühle von Wertlosigkeit (sogar bei leichten depressiven Episoden)
- negative und pessimistische Zukunftsperspektive
- Gedanken an oder erfolgte Selbstverletzung oder Suizidhandlungen
- Schlafstörungen
- verminderter Appetit

Die gedrückte Stimmung ändert sich von Tag zu Tag wenig, reagiert meist nicht auf die jeweiligen Lebensumstände, kann aber charakteristische Tagesschwankungen aufweisen. Wie bei den manischen Episoden zeigt das klinische Bild beträchtliche individuelle Varianten; ein untypisches Erscheinungsbild ist besonders in der Jugend häufig. In einigen Fällen stehen zeitweilig Angst, Gequältsein und motorische Unruhe mehr im Vordergrund als die Depression. Die Stimmungsänderung kann durch zusätzliche Symptome wie Reizbarkeit, exzessiven Alkoholgenuß, histrionisches Verhalten, Verstärkung früher vorhandener phobischer oder zwanghafter Symptome oder durch hypochondrische Grübeleien verdeckt sein. Für depressive Episoden aller drei Schweregrade wird gewöhnlich eine Dauer von mindestens zwei Wochen verlangt, kürzere Zeiträume können berücksichtigt werden, wenn die Symptome ungewöhnlich schwer oder schnell aufgetreten sind.

Einige der somatischen Symptome können auffällig sein und ein charakteristisches Bild mit spezieller klinischer Bedeutung ergeben.

Typische Beispiele dieser "somatischen" Symptome sind:

- Interessenverlust oder Verlust der Freude an normalerweise angenehmen Aktivitäten
- mangelnde Fähigkeit, auf eine freundliche Umgebung oder günstige Ereignisse emotional zu reagieren
- frühmorgendliches Erwachen: zwei oder mehr Stunden vor der gewohnten Zeit
- Morgentief
- der durch andere objektivierte Befund einer psychomotorischen Hemmung oder Agitiertheit
- deutlicher Appetitverlust
- Gewichtsverlust (häufig mehr als 5 % des Körpergewichts im vergangenen Monat)
- deutlicher Libidoverlust

Dieses somatische Syndrom ist nur dann zu diagnostizieren, wenn wenigstens vier der genannten Symptome eindeutig feststellbar sind.

Die Ziffer 32 wird nach verschiedenen Schweregraden noch differenziert:

- F32.0 leichte depressive Episode
- F32.1 mittelgradige depressive Episode
- F32.2 schwere depressive Episode ohne psychotische Symptome
- F32.3 schwere depressive Episode mit psychotischen Symptomen

F33 rezidivierende depressive Störung

Hierbei handelt es sich um eine Störung, die durch wiederholte depressive Episoden charakterisiert ist, wie sie unter leichter, mittelgradiger oder schwerer depressiver Episode (F32.0 bis F32.3) beschrieben wurden. In der Vorgeschichte finden sich dabei keine unabhängigen Episoden mit gehobener Stimmung und Überaktivität, welche die Kriterien für eine Manie (F30.1 und F30.2) erfüllen. Diese Kategorie soll nur dann verwendet werden, wenn kurze Episoden von leicht gehobener Stimmung und Überaktivität, die die Kriterien der Hypomanie (F30.0) erfüllen, sofort nach einer depressiven Episode (und manchmal offenbar durch eine Behandlung der Depressionen ausgelöst) aufgetreten sind. Das Alter bei Beginn, Schweregrad, Dauer und Häufigkeit der depressiven Episoden sind sehr unterschiedlich, im allgemeinen tritt die erste Episode später als bei den bipolaren Störungen auf, im Mittel im 5. Lebensjahrzehnt. Die einzelnen Episoden dauern ebenfalls zwischen 3 und 12 Monaten (im Mittel etwa 6 Monate). Rückfälle sind allerdings weniger häufig. Obwohl die Besserung zwischen den Episoden im allgemeinen vollständig ist, entwickeln eine Reihe von Patienten eine anhaltende Depression, hauptsächlich im höheren Lebensalter. Die einzelnen Episoden jeden Schweregrades werden häufig durch belastende Lebensereignisse ausgelöst und kommen in vielen Kulturkreisen, bei Frauen doppelt so häufig wie bei Männern vor.

Weitere Differenzierungen von F33:

- F33.0 gegenwärtig leichte
- F33.1 mittelgradige
- F33.2 schwere Episode ohne psychotische Symptome
- F33.3 mit psychotischen Symptomen
- F33.4 klassifiziert gegenwärtig remittierte Zustandsbilder in der wenigstens zwei depressive Episoden in der Vorgeschichte über mindestens zwei Wochen gedauert haben sollen, und beide sollen von mehreren Monaten ohne eine eindeutige affektive Symptomatik getrennt gewesen sein

F34 anhaltende affektive Störungen

Hierbei handelt es sich um anhaltende und gewöhnlich fluktuierende Stimmungsstörungen, bei denen Einzelepisoden selten, wenn überhaupt ausreichend schwer genug sind, um als hypomanische oder auch nur leichte depressive Episoden beschrieben zu werden. Da sie jahrelang andauern und manchmal den größeren Teil des Erwachsenenlebens bestehen, ziehen sie beträchtliches subjektives Leiden und Beeinträchtigung nach sich. Gelegentlich können jedoch wiederholte oder einzelne manische Episoden oder eine leichte oder schwere depressive Störung die anhaltende affektive Störung überlagern. Die anhaltenden affektiven Störungen sind besser bei den Persönlichkeitsstörungen einzuordnen, da Familienstudien auf genetische Beziehungen zu den affektiven Störungen hinweisen und weil sie gelegentlich denselben Behandlungen wie diesen zugänglich sind.

- *F34.0 Zyklothymia*
  Hierbei handelt es sich um eine andauernde Instabilität der Stimmung mit zahlreichen Perioden leichter Depression und leicht gehobener Stimmung. Diese Instabilität entwickelt sich in der Regel im frühen Erwachsenenleben und nimmt einen chronischen Verlauf, auch wenn die Stimmung gelegentlich normal und monatelang stabil sein kann. Die Stimmungsschwankungen werden im allgemeinen von den Betroffenen ohne Bezug zu Lebensereignissen erlebt. Es ist schwierig, die Diagnose ohne eine längere Beobachtungsperiode oder ohne besonders gute anamnestische Information über das Verhalten zu stellen. Da die Stimmungsschwankungen relativ leicht sind und die Perioden gehobener Stimmung angenehm und fruchtbar sein können, gelangen Personen mit Zyklothymia häufig nicht in ärztliche Behandlung. In einigen Fällen kann dies darauf beruhen, daß die auftretende Änderung der Stimmung weniger auffällt als die zyklischen Veränderungen in Aktivität, Selbstvertrauen, Geselligkeit und Appetitverhalten. Wenn erforderlich, kann der Beginn genauer bezeichnet werden, früh in der späten Adoleszenz oder im frühen Erwachsenenalter; oder spät, meist im 3. oder 4. Lebensjahrzehnt im Anschluß an eine affektive Episode
- *F34.1 Dysthymia*
  Hierbei handelt es sich um eine chronische depressive Verstimmung, die nach Schwere und Dauer der einzelnen Episoden nicht die Beschreibungen und Leitlinien einer leichten oder mittelgradigen rezidivierenden depressiven Störung (F33.0 und F 33.1) erfüllt. In der Anamnese und insbesondere bei Beginn der Störung können allerdings die Beschreibungen und Leitlinien der leichten depressiven Episode erfüllt gewesen sein. Die Verteilung zwischen den einzelnen Episoden leichterer Depression und dazwischenliegenden Perioden vergleichsweiser Normalität ist sehr unterschiedlich. Die Betroffenen haben gewöhnlich zusammenhängende Perioden von Tagen und Wochen, in denen sie ein gutes Befinden beschreiben, aber meistens, oft monatelang, fühlen sie sich müde und depressiv; alles ist für sie eine Anstrengung und nichts wird genossen. Sie grübeln und beklagen sich, schlafen schlecht und fühlen sich unzulänglich, sind aber in der Regel fähig, mit den wesentlichen Anforderungen des täglichen Lebens fertigzuwerden. Die Dysthymia hat sehr viel mit den Konzepten der depressiven Neurose und der neurotischen Depression gemeinsam. Wenn erforderlich, können der frühe (späte Adoleszenz oder frühes Erwachsenenalter) oder der späte Beginn näher bezeichnet werden

Epidemiologie

Die Häufigkeit affektiver Störungen beträgt in der Gesamtbevölkerung ca. 0,5 - 3 %. Etwa 15 - 20 % der Patienten erkranken vor dem 20. Lebensjahr, wobei Erstmanifestationen vor dem Alter von 10 Jahren sehr selten sind.

Klinisches Bild

Typische Fallbeispiele

Ein vierzehnjähriger Junge, der nach Angaben der Eltern bisher eher still und scheu gewesen sei, fiel etwa drei Wochen vor der Aufnahme dadurch auf, daß er immer wieder mit teils unsinnigen Bemerkungen in ein Gespräch der Eltern oder auch in der Schule einfiel und sich nicht davon abhalten ließ. In der Folge sei er auffallend redselig gewesen, habe zu allem seine Meinung kundgetan und unrealistische und häufig wechselnde Zukunftspläne geäußert. Er habe nachts immer weniger geschlafen und sei von einer zunehmenden Bewegungsunruhe erfaßt worden. Eines nachts habe er heimlich die Polizei angerufen und um Schutz vor Rockern gebeten (die es gar nicht in der Umgebung gab). Wenig später mußte ihn der Vater aus einem Nachbardorf holen, wo er gedroht hatte, eine Scheune in Brand zu stecken. Ferner sei er durch das Dorf gelaufen und habe gegen die Türen getreten und die Leute beschimpft. Zu sachlichen Gesprächen den Eltern gegenüber sei er überhaupt nicht fähig gewesen. Als die Symptomatik sich weiter verschlimmerte, wurde er stationär eingewiesen. Bei der Aufnahme fiel er durch eine deutlich gehobene Stimmungslage und eine motorische Betriebsamkeit auf, er konnte kaum länger als eine Minute auf dem Stuhl sitzen, er hüpfte und sprang durch den Gang und wiederholte ausgesprochen unmelodisch ständig dieselben Liedzeilen. Episodenweise wurde er immer wieder ängstlich und mißtrauisch. Er hatte Mühe, seine Zimmernummer zu behalten, glaubte sich bestohlen und maß dem Autolärm vor der Klinik eine ganz besondere Bedeutung zu, äußerte Furcht vor einer bestimmten Familie aus seinem Heimatort und den Rockern, welche ihn verfolgten und schlagen wollten. Er war in allen Qualitäten orientiert und bewußtseinsklar. Das Denken war sprunghaft, ideenflüchtig, jedoch nicht zerfahren. In der ersten stationären Nacht war er trotz Gabe von Neuroleptika weiter umtriebig, zeitweilig auch dysphorisch gereizt. Er berichtete von Stimmen, welche er zu Hause gehört habe, während er im Bette lag, und konnte sie als Männerstimmen identifizieren, die er einer bestimmten Familie zuordnete. Sie seien von überall her gekommen und hätten ihn unter vagen Drohungen zum Schweigen aufgefordert. Die Stimmungslage war eher weinerlich hypochondrisch, wobei er körperliche Beschwerden wiederholt wahnhaft interpretierte, indem er etwa vermutete, ein Stechen in seiner linken Leiste sei durch nächtliche Nadelstiche verursacht worden. Innerhalb von 10 Tagen konnte er sich unter neuroleptischer Behandlung von seinen Wahnideen distanzieren. Er schien zunehmend geordnet, konnte am Schulunterricht und an Gruppenaktivitäten teilnehmen. Nach drei Wochen kam es zu einem Rückfall mit starker Bewegungsunruhe, dysphorisch gereizter Stimmungslage, er äußerte jedoch keine Wahnideen mehr. Nach neuroleptischer Medikationsumstellung kam es dauerhaft zu einer Normalisierung. Kurz vor Weihnachten wurde er auf sein eigenes Drängen und das seiner Familie vorerst nach Hause entlassen. Da die verordneten Medikamente nicht mehr eingenommen wurden, kam es im Januar zu einer erneuten Dekompensation mit deutlich manischer Symptomatik.
Zum familiären Hintergrund war anzuführen, daß die Mutter bereits viermal stationär wegen einer schizophrenen Psychose, später einer verworrenen Manie und zuletzt einer manischen Phase behandelt worden war. Sie soll ab ihrem 13. Lebensjahr ausgesprochen zyklische Stimmungsschwankungen mit wiederholten Suizidversuchen in depressiven Phasen durchgemacht haben.
Diagnose: Manie mit psychotischen Symptomen (F30.2)

Ein siebzehnjähriges Mädchen, das primärpersönlich als unauffällig beschrieben wurde, klagte etwa drei Monate vor der stationären Aufnahme über zunehmende Konzentrationsstörungen und drückende Kopfschmerzen. Sie habe sich zunehmend zurückgezogen, sei ängstlich und schreckhaft geworden, schließlich kam es zu einem deutlichen Leistungsabfall in der Schule. Sie weigerte sich, weiterhin zur Schule zu gehen und habe sich zu Hause völlig apathisch verhalten. Während eines kurzen Ferienaufenthaltes sei sie zunehmend apathischer und teilnahmsloser geworden, habe überhaupt nicht mehr gesprochen. Bei der Aufnahme war die Patientin stuporös, sie bewegte sich nur schwerfällig und langsam, Fragen wurden zunächst nicht beantwortet, ihre Mimik war starr und zeigte keinerlei Gefühlsäußerung. In den ersten Tagen der stationären Aufnahme war sie mutistisch. Unter einer antidepressiven und sedierenden Medikation war sie zögernd in der Lage, über ihr inneres Erleben zu sprechen. Sie sprach davon, daß sie "Fehler über Fehler gemacht und an allem herumgenörgelt habe und an ihrem Zustand selber schuld sei". Sie sprach von innerer Leere und schwerer Konzentrationsschwäche: "Meine Gedanken gehen so schwer". Es wurden deutliche tageszeitliche Stimmungsschwankungen mit einem Morgentief und leichter abendlicher Besserung geschildert. Das depressiv-wahnhafte Schulderleben (andere tuscheln und lachen hinter ihrem Rücken über sie, weil sie so schlecht ist) wurde noch erheblich gesteigert, als sie erfuhr, daß gleichzeitig ihre Mutter unter einem agitiert-depressiven Zustandsbild auch stationär aufgenommen werden mußte. Sie machte sich dafür verantwortlich, weil sie sich früher so schlimm benommen habe. Nach etwa dreiwöchiger antidepressiver Therapie hellte ihre Stimmung merklich auf, sie distanzierte sich von ihren wahnhaften Ideen und wurde deutlich geordneter und aktiver. Aus der Familienanamnese ist zu berichten, daß die Mutter im Alter von 17 Jahren erstmals eine depressive Verstimmung erlebt hatte und im folgenden zweimal deswegen stationär behandelt werden mußte. Außerdem hatten sich ein Großvater der Mutter und ihr Onkel im

Rahmen depressiver Stimmungen suizidiert.
Diagnose: Schwere depressive Episode mit psychotischen Symptomen (F32.3).

Ein sechzehnjähriger Realschüler gab an, daß er bereits seit Jahren unter schweren Schlafstörungen litt und zuletzt unter schweren Prüfungsängsten in der Schule. Er sei immer eher weich, selbstunsicher gewesen und habe für rauhe Jungenspiele nie etwas übriggehabt. Er habe sich immer von der Klasse zurückgezogen, seine Freizeit am liebsten zu Hause verbracht. Vor etwa einem Jahr habe er zunehmend die Lebensfreude verloren und alles ausgesprochen schwarz gesehen. Er sei vor allem im Herbst und Winter abrupt in schwere Stimmungstiefs abgefallen. Seine Gedanken hätten sich dann jeweils eingleisig um Suizid gedreht. Er habe dreimal eine Überdosis von Psychopharmaka eingenommen und einmal versucht, sich mit einem elektrischen Brotmesser die Pulsadern aufzuschneiden. Die ersten zwei Suizidversuche habe er verheimlicht. Auf ambulant verabreichte stimmungsaufhellende Medikamente habe er nur zeitweilig Linderung verspürt. Nachdem er die Realschule abgeschlossen hatte, hoffte er zunächst dadurch eine Erleichterung zu verspüren. Er habe jedoch vor allem morgens unter einer massiven Unruhe in der Magengrube gelitten und sich matt und durchgehend niedergeschlagen gefühlt. Er habe sich völlig zu Hause zurückgezogen, habe sich auf nichts recht konzentrieren können und wieder unter schweren Schlafstörungen gelitten. Sein Vater habe zur Wache mit in seinem Zimmer geschlafen. Dennoch habe er wieder eine Überdosis Tabletten eingenommen, was schließlich zur stationären Einweisung führte. Aufgrund der hochgradigen Suizidalität und auf ausdrückliches Bitten des Patienten wurde er zunächst auf der geschlossenen Station untergebracht. Dort fiel er durch ausgesprochene Grübelsucht, Hoffnungslosigkeit und massive Schlafstörungen auf. Er klagte immer wieder über Magenkrämpfe und Konzentrationsschwäche. Es kam zu abrupten Stimmungsabbrüchen mit schweren depressiven Symptomen. Wegen der ausgeprägten Suizidimpulse mußte er durch eine Extrawache ständig beobachtet werden. Seiner Krankheit gegenüber erschien er ratlos. Er erklärte: "Diese Tiefs kommen wie angelaufen." Nach mehrwöchiger thymoleptischer und neuroleptischer Behandlung klang die depressive Symptomatik ab. In psychotherapeutischen Einzelgesprächen war der Junge wenig zugänglich, stark gehemmt. Es fiel ihm schwer, sich verbal auszudrücken und bestehende Konflikte zu thematisieren. Nach stützenden Gesprächen und Durchführung eines Selbstsicherheitstrainings kam es zu einer zunehmenden Auflockerung. Die häusliche Situation erschien sehr belastend dadurch, daß die Großmutter mütterlicherseits, die an cerebralorganischen Dekompensationszeichen wie Stimmungslabilität, Erregung und Desorientiertheit litt, sehr stark die gesamte Familie beherrschte. Immer abwechselnd mußte ein Familienmitglied (auch der Patient) bei der Oma schlafen und diese pflegen und versorgen. Das gesamte familiäre Klima erschien sehr belastend. Der Patient wurde mit einem Antidepressivum und gleichzeitiger Gabe von Carbamazepin wesentlich gebessert in ambulante Behandlung entlassen.
Diagnose: Rezidivierende depressive Störung, gegenwärtig schwere Episode ohne psychotische Symptome (F33.2).

Die psychopathologischen Phänomene bei affektiven Störungen im Kindes- und Jugendalter erfüllen bei der Erstmanifestation häufig nur teilweise die Kriterien der ICD-10. Wie bereits ausgeführt sind die Phasen der Verstimmungen relativ kürzer oder durch einen raschen Phasenwechsel gekennzeichnet, manchmal innerhalb von Tagen. Bei Adoleszenten ist zumindest in der Querschnittssicht eine Angleichung an die Symptomatik von Erwachsenen zu beobachten. In einigen Fällen lassen sich akute oder chronische Belastungsfaktoren abgrenzen, in anderen Fällen wird von den Kindern, Jugendlichen und ihren Eltern berichtet, daß eigentlich kein Grund für den Ausbruch der Krankheit bestand. Schwierig ist es und gar nicht so selten, daß Ursache und Wirkung unscharf abgegrenzt werden können, wenn z.B. berichtet wird, daß der Jugendliche wegen eines Schulversagens depressiv wurde und es auch denkbar wäre, daß es zum Schulversagen kam wegen der ausgebrochenen affektiven Störung. Wie in den Fallbeispielen beschrieben, sind Kinder und Jugendliche in einer depressiven Phase deutlich bedrückt, antriebsschwach, gehemmt und hoffnungslos. Sie ziehen sich zurück und haben Kontaktängste. Ihre Gedanken sind oft eingeengt auf Schuld- und Versündigungsideen, z. T. in wahnhafter Weise. Auch kommt es zu hypochondrischen Ängsten und somatischen Störungen in Form von Schlaf- und Appetitstörungen oder diffuser vegetativer Symptomatik. Ihr Denken und die Psychomotorik sind häufig verlangsamt, sie wirken voller Zweifel, sind entschluß- und ratlos. Bedeutsam ist, daß ein sehr hohes Suizidrisiko bei diesen Patienten besteht. Die seltener vorkommenden manischen Phasen sind durch eu- oder dysphorische Störungen, Distanz- und Kritiklosigkeit, Leichtsinnigkeit, gesteigerten Antrieb, impulsives und auch sexuell enthemmtes Verhalten gekennzeichnet. Sie zeigen häufig eine starke Logorrhoe, sind in ihrem formalen Denken aufgelockert, zum Teil ideenflüchtig, sprunghaft. Ihr Selbstwertgefühl ist deutlich gesteigert. Sie weisen eine stark erhöhte Betriebsamkeit oder Hyperaktivität auf, sind voller selbstüberschätzender Gedanken, verzetteln sich in verschiedenste Aktivitäten. Manche kaufen kritiklos alle möglichen Gegenstände ein, häufig sind auch massive Schlafstörungen bzw. nächtliche Betriebsamkeit. Zur Klinik depressiver Syndrome ☞ auch Kap. 11.3.

Diagnose

Die Diagnose einer affektiven Störung läßt sich meist noch nicht zuverlässig während der Erstmanifestation stellen, sondern eher, wenn der weitere Verlauf verfolgt werden kann, der sich durch eine Abgrenzung einzelner Phasen mit depressiver und/oder manischer Symptomatik darstellt. Eine familiäre Belastung mit periodischen Psychosen ist häufig zu beobachten. Auch charakteristische Tagesschwankungen (Morgentief und Abendhoch) sprechen eher für das Vorliegen einer affektiven Störung. Typische hypomanische oder manische Nachschwankungen im Anschluß an eine depressive Phase und entsprechend subdepressive und depressive Nachschwankungen am Ende einer manischen Phase sprechen für die Diagnose. Weitere Hinweise zur Diagnostik der depressiven Syndrome ☞ Kap. 11.3..

Checkliste

Neben Routinediagnostik:

- ✓ Focus auf familiäre Belastung mit depressiven und/oder manischen Phasen
- ✓ Primärpersönlichkeit des Kindes (Ersterkrankung, phasenhafte oder chronische Verläufe, Anpassungsreaktionen)
- ✓ besonders bei Jugendlichen systematische Exploration unter Berücksichtigung der Klassifikationskriterien
- ✓ fremdanamnestische Angaben (Schule, Lehrstelle etc.)
- ✓ besonders auf Suizidtendenzen achten
- ✓ projektive Verfahren und spezifische Fragebögen (Depressionsfragebogen)

Differentialdiagnose

- organische Psychosen (entzündliche, toxische, traumatische ZNS-Schäden, Schilddrüsen- und Stoffwechselerkrankungen)
- drogeninduzierte Psychosen
- Schizophrenie, schizotype und wahnhafte Störungen (F20)
- Bei Mischformen sind die Kriterien für schizoaffektive Störungen (F25) zu prüfen. Ferner sind Kriterien für eine Dysthymia (F34.1), kurze (F43.20) oder längere depressive Reaktion) Anpassungsstörung F43.21), Angst und depressive Reaktion gemischt (Anpassungsstörung F43.22) oder Störung des Sozialverhaltens mit depressiver Störung (F92.0) zu erwägen

Ätiopathogenese

Bei ätiopathogenetischen Überlegungen zur Genese affektiver Störungen spielen genetische und biochemische Faktoren eine besondere Rolle. Daß genetische Faktoren von Bedeutung sind, haben zahlreiche Familienuntersuchungen, Zwillings- und Adoptionsstudien überzeugend nachgewiesen. So liegt z.B. das durchschnittliche Erkrankungsrisiko bei 0,5 - 3 %, während es für Eltern, Geschwister und Kinder in Familien mit einer affektiven Psychose 10 - 15 % beträgt. Es ist dabei zu berücksichtigen, daß nicht die Krankheit als solche vererbt wird, sondern die Anlage hierzu, die durch das Einwirken von traumatischen bzw. belastenden Umweltfaktoren zur Manifestation der Krankheit führt. Die Penetranz scheint bei bipolaren Formen höher zu sein als bei den monopolar depressiven Formen. Biochemische Ansätze fokussieren ihr Augenmerk auf neuroendokrine Neurotransmitterstörungen und den Stoffwechsel der biogenen Amine Serotonin und Dopamin. Es werden sowohl Ungleichgewichte der beiden Substanzen als auch Rezeptor-Störungen diskutiert. Zum gegenwärtigen Zeitpunkt lassen sich allerdings noch keine validen Labortests des Kindes- und Jugendalters anführen, die eine eindeutige klinische Relevanz für sich in Anspruch nehmen dürften.

Therapie, Verlauf und Prognose

Kinder und Jugendliche mit ausgeprägten affektiven Störungen sollten grundsätzlich stationär behandelt werden, da hier das therapeutische Milieu wesentlich entlastender und fördernder ist als es im bisherigen häuslichen und schulischen Rahmen mit seinen Belastungen und Anforderungen sein kann. Ähnlich wie bei den schizophrenen Störungen ist das therapeutische Setting gegründet auf die Bereiche Psychopharmakotherapie, Psychotherapie und Soziotherapie. Bei ausgeprägten depressiven und mehr noch akuten manischen Zuständen kommt einer sachgerechten Psychopharmakotherapie besondere Bedeutung zu. Bei depressiven Störungen haben sich Antidepressiva vom Amitriptylintyp mit depressionslösender, stimmungsaufhellender, sedierender und anxiolytischer Wirkung, ferner Substanzen vom Imipramintyp mit depressionslösenden, stimmungsaufhellenden und psychomotorisch aktivierender Wirkung sowie vom Desimpramintyp mit psychomotorisch stark aktivierender Wirkung, Stimmungsaufhellung und Depressionslösung bewährt. Zu beachten ist jedoch, daß die volle Wirksamkeit dieser Substanzen etwa erst nach zwei bis drei Wochen eintritt, so daß besonders bei agitierten Zustandsbildern eine neuroleptische Zusatzmedikation erfolgen muß. Es versteht sich von selbst, daß aktivierende Antidepressiva bei agitiert-ängstlichen und vor allem suizidalen Patienten kontraindiziert sind. Vgl. hierzu auch Kap. 11.3.

Bei akuten manischen Phasen werden Neuroleptika wie Laevomepromazin (Neurocil®), Thioridazin (Melleril®) oder Chlorprothixen (Truxal®) erfolgreich eingesetzt. Bei mindestens zwei vorangegangenen manischen Phasen stellt sich die Frage einer Langzeitprophylaxe. Hierbei haben sich Behandlungskonzepte mit Carbamazepin mit einer Tagesdosis von 600 bis 1200 mg bewährt. Diese Substanz, die primär als Antiepileptikum eingesetzt wird, hat den Vorteil, daß sie wesentlich besser verträglich und nebenwirkungsärmer ist als Lithium. Lithiumsalze haben sich in der Erwachsenenpsychiatrie seit vielen Jahren als Mittel der Wahl bei der Prophylaxe von depressiven und manischen Phasen bewährt. Bei akuten Manien liegt der therapeutische Plasmaspiegel bei 1,2 bis 1,4 mval/l, die Rezidivprophylaxe ist erfolgreich mit einem Serumspiegel zwischen 0,5 und 1,0 mval/l. Lithiumsalze zeigen besonders initial Nebenwirkungen in Form von leichtem bis mäßigem Tremor besonders der Hände, Übelkeit, Magenschmerzen, Durchfällen, Müdigkeit und Schwindel. Bei einer Dauertherapie kommt es bei etwa 10 % der Patienten zu leichten bis mittelgradigen Schilddrüsenvergrößerungen. Es können auch deutliche Gewichtszunahmen auftreten, die die Compliance möglicherweise erniedrigen. Mittel der Wahl auch im jugendlichen Alter ist, falls Carbamazepin nicht anschlägt, das Lithiumazetat (Quilonum®) oder Lithiumcarbonat (Hypnorex retard®). Bei einer Langzeitprophylaxe müssen regelmäßig Nieren- und Schilddrüsenfunktion, Blutbild, Elektrolyte und EKG überprüft werden.

Im Bereich der Kinder- und Jugendpsychiatrie liegen bisher kaum Erfahrungen über eine *Elektrokonvulsionstherapie (EKT)* vor. In der Erwachsenenpsychiatrie wird sie bei therapieresistenten depressiven und manischen Episoden sowie bei Schizophrenie (perniziöse Katatonie) eingesetzt. Bei schwerwiegenden und bisher therapieresistenten Fällen sollte sich der Jugendpsychiater nicht scheuen, den Rat eines in dieser Therapieform erfahrenen Klinikers einzuholen und sich mit diesem zu beraten.

Psychotherapeutische und soziotherapeutische Verfahren sind analog zu den Ausführungen zum Kap. 11.3. (depressive Störungen) anzuwenden.

Zur *Prognose* ist festzustellen, daß die Dauer der Phasen und freien Intervalle bei den einzelnen Patienten sehr variieren kann. Im jugendlichen Alter sind die Phasen eher kürzer als bei Erwachsenen, wobei die höchste Phasenfrequenz bei den manisch-depressiven und schizophrenen Symptomen zu beobachten ist. Etwa 15 % der betroffenen Patienten machen mehr als fünf Phasen in ihrem Leben durch. Die größte Gefahr droht dem Patienten durch ein erheblich erhöhtes Suizidrisiko, bei Jugendlichen sind sowohl isolierte manische und depressive Episoden als auch bipolare Störungen prognostisch ungünstig. Die Rezidivwahrscheinlichkeit im Jugendalter ist dann besonders hoch, wenn familiäre oder Umweltbelastungen weiterhin fortbestehen.

Hinweise für die Elternberatung

- ausführliche und geduldige Beratung der Eltern bezüglich des vorliegenden Krankheitsbildes
- Die Eltern sollten sich diffamierender Äußerungen und Kritik ebenso wie gutgemeinter Ermutigungen und Tröstungen enthalten
- Die Notwendigkeit einer stationären Behandlung, besonders bei bestehender Suizidalität, muß den Eltern überzeugend nahegebracht werden
- Die Bedeutung einer medikamentösen Behandlung und einer eventuellen Langzeitprophylaxe soll ausführlich mit den Eltern besprochen werden

Fehlerquellen in Diagnostik und Therapie

- einseitige Orientierung in dem Sinne, daß bei affektiven Störungen (endogenen) die Psychopharmakotherapie im Vordergrund steht und bei nicht endogenen Störungen die Psychotherapie
- Unterdosierung von Antidepressiva und Neuroleptika oder zu kurze Behandlungsdauer oder zu früher Wechsel auf ein anderes Medikament
- konfliktzentrierte psychotherapeutische Ansätze im akuten Stadium
- Unterlassen einer Rezidiv-Prophylaxe bei mehr als zwei Episoden bzw. Phasen
- therapeutische Verfahren, die der Familie Schuld zuweisen

9.3. Persönlichkeitsstörungen

Das Konzept der Persönlichkeitsstörung spielt in der Erwachsenenpsychiatrie eine ungleich größere Rolle als in der Kinder- und Jugendpsychiatrie. Dies ist nicht verwunderlich, da sich die Kinder- und Jugendpsychiatrie besonders dem Entwicklungsgedanken verpflichtet fühlt und die Persönlichkeit bei Kindern und Jugendlichen in der Regel noch nicht so klar umrissen ist, daß man von einer Persönlichkeitsstörung sprechen sollte. Spiel hat daher vorgeschlagen, besser von einer Persönlichkeitsentwicklungsstörung zu sprechen, um deutlich zu machen, daß beim Kind und Jugendlichen entwicklungsfördernde oder -hemmende psychodynamische Prozesse die Bedeutung schädlicher Umwelteinflüsse, die zu Verzerrungen und Verformungen einer Persönlichkeit führen können, eine bedeutsame Rolle spielen. Die Begriffe der Psychopathie, Psychopathen oder psychopathischen Persönlichkeiten (Kurt Schneider, 1923) sind heute wegen der meist abwertenden Verwendung der Begriffe aufgegeben worden. Das psychoanalytische Konzept der Charakterneurose oder Kernneurose, wonach bestimmte Eigenschaften der Persönlichkeit durch unbewußte kindliche Konflikte in Form von Reaktionsbildungen auf verdrängte Wünsche aufgefaßt werden, hat sich nicht allgemein durchgesetzt, zumal hier verschiedene theoretische Konzepte Eingang finden.

Definition und Klassifikation

In der ICD-10 werden unter F60 - F62 spezifische Persönlichkeitsstörungen, kombinierte und andere Persönlichkeitsstörungen und anhaltende Persönlichkeitsänderungen aufgeführt (☞ hierzu nachfolgende Tabellenübersichten F60 - F62). Hierunter werden Störungen verstanden wie tief verwurzelte, anhaltende Verhaltensmuster, die sich in starren Reaktionen auf unterschiedliche persönliche und soziale Lebenslagen zeigen. Dabei findet man gegenüber der Mehrheit der betreffenden Bevölkerung deutliche Abweichungen im Wahrnehmen, Denken, Fühlen und in Beziehungen zu anderen. Solche Verhaltensmuster sind meistens stabil und beziehen sich auf vielfältige Bereiche von Verhalten und psychischen Funktionen, häufig gehen sie mit persönlichem Leiden und gestörter sozialer Funktionsfähigkeit einher. Persönlichkeitsstörungen unterscheiden sich von Persönlichkeitsänderungen durch den Zeitpunkt und die Art und Weise ihres Auftretens. Persönlichkeitsstörungen beginnen in der Kindheit oder Adoleszenz und dauern im Erwachsenenalter an. Sie beruhen nicht auf einer anderen psychischen Störung oder einer Hirnerkrankung, obwohl sie anderen Störungen voraus- und mit ihnen einhergehen können. Persönlichkeitsänderungen dagegen werden im Erwachsenenalter erworben, infolge schwerer oder anhaltender Belastungen, extremer umweltbedingter Deprivation, ernstzunehmenden psychiatrischen Störungen und Hirnerkrankungen oder -verletzungen (Persönlichkeitsänderungen bei den letztgenannten Störungen werden unter F07 klassifiziert).

Diagnose	Merkmale
F60.0 paranoide Persönlichkeitsstörung	1. Übertriebene Empfindlichkeit auf Zurückweisung und Zurücksetzung 2. Nachtragen bei Kränkungen oder Verletzungen mit Neigungen zu ständigem Groll 3. Mißtrauen und eine starke Neigung, Erlebtes zu verdrehen, indem neutrale oder freundliche Handlungen anderer als feindlich oder verächtlich mißdeutet werden 4. Streitsüchtiges und beharrliches, situationsunangemessenes Bestehen auf eigenen Rechten 5. Neigung zu pathologischer Eifersucht 6. Tendenz zu überhöhtem Selbstwertgefühl in Verbindung mit ständiger Selbstbezogenheit 7. Inanspruchnahme durch Gedanken an Verschwörungen als Erklärung für Ereignisse in der näheren Umgebung und in aller Welt Dazu gehörige Begriffe: - fanatisch-expansiv paranoide P. - sensitiv-paranoide P. - querulatorische P.
F60.1 schizoide Persönlichkeitsstörung	1. Unvermögen zum Erleben von Freude (Anhedonie) 2. Emotionale Kühle, Absonderung oder flache Affektivität und Unvermögen, warme, zärtliche Gefühle anderen gegenüber oder aber auch Ärger zu zeigen 3. schwache Reaktion auf Lob oder Kritik 4. wenig Interesse an sexuellen Erfahrungen mit einer anderen Person (unter Berücksichtigung des Alters) 5. übermäßige Vorliebe für Phantasie, einzelgängerisches Verhalten und in sich gekehrte Zurückhaltung 6. Mangel an engen, vertrauensvollen Beziehungen 7. deutliche Mängel im Erkennen und Befolgen gesellschaftlicher Regeln mit der Folge von exzentrischem Verhalten
F60.2 dissoziale Persönlichkeitsstörung	1. dickfelliges Unbeteiligtsein gegenüber den Gefühlen anderer und Mangel an Empathie 2. deutliche und andauernde Verantwortungslosigkeit und Mißachtung sozialer Normen, Regeln und Verpflichtungen 3. Unvermögen zur Beibehaltung längerfristiger Beziehungen 4. sehr geringe Frustrationstoleranz und niedrige Schwelle für aggressives, auch gewalttätiges Verhalten 5. Unfähigkeit zum Erleben von Schuldbewußtsein und zum Lernen aus Erfahrung, besonders aus Bestrafung 6. Neigung, andere zu beschuldigen oder vordergründige Rationalisierungen für das eigene Verhalten anzubieten, durch das die Person in einen Konflikt mit der Gesellschaft gerät 7. andauernde Reizbarkeit Zugehörige Begriffe: - asoziale P. - soziopathische P. - antisoziale P. - psychopathische P.

Diagnose	Merkmale
F60.3 emotional instabile Persönlichkeitsstörung	deutliche Tendenz, Impulse auszuagieren, ohne Berücksichtigung von Konsequenzen. Wechselnde, launenhafte Stimmung. Die Fähigkeit vorauszuplanen, ist gering. Ausbrüche intensiven Ärgers können zu gewalttätigem und explosivem Verhalten führen. Dieses Verhalten wird leicht ausgelöst, wenn impulsive Handlungen von anderen kritisiert oder behindert werden.
F60.30 emotional instabile Persönlichkeitsstörung, impulsiver Typus	Zwei Erscheinungsformen dieser Persönlichkeitsstörung können näher beschrieben werden. Bei beiden findet sich Impulsivität und mangelnde Selbstkontrolle: Die wesentlichen Charakterzüge sind emotionale Instabilität und mangelnde Impulskontrolle. Ausbrüche von gewalttätigem und bedrohlichem Verhalten sind häufig, vor allem bei Kritik durch andere. Dazugehörige Begriffe: - reizbare, explosive P. - aggressive P.
F60.31 emotional instabile Persönlichkeitsstörung, Borderline-Typus	Einige Kennzeichen emotionaler Instabilität sind vorhanden. Zusätzlich sind oft das eigene Selbstbild, Ziele und "innere Präferenzen " (einschl. der sexuellen) unklar und gestört. Die Neigung zu intensiven aber unbeständigen Beziehungen kann zu wiederholten emotionalen Krisen führen mit Suiziddrohungen oder selbstbeschädigenden Handlungen (diese können auch ohne deutliche Auslöser vorkommen). Dazugehörige Begriffe: - Borderline-Persönlichkeitsstörung
F60.4 histrionische Persönlichkeitsstörung	1. Dramatisierung bezüglich der eigenen Person, theatralisches Verhalten, übertriebener Ausdruck von Gefühlen 2. Suggestibilität, leichte Beeinflußbarkeit durch andere 3. oberflächliche und labile Affektivität 4. Egozentrik, Selbstbezogenheit und fehlende Bezugnahme auf andere 5. dauerndes Verlangen nach Anerkennung, erhöhte Kränkbarkeit 6. Verlangen nach aufregender Spannung und nach Aktivitäten, in denen die betreffende Person im Mittelpunkt der Aufmerksamkeit steht 7. andauernd manipulatives Verhalten zur Befriedigung eigener Bedürfnisse Dazugehörige Begriffe: - infantile P. - hysterische P.

Diagnose	Merkmale
F60.5 anankastische (zwanghafte) Persönlichkeitsstörung	1. Unentschlossenheit, Zweifel und übermäßige Vorsicht als Ausdruck einer tiefen persönlichen Unsicherheit 2. Perfektionismus, Bedürfnis nach ständiger Kontrolle und peinlich genauer Sorgfalt, was zur Bedeutung der Aufgabe in keinem Verhältnis steht und bis zum Verlust des Überblicks über die allgemeine Situation führt 3. Übermäßige Gewissenhaftigkeit, Skrupelhaftigkeit, unverhältnismäßige Leistungsbezogenheit unter Vernachlässigung von Vergnügen und zwischenmenschlichen Beziehungen 4. Pedanterie und Konventionalität mit eingeschränkter Fähigkeit zum Ausdruck warmer Gefühle 5. Rigidität und Eigensinn, wobei anderen gegenüber auf eine Unterordnung unter eigene Gewohnheiten bestanden wird 6. Andrängen beharrlicher und unerwünschter Gedanken oder Impulse, die nicht die Schwere einer Zwangsstörung erreichen 7. Bedürfnis zu frühzeitigen detailliertem und unveränderbaren Vorausplanen aller Aktivitäten Dazugehöriger Begriff: - Zwangspersönlichkeitsstörung
F60.6 ängstliche (vermeidende) Persönlichkeitsstörung	1. andauernde und umfassende Gefühle von Anpassung und Besorgtheit 2. Gewohnheitsmäßige Befangenheit und Gefühle von Unsicherheit und Minderwertigkeit 3. andauernde Sehnsucht nach Zuneigung und Akzeptiertwerden 4. Überempfindlichkeit gegenüber Zurückweisung und Kritik 5. Weigerung zur Aufnahme von Beziehungen solange der betreffenden Person nicht unkritisches Akzeptiertwerden garantiert ist; sehr eingeschränkte persönliche Bindungen 6. Gewohnheitsmäßige Neigung zur Überbetonung potentieller Gefahren oder Risiken alltäglicher Situationen bis zur Vermeidung bestimmter Aktivitäten, ohne das Ausmaß phobischer Vermeidung 7. eingeschränkter Lebensstil wegen des Bedürfnisses nach Gewißheit und Sicherheit

Diagnose	Merkmale
F60.7 abhängige (asthenische) Persönlichkeitsstörung	- 1. Überlassung der Verantwortung für wichtige Bereiche des eigenen Lebens an andere 2. Unterordnung eigener Bedürfnisse unter die anderen Personen, zu denen eine Abhängigkeit besteht und unverhältnismäßige Nachgiebigkeit gegenüber den Wünschen anderer 3. mangelnde Bereitschaft zur Äußerung angemessener Ansprüche gegenüber Personen, gegenüber denen eine Abhängigkeit besteht 4. Selbstwahrnehmung als hilflos, inkompetent und schwach 5. häufige Ängste vor Verlassenwerden und ständiges Bedürfnis, sich des Gegenteils zu versichern; beim Alleinsein sehr unbehagliche Gefühle 6. Erleben von innerer Zerstörtheit und Hilflosigkeit bei der Beendigung einer engen Beziehung 7. bei Mißgeschick neigen diese Personen dazu, die Verantwortung anderen zuzuschieben Dazugehörige Begriffe: - asthenische P. - inadäquate P. - passive und selbstschädigende P.
F60.8 andere spezifische Persönlichkeitsstörungen	- narzißtische P. - exzentrische P. - haltlose P. - unreife P. - passiv-aggressive P. - psychoneurotische P.
F60.9 nicht näher bezeichnete Persönlichkeitsstörungen	Charakterneurose, pathologische Persönlichkeit
F61 kombinierte und andere Persönlichkeitsstörungen	

Diagnose	Merkmale
F62 andauernde Persönlichkeitsänderungen, nicht Folge einer Schädigung oder Erkrankung des Gehirns	Es handelt sich um Persönlichkeits- und Verhaltensstörungen, die sich bei Personen ohne vorbestehende Persönlichkeitsstörung nach extremer oder übermäßig anhaltender Belastung entwickelt haben, oder nach schwerer psychiatrischer Krankheit. Diese Diagnosen sollten nur dann gestellt werden, wenn bei einer Person Hinweise auf eine eindeutige und andauernde Veränderung im Wahrnehmen, Denken und Verhalten bezüglich der Umwelt und der eigenen Person vorliegen. Die Persönlichkeitsänderungen sollen deutlich ausgeprägt und mit unflexiblen und fehlangepaßtem Verhalten verbunden sein, das vor der belastenden Erfahrung nicht bestanden hat. Die Änderung sollte nicht Ausdruck einer anderen psychischen Störung oder Residualsymptom einer vorangegangenen psychischen Störung sein. Eine derartige andauernde Persönlichkeitsänderung wird meist als Folge verheerender traumatischer Erfahrungen gesehen, kann sich aber auch nach einer schweren, wiederholt aufgetretenen und langdauernden psychischen Störung entwickeln. Die Unterscheidung zwischen einer erworbenen Persönlichkeitsänderung und dem Manifestwerden oder der Verschlimmerung einer Persönlichkeitsstörung nach Belastung (Streß oder Strain) oder dem Erlebnis einer Psychose kann sehr schwierig sein. Eine andauernde Persönlichkeitsänderung sollte nur diagnostiziert werden, wenn diese als anhaltend und lebensverändernd anzusehen und ätiologisch auf eine tiefgreifende existenzielle Extremerfahrung zurückgeführt werden kann (Auszuschließen: Persönlichkeitsstörung aufgrund einer schweren Schädigung der Erkrankung des Gehirns).
F62.0 andauernde Persönlichkeitsänderung nach Extrembelastung	
F62.1 andauernde Persönlichkeitsänderung nach psychischer Erkrankung	
F63 abnorme Gewohnheiten und Störungen der Impulskontrolle	
F63.0 pathologisches Spielen	
F63.1 pathologische Brandstiftung, Pyromanie	
F63.2 pathologisches Stehlen (Kleptomanie)	
F63.3 Trichotillomanie	
F63.8 andere abnorme Gewohnheiten und Störungen der Impulskontrolle	

Epidemiologie

Wegen uneinheitlicher Definitionen und der begrenzten Anwendbarkeit für das Kindesalter und zum Teil auch für Jugendliche gibt es für diese keine verläßlichen Prävalenzraten. In der Erwachsenenpsychiatrie wird davon ausgegangen, daß etwa 50 % psychiatrischer Patienten eine Persönlichkeitsstörung haben, in der forensischen Psychiatrie beträgt ihr Anteil sogar 70 - 90 %.

Klinisches Bild

Die ICD-10 verlangt, daß bei den o. a. Merkmalen, die eine Persönlichkeitsstörung beschreibt, mindestens drei zutreffen müssen. Wie bereits ausgeführt, wird man klare Übereinstimmungen oder Zuordnungen im Kindesalter sehr selten, dagegen im Jugendalter häufiger vornehmen können. Wegen der unzureichenden Persönlichkeitsausreifungen wird man im Kindes- und Jugendalter häufige Überschneidungen und gemischte Zustandsbilder treffen.

Besonders hervorgehoben wird an dieser Stelle die sogenannte *Borderline-Persönlichkeitsstörung.* Sie wurde 1967 von dem Psychoanalytiker Kernberg als eigenständiges Syndrom beschrieben, das im Grenzbereich zwischen Neurose und Psychose anzusiedeln sei und sich auf eine psychische Fehlentwicklung in den frühen kindlichen Entwicklungsphasen bezieht. Während sich das Borderline-Konzept in den USA als offizielle psychiatrische Diagnose im DSM-III (borderline personality disorder) eingeführt hat, wird sie in der europäischen Psychiatrie ebenso wie in der Kinder- und Jugendpsychiatrie leider zu oft unscharf und inflationär angewandt. Das psychoanalytische Borderline-Konzept von Kernberg geht davon aus, daß es aufgrund erheblicher Belastungen und Defekte in der frühen Kindheitsentwicklung zu einer radikalen Auftrennung der Objektrepräsentanzen in Gut und Böse kommt. Typische Abwehrmechanismen seien Spaltung, primitive Idealisierung, projektive Identifizierung, Verleugnung und Allmacht und Entwertung. Während die ICD-10 rein deskriptiv die Borderline-Störung zu den emotional instabilen Persönlichkeitsstörungen (F30.31) klassifiziert, gelten im DSM-III acht Merkmale (fünf obligat) als diagnostische Kriterien:

- 1. Impulsivität und Unberechenbarkeit in mindestens zwei Bereichen, die potentiell selbstschädigend sind, z.B. Verschwendung, Sexualität, Glücksspiel, Gebrauch psychotroper Substanzen, Ladendiebstahl, zu viel essen, Selbstbeschädigungshandlungen
- 2. Ein Muster von instabilen, aber intensiven zwischenmenschlichen Beziehungen, z.B. ausgeprägte Sprünge in den Einstellungen, Idealisierung, Abwertung, Manipulation (durchgängig andere Menschen für die eigenen Ziele nutzen)
- 3. unangemessener heftiger Zorn oder unzureichende Kontrolle über den Zorn, z.B. häufiges Zeigen von Gereiztheit, dauerndes Zornigsein
- 4. Identitätsunsicherheit, die sich in Schwierigkeiten in verschiedenen Bereichen, die mit der Identität zusammenhängen, äußert, etwa im Selbstbild, in der Geschlechtszugehörigkeit, hinsichtlich langfristiger Ziele, der Berufswahl, Freundschaft, Beziehungen sowie Werte und Loyalität, z.B. "Wer bin ich?", "Ich komme mir vor, wie meine Schwester, wenn ich gut bin"
- 5. affektive Instabilität: deutliche Schwankungen von normaler Stimmung zu depressiver, Reizbarkeit oder Ängstlichkeit, die gewöhnlich einige Stunden lang und nur selten länger als einige Tage andauern, mit Rückkehr zu normaler Stimmung
- 6. Alleinsein wird schwer ertragen, es gibt z.B. heftige Bemühungen, Alleinsein zu vermeiden, niedergeschlagen, wenn allein
- 7. körperliche Selbstbeschädigungshandlungen, z.B. suizidale Gesten, Selbstverstümmelungen, wiederholte Unfälle oder Schlägereien
- 8. chronische Gefühle von Leere oder Langeweile

Diagnose

Die diagnostischen Leitlinien der ICD-10 sehen folgende Kriterien für Persönlichkeitsstörungen vor:

- deutliche Unausgeglichenheit in den Einstellungen und im Verhalten in mehreren Funktionsbereichen, wie Affektivität, Antrieb, Impulskontrolle, Wahrnehmen und Denken sowie in den Beziehungen zu anderen
- Das abnorme Verhaltensmuster ist andauernd und nicht auf Episoden psychischer Krankheiten begrenzt
- Das abnorme Verhaltensmuster ist tiefgreifend und in vielen persönlichen und sozialen Situationen eindeutig unpassend
- Die Störung beginnt immer in der Kindheit oder Jugend und manifestiert sich auf Dauer im Erwachsenenalter
- Die Störung führt zu deutlichem subjektiven Leiden, manchmal erst im späteren Verlauf
- Die Störung ist meistens mit deutlichen Einschränkungen der beruflichen und sozialen Leistungsfähigkeit verbunden

Wie bereits ausgeführt, sollte die Diagnose einer Persönlichkeits-(entwicklungs-)störung im Kindesalter sehr zurückhaltend, bei Jugendlichen sehr differenziert nach den angeführten Kriterien gestellt werden. Stützen für eine diagnostische Zuordnung können sein, wenn die Vorgeschichte ergibt, daß der Jugendliche über viele Jahre hinweg einen deutlichen Mangel an entwicklungsfördernden Einflüssen erlitten hat, wenn sich seine Störung als dauerhaft und die bisherigen therapeutischen Maßnahmen sich als unzureichend erwiesen haben, und wenn die feststellbaren Persönlichkeitseigenschaften Charakterwert haben und kein besonderer Leidensdruck besteht. Der Jugendpsychiater hat als psychodynamisch Denkender, sich einem entwicklungspathologischen und multikausalen Bedingungskonzept verpflichtend fühlend, häufig eine Scheu, den jungen Patienten quasi in das statisch anmutende Konzept einer Persönlichkeitsstörung zuzuordnen. Dennoch sind solche Zuordnungen für die therapeutischen und vor allem prognostischen Perspektiven nicht zu unterschätzen. So ist beispielsweise zu berücksichtigen, daß ein Jugendlicher mit einer akuten Zwangsstörung bei einer prämorbiden anankastischen Persönlichkeitsstruktur eine deutliche schlechtere Prognose hat als bei einer prämorbid eher unauffälligen Persönlichkeit.

Bei Verdacht auf Borderline-Störung können halbstandardisierte oder projektive Verfahren ergänzend eingesetzt werden, z.B. das Diagnostic Interview of Borderlines (DIB) nach Gunderson et al. (Discriminating Features of Borderline Patients. Amer. J. Psychiatry 135: 792-796, 1978), oder Rorschach-Protokolle, die häufig Hinweise geben für fabulierendes, kombinatorisches und konfabulatorisches Denken.

Differentialdiagnose

- andere Persönlichkeitsstörungen F60.0 - F63.9
- Persönlichkeits- und Verhaltensstörungen aufgrund einer Erkrankung, Schädigung oder Funktionsstörung des Gehirns F07
- psychische und Verhaltensstörungen durch psychotrope Substanzen (F1)
- Schizophrenie, schizotype und wahnhafte Störungen (F2)
- affektive Störungen (F3)
- neurotische, Belastungs- und somatoforme Störungen (F4)

Ätiopathogenese

Während früher der genetische Anteil in der Pathogenese der Persönlichkeitsstörungen eher überschätzt wurde, geht man heute eher von einer multifaktoriellen Ätiopathogenese aus. Besonders bei dissozialen und Borderline-Persönlichkeitsstörungen gibt es deutliche Hinweise für eine starke genetische Mitverursachung. Bei einer Reihe von Persönlichkeitsstörungen fanden sich vermehrt minimale Hirnfunktionsstörungen und neurologische Befunde. Eine in der Kinder- und Jugendpsychiatrie ohnehin übliche sorgfältige, multidimensional ausgerichtete Anamnese und Befunderhebung trägt zu einer differenzierten Diagnose bei. Nicht selten ist eine zutreffende Diagnose nur aus einer Longitudinal-Beobachtung zu stellen. Neuere Langzeitstudien relativieren die Hypothese, daß chronische frühkindliche Konflikte und Stressoren zwangsläufig zu psychischen Störungen führen müssen. Die Bedeutung von protektiven Faktoren für die kindliche Entwicklung ist heute noch unzureichend untersucht.

Therapie, Verlauf und Prognose

Frühere therapeutische Ansätze bewegten sich einerseits zwischen dem Psychopathiekonzept, bei dem man von unveränderlichen starren und vorwiegend genetisch bedingten Persönlichkeitszügen ausging mit dem daraus resultierenden therapeutischen Nihilismus und andererseits der Annahme eines psychoanalytischen Konzeptes der Persönlichkeitsstörungen als Charakterneurosen mit einer deutlichen Überschätzung der psychotherapeutischen Möglichkeiten. Heute zeichnen die therapeutischen Konzepte eine Methodenvielfalt aus, die sich nach Erstellung einer gründlichen Verhaltensanalyse auf die individuellen Bedürfnisse der Patienten orientiert und versucht, erreichbare Ziele zu formulieren. Eine allgemein gültige Therapiemethode zur Behandlung von Persönlichkeitsstörungen ist derzeit nicht bekannt und angesichts der Vielfalt der Störungsbilder auch nicht zu erwarten. Zu berücksichtigen ist das Vorhandensein von komorbiden Störungen, die im Zusammenhang mit der Persönlichkeitsstörung eine schlechtere Prognose erwarten lassen.

Grundsätzlich ist festzuhalten, daß Patienten mit Persönlichkeitsstörungen dem Therapeuten ein hohes Maß an Belastbarkeit, die nötige Distanz und Durchhaltevermögen abverlangen. Hinzu kommen häufig eine mangelnde Therapiemotivation der Patienten, ihre Neigung zu manipulativem Verhalten, was nicht selten zu erbitterten Machtkämpfen zwischen Therapeut und Patient führen kann.

Diese Fakten zeigen sich besonders in der Psychotherapie der *Borderline-Persönlichkeitsstörung*, von der es heißt, daß sie besonders therapieresistent ist. Neben traditionellen psychoanalytischen bzw. tiefenpsychologischen Konzepten sprechen empirische Untersuchungen dafür, daß die sogenannte dialektische Verhaltenstherapie nach Linehan (in: Zielke, M., Sturm, J. (Hrsg.): Handbuch stationärer Verhaltenstherapie. Psychologie Verlagsunion: Weinheim, 1994) erfolgversprechend sein kann. Sie beruht auf einer biosozialen Verhaltenstheorie, in der von einer unzureichenden und unangemessenen Affektregulation ausgegangen wird: Sie hat zum Ziel, dem Patienten Problemlösestrategien und Strategien zu seiner Kompetenzerweiterung zu vermitteln, sowie den Patienten dazu zu bringen, von seiner meist starken Polarisierung zwischen entweder/oder, Gut/Böse zu einer sowohl/als auch Position zu gelangen. Ein weiterer neuerer kognitiver Therapieansatz nach Beck et al. (Kognitive Therapie der Persönlichkeitsstörungen. Psychologie Verlagsunion: Weinheim, 1993) geht davon aus, daß die Persönlichkeitsstörungen durch bestimmte Grundannahmen oder Einstellungen mit einem damit einhergehenden Verhaltensmuster geprägt sind. Psychoanalytische Konzepte sehen es als wesentliches Ziel an, die typischen unreifen Abwehrmechanismen zumindest abzuschwächen und die unzureichend entwickelten Ich-Instanzen zu verstärken. Wesentliche therapeutische Schwerpunkte bestehen in einer Verbesserung der Ich-Grenzziehung, einer besseren Kontrolle und Verarbeitung der aggressiven Impulse. Insgesamt ist nochmals zu betonen, daß Persönlichkeitsstörungen und besonders die Borderline-Störung in die Hand des erfahrenen und regelmäßig supervidierten Psychotherapeuten gehören, der sich meist auf eine mehrjährige Behandlungsdauer einstellen muß. Inwieweit seine therapeutischen Bemühungen erfolgreich sind, hängt wesentlich von der Schwere der Störung, der Therapiemotivation und vom Leidensdruck des Patienten ab.

Wegen der geringen Anwendbarkeit der Persönlichkeitsstörungen für das Kindes- und Jugendalter liegen bisher wenig Untersuchungen vor, die sich mit dem Verlauf dieser Störungen und der Prognose befaßt haben. In der Erwachsenenpsychiatrie geht man davon aus, daß die gestörten Persönlichkeitsanteile im weiteren Verlauf des Lebens qualitativ meistens unverändert fortbestehen. Häufig nimmt jedoch die Schwere der Symptomatik im Laufe der Zeit ab, so daß eine gewisse Beruhigung oder Anpassung des Patienten zu beobachten ist. Ein ähnliches Kriterium für prognostische Überlegungen ist die soziale Akzeptanz von Persönlichkeitsgestörten, die wiederum vom Ausprägungsgrad und der Art der Störung abhängig ist. Für den Langzeitverlauf bei Erwachsenen wird eine Drittelverteilung angegeben: Ein Drittel weist einen ungünstigen Verlauf mit mehrjähriger therapeutischer Behandlungsbedürftigkeit auf, bei einem zweiten Drittel kommt es zu einer begrenzten Lebensbewältigung, während das letzte Drittel einen günstigen Verlauf mit befriedigender Integration und Lebensqualität beinhaltet. Die Borderline-Störungen haben wegen ihrer schweren Ich-Defizite und -Defekte nur sehr begrenzte Möglichkeiten einer therapeutischen Beeinflussung. Der Übergang in eine Schizophrenie ist nur in Einzelfällen beschrieben worden.

Hinweise für die Elternberatung

- Aufklärung, daß Persönlichkeitsstörungen nur in begrenztem Maß zu therapieren sind
- Hilfe bei der Akzeptanz bestimmter Persönlichkeitsmerkmale und Verhaltensweisen
- bei Borderline-Störungen Anraten einer längerfristigen stationären Behandlung
- bei homologer familiärer Belastung Schuldzuweisungen vermeiden

Fehlerquellen in Diagnostik und Therapie

- Überbewertung ebenso wie Vernachlässigung der Kriterien einer Persönlichkeitsstörung
- unscharfe oder zu wenig fundierte Klassifikation der Borderline-Störung

Aufmerksamkeits- und Aktivitätsstörungen mit und ohne Hyperaktivität (ADHS)

10. Aufmerksamkeits- und Aktivitätsstörungen mit und ohne Hyperaktivität (ADHS)

Definition und Klassifikation

Das hyperkinetische Syndrom (HKS) wurde bereits im 19. Jahrhundert von vielen europäischen Ärzten beschrieben und stellt eine der häufigsten kinderpsychiatrischen Störungen dar. Der Frankfurter Nervenarzt Dr. Heinrich Hoffmann hat in seinem weltbekannten Kinderbuch *Der Struwwelpeter* (1845) bereits die Hauptsymptome des "Zappel-Philipps" prägnant und eindrucksvoll beschrieben (Abb. 10.1).

Das HKS ist durch die Trias Hyperkinese, Aufmerksamkeitsstörung und Impulsivität gekennzeichnet.

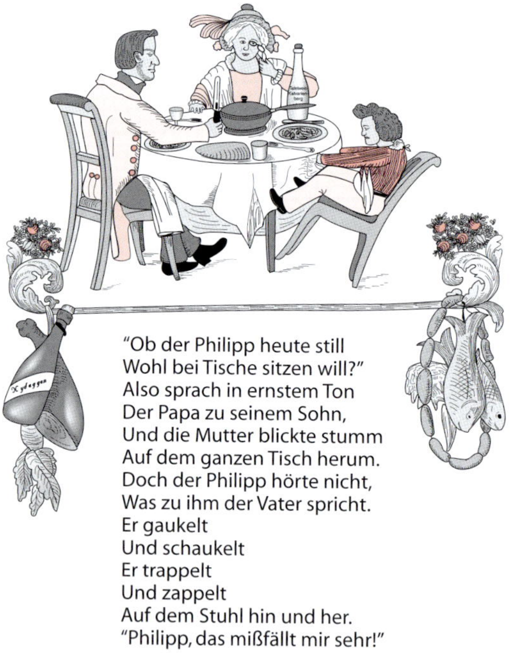

"Ob der Philipp heute still
Wohl bei Tische sitzen will?"
Also sprach in ernstem Ton
Der Papa zu seinem Sohn,
Und die Mutter blickte stumm
Auf dem ganzen Tisch herum.
Doch der Philipp hörte nicht,
Was zu ihm der Vater spricht.
Er gaukelt
Und schaukelt
Er trappelt
Und zappelt
Auf dem Stuhl hin und her.
"Philipp, das mißfällt mir sehr!"

Abb. 10.1: Die Geschichte vom Zappel-Philipp (nach H. Hoffmann: Der Struwwelpeter. Insel Verlag, 1988).

In der ICD-9 wurden unter der Ziffer 314.0 Störungen von Aktivität und Aufmerksamkeit klassifiziert und hiervon das hyperkinetische Syndrom mit Entwicklungsrückstand (314.1) und das HKS mit Störung des Sozialverhaltens (314.2) abgegrenzt. Die ICD-10 (1990) erlaubt aufgrund der hier formulierten diagnostischen Leitlinien eine präzise und spezifische Differenzierung des HKS (☞ Tab. 10.1).

Unter F90 werden die hyperkinetischen Störungen in "einfache Aktivitäts- und Aufmerksamkeitsstörung" (F90.0) und "hyperkinetische Störung des Sozialverhaltens" (F90.1) unterteilt. Der Begriff "Aufmerksamkeits-Defizit(Hyperaktivitäts)-Störung (ADHS nach DSM IV) hat in letzter Zeit das unpräzisere "HKS" abgelöst.

Epidemiologie

Neuere Untersuchungen gehen von einer Prävalenz von 3 bis 10 % hyperaktiver Kinder im Schulalter aus, während andere Autoren davon ausgehen, daß nur 3 bis 4 % das Vollbild der Störung zeigen. Jungen sind deutlich häufiger betroffen (Verhältnis 3-9 : 1). Die ADHS ist häufig mit umschriebenen Entwicklungsstörungen (☞ Kap. 5.), vor allem im sprachlichen und schriftsprachlichen Bereich, mit Angstsymptomen (☞ Kap. 11.1.) und mit zunehmendem Alter mit dissozialem Verhalten (☞ Kap. 14.2.) vergesellschaftet.

Klinisches Bild

Typisches Fallbeispiel
Ein 9jähriger Junge wird wegen eines massiven Störverhaltens in der Schule bei schlechten Leistungen auf dringendes Anraten der Lehrer vorgestellt. Seit seiner Einschulung sei es den Lehrern kaum möglich, einen geordneten Unterricht abzuhalten, wenn das Kind in der Klasse sei. Zitat aus dem Schulbericht: "Philipp ist ständig in Bewegung. Er kann kaum auf seinem Platz sitzenbleiben, zappelt ständig herum, ruft dazwischen, kann nicht warten, bis er an der Reihe ist, spricht, singt, pfeift fortwährend im Unterricht. Von seiten der Lehrkraft ist er weder im Guten noch im Bösen zu erreichen. Man hat das Gefühl, daß man überhaupt nicht an ihn herankommt. Es fällt ihm außerordentlich schwer, dem Unterricht zu folgen, er ist ständig abgelenkt und stört dadurch auch die anderen Kinder." Die Mutter schildert, daß schon während der Schwangerschaft mit Philipp die Kindsbewegungen besonders heftig und intensiv gewesen seien. Auch als Säugling habe er eine extreme Unruhe gezeigt, wie auch stets erhebliche Schlafstörungen aufgewiesen. Abends sei er erst sehr spät ins Bett zu bekommen gewesen, oft habe ihn die Mutter mitten in der Nacht ganz vergnügt und munter beim Spielen angetroffen. Als Kleinkind sei er in seinem Bewegungsdrang kaum zu bremsen gewesen. Er konnte Gefahren nicht einschät-

G1 Unaufmerksamkeit
Mindestens sechs Monate lang mindestens sechs der folgenden Symptome von Unaufmerksamkeit in einem mit dem Entwicklungsstand des Kindes nicht zu vereinbarenden und unangemessenen Ausmaß.
Die Kinder: 1. sind häufig unaufmerksam gegenüber Details oder machen Sorgfaltsfehler bei den Schularbeiten und sonstigen Arbeiten und Aktivitäten 2. sind häufig nicht in der Lage, die Aufmerksamkeit bei Aufgaben und bei Spielen aufrechtzuerhalten 3. hören häufig scheinbar nicht, was ihnen gesagt wird 4. können oft Erklärungen nicht folgen oder ihre Schularbeiten, Aufgaben oder Pflichten am Arbeitsplatz nicht erfüllen (nicht wegen oppositionellen Verhaltens oder weil die Erklärungen nicht verstanden werden) 5. sind häufig beeinträchtigt, Aufgaben und Aktivitäten zu organisieren 6. vermeiden ungeliebte Arbeiten, wie Hausaufgaben, die häufig geistiges Durchhaltevermögen erfordern 7. verlieren häufig Gegenstände, die für bestimmte Aufgaben wichtig sind, z.B. für Schularbeiten, Bleistifte, Bücher, Spielsachen und Werkzeuge 8. werden häufig von externen Stimuli abgelenkt 9. sind im Verlauf der täglichen Aktivitäten oft vergeßlich
G2 Überaktivität
Mindestens sechs Monate lang mindestens drei der folgenden Symptome von Überaktivität in einem mit dem Entwicklungsstand des Kindes nicht zu vereinbarenden und unangemessenen Ausmaß.
Die Kinder: 1. fuchteln häufig mit Händen und Füßen oder winden sich auf den Sitzen 2. verlassen ihren Platz im Klassenraum oder in anderen Situationen, in denen Sitzenbleiben erwartet wird 3. laufen häufig herum oder klettern exzessiv in Situationen, in denen dies unpassend ist (bei Jugendlichen oder Erwachsenen entspricht dem nur ein Unruhegefühl) 4. sind häufig unnötig laut beim Spielen oder haben Schwierigkeiten bei leisen Freizeitbeschäftigungen 5. zeigen ein anhaltendes Muster exzessiver motorischer Aktivitäten, die durch den sozialen Kontext oder Verbote nicht durchgreifend beeinflußbar sind.
G3 Impulsivität
Mindestens sechs Monate lang mindestens eins der folgenden Symptome von Impulsivität in einem mit dem Entwicklungsstand des Kindes nicht zu vereinbarenden und unangemessenen Ausmaß.
Die Kinder: 1. platzen häufig mit der Antwort heraus, bevor die Frage beendet ist 2. können häufig nicht in einer Reihe warten oder warten, bis sie bei Spielen oder in Gruppensituationen an die Reihe kommen 3. unterbrechen und stören andere häufig (z.B. mischen sie sich ins Gespräch oder Spiel anderer ein) 4. reden häufig exzessiv ohne angemessen auf soziale Beschränkungen zu reagieren
G4 Beginn der Störung vor dem siebten Lebensjahr
G5 Symptomausprägung
Die Kritierien sollten in mehr als einer Situation erfüllt sein, z.B. sollte die Kombination von Unaufmerksamkeit und Überaktivität sowohl zu Hause als auch in der Schule bestehen oder in der Schule und an einem anderen Ort, wo die Kinder beobachtet werden können, z.B. in der Klinik (Der Nachweis situationsübergreifender Symptome erfordert normalerweise Informationen aus mehr als einer Quelle. Elternberichte über das Verhalten im Klassenraum sind z.B. meist unzureichend.).
G6 Die Symptome von G1 bis G3 verursachen deutliches Leiden oder Beeinträchtigung der sozialen, schulischen oder beruflichen Funktionsfähigkeit.
G7 Die Störung erfüllt nicht die Kriterien für eine tiefgreifende Entwicklungsstörung (F84), eine manische Episode (F30), eine depressive Episode (F32) oder eine Angststörung (F41).

Tab. 10.1: Forschungskriterien der hyperkinetischen Störung (F90).

zen, handelte stets überimpulsiv, ohne die Folgen zu bedenken. Die Mutter mußte praktisch ständig um ihn herum sein und auf ihn aufpassen. Aufgesuchte Kinderärzte und Beratungsstellen hätten die Mutter immer wieder vertröstet, daß sich die Unruhe des Kindes im Laufe der Zeit wieder geben würde, oder die Symptomatik als Familienproblem dargestellt und eine Familientherapie eingeleitet. Die Familie hätte sich dieser auch unterzogen, aber es habe für die Symptomatik des Kindes überhaupt nichts gebracht. Mit den Anforderungen in der Schule verstärkte sich die Symptomatik weiterhin. Trotz großen Engagements seien die Lehrer am Ende ihrer pädagogischen Möglichkeiten und hätten schon mehrfach von einer Umschulung in die Sonderschule gesprochen.

Aus der Familienanamnese war zu erfahren, daß das Kind in sehr geordneten Verhältnissen lebte, die Familie aber durch die Symptomatik des Kindes oft am Rande ihrer Belastbarkeit sei. Dies habe nicht selten dazu geführt, daß aufgesuchte Ärzte zu verstehen gaben, daß die Symptomatik auf die Nervosität der Mutter zurückzuführen sei. Nach Auskunft des Vaters sei er als Kind ähnlich wie sein Sohn gewesen und er sei deswegen in ein Internat gekommen. Er sei bis heute auch noch sehr umtriebig und impulsiv.

Manche Biographien hyperkinetischer Kinder und ihrer Familien lesen sich wie ein Spießrutenlauf. Das hyperkinetische Kind stellt an die pädagogischen Fähigkeiten der Eltern höchste Ansprüche, beide erleben sich bald als Versager und Außenseiter. Versuche, wie in unserem Fallbeispiel, sich bei Ärzten und Psychologen Hilfe zu holen, scheitern daran, daß die Interpretation der Symptome entweder zu bagatellisierend oder einseitig als Erziehungsprobleme gesehen werden. Mit der Einschulung werden die Probleme des ADHS-Kindes besonders evident, da seine Kernsymptome Aufmerksamkeitsdefizite, Hyperaktivität und mangelnde Impulskontrolle hier besonders zum Tragen kommen. Die Kinder können sich selbst und im Arbeitsstil schlecht strukturieren, es kommt durch die Aufmerksamkeits- und Informationsverarbeitungsstörung zu Gedächtnis- und Lernstörungen. Sie gelten als schusselig und oberflächlich, ja nicht selten als renitent oder gar verstockt und bösartig. Manchmal scheint es auch so, als ob die Kinder schlecht hören würden, was zu Vorstellungen bei HNO-Ärzten führt. Trotz häufig formal durchschnittlicher Intelligenz dieser Kinder kommt es fast immer zu Lern- und Leistungsstörungen. Durch die überschießende Motorik beim Schreiben sehen auch die Schulhefte oft chaotisch aus. Das Kind sieht sich fast nur noch Tadeln, Restriktionen, Frustrationen und Mißerfolgen ausgesetzt. Manche Kinder werden so zum Klassenclown, andere reagieren mit psychosomatischen Störungen oder ziehen sich resigniert in sich zurück, andere wiederum agieren ihre subjektive Not aggressiv aus und geraten so immer weiter in eine Außenseiterposition. Den Teufelskreis des hyperkinetischen Kindes beschreibt Abb. 10.2.

Diagnose

Die oben beschriebenen diagnostischen Leitlinien der ICD-10 haben sich als hilfreich und valide erwiesen. Neben der üblichen Routinediagnostik (Eigen-, Familien-, Fremdanamnese; körperlicher, neurologischer, motoskopischer Entwicklungsstatus) müssen umfassende und spezifische Zusatzuntersuchungen durchgeführt werden. Da sich eine Reihe von hyperkinetischen Kindern in der Untersuchungssituation durchaus ruhig und angepaßt verhalten können, kommt der Arzt nicht selten zu dem Fehlschluß, daß die geschilderte Symptomatik möglicherweise übertrieben oder nicht zutreffend ist. Es ist daher obligat, ausführliche mündliche oder schriftliche Kindergarten- bzw. Schulberichte anzufordern, evtl. unter Zuhilfenahme der sogenannten CONNERS-Skalen (Tab. 10.2).

Diagnose-Checkliste

Außer Routinediagnostik:

- ✓ Visusprüfung
- ✓ Audiometrie
- ✓ EEG
- ✓ Laborstatus

Neuropsychologische Verfahren:

- ✓ Leistungstests
- ✓ Ausschluß Teilleistungsstörungen
- ✓ Konzentrationsleistungstests (CPT, DAT)
- ✓ Kindergarten- bzw. Schulberichte
- ✓ CONNERS-Skalen o. ä. (☞ Tab. 10.2)

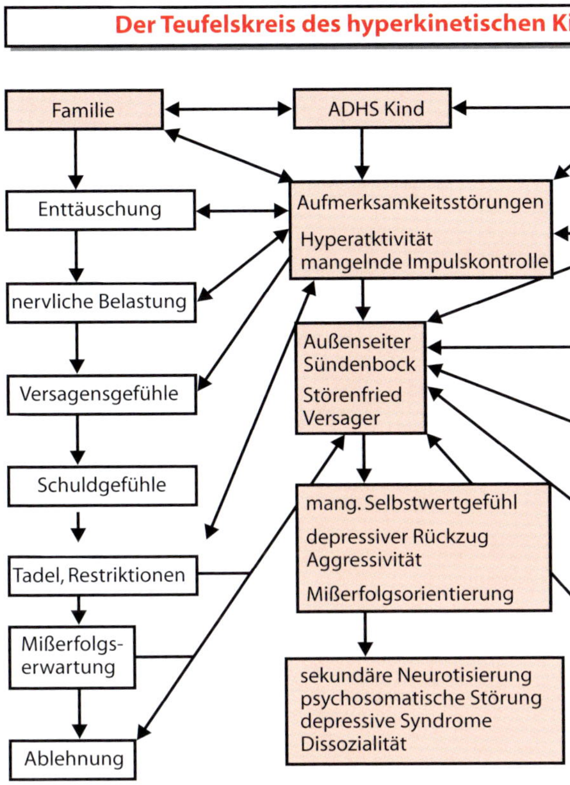

Abb. 10.2: Der Teufelskreis des ADHS-Kindes.

	überhaupt nicht	ein wenig	ziemlich	sehr stark
ist unruhig im Sinne von sich drehen und winden	0	1	2	3
macht unangebrachte Geräusche	0	1	2	3
Forderungen müssen sofort entsprochen werden	0	1	2	3
zeigt Wutausbrüche und unvorhersehbares Verhalten	0	1	2	3
Ablenkbarkeit und Aufmerksamkeit sind problematisch	0	1	2	3
stört andere Kinder	0	1	2	3
ist unruhig, immer "auf dem Sprung"	0	1	2	3
ist erregbar, impulsiv	0	1	2	3
stellt extreme Anforderungen an die Aufmerksamkeit des Lehrers	0	1	2	3
bringt angefangene Dinge nicht zu Ende	0	1	2	3
ist bei Bemühungen leicht frustriert	0	1	2	3
ist unkooperativ mit Lehrern	0	1	2	3
hat Lernschwierigkeiten	0	1	2	3

Tab. 10.2: Eltern-Lehrer Fragebogen (Auszug nach Conners, 1978).

Differentialdiagnose

- tiefgreifende Entwicklungsstörungen (Kap. 5.4.)
- Störung des Sozialverhaltens (Kap. 14.)
- Anfallskrankheiten (Kap. 7.)
- Anpassungsreaktionen auf außerordentlich belastende familiäre Verhältnisse oder schulische Überforderung
- emotionale Störungen wie Angststörung, agitierte Depression (Kap. 11.)
- affektive Störungen (Kap. 9.)

Ätiopathogenese

Dem heutigen Wissensstand nach ist das hyperkinetische Syndrom als eine primär biologisch determinierte Störung anzusehen, bei der die einzelnen Hypothesen zur Ätiopathogenese uneinheitlich sind. Peristatische, d.h. familiäre und Umweltfaktoren beeinflussen zwar die Ausprägung, die Sekundärsymptomatik und den Verlauf, verursachen jedoch nicht das klinische Bild.

- **hirnorganische Faktoren**
  - prä-, peri-, postnatale Risikofaktoren
  - entzündliche, toxische (o. a. Alkohol, Nikotin), traumatische Noxen
- **zerebrale frontale Dysfunktion**
- **neurophysiologische bzw. biochemische Funktionsstörungen**
  (Dopamin-, Serotonin-, Noradrenalin-, Monoaminooxydase-Stoffwechsel)
- **genetische Faktoren**
  (überwiegend Jungen betroffen, familiäre Belastung mit HKS)
- **Nahrungsmittelallergene** (umstritten)
  Schokolade und Kakaoprodukte, Zucker, Kuhmilch, Käse, Farbstoffe, Konservierungsmittel

Tab. 10.3: Hypothesen zur Ätiopathogenese des hyperkinetischen Syndroms (ADHS).

Therapie und Verlauf

Ausgehend von dem Teufelskreis des ADHS-Kindes (s.o.) muß das Behandlungskonzept vielschichtig und individuell zwischen Kind, Familie und Schule abgestimmt werden.

Zu den *syndrombezogenen Interventionen* gehören:

- Verhaltenstherapie unter Einbeziehung von Trainingsprogrammen
- medikamentöse Behandlung mit Stimulanzien als Mittel der Wahl evtl. auch Antidepressiva und Neuroleptika (☞ Tab. 10.4)
- Eltern- und Lehrerberatung (Aufklärung über Wesen und mögliche Ursachen des ADHS, Entlastung und Stützung statt Schuldzuweisung etc.)

Als *flankierende Interventionen* können psychomotorische Übungsbehandlungen durch Motopäden oder speziell ausgebildete Krankengymnasten/innen rezeptiert werden, ebenso Ergotherapie (Wahrnehmungstraining etc.), Musiktherapie (Selbstwahrnehmung, Impulskontrolle etc.), Entspannungsverfahren (Progressive Relaxation etc.), heilpädagogisches Reiten bzw. Voltigieren (Körper- und Impulskontrolle, Rücksichtnahme, Kontaktverhalten etc.).

Als *spezifische Interventionen* auf die möglichen *Folgen einer hyperkinetischen Störung* können stützende und konfliktzentrierte psychotherapeutische Verfahren unter Einbeziehung der Familie angewandt werden.

Hinweise für die Elternberatung

- ADHS akzeptieren und verstehen als Handicap (→ Aufklärung über Wesen und Art des ADHS für Kind, Familie und Schule!)
- statt: *"Du mußt dich ändern"*,
  besser: *"Wir schaffen es gemeinsam"*
- Individualnorm statt Altersnorm zugrunde legen
  statt: *"Deine Schwester ist schon längst fertig"*,
  besser: *"Gut, Du hast heute schon so viel geschafft"*
- *gute* Eigenschaften des Kindes erkennen, benennen und verstärken
- einfache und klare Strukturvorgaben
  statt: *"Du solltest Dich aber jetzt mal wirklich zusammennehmen und Deine Hausaufgaben machen"*
  besser: *"Hier sind Heft und Kuli, jetzt machen wir die erste Aufgabe"*
- Regeln und Ziele klar, positiv, erreichbar, altersentsprechend ausgewählt und überschaubar formulieren
- statt Leistungsorientierung wieder Freude am Lernen (und am Leben!) wecken
- Anforderungen schrittweise steigern
- ausgewogenes Verhältnis von Rücksicht und Forderung
- Möglichkeiten zu Abreaktionen schaffen, aber strukturiert mit vorgegebenem Anfang und Ende
- Kontaktaufnahme zum örtlichen "Arbeitskreis Überaktives Kind"
- bei schwierigen Fällen:
  evtl. stationäre Beobachtung und Behandlung

Die *Behandlung mit Stimulanzien* muß sehr sorgfältig vorbereitet werden. Sowohl dem Kind als auch den Eltern muß klar gemacht werden, daß die Medikamente gezielt auf die Aufmerksamkeitsstörung wirken, was dazu führt, daß das Kind besser "aufpassen" kann, in seinem Arbeitsstil geordneter wird, was sich z.B. auch an einer besseren Handschrift zeigen kann. Es läßt das Kind dadurch sekundär ruhiger erscheinen (☞ Tab. 10.9).

Wichtig ist, daß den Eltern mit Nachdruck klargemacht wird, daß Stimulanzien keine Beruhigungsmittel sind und für Kinder keine Suchtgefahr darstellen. Dieser Hinweis ist umso wichtiger, als in der Laienpresse einschl. Fernsehen immer wieder von einer chemischen Keule oder einem Betäubungsmittel mit Suchtpotential die Rede ist.

Des weiteren wird in Laienkreisen und auch in den meisten Medien die Bedeutung der sogenannten Nahrungsmittelallergene unverhältnismäßig hervorgehoben, worauf der Arzt gefaßt sein muß. Die Vielfalt der angeschuldigten Nahrungs- und Farbstoffe ist außerordentlich groß. Kontrollierte klinische Studien über die meisten "Allergene" haben jedoch zu keinen verwertbaren oder stichhaltigen Resultaten geführt. Der Anteil, der auf die oben geschilderten Nahrungsmittelallergene mit hyperkinetischem Verhalten reagiert, ist zudem sehr gering (10 - 15 %). Es ist nicht statthaft, lediglich Stimulanzien oder andere Psychopharmaka zu rezeptieren, ohne andere syndrombezogene oder flankierende Interventionen mit einzubeziehen. Dennoch sind die Erfolge in der Gruppe der Responder auf Stimulanzien nicht selten so eindrucksvoll, daß die Familien geneigt sind anzunehmen, damit seien die Hauptprobleme gelöst, und daß sie eine weiterführende Behandlung als nicht für notwendig ansehen.

Die Behandlung mit Stimulanzien gehört in die Hand des erfahrenen Arztes und muß sorgfältig vorbereitet und begleitet werden. Es hat sich als hilfreich erwiesen, wenn sich die Eltern nach dem Erstgespräch zu Hause in Ruhe noch einmal über das Syndrom und die Möglichkeiten der Behandlung informieren können (z.B. Cordula Neuhaus: Das hyperaktive Kind und seine Probleme). Etwaige Vorurteile oder auf Halbwissen beruhende Ängste und Vorbehalte müssen thematisiert und klargestellt werden. Manche Eltern sind irritiert, wenn sie das Wort "Betäubungsmittelrezept" hören.

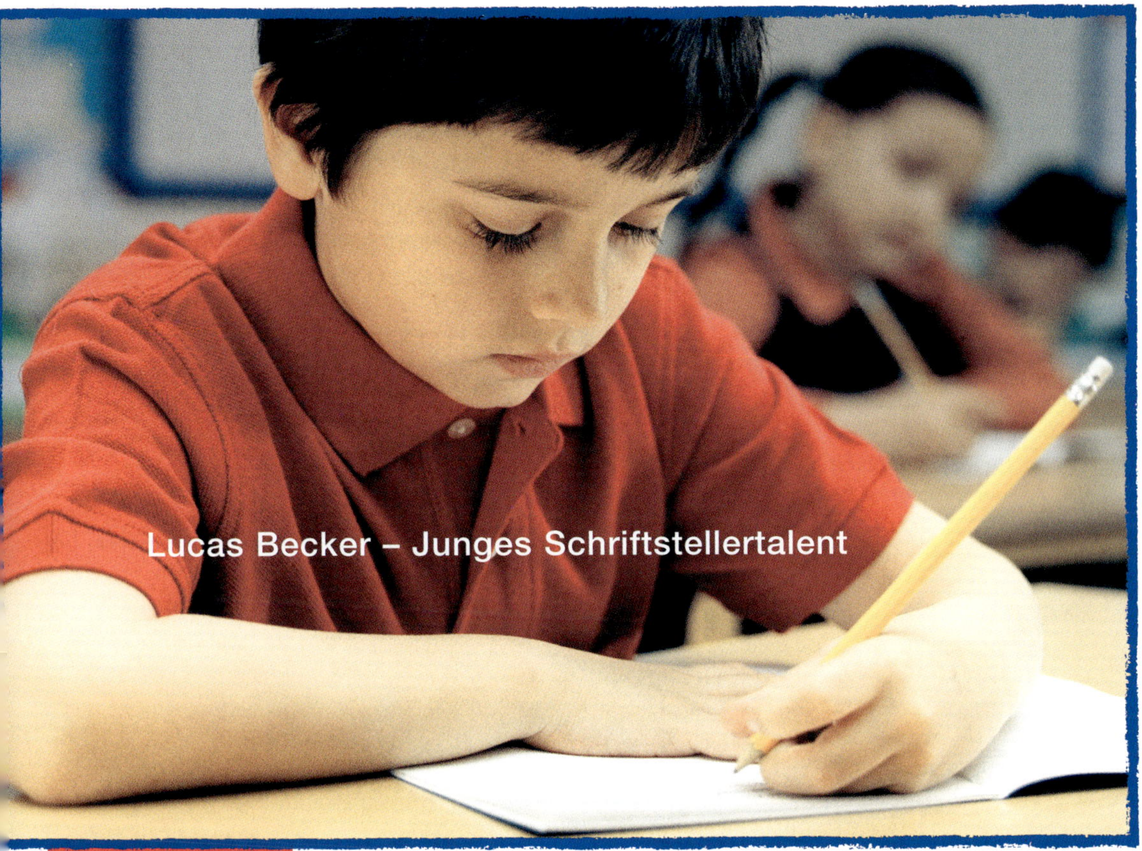

Hierzu müssen sie aufgeklärt werden, daß Methylphenidat (Ritalin®, Medikinet®, Medikinet® retard, Equasym®, Equasym® Retard, Concerta®) unter BtM-Rezeptpflicht gestellt wurde, weil es unter der Indikation Gewichtsreduktion und der Appetitverminderung Abhängigkeiten erzeugte, es aber unter der Indikation des ADHS nicht zu Abhängigkeiten kommt. In diesem Zusammenhang muß auch auf das verbreitete Vorurteil, daß Methylphenidat die Kinder süchtig mache, eingegangen und nachdrücklich entkräftet werden. Man kann mit bestem Wissen behaupten, daß bisher in der über 60jährigen Geschichte des Methylphenidats nicht ein Fall von Abhängigkeit bekannt wurde, im Gegenteil sind Kinder mit ADHS, die **nicht** durch Stimulanzien behandelt wurden, vermehrt drogengefährdet. Auch die Frage nach der möglichen Dauer eine Stimulanzientherapie muß differenziert beantwortet werden. Es gibt sicher einige Kinder, die nach einem halben oder einem Jahr Stimulanzientherapie auch ohne Medikation zurechtkommen, jedoch sollte man darauf hinweisen, daß man in der Regel von einer jahrelangen Medikation ausgehen muß. Auch die häufigen zu erwartenden unerwünschten Wirkungen, wie Schlafstörungen, verminderter Appetit, Bauchschmerzen, Reizbarkeit oder auch Tachykardien müssen thematisiert werden. Bei den Schlafstörungen ist zu beachten, daß viele ADHS-Kinder schon vor der Stimulanzienbehandlung unter Schlafstörungen litten.

Auch die seltenen unerwünschten Wirkungen (depressive Verstimmung, Auslösung von Tics, Blutdruckanstieg) sollten angesprochen werden. Bei Auftreten oder Verstärkung von Tics unter Methylphenidat ist eine Kombinationsbehandlung mit Tiaprid® erfolgversprechend.

Besorgnisse bezüglich einer möglichen Wachstumsverzögerung können heute zerstreut werden, da sie sich als reversibel erwiesen haben. Wichtig ist auch, ausführlich darzustellen, welche Wirkungen im Bereich der Kognition, der Motorik und des Sozialverhaltens zu erwarten sind (s. nachfolgend "Dokumentierte Wirkungen von Stimulanzien bei ADHS"; ☞ Tab. 10.9)

Vor Einleitung der Stimulanzientherapie sollten Blutbild, Transaminasen und Kreatinin bestimmt werden; halbjährige Kontrollen dieser Werte sind in der Regel ausreichend.

Die *Dosierung* von Methylphenidat sollte einschleichend erfolgen, beginnend mit 5 mg morgens und einer Steigerung in Dreitagesabschnitten um weitere 5 mg bis zu einer Dosis von 2 x 10 mg, die im allgemeinen bei Schulkindern bis zu 10 Jahren ausreichend ist. Je nach Therapieerfolg und Schwere der Symptomatik können auch höhere Dosen (bis zu 60 mg/die) verabreicht werden, eventuell auf 3 oder 4 Dosen über den Tag verteilt. Medikamentenpausen an den Wochenenden sollten wegen der möglichen Rebound-Phänomene vermieden werden. Medikamentenpausen in den Großen Ferien werden vielfach durchgeführt, doch sollte die Medikation etwa 14 Tage vor Schulbeginn wieder beginnen, um für das Kind eine gute Ausgangsposition in der Schule zu gewährleisten.

Falls die Kinder auf Stimulanzien und Psychoanaleptika nicht ansprechen, ist ein Versuch mit Antidepressiva gerechtfertigt. Neuere Untersuchungen berichten von guten Erfolgen mit dem MAO-Hemmer Moclobemid, die jedoch noch weiterer Bestätigungen bedürfen. Bemerkenswert ist, daß die antihyperkinetische Wirkung der Antidepressiva praktisch innerhalb eines Tages einsetzt. Die Behandlung mit Neuroleptika ist vor allem dann erfolgversprechend, wenn die Störung mit stark dissozialen bzw. aggressiven Verhaltensmustern einhergeht.

Die *Prognose* der ADHS ist weitgehend davon abhängig, inwieweit es gelingt, das Kind, die Familie und die Schule zu einer konstruktiven Zusammenarbeit zu gewinnen, die eine gemeinsame Verantwortung impliziert. Obwohl eine Reihe von Kindern eine graduelle Besserung bezüglich Aktivität und Aufmerksamkeit im Laufe der Schulzeit zeigen, weisen die Hauptsymptome Aufmerksamkeitsstörung, Überaktivität und Impulsivität eine hohe Persistenz sogar bis in das Erwachsenenalter auf. Während frühere Untersuchungen davon ausgingen, daß etwa ein Drittel der hyperkinetischen Kinder auch im Erwachsenenalter hyperkinetisch bleibt, zeigen neuere Follow-up-Studien, daß nahezu 3/4 der ADHS-Kinder noch im Erwachsenenalter in diesem Sinne auffällig bleiben. Wenngleich viele ADHS-Kinder in der Adoleszenz nicht mehr

Präparat	Anfangsdosis	Erhaltungsdosis	Wirkungseintritt	UAW
		Stimulanzien		
Methylphenidat (Ritalin®, Medikinet®, Medikinet® retard, Equasym®, Equasym® Retard, Concerta®)→ BtM-Rezept!	0,1-0,3 mg/kgKG 10-5-0 mg/die	0,3-1,0 mg/kg 10-60 mg/die	innerhalb weniger Stunden	meist passager: Schlafstörungen, Inappetenz, Übelkeit, Puls ↑, RR ↑, Ängstlichkeit, depressive Verst.; reversible Wachstumshemmungen; selten: psychot. Symptome, Aktivierung von Tics
Pemolin* (Tradon®, Hyperilex®) Ist z.Zt. mit Vorbehalt rezeptierbar.	20-40 mg, 30 Minuten vor dem Frühstück	0,5-2,0 mg/kgKG	2 - 3 Wochen	Schlafstörungen, Inappetenz, Leberschädigungen (→ regelm. Kontr. Transamin. und Bilirubin)
Deanolaceglutamat (Risatarun®) Keine ausdrückliche Zulassung für ADHS.	1-4 x 1/2 TF/die	1/2-1/2-1/2 TF/die	2 - 3 Wochen	Schlafstörungen, RR ↓, Kopf- und Muskelschmerzen, Erregungszustände Cave!: GM-Epilepsie
		Selektiver Noradrenalin-Wiederaufnahmehemmer		
Atomoxetin (Strattera®)	0,5 mg/kg/die	1,2 mg/kg/die bis 100 mg/die	voller Wirkungseintritt nach 4-6 Wochen	Bauchschmerzen, Appetitminderung, Übelkeit, Kopfschmerzen
		Antidepressiva		
Imipramin (Tofranil®)	1 mg/kgKG	2-5 mg/kgKG	innerhalb eines Tages	Mundtrockenheit, Herzklopfen, Hyperhidrosis, RR ↓, kardiotoxische Wirkung (→ EKG), Erniedrigung der Krampfschwelle (→ EEG)
Moclobemid (Aurorix®)	100 mg/die	50-50-0 mg bis 400 mg/die	wenige Tage	Schlafstörungen, Schwindel, Übelkeit, Kopfschmerzen (keine Diät erforderlich)
		Neuroleptika		
Thioridazin (Melleril®, Melleretten®)	1,5-3,0 mg/kg	3-6 mg/kg	wenige Tage	bei höherer Dosierung: Sedierung, anticholinerge NW, extrapyramidale NW
Haloperidol (Haldol®)	0,025-0,05 mg/kg	0,1-0,3 mg/kg	wenige Tage	wie oben
Pipamperon (Dipiperon®)	20-60 mg/die	1 mg/kgKG 60-120 mg/die	wenige Tage	wie oben

* Wegen Fällen von letalem Leberversagen bei hochdosierter Kombinationsbehandlung von Pemolin mit Methylphenidat ist besondere Vorsicht geboten.

Tab. 10.4: Pharmakotherapie bei Hyperkinetischem Syndrom (ADHS).

hyperaktiv erscheinen, dagegen jedoch weiterhin aufmerksamkeits- und impulssteuerungsgestört sind, ist die noch immer häufig geäußerte Behauptung, daß sich die Störung im Laufe des Alters "auswachse", nicht gerechtfertigt. Kinder mit einem hyperkinetischen Syndrom stellen eine Risikogruppe dar, die trotz meist durchschnittlicher Intelligenz in der Schule häufig versagen, dadurch in eine Außenseiterposition geraten und ein mangelndes Selbstwertgefühl mit daraus resultierendem dissozialen bis delinquenten Verhalten und mangelnder sozialer Kompetenz entwickeln. Die Anzahl der Fremdplazierungen (Heim- oder Internatseinweisungen) und der absteigenden Schulkarrieren bei hyperkinetischen Kindern ist deutlich erhöht. Die Prognose, besonders bei dissozialen oder gar delinquenten Entwicklungen, die nicht selten mit Alkohol- und Drogenabusus einhergehen, ist deutlich ungünstiger als bei dem sogenannten einfachen hyperkinetischen Syndrom.

Pharmakokinetik
- Rasche Resorption und Passage der Blut-Hirn-Schranke
- Abbau durch Hydrolyse zu Ritalinsäure
- Halbwertszeit 2,5 Stunden
- Konzentrationsmaxima nach 2 Stunden
- Metaboliten nach 3 Tagen ausgeschieden

Wirkungsmechanismus
- Dopaminfreisetzung aus reserpin-sensitiven Speicherorten

Tab. 10.5: Pharmakologie des Methylphenidats

Meist passager:
- Einschlafstörungen
- Appetithemmung
- Tachykardie
- Blutdruckerhöhung
- Übelkeit, Schwindel
- Kopf- und Bauchschmerzen

Selten:
- ängstlich-depressive Verstimmungen
- Stimmungslabilität
- erhöhte Reizbarkeit
- Tics, Dyskinesen

Reversibel:
- Wachstumsverzögerungen
- Bei Überdosierung: psychotische Symptome

Tab. 10.6: Unerwünschte Wirkungen.

- Unzureichende Dosierung des Arztes
- Unzuverlässige Einnahme
- Zu frühe oder zu späte Einnahme
- Falsche Erwartungen
- Mangelhafte Aufklärung

Tab. 10.7: Häufige Ursachen bei Non-Respondern von Methylphenidat.

Fehlerquellen in Diagnostik und Therapie

- Bagatellisierung und Fehlinterpretationen der geschilderten Symptomatik
- unzureichende Diagnostik (z.B. ausschließlicher Verlaß auf den klinischen Blick oder einseitige Informationsquellen)
- Einordnen der Symptomatik als Erziehungsfehler bzw. Indexfunktion einer gestörten Familie
- rein psychodynamische Sichtweisen
- Verordnung von Tranquilizern
- Beschränkung auf medikamentöse Behandlung
- Ablehnung jeglicher Psychopharmaka

Mythen	Fakten
• Methylphenidat darf über die Pubertät hinaus nicht mehr verordnet werden • Methylphenidat ist ein "scharfes" Mittel, daher vorher erst alle "sanften" Methoden ausschöpfen • ADHS wächst sich in der Pubertät aus • Methylphenidat wirkt paradox, ist ein Aufputschmittel • Methylphenidat macht aus Kindern "Junkies"	• Unveränderte Wirksamkeit bei Adoleszenten und Erwachsenen • Gute Wirksamkeit und Verträglichkeit ist erwiesen. Bei jahrelangem Herumprobieren wird kostbare Zeit vertan • Hohe Persistenz der Symptomatik (bis zu 80 %) - bes. ADS - in das Erwachsenenalter hinein • Methylphenidat greift ursächlich und normalisierend in gestörten Hirnstoffwechsel ein, ist weder ein Aufputsch- noch Beruhigungsmittel • Keine Suchtgefährdung nachgewiesen. • Neueste Studien berichten über eine erhöhte Suchtgefahr bei unbehandelten ADHS-Jugendlichen als "Selbstmedikation"

Tab. 10.8: Mythen und Fakten über Methylphenidat und ADHS.

Dokumentierte Wirkungen von Stimulanzien bei ADHS
(American Academy of Child and Adolescent Psychiatry, 1997)

auf die ***Kognition***

- Die Aufmerksamkeit erhöht sich, besonders bei monotonen Leistungsanforderungen
- Geringere Ablenkbarkeit
- Verbessertes Kurzzeitgedächtnis
- Abnahme impulsiver Verhaltensweisen
- Der Einsatz bereits vorhandener kognitiver Strategien steigert sich
- Die Anzahl der korrekt erledigten Schulaufgaben erhöht sich
- Schulaufgaben werden akkurater erledigt

auf die ***Motorik***

- Reduktion des Bewegungsdrangs auf Altersnormen
- Exzessives Reden, Geräuschemachen und Stören des Unterrichts reduziert sich
- Die Handschrift verbessert sich
- Die feinmotorische Koordination verbessert sich

auf das ***Sozialverhalten***

- Reduktion von sozialen Verhaltensweisen, die sich nicht auf den Unterricht beziehen
- Verstärkte Fähigkeit, selbständig zu spielen und zu arbeiten
- Reduzierung der Wut
- Abschwächung der Verhaltensintensität
- Verbesserte Gruppenfähigkeiten, Einhaltung von Spielregeln
- Reduzierung der "Großspurigkeit" gegenüber Gleichaltrigen
- Reduzierung verbaler und körperlicher Angriffe auf Gleichaltrige
- Der soziale Status unter Gleichaltrigen wird verbessert (jedoch nicht normalisiert)
- Reduzierung impulsiven Stehlens und Zerstörens fremden Eigentums
- Nichtbefolgung von Anordnungen, trotziges und oppositionelles Verhalten Erwachsenen gegenüber wird reduziert
- Mutter/Kind- und Familieninteraktionen werden verbessert
- Eltern und Lehrer kontrollieren weniger und treten dem Kind positiver gegenüber auf

Tab. 10.9: Dokumentierte Wirkungen von Stimulantien bei ADHS.

Emotionale Störungen

11. Emotionale Störungen

Emotionale Störungen im Kindes- und Jugendalter sind zumindest im klinischen Patientengut deutlich überrepräsentiert, sie gehören zu den häufigsten kinder- und jugendpsychiatrischen Diagnosen über-haupt. Prävalenzraten (also in epidemiologischen Studien) liegen dagegen nur zwischen 2,5 % und 5 %. Heute gültige Klassifikationsversuche sind jedoch letztlich unbefriedigend geblieben. Zwar hat die ICD-10 unter F93 eine eigene Kategorie *Emotionale Störungen des Kindesalters* geschaffen, die jedoch die ganze Bandbreite der emotionalen Störungen nur unbefriedigend abbildet. Sie begrenzt diese auf *emotionale Störungen mit Trennungsangst, phobische Störungen des Kindesalters, Störungen mit sozialer Überempfindlichkeit* und *emotionale Störungen mit Geschwisterrivalität.* Als Grund für die vorgenommene Unterscheidung zwischen den für das Kindes- und Jugendalter und die Adoleszenz typischen emotionalen Störungen und den für das Erwachsenenalter typischen neurotischen Störungen führt die ICD-10 an:

- Forschungsergebnisse zeigen konsistent, daß die Mehrheit der Kinder mit emotionalen Störungen als Erwachsene unauffällig sind (d.h. nur eine Minderheit zeigt neurotische Störungen im Erwachsenenalter). Umgekehrt scheinen viele neurotische Störungen Erwachsener ohne deutliche psychopathologische Vorläufe in der Kindheit erst im Erwachsenenalter zu beginnen. Es besteht also eine erhebliche Diskontinuität der emotionalen Störungen in diesen beiden Altersabschnitten (jedoch auch einige Kontinuität)
- Viele emotionale Störungen im Kindesalter scheinen eher Verstärkungen normaler Entwicklungstrends als eigenständige, qualitativ abnorme Phänomene darzustellen
- Es besteht die theoretische Annahme, daß die beteiligten psychischen Mechanismen nicht dieselben wie bei den Neurosen Erwachsener sind
- Die emotionalen Störungen des Kindesalters lassen sich weniger eindeutig in spezifische Einheiten, wie etwa phobische Zustände oder Zwangsstörungen, einteilen

Die klinische Erfahrung wie auch empirische Ergebnisse zeigen jedoch, daß diese Unterscheidung durchaus viele Fragen offenläßt. Entgegen manchen Behauptungen steht z.B. die Tatsache, daß depressive Syndrome im Kindes- und Jugendalter relativ häufig sind, deren Klassifikation bereitet dagegen nicht unerhebliche Schwierigkeiten (☞ Kap. 11.3.). Angesichts der eingestandenen Probleme bei der Klassifikation emotionaler Störungen im Kindes- und Jugendalter haben wir es daher vorgezogen, diese der klassischen Neuroseneinteilung folgend in *Angststörungen und Phobien, depressiven und Zwangsstörungen* einzuteilen. Die traditionellerweise hierunter auch aufgeführten Konversionsstörungen (dissoziative Störungen) haben wir dagegen unter psychische Störungen mit körperlicher Symptomatik im Kap. 12. abgehandelt. Nicht zuletzt dürfte es auch unter didaktischen Gesichtspunkten dem Leser, der ein ängstliches, depressives oder zwanghaftes Kind zu beurteilen und zu behandeln hat, so leichter fallen, als wenn er ständig zwischen den in der ICD-10 versprengten Kategorien pendeln muß.

11.1. Angststörungen

Definition und Klassifikation

Angst gehört zu den frühesten Lebenserfahrungen eines jeden Individuums. Ein angstfreies Leben oder eine angstfreie Erziehung zu propagieren, ist letztlich unrealistisch. Vielmehr kommt es darauf an, daß sowohl Kinder und Jugendliche als auch Erwachsene im Laufe ihres Lebens lernen, mit Ängsten umzugehen und diese zu bewältigen. Von pathologischer Angst ist dann zu sprechen, wenn der Grad und die Dauer der Angstreaktion in einem starken Mißverhältnis zu auslösenden und angeschuldigten Ursachen stehen. In der ICD-10 werden unter dem Oberbegriff *Emotionale Störungen des Kindesalters* (F93) aufgeführt: *Emotionale Störungen mit Trennungsangst* (F93.0), *phobische Störungen des Kindesalters* (F93.1), *Störung mit sozialer Überempfindlichkeit* (F93.2) und *Emotionale Störungen mit Geschwisterrivalität* (F93.3). Als spezifische Störung des Kindesalters werden außerdem der *Pavor nocturnus* (F51.4) und das *Schlafwandeln* (F51.3) aufgeführt. Klinisch besonders bedeutsame Formen der Schulverweigerung wie Schulangst oder Schulphobie können in einem symptomergänzenden Katalog (☞ Kap. 1.3.), die Schulphobie zudem unter F 93.0 klassifiziert werden. Entsprechend der Psychopathologie des Erwachsenenalters können eine generalisierte Angststörung (F41.1), die Panikstörung (F41.0) und gemischte Angststörungen (F41.2, 41.3, 41.8) unterschieden werden. Unter anderen spezifischen Angststörungen (F41.8) wird in der ICD-10 ferner die Angsthysterie aufgeführt.

Klinisches Bild

Angst zu haben, wird in unserem Kulturkreis meist assoziiert mit Begriffen wie Feigheit, Minderwertigkeit und Schwäche, ist insgesamt etwas Verachtenswertes. Welches Kind, welcher Jugendliche ließe es auf sich sitzen, ein "Angsthase", eine "Bangebüx" oder auch "Schißbüx" genannt zu werden, wobei der Volksmund mit letztgenanntem Ausdruck sehr treffend auf eine der somatischen Antworten der Angst hinweist. Auch Erwachsene - Eltern etwa in unserer Sprechstunde - geben ungern zu, ängstlich zu sein. Sie umschreiben es lieber mit "vorsichtig", "zurückhaltend", "sich Gedanken machen, daß etwas passiert" u.ä.. Dabei gehören Angst und Furcht - die Unterscheidung zwischen beiden läßt sich bei Kindern oft nicht konsequent und sinnvoll durchführen - zu den Gefühlsqualitäten und Affektzuständen, die ebenso wie Freude und Trauer, Wut, Aggression oder Schmerz für eine gesunde psychische Entwicklung und die Lebensbewältigung eines Menschen als unerläßlich und physiologisch angesehen werden müssen. Das Fehlen jeglicher Angst ist eher ein Zeichen eines psychischen Defektes, durch den das Individuum Schaden erleiden kann, weil es reale Gefahren nicht einzuordnen imstande ist. Auf die Signalfunktion der Angst und darauf, daß die Fähigkeit der Angstbewältigung von kognitiven Funktionen entscheidend abhängt, hat bereits Sigmund Freud hingewiesen. Wir sehen dies bei Kindern z.B. mit hirnorganischen Psychosyndromen oder bei autistischen und psychotischen Kindern eindrucksvoll bestätigt, wenn sie einerseits auf reale Bedrohungen nicht reagieren, andererseits nicht einfühlbare Veränderungsängste oder gar panische Ängste vor uns belanglos erscheinenden Dingen oder Situationen zeigen.

Die Abgrenzung von normaler und pathologischer Angst gestaltet sich schwierig, da ihre Beurteilung von subjektiven Kriterien abhängig ist. Die Psychologie und die Verhaltensforschung haben sich seit langem schon mit dem Problem einer möglichst objektiven und vergleichbaren Angstmessung auseinandergesetzt. Die für Kinder und Jugendliche erhältlichen Testverfahren (☞ Diagnostik) können manchmal eine Hilfe sein, liefern jedoch nicht selten Falschergebnisse wegen der oben benannten Dissimulierungs- und Bagatellisierungstendenzen. Im Kindes- und Jugendalter zeigen sowohl die physiologischen, normalen als auch die pathologischen, abnormen Ängste mehr oder weniger alterspezifische Erscheinungsformen. *Säuglinge und Kleinkinder* reagieren in Angstsituationen normalerweise mit Schreien, Weglaufen, Festklammern und Festhalten an der Mutter oder Bezugsperson. Hierdurch werden Angststauungen und Verdrängungen vermieden, es kommt zu einer direkten Angstabfuhr. Auch kann das Kleinkind noch nicht zwischen inneren und äußeren realen und phantasierten Gefahren unterscheiden. Als früheste Manifestationsform wird die sogenannte Achtmonatsangst ("fremdeln") beschrieben. Im *frühen Kleinkindalter* können behandlungsbedürftige Trennungsängste, Angst vor fremden Personen und neuen Situationen auftreten. Im *Vorschulalter* überwiegen diffuse Ängste vor Dunkelheit, Gespenstern und Monstern, vor Naturerscheinungen (Donner, Blitz, Sturm), im *Schulalter bis zur Pubertät* treten Sozialisationsängste auf, häufig in Form von Schulängsten (Angst vor Klassenarbeiten, schlechten Noten, Zurücksetzung durch Klassenkameraden oder Tadel und Kritik von Lehrern). Des weiteren werden Ängste vor Krankheiten, Verletzungen, vor ärztlichen Eingriffen, vor Unfällen oder vor dem Tod beschrieben. In der Pubertät können massive Reifungsängste auftreten, die sich in Form von sexuellen Ängsten, Onanieskrupeln, Minderwertigkeitsgefühlen und Kontaktschwäche äußern können. In diesem Alter treten auch vermehrt manifeste Krankheiten, wie z.B. Pubertäts-Magersucht, Angst- und Zwangsneurosen auf, die häufig auf Reifungsängsten beruhen.

Typisches Fallbeispiel

Ein 17jähriger Junge wurde von seinen Eltern vorgestellt, nachdem die Familie durch ihn "absolut an den Rand ihrer nervlichen Belastbarkeit" gekommen war. Aus Angst vor Versagen, vor Lehrern und Schülern, vor Krankheiten und ständig wiederkehrenden körperlichen Beschwerden konnte er seit zwei Jahren nicht mehr die Schule besuchen. Er saß die meiste Zeit zu Hause bei seiner Mutter, war stets unzufrieden, klagsam und wollte bedauert werden. Die ganze Familie war um ihn bemüht, man hatte bereits eine Reihe von Ärzten, Psychologen und Beratungsstellen konsultiert. Die therapeutischen Maßnahmen einschl. diverser Psychopharmaka waren jedoch erfolglos geblieben. Der 17jährige adipöse junge Mann pflegte von klein auf manchmal unvermittelt, oft jedoch bei Anforderungen, die an ihn gestellt wurden, sich an die Mutter mit dem lapidaren Ausruf zu wenden: "Mama, Angst" (vgl. Abb. 11.1). Dieses Wort zog sich wie ein Leitmotiv durch seine ganze Biographie. Die

Mutter, die die Schwangerschaft mit dem ersten Sohn sehr belastend erlebt hatte, diesen durch eine schwere Geburt bei Steißlage zur Welt brachte, sah der zweiten Gravidität mit einem unguten Gefühl entgegen. Zitat: "Ich hatte irgendwie das Gefühl, dieses Kind wird nicht gut." Als Säugling war er sehr anfällig für häufige Bronchitiden, die ängstlich besorgte Mutter brachte ihn im Alter von neun Monaten zu einer befreundeten Krankenschwester für drei Wochen in Pflege, damit diese ihm eine neuerliche Bronchitis kurieren sollte. Er sei danach "verändert" zurückgekommen, weinte leicht, war leicht verstimmt und ängstlich. Er machte keine Trotzphase durch. Im Umgang mit anderen Kindern wehrte er sich nie. Als er drei Jahre alt war, sollte er in einen Kindergarten gehen. Er wehrte sich jedoch heftigst, mochte sich nicht von der Mutter trennen. Bei jedem Versuch, ihn in den Kindergarten zu bringen, klammerte er sich laut schreiend an sie und wollte sie nicht gehen lassen. Auch wenn sie bei ihm im Kindergarten blieb, gab es nur Tränen und ängstliche Befürchtungen, daß ihn die Mutter doch noch verlassen könnte. Nach wiederholten Versuchen gab die Mutter nach einem halben Jahr ihr Vorhaben auf und ließ ihn zu Hause. Doch auch in der häuslichen Geborgenheit blieb er ängstlich, mochte nachts nicht ohne Licht schlafen, aus Angst vor Dunkelheit, Tieren und Gespenstern. Zum Erstaunen der Mutter verlangte er abends immer wieder, daß sie ihm besonders schaurige und gruselige Märchen vorlas, was er häufig mit nächtlichem Aufschreien und Angstzuständen beantwortete. Auch bei der Einschulung wollte er sich von der Mutter nicht trennen, sie mußte ihn täglich zur Schule bringen und wieder abholen. Er klagte häufig über Übelkeit und Kopf- und Bauchschmerzen. "Das kann ich nicht", war seine beständige Rede. So kam es, daß er öfter wegen Krankheit und Unpäßlichkeit fehlte und das Pensum nur schwer bewältigte. Auch in späteren Schuljahren äußerte er immer wieder Angst, sich in der Klasse zu blamieren, zu versagen, fürchtete sich extrem vor jeder Klassenarbeit. Mit Beginn der Pubertät hatte er mit weiteren Schwierigkeiten zu kämpfen. Da er übermäßig aß und naschte, war er unförmig dick geworden, war durch eine Akne weiter verunsichert und litt unter starken Minderwertigkeitsgefühlen. Die aufkommende Sexualität erfüllte ihn mit weiteren Ängsten, obwohl er in der Schule aufgeklärt war, aber zu Hause wurde dieses Thema tabuisiert. Er onanierte mit großen Schuldgefühlen gelegentlich. Er hatte keine Freunde, mit denen er sich hätte aussprechen können, und Mädchen getraute er sich überhaupt nicht anzusprechen. Er fehlte immer häufiger in der Schule, zog sich weiter zurück, bis es zu dem oben geschilderten Bild einer totalen Schulverweigerung kam.

Die Familie lebte in äußerlich geordneten Verhältnissen. Die Mutter war eingestandenermaßen ebenfalls sehr ängstlich, vorsichtig und überfürsorglich, während der etwas farblose, ängstlich verzagte, ordentliche und gewissenhafte Vater eher im Hintergrund blieb. Gelegentlich soll er heftige Anfälle von Jähzorn gezeigt haben. Der ältere Bruder dagegen schien sich unbeschadet entwickelt zu haben: Er war ein vitaler, im Gymnasium erfolgreicher Junge, auf den die Eltern stolz und der Patient sehr eifersüchtig waren.

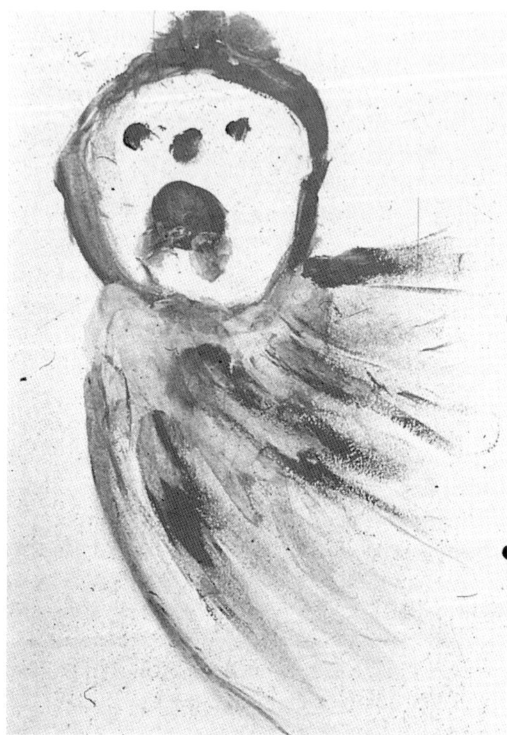

Abb. 11.1: Bild des o. a. Patienten aus dem 9. Lebensjahr: "Mama, Angst".

In diesem Fallbeispiel gibt es eine Fülle von Angststörungen im Kindes- und Jugendalter zu demonstrieren. Die Trennung des Patienten von seiner Mutter im Alter von neun Monaten, einem Zeitpunkt, wo Säuglinge zu lernen begonnen haben, auf unvertraute Personen mit dem Phänomen des "Fremdelns" zu reagieren, hatte offensichtlich traumatisch gewirkt. Obwohl Trennungsängste im frühen Kindesalter als vorübergehende Erscheinung physiologisch sind, können bei symbiotischen Mutter-Kind-Beziehungen pathologisch überhöhte Formen auftreten. Die hier geäußerten extremen und oft unrealistischen Befürchtungen im Zusammenhang mit einer tatsächlichen oder befürchteten Trennung, begleitet von somatischen Symptomen (besonders später im Schulalter) sind ebenso typisch wie Schreien, Wutausbrüche, ständiges Unglücklichsein, Apathie oder sozialer Rückzug.

Eine spezifische kinderpsychiatrische Störung ist der *Pavor nocturnus*, der am häufigsten im Vorschulalter auftritt. Die betroffenen Kinder geraten häufig jede Nacht in einen Zustand, der durch Zeichen schwerer ängstlicher Erregung mit lautem Weinen oder Schreien, Rufen und Sprechen gekennzeichnet ist. Nicht selten wird auch Einnässen oder Umherlaufen und Desorientiertheit beobachtet. Der *Pavor nocturnus* muß von Alpträumen abgegrenzt werden: während sich an letztere die Kinder in der Regel lebhaft erinnern und es dadurch häufig spontan aufwacht, besteht für den *Pavor nocturnus* am nächsten Morgen eine Amnesie (vgl. auch Kap. 12.6.).

Klinisch bedeutsam ist die genaue Unterscheidung von *Schulphobie*, *Schulangst* und *Schule schwänzen*. Bei der *Schulphobie* (vgl. Abb. 11.2) handelt es sich um eine auf die Schule projizierte Trennungsangst von den Bezugspersonen. Schulphobische Kinder versuchen häufig, durch Vorgeben somatischer Beschwerden, wie Übelkeit, Kopf- und Leibschmerzen, Erbrechen und Appetitstörungen, den Schulbesuch zu umgehen. Die zugrundeliegende Trennungsangst bleibt den Kindern in der Regel unbewußt, oder sie trauen sich nicht, dies zuzugeben. Auf diese Weise bleiben diese Kinder oft wochen- bis monatelang, in Einzelfällen auch jahrelang, zumal wenn keine effektive Behandlung erfolgt, der Schule fern. (Weitere Merkmale ☞ Diagnostische Leitlinien der Trennungsangst).

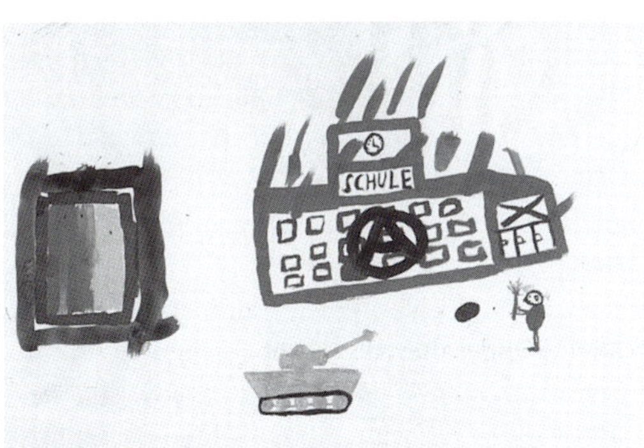

Abb. 11.2: Bild eines 13jährigen Jungen mit Schulphobie.

Die *Schulangst* ist eine auf den Lebensraum Schule gerichtete Angst. Die Kinder versuchen, aus Angst vor Leistungsversagen aufgrund von tatsächlichen Lernschwächen, Begabungsmängeln, Teilleistungsstörungen oder befürchteten Insuffizienzgefühlen (emotional bedingte Lernstörungen bzw. -hemmungen) oder auch wegen körperlicher Gebrechen (Dysmorphien, Krankheiten, Ungeschicklichkeit) der Schule fernzubleiben.

Beim *Schulschwänzen* vermeiden die Kinder unlustbesetzte Anforderungen der Schule zugunsten von lustbetonten Verhaltensweisen in Form von Bummeln, Herumstreunen, Aufenthalt in Spielhallen oder Kaufhäusern u.a.. Die Symptomatik tritt in der Regel im Rahmen von dissozialen oder Verwahrlosungsstörungen auf und wird im Kap. 14.2. näher beschrieben.

	Schulphobie	Schulangst	Schulschwänzen
Symptomgenese	Verdrängung der Angst vor Verlassenwerden von der Mutter →Verschiebung auf Schule	Ausweichen aus Leistungs- oder Sozialängsten	Vermeidung von Unlust → Überwechseln in lustbetonte Verhaltensweisen
pathogene Faktoren	Mutter-Kind-Symbiosen, Verlassenheitsängste	psychische oder physische Insuffizienz (Lernschwächen, Körperschwächen)	mangelnde Gewissensbildung, Deprivationssyndrome, Bindungsschwäche
Effekt	Mutter-Kind-Gemeinschaft bleibt erhalten, Gefahr der Trennung bleibt → Konfliktaufschub	zunächst affektive Erleichterung aber Angst vor Kontaktabbruch, Liebesentzug der Eltern	ambivalente Bejahung der Schulverweigerung und der Risiken der Ersatzhandlungen, Furcht vor Strafe

Tab. 11.1: Formen der Schulverweigerung (modifiziert nach Nissen, in: Eggers, C. et al.: Kinder- und Jugendpsychiatrie. Springer,1994).

Bevorzugt in der späten Kindheit und im Reifungsalter sind generalisierte Angststörungen und auch Panikstörungen anzutreffen (genaueres zur Symptomatik ☞ unter Diagnostische Leitlinien).

Diagnose

Die Diagnose der Angststörungen im Kindes- und Jugendalter stützt sich im wesentlichen auf eine sorgfältige Anamnesenerhebung, Exploration und Verhaltensbeobachtung. Fragebögen, wie z.B. der Kinder-Angst-Test (KAT) oder der Angstfragebogen für Schüler (AfS) oder verschiedene Persönlichkeits-Fragebogen können ergänzend eingesetzt werden, sind aber wegen der geschilderten Dissimulationstendenzen eventuell beschränkt valide.

Nach der ICD-10 sind die diagnostischen Leitlinien der *emotionalen Störung mit Trennungsangst* des Kindesalters durch folgende Merkmale definiert:

Das diagnostische Hauptmerkmal ist eine focussierte, ausgeprägte Angst vor der Trennung von solchen Personen, an die das Kind gebunden ist (üblicherweise Eltern oder andere Familienmitglieder). Sie ist nicht lediglich Teil einer generalisierten Angst in vielen Situationen. Es kommen vor:

- unrealistische, vereinnahmende Besorgnis über mögliches Unheil, das Hauptbezugspersonen zustoßen könnte, oder Furcht, daß sie weggehen und nicht wiederkommen können
- unrealistische, vereinnahmende Besorgnis, daß irgendein unglückliches Ereignis das Kind von einer Hauptbezugsperson trennen werde, beispielsweise, daß das Kind verlorengeht, gekidnappt, in das Krankenhaus gebracht oder getötet wird
- aus Furcht vor der Trennung, mehr als aus anderen Gründen, wie Furcht vor Ereignissen in der Schule resultierende überdauernde Abneigung oder Verweigerung, die Schule zu besuchen
- anhaltende Abneigung oder Verweigerung, ins Bett zu gehen, ohne daß eine Hauptbezugsperson dabei oder in der Nähe ist
- anhaltende unangemessene Furcht, allein oder tagsüber ohne eine Hauptbezugsperson zu Hause zu sein
- wiederholte Alpträume über Trennung
- wiederholtes Auftreten somatischer Symptome (wie Übelkeit, Bauchschmerzen, Kopfschmerzen oder Erbrechen) bei Trennung von einer Hauptbezugsperson, wie beim Verlassen des Hauses, um in die Schule zu gehen
- extrem wiederkehrendes Unglücklichsein (z.B. Angst, Schreien, Wutausbrüche, Unglücklichsein, Apathie oder sozialer Rückzug in Erwartung von, während oder unmittelbar nach der Trennung von einer Hauptbezugsperson)

Die diagnostischen Leitlinien des *Pavor nocturnus* (F51.4) und des *Schlafwandelns* (F51.3) werden im Kap. 12.6. Schlafstörungen abgehandelt.

Die diagnostischen Leitlinien der generalisierten *Angststörung* (F41.1) sehen vor: Die betreffende Person muß primäre Symptome von Angst an den meisten Tagen, mindestens mehrere Wochen lang, aufweisen. In der Regel sind folgende Einzelsymptome festzustellen:

- Befürchtungen (Sorge über zukünftiges Unglück, Nervosität, Konzentrationsschwierigkeiten usw.)
- motorische Spannung (körperliche Unruhe, Spannungskopfschmerzen, Zittern, Unfähigkeit, sich zu entspannen)
- vegetative Übererregbarkeit (Benommenheit, Schwitzen, Tachykardie oder Tachypnoe, Oberbauchbeschwerden, Schwindelgefühle, Mundtrockenheit etc.)

Die *Panikstörung* oder *episodisch paroxysmale Angst* (F41.0) ist wie folgt definiert:

Eine eindeutige Diagnose ist nur bei mehreren schweren vegetativen Angstanfällen zu stellen, die innerhalb eines Zeitraums von etwa einem Monat aufgetreten sind:

- in Situationen, in denen keine objektive Gefahr besteht
- die nicht auf bekannte oder vorhersagbare Situationen begrenzt sein dürfen
- zwischen den Etappen müssen weitgehend angstfreie Zeiträume liegen (Erwartungsangst ist jedoch häufig)

Checkliste

Außer Routinediagnostik:

- ✓ sorgfältige Anamneseerhebung, Exploration und Verhaltensbeobachtung
- ✓ zusätzlich Fragebögen, z.B.:
  - ✓ Kinder-Angst-Test (KAT)
  - ✓ Angst-Fragebogen für Schüler (AfS)
  - ✓ Childrens Apperception Test (CAT)
  - ✓ Thematic Apperception Test (TAT)
  - ✓ Sceno-Test
  - ✓ Rorschach-Verfahren

Differentialdiagnose

- Trennungsangst (F93.0)
- phobische Störung des Kindesalters (F93.1)
- bei Schulphobie Abgrenzung von Schulangst und Schulschwänzen
- Störung mit sozialer Überempfindlichkeit des Kindesalters (F93.2)
- affektive Störungen (F30 - 39)
- neurotische Störungen (F40 - 49)
- generalisierte Angststörung (F41.1)
  - depressive Episode (F32)
  - phobische Störung (F40)
  - Panikstörung (F41.0)
  - Zwangsstörung (F42)
- Panikstörung (F41.0)
  - phobische Störung (F40)
  - affektive Störungen (F32 - 38)

Ätiopathogenese

Nach dem bisher Gesagten dürfte deutlich geworden sein, daß bei der Beurteilung von Angstsyndromen im Kindes- und Jugendalter die Wertigkeit physiologischer, alterstypischer und pathologischer Ängste zu berücksichtigen ist. Es gibt Kinder, die Angstsyndrome aus vollständiger emotionaler Stabilität heraus entwickeln können, oft reaktiv auf belastende Umweltfaktoren, wie Trennungserfahrungen, Miterleben von Erkrankungen oder Verlust von Bezugspersonen durch Tod oder Trennung bzw. Scheidung, chronische Eheprobleme, Krankenhausaufenthalte des Kindes mit ängstigenden medizinischen Maßnahmen oder Operationen, oder auch psychische, körperliche und sexuelle Mißhandlung. Häufig sind Kinder und Jugendliche betroffen mit einer erhöhten konstitutionellen Ängstlichkeit und Angstbereitschaft, die eine besondere Affinität aufweisen zur Übernahme von Furcht- und Angststimmungen aus der Umgebung (Angstinduktion). Von großer Bedeutung ist auch das soziale Umfeld: Ängstliche, überbehütende lebensunsichere Mütter und Väter, inkonsequente, schwankende pädagogische Haltungen, wie auch ablehnende, feindselige Einstellungen der Eltern, ein Wechsel von Verwöhnung und Feindseligkeit oder auch psychotische und depressive Mütter können angstinduzierend sein. Von großer Bedeutung ist die Qualität der Eltern-Kind-Beziehung, d.h. inwieweit die Eltern in der Lage sind, für die Kinder ein Vorbild zu sein bei der Angstbewältigung. Nicht selten werden in Familien wahrhafte Angsttraditionen weitergegeben, mit denen die Großeltern ihren Töchtern und Söhnen und diese wiederum ihren Kindern ängstliche Erwartungshaltungen und Befürchtungen weitervermitteln. Zu beachten ist weiterhin, daß Ängste durchaus auch lustbetont (man spricht in diesem Zusammenhang von einer Angstlust) erlebt werden können. Es ist gar nicht so selten, daß besonders ängstliche Kinder häufig aktiv Situationen herbeiführen, von denen sie fürchten, überwältigt zu werden, indem sie z.B. darauf dringen, daß ihnen besonders gruselige oder angsteinflößende Märchen oder Gruselgeschichten vorgelesen werden. Dieses Phänomen ist jedoch bedeutsam für notwendige Erfahrungen zur Angstbewältigung.

Therapie, Verlauf, Prognose

Die Einleitung einer Therapie ist wiederum abhängig von der Klassifikation in physiologische, alterstypische und pathologische Angstsyndrome. Bei Trennungsängsten, Pavor nocturnus und reaktiven Angstsyndromen im Kindesalter liegt der Schwerpunkt auf einer intensiven Elternberatung. Häufig ist zu beobachten, daß besonders bei den Müttern behandlungsbedürftige Angststörungen vorliegen, die einer individuellen Psychotherapie bedürfen. Falls grobe Erziehungsfehlhaltungen vorliegen, die Eltern sich uneinsichtig zeigen oder ihre Kinder psychisch, körperlich oder gar sexuell mißhandeln, müssen notfalls fürsorgerische Maßnahmen in Zusammenarbeit mit dem Jugendamt ergriffen werden mit dem Ziel, das Kind aus dem häuslichen Milieu zu entfernen und in eine kinderpsychiatrische Abteilung, ein heilpädagogisches Heim oder in eine Pflegestelle zu vermitteln. Bei Kindern mit *Schulangst* muß zunächst der Schwerpunkt auf eine umfassende Diagnostik (Feststellung von Leistungs- oder Begabungsmängeln, Teilleistungsstörungen, körperlichen Ursachen) gelegt werden und danach Fördermaßnahmen, eventuell Umschulung u. ä. veranlaßt werden. Bei der *Schulphobie* ist wegen der erheblichen pathogenen Einflüsse aus der Familie und der Neigung zur Chronifizierung eine stationäre Aufnahme des Kindes oder Jugendlichen oft nicht zu umgehen. Diese Maßnahme ist oft unerläßlich, da sich anders die symbiotischen Beziehungen, die die Autonomie und notwendige Verselbständigung des Kindes verhindern, nicht beeinflussen lassen. Hier gilt es, zunächst die zugrundeliegenden Konflikte, d.h. besonders die Trennungsangst des Kindes offenzulegen und danach ein Arbeitsbündnis zwischen Kind und Eltern herzustellen. Die Zusammenarbeit mit den betroffenen Lehrern und deren Information über die zugrundeliegende Störung ist von großer Bedeutung. Alle Faktoren, die das Vermeidungsverhalten des Kindes unterstützen, müssen nach Möglichkeit vermieden werden, d.h. der Schulbesuch des Kindes muß sobald wie möglich wieder durchgesetzt werden, alle Ausweichmanöver des Kindes (Vorschützen von somatischen Beschwerden) müssen strikt unterbunden werden. In der kinder- und jugendpsychiatrischen Klinik profitieren diese Kinder besonders durch soziale Erfahrungen in der Kindergruppe, in der sie ihre soziale Kompetenz erweitern und in ihrem Realitätsbezug geschult werden können. Bei den *generalisierten Angststörungen* herrscht Uneinigkeit darüber, welchen Therapieverfahren der Vorzug gegeben werden soll. Viele Kinder profitieren davon, wenn sie das autogene Training erlernen, das ihnen Möglichkeiten der Selbstreflexion, Selbstkontrolle und der Autonomie vermittelt. Der unkritische Einsatz von Tranquilizern ist im allgemeinen nicht indiziert, es werden dagegen kurzfristige Besserungen unter z.B. Clobazam (Frisium®), Lorazepam (Tavor®) oder Betablockern (Dociton®, Beloc®) berichtet. Der Einsatz von trizyklischen Antidepressiva wird zwar oft propagiert, bedarf aber wegen der Nebenwirkungen einer ständigen ärztlichen Überwachung.

Der Verlauf der meisten Angstsyndrome im Kindesalter wird als eher günstig beurteilt, zumal spontane Remissionen nicht selten sind. Besonders wenn frühzeitige therapeutische Interventionen ausbleiben, neigen viele Angstsyndrome zur Chronifizierung. Eine ausgeprägte Schulphobie bedarf dagegen immer einer effizienten Einzel- und Familienpsychotherapie. Katamnestische Untersuchungen belegen, daß diese Kinder häufig psychisch auffällig bleiben, wobei besonders emotionale Störungen und Phobien gehäuft auftreten. Generell ist anzumerken, daß sich die Prognose mit zunehmender Chronifizierung generell verschlechtert, was eine frühzeitige therapeutische Intervention notwendig macht.

Hinweise für die Elternberatung

- Berücksichtigung physiologischer, alterstypischer und pathologischer Ängste
- Entlastung von Schuldgefühlen bei konstitutionell bedingten Ängsten
- bei Schulphobie Rat zu frühzeitiger stationärer Behandlung, um eine Chronifizierung zu vermeiden
- bei behandlungsbedürftigen Angststörungen von Mutter und/oder Vater Empfehlung, eine eigene Psychotherapie durchzuführen

Fehlerquellen in Diagnostik und Therapie

- Überbewertung oder Bagatellisierung der bestehenden Ängste
- bei Schulphobie: Schulbefreiung, da diese die Trennungsangst verstärkt
- vorzeitige Entlassung ohne konkrete Vereinbarung über Weiterbehandlung oder Wiederaufnahmevereinbarung

11.2. Phobische Störungen

Definition und Klassifikation

Nach der ICD-10 wird unter der Ziffer F40 eine Gruppe von Störungen klassifiziert, bei der Angst ausschließlich oder überwiegend durch eindeutig definierte, im allgemeinen ungefährliche Situationen oder Objekte - außerhalb der betreffenden Person - hervorgerufen wird. Diese Situationen oder Objekte werden charakteristischerweise gemieden oder voller Angst ertragen. Phobische Angst ist subjektiv, physiologisch und im Verhalten von anderen Angstformen nicht zu unterscheiden und reicht von leichtem Unbehagen bis hin zur panischen Angst. Befürchtungen des Betreffenden können sich auf Einzelsymptome, wie Herzklopfen oder Schwächegefühle beziehen und treten häufig zusammen auf mit sekundären Ängsten vor dem Sterben, Kontrollverlust oder dem Gefühl, wahnsinnig zu werden. Die Angst wird nicht durch die Erkenntnis gemildert, daß andere Menschen die fragliche Situation nicht als gefährlich oder bedrohlich betrachten. Allein die Vorstellung, daß die phobische Situation eintreten könnte, erzeugt gewöhnlich schon Erwartungsangst.

- **Agoraphobie**
  (ortsbezogene Phobien, z.B. vor offenen Plätzen, vor Menschenmengen, vor Zügen, Bussen oder Flugzeugen), es können Agoraphobien ohne Panikstörungen (F40.00) bzw. mit Panikstörung (F40.01) differenziert werden
- **soziale Phobien**
  (Furcht vor prüfender Betrachtung durch andere Menschen in verhältnismäßig kleinen Gruppen, Essen oder Sprechen in der Öffentlichkeit, Zusammentreffen mit dem anderen Geschlecht oder Angst, in der Öffentlichkeit zu erbrechen)
- **spezifische (isolierte) Phobien (F40.2)**
  (z.B. Tiere, Höhe, geschlossene Räume u. a.)

Tab. 11.2: Spezifizierungen der Phobien nach ICD-10.

In der ICD-10 wird des weiteren unter F93.1 die phobische Störung des Kindesalters beschrieben. Diese Kategorie soll nur für entwicklungsphasenspezifische Befürchtungen verwendet werden, wobei

- der Beginn in der entwicklungsangemessenen Altersstufe liegen soll
- das Ausmaß der Angst klinisch abnorm ist
- die Angst nicht Teil einer generalisierten Störung ist

Epidemiologie

Wegen der Schwierigkeit bei der definitorischen Abgrenzung von Furcht und Phobie und bei der Klassifikation überhaupt (Abgrenzung von Angst, Zwang und Depressionssymptomatik) sind Angaben über Häufigkeit sehr uneinheitlich. Es werden 13 % ausgeprägte Phobien bei 8jährigen und 7 % bei 13jährigen angegeben, unter Einschluß von Agoraphobie, sozialen und isolierten Phobien. Eine Bevorzugung des weiblichen Geschlechtes soll zumindest im Kindesalter gelten. Bei 18jährigen werden 6 % ausgeprägte Phobien mit einer Relation von 1 : 3 männlichen zu weiblichen Patienten genannt. Panikstörungen werden bei 1,5 % der 18jährigen, bei jüngeren dagegen kaum angegeben.

Klinisches Bild

Typisches Fallbeispiel

Ein 13jähriger Junge erlebte alle Situationen, die mit dem Essen zusammenhingen, nach der Scheidung seiner Eltern in seinem 10. Lebensjahr als sehr angstbesetzt. Er vermied es möglichst, an gemeinsamen Mahlzeiten mit seiner Mutter und seinem Bruder teilzunehmen oder zögerte den Beginn immer wieder hinaus. Er befürchtete, daß sich bestimmte Nahrungsmittel (z.B. Fleisch, Gemüse, Salat, Getränke) nicht in seinem Magen miteinander "vertrügen". Als Folge befürchtete er, erbrechen zu müssen. Diese Angst vor dem Erbrechen steigerte sich zu panischen Angstanfällen, wenn er in der Öffentlichkeit, z.B. in der Schule oder im Kaufhaus war. Er war dann ganz damit beschäftigt, nach einem Fluchtweg Ausschau zu halten, und wenn er den nicht sah, geriet er in Panik. Er konnte aus diesem Grund mehrfach die Schule nicht besuchen und schützte dann körperliche Krankheiten oder Unwohlsein vor. Es war ihm nicht möglich, ein Kino oder Theater zu besuchen, ein öffentliches Verkehrsmittel zu benutzen oder eine längere Reise anzutreten. Seine Mutter befand sich wegen einer generalisierten Angststörung, hypochondrischen Ängsten und Panikattacken in längerer psychotherapeutischer Behandlung. Zwischen Mutter und Sohn bestand eine uneingestandene Rivalität darum, wer in der Familie am meisten Angst hatte, bzw. wer am kränksten war. Der Junge konnte mit verhaltenstherapeutischen Ansätzen (Expositionsversuche, Desensibilisierung und Konditionierung) unter Einbeziehung des autogenen Trainings nach einjähriger Therapie von seiner Symptomatik weitgehend befreit werden. Im Alter von 17 Jahren trat erneut die Angst vor Erbrechen in der Öffentlichkeit massiv wieder auf, nachdem er sich seiner eigenen Homosexualität bewußt worden war. Während dieser Behandlungsphase konnte durch aufdeckende und stützende Einzelgespräche unter Einbeziehung der Mutter nach einem halben Jahr Symptomfreiheit erzielt werden (Klassifikation unter Agoraphobie F40.0 in Kombination mit sozialen Phobien F40.1).

Der Begriff **Agoraphobie** beschreibt eine zusammenhängende und sich häufig überschneidende Gruppe von Phobien mit der Angst vor offenen Plätzen, vor Menschenmengen, der Schwierigkeit, sich sofort und leicht an einen sicheren Platz (z.B. nach Hause) zurückziehen zu können. Auch die Angst, das eigene Haus zu verlassen, Geschäfte zu betreten oder alleine in Zügen, Bussen oder Flugzeugen zu reisen, werden hierunter subsumiert. Wenngleich es auch vielen Agoraphobikern gelingt, phobische Situationen zu vermeiden, kann diese Störung sozial sehr beeinträchtigend sein. Es kann dazu führen, daß sich die Betroffenen weitgehend auf ihr vermeintlich sicheres Zuhause zurückziehen und ein Schulbesuch oder eine Berufstätigkeit zumindest zeitweise nicht mehr möglich ist, wie in unserem Fallbeispiel. Das Fehlen eines sofort nutzbaren "Fluchtweges" wird als eines der Schlüsselsymptome angesehen. Typischerweise liegt der Beginn dieser Störung meist im frühen Erwachsenenalter, wobei Frauen überwiegend betroffen sind. Eine Kombination mit depressiven und zwanghaften Symptomen (z.B. wie oben angeführt Zwangsbefürchtungen bezüglich des Essens) und soziale Phobien (Angst, in der Öffentlichkeit zu erbrechen) können zusätzlich vorhanden sein.

Soziale Phobien kommen besonders im Bereich der Schule zum Tragen, wo die Kinder aufgrund einer übermäßigen Angst, sich vor der Klasse zu äußern, Lehrern und Mitschülern zu antworten oder sie direkt anzusprechen, wegen mangelnder Mitarbeit, Kontaktstörungen und sozialem Rückzug auffällig werden. Es handelt sich häufig um schüchterne, selbstunsichere, kritikängstliche Kinder und Jugendliche. Auch Sensationen wie Erröten, Händezittern, Übelkeit, Drang zum Wasserlassen sowie auch Ängste, in der Öffentlichkeit zu erbrechen, kommen vor. Die Symptomatik kann sich bis hin zu Panikattacken verstärken und durch ein ausgeprägtes Vermeidungsverhalten zu völliger sozialer Isolation führen. Synonym werden auch die Begriffe *Anthropophobie* oder *soziale Neurose* verwandt.

Spezifische (isolierte) Phobien beziehen sich z.B. auf Tiere, geschlossene Räume wie Fahrstühle, Klassenzimmer o. a. (Klaustrophobie), Höhen (Akrophobie), Donner, Dunkelheit, Fliegen, Urinieren oder Defäzieren in öffentlichen Toiletten, Verzehr bestimmter Speisen, Zahnarzt- oder Arztbesuche allgemein, Anblick von Blut oder Verletzungen oder die Angst vor verschiedenartigen Krankheiten. Zeitbedingt umfassen diese Befürchtungen heute auch umweltbedingte Krankheiten (vor Umweltgiften, radioaktiver Strahlung) oder Geschlechtskrankheiten wie AIDS. Obwohl die auslösenden Situationen eng begrenzt sind und es vielen Betroffenen gelingt, diese zu vermeiden, können sie Panikreaktionen auslösen. Tierphobien beziehen sich häufig auf Hunde (nicht nur große), Spinnen, Kröten oder Frösche.

Die sogenannte **Schulphobie** wird im Zusammenhang mit der Schulangst und dem Schulschwänzen in Kap. 11.1. (Emotionale Störung mit Trennungsangst) näher beschrieben.

Diagnose

Checkliste

Außer Routinediagnostik:

✓ besonders sorgfältige Exploration der Patienten (Dissimulations- und Bagatellisierungstendenzen!) und ihrer Angehörigen, die nicht selten die Symptomatik objektiver beschreiben können

✓ Die Verwendung von Zwangsinventaren, ☞ Kap. 11.4., kann hilfreich sein, da diese auch phobische Elemente beinhalten

✓ Alter und Entwicklungsstand des Kindes oder Jugendlichen berücksichtigen

Nach der ICD-10 müssen für eine **Agoraphobie** drei Kriterien erfüllt sein:

- Die psychischen oder vegetativen Symptome müssen primär eine Manifestation der Angst sein und nicht auf anderen Symptomen wie Wahn oder Zwangsgedanken beruhen
- Die Angst muß in mindestens zwei der folgenden umschriebenen Situationen auftreten
  - in Menschenmengen
  - auf öffentlichen Plätzen
  - bei Reisen mit weiter Entfernung von zu Hause
  - bei Reisen alleine
- Vermeidung der phobischen Situation ist oder war ein entscheidendes Symptom

Ebenfalls drei Kriterien schreibt die ICD-10 für **soziale Phobien** vor:

- Die psychischen Verhaltens- oder vegetativen Symptome müssen primäre Manifestationen der Angst sein und nicht auf anderen Symptomen wie Wahn und Zwangsgedanken beruhen
- Die Angst muß auf bestimmte soziale Situationen beschränkt sein oder darin überwiegen
- Die phobischen Situationen werden, wann immer möglich, vermieden

Die diagnostischen Leitlinien der **spezifischen isolierten Phobien** umfassen die Kriterien 1 und 3, wie bei den sozialen Phobien. Ein weiteres Kriterium ist: die Angst muß auf die Anwesenheit eines bestimmten phobischen Objektes oder eine spezifische Situation begrenzt sein.

Differentialdiagnose

- Agoraphobie
  Symptome wie Depression, Depersonalisation, Zwangssymptome und soziale Phobien können vorkommen, beherrschen das klinische Bild aber nicht
- soziale Phobien
  - Agoraphobie
  - depressive Störungen
- spezifische isolierte Phobien
  - hypochondrische Störungen (F45.2)
  - wahnhafte Störungen (F22.0)
  - Bei isolierten Phobien fehlen meist ausgeprägte andere psychiatrische Symptome

Ätiopathogenese

Wir haben es bei den Phobien wiederum mit multifaktoriell bedingten Störungen zu tun. Aufgrund von Zwillings- und Familienstudien werden genetische Komponenten diskutiert. Der Einfluß von traumatischen Erlebnissen kann eine Rolle spielen, wobei jedoch immer individuelle Faktoren (Angstbereitschaft, Fähigkeit zur Angstbewältigung, Temperament) berücksichtigt werden müssen. Eine große Rolle spielt sicherlich das familiäre Umfeld, zumal besonders die Mütter phobischer Kinder ungewöhnlich häufig selbst unter Angststörungen leiden, auch überprotektive wie autoritäre und inkonsequente Erziehungshaltungen können symptomfördernd bzw. -erhaltend sein.

Nach tiefenpsychologischem Verständnis sind Phobien gekennzeichnet durch eine Verdrängung regressiver Triebansprüche und ihre Verschiebung auf Objekte und bestimmte Situationen, die für den Phobiker die Angstinhalte der verdrängten Objekte übernehmen. Als kasuistisches Beispiel wird das von S. Freud beschriebene Beispiel einer Tierphobie des "kleinen Hans" genannt, der durch die Projektion ursprünglich gegen seinen Vater gerichteter Aggressionen auf ein Pferd dem Vater wieder angstfrei begegnen konnte. Weitere Erklärungsansätze gehen von der sozialen Lerntheorie (Phobien werden als gelernte Reaktionen verstanden, Lernen am Modell) oder entwicklungspsychologischen Theorien aus, wonach Phobien zu einem bestimmten Zeitpunkt der Entwicklung als sinnvolle Reaktionen verstanden werden, die ihren Sinn im weiteren Verlauf jedoch verlieren.

Therapie, Verlauf, Prognose

In der Literatur wird heute allgemein die Ansicht vertreten, daß ähnlich wie bei den Zwangsstörungen so auch bei den monosymptomatischen Phobien des Kindes- und Jugendalters *verhaltenstherapeutische Methoden Mittel der Wahl* sind. Zu bedenken hierbei ist jedoch, daß die Therapiemotivation der betroffenen Kinder und Jugendlichen - auch wieder in Analogie zu den Zwangsstörungen - häufig sehr ambivalent ist, so daß ein Arbeitsbündnis mit den Patienten und ihren Familien häufig schwierig herzustellen ist. So ist die Anwendung rein mechanistischer Therapieansätze (graduelle Konfrontation mit dem Angstreiz, Exposition und Desensibilisierung) nicht selten erst dann möglich, wenn vorher tiefenpsychologisch orientierte Therapieformen, die den zugrundeliegenden Konflikt aufdecken und bearbeiten sollen, eingesetzt werden. Auch Entspannungs- und autosuggestive Verfahren, wie das autogene Training sind oft hilfreich. Wichtig ist besonders die Beziehung zwischen Therapeut und Patient, wobei ersterer Modellfunktionen zu übernehmen hat und dem Patienten Sicherheit, Klarheit und Zuversicht vermitteln sollte. Unbestritten dürfte sein, daß jedes Verfahren oder jede Haltung, die weiterhin die Konfrontation mit der angstbesetzenden Situation vermeidet, einer effektiven Therapie nicht dienlich sind. Das heißt konkret, daß der Therapeut auch sein Therapiezimmer verlassen und sich mit dem Kind in eine für den Patienten angstinduzierende Situation oder Konstellation begeben muß. Falls möglich, sollte immer die Familie mit einbezogen werden, wobei im Einzelfall bei einer behandlungsbedürftigen Störung bei der Mutter darauf gedrungen werden sollte, daß diese sich in eine eigene Therapie begibt. Nicht selten reicht das ambulante Setting nicht aus, so daß eine stationäre Behandlung erforderlich wird, schon um einen häufig bestehenden *circulus vitiosus* zu unterbrechen.

Eine zusätzliche *psychopharmakologische Behandlung* mit Beta-Blockern (z.B. Dociton®, Beloc®) oder auch Clozapin (Leponex®) ist besonders bei ausgeprägten Formen hilfreich und daher zu erwägen. Der Einsatz von Diazepam-Derivaten wie Clobazam (Frisium®) oder Lorazepam (Tavor®) sollte nur kurzfristig als Krisenintervention erfolgen wegen der bekannten Abhängigkeitsgefahr. Ferner können trizyklische Antidepressiva, wie z.B. Imipramin (Tofranil®), Maprotilin (Ludiomil®), Clomipramin (Anafranil®) oder auch andere Stoffklassen wie Sulpirid (Dogmatil®, Meresa®) eingesetzt werden.

Während phobische Störungen des Kindesalters und auch manche isolierte Phobien einen günstigen Verlauf zeigen, bedürfen Agoraphobien und besonders soziale Phobien wegen ihrer Neigung zur Chronifizierung einer spezifischen psychotherapeutischen Behandlung (einfache Erziehungsberatung reicht hier in der Regel nicht aus).

Prognostisch ungünstiger sind komplexe Phobien und solche, die sich erst in der Adoleszenz entwickeln. Exakte empirische Angaben über Verlauf und Prognose der Phobien fehlen.

Hinweise für die Elternberatung

- Alles, was die Konfrontation mit dem Angstauslöser vermeidet oder erleichtert, hilft dem Kind/Jugendlichen nicht
- Versuch einer ambulanten Therapie unter Einbeziehung der Eltern
- Falls die Familie aufgrund eigener Grenzen und das Kind/der Jugendliche die Therapieempfehlung nicht realisieren kann und bei Fortbestand der Symptomatik Rat, das Kind/den Jugendlichen in stationäre kinder- und jugendpsychiatrische Behandlung zu geben

Fehlerquellen in Diagnostik und Therapie

- Anwendung von Therapieformen, die Vermeidungstendenzen erleichtern oder diese unterhalten
- zu langes Warten bei der Einleitung einer effektiven Therapie, besonders bei Agoraphobien und sozialen Phobien

11.3. Depressive Störungen

Jeder Mensch hat schon depressive Reaktionen oder kurz oder länger dauernde traurige Verstimmungszustände erlebt. Sie gehören zu den normalen Lebensäußerungen und unterliegen starken individuellen Variationen. Die Spannbreite depressiver Zustände reicht von traurig-verstimmter Unlust über normale Trauerreaktionen, z.B. auf den Verlust einer Bezugsperson durch Trennung, Scheidung oder Tod bis hin zu ausgeprägten depressiven Verstimmungen, wobei die Übergänge fließend sein können. Zustände mit Traurigkeit und Unglücklichsein, Lustlosigkeit, Antriebsschwäche, die als Reaktion auf eine belastende Lebenssituation entstanden sind, bedürfen in der Regel keiner psychotherapeutischen Behandlung. Sie werden meist durch Trost, Unterstützung oder Ablenkung von den Bezugspersonen nach einiger Zeit bewältigt.

Definition und Klassifikation

Die Klassifikation depressiver Syndrome von Krankheitswert im Kindes- und Jugendalter ist in der ICD-10 nicht befriedigend vorgenommen worden. Obwohl heute keine Zweifel mehr darüber bestehen dürften, daß wir in der klinischen Praxis spezifischen depressiven Syndromen im Kindes- und Jugendalter begegnen, wurde keine eigene Kategorie hierfür in der ICD-10 vorgesehen. So muß auf die vorhandenen Kategorien zurückgegriffen werden, die sich jedoch an der Psychopathologie des Erwachsenenalter (Ausnahme: Störung des Sozialverhaltens mit depressiver Störung F92.0) orientieren. Nicht gerade zur Vereinfachung jedes klassifikatorischen Bemühens trägt die Tatsache bei, daß depressive Störungsbilder in nicht weniger als 19 verschiedenen nosologischen Einheiten in der ICD-10 zu finden sind. So können sie unter den affektiven Störungen, den organischen Störungen, den durch Alkohol oder andere Substanzen induzierten Störungen, Angststörungen, Anpassungsstörungen, psychotischen Störungen oder als kombinierte Störung des Sozialverhaltens und der Emotionen klassifiziert werden. Da zudem bei depressiven Syndromen eine hohe Komorbidität mit Angststörungen und Störungen des Sozialverhaltens bestehen, ergeben sich weitere Probleme bei der Klassifikation. Für den klinischen Alltag sind folgende ICD-10-Ziffern relevant:

F31	• bipolare affektive Störung
F32	• depressive Episode
F33	• rezidivierende depressive Störungen
F34.0	• Zyklothymia
F34.1	• Dysthymia
F43.20	• kurze depressive Reaktion (Anpassungsstörung)
F43.21	• längere depressive Reaktion (Anpassungsstörung)
F43.22	• Angst und depressive Reaktion gemischt (Anpassungsstörung)
F92.0	• Störung des Sozialverhaltens mit depressiver Störung

Eine **depressive Episode** ist nach der ICD-10 durch zehn Kriterien definiert:

- 1. depressive Stimmung
- 2. Verlust von Interesse oder Freude
- 3. verminderter Antrieb oder erhöhte Ermüdbarkeit
- 4. Verlust von Selbstvertrauen oder Selbstwertgefühl
- 5. unbegründete Selbstvorwürfe
- 6. wiederkehrende Gedanken an den Tod oder an Suizid oder suizidales Verhalten
- 7. vermindertes Denk- oder Konzentrationsvermögen
- 8. Änderungen der psychomotorischen Aktivität mit Agitiertheit oder Hemmung
- 9. Schlafstörungen jeder Art
- 10. Appetitverlust oder gesteigerter Appetit mit entsprechender Gewichtsveränderung

Tab. 11.3: Depressive Episode F 32 - Kriterien der ICD-10.

In der ICD-10 wird die depressive Episode in drei Schweregrade (leicht, mittel, schwer, letztere mit oder ohne psychotische Symptome) eingeteilt. Für die Diagnose einer depressiven Episode müssen die Kriterien 1 - 3 obligat vorhanden sein, bei einer leichten Form 4, bei der mittleren 6 und bei der schweren Form 8 Kriterien nachweisbar sein. Die Dysthymia (F34.1) beschreibt das Bild einer chronischen depressiven Verstimmung und umschließt die Begriffe depressive Neurose, depressive Persönlichkeit und neurotische Depression. Die depressive Episode deckt sich im wesentlichen mit dem Konzept der *major depression* nach der DSM. Dementsprechend können leichte Formen der depressiven Episode, wie die depressiven Reaktionen (Anpassungsstörungen) und die Dysthymia zu den Minorformen der Depression gezählt werden (vgl. auch Kap. 9. Psychosen).

Epidemiologie

Epidemiologische und klinische Daten sind aufgrund der oben beschriebenen Schwierigkeiten bei der Klassifikation uneinheitlich, sie schwanken zwischen 1,8 % in Normalstichproben und 22 % im klinischen Krankengut. Bei Kindern liegen Prävalenzraten für die *major depression* unter 3 %, bei Jugendlichen schwanken die Angaben zwischen 0,4 und 6,4 % und liegen damit erwartungsgemäß höher.

Klinisches Bild

Es liegt auf der Hand, daß die Erscheinungsformen depressiver Syndrome im Kindes- und Jugendalter entwicklungs- und altersabhängig sind, obwohl einige Symptome auch denen bei Erwachsenen gleichen können und altersunabhängig sind. Tab. 11.4 zeigt die alterstypischen Symptome bei Depression im Kindes- und Jugendalter in der Übersicht.

BOWLBY schilderte 1951 ein depressives Zustandsbild bei Säuglingen, das durch psychosomatische Symptome gekennzeichnet ist. Er unterschied drei Phasen: Protest, Verzweiflung, Ablehnung. In der ersten Phase wehrt sich das Kind aktiv mit Schreien und Toben, mit Weinen und Unruhe. Die zweite Phase ist durch passives Verhalten und Ablehnung von neuen Bezugspersonen gekennzeichnet. In der dritten Phase ziehen sich die Kinder resignativ in sich selbst zurück. Der Psychoanalytiker R. A. SPITZ entwickelte den Begriff der *anaklitischen Depression*, die besonders im zweiten Lebensjahr nach der Trennung von einer geliebten

im Kleinkindalter (1-3 Jahre)	im Vorschulalter (3-6 Jahre)	bei Schulkindern	im Pubertäts- und Jugendalter
• wirkt traurig • ausdrucksarmes Gesicht • erhöhte Irritabilität • Verzögerung der motorischen Entwicklung und Sprachentwicklung • gestörtes Eßverhalten • Schlafstörungen • selbststimulierendes Verhalten: Jactatio capitis, exzessives Daumenlutschen, genitale Manipulationen • auffälliges Spielverhalten: reduzierte Kreativität und Ausdauer • Spielunlust • mangelnde Phantasie	• trauriger Gesichtsausdruck • verminderte Gestik und Mimik • leicht irritierbar und äußerst stimmungslabil • mangelnde Fähigkeit, sich zu freuen • introvertiertes Verhalten, aber auch aggressives Verhalten • vermindertes Interesse an motorischen Aktivitäten • Enuresis, Enkopresis • Sprachentwicklungsrückstand • Eßstörungen bis zu Gewichtsverlust/-zunahme • Schlafstörungen: Alpträume, Ein- und Durchschlafstörungen	• verbale Berichte über Traurigkeit • suizidale Gedanken • Befürchtungen, daß Eltern nicht genügend Beachtung schenken	• vermindertes Selbstvertrauen • Apathie, Angst, Konzentrationsmangel • zirkadiane Schwankungen des Befindens • psychosomatische Störungen • Kriterien der depressiven Episode

Tab. 11.4: Alterstypische Symptome bei Depressionen im Kindes- und Jugendalter.

Bezugsperson entstehen kann. Es kommt zu Eßstörungen mit Gewichtsverlusten und erhöhter Infektanfälligkeit. Die Kinder wirken passiv und desinteressiert, zeigen zum Teil auch Perioden mit heftigen Wein- und Schreikrämpfen und Störungen des Schlaf-Wach-Rhythmus. Bei Anhalten der emotional frustrierenden Konstellation entsteht ein Zustand, der durch Resignation, Entwicklungsverzögerung, bis hin zum körperlichen Verfall, sogar zum Tod führen kann (vgl. auch Kap. 13. Deprivation).

Im *Vorschulalter* fallen bei depressiven Kindern ein trauriger Gesichtsausdruck sowie eine verminderte Gestik und Mimik auf. Die Kinder sind leicht irritierbar und sehr stimmungslabil, sie können sich nicht richtig freuen, zeigen meist ein introvertiertes Verhalten, können sich aber auch plötzlich aggressiv ausagieren. Ein vermindertes Interesse an motorischen Aktivitäten und an altersgemäßen Spielen wurde beobachtet. Regressive Phänomene wie Einnässen und Einkoten können auftreten, sowie Sprach- und andere Entwicklungsrückstände. Schließlich wurden Eßstörungen mit Gewichtsveränderungen und Schlafstörungen beschrieben.

Schulkinder sind besser in der Lage, über ihre Befindlichkeit und somit auch über ihre Traurigkeit zu berichten. In diesem Alter werden auch schon suizidale Gedanken oder Absichten geäußert. Häufig befürchten diese Kinder auch, von den Eltern nicht genügend beachtet und geliebt zu werden.

Im *Pubertäts- und Jugendalter* nähert sich die Psychopathologie der des Erwachsenenalters an. Im Vordergrund ihrer Befindlichkeit steht ein vermindertes Selbstvertrauen, Apathie, Angst, Konzentrationsmängel sowie zirkadiane Schwankungen des Befindens (Morgentief). Zu bedenken ist auch, daß zu fast jeder normalen Pubertät unmotivierte Stimmungsschwankungen gehören zwischen Bedrücktsein und Hochstimmung, die sich in Lust- und Teilnahmslosigkeit, dysphorisch-moroser Stimmung, Leistungsabwehr oder -abfall, trotzig-aufsässigem Verhalten oder auch in einem albernen-läppischen, inadäquaten Gehabe äußern können. Diese stehen wahrscheinlich im Zusammenhang mit hormonellen Umstellungen und bedürfen in der Regel keiner Behandlung. Sie können jedoch den betroffenen Jugendlichen, der sich erstmals mit solchen Stimmungen konfrontiert sieht, sehr irritieren, verunsichern und hoffnungslos machen und gelegentlich zu suizidalen Handlungen verleiten (☞ Kap. 16.2.).

In der *Adoleszenz* finden sich häufig übersteigerte Gefühle von Sinnlosigkeit, Versagen und Schuld, die sich in Selbstvorwürfen oder Grübeln äußern.

Depressive Kinder fühlen sich oft einsam und ungeliebt oder wertlos und den anderen unterlegen. Sie sind häufig furchtsam, ängstlich und trauen sich nicht, andere Menschen anzusprechen. Sie wehren sich nicht, wenn sie verbal oder tätlich angegriffen werden, und weinen oft schon bei geringen Anlässen. Sie wirken scheu, z. T. auch gleichgültig, sprechen wenig und leise. Bei Tadel oder Kritik reagieren sie sehr schuldbewußt und sind nachtragend. In der Schule sind sie häufig überangepaßt und fallen durch perfektionistische Handlungsweisen auf. Von den Lehrern werden sie oft als stille, brave, ruhige Kinder beschrieben, die leicht zu führen sind und daher nicht selten als Vorbilder dargestellt werden. Sowohl vor Autoritätspersonen als auch in der Klasse ordnen sie sich stets unter und richten sich nach den anderen, sie äußern kaum eigene Wünsche (z.B. auch bei der Dreiwunschprobe). Bei Versagungen sind sie nachhaltig enttäuscht, verärgert und unzufrieden. In Konfliktsituationen laufen sie häufig trotzig weg, werden mutistisch und tauen erst sehr langsam wieder auf. Andere, besonders ältere Kinder und Jugendliche, haben sich eine Fassade aufgebaut, meist in der Schule oder vor Fremden. Sie können diesen gegenüber völlig unauffällig erscheinen, ja sogar fröhlich und unbeschwert. Erst im vertrauten häuslichen Rahmen beginnt dann die Fassade zu bröckeln, und sie zeigen ein ausgeprägtes depressives Bild. Dieses ist häufig an unstrukturierten Tagen, wie freier Nachmittag oder am Wochenende oder in den Ferien, wenn die Zeit also nicht durch Schulbesuch und Schularbeiten vorstrukturiert ist, sondern sie Eigeninitiative entwickeln müssen, besonders ausgeprägt. Viele Kinder neigen dazu, sich zu isolieren, sich in ihr Zimmer zurückzuziehen, zu lesen oder Musik zu hören oder sich ganz auf Haustiere zu konzentrieren, die dann nicht selten ihre einzigen Gefährten sind. Manche depressive Kinder und Jugendliche wirken psychisch vorgereift, altklug oder gar arrogant und zynisch oder vertreten eine anhedonistische, melancholische Lebenseinstellung. Es gibt andere Kinder und Jugendliche, die wehren ihre depressiven Befindlichkeiten mit aggressivem Ausagieren ab. Wie der "bitterböse Friederich" im Struwwelpeter schlagen oder quälen sie andere Kinder oder auch Tiere oder verhalten sich Eltern und Lehrern gegenüber aufsässig, trotzig und verstockt. Erst eine sorgfältige Fallanalyse deckt dann die zugrundeliegende depressive Verstimmung oder depressive Reaktion auf, die diesen Verhaltensweisen zugrunde liegen. In diesen Fällen werden dann die Kriterien einer Störung des Sozialverhaltens mit depressiver Störung (F92.0) mit anhaltenden eindeutigen depressiven Symptomen, wie ausgeprägte Traurigkeit, Interessenverlust und Freudlosigkeit bei üblichen Aktivitäten, Schuldgefühle und Hoffnungslosigkeit, Schlafstörungen, Appetitverlust, klassifiziert. Nicht selten werden depressive Kinder in Kindergarten und Schule auch als faul, passiv, bequemlich, leistungsschwach, gleichgültig oder verstockt bezeichnet. Sie werden dann leicht zu abgelehnten Außenseitern oder gelten als schwer erziehbar.

Typische Fallbeispiele

Ein 6jähriger Junge wird wegen einer primären Enuresis nocturna et diurna stationär aufgenommen. Die Eltern berichteten außerdem, daß er immer noch am Daumen lutsche, daß er häufig trotzig und verstimmt sei, sich in sein Zimmer zurückziehe und auf Ansprache mutistisch reagiere. Versagungen konnte er sehr schwer ertragen, er konnte dann sehr aggressiv werden. Schon seit dem Kindergartenalter war er häufig in tätliche Auseinandersetzungen mit anderen Kinder verwickelt. Bei Kritik oder Ermahnungen war er sehr schnell beleidigt. Wollten ihn die Eltern trösten oder einen Konflikt klären, lief er einfach weg und entzog sich ihnen. Da die Eltern bei seiner Geburt noch sehr jung und unreif waren, wurde er in den ersten Lebensjahren weitgehend von den Großeltern mütterlicherseits erzogen, in deren Haus die Kindeseltern damals wohnten. Er wird als ein freundliches, aufgeschlossenes, meist fröhliches Kind beschrieben, dem es jedoch stets schwerfiel, sich selbst zu beschäftigen oder sich längere Zeit auf eine Sache zu konzentrieren. Im Kindergarten habe er die anderen Kinder häufig attackiert, weswegen er in einen Sonderkindergarten kam. Zu seinen beiden jüngeren Geschwistern bestand eine ausgeprägte Rivalität. Belastend für die Familiensituation war eine seit Jahren bestehende Zyklothymie der Mutter. Besonders während ihrer depressiven Phasen verhielt sie sich mutistisch, abweisend, emotional wenig mitschwingungsfähig und passiv. Der Junge war dann immer besonders irritiert und zeigte verstärkt die geschilderten Verhaltensauffälligkeiten. Bisherige Versuche, die Enuresis zu behandeln, waren ambulant gescheitert und gelangen auch während der stationären Aufenthaltes nicht, da er sich weigerte, an allen Therapieprogrammen teilzunehmen. Da er sich wegen seines Einnässens sehr schämte, versteckte er die nassen Laken oder feuchte Unterwäsche. In seinen freien Malereien fiel auf, daß er überwiegend düstere Farben verwandte (☞ Abb. 11.3. u. 11.4). Der überdurchschnittlich intelligente Junge (IQ 122) zeigte in der Schule wegen seiner Verweigerungshaltung und Verhaltensauffälligkeiten nur sehr mäßige Leistungen. Er war bei Leistungsanforderungen leicht zu verunsichern und gab sehr schnell auf. Wegen der wenig beeinflußbaren, belastenden häuslichen Verhältnisse wurde der Junge in einer Tagesklinik aufgenommen, in der er mittelfristig eine günstige Entwicklung durchmachte.

Ein 12jähriger Junge wurde stationär in einer kinderpsychiatrischen Klinik aufgenommen, nachdem er bereits wegen verschiedener körperlicher Beschwerden (Kopf- und Bauchschmerzen, Schwächegefühl, Mattigkeit, morgendliche Übelkeit u. a.) in verschiedenen Kinderkliniken durchuntersucht worden war, ohne daß sich ein krankhafter Befund ergeben hätte. Er wurde als Nachkömmling (die Geschwister waren schon erwachsen) von relativ alten Eltern geboren. Als Säugling und Kleinkind sei er stets sehr ruhig, still und brav gewesen, habe dabei immer zufrieden gewirkt, obwohl er selten fröhlich sein konnte. Er sei von den Eltern zugegebenermaßen sehr verwöhnt worden. Wegen seiner Gutmütigkeit und seines angepaßten Verhaltens habe er nie im eigentlichen Sinne "erzogen" werden müssen. Er tat immer alles, was man von ihm verlangte. Dieses Verhalten setzte sich auch in der Schule fort. Er zeigte gute Leistungen, die Lehrer hatten nie Probleme mit ihm. Auch bei den Klassenkameraden war er akzeptiert, allerdings ging er nie auf andere Kinder zu, sondern wollte immer angesprochen werden. Er wollte auch nicht, daß ihn Klassenkameraden zu Hause besuchten. Er zog es statt dessen vor, in seinem Zimmer zu lesen oder sich seinen Haustieren (Kaninchen, Meerschweinchen) ausgiebig zu widmen. In der Familie wurden seitens der Mutter und der Großmutter sehr häufig körperliche Beschwerden geäußert. Das Thema "Krankheit" nahm daher einen hohen Stellenwert in der Familie ein. Der mit im Hause lebende Großvater väterlicherseits litt unter rezidivierenden depressiven Verstimmungen. Auch die Kindesmutter erschien depressiv und ängstlich verzagt. Der Vater war streng und autoritär, dabei wenig einfühlsam und wortkarg. In der Familie wurde generell kaum über psychische Befindlichkeiten gesprochen, die ganze Kommunikation ging allenfalls über Krankheiten der Familienmitglieder. Nach mehrmonatiger stationärer Psychotherapie unter Einbeziehung der Eltern und zeitweisem Einsatz von einem Antidepressivum (Sulpirid) konnte eine mäßige Besserung erreicht werden. Die starren Haltungen der Eltern, die in einer eigenen Psychotherapie keinen Sinn sahen, konnte jedoch wenig beeinflußt werden. Auch bei dem Jungen war nur eine geringe Therapiemotivation zu erkennen. Er vermittelte den Eindruck, als solle man ihn so lassen, wie er ist.

Ein 12jähriger Gymnasiast war seit Jahren in ambulanter und z. T. auch stationärer psychotherapeutischer Behandlung wegen einer Enuresis, die besonders nach belastenden Situationen auftrat, und wegen unmotiviert erscheinenden Verstimmungszuständen, die mit heftigem Weinen einhergingen. In der Schule war er dagegen völlig unauffällig. Er galt als sehr guter Schüler, war stets hilfsbereit und freundlich, dabei einfühlsam und rücksichtsvoll. Im Klassenverband war er sehr beliebt, er war sehr aktiv in seinem Fußballverein, dort ebenfalls akzeptiert und voll integriert. Im angeforderten Schulbericht schrieb die Lehrerin, daß sie sich überhaupt nicht vorstellen könnte, weswegen dieses Kind zu einem Kinderpsychiater gehen sollte, denn er erschien ihr als völlig gesund.

Die Mutter verließ den Vater und die beiden Kinder (eine ältere Schwester)als der Junge anderthalb Jahre alt war völlig unerwartet und zog zu einem anderen Mann. Der Vater versorgte die Kinder z.T. als Hausmann, z. T. mit Hilfe von Tagesmüttern. Während dieser Zeit hatten die Kinder vierzehntägigen Kontakt zur Kindesmutter, wobei es immer zu dramatischen Abschiedsszenen kam und zu heftigen Streitigkeiten zwischen den Eltern wegen unterschiedlicher Erziehungsvorstellungen. Die Ehe wurde im dritten Lebensjahr des Jungen geschieden, die Mutter ging eine zweite Ehe ein. Als der Junge sechs Jahre alt war, heiratete der Vater die jetzige Stiefmutter, die ihrerseits aus erster Ehe einen gleichaltrigen Jungen mitbrachte. Die Stiefmutter, selbst sehr extrovertiert und vital, hatte wenig Zugang zu dem stillen, wortkargen, häufig weinenden Jungen und begegnete ihm mit wenig Verständnis und Einfühlungsvermögen, wenngleich sie sich ihre ablehnenden Haltung nicht eingestehen konnte. Der noch sehr jungenhafte Vater hatte zwar einen besseren Zugang zu dem Jungen, doch fühlte er sich durch dessen Verschlossenheit, Traurigkeit und seine unmotiviert erscheinenden Weinanfälle hilflos. In der Exploration erschien der Junge durchgehend traurig verstimmt, er war blaß, mimikarm, wortkarg, taute aber bei unverfänglichen Themen (Schule, Fußball) zusehends auf und konnte ausführlich darüber berichten. Kam das Thema auf seine familiäre Situation, besonders die Stiefmutter, brach er stets in Tränen aus. Er konnte aber keine konkrete Konfliktsituation beschreiben, da er eigentlich keinen Grund hätte zum Traurigsein, er hätte sich mit der Situation der Scheidung längst abgefunden. Er habe alle Familienmitglieder gern und sei sicher, auch wiedergeliebt zu werden etc.. In einer langmonatigen tiefenpsychologisch orientierten Einzeltherapie unter Einbeziehung von Vater und Stiefmutter konnten massive verdrängte aggressive Impulse der Stiefmutter gegenüber, Identitäts- und Loyalitätskonflikte aufgedeckt werden. Vom Erlernen des autogenen Trainings konnte er profitieren und mehr eigene Autonomie gewinnen. Erst durch den Einsatz von Antidepressiva (Imipramin) konnte jedoch eine anhaltende Stimmungsaufhellung mit einem Rückgang der Weinanfälle erreicht werden (trotz des starken reaktiven Anteils war eine endogene Komponente bei ausgeprägter familiärer Belastung nicht zu vernachlässigen).

Ein 9jähriges Mädchen wird von ihren Eltern wegen Leistungsversagen in der Schule, besonders im Deutschen, und Verhaltensauffälligkeiten vorgestellt. Obwohl sie in der Schule anfangs sehr motiviert und fleißig gewesen sei, habe sie etwa ab der zweiten Klasse zunehmend Schwierigkeiten bei der Rechtschreibung gehabt, woraus eine zunehmende Schulunlust erwuchs, die sich auch auf die anderen Fächer ausbreitete. Des weiteren berichteten die Eltern, daß das Mädchen "seit der Wende" (die Familie wohnte in der ehemaligen DDR) häufig anfange zu weinen, wenn sie von den Eltern auf Probleme angesprochen werde. Sie sei dann völlig unerreichbar, ziehe sich häufig trotzig in ihr Zimmer zurück, so daß ein Gespräch nie zustande käme. Sie zeigte eine ausgeprägte Schulangst, klagte schon morgens über Übelkeit und Appetitlosigkeit und wollte oft erst gar nicht in die Schule gehen. In der Schule war sie sozial überangepaßt, fiel aber durch ihre mangelnde Leistungsmotivation und geringe Frustrationstoleranz den Lehrern auf. Die Mutter war ab dem sechsten Lebensmonat des Mädchens ganztags als Facharbeiterin berufstätig. Das Mädchen wurde zunächst in die Obhut einer Kinderkrippe und später in einen Kindergarten gegeben. Sie wurde primär als ein fröhliches und unbekümmertes Mädchen beschrieben, die keinerlei Erziehungsprobleme bereitete. Der sehr strenge, leistungsorientierte Vater forderte als Therapieziel klar und deutlich, daß er wolle, daß seine Tochter lerne, sich in der neuen "Ellbogengesellschaft" bewähre und ihren "Mann stehe", daß sie ihre "Weinerlichkeit abzustellen hätte" und vernünftige schulische Leistungen erbringe. Bei der testpsychologischen Untersuchung ergab sich eine ausgeprägte Legasthenie bei durchschnittlicher Intelligenz. In Depressionsfragebögen wurde depressives Erleben stark abgewehrt, im Angstfragebogen für Schüler zeigte sie überdurchschnittliche Werte bei Prüfungsangst, manifester Angst und Schulunlust bei auffallend hoher sozialer Erwünschtheit. Projektive Verfahren (Sceno-Test, Familienbrett, CAT) waren wenig ergiebig, da dem Mädchen dazu nichts einfiel. Auch bei der Dreiwunschprobe konnte sie keinen Wunsch benennen. Nachdem sie in der Schule als Legasthenikerin anerkannt war und ein Legasthenikertraining mit begleitender Erziehungsberatung der Eltern durchgeführt wurde, trat eine deutliche Entlastung und ein Rückgang der depressiven Symptomatik ein.

Bilder eines 6jährigen Jungen mit depressiver Anpassungsreaktion:

Abb. 11.3: "Das Kind schämt sich."

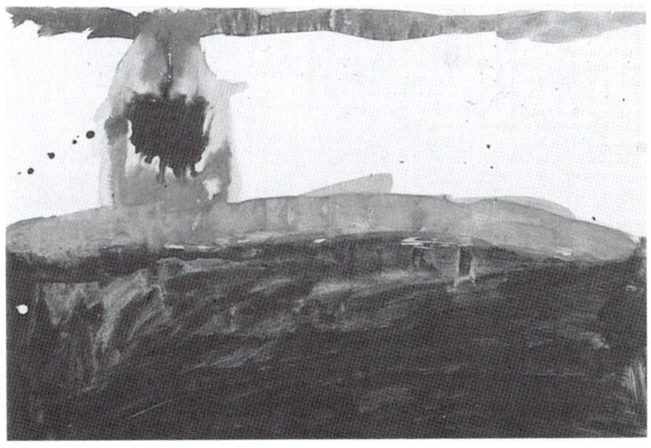

Abb. 11.4: "Mein Zuhause."

Diagnose

Angesichts der uneinheitlichen Möglichkeiten mit der Klassifikation depressiver Syndrome im Kindes- und Jugendalter muß einer sorgfältigen Diagnosenstellung besondere Beachtung geschenkt werden. Bei der Eigenanamnese sollten frühkindliche Belastungsfaktoren, die Berücksichtigung der Primärpersönlichkeit und mögliche lebensgeschichtliche Belastungsfaktoren genauer erfragt werden. Immer sollten hierzu Kindergarten- und Schulberichte angefordert werden, um das Bild auch fremdanamnestisch abzurunden. Die Exploration der Kinder und oft auch der Jugendlichen ist nicht selten wenig ergiebig, da diese wortkarg und einsilbig antworten, wenig zur eigenen Befindlichkeit aussagen können, die Familiensituation als normal darstellen und ihre innere Not nicht verbalisieren können. Hilfreich kann in diesen Fällen sein, wenn man freie oder vorgegebene Themen zeichnen oder malen läßt oder mit Hilfe von Puppen und Spielmaterial versucht, einen Zugang zu ihnen zu bekommen. Projektive Verfahren, wie z.B. der Sceno-Test, das Familienbrett, der CAT, Satzergänzungstest, DÜSS-Fabeln, Schweinchen-Schwarzfuß-Test) können wertvolle Hinweise über das innere Erleben der Kinder geben, sofern sie bereit sind, sich auf die Verfahren einzulassen. Wegen häufig beschriebener Lustlosigkeit, mangelndem Selbstbewußtsein oder auch Phantasieschwäche können diese Verfahren dann wenig weiterhelfen. Für den deutschen Sprachgebrauch gibt es derzeit drei *Depressionsinventare* für Kinder und Jugendliche:

- Childrens Depression Rating Scale (CDRS) (Poznanski et. al. 1984, Deutsche Bearbeitung von Steinhausen, 1993 [Steinhausen, H.C.: Psychische Störungen bei Kindern und Jugendlichen. Urban & Schwarzenberg, München, Wien, 1993])
  18 items, Altersbereich 6 - 12 Jahre
- Depressionsinventar für Kinder und Jugendliche - DIKJ (Stiensmeyer et al., 1989)
  27 items, Altersbereich 8 -17 Jahre
- Depressionstest für Kinder DTK (Rossmann, 1991)
  55 items, Altersbereich 9 - 13 Jahre

Diese Depressionsbeurteilungsskalen können bei Kindern und Jugendlichen, die bereit sind, über sich selbst ehrlich Auskunft zu geben, eine große Hilfe sein. Nicht selten ist das Ergebnis nicht sehr valide, da die Befragten dazu neigen, ihre Problematik zu bagatellisieren oder auch zu dissimulieren bzw. die Fragen im Sinne einer sozialen Erwünschtheit zu beantworten. Das von ihnen so gezeichnete Bild steht dann in krassem Gegensatz zu der geschilderten Symptomatik und dürfte als innere Abwehr anzusehen sein.

Bei der *Familienanamnese* sollten Fragen nach der eigenen Biographie der Eltern, besonders im Hinblick auf ähnliche depressive Verhaltensweisen bei den Eltern oder Großeltern und Verwandten (familiäre Belastung mit Depressionen) einfühlsam aber klar gestellt werden. Ausdrücke wie *Depressionen* oder *psychische Krankheit* sollten vermieden werden, da diese von den Eltern als Makel angesehen und nicht gerne eingestanden werden. Statt dessen spricht man besser von häufig *bedrückten, schwernehmerischen, passiven, antriebsgestörten Verhaltensweisen* von Familienmitgliedern.

Checkliste

Außer Routinediagnostik:

- ✓ Focus auf familiäre Belastung mit Depressionen
- ✓ Primärpersönlichkeit des Kindes Ersterkrankung, phasenhafte oder chronische Verläufe, Anpassungsreaktionen)
- ✓ Exploration nicht selten unergiebig, daher zusätzlich fremdanamnestische Angaben (Kindergarten, Schule)
- ✓ immer Suizidtendenzen erfragen
- ✓ projektive Verfahren
- ✓ Depressionsfragebögen wie o. a.

Differentialdiagnose

Zur Differentialdiagnose depressiver Syndrome im Kindes- und Jugendalter kann die im Abschnitt *Definition und Klassifikation* angegebene Diagnosenaufstellung nach der ICD-10 eine Hilfe bei der Unterscheidung sein. Auf die Komorbidität zwischen Depressions-, Angst- und Aufmerksamkeitsstörungen wurde bereits hingewiesen. Hier gilt es, die vorherrschende Symptomatik als erstes zu klassifizieren oder sich für eine gemischte Störung zu entscheiden. Ferner ist es gerade im Kindes- und Jugendalter differentialdiagnostisch bedeutsam, depressive Verstimmungszustände nach schweren Infektionskrankheiten (z.B. Masern), bei hirnorganischen Schädigungen (vgl. Hirnorganisches Psychosyndrom Kap. 8.), bei cerebralen Anfallsleiden u.U. auch als unerwünschte Wirkung bei Antiepileptika, zu Beginn erblicher degenerativer Erkrankungen (wie Chorea Huntington, Morbus Wilson) voneinander abzugrenzen.

Ätiopathogenese

Man kann heute davon ausgehen, daß die Entstehung von depressiven Syndromen im Kindes- und Jugendalter einerseits von konstitutionell genetischen ("endogenen") und andererseits von reaktiven psychosozialen ("exogenen") Konstellationen und Faktoren im Einzelfall mit unterschiedlicher, schwer abgrenzbarer Gewichtung gekennzeichnet ist. Es besteht heute kein Zweifel mehr darüber, daß genetische Faktoren, zumindest bei den affektiven Psychosen, eine bedeutsame Rolle spielen. Das haben zahlreiche Familienuntersuchungen, Zwillings- und Adoptionsstudien überzeugend nachgewiesen. Sie dürfen dennoch weder über- noch unterschätzt werden, wobei wir zugeben müssen, daß die Unterscheidung zwischen sogenannten *endogenen* und *exogenen* Anteilen oftmals nicht möglich ist. Einige Autoren unterstreichen, daß das kindliche Temperament und seine emotionale Grundbefindlichkeit weitgehend genetisch festgelegt und damit unkorrigierbar sind. Derzeit vorherrschende biologisch orientierte Forschungsansätze focussieren ihr Augenmerk auf neuroendokrine Neurotransmitterstörungen und den Stoffwechsel der biogenen Amine Serotonin und Dopamin. Zum gegenwärtigen Zeitpunkt lassen sich jedoch noch keine validen Labortests für das Kindes- und Jugendalter anführen, die eine eindeutige klinische Relevanz für sich in Anspruch nehmen dürften. Dagegen wird den sogenannten somatogenen Depressionen, z.B. bei frühkindlich hirngeschädigten Kindern, bei schweren Infektionskrankheiten, bei Epilepsien und degenerativen Erkrankungen eine bedeutsame ätiopathogenetische Bedeutung zugewiesen. Psychosoziale Belastungsfaktoren, die die Entstehung depressiver Syndrome im Kindesalter begünstigen, dürften in der klinischen Praxis von besonderer Bedeutung sein. Eine Übersicht zeigt Tab. 11.5.

- frühkindliche oder längerdauernde emotionale Deprivation
  Halb- oder Vollwaisen, häufig wechselnde Bezugspersonen, "broken home", Disharmonie in der Familie, Erziehungsfehlhaltungen, Beziehungsstörungen, Vernachlässigung, Trennungstraumata
- inadäquate Beschulung
  Überforderung, übersteigerte Leistungserwartungen und -ansprüche, Unterforderung
- Teilleistungsschwächen
  Legasthenie, Dyskalkulie
- chronische Krankheiten
- Körper- und Sinnesbehinderungen
- Dysmorphie
- körperliche, sexuelle, seelische Mißhandlung
- psychische Erkrankungen in der Familie
  Psychosen, Alkoholismus, neurotische Störungen
- soziokulturelle Konflikte
  Ausländerkinder
- sozio-ökonomische Belastungen
  Arbeitslosigkeit u. a.
- genetisch-konstitutionelle Faktoren

Tab. 11.5: Depressive Syndrome begünstigende Konstellationen.

Hier sind Kinder zu nennen, die einer frühkindlichen oder länger dauernden emotionalen *Deprivation* ausgesetzt sind, z.B. Halb- oder Vollwaisen, Kinder, die häufig wechselnde Bezugspersonen zu verkraften haben; Familien, die dem sogenannten *broken home* zuzuordnen sind, also Scheidungsfamilien und Kinder, die fremdplaciert werden mußten; Familien, in denen durch eine chronische Disharmonie die Kinder fortlaufenden Belastungen ausgesetzt sind; Eltern, die erziehungsunsicher, -schwach oder -unfähig sind, die einen autoritär-restriktiven oder wechselnden, inkonsequenten, permissiven Erziehungsstil praktizieren; Beziehungsstörungen, die zwischen Eltern und Kind entstehen durch fortgesetzt ablehnende oder gar feindselige Haltungen eines Elternteils oder beider oder die durch einen Wechsel zwischen Überbehütung und schroffer Ablehnung gekennzeichnet sind. Andere pathogene Erziehungshaltungen sind körperliche und emotionale Vernachlässigung.

Auch häufige Umzüge, die mit dem Verlust der gewohnten Umgebung, des Freundeskreises und außerfamilialer Bezugspersonen einhergehen, können pathogenetisch bedeutsam sein.

Bei einer sogenannten *Schuldepression* kann ursächlich eine inadäquate Beschulung bei übersteigerten Leistungserwartungen und -ansprüchen der Eltern oder auch der Kinder zu einer ständigen Überforderung führen (z.B. unterdurchschnittlich begabte Kinder, die sich auf der Haupt- oder Realschule abmühen, oder knapp durchschnittliche Kinder, die den Anforderungen des Gymnasiums nicht gewachsen sind). In Einzelfällen kann auch eine Unterforderung hochbegabter Kinder in einer inadäquaten Schulform zu depressiven Reaktionen führen. Des weiteren sind unerkannte Teilleistungsschwächen wie Legasthenie und Dyskalkulie nicht selten Auslöser für reaktiv depressive Verstimmungszustände und andere psychiatrische/psychosomatische Auffälligkeiten (vgl. Kap. 5.2.). Auch Kinder mit einem hyperkinetischen Syndrom und/oder einer Entwicklungsdyspraxie (Syndrom des ungeschickten Kindes) können durch stetige Tadel und Zurückweisungen, Hänseleien, soziale Isolation an depressiven Syndromen erkranken (vgl. Kap. 5.3. und 10.).

Bei *chronischen Krankheiten* der Kinder und Jugendlichen wie z.B. Diabetes, Mukoviszidose, Asthma u. v. a. können Kinder depressiv reagieren, da sie ständig an ihre Leistungsgrenzen geführt werden, auf mangelndes Verständnis seitens der Umwelt treffen und mit den Klassenkameraden nicht mithalten können. Ähnliches gilt für Körper- und Sinnesbehinderungen (spastische Hemi-, Dioder Tetraplegie, Hör- und Sinnesbehinderungen oder auch dysmorphe Syndrome), wobei Kinder je nach Akzeptanz und Toleranz seitens der Lehrer und Klassenkameraden depressiv reagieren können.

Mißhandlungssyndrome (körperliche, seelische, sexuelle) gehen nahezu immer mit reaktiven depressiven Verstimmungszuständen einher und zeigen daneben noch vielfältige unspezifische psychopathologische Symptome. In Familien, in denen ein oder mehrere Angehörige unter *Psychosen, Alkoholismus* oder schweren *neurotischen Störungen* leiden, kommt es bei Kindern und Jugendlichen gehäuft zu Dekompensationen, die sich vornehmlich auch in depressiven Symptomen niederschlagen können. Nicht zuletzt müssen *soziokulturelle Konflikte* angeführt werden, die in Ausländerfamilien zum Tragen kommen, die aus Konflikten zwischen den tradierten Wert- und Normvorstellungen der Herkunftsfamilie und den Gegebenheiten des Gastlandes resultieren. Besonders bei Jugendlichen finden sich hier nicht selten dramatische depressive Reaktionen, nicht selten mit Suizidversuchen und auch Suiziden. In der gegenwärtigen gesellschaftlichen Situation sollen auch *sozio-ökonomische Belastungen*, die durch längerfristige Arbeitslosigkeit eines Elternteils und der daraus resultierenden sozialen Not und depressiven Verhaltensweisen in der Familie resultieren, nicht unerwähnt bleiben.

Die klassische Psychoanalyse tat sich lange Zeit schwer, die Existenz einer kindlichen Depression überhaupt anzuerkennen (man sprach aufgrund ihrer angeblich undifferenzierten kognitiven und emotionalen Fähigkeiten von einer fehlenden Depressionsfähigkeit), da Kinder nicht über verdrängungsfähige Instanzen verfügen sollten. Wenngleich diese Auffassung inzwischen als überholt gelten muß und jeder klinischen Erfahrung widerspricht, sind *tiefenpsychologische Ansätze* in der klinischen Praxis durchaus geeignet, um die zugrundeliegenden Konflikte und die Abwehrmechanismen zu erhellen und zu bearbeiten. *Verhaltenstherapeutische Ansätze* gehen davon aus, daß Kinder und Jugendliche depressiv reagieren, wenn sie einen Mangel an positiver Verstärkung oder an sozialen Fertigkeiten erleben. Das depressive Kind/der depressive Jugendliche ist nicht in der Lage, seine aktuellen Lebensumstände wirksam zu verändern und soziale Verstärkungen in seiner Umwelt zu erkennen. Auch *lerntheoretische Modelle* gehen davon aus, daß bei Ausbleiben von positiven Verstärkungen noch vorhandene Aktivitäten reduziert werden, was in einen *circulus vitiosus* einmünden kann. Das von Seligman beschriebene *Konzept der gelernten Hilflosigkeit* geht davon aus, daß sich der depressive Mensch als jemand betrachtet, der sein Verhalten als unabhängig von Verstärkungen wahrnimmt. Er ist subjektiv davon überzeugt, daß er das Opfer unangenehmer Ereignisse wird, ganz gleich wie er sich verhält. Dieses vielfach propagierte Modell dürfte angesichts nur wenig vorhandener Studien an Kindern und Jugendlichen nur bedingt verwertbar sein.

Depressive Menschen weisen häufig *kognitive Verzerrungen* auf, sowohl in bezug auf ihr subjektives Selbsterleben und ihre Selbsteinschätzung als auch auf äußere Ereignisse und ihre Fähigkeiten, Verhaltensweisen anderer Menschen einzuordnen. Sie beziehen alles unter negativen Vorzeichen auf sich, fühlen sich oft in grotesker Weise schuldig, können sich auch über Erfolge wenig oder nur kurzfristig freuen, können mit Lob und gefühlsbetonter Zuwendung wenig anfangen oder weisen diese dysphorisch zurück. Reagieren darauf die Mitmenschen hilflos oder verärgert, erlebt der Depressive dies wiederum als schuldhaft oder sieht darin eine Bestätigung seiner eigenen Wert- und Nutzlosigkeit.

■ Therapie, Verlauf, Prognose

Allen therapeutischen Bemühungen müssen vorherige sorgfältige und differenzierte diagnostische Überlegungen vorangehen, wobei besonders die Klassifikation (☞ Diagnostik), die Beurteilung des Schweregrades, die reaktiven, konstitutionellen oder somatogenen Bedingungsfaktoren und die alterstypischen Ausformungen depressiver Zustandsbilder berücksichtigt werden müssen. Alle Formen von Depressionen im Kindes- und Jugendalter bedürfen einer fachgerechten Psychotherapie oder auch heilpädagogischen Behandlung, wobei im Einzelfall immer zu prüfen ist, welchen Stellenwert eine antidepressive Pharmakotherapie im Gesamttherapiekonzept einnehmen kann und soll. Unabdingbar für den Aufbau einer therapeutischen Beziehung ist, daß der Arzt/Therapeut in empathischer, mitfühlender Weise dem Kind und seinen Angehörigen vermitteln kann, daß er das Kind/den Jugendlichen in seiner depressiven Stimmung und Erlebnisweise, seiner Ratlosigkeit und Hilflosigkeit, dem Gefühl des Ausgeliefertseins, der Trauer und Hoffnungslosigkeit, seiner Unfähigkeit, sich zu freuen, und in seiner subjektiven düsteren Weltsicht verstehen kann. Er sollte sowohl den Patienten als auch seine Eltern in seine diagnostischen Überlegungen mit einbeziehen, d.h. ihnen klar sagen, daß es sich um eine depressive Verstimmung von Krankheitswert handelt und nicht um eine pädagogisch beeinflußbare Faulheit, Lustlosigkeit oder eine schlechte Laune, die man mit etwas gutem Willen leicht beherrschen könnte. Der Arzt, der mit den in Laienkreisen üblichen Aufmunterungen ("Kopf hoch, es wird schon wieder werden; nimm dich doch mal zusammen; sieh doch mal, wie schön die Sonne scheint und die Vögel singen; es ist doch alles gar nicht so schlimm" usw.), vielleicht sogar in guter Absicht, abspeisen will, verkennt, daß diese vermeintlichen Tröstungen von dem Kind oder Jugendlichen eher als zynisch erlebt werden. Auf jeden Fall wird es/er sich unverstanden fühlen und kein Vertrauen zum Therapeuten fassen können. Für eine tragende therapeutische Beziehung ist es dagegen sehr wohl wichtig, daß sich der Arzt darum bemüht, dem Kind/dem Jugendlichen seine engagierte Anteilnahme, Unterstützung und Zuversicht zu vermitteln, daß er dem Patienten sagt, daß es Wege gibt, um ihn aus seinem depressiven Gefängnis zu befreien (dies ist auch besonders wichtig bei phasischen Störungen). Den Eltern ist ferner zu raten, daß sie lernen, ihr Kind in seiner Krankheit zunächst zu akzeptieren und anzunehmen, es nicht zu bestrafen oder ständig zu kritisieren und zu ermahnen. Dies ist in der Praxis allerdings nicht immer einfach und gelingt oft in einem professionellen Rahmen, z.B. in der Klinik, besser als in der Familie, zumal wenn Mutter oder Vater selbst depressiv sind.

Neben patientenzentrierten therapeutischen Verfahren muß im Einzelfall immer überprüft werden, ob im sozialen Umfeld Veränderungen herbeigeführt werden können, die das depressive Kind oder den Jugendlichen entlasten können. Dies gilt z.B. für depressive Syndrome, die auf frühkindliche oder längerdauernde emotionale Deprivation zurückzuführen sind durch häufig wechselnde Bezugspersonen, bei unvollständigen Familien durch Trennung, Scheidung oder Tod, bei chronischen ungünstigen Erziehungsfehlhaltungen oder -insuffizienzen, bei belastenden Beziehungsstörungen zwischen Kind und Eltern, bei chronisch disharmonischen Familien oder bei schweren Vernachlässigungen. Hier muß der Schwerpunkt auf eine Erziehungsberatung gelegt werden, ggfs. müssen belastende äußere Verhältnisse verändert werden, z.B. durch Fremdplacierungen in heilpädagogische Heime oder Pflegefamilien.

Bei depressiven Reaktionen, die z.B. durch Schulängste und Leistungsversagen bedingt sind, muß durch eine gezielte Diagnostik ausgeschlossen werden, ob das Kind an Teilleistungsschwächen z.B. Legasthenie und Dyskalkulie leidet, ob es inadäquat beschult wird. In diesem Fall ist ein Schulwechsel zu überlegen, der nicht selten zu einer deutlichen Entlastung führt. Somatogene Depressionen bei chronischen Krankheiten, wie z.B. hirnorganischen Psychosyndromen, Epilepsien, Endokrinopathien (Hypothyreose), Chromosomenaberrationen (wie TURNER- und KLINEFELTER-Syndrom), bei Infektionskrankheiten oder auch bei Körper- und Sinnesbehinderungen werden häufig übersehen, da die Grundkrankheit im Vordergrund steht. Hier ist es wichtig, auf die bestehende depressive Symptomatik hinzuweisen und diese gezielt psychotherapeutisch zu behandeln.

Kinder, die körperlich, seelisch oder sexuell mißhandelt werden, weisen fast immer eine depressive Verstimmung auf oder zeigen psychosomatische Störungen im Sinne einer larvierten Depression. In diesen Fällen ist eine psychotherapeutische Einzel- und Familientherapie indiziert, ggfs. müssen auch vormundschaftsrichterliche Maßnahmen mit dem Ziel einer Herausnahme des Kindes aus dem schädigenden Milieu veranlaßt werden. Stehen psychische Erkrankungen in der Familie, wie depressive oder schizophrene Psychosen, Alkoholismus und schwere neurotische Störungen im Vordergrund, können die kranken Kinder dadurch entlastet werden, wenn es gelingt, den erkrankten Elternteil einer eigenen Psychotherapie zuzuführen. Andere soziale Belastungsfaktoren wie Arbeitslosigkeit des Vaters oder der Mutter, finanzielle Notlagen, beengte Wohnverhältnisse bedürfen sozialtherapeutischer Maßnahmen, individueller Beratung und sozialpädagogischer Interventionen.

Über die Wertigkeit der einzelnen *Psychotherapieformen* in der Depressionsbehandlung herrscht noch Uneinigkeit. Während im Erwachsenenalter derzeit verhaltenstherapeutische und kognitive Verfahren favorisiert werden, gibt es im Kindes- und Jugendalter noch zu wenig systematische Studien über deren Anwendung und Wirksamkeit. Es wurden Erfolge berichtet bei der Verwendung von *Trainingsprogrammen* (z.B. Training von sozial unsicheren Kindern nach Petermann und Petermann). Es gibt jedoch begründete Zweifel, ob diese Verfahren auch bei schwerer erkrankten depressiven Kindern erfolgreich sind. *Verhaltenstherapeutische und kognitive Verfahren* zielen darauf ab, den häufig vorhandenen kognitiv verzerrten Wahrnehmungsstil der Patienten (s.o.) zu relativieren und einen verbesserten Realitätsbezug herzustellen. Diese schließen Techniken der verbesserten Selbstwahrnehmung und Selbstkontrolle, Verstärkerprogramme und kognitive Veränderungen von Einstellungen ein. Wenn es gelingt, eine ausreichende Motivation herzustellen, können diese Verfahren, besonders bei Jugendlichen, hilfreich eingesetzt werden. Die klassische *psychoanalytische* Theorie nimmt an, daß depressive Patienten auf Liebesverlust oder Trennungserlebnisse mit Aggressionen gegen sich selbst reagieren. Die Anwendung klassischer psychoanalytischer Verfahren stößt zumindest bei konstitutionellen "endogenen" depressiven Syndromen auf ihre Grenzen, zumal sie langfristig (über Jahre) angelegt sind und angesichts der oft fehlenden Introspektions- und Verbalisationsfähigkeit der Betroffenen letztlich wenig hilfreich sind. Dagegen sind *tiefenpsychologisch orientierte Verfahren*, die konkret handelnde Elemente in Form von spielerischem Ausagieren, kreative Elemente (z.B. malen, modellieren, bildnerisches Gestalten) einbeziehen oder auch das autogene Training oder die progressive Muskelrelaxation nach Jacobson oder körperzentrierte Verfahren wie die konzentrative Bewegungstherapie einbeziehen, erfolgversprechend. Im klinischen Setting sollten psychotherapiebegleitende Verfahren wie z.B. die Ergotherapie (Vermittlung von Erfolgserlebnissen, Förderung der Selbstwahrnehmung, Beschäftigung mit konkreten Materialien, Förderung der eigenen Kreativität u. a.), der Musiktherapie (nonverbale Möglichkeiten zur Selbst- und Fremdwahrnehmung, Ausleben von Gefühlen wie Wut, Aggression, Trauer, Schmerz und Freude, Verbesserung der Kommunikationsfähigkeit u. a.) oder auch der Mototherapie (Möglichkeiten der Körperwahrnehmung und -akzeptanz, Zutrauen zum eigenen Körper, emotionale Ausdrucksformen der Körperlichkeit, körperliches Ausagieren von Gefühlen u. a.) nicht unterschätzt werden. Sie sind oft ein unverzichtbarer Bestandteil im Gesamttherapiekonzept und tragen nicht selten zum Gelingen einer erfolgreichen Therapie wesentlich bei. Im klinischen Kontext dürfen auch Erfahrungen der Patienten, die sie innerhalb der Kinder- und Jugendlichengruppen sowie auch den Betreuern machen, z.B. im klinischen Alltag, in der Klinikschule, in Gruppengesprächen, bei gemeinsamen Unternehmungen, bei denen sie lernen, ihre eigenen Probleme zu relativieren oder neue Erfahrungen zu machen, nicht zu gering bewertet werden. Vielfach ist gerade auch die Trennung vom oft belastenden häuslichen Milieu für depressive Kinder und Jugendliche sehr entlastend und läßt sie wieder neue Kraft und Zuversicht schöpfen. Im klinischen Setting ist es auch wichtig, daß Strukturvorgaben (Strukturierung im Alltag, Aktivierung, Vermeidung von Rückzug und Langschläferei, da diese depressionsfördernd sind) angeboten werden.

Der Einsatz von *Psychopharmaka* (vgl. Kap. 3.7.) richtet sich mehr nach der klinischen Symptomatik als nach der Ätiologie, d.h. er sollte nicht davon abhängig gemacht werden, ob es sich um somatogene, konstitutionell endogene oder reaktive und neurotische Bedingungsfaktoren handelt. Generell ist zu sagen, daß die Anwendung von trizyklischen Antidepressiva bei Kindern und Jugendlichen oft nicht die eindeutigen Erfolge wie im Erwachsenenalter zeigt. Dennoch sollte ihr Einsatz besonders bei schweren Depressionsformen mit oder ohne suizidaler Gefährdung durchaus erwogen werden. Es ist sicher unprofessionell, wenn man Kinder und Jugendliche grundsätzlich von einer antidepressiven Psychopharmakotherapie ausschließt unter Hinweis auf deren jugendliches Alter oder auf mögliche Nebenwirkungen. Dagegen sieht der Depressionsforscher G. Nissen es als einen Kunstfehler an, wenn der Arzt nach der Diagnose eines depressiven Syndroms unmittelbar mit einer psychopharmakologischen Therapie beginnt. Hat man sich aufgrund des Schweregrades, der mangelnden psychotherapeutischen Beeinflußbarkeit oder bei bestehender Suizidalität zu einer Psychopharmakotherapie entschlossen, hat sich die Auswahl des geeigneten Antidepressivums nach der Zielsymptomatik zu richten. Bei stark psychomotorisch gehemmten und antriebsschwachen Patienten sollten depressionslösende und aktivierende Medikamente wie z.B. Imipramin (Tofranil®), Maprotilin (Ludiomil®) oder Sulpirid (Dogmatil®) eingesetzt werden. Liegen mehr vital depressive Verstimmungen vor, sind stimmungsaufhellende und stärker aktivierende Medikamente wie Desipramin (Pertofran®), Nortriptylin (Nortrilen®) oder auch Sulpirid (Dogmatil®) zu erwägen. Bei ängstlich-psychomotorischen Erregungszuständen werden dämpfende und sedierende Medikamente wie Amitriptylin (Laroxyl®, Saroten®) oder Doxepin (Aponal®) erfolgversprechend eingesetzt. In diesen Fällen können auch Neuroleptika mit leicht antidepressiver Wirkung, zumal wenn eine stärker sedierende Wirkung angestrebt wird, in Form von Thioridazin (Melleril®) oder Chlorprothixen (Truxal®) verordnet werden. Bisher galt, daß MAO-Hemmer im Kindes- und Jugendalter kontraindiziert sind. Durch die neue Substanz Moclobemid (Aurorix®) scheint sich in der Depressionsbehandlung eine neue Perspektive eröffnet zu haben, da diese Medikamente gut vertragen werden und keine spezifische Diät erfordern. Erste empirische Befunde berichten über gute bis befriedigende Erfolge. Zunehmend werden auch bei Jugendlichen Serotonin-Wiederaufnahmehemmer (SSRI) erfolgreich eingesetzt, wenngleich diese für Patienten unter 18 Jahren offiziell noch nicht zugelassen sind. Es handelt sich um die Substanzen Fluoxetin (Fluctin®), Fluvoxamin (Fevarin®; Zulassung zur Behandlung von Zwangsstörungen steht bevor) u. a. → vgl. Tab. 3.20. Besonders wegen der geringeren Ausprägung unerwünschter Wirkungen ist die Compliance deutlich höher. Grundsätzlich ist es zweckmäßig, besonders bei ambulanter Behandlung, wenn man Antidepressiva einschleichend dosiert, damit die Verträglichkeit und mögliche Nebenwirkungen geprüft werden können. Bei bestehender Suizidalität ist zu beachten, daß die antriebssteigernde Wirkung oft vor der Stimmungsaufhellung in Erscheinung tritt, so daß eine latente Selbstmordtendenz aktiviert werden kann. In diesen Fällen sind Antidepressiva mit antriebssteigernder Komponente kontraindiziert. Im Einzelfall ist immer auch darauf zu achten, welche psychologische Bedeutung der Einsatz von Antidepressiva beim Kind und Jugendlichen oder auch bei seinen Eltern hat. Es muß deutlich gemacht werden, daß Medikamente nur ein Teil im Gesamttherapiekonzept darstellen. Es sollte der Eindruck vermieden werden, daß Probleme einfach durch Pillen gelöst werden können, um so einem etwaigen späteren Medikamenten- oder Drogenabusus vorzubeugen. Bei schweren Schlafstörungen ist manchmal eine zeitlich begrenzte Zusatzmedikation mit Chloralhydrat oder Benzodiazepinderivaten (z.B. Mogadan®) erforderlich. Da Barbiturate die Leberenzyme stimulieren und die Wirksamkeit der Antidepressiva beeinträchtigen, sind sie kontraindiziert.

Bei vitalen Depressionen ist ein Versuch mit einem *fraktionierten Schlafentzug*, namentlich bei jugendlichen Patienten, sinnvoll. Man weckt die Patienten um 01.00 Uhr nachts auf und hält sie die restliche Nacht und den folgenden Tag wach. Man wiederholt diese Prozedur dreimal mit eintägigen Pausen, in denen die Patienten wieder schlafen dürfen. Obwohl der Mechanismus nicht genau geklärt ist, zeigt diese Therapieform, besonders in Kombination mit Antidepressiva, befriedigende bis gute Erfolge. Inwieweit die in der Erwachsenenpsychiatrie neuerdings propagierte Lichttherapie auch auf Kinder und Jugendliche anzuwenden ist, ist angesichts fehlender empirischer Ergebnisse noch offen.

Verlaufsuntersuchungen über depressive Syndrome im Kindes- und Jugendalter sind rar und dementsprechend sind Aussagen über mittel- und langfristige Verläufe derzeit noch unbefriedigend. Soweit es gelingt, bei reaktiven und Anpassungsstörungen die belastenden Faktoren zu reduzieren oder zu eliminieren, ist ein eher günstiger Verlauf anzunehmen. Neuere Untersuchungen haben ergeben, daß in einem hohen Prozentsatz unabhängig von Geschlecht, Alter und Erstmanifestation eine hohe Persistenz bis in das Erwachsenenalter besteht. Dem Kinder- und Jugendpsychiater kommt somit eine besondere Bedeutung in der Prävention und Prophylaxe depressiver Störungen zu, so daß er gefordert ist, sein Augenmerk auf die frühzeitige Diagnostik und Therapie depressiver Störungen im Kindes- und Jugendalter in besonderem Maße zu richten.

Hinweise für die Elternberatung

- Den Eltern sollte vermittelt werden, daß es sich um eine behandlungsbedürftige, psychische Erkrankung handelt, und nicht um eine erzieherisch beeinflußbare Verhaltensanomalie
- Die Eltern sollten sich diffamierender Äußerungen und Kritik, Bestrafungen ebenso wie auch gutgemeinter Ermutigungen und Tröstungen enthalten
- Bei schweren depressiven Syndromen und vor allem bei Suizidalität müssen die Eltern von der Notwendigkeit einer stationären Behandlung überzeugt werden
- Die Notwendigkeit einer psychopharmakologischen Behandlung muß mit dem Patienten und seinen Eltern ausführlich erörtert werden

Fehlerquellen in Diagnostik und Therapie

- Verkennung der depressiven Symptomatik bei vorherrschenden Grunderkrankungen
- Bagatellisierungstendenzen bei larvierten Depressionen
- pädagogische Konsequenzen bei vermeintlich faulen, trägen, lustlosen und antriebsgestörten Kindern und Jugendlichen
- unkritischer Einsatz von Antidepressiva ebenso wie generelle Verneinung von deren Anwendung

11.4. Zwangsstörungen

Definition und Klassifikation

Zwangsstörungen sind charakterisiert durch ständig wiederkehrende Gedanken, Vorstellungen, Impulse oder Handlungen, die vom Betroffenen als quälend erlebt werden. Die Kranken sind sich zwar der Sinnlosigkeit dieser Phänomene bewußt, es gelingt ihnen aber nicht, sie abzuwehren, da sie Angst oder Unbehagen hervorrufen. Die Begriffe *Zwangsneurose* und *anankastische Neurose* werden synonym gebraucht. Die ICD-10 unterscheidet vorwiegend *Zwangsgedanken* oder *Grübelzwang* (F42.0), vorwiegend *Zwangshandlungen, Zwangsrituale* (F42.1) und *Zwangsgedanken* und *-handlungen* gemischt (F42.2). Zwangsgedanken können in Form von zwanghaften Ideen, bildhaften

Vorstellungen oder Zwangsimpulsen auftreten. Zwangshandlungen bzw. -rituale bilden sich häufig in Wasch-, Ordnungs- und Kontrollzwängen ab.

Epidemiologie

Zwangssyndrome galten in der älteren Literatur als sehr selten. Neuere epidemiologische und klinische Studien gehen jedoch von einer Prävalenz von etwa 1 % aus. Damit zählen die Zwangsstörungen zu den fünf häufigsten psychiatrischen Störungen überhaupt. Im Schulalter und der Adoleszenz werden ausgeprägte Zwangssyndrome bei 0,35 % angegeben, wobei ein Überwiegen des männlichen Geschlechtes besteht. Mehr als die Hälfte der Zwangsstörungen beginnen im Kindes- und Jugendalter, hier gehäuft um das 12. bis 14. Lebensjahr ohne Geschlechtspräferenz. Vorübergehendes anankastisches Verhalten in Form von An- und Auskleide- oder Zubettgehritualen, übergenaues Einhalten von Regeln und Gewohnheiten o. ä. sind dagegen im Kleinkindalter relativ häufig und bedürfen keiner therapeutischen Intervention. Im Grundschulalter wird anankastisches Verhalten in Form von Übergenauigkeit bei 3 % in ausgeprägter Form, bei 5 % in leichter Form angegeben.

Klinisches Bild

Typische Fallbeispiele

Ein 12jähriges Mädchen entwickelte abrupt ausgeprägte Ordnungszwänge und äußerte Zwangsgedanken ("ich muß sterben, ich habe Krebs"), die von massiven Ängsten und einer durchgehend depressiven Verstimmung begleitet waren. Ferner bestanden Ein- und Durchschlafstörungen sowie Angst vor Erstickungsanfällen. Prämorbid wird das Mädchen als sehr gehemmt, verschlossen, wortkarg, antriebs- und kontaktschwach beschrieben. Die Kindesmutter war eine ängstlich-depressive, hypochondrische Frau, die selbst in ihrer Kindheit unter Ordnungszwängen und Zwangsgedanken litt. Der Vater wurde als pedantisch, korrekt und unflexibel zwanghaft beschrieben.

Ein 15jähriger Junge litt seit drei Jahren unter einem massiven Wasch- und Duschzwang. Morgens stehe er schon um 5.00 Uhr auf und verbringe über zwei Stunden unter der Dusche. Er behaupte, er müsse dies tun, weil er sonst nicht sauber werde. Seit zwei Monaten konnte er nicht mehr in die Schule gehen, da er ständig damit beschäftigt war, über Bakterien und Schmutz nachzudenken, die er sich vom Leibe waschen mußte. Die Wasserrechnung der Familie überstieg bereits seit langem ein Vielfaches der Norm. Der Junge reagierte auf Vorhaltungen extrem aggressiv, beschimpfte die Eltern und setzte sich tätlich zur Wehr, wenn er am Waschen oder Duschen gehindert wurde. Obwohl die Familie und auch der Junge sehr stark unter der Symptomatik litten, hatte er sich jahrelang standhaft geweigert, zu einem Psychiater zu gehen, und die jetzige Vorstellung konnte nur mit massivem Druck der Eltern zustandekommen.

Ein 8jähriges Mädchen entwickelte nach der Einschulung folgende Zwangssymptomatik: sie mußte unzählige Male immer wieder "nein, nein, nein" rufen oder die Mutter beschimpfen ("du alte, dumme Nudel"). Abends vor dem Einschlafen rief sie der Mutter bis zu 50mal "Gute Nacht" zu. Diese mußte dann auf ihr Verlangen antworten: "Denk an die Kinderschule". Beim Essen wurden alle Nahrungsmittel vorher numeriert und streng nach der vorgegebenen Reihenfolge gegessen. Sie bekam heftigste Schreianfälle, wenn die Mutter auf ihre Zwangsrituale nicht einging. Sie sei immer ein sehr eigensinniges Kind gewesen, das zu Hause ein tyrannisches Verhalten gezeigt habe. Sie habe Eltern und Großeltern regelrecht herumkommandiert. Sie sei immer schon auffällig pedantisch und genau gewesen. In der Schule war sie eine vorbildliche Musterschülerin, sehr ehrgeizig und brachte sehr gute Leistungen.

Ein 11jähriger Junge begann plötzlich zwanghaft Unrat zu sammeln aus Angst, daß dieser "unwiderbringlich verlorengehe". Ferner bestanden Ordnungs-, Kontroll-, Wiederholungs- und Berührungszwänge sowie Zwangsbefürchtungen (schwer zu erkranken, zu sterben). Er entwickelte massive Trennungsängste, so daß er die Schule nicht mehr besuchen konnte und die Mutter deswegen ihre Halbtagsbeschäftigung aufgeben mußte.

Bei einem 13jährigen Jungen traten z. B. beim An- und Ausziehen, beim Türen auf- und zumachen und beim Essen massive Wiederholungszwänge auf, nachdem er von zwei Schulkameraden verprügelt worden war. Besonders beim Essen machte sich eine ausgeprägte Entscheidungsunfähigkeit bemerkbar. So konnte er sich nicht entscheiden, welche Kartoffel, welches Brotstück oder welche Nudel er zuerst essen sollte. Er äußerte Angst, die Nahrungsmittel könnten nicht frisch sein. Wenn er z. B. von einem Stück Fleisch ein Stück abgeschnitten hatte, hatte er das Gefühl, der Rest sei schon alt, oder nach dem Öffnen einer Flasche Saft konnte er nur das erste "frische" Glas trinken. Der Junge war zunehmend mit diesen Zwängen beschäftigt und konnte die Schule nicht mehr besuchen. Besonders der Vater wurde damit regelrecht tyrannisiert. Wenn der Junge an seinen Zwängen gehindert wurde, bekam er Wutanfälle. Prämorbid sei er ein immer braves, stilles und fügsames Kind gewesen, das keine Trotzphase durchmachte. Die ängstlich-depressive Mutter praktizierte einen strengen, moralisierenden und unflexiblen Erziehungsstil. Der Vater war verschlossen und wortkarg, in seinem Erziehungsverhalten sehr inkonsequent und permissiv. Sexuelle Themen wurden in der Familie ungewöhnlich tabuisiert. Die Fallanalyse ergab, daß der Junge unter massiven sexuellen Ängsten und Onanieskrupeln litt.

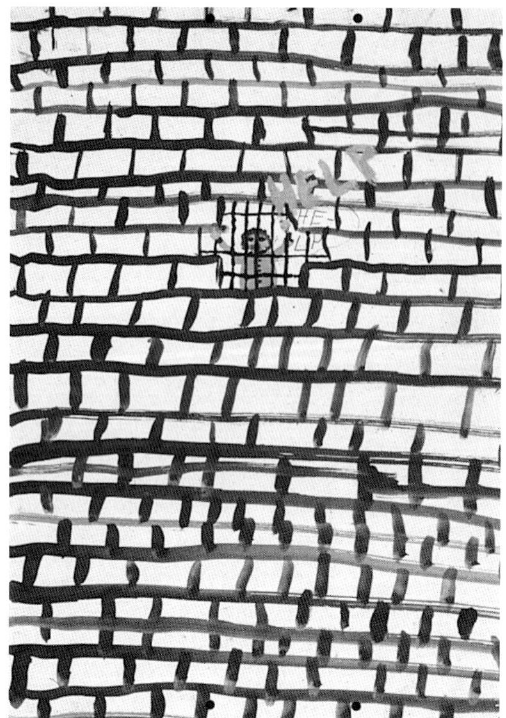

Abb. 11.5: Bild eines 13jährigen Jungen mit ausgeprägten Zwangshandlungen, die ihn überwältigen.

Die Symptome ähneln denen, wie sie auch bei Erwachsenen beschrieben wurden: Bei den Zwangshandlungen überwiegen Waschen, Kontrollieren, Wiederholen, Ordnen, oft auch in Form von komplexen Zwangsritualen. Die Zwangsgedanken bestehen meist aus umschriebenen Befürchtungen (vor Krankheit oder Tod, Bakterien, Chemikalien, Schmutz, Kot, Urin und anderen ekelbesetzten Stoffen). Als Variante des Kindes- und Jugendalters dürften Frage-(Rückversicherungs-)zwänge, ein zwanghaftes Überschreiben (Geschriebenes muß immer wieder nachgefahren werden, bis das Papier durchlöchert ist), dann auch das Zwangsfluchen und -schimpfen (oft mit obszönen oder blasphemischen Inhalt) angesehen werden.

Durch die Symptomatik sind die Patienten und vor allem auch ihre Familien oft erheblich bis schwer beeinträchtigt, was sich in einem starken subjektiven und familialen Leidensdruck sowie in teilweiser oder gar völliger sozialer Desintegration (Unfähigkeit, die Schule zu besuchen oder das Haus zu verlassen) niederschlägt. Die Zwangssymptomatik ruft bei den Betroffenen ein Gefühl von Fremdheit und fehlender Ich-Syntonie hervor (die Patientin bezeichnet ihre Zwänge z.B. als Mucken, Sitten, Riten, "diese Sachen da" oder auch als einschränkende Gewohnheiten oder böse Gedanken). Typischerweise beteuerte ein 8jähriges Mädchen: "Ich kann nichts dafür, ich muß es tun" (Homburger hatte 1926 den Zwang schon auf die einfache Formel gebracht: "Ich muß, ich weiß nicht, warum"). Häufig bestehen bei den Kindern und Jugendlichen auch ausgeprägte Dissimulations- und Bagatellisierungstendenzen bezüglich ihrer Zwangssymptomatik, die wiederum zu langem Zögern bei der Suche nach therapeutischer Hilfe und zu einer ambivalenten Therapiemotivation führen. Unter dem Aspekt der Komorbidität ist anzumerken, daß Zwangssymptome sehr häufig mit depressiven Verstimmungen und allgemeinen oder umschriebenen Ängsten verwoben sind, die inhaltlich Gefühle von existenzieller Bedrohung erkennen lassen. Bedeutsam erscheint auch die als Bedrohung erlebte Sexualität in Verbindung mit Angst vor Reifung, Veränderung und Trennung. Ferner werden auch religiös bedingte Versündigungsideen und Bestrafungsängste aufgrund von Onanieskrupeln, besonders bei Jungen, in Zusammenhang mit Verunreinigungs- und Verschmutzungsängsten und einem Ekelgefühl beschrieben. Prämorbid handelt es sich oft um überangepaßte Musterschüler, die kontakt- und durchsetzungsschwach, unselbständig, entscheidungsschwach und verzagt sind. Unübersehbar ist auch ein tyrannischer Aspekt der Zwangssymptome in der Familie, die die Eltern und Geschwister in diktatorischer Weise mit einbeziehen können. Die sonst sehr angepaßten und aggressionsgehemmten Kinder und Jugendlichen können außerordentlich verbal und tätlich aggressiv reagieren, wenn sie an ihren Zwängen gehindert werden, oder wenn sich Familienangehörige nicht in ihre Zwangssymptomatik einbinden lassen. Nicht wenige Patienten entwickeln ihre Zwangssymptomatik ausschließlich im Kontext ihrer Bezugspersonen, d.h. die Zwänge sind in außerfamilialen Bereich (Schule, Klinik, Heim) nicht mehr vorhanden.

Ein plötzlicher bzw. deutlicher Beginn der Zwangssymptomatik wird anamnestisch häufig angegeben, ebenso wie ein auslösendes Ereignis. Inhaltlich sind diese Auslöser den Themenkreisen Krankheit und Tod, Sexualität und Religion, Ablösung und Trennung zuzuordnen, aber auch eher belanglose oder inadäquat bagatellhafte auslösende Ereignisse kommen vor. Inwieweit diese Angaben einem Kausalitätsbedürfnis der Eltern oder der Patienten dienen oder Ausdruck eines häufig beobachteten magischen Denkens sind, muß dahingestellt bleiben.

Diagnose

Nach den diagnostischen Leitlinien der ICD-10 sollen für eine eindeutige Diagnose wenigstens zwei Wochen lang an den meisten Tagen Zwangsgedanken oder -handlungen oder beide nachweisbar sein; sie müssen quälend sein oder die normalen Aktivitäten stören.

Die Zwangssymptome müssen folgende Merkmale aufweisen:

- Sie müssen als eigene Gedanken oder Impulse für den Patienten erkennbar sein
- Wenigstens einem Gedanken oder einer Handlung muß noch, wenn auch erfolglos, Widerstand geleistet werden, selbst wenn sich der Patient gegen andere nicht länger wehrt
- Der Gedanke oder die Handlungsausführung dürfen an sich nicht angenehm sein (einfache Erleichterung von Spannung und Angst wird nicht als angenehm in diesem Sinne betrachtet)
- Die Gedanken, Vorstellungen oder Impulse müssen sich in unangenehmer Weise wiederholen

Bei der Anamnesenerhebung müssen die Bagatellisierungs- und Dissimulierungstendenzen der Patienten und selten auch die der Eltern berücksichtigt werden. Sorgfältig müssen auch familiale Belastungen mit Zwangssymptomen hinterfragt werden. Da viele Kinder und Jugendliche mit Zwangssymptomen aus äußerlich geordneten "normalen" Familien stammen, ist mit einer stärkeren Abwehr der Eltern zu rechnen, wenn Zusammenhänge zwischen der Symptomatik und dem Erziehungsverhalten, der Persönlichkeitsstruktur der Eltern, der Familiendynamik hergestellt werden sollen. Hilfreich für die Diagnose sind einige Fragebögen, z.B. die Kinderversion des Leyton-Zwangssyndrom-Fragebogens nach Berg et. al., 1986, bearbeitet von Steinhausen, oder bei Jugendlichen das Hamburger Zwangsinventar (HZI, Zaworka et. al., 1983), das auch für den Therapieverlauf verwandt werden kann. Ferner ist an die von Döpfner 1992 bearbeitete CHILDRENS YALEBORN OBSESSIVE COMPULSIVE SCALE (CY-BOCS nach Berg, 1989) zu denken. Das HZI ist bei der Testzentrale in Göttingen erhältlich, die anderen beiden Fragebögen befinden sich im Lehrbuch von Steinhausen (s.o.). Wertvolle Informationen für Betroffene und Eltern enthalten die Broschüren "Zwangsstörungen bei Kindern und Jugendlichen - Fragen und Antworten" (über die Deutsche Gesellschaft Zwangserkrankungen, Osnabrück) und "Ein verheimlichtes Problem" (über den Verfasser).

Checkliste

Außer Routinediagnostik:

- ✓ Focus auf Familienanamnese (Belastung mit Zwangsymptomen, Erziehungsverhalten, Familienstruktur)
- ✓ Eigenanamnese und Exploration (Bagatellisierungs- und Dissimulationsneigungen berücksichtigen)
- ✓ Einsatz von Fragebögen hilfreich, z.B. Kinderversion der Leyton-Zwangssyndrom-Fragebogen, CY-CBOCS) oder für Jugendliche das HAMBURGER ZWANGSINVENTAR

Differentialdiagnose

- Stereotypien, Autostimulation und Automutilation bei geistigen Behinderungen
- zwanghafte Rituale bei Autismus, Tics und Gilles-de-la-Tourette-Syndrom
- Zwänge bei Schizophrenie
- Anorexia nervosa
- Depressionen
- Phobien

Ätiopathogenese

Die Entstehungsbedingungen der Zwangsstörungen sind letztlich noch nicht befriedigend geklärt und dürften multifaktoriell sein. In der Literatur wird heute die Bedeutsamkeit biologischer Faktoren vor psychodynamischen oder psychosozialen Bedingungen hervorgehoben. Ein gehäuftes familiales Vorkommen ist unbestritten und legt den Einfluß von genetischen Faktoren nahe, wenngleich empirische Arbeiten noch keine endgültige Aussage über den definitiven Stellenwert genetischer Faktoren in der Ätiopathogenese der

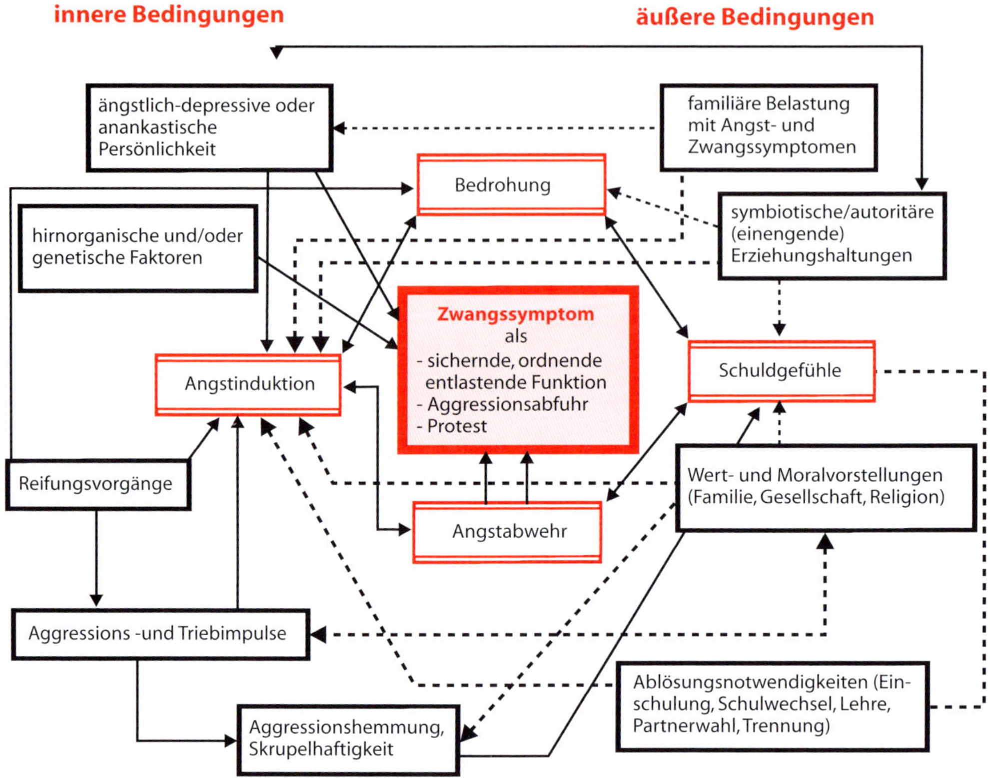

Abb. 11.6: Zur Pathogenese von Zwangssyndromen.

Zwangssyndrome zulassen. Es muß heute eine genetische Prädisposition für die Entstehung von Zwangssyndromen diskutiert werden. Vielfach diskutiert sind biologische Korrelate (Zwangssymptome bei bilateraler Nekrose des Nucleus pallidus, Sydenham-Chorea, Schädel-Hirn-Traumen und Epilepsien, beim Gilles-de-la-Tourette-Syndrom mit Dysfunktion der Basalfrontallappenschleife sowie elektrophysiologische Befunde). Hinweise auf frontotemporale Dysfunktion bzw. eine biologische Unreife im EEG, verkürzte P300-Latenzen, verkürzte REM-Latenz werden nicht unbestritten in pathogenetische Überlegungen mit einbezogen. Weitere Hypothesen befassen sich mit Störungen der funktionalen Interaktion zwischen Basalganglien, dem limbischen System und dem Frontalhirn, mit Störungen des serotonergen Neurotransmittersystems (Wirksamkeit des Serotonin-Wiederaufnahmehemmers *Clomipramin*) sowie eine erhöhte Glucose-Utilisationsrate im Bereich des linken orbitofrontalen Kortex.

Besonders in der tiefenpsychologisch orientierten Literatur werden psychodynamische Aspekte in den Vordergrund gebracht. Ältere Konzepte, die von einer Störung der analen Phase durch eine forcierte Sauberkeitserziehung ausgehen, dürften heute nicht mehr Allgemeingültigkeit beanspruchen. Wesentlich erscheinen jedoch Hemmfaktoren von motorischen, aggressiven und sexuellen Impulsen, Fehlverarbeitungen von Trennungserlebnissen und Autonomiebestrebungen sowie Spaltungstendenzen zwischen Verstandes- und Gefühlsebene zu sein. Prämorbid anankastische oder ängstlich depressive Persönlichkeiten scheinen besonders prädestiniert zu sein, Zwangsstörungen von Krankheitswert zu entwickeln. Familiendynamische Aspekte umfassen autoritär-rigide und/oder inkonsequente, unsichere, überbehütende, also angstinduzierende Erziehungshaltungen, eine Tabuisierung sexueller und aggressiver Triebimpulse bei Mangel an Spontaneität und Neigung zum Rationalisieren, häufig in Verbindung mit einer strengen Religiösität oder starren

Moralvorstellungen. Kinder und Jugendliche mit Zwangssymptomen stammen häufig aus äußerlich geordneten, sozial angepaßten, "unauffälligen" Familienkonstellationen. Persönlichkeits- und Familienmerkmale, die bei den Kindern und Jugendlichen Angst und Unsicherheit vermitteln, scheinen pathogen zu sein. Die Symptomwahl *Zwang* kann sich demnach als Abwehr- oder Schutzmechanismus erklären lassen, als Versuch des sich durch Aggressions- und Triebimpulse bedroht fühlenden Individuums, sichernde Strukturen und Ordnungen wiederherzustellen.

Therapie, Verlauf, Prognose

In der Literatur scheint heute Konsens darüber zu bestehen, daß analytisch oder tiefenpsychologisch orientierte Verfahren bisher den empirischen Beweis an Effizienz schuldig geblieben sind, während verhaltenstherapeutische Behandlungsformen, oft in Kombination mit dem Einsatz von Antidepressiva, die therapeutisch wirksamste Strategie darstellen. Zumindest für das Kindes- und Jugendalter zeigt die klinische Praxis jedoch, daß besonders bei schweren Zwangssyndromen die Therapiemotivation der Betroffenen trotz des erheblichen subjektiven und familialen Leidensdruckes sehr ambivalent ist, wodurch der Einsatz von klassischen verhaltenstherapeutischen Ansätzen (Exposition, Desensibilisierung, Selbstkontrolltechniken, Gedankenstopp, paradoxe Intervention, Sättigungsverfahren u. a.) erschwert wird. Eine effektive Therapieform zu finden, hängt sehr davon ab, inwieweit es gelingt, mit dem Patienten und seiner Familie ein Arbeitsbündnis herzustellen. Vielfach wird es primär darum gehen, Verständnis für die Symptomatik zu signalisieren, die zugrundeliegenden Konflikte und die Widerstände unter tiefenpsychologischem Aspekt zu erhellen und zu bearbeiten und dann verhaltenstherapeutische Verfahren mit Nachdruck und Überzeugung durchzuführen. Besonders bei schweren Zwangssyndromen, die mit einer sozialen Desintegration (Schulbesuch nicht mehr möglich, Ausgeliefertsein des Individuums und seiner Familie an die Zwangssymptomatik) einhergehen, ist eine stationäre Behandlung unumgänglich, schon um einen unheilvollen *circulus vitiosus* zu unterbrechen. Wichtig ist, daß den Eltern vermittelt wird, daß sie ihrem Kind nur dann helfen können, wenn sie nicht bei den Zwangssymptomen oder -ritualen "mitspielen" bzw. sich einbinden lassen. Diese Konsequenz bringen in der Regel nur wenige Eltern auf, da ihnen ihre Kinder leid tun bzw. sie ihr Leiden nicht mit ansehen können. Alle Haltungen und Handlungen, die ein Ausweichen oder eine Vermeidung von angstauslösenden Situationen beinhalten, tragen zur Verstärkung der Zwangssymptomatik bei. Dies gilt auch für das stationäre Setting. Hier müssen die Mitarbeiter zwar einerseits Verständnis haben für das krankhafte Verhalten der Patienten, zum anderen müssen sie jedoch dafür Sorge tragen, daß der Patient mit den angst- und damit zwangsauslösenden Situationen konfrontiert werden muß, und daß er soweit wie möglich daran gehindert werden muß, auszuweichen und seine Zwangshandlungen ausführen zu können.

Folgende *Therapieziele* sollten angestrebt werden:

- Förderung und Entwicklung von Autonomiebestrebungen, von Spontaneität und Kreativität, der Eigeninitiative, der Entscheidungsfähigkeit, der Ausdrucksfähigkeit (vor allem körperlich-sinnlich)
- Zulassen können von Haß, Liebe und Sinnlichkeit und Aggressivität im Sinne von "sich-wehren-können"
- Lernen, die Wirklichkeit ohne Verzerrungen zu sehen, den Realitätsbezug verbessern (Selbstbeurteilung, Interaktionen beurteilen)
- Lernen, Probleme konsequent zu lösen, eigene Handlungskonsequenzen zu sehen
- Lernen, Widersprüche und Gegensätze zu ertragen, eigene Mißerfolge und Fehler zuzulassen

Besonders bei schweren Zwangssyndromen, wie bei Versagen von psychotherapeutischen Behandlungsformen, ist der Einsatz von Psychopharmaka unbedingt anzuraten. Hier haben sich besonders Antidepressiva wie *Clomipramin* (Anafranil®) bewährt. Gute Erfolge werden auch von dem nebenwirkungsarmen Antidepressivum/Neuroleptikum *Sulpirid* (Meresa®, Dogmatil®) berichtet. Neuere SSRI-Antidepressiva wie Fluoxetin (Fluctin®) und Fluvoxamin (Fevarin®), die sich als Mittel der Wahl bei Erwachsenen erwiesen haben, werden zunehmend auch bei Jugendlichen erfolgreich eingesetzt. Die Zulassung von Fluvoxamin (Fevarin®) in Deutschland steht bevor.

Vielfach erleichtert der Einsatz der genannten Psychopharmaka den psychotherapeutischen Zugang.

Der *Verlauf* von Zwangsstörungen im Kindes- und Jugendalter läßt sich gliedern in episodische Verläufe, meist bei umschriebenem Konflikt mit befriedigender Remission, in chronische Verläufe mit notwendiger mittelfristiger Psychotherapie (Monate bis Jahre) und chronische Verläufe ohne nennenswerte therapeutische Erfolge bzw. Übergang in psychotische Erkrankungen. Ungünstige Verläufe zwischen 10 % und 50 %.

Als prognostisch günstig haben sich eine leichte Ausprägung der Symptomatik, eine kurze Anamnese vor Therapiebeginn oder auch eine frühzeitige Behandlung erwiesen. Prognostisch ungünstig dagegen erwiesen sich eine anankastische Primärpersönlichkeit und eine hohe Belastung mit Angstsymptomen in der Familie der Patienten.

Hinweise für die Elternberatung

- Lange Diskussion über Sinn und Zweck der Zwänge, Sich-Einbinden-Lassen in die Zwangshandlungen, sollten vermieden werden
- Ermutigung bzw. Forcierung, besonders bei ausgeprägten Zwangssyndromen, zu einer stationären Behandlung (Bearbeitung der ambivalenten Therapiemotivation bei Patient und Eltern)
- Die Eltern müssen begreifen können, daß es sich um eine spezifische Erkrankung ihrer Kinder handelt und nicht um eine Marotte oder eine Gewohnheit
- Die Eltern sollten ihre Kinder für ihre Symptomatik nicht bestrafen oder negativ belegen

Fehlerquellen in Diagnostik und Therapie

- Bagatellisierung der Zwangssymptomatik
- Begünstigung von Vermeidungshaltungen der Patienten und ihrer Familie
- zu langes Warten bis zur Einleitung einer effektiven ambulanten oder stationären Therapie
- Vorenthalten einer effektiven Psychopharmakotherapie

Psychische Störungen mit körperlicher Symptomatik

12. Psychische Störungen mit körperlicher Symptomatik

12.1. Eßstörungen

12.1.1. Anorexia nervosa (F50.0)

Definition

Erste Beschreibungen von hungernden Mädchen, die nicht primär körperlich krank waren und nicht unter einem Mangel an Nahrungsmitteln litten, stammen aus dem Mittelalter und schon differenzierter aus dem 19. Jahrhundert. Wie durch den deutschen Begriff der Pubertätsmagersucht gekennzeichnet, liegt der Beginn dieser Erkrankung typischerweise in der Pubertät, genauer zwischen dem 10. und 18. Lebensjahr. Aus übertriebener Furcht vor Gewichtszunahme kommt es bei der Anorexia nervosa zu Appetitverlust bis hin zur totalen Nahrungsverweigerung mit den entsprechenden Folgen eines Gewichtsverlusts bis zur lebensbedrohlichen Kachexie. Synonyma sind Anorexia mentalis oder psychogene Magersucht.

Epidemiologie

Die Inzidenzraten für Nordamerika und die europäischen Länder schwanken zwischen einzelnen Studien zwischen 0,35 und 8,2/100.000 Einwohner/Jahr. Es gibt deutliche Hinweise darauf, daß sich die Inzidenz in den letzten 40 Jahren erhöht hat, und zwar etwa um 30 % alle fünf Jahre. Für die High-Risk-Population der Adoleszenten ergibt sich eine Inzidenzbreite zwischen 0,2 % und 1 % der Jugendlichen. Die Geschlechtsdifferenz beträgt etwa Mädchen : Jungen = 10 : 1.

In besonderen Risikogruppen, wie Balletttänzerinnen oder Mannequins steigt die Erkrankungsrate erheblich. Die Symptomwahl gilt allerdings bevorzugt für die Länder der westlichen Kulturen bzw. für die Kulturen, die in den letzten 20 Jahren die kulturellen Werte der westlichen Länder übernommen haben. Ein gutes Beispiel dafür sind China und Japan: Während aus China kaum Berichte über das Vorkommen der Magersucht vorliegen, sind die Inzidenzraten in Japan mit denen aus den USA und Westeuropa zu vergleichen.

Klinisches Bild

Das klinische Bild ist gekennzeichnet von der Überwertigkeit des Essens, der Angst, zu dick zu sein oder zu werden und der sukzessiven Einstellung der Nahrungsaufnahme. Steht am Beginn oft eine Diät, um den "Babyspeck" loszuwerden, sind weitere Vorläufer eine plötzlich einsetzende extrem wählerische Haltung bei der Nahrungsauswahl, Umstellung der Nahrung auf besonders "gesunde" oder auf vegetarische Kost oder auch der Wunsch, nicht mehr mit den anderen Familienmitgliedern essen zu wollen bzw. zu können. Ekel vor Essen und Essensgerüchen einerseits sowie eine besonders fürsorgliche Haltung im Sinne einer Versorgung der ganzen Familie mit selbstzubereiteten Speisen andererseits sind typisch für magersüchtige Mädchen. Krankheitsauslösend können emotional belastende Ereignisse innerhalb der Familie sein oder auch Schlüsselerlebnisse innerhalb der Peer-Group, bei denen es um Körperlichkeit im weitesten Sinn geht. Dadurch, daß die Erkrankung von den betroffenen Mädchen von Beginn an meistens verleugnet wird, kommt es nicht selten erst zu einem längerdauernden Prozeß innerhalb der Familie, der durch ständige Streitigkeiten und Machtkämpfe um das Essen gekennzeichnet ist. Immer wieder versprechen die Mädchen, sich anstrengen zu wollen oder behaupten, genug gegessen zu haben. Der Gang zur Waage wird nicht selten durch gewichtskaschierende Maßnahmen, wie Wassertrinken o.ä. zu einer Beruhigung der Eltern, die dann aber immer wieder angesichts ihrer zunehmend kachektischer werdenden Tochter besorgt sind. So dauert es oft ein halbes bis zu einem Jahr, bis die betroffenen Mädchen einer suffizienten Diagnostik und Therapie zugeführt wird, in der Literatur fehlen somit auch Hinweise auf den Erfolg von Frühinterventionen. Die Schulleistungen anorektischer Mädchen liegen in der Regel im oberen Drittel des Leistungsbereichs, typisch ist, daß sie trotz massiven körperlichen Verfalls weiterhin leistungsfähig bleiben. Eine Amenorrhoe stellt sich meist schon nach einem Gewichtsverlust von 15 % des Normalgewichts ein. Mit zunehmenden Gewichtsverlust kann es dann zu klinisch relevanten depressiven

Zuständen mit Agitiertheit, Schlafstörungen und tiefer Verzweiflung kommen. Laxantienabusus, Heißhungerattacken mit nachfolgendem Erbrechen und übermäßige körperliche, meistens sportliche Betätigung unterhalten den anorektischen Zirkel des magersüchtigen Mädchens, das trotz dieser erheblichen Belastung zumindest anfänglich gegen seinen Willen behandelt werden muß. Zwanghaft anmutendes Verhalten anorektischer Mädchen bezieht sich meist auf das Essen und muß nicht Ausdruck einer im Sinn einer Komorbidität bestehenden Zwangsstörung sein. Dies ist bei den - wenigen - anorektischen Jungen anders, bei ihnen liegt oft eine ausgeprägte zusätzliche Zwangssymptomatik vor. Überhaupt muß man davon ausgehen, daß anorektische Jungen einen früheren Beginn der Erkrankung, atypisches Geschlechtsrollenverhalten und insgesamt schwerere Symptome zeigen.

In der Literatur wird immer wieder diskutiert, in welcher Beziehung eine im Zusammenhang mit einer Anorexia nervosa auftretende depressive Symptomatik - manchmal auch mit den Zeichen einer major depression, also einer depressiven Episode (ICD-10 F32) - mit der anorektischen Symptomatik steht. Auch bei gleichzeitigem Auftreten dürfte die depressive Verstimmung letztendlich aber doch ein sekundäres Symptom der Anorexie sein. Inwieweit man bei der Anorexie von einer Sucht sprechen kann, scheint ebenfalls zugunsten der Haltung entschieden zu sein, daß die Patientinnen sich zwar so verhalten, als würden sie der Sucht unterliegen, abnehmen zu müssen. Dies ist jedoch nicht mit den übrigen stoff- oder nicht stoffgebundenen Suchterkrankungen vergleichbar.

Die Familien anorektischer Mädchen sind oft durch massive Beziehungs- und Bindungsstörungen gekennzeichnet. Ausgerichtet auf ein hohe Leistungsorientierung, die mehr von dominanten Müttern als von den passiven zurückgezogenen Vätern getragen wird, wachsen die betroffenen Mädchen in einer restriktiven Atmosphäre überprotektiver Ängstlichkeit auf. Abnorme Eßgewohnheiten bei anderen Familienmitgliedern sind nicht selten.

Fallbeispiel
Ein 15jähriges Mädchen wird von ihrer Mutter vorgestellt. Die Mutter berichtet, daß ihre Tochter nach einer Klassenfahrt vor 3 Monaten begonnen habe, kontinuierlich abzunehmen. Was sie zunächst als einen durchaus nachvollziehbaren Versuch der Reduktion von "Babyspeck" verstanden habe, sei nun eskaliert. Die Tochter nehme an keiner Mahlzeit der Familie teil und sie gerate darum mit ihr ständig in heftige Streitigkeiten um das Essen.
Die Tochter sitzt während des Gesprächs teilnahmslos-trotzig dabei. Sie meint, die Mutter übertreibe völlig. Sie habe nur die Hinweise von Klassenkameradinnen auf ihre mollige Figur aufgegriffen und etwas abgenommen. Niemand brauche sich Sorgen zu machen. Im übrigen sei sie wirklich zu dick. Auf Nachfrage teilt die Mutter unter dem Protest der Tochter ein Gewicht von 38 kg bei einer Größe 175 cm mit (Quetelet-Index von 12,4).
Im Einzelgespräch mit der Tochter und der projektiven Diagnostik wird deutlich, wie schwer sich das Mädchen tut, sich einen eigenen emotionalen Raum unabhängig von der Mutter aufzubauen. Sie lebt immer in dem Gefühl, alles "mit Mutter teilen" zu müssen. Zusätzlich wird deutlich, daß ein vorsichtiger sexueller Annäherungsversuch eines Jungen auf der Klassenfahrt psychodynamisch eine größere Bedeutung hatte als die Neckereien der Mädchen untereinander. Die Tatsache, daß der Vater zum Erstgespräch nicht erschienen ist, spiegelt sich auch familiendynamisch wieder: er ist wenig bedeutungsvoll und hat es nicht geschafft, seine kompensierende Rolle in der Beziehung zur Tochter wahrzunehmen.

Symptome/Zeichen	
körperlich	• Untergewicht • primäre oder sekundäre Amenorrhoe • Obstipation • Lanugobehaarung, Haarausfall • Cutis marmorata, trockene Haut • Sialadenose • Karies • Hypotonie • Hypothermie • Akrocyanose • Bradycardie • Ödeme • Elektrolytstörungen
psychisch	• fehlende Krankheitseinsicht • fehlendes/mangelndes Körpergefühl • suchtartiger Charakter

familiärer Hintergrund
• auffälliger Umgang mit Nahrung und Gewicht
• Bindungs- und/oder Beziehungsstörungen
• hohe Belastung mit psychiatrischen Erkrankungen
• leistungsbetont, überprotektiv
• Ehe- und Beziehungsprobleme der Eltern

Diagnostik

Die Diagnose einer Magersucht ergibt sich oft schon aus dem klinischen Bild und dem Gewicht. Schwieriger zu diagnostizieren sind u.U. Abführ- und/oder Regurgitationstechniken, die von den Patientinnen angewandt und verschwiegen werden. Dasselbe gilt häufig für die Angaben der Mädchen über die von ihnen zu sich genommenen Nahrungsmengen, die in der Regel in größeren Mengen angegeben werden, als sie tatsächlich aufgenommen werden.

Checkliste

- ✓ Exploration der Eßgewohnheiten (evtl. standardisiert z.B. mit Einstellung zum Essen, Anorexia-nervosa-Fragebogen)
- ✓ wichtig: Fremdanamnese
- ✓ Überprüfung von Körperbildstörungen (Videokontrolle, Schemazuordnung, Körperwahrnehmung)
- ✓ Familiendiagnostik

ausführliche körperliche Untersuchung:

- ✓ Laborparameter
  - ✓ Blutbild
  - ✓ Harnstoff, Kreatinin
  - ✓ Elektrolyte
- ✓ EKG
- ✓ evtl. CT

Die diagnostischen Leitlinien der ICD-10 halten sich an die wichtigsten und abgesichertesten klinischen psychopathologischen Befunde.

ICD-10: Diagnostische Leitlinien

- tatsächliches Körpergewicht mindestens 15 % unter dem erwarteten (entweder Gewichtsverlust oder nie erreichtes Gewicht) oder Quetelets-Index ($W:H^2$; W = Körpergewicht in kg; H = Körpergröße in Metern ab dem 16. Lebensjahr) von 17.5 oder weniger. Bei Patienten in der Vorpubertät kann die erwartete Gewichtszunahme während der Wachstumsperiode ausbleiben
- Der Gewichtsverlust ist selbst herbeigeführt durch
  - Vermeidung hochkalorischer Speisen

zusätzlich eine oder mehrere der folgenden Verhaltensweisen:

  - selbst induziertes Erbrechen
  - selbst induziertes Abführen
  - übertriebene körperliche Aktivitäten
  - Gebrauch von Appetitzüglern oder Diuretika
- Körperschema-Störung in Form einer spezifischen psychischen Störung. Die Angst, zu dick zu werden, besteht als tiefverwurzelte überwertige Idee; die Betroffenen legen eine sehr niedrige Gewichtsschwelle für sich selbst fest
- Eine endokrine Störung auf der Hypothalamus-Hypophysen-Gonaden-Achse. Sie manifestiert sich bei Frauen als Amenorrhoe und bei Männern als Libido- und Potenzverlust (eine Ausnahme ist das Persistieren vaginaler Blutungen bei anorektischen Frauen mit einer Hormonsubstitutionsbehandlung zur Kontrazeption). Erhöhte Wachstumshormon- und Kortisolspiegel, Änderungen des peripheren Metabolismus von Schilddrüsenhormonen und Störungen der Insulinsekretion können ebenfalls vorliegen
- Bei Beginn der Erkrankung vor der Pubertät ist die Abfolge der pubertären Entwicklungsschritte verzögert oder gehemmt (Wachstumsstopp; fehlende Brustentwicklung und primäre Amenorrhoe beim Mädchen; bei Knaben bleiben die Genitalien kindlich). Nach der Remission wird die Pubertätsentwicklung häufig normal abgeschlossen, die Menarche tritt aber verspätet ein

Differentialdiagnosen

psychiatrisch	• Depression • Zwangsstörung • Somatisierung • Schizophrenie • reaktiver Appetitverlust
körperlich	• Tumore des Zentralnervensystems • Hypophysenvorderlappeninsuffizienz • Hyperthyreoidismus • Diabetes mellitus • Morbus Addison • gastrointestinale Malabsorption • Morbus Crohn • gastrointestinale Ulcera

Komplikationen

- reversible Hirnatrophie (Pseudoatrophia cerebri)
- gastroduodenale Dyssynchronie
- Pancytopenie
- EKG-Veränderungen: cave Thymoleptika
- irreversible Nierenschädigung
- Pankreatitis
- Osteoporose als Langzeitkomplikation
- Vitamin D-Mangel mit Osteomalazie

Ätiopathogenese

Eine mehrdimensionale Pathogenese macht eine Betrachtung auf unterschiedlichen Ebenen notwendig. Auf der individuellen Ebene steht der im Rahmen der Pubertät zu leistende Autonomie- und Ablösungsprozeß im Vordergrund. Die Mädchen zeigen eine - unbewußte - übermäßige Angst vor emotionaler und körperlicher Reifung. Anzeichen der körperlichen Reifung - wie die Ausbildung der sekundären Geschlechtsmerkmale und die Menarche - werden ängstlich registriert und gefürchtet. Im Prozeß des Hungerns verdichtet sich die Phantasie, durch Abmagerung wieder jünger zu werden, zu regredieren und der Mutter eng verbunden zu bleiben. Prämorbide kindliche Persönlichkeiten, die sich durch ein hohes Maß an Anpassung, Abhängigkeit und Perfektionismus auszeichnen, sind weitaus gefährdeter, den Anforderungen der Pubertät durch eine Magersucht ausweichen zu wollen als andere.

Eine große Zahl an Untersuchungen hat in den letzten Jahren auf die hohe Inzidenz von sexuellem Mißbrauch in der Vorgeschichte von anorektischen Mädchen hingewiesen. Das Vorkommen grenzüberschreitender sexueller Erfahrungen bei diesen Mädchen liegt etwa drei mal so hoch wie in der restlichen weiblichen Bevölkerung. Vor einer Reduktion der Ätiopathogenese auf diese traumatischen Erfahrungen kann allerdings nur gewarnt werden, weil damit nicht erklärt ist, warum die restliche Mehrheit der magersüchtigen Mädchen krank geworden ist und weil der oben beschriebene intrapsychische Konflikt dieser Mädchen damit nicht ernst genommen wird. Außerdem entwickeln sexuell mißbrauchte Kinder auch eine Reihe anderer Symptome. Nichts desto trotz muß ein potentieller sexueller Mißbrauch in der Vorgeschichte berücksichtigt und in die individuelle Genese eingereiht werden. In der Behandlung wird er dann ebenso zu berücksichtigen sein.

Auch wenn sich die typische anorektische Familienkonstellation empirisch nicht hat finden lassen, so ist unzweifelhaft die intrafamiliäre Kommunikation dieser Familien schwer gestört. Nicht selten lassen sich unbewußte Bemühungen der Eltern finden, die Tochter aus unterschiedlichen Interessen an sich zu binden. Sie versuchen, sie in speziellen Konflikten auf die eigene Seite zu ziehen oder sind in anderer vielfältiger Weise emotional mit der anorektischen Tochter verstrickt. Familiäre Belastungen durch Depression, Adipositas und/oder Alkoholismus finden sich vermehrt in der Familienanamnese. Die früher oft angeführte Hypothese, daß die Magersucht eine Erkrankung der höheren sozialen Schichten ist, läßt sich heute nicht mehr ohne weiteres aufrecht erhalten.

Bei der Bewertung soziokultureller Faktoren ist in erster Linie das extreme Schlankheits- und Modeideal der westlichen Gesellschaften zu nennen. Models als Idole mit sehr hohem Bekanntheitsgrad leben ihre Eßstörung vor und sind damit zum - kranken - Symbol der 90er Jahre geworden. Es gibt kaum noch jugendliche Mädchen, die keine Diäterfahrungen haben - auch unter Jungen greifen

Versuche der Gewichtsreduktion um sich - und der Gruppendruck in Richtung auf ein bestimmtes körperliches Aussehen und spezifische Kleidung tut das Seine, um bei gefährdeten Mädchen einen anorektischen Reaktionsmodus zu bahnen.

Zwillingsuntersuchungen haben für monocygote Schwestern eine Konkordanzrate von etwas über 50 % ergeben, während dicygote Zwillinge nur eine Konkordanz von 5 % zeigen. Damit muß es auch eine genetische Disposition geben, wenn auch - trotz des großen Unterschieds von 45 % - eine Konkordanz von 50 % die Genese der Anorexia nervosa bei weitem nicht aufklärt. Wichtig für das Verständnis des anorektischen Zirkels, wenn er erst einmal begonnen hat, sind pathophysiologische Mechanismen des Hungerns, die von somatischer Seite die Anorexie "unterstützen". Dazu gehören ein Hyperkortisolismus, ein verminderter Dexamethasonsuppressionstest, eine verminderte Schilddrüsenfunktion, eine verminderte Sekretion gonadotroper Hormone sowie weitere endokrine Veränderungen im Sinne eines Adaptationsversuchs des Körpers auf die Mangelsituation. Diese Adaptation erschwert dann u.U. eine Gewichtszunahme. In Tierexperimenten konnte darüber hinaus gezeigt werden, daß es durch wiederholte, längerdauernde Nahrungskarenz zu einer verbesserten Nahrungsverwertung kommt (somit könnte die von einigen Mädchen angewandte Yo-Yo-Diät, d.h. Phasen der Anorexie wechseln sich mit Phasen der normalen Nahrungsaufnahme ab, langfristig einen gegenteiligen Effekt haben).

Diese multifaktorielle Genese muß in jedem Einzelfall neu bestimmt und gewichtet werden. Für das therapieanbahnende Verständnis ist es unerläßlich, sich ein differenziertes Bild sowohl der intrapsychischen Situation des Mädchens als auch der Familiendynamik zu verschaffen.

Risikofaktoren

- individuell
  - Störungen der Selbst- und Körperwahrnehmung
  - Persönlichkeitsfaktoren (angepaßt-perfektionistisch; abhängig)
  - Adipositas
- familiär
  - Eßstörungen in der Familienanamnese
  - Alkoholismus oder Affektive Störung in der Familienanamnese
  - familiäre Beeinträchtigung der Autonomieentwicklung
- kulturell
  - schlankes Körperideal
  - Zugehörigkeit zu einer High-Risk Peergroup

Therapie und Verlauf

Bei der Erstvorstellung anorektischer Patientinnen gilt es zunächst, die Indikation für eine stationäre Behandlung zu überprüfen. Der klinische Verlauf ist zwar meistens davon gekennzeichnet, daß sowohl die Patientin als auch ihre Familie eine stationäre Behandlung strikt ablehnen und erst der scheiternde ambulante Versuch zur Aufnahme führt. Es ist aber sinnvoll, sich als Behandler schon im Vorwege Gedanken zur Indikation zu machen und mit der Familie Kriterien zu besprechen.

Kriterien zur stationären Behandlung

- mehr als 25 % Gewichtsverlust
- somatische Komplikationen
- Depression
- Suizidgefährdung
- statische pathologische Familieninteraktion
- soziale Isolation
- stark eingeschränkte körperliche und kognitive Leistungsfähigkeit
- Scheitern eines ambulanten Behandlungsversuchs

Kriterien zur stationären Behandlung (mod. nach Remschmidt, H. & Herpertz-Dahlmann, B. (1988): Monatsschrift Kinderheilkunde 136:718-723)

Eine stationäre Aufnahme ist vielfach auch deshalb von Vorteil, weil es zu einer Unterbrechung der pathologischen Familieninteraktion kommt. Trotz des vordergründig massiven Protests sind die betroffenen Mädchen oft entlastet.

In der Klinik hat sich dann ein - dem multifaktoriellen Krankheitsgeschehen entsprechendes - multidimensionales therapeutisches Vorgehen bewährt. Wichtig ist, trotz der großen Bedeutung der Gewichtszunahme, von Beginn an das intrapsychische Geschehen der Patientinnen im Rahmen der Einzelpsychotherapie aufzugreifen und zu verstehen. Anorektische Mädchen verführen Therapeuten und Teams oft und schnell zu einem unbewußten Agieren, indem z.B. viel zu einseitig auf die Gewichtszunahme geachtet wird. Unabhängig davon, daß Verlaufsuntersuchungen sogar gezeigt haben, daß eine langsame Gewichtszunahme prognostisch günstiger ist als eine zu schnelle, darf man sich nicht verleiten lassen, durch eine therapeutische Überdeterminierung des Gewichts nur das aufzugreifen, was die Patientinnen abwehren. Es versteht sich von selbst, daß dies nicht für lebensbedrohliche Zustände gilt. Es ist immer sinnvoll, von Beginn an mit den Patientinnen eine Gewichtsgrenze festzulegen, ab welcher eine Ernährungssonde gelegt wird: da die Erfahrung zeigt, daß die Patientinnen es sehr häufig auf eine Sondierung ankommen lassen, ist es gut, die Gewichtsgrenze nur wenig unterhalb des Aufnahmegewichts festzusetzen.

Die einzel- und familientherapeutische Arbeit mit anorektischen Patientinnen setzt eine fundierte psychotherapeutische Ausbildung voraus. Unabhängig von der Grundausrichtung, verhaltenstherapeutisch oder psychoanalytisch, muß es immer zu einer Kombination von Üben und Verstehen kommen, wenn man suffizient und ethisch integer behandeln will.

Bei Vorliegen einer depressiven Episode kann es - abhängig vom Schweregrad, der prämorbiden Ausprägung und der Dauer - notwendig sein, mit Antidepressiva zu behandeln.

Phasen der stationären Behandlung	
Phase 1	• somatische Kontrolle und Vertrauensbildung - u.U. nasale Sondierung - u.U. Bettruhe - u.U. Ausschluß der Familie (Besuchsverbot) - therapeutische Kontaktaufnahme
Phase 2	• Gewichtszunahme - Essensplan (u.U. Wunschkost) - "Eß-Schwester" - intensive Einzelpsychotherapie - Einbeziehung der Station und der Familie - Einbeziehung der Mitpatienten
Phase 3	• Selbststeuerung der Nahrungsaufnahme - intensive Einzelpsychotherapie - Familientherapie - u.U. fokale Gruppentherapie
Phase 4	• Schwerpunkt Familie und soziales Umfeld - Familientherapie - Einbeziehung aller Lebens- und Freundesbereiche - Vorbereitung auf die Entlassung
Phase 5	• ambulante Nachbetreuung - Familientherapie - evtl. Einzeltherapie - evtl. Gruppentherapie - evtl. Selbsthilfegruppe

Stationäres Behandlungsschema (mod. nach Remschmidt, H. & Herpertz-Dahlmann, B. (1988): Monatsschrift Kinderheilkunde 136: 718-723)

Die Behandlungsphasen 1 - 4 dauern in der Regel 3 - 6 Monate, die ambulante Nachbehandlung sollte sich auf einem Zeitraum von mindestens 2 Jahren erstrecken. Die Patientinnen sollten von Beginn an auf diese lange Behandlungsdauer hingewiesen werden. Es ist nicht entscheidend, daß die ambulante Therapie von demselben Therapeuten durchgeführt wird, der auch für die stationäre Behandlung verantwortlich war, wichtig ist allerdings, daß innerhalb der stationären Phasen auf Behandlungskonstanz geachtet wird.

Die Schwierigkeiten in der Behandlung liegen in erster Linie in dem hohen Ausmaß an - bewußtem und unbewußtem - Widerstand der Patientinnen und ihrer Familien. Das kann leicht zu übertriebenen (Gewichts-) Kontrollen oder übermäßigem und die Patientinnen überfordernden Vertrauen verleiten, was von den Patientinnen entsprechend ausgenutzt werden kann. So ist es sinnvoll, tägliche oder unregelmäßige Gewichtskontrollen zu machen. Den Patientinnen ist immer wieder mitzuteilen, daß sie nur die vordergründigen Gewinner des Machtkampfes sind.

Die Anorexia nervosa ist eine schwerwiegende psychische Erkrankung, die auch heute noch zum Tod führen kann. Die Mortalität hat in den letzten 10 Jahren abgenommen und liegt etwa zwischen 5 und 10 %. Von einem guten Behandlungserfolg kann man sprechen, wenn das Gewicht innerhalb eines 15 %-Rahmens unterhalb des Idealgewichts liegt und die Menstruation regelmäßig ist. Dies erreichen etwa 60 % der Patientinnen, von einer Heilung kann man aber nur in 30 bis 50 % sprechen, da ein gestörtes Eßverhalten und die Sorge um das eigene Gewicht vielfach erhalten bleiben. 30 % der anorektischen Patientinnen bessern sich nur geringfügig und in 20 % entwickelt sich ein chronischer Verlauf. Unter jugendlichen Patientinnen scheint ein Übergang von einer Anorexie zu einer Bulimie eher selten zu sein.

Die jeweiligen prognostischen Faktoren zeigt die nachfolgende Tabelle.

prognostische Faktoren	
günstig	ungünstig
• früher Beginn	• Erbrechen
• hysterische Persönlichkeit	• bulimische Symptomatik
• konfliktarmes Beziehungsniveau	• großer Gewichtsverlust
• kurzer Krankheitsverlauf	• langer Krankheitsverlauf
• hoher Sozialstatus	• prämorbide Auffälligkeiten
• stetige Gewichtszunahme	• schnelle Gewichtszunahme

Hinweise für die Elternberatung

- Aufklärung über die Schwere der Erkrankung
- Aufklärung über die für die Familien kaum steuerbare Eigendynamik
- Verstehen der Bedrohung der Eltern
  - durch die Erkrankung
  - durch die Autonomiebestrebungen des Kindes
- frühzeitige kompetente Intervention anbahnen

Fehlerquellen in Diagnostik und Therapie

- Überschätzung der Fähigkeit der Patientinnen zur Compliance
- übermäßige Kontrolle des Eßverhaltens
- einseitige kausale Betrachtung
- Schuldzuweisungen
- Vernachlässigung des Gewichts
- einseitige somatische Therapie
- Vernachlässigung der Familiendynamik bei Einzeltherapie

12.1.2. Bulimia nervosa (F50.2)

Definition

Der Begriff Bulimie rührt aus dem griechischen Wortstamm "bulimos", den man übersetzen kann mit "Hunger auf einen Ochsen". Es handelt sich um eine Symptomatik, die schon in der antiken Mythologie beschrieben wurde (der Mythos des Erysichthon; Ovid, Metamorphosen 8,738-878) und auch im Mittelalter und der Neuzeit unter verschiedenen Namen (Kynorexie, Gäh-Hunger) bekannt war. Erste wissenschaftliche Abhandlungen stammen aus dem 19. Jahrhundert, im 20. Jahrhundert dagegen werden die Beschreibungen seltener und erst 1979 greift Russell mit seiner Publikation die Erkrankung wieder auf. Es ist unstrittig, daß die Bulimie in den letzten 20 Jahren an Häufigkeit sehr zugenommen hat, es handelt sich allerdings nicht um eine "neue" Erkrankung, wie manche Autoren meinen.

Ähnlich wie bei der Anorexie sind bulimische Mädchen ebenfalls von einer übermäßigen Sorge in bezug auf ihre Figur eingeschränkt. Sie lösen das Problem allerdings nicht durch restriktives Eßverhalten, sondern durch Erbrechen nach den Mahlzeiten. Diese Patientinnen geben sich ihren Gelüsten nach viel Nahrung in Form von Freßanfällen hin und regulieren ihr Gewicht durch das nachfolgende Erbrechen. Synonym ist Hyperorexia nervosa.

Epidemiologie

Für die Bulimia nervosa muß man von einer Prävalenz von etwa 1 % ausgehen, die Angaben schwanken zwischen 0,7 und 8 %. In besonderen Risikogruppen schnellt die Prävalenz schnell auf 20 % hoch. Der Anteil an Jungen liegt bei etwa 5 % (1985) mit deutlich steigenden Tendenzen. Freßanfälle ohne anschließendes Erbrechen sind in der weiblichen Bevölkerung weit verbreitet: die Angaben reichen bis 50 % für normalgewichtige Frauen. Überhaupt muß davon ausgegangen werden, daß die Prävalenz von "Eßproblemen" hoch ist und sich mehr und mehr auch auf jugendliche Mädchen verschiebt.

Im Unterschied zur Anorexia nervosa liegt der Beginn der bulimischen Erkrankung etwas später, im Durchschnitt bei 18 bis 25 Jahren.

Klinisches Bild

Das klinische Bild bulimischer Patientinnen ist von einer andauernden Beschäftigung mit Nahrung und Essen gekennzeichnet. Den ganzen Tag, so berichten die Mädchen, sind sie damit beschäftigt, wann, wie und mit welchen Lebensmitteln sie den nächsten Freßanfall durchführen können bzw. werden. Nicht selten sind die Patientinnen verschuldet oder "fressen" der Familie regelmäßig den Kühlschrank leer. Verstecke von Nahrungsmitteln werden schnell herausgefunden und die Eltern berichten manchmal, daß "nichts sicher" sein könne vor einem Freßanfall der Tochter.

Die betroffenen Patientinnen haben 3 bis 5 Anfälle pro Woche, ein einzelner Freßanfall dauert durchschnittlich 2 Stunden, wobei die Bandbreite von 15 Minuten bis hin zu mehreren Tagen reicht. Die dabei aufgenommene Kalorienmenge variiert ebenfalls zwischen 1000 und 55000 kcal pro Anfall. Auch hinsichtlich der Durchführung und Art der Nahrungsmittel existiert eine große interindividuelle Vielfältigkeit, oft bildet sich aber ein ritueller Charakter der Handlung aus. Allen gemeinsam sind die Heimlichkeit, mit der die Vorbereitungen und der Freßanfall selbst durchgeführt werden, die große Scham und Gefühle des Versagens sowie massive Selbstvorwürfe nach dem Anfall. Immer wieder nehmen die Patientinnen sich dann vor, nie wieder ihrem Drang, zu essen, nachzugeben, bis der Zirkel sich wiederholt. Die bevorzugten Speisen lassen sich in der Regel schnell zubereiten und sind solche, die sonst wegen des dickmachenden Effekts vermieden werden: Süßspeisen und fettreiche Kost. Die individuellen Vorlieben und Gewohnheiten vor, während und nach einem Freßanfall sind außerordentlich variationsreich. Manche Mädchen bevorzugen leicht zu kauende Breie, andere kauen das Essen nur durch, um es gleich wieder auszuspucken u.v.a.m.. Während des Anfalls beschreiben die Patientinnen oft eine mangelhafte Wahrnehmung dessen, was sie zu sich nehmen, ein mangelhaftes Sättigungsgefühl und eine eingeschränkte Wahrnehmungsfähigkeit für Dinge, die um sie herum geschehen. In Gegenwart anderer Menschen sind die Eßgewohnheiten der Bulimikerinnen in der Regel unauffällig.

Eindrücklich können die meisten betroffenen Patientinnen beschreiben, wie sehr sie sich einem Teufelskreis ausgeliefert fühlen. Jedes Mal nach einem Freßanfall mit anschließendem Erbrechen fühlen sie sich schlecht, neigen zu massiven Selbstvorwürfen und geraten nicht selten in depressive Zustände, aus denen sie sich dann kurzfristig mit einem nächsten Freßanfall zu befreien suchen.

Symptome/Zeichen	
körperlich	• hypochlorämische hypokaliämische metabolische Alkalose • Parotishypertrophie • Zahnschmelzdestruktionen/ Karies • Diarrhoe im Wechsel mit Obstipation • Trommelschlegelfinger
psychisch	• depressive Verstimmung • Verheimlichung • fehlendes/mangelndes Körpergefühl • suchtartiger Charakter • Koinzidenz mit dissozialen Störungen und/oder • Borderline-Persönlichkeitsstörung und/oder • Alkoholismus

Es gibt einige Faktoren, die den bulimischen Zyklus aufrecht erhalten und es den Patientinnen besonders schwer machen, sich davon zu lösen und ein normales Eßverhalten anzunehmen. Der bedeutendste Faktor dürfte sein, daß sie mit der Bulimie eine ideale Lösung für die unvereinbaren intrapsychischen Impulse "nicht zunehmen" und "fressen wollen" gefunden haben.

krankheitsunterhaltende Faktoren
• affektmodulierender Effekt des Fressens und Erbrechens • effektive Kontrolle des Körpergewichts • soziale Isolation • Depression

Fallbeispiel

Eine 21jährige junge Frau kommt in die Therapie und berichtet, daß sie im Alter von 17 Jahren eine Magersucht entwickelt habe. Im Verlauf der damaligen stationären Behandlung sei sie in der Klinik von einer bulimischen Mitpatientin "angesteckt" worden. Seitdem sei sie ebenfalls bulimisch. Eindrücklich beschreibt die Patientin eine ausgeprägte Ambivalenz, in der sie einerseits sehr unter der Symptomatik leide und sich sehr schäme, andererseits gebe ihr das Erbrechen immer wieder ein Gefühl der Erleichterung, der "Reinigung" und es sei gut zu wissen, daß sie dann trotz eines ungeheuren Freßanfalls nicht zunehme.

Anamnestisch läßt sich eruieren, daß die Patientin in einer Inzest-Familie aufgewachsen ist, der Vater lebt mit der älteren geistig behinderten Schwester nach der Trennung von seiner Frau intim zusammen, die jüngere Schwester ist symbiotisch an die Mutter gebunden, die Alkoholikerin ist. Eine gute kognitive Ausstattung mit entsprechendem Schulerfolg hat - gegen den Willen der Eltern - die Patientin offensichtlich zunächst geschützt, ebenfalls Alkoholikerin zu werden. Ihre Sucht zeigt sich seit der Spätadoleszenz auf einem anderen Gebiet.

Psychodynamisch wird im Laufe der Behandlung deutlich, wie wenig sich die Patientin innerlich abgelöst hat, wie bedrohlich aber jede innere Hinwendung an die Familie ist. Erst im Laufe der längerfristigen Psychotherapie kann die Patientin sich autonomer machen und neue, für sie gute Beziehungen vorsichtig aufbauen. Die bulimische Symptomatik sistiert zunächst bis zur 80. Stunde, erst dann gelingt auch die Aufgabe des Symptoms.

Diagnostik

Die Diagnose der Bulimie ergibt sich schon aus den Beschreibungen der Patientinnen - wenn sie darüber sprechen. Da es zu den Symptomen gehört, daß oft gar nicht oder erst mit einer Verzögerung von einigen Jahren ein Arzt aufgesucht wird oder die Jugendlichen trotz einer Behandlung wegen einer anderen Symptomatik nicht über ihre bulimische Symptomatik sprechen, sollte auch bei anderen Störungen, wegen derer die Patienten primär behandelt werden, an eine zusätzlich bestehende Bulimie gedacht werden.

Darüber hinaus darf der "ansteckende" Charakter der Störung nicht unterschätzt werden: Oft bringen innerhalb eines stationären Settings die Patientinnen sich die Symptomatik gegenseitig bei. Dies geschieht allerdings nur bei entsprechender Vulnerabilität der primär nicht betroffenen Patientinnen.

Checkliste

- ✓ Exploration der Eßgewohnheiten (evtl. standardisiert, z.B. strukturiertes Interview zur Anorexia nervosa und Bulimia)
  - ✓ wichtig: Fremdanamnese
- ✓ Überprüfung der Körperbildstörung (Videokontrolle, Schemazuordnung, Körperwahrnehmung)
- ✓ Familiendiagnostik
- ✓ Depressionsdiagnostik
- ✓ körperliche Untersuchung:
  - ✓ Parotishypertrophie
  - ✓ Zahnschmelzerosionen
- ✓ Laboruntersuchungen: Elektrolyte (Kaliumwert beachten)

ICD-10: Diagnostische Leitlinien

- Eine andauernde Beschäftigung mit Essen, eine unwiderstehliche Gier nach Nahrungsmitteln; die Patientin erliegt Eßattacken, bei denen große Mengen Nahrung in sehr kurzer Zeit konsumiert werden
- Die Patientin versucht, dem dickmachenden Effekt der Nahrung durch verschiedene Verhaltensweisen entgegenzusteuern: selbstinduziertes Erbrechen, Mißbrauch von Abführmitteln, zeitweilige Hungerperioden, Gebrauch von Appetitzüglern, Schilddrüsenpräparaten oder Diuretika. Wenn die Bulimie bei Diabetikerinnen auftritt, kann es zu einer absichtlichen Vernachlässigung der Insulinbehandlung kommen
- Einer der wesentlichen psychopathologischen Auffälligkeiten besteht in der krankhaften Furcht, dick zu werden; die Patientin setzt sich eine scharf definierte Gewichtsgrenze, deutlich unter dem prämorbiden, vom Arzt als optimal oder "gesund" betrachteten Gewicht. Häufig läßt sich in der Vorgeschichte mit einem Intervall von einigen Monaten bis zu mehreren Jahren eine Episode einer Anorexia nervosa nachweisen. Diese frühere Episode kann voll ausgeprägt gewesen sein, oder war eine verdeckte Form mit mäßigem Gewichtsverlust oder einer vorübergehenden Amenorrhoe

Differentialdiagnostisch kommen für die Bulimie z.T. ähnliche Diagnosen wie für die Anorexie in Betracht. Zu beachten ist, daß sowohl eine Borderline-Persönlichkeitsstörung einen Ausdruck in bulimischer Symptomatik finden als auch ein Mißbrauch psychotroper Substanzen im Rahmen einer Bulimie auftreten kann. Es wird im Einzelfall zu entscheiden sein, wann eine bulimische Symptomatik als Begleiterscheinung bei den beiden genannten Diagnosen auftritt und wann sie die primäre Erkrankung ist. Die anderen psychiatrischen Differentialdiagnosen sind in der Regel durch die fehlende andauernde Beschäftigung mit Essen und die fehlende Körperbildstörung auszuschließen.

Differentialdiagnosen

psychiatrisch	• Depression • Schizophrenie • Borderline-Persönlichkeitsstörun (kommt auch im Rahmen einer Komorbidität vor) • Mißbrauch psychotroper Substanzen (kommt auch im Rahmen einer Komorbidität vor) • Eßattacken bei belastenden Ereignissen
körperlich	• Tumore des Zentralnervensystems • Affektionen des oberen Gastrointestinaltrakts • Kleine-Levin-Syndrom (periodische Schlaf- und Heißhungerzustände)

Komplikationen

- Zahnschmelzerosionen
- Sialadenose
- Ösophagitis
- Ösophagusruptur
- Fremdkörper im Ösophagus/Magen
- Elektrolytentgleisungen
- Nephropathien
- Pseudo-Bartter-Syndrom (sekundärer Hyperaldosteronismus)
- Myopathie als Folge eines Ipecacuanha-Mißbrauchs
- hypertrophe Osteoarthropathie als Folge eines langjährigen Laxantienabusus

Ätiopathogenese

Risikofaktoren	
individuell	• Störungen der Selbst- und Körperwahrnehmung • Persönlichkeitsfaktoren (Steuerungsprobleme) • Adipositas • chronische körperliche Erkrankung (z.B. Diabetes mellitus)
familiär	• Eßstörungen in der Familiengeschichte • Alkoholismus oder Affektive Störung in der Familiengeschichte • familiäre Beeinträchtigung des Bindungsverhaltens
kulturell	• schlankes Körperideal • Zugehörigkeit zu einer High-Risk Peer-group

Viele ätiologische Dimensionen der Anorexia nervosa haben auch bei der Bulimie große Bedeutung. Sie sollen deshalb hier nicht wiederholt werden. Ein wichtiger Unterschied ist schon klinisch das bedeutend niedrigere Selbstwertgefühl der Bulimikerinnen. Dies verweist u.U. auf die tiefergreifendere psychische Störung. Die Tatsache, daß sich bei bulimische Patientinnen gehäuft solche finden, deren Störung unter strukturellen Gesichtspunkten als Persönlichkeitsstörung aufzufassen ist, unterstreicht diese Beobachtung.

Der Bulimie liegt keine einheitliche psychostrukturelle Genese zugrunde. Sie ist vielmehr die gemeinsame Symptomwahl für ein breites Spektrum psychosexueller Entwicklungen. Das Spektrum reicht von der Neurose auf dem Boden hysterischer Konflikte bis zur schwerer gestörten narzißtischen oder - seltener - Borderline-Struktur.

Im Vordergrund aus psychoanalytischer Sicht steht eine konflikthafte Beziehungsstruktur zum frühen, mütterlichen Objekt. Das später bulimische Mädchen wächst mit einem Objekthunger auf, der in ihrer Wahrnehmung nicht gestillt worden ist. Die orale Fixierung, die sich für beide Gruppen gleich ausbildet, ist von der Ambivalenz der frühen Mutter-Tochter-Beziehung gekennzeichnet. Das frühe Kommunikationsmedium Essen wird zum Träger dieser ambivalenten Gefühle und steht fortan sowohl für die Hoffnung auf Sättigung als auch für die Angst vor Überschwemmung mit "vergifteten" Abwehr-Wünschen der Mutter.

Dies führt zu einer libidinösen Unterversorgung des Selbst auf neurotischem und einem regelrechten Selbst-Defekt auf narzißtischem Niveau. Auf narzißtischem Niveau reicht die orale Fixierung bis in Erfahrungen der Deprivation hinein. Dieser deutliche qualitative Unterschied im Vergleich zu der neurotischen Gruppe vergrößert auch das Ausmaß der gestörten Ausbildung des Selbst bis hin zu einem Selbst-Defekt. Die Ambivalenz in der Beziehung zwischen Mutter und Tochter gestaltet sich existentiell bedrohlich und häufig muß die narzißtisch gestörte Bulimikerin mit einem konkreten Objektverlust fertig werden. Nahrung und Körper der narzißtisch gestörten bulimischen Frau werden so zum nur guten oder nur bösen Objekt. Beide sind entweder Symbol der Dualunion oder Ausdruck der Vernichtung bzw. der Gleichung Körper = Fremdkörper.

Der später bulimischen Frau gelingt es dennoch, in der Regel symptomfrei bis in die Postadoleszenz zu gelangen. Vorformen der Eßstörung in Form kurzer anorektischer Phasen, die nur selten behandlungsbedürftig werden, verweisen als erste Reaktionen auf die psychischen Anforderungen der Adoleszenz. Der Triebansturm der Pubertät war immer noch von den Hoffnungen auf das doch noch erlösende mütterliche oder väterliche Objekt abgewehrt worden. In der nun folgenden Partnerwahl offenbaren sich erstmals Ahnungen auf das Ausmaß und die Endgültigkeit der frühen Frustration. Der Versuch, doch noch Ersatz für das verlorene Objekt zu finden, konstelliert eine Beziehungsstruktur, die von ausgeprägter Angst vor Nähe und dem damit u.U. verbundenen Kontrollverlust sowie unersättlichen und unerfüllbaren Wünschen nach Versorgung gekennzeichnet ist.

Kognitionsorientierte Theorien gehen von einem Zusammenspiel verschiedener Faktoren aus. Biologische Faktoren (genetische Vulnerabilität), individuelle Defizite (Wahrnehmungsstörungen in bezug auf propriozeptive und externe Stimuli sowie der Emotionen), soziokulturelle Faktoren (Schlankheitsideal, Leistungsorientierung, Geschlechtsrollenverständnis) und schließlich chronische Belastungen (Beziehungskonflikte, Einsamkeit, Verlusterlebnisse) bilden in individueller Gewichtung die Grundlagen für die psychische Labilität, die letztlich in den bulimischen Zirkel münden.

Therapie und Verlauf

Anders als bei anorektischen Patientinnen ist der Zeitraum bis zu einem Behandlungsbeginn bei der Bulimie deutlich länger. Das macht eine sorgfältige Überprüfung der somatischen Parameter und möglichen Komplikationen notwendig. Psychische Faktoren, wie die subjektive Unausweichlichkeit des bulimischen Zirkels, sind allerdings oft drängender und haben für die Abwägung des Settings größere Bedeutung.

Kriterien zur stationären Behandlung
• chronifizierender Verlauf • somatische Komplikationen • Depression • Suizidgefährdung • soziale Isolation • Drogenabusus • Delinquenz (Nahrungsmitteldiebstähle) • statische pathologische Familieninteraktion • Scheitern eines ambulanten Behandlungsversuchs

Bei der Abwägung zwischen ambulanter und stationärer Therapie ist zu bedenken, daß manche Patientinnen sich durch ihren erheblichen Nahrungsmittelbedarf gezwungen sehen, Diebstähle zu begehen. Es kann daher sinnvoll sein, sie durch eine stationäre Aufnahme vor weiterer Delinquenz zu schützen.

Die Einzelpsychotherapie muß die ausgeprägte Scham der Patientinnen berücksichtigen. Eine vorsichtige Kontaktaufnahme bei gleichzeitiger selbstverständlicher Thematisierung des Bulimischen dient der Vertrauensförderung. Eine übermäßige Kontrolle durch das Pflegepersonal, um z.B. nach den Mahlzeiten das Erbrechen zu verhindern, wird nur dazu führen, daß die Patientinnen sich andere Gelegenheiten suchen. Eine klare Absprache, in deren Rahmen die Patientin sich auf verhaltenstherapeutische Übungen nach den Mahlzeiten einläßt, können dagegen sehr hilfreich sein. Ähnlich wie bei der Anorexie wird sich die Behandlung aus tiefenpsychologischen, verhaltenstherapeutischen und u.U. medikamentösen Strategien zusammensetzen. Bewährt haben sich Eßtagebücher, die nach der Bestandsaufnahme - auch für die Patientinnen - der eigenen Kontrolle und u.U. auch der durch den Therapeuten dienen. In der Einzelpsychotherapie geht es um das Verstehen und Aufarbeiten der Impulsdurchbrüche und um die individuelle Genese.

An eine Kaliumsubstitution muß bei den entsprechenden Elektrolytwerten gedacht werden. Die Entwicklung von Ödemen bei Normalisierung des Eßverhaltens auf dem Boden eines Pseudo-Bartter-Syndroms kann sehr demotivierend auf die Patientinnen wirken und die Panik auslösen, nicht nur durch die normale Essensaufnahme zuzunehmen. Diuretika sind in diesem Fall kontraindiziert, in der Regel verlieren sich die Ödeme nach 2 bis 3 Wochen.

Unabhängig vom Ausmaß einer begleitenden depressiven Episode haben sich Antidepressiva in der Behandlung der Bulimie bewährt und können im Einzelfall, d.h. im Jugendalter bei therapieresistenten Fällen, indiziert sein. Der therapeutische Effekt ist offensichtlich unabhängig von der antidepressiven Wirkung zu sehen. Zum Einsatz kommen dabei insbesondere Serotonin-Reuptake-Hemmer (vgl. Kap. 3.7.).

Die medikamentöse Behandlung der Bulimie wird in der Literatur hinsichtlich eines Langzeiterfolges kontrovers beurteilt. Unstrittig ist der kurzfristige Effekt auf die Heißhungerattacken und die depressive Verstimmung, so daß dieser Strategie supportiver Wert im Rahmen einer kombinierten Psychotherapie zukommt.

Großer Stellenwert in der stationären Behandlung kommt einer zusätzlichen psychomotorischen und/oder musiktherapeutischen Behandlung zu. Hier können die Patientinnen in einem therapeutisch begleiteten Prozeß sowohl ihre Defizite und Konflikte wahrnehmen als auch neue Wahrnehmungs- und Verhaltensbereiche erlernen und üben.

Schwerpunkte der Phasen einer ambulanten/ stationären Behandlung	
Phase 1	• Diagnostik und Vertrauensbildung • Eßtagebuch • Erarbeitung eines Verhaltens- und Gewichtsplanes • therapeutische Kontaktaufnahme
Phase 2	• Verhaltensstabilisierung • Erarbeitung problematischer Bereiche des Plans • intensive Einzelpsychotherapie • ambulant u.U. hochfrequent (3 bis 4 Sitzungen/Woche) • Einbeziehung (der Station und) der Familie • u.U. antidepressive Therapie
Phase 3	• Schwerpunkt Familie und soziales Umfeld • u.U. Familientherapie • schrittweises Einbeziehen des sozialen Umfelds
Phase 4	• ambulante Nachbetreuung • u.U. Überführung der Einzeltherapie in Gruppentherapie • u.U. Selbsthilfegruppe

Die Prognose der Bulimie schwankt in den Follow-up-Studien zwischen 30 und 90 % Besserung des Eßverhaltens. Je strenger die Kriterien bei der Nachuntersuchung, desto größer die Rate an nicht geheilten oder unveränderten bulimischen Patientinnen. Unbehandelt hat die Bulimie eine starke Tendenz zur Chronifizierung. Dann sind Verläufe von 20 Jahren keine Seltenheit, die erst durch unbeherrschbare somatische Komplikationen zur Behandlung kommen. Je größer das Maß an struktureller Gestörtheit der Patientinnen ist, desto schlechter ist die Prognose.

Die einzelnen prognostischen Faktoren ähneln denen der Anorexie.

prognostische Faktoren	
günstig	ungünstig
• früher Beginn	• begleitender Drogenabusus
• hysterische Persönlichkeit	• Borderline-Persönlichkeit
• konfliktarmes Beziehungsniveau	• große Gewichtsschwankungen
• kurzer Krankheitsverlauf	• Anorexie in der Vorgeschichte
• hoher Sozialstatus	• soziale Isolation

Die Beziehung zwischen Anorexie und Bulimie

Obwohl es klinisch eindeutig ist, daß Anorexia und Bulimia nervosa zwei unabhängige Entitäten innerhalb des Spektrums der Eßstörungen darstellen, gibt es Übergänge und Überschneidungen. Für anorektische Patientinnen, die untergewichtig sind und gleichzeitig Heißhungerattacken mit anschließendem selbstinduzierten Erbrechen haben, wurde der Begriff der Bulimarexie oder Bulimanorexie geprägt. Meist stellt sich die bulimische Symptomatik erst nach einen längeren Zeitraum der Anorexie ein.

In der ICD-10 kann deshalb mit der fünften Stelle verschlüsselt werden, ob es sich um eine Anorexie ohne aktive Maßnahmen zur Gewichtsreduktion (F50.00) oder eine mit aktiven Maßnahmen (F50.01) handelt. Psychodynamisch betrachtet kann es sein, daß eine anorektische Patientin ihren restriktiven Versuch der Essenskontrolle nicht durchhält, daß ihr Heißhunger nicht mehr nur restriktiv zu kontrollieren ist und sich für sie somit ein bulimischer Impulsdurchbruch als neue Konfliktlösung anbietet. Übergänge von der Bulimie zur Anorexie werden zwar auch vereinzelt beschrieben, dürften allerdings sehr viel seltener sein.

Hinweise für die Elternberatung

- Aufklärung über Art und Schwere der Erkrankung (Prognose!)
- Vermeiden häuslicher Kontrollversuche, von Vorwürfen und Abwertungen
- Aufgreifen der elterlichen Schuldgefühle

Fehlerquellen in Diagnostik und Therapie

- übermäßige Kontrolle des Eßverhaltens
- Bagatellisierung der körperlichen Komplikationen
- einseitige kausale Betrachtung
- Schuldzuweisungen innerhalb der Familie

12.1.3. Adipositas (F50.4 und E66.0)

Definition

Unter einer Adipositas versteht man eine abnorme Ausprägung des Fettgewebes durch übermäßige Kalorienzufuhr. Der früher verwendete Begriff der Fettsucht wird wegen seines abwertenden Charakters heute nicht mehr benutzt. Wegen der großen entwicklungsbedingten Unterschiede in der Fettverteilung im Kindes- und Jugendalter hat eine Definition anhand des Gewichts nur eine orientierende Bedeutung. Eine Bestimmung und Einordnung der Hautfaltendicke ist in diesem Zusammenhang sinnvoller, da auch persönlichkeitsspezifische Ausprägungen des Skelettes und der Muskulatur das Gewicht mitbestimmen. Oberhalb der 85. Percentile der Hautfaltendicke bezogen auf Alter und Geschlecht liegt eine Adipositas vor.

Epidemiologie

Für Nordamerika und Westeuropa liegen die Prävalenzraten zwischen 17 % und 22 % für Jungen und zwischen 12 % und 20 % für Mädchen. Frühere Untersuchungsergebnisse, die einen Abfall der Prozentzahlen mit steigendem sozialen Niveau beschrieben haben, lassen sich heute nicht mehr so eindeutig beschreiben, wenn auch der Trend noch besteht. Insgesamt ist von einer Zunahme auszugehen.

Klinisches Bild

Das klinische Bild ist durch adipöse Kinder oder Jugendliche gekennzeichnet, die eine übermäßige Nahrungsaufnahme typischerweise verneinen oder bagatellisieren. Auch wenn sie unter ihrem Übergewicht leiden, ist eine Motivation zur Gewichtsreduktion in der Regel theoretischer Natur, d.h. die Betroffenen sagen eine Mitarbeit zu, sind dann aber schnell von ihrem ständigen subjektiven Hungergefühl so eingenommen, daß sie alle Maßnahmen zu umgehen suchen.

Psychopathologisch findet sich kein einheitliches Bild, vielmehr können depressive, gehemmte oder auch aggressive Verhaltensauffälligkeiten mit der Adipositas einhergehen. In der Regel ist das Eßverhalten der gesamten Familie beeinträchtigt, d.h. die Nahrungsmenge aller Familienmitglieder ist zu groß oder dem Kind wurde frühzeitig übermäßiges Essen als Konfliktlösungsstrategie vorgelebt.

Fallbeispiel

Ein 11jähriger Junge wird von seinem Vater vorgestellt. Beide berichten, daß der Sohn seit einigen Jahren schon Übergewicht habe und sich in letzter Zeit noch weniger als sonst bremsen könne. Immer wieder müsse die Mutter feststellen, daß verschiedene Nahrungsmittel aus dem Kühl- und Vorratsschrank fehlen würden. Der Junge selbst bestätigt dies und schildert seine Unfähigkeit, sich zu steuern, wenn er alleine sei.

Die Untersuchung ergibt ein Körpergewicht von 78 kg (30 kg > 97. Perzentile) bei einer Größe von 155 cm (90. Perzentile). Der Vater gibt auf Nachfrage ein Gewicht von 156 kg bei einer Größe von 175 cm an. Nach einem kurzfristigen Erfolg der eingeleiteten Therapie stellt sich bald heraus, daß die Motivation der gesamten Familie, sich auf eine Behandlung der Adipositas des Jungen einzustellen, unzureichend ist.

Diagnostik

Die Diagnostik wird sich um eine differenzierte Anamnese der Eßgewohnheiten bemühen, wird versuchen, Auslöser und eventuelle Belastungen des Kindes zu eruieren und im Rahmen einer differenzierten körperlichen Untersuchung nach möglichen Begleiterscheinungen der Adipositas neben einer genauen Bestimmung des Ausmaßes festzustellen.

Checkliste

- ✓ Exploration der Eßgewohnheiten: individuell und familiär
- ✓ Gewichts- und Längenbestimmung
- ✓ evtl. Messung der Hautfaltendicke mit dem Caliper (Tricepsmessung)
- ✓ Überprüfung von Gelenkbelastungen
- ✓ kardiologische Diagnostik
- ✓ Laborparameter: Blutfette

ICD-10: Diagnostische Leitlinien für Eßattacken (F50.4)

Übermäßiges Essen, das eine Reaktion auf belastende Ereignisse ist und zu Übergewicht geführt hat. Trauerfälle, Unfälle, Operationen und emotional belastende Ereignisse können von einem “reaktiven Übergewicht” gefolgt sein, insbesondere bei zur Gewichtszunahme disponierten Personen.

Übergewicht als Ursache seelischer Belastung sollte hier nicht klassifiziert werden, sondern ist unter F38, F41.2 oder F48.9 zusammen mit einer Kodierung aus E66 zu kodieren.

E66 Adipositas	
E66.0	Adipositas durch übermäßige Kalorienzufuhr
E66.1	Arzneimittelinduzierte Adipositas
E66.2	Pickwick-Syndrom (Bewußtseinsstörung infolge Hypoventilation bei Adipösen)
E66.8	krankhafte Adipositas

Differentialdiagnosen

Zusätzlich zu den in der ICD-10 geforderten Ausschlußdiagnosen kommen - wenn auch selten - weitere Differentialdiagnosen in Frage:

- Hypothyreoidismus
- Cushing-Syndrom
- Lawrence-Moon-Biedl-Syndrom (Adipositas, Polydaktylie, Hypogenitalismus)
- Alström-Hallgren-Syndrom (Adipositas, Netzhautdegeneration, Diabetes u.a.)
- Dystrophia adiposogenitalis
- Lipomatose
- Prader-Willi-Syndrom (Minderwuchs, Adipositas, Diabetes mellitus)

Ätiopathogenese

Die früher geläufige Kennzeichnung des “Kummerspecks” läßt sich heute nicht mehr eindeutig aufrechterhalten. Familiäre Eßgewohnheiten, gesellschaftlicher Nahrungsmittelüberfluß, Werbung, mangelnde körperliche Bewegung auf der einen Seite und individuelle, intrapsychische Konfliktlösungsstrategien andererseits ergeben im Einzelfall Hinweise auf die Pathogenese.

Eine genetische Disposition in Bezug auf Körperbau und individuelle Stoffwechselbesonderheiten tragen ihren Teil dazu bei, daß Kinder übergewichtiger Eltern auch dann tendenziell übergewichtig werden, wenn sie nicht bei ihnen aufwachsen.

Im Kindesalter kommt es bei einem entsprechenden Überangebot an Nahrung zu einer Hyperplasie der Fettzellen, während im Erwachsenenalter eine reversible Hypertrophie die Regel ist. Auch wenn übergewichtige Kinder mit hyperplastischen Fettzellen abnehmen, bleibt die Gesamtzahl der Zellen gleich und jede erneute Nahrungsaufnahme wird in sich allen Zellen abbilden, wenn Fette abgelagert werden. Nach der Set-Point-Theorie hat jeder Mensch ein individuelles physiologisches Gewicht, das sich in einer Homöostase hält. Adipöse Menschen haben ein höheres Idealgewicht als andere. Diese Hypothese hat dazu geführt, daß gewichtsreduzierende Maßnahmen nicht mehr grundsätzlich allen Adipösen empfohlen werden.

Im Vordergrund der Pathogenese steht eine individuelle und u.U. frühe Kopplung zwischen psychischen Bedürfnissen und Befriedigung durch Nahrung. Wenn ein Kind es gelernt hat, daß auf die meisten seiner Bedürfnisse mit einem Nahrungsangebot reagiert wird, so wird es diese Kopplung als Konfliktlösung beibehalten und später potentiell frustrierende Situationen durch Essen zu kompensieren suchen.

Therapie und Verlauf

Eine Therapie der Adipositas wird immer ein verhaltenstherapeutisch orientiertes Vorgehen präferieren. Andere psychotherapeutische Verfahren, insbesondere ein vertieftes Verständnis für die Entstehung und die Situation des Kindes, haben begleitenden und stützenden Charakter. Diätetische Maßnahmen alleine zeigen langfristig wenig Effekt, chirurgische Maßnahmen sind so lange obsolet, wie sich am Eßverhalten nichts ändert und ethisch ebenso schwer zu vertreten wie eine Behandlung mit Appetithemmern, die das Verhalten der Betroffenen genausowenig beeinflussen und ein suchterzeugendes Potential besitzen. Eine Behandlung mit reinen kalorienarmen Füllstoffen scheitert meist an der Compliance der Patienten und ändert das Eßverhalten ebenso nicht.

Nach einer intensiven Beratung und Aufklärung der ganzen Familie durch eine Diätassistenz oder Ernährungsberatung geht es zunächst darum, dem Kind anhand verschiedener Protokolle und Tagebücher eine differenzierte Selbstwahrnehmung beizubringen. Durch Veränderungen einzelner Parameter, wie Eßgeschwindigkeit, eigene Zubereitung oder Ausarbeitung von Alternativen wird eine zunehmende Reizkontrolle eingeführt, die wie alle Maßnahmen von Beginn an kontingent verstärkt werden sollte. Eine intensive Auseinandersetzung mit dem eigenen - realen und gewünschten - Körperbild und Maßnahmen für ein intensiveres Wahrnehmen des eigenen Körpers (Psychomotorik, Sport) schließt die vielfältigen Maßnahmen ab. Eine intensive Einbindung und Beratung der Familie versucht die Grundlage dafür zu bilden, daß sich das Eßverhalten der gesamten Familie ändert.

Unbehandelt bleiben etwa 80 % der adipösen Kinder auch im Erwachsenenalter übergewichtig, während die Rate an Übergewichtigen, die als Kinder normalgewichtig waren, halb so groß ist. Die somatische Komplikations- und Erkrankungsrate adipöser Kinder, Jugendlicher und Erwachsener muß hier nicht extra aufgeführt werden. Wie hoch die Erfolgsrate des beschriebenen kombinierten verhaltenstherapeutischen Ansatzes langfristig ist, muß bislang noch abgewartet werden. Ein Erfolg stationärer Behandlungen kann sich nur dann einstellen, wenn sich das Verhalten des betroffenen Kindes **und** seiner Familie geändert hat.

ungünstige prognostische Faktoren
• früher Beginn
• Chronizität
• familiäre Belastung mit Adipositas
• männliches Geschlecht
• Heißhungerattacken
• fehlgeschlagene Therapieversuche

Hinweise für die Elternberatung

- Aufklärung über die Notwendigkeit einer Einbeziehung der Familie
- behutsame Klärung des Umgangs mit Nahrung, insbesondere mit Süßigkeiten
- Herstellung eines Arbeitsbündnisses mit der gesamten Familie
- keine übermäßigen Verbote aussprechen

Fehlerquellen in Diagnostik und Therapie

- Nicht-ernst-Nehmen der Kinder ("das verwächst sich")
- frustrierende Diätmaßnahmen (zu lange, zu schwer durchzuhalten)
- mangelnde psychotherapeutische Begleitung und Beratung
- ungenügender Zeitrahmen (zu kurz, zu schneller Abbruch)

12.1.4. Fütterstörung im frühen Kindesalter (F98.2)

Definition und klinisches Bild

Phasen von Problemen beim Essen sind im Kindesalter weit verbreitet und nicht unbedingt Anlaß für eine kinder- und jugendpsychiatrische Diagnostik und Intervention. Anders ist es, wenn - nach Ausschluß von organischen Ursachen - anhaltende Schwierigkeiten beim Stillen oder Füttern auftreten. Diese Schwierigkeiten können sich darin äußern, daß das betreffende Kind besonders langsam ißt, sehr wählerisch ist oder die Nahrung komplett verweigert bzw. sich Vorstufen zum Stillstreik oder der kompletten Verweigerung entwickeln. Es sollte sichergestellt sein, daß das Betreuungsverhalten der Bezugsperson angemessen ist. Geht die frühkindliche Eßstörung auf einen Betreuungsfehler, z.B. Verwahrlosung zurück, so ist nicht diese Diagnose zu stellen, sondern auf die Kategorie R62.3, *Fütterschwierigkeiten im Rahmen von Betreuungsfehlern*, zurückzugreifen. Unter differentialdiagnostischen Überlegungen ist dann ein Fütterungsversuch mit anderen Betreuungspersonen sinnvoll. Auch Säuglinge können auf interne (z.B. Blähungen oder Anspannung) oder externe Stressoren mit Appetitlosigkeit reagieren oder drücken ihre unterschiedliche Tagesform mit unterschiedlichem Appetit oder einem Stillstreik aus. Bedenklich wird die Symptomatik immer dann, wenn sie länger anhält und zu Gewichtsverlust führt.

Eine Fütterstörung tritt auch in Kombination mit Rumination auf. Damit wird das unwillkürliche Heraufwürgen und anschließende Ausspucken oder Wiederkäuen der Nahrung bezeichnet. In der Regel weist Rumination auf eine Intelligenzminderung und/oder Verwahrlosung hin.

Im Kleinkindalter sollte die Diagnose Fütterstörung gestellt werden, wenn z.B. eine Verweigerungssymptomatik eines Kindes längere Zeit anhält oder Zustände von "Mäkeligkeit" eindeutig überschreitet.

Fallbeispiel

Ein 4jähriger Junge wird von seiner Mutter vorgestellt, weil er ein ausgesprochen schlechter Esser sei, häufig die Nahrung verweigere und die Essenssituationen zu einem "Kampf" zwischen Mutter und Sohn führen würden. Der Junge liegt mit seinem Gewicht auf der 3. Perzentile (Größe auf der 25. Perzentile). Die Mutter berichtet, daß er bei den Großeltern immer unauffällig essen würde.

Aus der Vorgeschichte ist zu erfahren, daß die Mutter einen Abstillversuch im Alter von 8 Monaten des Kindes immer wieder hinausschieben mußte, weil das Kind die Flaschennahrung sofort wieder ausgespuckt habe. Bis zum Alter von 13 Monaten habe sich diese Situation eskalierend hingezogen, in deren Verlauf die Mutter ständig von der Angst geplagt war, sie könne ihr Kind nicht mehr satt bekommen, bis schließlich eine pädiatrische Diagnostik eine Kuhmilchallergie festgestellt habe. Seitdem lebe die Mutter, die selber unter verschiedenen Angstsymptomen leide, in der Angst, das Kind könne verhungern, wenn es nicht genug esse.

Epidemiologie

Je nachdem, welche diagnostischen Kriterien angelegt wurden, schwanken die Prävalenzraten in der Literatur zwischen 1.5 und 25 %. 12 % der Vorschulkinder wehren sich zumindest phasenweise gegen das Essen und 28 % essen nicht so viel, wie die Eltern erwarten (was allerdings nicht in jedem Fall mit dem Vorliegen einer Fütterstörung gleichgesetzt werden darf).

Diagnostik

Die Diagnose einer Fütterstörung stützt sich auf die Aussagen der Mutter oder der Eltern. Zu berücksichtigen ist eine mögliche Psychopathologie der Bezugspersonen bzw. der Beziehung zum Kind, die eine Fütterstörung initiieren oder unterhalten kann.

Checkliste

- ✓ Ausschluß somatischer Ursachen
- ✓ Analyse der Fütterungssituation (evtl. per Video)
- ✓ Analyse der Befindlichkeit/Persönlichkeit der Bezugspersonen
- ✓ Berücksichtigung möglicher Mangelerscheinungen
- ✓ Ausschluß tiefgreifender Entwicklungsstörungen

ICD-10: Diagnostische Leitlinien

- Stillstreik über einen längeren Zeitraum
- Rumination
- gesteigertes Maß an wählerischem Eßverhalten
- Eßverweigerung
- mangelnde Gewichtszunahme
- Gewichtsverlust

Wichtig sowohl für die Diagnose als auch die Therapie bzw. Beratung wird zunächst immer eine differenzierte Anamnese der Fütterungssituation sein. Dazu gehört auch eine möglichst genaue Exploration der Befindlichkeit der Betreuungsperson zum Zeitpunkt der Fütterungssituation, aber auch eine Analyse der entsprechenden Beziehung zum Kind. Eine stark ablehnende Haltung einer Betreuungsperson oder eine manifeste depressive oder andere psychiatrische Erkrankung wird jeweils vorrangig zu diagnostizieren und zu behandeln sein. Eine gute Methode zur Diagnostik der Situation ist eine Videoanalyse - wenn die betroffene

Mutter einwilligt. Dann kann es auch ihr helfen, gemeinsam mit dem Untersucher die Probleme beim Füttern besser zu verstehen.

Differentialdiagnosen

- organische Erkrankungen (Pylorusstenose; Gastrointestinalinfektionen u.a.)
- Anorexia nervosa
- Pica (☞ Kap. 12.2.)
- Fütterstörung im Zusammenhang mit anderen kinderpsychiatrischen Erkrankungen

Ätiopathogenese

Handelt es sich um eine psychogene Fütterstörung, wird eine Analyse der Fütterumstände sowie der Beziehung zwischen Betreuungsperson und Kind im Vordergrund stehen. Manche Kinder sind sehr ablenkbar und durch große Unruhe beim Stillen oder Füttern ständig bei der Nahrungsaufnahme gestört. Dies kann zu einem circulus vitiosus führen, in dessen Folge die Betreuungsperson ebenfalls als Reaktion auf das unruhige Kind nervös wird, was sich wiederum auf das Kind überträgt und so fort.

Zusätzlich oder ausschließlich kann eine psychiatrische oder psychopathologische Auffälligkeit bei der Mutter zu Fütterstörungen führen. Dies reicht von extremer Unsicherheit dem Kind gegenüber bis hin zu manifesten psychiatrischen Erkrankungen, wie einer Wochenbettpsychose oder einer Depression. Eine massive Ablehnung des Kindes sowie Verwahrlosung kann ebenfalls zu dieser Symptomatik führen.

Therapie und Verlauf

Therapeutisch steht die Beratung der Betreuungsperson im Vordergrund - wenn nicht eine auch in anderen Bereichen wirksame Verwahrlosung zu sorgerechtseinschränkenden Maßnahmen zwingt. Eine genaue Anamnese der Fütterungssituation hat das Ziel, Faktoren zu erkennen und zu eliminieren, die für Mutter und Kind eine entspannte Essenssituation ermöglichen.

Hinweise für die Elternberatung

- Entlastung der Betreuungsperson
- keine Schuldzuweisungen
- Beratung/Behandlung der Betreuungsperson

Fehlerquellen in Diagnostik und Therapie

- Bagatellisieren der elterlichen Sorge
- unzureichende Diagnostik der Betreuungsperson
- unzureichende Diagnostik der Füttersituation

12.2. Pica (F98.3)

Definition

Unter Pica (= die Elster) versteht man eine Symptomatik, bei der die betroffenen Kinder ständig und wahllos nicht eßbare Substanzen zu sich nehmen. Damit ist nicht die orale Exploration des Säuglings und Kleinkindes gemeint, das alles in den Mund nimmt und auch gelegentlich herunterschluckt, weil es noch nicht angemessen zwischen Eßbarem und Nicht-Eßbarem unterscheiden kann.

Epidemiologie

Zuverlässige epidemiologische Angaben zu diesem bei normal begabten Kindern seltenen Krankheitsbild sind nicht verfügbar. Die Angaben für stationär untergebrachte intelligenzgeminderte Kinder und Jugendliche schwanken zwischen 10 % und 25 %. Dabei nimmt die Rate mit steigender Intelligenzminderung zu.

Diagnostik

Die Diagnose Pica sollte nicht vor einem Alter von zwei Jahren gestellt werden, weil erst ab diesem Alter von einem Kind erwartet werden kann, nicht eßbare Dinge nicht zu essen. In der Regel besteht die Symptomatik dann schon länger, oft tritt sie erstmalig zwischen 12 und 24 Monaten auf. In diesem Alter sollte man sich noch auf den Verdacht beschränken. Therapeutische Interventionen sind davon allerdings unberührt, auch der bloße Verdacht rechtfertigt Therapieversuche.

Checkliste

✓ Fremdanamnese (evtl. Beobachtung)

✓ Intelligenzdiagnostik

✓ Mißhandlungs- und Mißbrauchsdiagnostik

ICD-10: Diagnostische Leitlinien
Anhaltender Verzehr (mindestens 1 Monat; mindestens zwei Mal pro Woche) nicht eßbarer Substanzen (Schmutz, Farbschnipsel usw.) Sie kann als eines von vielen Symptomen einer umfassenden psychiatrischen Störung (wie z.B. Autismus) auftreten, oder sie kann sich als relativ isolierte psychopathologische Auffälligkeit manifestieren; in der ICD-10 sollte nur das letztere mit dieser Kodierung belegt werden. Das Kind sollte mindestens ein Alter bzw. einen Entwicklungsstand von zwei Jahren erreicht haben.

Ätiopathogenese

Ist es bei intelligenzgeminderten Kindern die fehlende oder mangelhafte kognitive Ausstattung, die es ihnen unmöglich macht, zwischen Eßbarem und Nicht-Eßbarem zu unterscheiden, wird es bei autistischen Kindern in der Regel die Eigenstimulation sein, die sie dazu bringt, eine Pica zu entwickeln. Die eigentliche Diagnose betrifft allerdings Kinder, die nicht zu diesen Gruppen gehören. Bei ihnen sind es dann meistens schwere Zustände von Verwahrlosung, Mißhandlung und/oder sexuellem Mißbrauch, die verantwortlich für die Entwicklung der Symptomatik sind.

Therapie und Verlauf

Bei intelligenzgeminderten und autistischen Kindern wird der Versuch im Vordergrund stehen, die betroffenen Kinder daran zu hindern, nicht eßbare Dinge zu sich zu nehmen, was manchmal nur durch konsequente personelle Kontrolle gelingt. Bei den Kindern, bei denen Pica Ausdruck eines schweren seelischen Traumas im Sinne einer Verwahrlosung oder Mißhandlung ist, wird zunächst die Beendigung dieses Traumas im Vordergrund stehen. Über eine liebevolle und dauerhafte Beziehung zu einem verläßlichen Menschen wird es in der Regel schnell gelingen, den Kindern beizubringen, nur Eßbares zu sich zu nehmen. In schwierigen Fällen kann eine verhaltenstherapeutische Unterstützung durch positive Verstärker hilfreich sein.

Je nachdem, was für Dinge vom Kind zu sich genommen werden, können entsprechende lebensbedrohliche Komplikationen entstehen. Dabei ist die Berücksichtigung des speziellen Umfeldes und der Umwelt des betroffenen Kindes von besonderer Bedeutung (z.B. Mülldeponie oder spezielle Fabriken in der unmittelbaren Umgebung).

Komplikationen

- Magenulcera, Verätzungen der Mund- und Ösophagealschleimhaut
- Obstipation
- Toxocariasis (durch Spulwurm des Haushundes)
- Toxoplasmose
- chronische Vergiftungen

12.3. Enuresis (F98.0)

Definition

Leitsymptom der Enuresis ist der unwillkürliche Harnabgang ohne organische Ursache ab dem fünften Lebensjahr. Die Symptomatik tritt vorzugsweise nachts (Enuresis nocturna) auf, es kann aber auch tagsüber (Enuresis diurna) und kombiniert vorkommen. Man unterscheidet eine primäre (das Kind war noch nie trocken) von einer erworbenen sekundären Form.

Epidemiologie

Im Alter von vier Jahren tritt die Enuresis mit einer Prävalenz von 22 % auf und nimmt - nach einem Sprung zum Alter von fünf Jahren auf 13 % - kontinuierlich ab. Immerhin zeigt sie im Alter von 18 Jahren noch eine Prävalenz von 2 %. Die Enuresis ist die häufigste kinder- und jugendpsychiatrische Erkrankung. Es liegt eine deutliche Knabenwendigkeit vor, die sich mit dem Alter verstärkt. Im Alter von 5 Jahren liegt sie bei 1.5 : 1 und im Alter von 12 Jahren bei etwa 5 : 1.

Die Enuresis diurna ist bei Mädchen häufiger als bei Jungen. Sie zeigt eine Prävalenz von 2 % bis 4 % der 5 bis 7jährigen, bei denen das Symptom einmal wöchentlich auftritt und 8 % mit einer Frequenz von einmal monatlich. 50 % der tagsüber einnässenden Kinder nässen auch nachts ein.

Etwa 80 % der betroffenen Kinder leiden an einer primären Enuresis. Der Erkrankungsgipfel der sekundären Form liegt im Alter von 6 Jahren.

Klinisches Bild

Das klinische Bild ist häufig durch zwei Besonderheiten gekennzeichnet: einmal begegnen dem Kinder- und Jugendpsychiater oft Kinder, bei denen die Enuresis sozusagen eine Begleitdiagnose darstellt, die sich erst im Verlauf der Anamnese herausstellt und nicht der primäre Vorstellungsgrund war. Andererseits handelt es sich um Familien, die schon einige gescheiterte Therapieversuche hinter sich haben und bei denen sekundäre Belastungsreaktionen keine Seltenheit sind.

Große Probleme entstehen für die Kinder, wenn es auf Klassenfahrten geht, es ihnen sehr peinlich ist und sie deshalb nicht selten unter vorgeschobenen Gründen nicht mitfahren. Ein Gefühl des Außenseitertums entwickelt sich häufig und in der Familie empfindet sich das Kind als Belastung. Die betroffenen Patienten können meistens sehr gut beschreiben, wie sehr sie unter dem Gefühl leiden, daß bei ihnen - trotz größter Anstrengung - etwas nicht stimmt. Sekundäre depressive oder aggressive Entwicklungen sind nicht selten.

Die Kinder, bei denen die Diagnose als zusätzliches Symptom aufgedeckt wird, leiden vorzugsweise an Störungen des Sozialverhaltens oder zeigen depressive Störungen.

Diagnostik

In der Diagnostik wird man sich zunächst auf eine differenzierte Exploration stützen und dann weitere Schritte einleiten. Eine genaue Anamnese der Miktion wird schon erste Hinweise auf mögliche andere Ursachen der Inkontinenz erbringen. Ein Elternfragebogen kann dabei sehr hilfreich sein. Bei der neurologischen Untersuchung ist auf neurologische Ausfälle besonders zu achten.

Checkliste	
✓ Anamnese	Focus: Miktionsgewohnheiten familiäre Belastung
✓ körperliche Untersuchung	Focus: Unterbauchsonographie Uroflowmetrie evtl. Miktionscystourographie Fehlbildungen (z.B. Hypospadie, Klappen) Urinstatus
✓ neurologische Untersuchung	Focus: neurogene Entleerungsstörungen

ICD-10: Diagnostische Leitlinien
• unwillkürlicher Harnabgang - tagsüber = diurna - nachts = nocturna - ohne anhaltende Trockenphase = primär • nach mindestens einjähriger Trockenphase = sekundär • Alter > 5 Jahre • mehrmals wöchentlich auftretende Symptomatik • Dauer länger als 3 Monate

Differentialdiagnosen

- Infektionen der ableitenden Harnwege
- Diabetes mellitus oder Diabetes insipidus
- Anfallsleiden
- isolierte neurogene Blasenfunktionsstörung (INBFS)
- neurogene Funktionsstörung bei neurologischen Erkrankungen (z.B. Spina bifida)
- anatomische Fehlbildungen, Tumoren

Ätiopathogenese

Die Miktionshäufigkeit beginnt im Säuglingsalter mit bis zu 30mal/24 h, reduziert sich bei gleichzeitiger Zunahme der Menge pro Miktion auf 20mal im ersten bis zweiten Lebensjahr und 10mal im zweiten bis fünften Lebensjahr. Ab dem zweiten Lebensjahr entwickelt sich ein Gefühl für den Harndrang und ab dem dritten Lebensjahr ist neuronal ein Entwicklungsstand erreicht, der eine Sphinkterkontrolle ermöglicht. Nach dem vierten Lebensjahr können 80 % der Kinder die Harnabgabe für einige Zeit verzögern und schließlich willentlich einleiten. Die Kontrolle wird dann zuerst tagsüber gelernt, nachts etwa 4 Monate später.

Enuretische Kinder zeigen signifikante Störungen der circadianen Rhythmik sowie eine höhere nächtliche Urinsekretion und eine erniedrigte Urinosmolarität, allerdings bedürfen diese Ergebnisse der Überprüfung und sagen nichts darüber aus, ob es sich bei diesen Phänomenen um Ursache oder Ausdruck der Störung handelt. Darüber hinaus scheint das funktionale Blasenvolumen enuretischer Kinder vermindert zu sein. Einige enuretische Kinder haben eine erniedrigte ADH-Sekretion.

Alphaadrenerge blockierende Effekte von Neuroleptika führen manchmal zu einer Erniedrigung des Sphinktertonus und in der Konsequenz zu einer Enuresis. Diese klinische Beobachtung hat zu entsprechenden Hypothesen geführt, die eine Fehlsteuerung der Neurotransmitter bei der Enuresis vermuten. Die Hypothese, daß die Enuresis ein Epilepsieäquivalent darstellt, konnte eindeutig widerlegt werden, epileptische Kinder nässen außerhalb eines Anfalls genauso häufig ein wie Nicht- Epileptiker.

Unter genetischen Gesichtspunkten ist das vererbte Risiko für die Entwicklung einer Enuresis etwa doppelt so hoch wie ohne familiäre Vorgeschichte. Die genetische Belastung scheint hinsichtlich der Entwicklung einer primären oder sekundären Enuresis gleich hoch zu sein.

Sekundäre vorübergehende Formen der Enuresis als Reaktion auf belastende Ereignisse - typischerweise die Geburt eines weiteren Kindes - sind weit verbreitet und selten Anlaß einer Vorstellung. Sie verweisen aber auf den reaktiven Anteil, den die Symptomatik haben kann. Dies gilt insbesondere für die sekundäre Form, bei der ein reaktiver Entstehungsmodus unübersehbar ist. Zu frühe und rigide oder zu nachlässige Haltungen der Eltern bei der Sauberkeitserziehung sind auch mit der primären Form assoziiert. Darüber hinaus gibt es Untersuchungen, die für Enuretiker eine deutlich höhere Belastung mit frühen belastenden Ereignissen belegen. Dies bildet sich auch darin ab, daß enuretische Kinder ein 2 bis 6mal höheres Risiko für die Entwicklung einer kinderpsychiatrischen Störung haben. Allerdings ist dieses Risiko unspezifisch, d.h. es gibt keine Assoziation mit einer bestimmten Erkrankung.

In einem komplexen Wechselspiel zwischen biologischen Reifungsmechanismen, intrapsychischen Konfliktlösungsstrategien und Mechanismen des Lernens (Zuwendung durch Einnässen) entwickelt sich in jedem Einzelfall mit unterschiedlicher Gewichtung das Symptom. Eine genaue Erfassung und Bestimmung aller Faktoren wird daher immer die Voraussetzung für eine erfolgreiche Therapie sein.

Therapie und Verlauf

Eine Vielzahl von Therapiemethoden ist in den letzten 20 Jahren zur Behandlung der Enuresis entwickelt worden. Über die Wirksamkeit gibt es unterschiedliche Meinungen und Untersuchungen. Das therapeutische Repertoire, das dem Kinder- und Jugendpsychiater zur Verfügung steht, setzt sich sinnvollerweise im wesentlichen aus drei Komponenten zusammen: die Basis ist eine verstehend-psychotherapeutische Grundhaltung, die je nach den unterschiedlichen Ausprägungen der o.g. Merkmale zu eher stützenden, beratenden oder aufarbeitenden Interventionen führen wird. Unerläßlich sind verhaltenstherapeutisch orientierte Programme, die dem betroffenen Kind möglichst schnell und verläßlich zu Erfolgserlebnissen verhelfen sollen. Als dritte Komponente steht die pharmakologische Behandlung zur Verfügung.

Eine ausführliche Exploration der Symptomatik, belastender Ereignisse und Faktoren und die Einstellung der Eltern sowie ihre Erziehungshaltung bestimmen den individuell zu erarbeitenden Therapieplan. Zeigt das von den Eltern erstellte Miktionsprotokoll, daß das Einnässen in den frühen Morgenstunden auftritt, kann über ein entsprechendes Wecken des Kindes in Kombination mit einem Belohnungssystem und einem Miktionstraining u.U. sehr schnell ein anhaltender Erfolg erzielt werden. Ein Wecken in der Nacht als isolierte Intervention angewandt, ist wenig sinnvoll.

Für eine pharmakologische Behandlung kommen die trizyklischen Antidepressiva und das Antidiuretische Hormon (ADH) in Betracht. Die meisten klinischen und wissenschaftlichen Erfahrungen aus der Gruppe der Antidepressiva liegen für Imipramin vor. Der antienuretische Effekt der trizyklischen Antidepressiva war ursprünglich ein Nebeneffekt bei der Behandlung kindlicher Depressionen. Sie setzen die Schlaftiefe herab, verringern den Tonus des Musculus detrusor vesicae, erhöhen den Sphinktertonus und wirken insgesamt antidepressiv, was die Gesamtsituation für das Kind erleichtern kann.

ADH (Minirin®), als Nasenspray gegeben wirkt sofort und zuverlässig. Das Problem ist, daß die Wirkung in der Regel nur so lange anhält, wie das Medikament gegeben wird. Allerdings kann es sinnvoll sein, eine Behandlung mit konditionierenden Geräten durch ADH-Gabe zu unterstützen. Bei

Die verhaltenstherapeutisch einsetzbaren Vorgehensweisen im einzelnen:
Blasentraining (Retentions-Kontroll-Training)
Das Kind wird angehalten, beim ersten Erspüren des Harndrangs nicht gleich zur Toilette zu gehen, sondern anzuhalten und dies mit Hilfe der Eltern zu protokollieren. Das Anhalten sollte dann stufenweise ausgedehnt werden, allerdings muß dies in einem für das Kind überschaubaren Zeitrahmen (max. 30 bis 45 Minuten) bleiben. Zusätzlich wird das Kind gebeten, beim Wasserlassen die Miktion kurz zu unterbrechen. Beide Übungen haben das Ziel, den Sphinktertonus zu erhöhen und dem Kind ein Gefühl der Kontrollmöglichkeit zu vermitteln.
Kontingenzprogramme
Auf der Basis einer Vorsatzbildung, die dem Kind in einer entspannten Situation (u.U. im Rahmen einer oder mehrerer Sitzungen Autogenen Trainings) beigebracht wird und individuell auf das Kind zugeschnitten ist, wird über ein Verstärkerprogramm dem Kind eine Erfolgskontrolle ermöglicht. Das Verstärken besteht im Führen eines Sonnenkalenders (die geläufigen Regenwolken für nasse Nächte sind obsolet, weil sie das Mißerfolgserlebnis verstärken und nicht den Erfolg) und in kleinen Belohnungen, die mit den Eltern ausgehandelt werden müssen. Sie sollten sich an den ökonomischen und persönlichen Möglichkeiten der Eltern orientieren. Bewährt hat sich ein "Sonnenkonto", das immer mit einer bestimmten, für das Kind überschaubaren Summe gegen die Belohnung eingetauscht werden kann. Besser als materielle Dinge sind gemeinsame Aktivitäten, die dem Kind Zuwendung ermöglichen. Viele Punkte geben dem Kind schneller das Gefühl, etwas geschafft zu haben (z.B. wird jede Sonne mit 3 Punkten bewertet und alle 6 oder 9 Punkte kann eingetauscht werden; später kann das Eintauschen dann durch Erhöhung des Limits hinausgezögert werden).
Konditionierung
Durch Klingelhosen oder -matratzen, die auf den Urinaustritt mit einem Klingelsignal reagieren, wird ein bedingter Reflex zwischen Blasendruck, Urinabgang und Wachwerden gebahnt, was schließlich vom Kind ohne apparative Hilfe übernommen werden kann. Allerdings haben manche Kinder eine derartige Schlaftiefe, daß sie auch vom Klingeln nicht aufwachen. Hinzu kommt, daß es einige Kinder gibt, die auf diese Apparate höchst aversiv reagieren, so daß sich diese Methode dann verbietet.

sehr belasteten Kindern kann eine befristete ADH-Gabe indiziert sein, wenn es z.B. um eine angstbesetzte Klassenfahrt geht.

Dosierungsschema für Imipramin		
ab dem 6. Lebensjahr	20 bis 30 mg	abends
8 bis 14 Jahre	30 bis 50 mg	mittags und abends
ab dem 15. Lebensjahr	75 mg	3x tgl. 25 mg
Dosierung von Desmopressin (Minirin®) als Nasenspray		
	20 bis 40 µg pro Tag	

Hinweise für die Elternberatung

- Aufklärung über den Krankheitswert des kindlichen Verhaltens
- Vorwürfe und Abwertungen vermeiden
- gründliche Einweisung und Einbeziehung der Eltern in die Therapie

Fehlerquellen in Diagnostik und Therapie

- unzureichende Diagnostik des Kindes *und* seiner Familie
- unzureichende Behandlung (nur Teilaspekte des Behandlungsschemas)
- unzureichende Abklärung der Compliance der Eltern
- mangelnde somatische Abklärung

12.4. Enkopresis (F98.1)

Definition

Enkopresis (griechisch: hineinkoten) bezeichnet das "Absetzen von Kot an dafür nicht vorgesehenen Stellen" (ICD-10) eines Kindes, das prinzipiell über Schließmuskelkontrolle verfügt. Die Ausprägung der Symptomatik reicht von Kotspuren in der Unterhose über Einkoten in die Hose bis hin zu Absetzen des Kots in Wohnräumen, was in schweren Fällen auch noch mit Kotschmieren verbunden sein kann.

Epidemiologie

In der Regel erlangen Kinder im Alter von 4 Jahren die Kontrolle über ihren Schließmuskel. Bis zum Alter von 16 Jahren nimmt die Prävalenzrate für Enkopresis kontinuierlich ab. Bei 7- bis 8jährigen findet sich eine Rate von 1.5 %, wobei die Jungen mit 2.3 % mehr vertreten sind als die Mädchen mit 0.7 %. Bei 10jährigen finden sich 1.3 % der Jungen und 0.3 % der Mädchen. Einkoten tritt gehäuft in Kombination mit Einnässen auf. Im Gegensatz zu der Enuresis ist bei der Enkopresis die tagsüber auftretende Form weitaus häufiger.

Klinisches Bild

Bei einkotenden Kindern und deren Familien ist die Belastung durch die Symptomatik oft noch größer als bei der Enuresis. Die Scham der Kinder und die Schuldgefühle der Eltern, in der Sauberkeitserziehung versagt zu haben, können sekundäre Belastungsreaktionen bei allen Beteiligten auslösen.

Die häufigste Form des Einkotens ist die Verursachung von Kotspuren in der Unterwäsche tagsüber. Manchmal ist die Symptomatik anfangs so diskret, daß von den Betreuungspersonen von einer unzureichenden Säuberung nach der Defäkation ausgegangen wird. Von einer ausgeprägten Symptomatik kann man dann sprechen, wenn sich geformter Stuhlgang findet. Die große Scham der Kinder führt nicht selten dazu, daß sie ihre Unterwäsche verstecken oder auf andere Weise versuchen, ihr Symptom zu verbergen. Kotschmieren kann sowohl unbewußt als auch bewußt, und dies auch in regressiv-lustvoller Weise vorkommen. Das direkte Absetzen des Kots in der Wohnung ist eher selten und verweist oft auf eine Verwahrlosung oder Intelligenzminderung.

Viele einkotende Kinder sind psychopathologisch dysphorisch-depressiv und stimmungslabil. Sie imponieren oft durch große Schwierigkeiten im Umgang mit Aggressivität. Da es kaum Untersuchungen über die prämorbide Persönlichkeit einkotender Kinder gibt, kann man nicht sagen, ob diese psychopathologischen Auffälligkeiten primärer oder sekundärer Natur sind. Bei knapp der Hälfte aller Kinder mit Enkopresis besteht zusätzlich eine emotionale Störung.

Diagnostik

Die Diagnose stützt sich auf die Angaben der Betreuungspersonen oder ist das Ergebnis einer stationären Beobachtungsphase.

Checkliste

- ✓ Anamnese
  - ✓ Verwahrlosungs- oder Mißbrauchshinweise
- ✓ körperliche Untersuchung
  - ✓ rektale Untersuchung (z.B. Fissuren, Steinkot)
  - ✓ evtl. Sphinktermanometrie
  - ✓ evtl. Colon-Kontrast-Röntgen

Bei allen invasiven Untersuchungen die spezifische Schamgrenze der Kinder beachten!

ICD-10: Diagnostische Leitlinien

- wiederholtes willkürliches oder unwillkürliches Absetzen von Faeces
  - tagsüber = diurna
  - nachts = nocturna
  - ohne anhaltende Sauberkeitsphase = primär
  - nach mindestens einjähriger Sauberkeitsphase = sekundär
- Das Einkoten ist Folge
  - eines unzureichenden Toilettentrainings
  - einer psychischen Störung bei potentiell normaler Darmkontrolle
  - einer Stuhlverhaltung

Differentialdiagnose

- akute Belastungsreaktion (z.B. nach sexuellem Mißbrauch)
- Megacolon congenitum (Morbus Hirschsprung)
- Rektumstenose
- Spina bifida
- Obstipation mit nachfolgendem Überlaufeinkoten
- Intelligenzminderung
- Wahrnehmungsstörungen im Rahmen eines Hyperkinetischen Syndroms

Ätiopathogenese

Vorübergehende Formen des Einkotens (typischerweise bei der Geburt eines Geschwisterkindes) verweisen sowohl auf den regressiven als auch den Protestcharakter der Symptomatik.

In einem komplexen psychosomatischen Geschehen entwickelt sich im Gefüge von psychodynamischen und pathophysiologischen Bedingungen schließlich das chronische Einkoten, bei dem sich dann gehäuft sowohl organische als auch psychische und familiäre Auffälligkeiten finden lassen.

Bei etwa der Hälfte von Kindern mit einer Enkopresis findet sich eine pathologische Sphincter-Koordination ebenso wie eine pathologische sensible Perzeption im Rektum. Der rekto-anale Reflex (Relaxation des Sphincter internus) ist bei etwa 30 % der betroffenen Kinder beeinträchtigt. Unklar muß bislang bleiben, wie es zu verstehen ist, daß sich diese Befunde nicht bei allen enkopretischen Kindern finden lassen.

Hinweise auf pathologische Konstellationen innerhalb der Familie finden sich in der Literatur zahlreich, dennoch läßt sich keine für enkopretische Kinder spezifische Situation beschreiben.

Therapie und Verlauf

Zunächst sollte vor Beginn einer Therapie eine genaue Stuhlanamnese klären, ob eine Obstipation vorliegt, so daß dadurch die Defäkation erschwert ist. Eine anfängliche Gabe von Laktulose (6-11 Jahre 7-15 ml/d, ab 12 Jahre 15 ml/d Sirup) erleichtert u.U. die Therapie. Besteht die Obstipation länger, kann durch Gabe von Cisaprid (bis 25 kg KG 0.2 mg/kgKG, bis 12 Jahre bis 5 mg/kgKG, insgesamt nicht länger als 8 Wochen) die Peristaltik angeregt werden. Nach ausführlicher Aufklärung der Eltern und des Kindes über die Therapie sollte mit einem verhaltenstherapeutischen Training begonnen werden. Das betroffene Kind wird alle 2 Stunden zur Toilette geschickt, jeder Erfolg wird unter kontingenten Verstärkern protokolliert. Parallel wird dem Kind in der Einzelpsychotherapie zu einer Integration seiner unbewältigten aggressiven Impulse verholfen und konkrete Strategien für Konfliktlösungen erarbeitet. Die Elternberatung hat eine Entlastung der Eltern zum Ziel bei gleichzeitiger Förderung ihrer Fähigkeiten, dem Kind konsequent zu Erfolgserlebnissen zu verhelfen. In Einzelfällen ist eine Familientherapie indiziert. Musik- oder Maltherapie können das Kind entspannen und die Psychotherapie sinnvoll unterstützen.

Der Verlauf der Enkopresis ist durch eine hohe Rate an Spontanremissionen gekennzeichnet, so daß das Symptom nach der Pubertät äußerst selten ist. Je ausgeprägter eine gestörte Mutter-Kind-Beziehung ist, desto anhaltender kann die Störung sein.

Hinweise für die Elternberatung

- Entlastung von Schuldgefühlen
- Vorwürfe und Ausschimpfungen vermeiden
- Auflösung bzw. Reduktion des pädagogischen circulus vitiosus

Fehlerquellen in Diagnostik und Therapie

- unzureichende somatische Diagnostik
- Reduktion der Therapie auf einzelne Bestandteile
- Nicht-Berücksichtigung intrapsychischer Konflikte

12.5. Tic-Störungen (F95)

Definition

Ein Tic ist eine unwillkürliche, rasche, wiederholte, nichtrhythmische motorische Bewegung (in der Regel umschriebener Muskelgruppen) und/oder eine Lautproduktion, die plötzlich einsetzt und keinem nachvollziehbaren Zweck dient. Er tritt in einfacher oder komplexer Form auf.

Beispiele häufiger einfacher motorischer Tics sind Blinzeln, Zucken einzelner Gesichtsmuskeln (Grimassieren), Kopfwerfen oder Schulterzucken. Einfache vokale Tics sind Räuspern, Bellen, Schnüffeln und Zischen. Komplexe Tics sind Sich-Selbst-Schlagen, Springen oder komplexe Greif- oder Schreitbewegungen. Komplexe vokale Tics beinhalten oft die Wiederholung bestimmter bekannter oder erfundener Wörter oder Laute (z.B. Palilalie) oder das wiederholte unangemessene Aussprechen obszöner oder unerwünschter Wörter (z.B. Koprolalie).

Epidemiologie

Tics zeigen eine familiäre Häufung in 10 % bis 40 % und sind bei Jungen weiter verbreitet als bei Mädchen (3-5 : 1). Passagere Tics sind bei Kindern beim Wechsel von Entwicklungsstufen oder bei psychischen Belastungen häufig. 5 % bis 15 % aller Kinder entwickeln zumindest einmal einen passageren - in der Regel einfach-motorischen - Tic. Am häufigsten treten Tic-Störungen im Alter von 4 bis 7 Jahren auf.

Das Tourette-Syndrom (s.u.) findet sich mit einer Häufigkeit von etwa 5 pro 10.000 Einwohner. Hier sind einfache Tics in der Regel Vorläufer der Symptomatik, die dann meist im Alter von 10 Jahren ausgebildet ist.

Diagnostik

Kinder mit Tic-Störungen zeigen oft sekundäre Auffälligkeiten, wie Lernschwierigkeiten oder Konzentrationsprobleme, obwohl davon auszugehen ist, daß Kinder mit Tics genauso intelligent sind wie die Normalbevölkerung.

Etwa die Hälfte der Kinder mit Tic-Störungen zeigt gleichzeitig die Symptome des hyperkinetischen Syndroms.

Checkliste

- ✓ sorgfältige Anamnese
- ✓ derzeitige Medikamenteneinnahme (z.B. Stimulantien)
- ✓ Erfragen auslösender und verstärkender Situationen
- ✓ ausführlicher neurologischer Status
- ✓ EEG
- ✓ evtl.kraniales CT oder MRT bei Verdacht auf organische Bewegungsstörung
- ✓ Intelligenzdiagnostik
- ✓ Aufmerksamkeitsdiagnostik

ICD-10: diagnostische Leitlinien

- plötzliche, rasche, umschriebene und vorübergehende Bewegung
- ausgeprägte Wiederholungstendenz
- Fehlen der Symptomatik im Schlaf bzw. bei tiefer Entspannung
- F95.0 vorübergehend, d.h. nicht länger als 12 Monate
- F95.1 chronisch, d.h. länger als 12 Monate

Gilles-de-la-Tourette-Syndrom (F95.2)

Das Syndrom ist benannt nach seinem Erstbeschreiber, George Gilles de la Tourette (1885).

Bei dieser komplexen Tic-Störung, die sich in der Regel aus einer einfachen entwickelt bzw. sich ein einfacher Tic in der Vorgeschichte findet, handelt es sich um eine Kombination von motorischen und vokalen Tics, die nicht gleichzeitig auftreten müssen. Das Syndrom beginnt in der Regel in der Kindheit und verschlechtert sich oft während der Adoleszenz. Es zeigt sich eine große Tendenz zum Persistieren bis in das Erwachsenenalter hinein.

Explosive repetitive Vokalisationen mischen sich bei diesem komplexen kombinierten Tic manchmal mit begleitender gestischer Echopraxie, die auch obszön ausgestaltet sein kann (Kopropraxie).

Komorbiditätsdiagnosen
• Hyperkinetisches Syndrom
• emotionale Störungen
• depressive Verstimmung
• mangelndes Selbstwertgefühl
• Autoaggression
• Suizidgedanken

Differentialdiagnosen

- Stereoptypien
- Zwangsstörung
- manirierte Bewegungen im Rahmen anderer psychischer Störungen
- Chorea
- psychomotorische Anfälle
- Facialisspasmus

Für die betroffenen Familien kann eine chronische Tic-Störung oder ein Tourette-Syndrom sehr belastend sein. Die Eltern nehmen manchmal, besonders zu Beginn, die Symptomatik ihres Kindes so wahr, daß das Kind sich nur mehr anstrengen müßte und die Symptomatik könnte sich bessern. Sie ahnen nicht, wie sehr sie ihr Kind unter Druck bringen und welchen circulus vitiosus sie unter Umständen mit Ermahnungen in Gang setzen.

Ätiopathogenese

Unzweifelhaft existiert eine genetische Prädisposition für Tic-Störungen. Monocygote Zwillinge zeigen eine Konkordanzrate von 60 % - 75 %, während dicygote Zwillinge nur mit einer Konkordanz von 12 % - 24 % belastet sind. Allerdings besteht bis heute keine Klarheit darüber, warum die Expressivität der genetischen Belastung so unterschiedlich ist.

Die Tatsache, daß Dopamin-Rezeptoren blockierende Medikamente eine Wirkung auf die Tic-Symptomatik zeigen stützt die These einer dopaminergen Überfunktion in den kortikostriatären und nigrostriatären Bahnen des Gehirns. Inwieweit diese Überfunktion allerdings ursächlich an der Entstehung von Tic-Störungen beteiligt ist oder nur pathophysiologischer Ausdruck einer weiteren oder anderen Ursache, muß bislang offen bleiben. Da neurologische soft signs ebenso unspezifisch sind wie bei der Entwicklungsdyspraxie (vgl. Kap. 5.3.) ist auch hier die Hypothese einer hirnorganischen Genese nicht eindeutig.

Klinisch und empirisch eindeutiger ist der Zusammenhang zwischen Angstniveau, motorischem Erregungsniveau und der Tic-Symptomatik. Daraus darf allerdings nicht der vorschnelle Schluß auf ein spezifisches und u.U. pathognomonisches familiäres Angstniveau oder den Umgang mit Angst geschlossen werden. Transiente Tics können Ausdruck einer vorübergehenden psychischen Belastung sein, während sich bei chronischen Tics in einem sehr komplexen Wechselspiel der oben genannten somatischen und genetischen Bedingungen, von Habituation und familiendynamischen Bedingungen - sowohl primär als auch als Folge des Tics - die Symptomatik ausbildet. Letztlich ist die Ursache für Tic-Störungen nicht bekannt.

Therapie und Verlauf

Auch eine nach der Definition der ICD-10 vorübergehende Tic-Störung bedarf der Behandlung. Bei dem Verdacht auf eine akute Belastung wird zunächst die entsprechende Exploration im Vordergrund stehen, mit dem anschließenden Versuch, sie zu eliminieren bzw. dem Kind Strategien an die Hand zu geben, wie es besser mit der Belastung fertig werden kann. Dazu kann auch eine familientherapeutische Intervention notwendig sein.

Unter einer kombinierten psychotherapeutisch-medikamentösen Behandlung bessert sich die Symptomatik in 50 % - 70 % der Fälle - sowohl bei den chronischen Tics als auch beim Tourette-Syndrom. Wann eine eventuell erfolgende Stimulantien-Therapie abgebrochen werden muß, weil die Entstehung der Tic-Symptomatik mit ihr zusammenhängt, muß vom Ausmaß der hyperkinetischen Symptomatik abhängig gemacht werden.

Im spontanen Verlauf haben auch länger als ein Jahr persistierende Tics eine gute Prognose, da sich etwa die Hälfte mit der Adoleszenz spontan bessert. Mit höherer genetischer Belastung ist die Prognose etwas ungünstiger, für Mädchen allerdings insgesamt deutlich besser. Die transienten Tics halten meist nur wenige Wochen an, können aber nach einem symptomfreien Intervall auch wieder auftreten.

Der Verlauf des Tourette-Syndroms ist sehr viel ungünstiger, hier liegen die Remissionsraten im

Erwachsenenalter nur zwischen 3 % und 18 %, allerdings wird die Symptomatik im Verlauf oft milder.

Therapeutische Richtlinien
• vorübergehende und chronische Tic-Störungen - Entspannungsverfahren - Verhaltenstherapie (Habit Reversal) - Familienberatung und ggfs. -therapie - medikamentöse Behandlung - Tiaprid (5-10 mg/kgKG) • Tourette-Syndrom und therapieresistente andere Tic-Störungen - Psychotherapie wie bei vorübergehenden und chronischen Tic-Störungen - medikamentöse Behandlung - Pimozid (initial 0,003-0,01 mg/kgKG, dann 0,03-0,1 mg/kgKG, max.8 mg/d) - Haloperidol (0,15 mg/kgKG oder 1,5-4 mg/d, max. 10-15 mg/d) - Clonidin (einschleichend 0,05 mg/d bis 0,15-0,3 mg/d, 2-3 µg/kgKG/d)

Hinweise für die Elternberatung

- Tic-Störung als Krankheit akzeptieren
- cave: Überbehütung, übermäßige Rücksichtnahme → kann zur Tyrannisierung durch das tickranke Kind führen (sek. Krankheitsgewinn)
- Kind so “normal” wie möglich behandeln
- Aufklärung über die Unbeherrschbarkeit des Symptoms für das Kind

Fehlerquellen in Diagnostik und Therapie

- unzureichende Einschätzung der Symptomatik
- zu langes Abwarten vor Beginn einer suffizienten Behandlung
- Stimulantiengabe bei evtl. gleichzeitig bestehendem HKS

12.6. Schlafstörungen (F51)

Definition

Schlaf ist ein vorwiegend nachts auftretender regelmäßiger physiologischer Erholungszustand mit veränderter Bewußtseinslage (herabgesetzte Spontanaktivität und Reagibilität bei erhaltener Weckbarkeit) und veränderten Körperfunktionen (parasympathikoton). Aufgrund elektrophysiologischer Unterschiede kann man verschiedene Schlafstadien voneinander differenzieren. Vom Wachzustand wird über eine SEM-Phase (slow eye movements) in den orthodoxen Schlaf (Non-REM-Schlaf) mit den der Schlaftiefe entsprechenden Stadien B, C, D und E übergeleitet. Die Non-REM-Schlafphasen wechseln sich mit REM-Schlafphasen ab. Sie gehen mit raschen Augenbewegungen (rapid eye movements) und erhöhter Herz- und Atemfrequenz einher und ähneln im EEG dem Leichtschlafstadium B. Im REM-Schlaf sind die Traumphasen enthalten, die etwa 25 % des Gesamtschlafs ausmachen. Die Dauer zwischen Wachsein (Stadium A) und Erreichen der Tiefschlafphase (Stadium E) beträgt durchschnittlich 35 bis 40 Minuten, der Tiefschlaf variiert von 30 bis 60 Minuten während der ersten Tiefschlafphase und wenigen Minuten in der letzten. Umgekehrt verlängert sich der REM-Schlaf von 10 auf 50 Minuten.

Schlafphasen	
Stadium A	Zunächst Absinken der okzipitalen Alphaaktivität bis schließlich eine unregelmäßige Alphaaktivität vorherrscht (Alphazerfall). Im weiteren Verlauf dieses Stadiums sieht man Vertexwellen (biphasische Abläufe mit initial kurzer negativer Schwankung und einem längeren zweiten positiven Ausschlag; biparietale humps). Bei Übergang in das Stadium 2 treten die Vertexwellen häufig mit kurzen Spindeln auf, denen sie vorangehen. Bei Kindern im Alter zwischen 6 Monaten und 4 Jahren finden sich im Gegensatz zu der polymorphen Verlangsamung regelmäßige und höhere monofrequente Theta-Wellen. Mit zunehmender Schlaftiefe machen diese Einschlafrhythmen einer flachen, unregelmäßigen Aktivität - häufig mit erhöhter Beta-Aktivität - Platz.

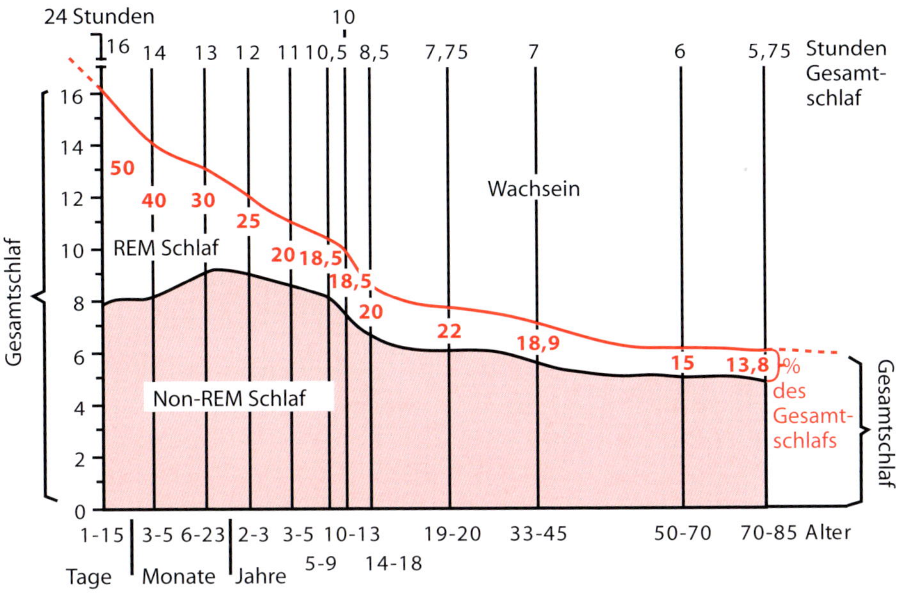

Abb. 12.1: Schlafdauer und REM- und Non-REM-Schlafanteil in verschiedenen Lebensabschnitten (nach Roffwarg et al.).

Stadium B	Kennzeichen dieses Schlafstadium ist das Auftreten von Schlafspindeln. Sie sind in der Regel ab der 6. Lebenswoche gut ausgebildet und sind durch eine Dauer von 1 bis 2 Sekunden mit einer Frequenz von 14/s gekennzeichnet. Sie treten selten generalisiert, meistens wechselnd seitenbetont und überwiegend präzentral auf.
Stadium C	Altersunterschiede treten ab diesem Schlafstadium nicht mehr auf. Eine diffuse Delta-Aktivität ist vorherrschend, die von 4 bis 8/s Wellen überlagert werden.
Stadium D	In diesem Stadium treten die Schlafspindeln nicht mehr auf und es dominieren polymorphe Delta-Wellen mit einer Frequenz von 2 bis 3/s.
Weckreaktion	Zeichnet sich ab dem 2. Lebensjahr durch das Auftreten von Serien oder Gruppen generalisierter meist rhythmischer Wellen hoher Amplitude aus. Mit zunehmendem Alter wird die Weckreaktion kürzer. Zusätzlich treten K-Komplexe auf, 200 µV hohe biphasische negativ/positiv langsame Wellen.

Die REM-Schlafphase ist wegen der Kennzeichnung durch die schnellen Augenbewegungen nur durch ein EEG in Verbindung mit polygraphischen Untersuchungsmethoden zu erfassen. Im EEG zeigen sich Phänomene, die dem späten Stadium 1 ähnlich sind, jedoch ohne Schlafspindeln und K-Komplexe.

Schlafstörungen wurden bislang oft klassischerweise in Ein- und Durchschlafstörungen unterteilt. Da damit einhergehende Störungen in der Aufwachphase sowie Wachprobleme während des Tages nicht berücksichtigt sind, ist es besser, von Störungen des Schlaf-Wach-Rhythmus zu sprechen. Sie sind inzwischen auch eigener kategorialer Bestandteil der ICD-10. Die nachfolgende Tabelle gibt eine Übersicht über die klinische Klassifikation der Störungen des Schlaf-Wach-Rhythmus.

Art der Störung	Beispiel
Einschlafstörungen	• einfache Verlängerung der Einschlafphase in Kombination mit - Grübeln oder Zwangsgedanken - Stereotypien
Durchschlafstörungen	• quantitativ - wiederholtes Aufwachen - Pavor nocturnus (☞ Kap. 12.6.5.) - körperliche Erkrankungen (Asthma) • qualitativ - unruhiger Schlaf - mit Schnarchen einhergehend - mit Bruxismus (Zähneknirschen) einhergehend - Alpträume - Somnambulismus
Aufwachstörungen	• verzögertes Erwachen • erschwerte Erweckbarkeit • verfrühtes Erwachen
Störungen der Wachphase	• gesteigerte Müdigkeit • verminderte Vigilanz • Somnolenz • Hypersomnie • Narkolepsie • Schlaflosigkeit
unspezifische Symptome im Zusammenhang mit dem Schlaf-Wach-Rhythmus	• Angst, ins Bett zu gehen • Angst, einzuschlafen • Weigerung, ins Bett zu gehen • auffällige Einschlafrituale

Tab. 12.1: Störungen des Schlaf-Wach-Rhythmus.

nicht organische Schlafstörungen nach ICD-10	
F51	nichtorganische Schlafstörungen
F51.0	nichtorganische Insomnie
F51.1	nichtorganische Hypersomnie
F51.2	nichtorganische Störung des Schlaf-Wach-Rhythmus
F51.3	Schlafwandeln (Somnambulismus)
F51.4	Pavor nocturnus
F51.5	Alpträume

Epidemiologie

Störungen des Schlaf-Wach-Rhythmus sind in einfacher Form bei Kindern weit verbreitet und nicht unbedingt Anlaß für eine kinder- und jugendpsychiatrische Diagnose. Auch in der Bevölkerung sind Schlafstörungen mit einer Prävalenz von etwa 15 % bis 35 % ein weit verbreitetes Symptom. Bei Kindern und Jugendlichen ergibt sich altersabhängig folgende Prävalenz:

Prävalenz von Schlafstörungen		
	Einschlafstörungen	Durchschlafstörungen
Säuglinge	15 %	
Kleinkinder (1-5 Jahre)	10 %	
Schulkinder (6-12 Jahre)	6 %	11 %
13 - 14jährige	3 %	1 %
17 - 18jährige	1.5 %	1 %

Pavor nocturnus kommt bei 4 % der Vorschulkinder vor, was den Zahlen für das Auftreten von Somnambulismus im Jugendalter entspricht. Im Vorschulalter kommen zwischen 30 % und 40 % aller Kinder regelmäßig nach nächtlichen Aufwachen in das elterliche Bett, so daß hier nur von einer Normvariante gesprochen werden kann. Ähnliches gilt für Schlafstörungen ab dem 6. Lebensmonat, die sehr abhängig sind vom elterlichen Verhalten bzw. den elterlichen Vorgaben.

Hinsichtlich der Geschlechtsverteilung findet man eine Tendenz zur Knabenwendigkeit, in manchen Untersuchungen bis zu einem Verhältnis von 2 : 1, die allerdings nicht in allen Untersuchungen bestätigt werden konnte. Die verschiedenen Formen der Störungen des Schlaf-Wach-Rhythmus treten oft in Kombination auf, fließende Übergänge zwischen einzelnen Symptomen bzw. deren Vergesellschaftung mit anderen kinder- und jugendpsychiatrisch relevanten Störungen sowie Übergänge zwischen transienten und chronischen Formen erschweren die epidemiologische Eingrenzung.

Diagnostik

Die Diagnostik von Störungen des Schlaf-Wach-Rhythmus setzt zunächst eine differenzierte Anamnese voraus. Es ist manchmal nicht ganz leicht, zwischen subjektiv aggravierenden Berichten der Eltern oder auch betroffener Kinder und dem tatsächlichen Schlaf-Wach-Verhalten zu differenzieren. Der subjektive Eindruck, schlecht zu schlafen, vermittelt dem betroffenen Kind oder Jugendlichen schnell das Gefühl, "gar nicht geschlafen" und "die ganze Nacht wach" gelegen zu haben. Andererseits sind Schlafstörungen sehr beeinträchtigende Symptome, die einer fundierten kinder- und jugendpsychiatrischen Diagnostik bedürfen.

Checkliste	
✓ Anamnese	Focus: Schlafanamnese, Sozialanamnese
✓ Familienanamnese	Focus: familiäre Schlafgewohnheiten
✓ körperliche Untersuchung	
✓ neurologische Untersuchung	
✓ psychiatrische Befunderhebung	Focus: Vigilanz, Psychomotorik
✓ testpsychologische Untersuchung	Focus: Belastungen, Konflikte
bei Verdacht auf Epilepsie: ✓ technische Untersuchungen	EEG

Im Rahmen einer differenzierten Schlafanamnese wird es möglich sein, einen Großteil der Schlafstörungen zu identifizieren. Dabei sollte nicht vergessen werden, daß sich manchmal besonders Einschlafstörungen durch belastende Faktoren erklären lassen, die in der unmittelbaren Umgebung des Kindes liegen, wie z.B. eine extreme Lärmbelastung oder eine fehlende Abdunkelungsmöglichkeit. Allerdings dürfen solche Bedingungen nicht dazu verleiten, psychische und/oder körperliche Erkrankungen und Belastungen zu übersehen. Familiäre Konflikte können Schlafstörungen der Kinder unterstützen.

Psychiatrische Erkrankungen bei den Eltern können eine erhöhte Rate von Schlafstörungen bei den Kindern nach sich ziehen. Manchmal können die Schlafstörungen natürlich auch durch eine körperliche Erkrankung, wie z.B. Asthma verursacht sein.

Die nachfolgende Tabelle listet Faktoren auf, die das Ein- und Durchschlafen beeinflussen können:

Faktoren	Beispiele
ökonomisch	- eigenes Bett? - eigenes Zimmer? - Sauberkeit - Spielzeug/Schmusetier
umweltbedingt	- Abdunkelung - Lärm - Beleuchtung
Gewohnheiten	Eltern: - allgemeine Erziehungshaltung - gemeinsames Bett - Trennungsprobleme Kind: - individuelle Rituale - magisches Schutzbedürfnis - Trennungsprobleme
akute/chronische Belastungen	Familie: - elterliche Schlafstörungen - elterliche Beziehungskonflikte - elterliche psychische Erkrankungen Kind: - Konflikte - Traumen - körperliche Erkrankung - psychische Erkrankung

12.6.1. Ein- und Durchschlafstörungen (Insomnie, F51.0)

Insbesondere für die Einschlafstörungen lassen sich nur schwer verbindliche Kriterien angeben, ab wann Einschlafrituale, vorübergehende Probleme beim Einschlafen bzw. eine erhöhte Angst vor dem Schlafen oder eine Weigerung, ins Bett zu gehen, oder Klagen über eine schlechte Schlafqualität als pathologisch zu bezeichnen sind. Die Bandbreite familiärer Verhaltensweisen ist groß und entscheidend ist, wie sich Eltern und Kind auf eine bestimmte Verhaltensweise einstellen. Der individuelle Leidensdruck einer Familie wird meistens das Kriterium für eine Intervention sein, wenn auch Klagen über einen gestörten Schlaf immer erst einer differenzierten Schlafanamnese bedürfen, bevor man sie einschätzen kann. Die ICD-10-Forschungskriterien fordern für die Diagnose dieser Schlafstörung, daß die Insomnie mindestens dreimal pro Woche über einen Zeitraum von einem Monat auftreten muß.

Besonders im Kleinkindalter ist das Einschlafverhalten auch Ausdruck der Eltern-Kind-Kommunikation, an der sich Einfühlungsvermögen (die Einschlafstörung als Ausdruck einer seelischen Problematik beim Kind), Durchsetzungsvermögen (die Einschlafstörung als Ausdruck eines Machtkampfs zwischen Eltern und Kind) oder andere familiäre Konflikte zeigen können (die Einschlafstörung des Kindes als Ausdruck eines Beziehungskonflikts der Eltern, in dessen Verlauf ein Elternteil sich nicht vom Bett des Kindes trennen mag, um nicht mit dem Partner alleine zu sein).

Durchschlafstörungen sind bei Säuglingen und Kleinkindern häufiger als bei älteren Kindern. Während es bei Säuglingen in der Regel um ein Hunger- oder Kontaktbedürfnis geht, wenn sie nachts aufwachen und schreien, kann es mit zunehmendem Alter eher Ausdruck einer Angstsymptomatik sein. Differenzierte Untersuchungen z.B. mit Infrarotkameras zeigen, daß nicht als schlafgestört gekennzeichnete Kinder genauso häufig nachts aufwachen wie diejenigen, die von ihren Eltern als schlafgestört vorgestellt werden. Das deutet darauf hin, daß weniger das Aufwachen das Problem darstellt, als vielmehr ein Gefühl von Sicherheit beim Kind. Dieses Gefühl wird sich darauf beziehen, ob es weiß, daß die Eltern da sind und im Zweifelsfall auch kommen würden. Nur wenn durch - in der Regel vorübergehende - intrapsychische Konflikte, die nichts mit der Familie zu tun haben müssen, dieses Sicherheitsgefühl nicht ausreicht, wird das Kind mit seinem Weinen die Eltern herbeirufen.

Jedes Kind wacht jede Nacht im Rahmen dieser sogenannten arousals einige Male pro Nacht auf; entscheidend ist, ob es in der Lage und gewöhnt ist, sich selber wieder zu beruhigen und einzuschlafen.

Die Ursachen für Einschlafstörungen sind sehr vielfältig. Vorübergehende, milde Formen sind weit verbreitet und in der Regel Ausdruck einer entsprechenden Gewöhnung oder - wenn sie plötzlich auftreten - Ausdruck einer transienten Belastung. Anhaltende Einschlafstörungen, die nicht durch Gewohnheit zu erklären sind, verweisen oft auf eine psychische Belastung, die vom Kind offensichtlich nicht überwunden werden kann. Dabei kann es sich sowohl um vorübergehende Belastungen als auch um einen Ausdruck der mangelnden Bewältigung chronischer Stressoren handeln. Eine Insomnie kann insbesondere bei älteren Kindern und vor allem Jugendlichen Ausdruck einer depressiven Entwicklung bzw. Episode sein. Die weiterführende Abklärung kinder- und jugendpsychiatrischer Krankheitsbilder wird also ebenso zur Diagnostik gehören wie die Exploration der aktuellen Situation.

Neben dem Ausschluß neurologischer und pädiatrischer Krankheitsbilder und der Überprüfung einer Einnahme psychotroper Substanzen (bei Jugendlichen) oder Medikamente darf die Bedeutung von spezifischen Schlafgewohnheiten nicht unterschätzt werden.

Ab dem 6. Lebensmonat, spätestens mit 1 Jahr sollte ein Kind in der Lage sein, durchzuschlafen. Häufig scheuen sich Eltern, ihrem Kind einen Rhythmus vorzugeben, bzw. diesen zu beeinflussen. Ein Kind, das daran gewöhnt ist, daß es etwas zu trinken bekommt, wenn es nachts aufwacht und schreit, wird nicht ohne weiteres darauf verzichten wollen. Daraus den Umkehrschluß zu ziehen, daß das Kind das nächtliche Trinken "brauche", ist sicher nicht angemessen. Ab dem 6. Lebensmonat sind Kinder in der Lage, ihren gesamten Nahrungs- und Flüssigkeitsbedarf tagsüber zu decken.

Fallbeispiel

Ein dreijähriges Mädchen wird von seinen Eltern vorgestellt, weil es jeden Abend nicht vor 22 Uhr einschlafe -

und dies nur im Wohnzimmer zwischen den Eltern - und außerdem jede Nacht etwa fünfmal aufwache und dann schreiend nach seiner Flasche verlange. Die Eltern hätten lange Zeit geglaubt, daß ihr Kind eben sowohl die Einschlafprozedur als auch das nächtliche Trinken brauche, nun hätten sie allerdings - nicht zuletzt vor dem Hintergrund der eigenen Erschöpfung - den Eindruck, daß die Tochter unter einer Schlafstörung leide.
Mit einem Schlaf- und Überprüfungsprotokoll ausgestattet - der Vater hatte sich eine Woche Urlaub genommen - gelingt es den Eltern innerhalb von fünf Tagen, die Tochter an eine normale abendliche Einschlafzeit und ein eigenständiges Durchschlafen zu gewöhnen. Bei der Wiedervorstellung macht das Kind einen sehr viel ausgeglicheneren und ausgeruhten Eindruck und auch die Eltern sind entspannter und zufrieden. Im Gespräch mit ihnen wird deutlich, wie sehr aufgrund des Schreiens der Tochter ein schlechtes Gewissen sie immer wieder davon abgehalten hatte, dem Kind den Schlaf, den es brauchte, zu ermöglichen.

Bei Ein- und Durchschlafstörungen im Kleinkindalter hat sich die Extinktionsmethode mit Überprüfungsprozedur bewährt. Voraussetzung ist, daß die Eltern ausreichend Leidensdruck und Einsichtsfähigkeit zeigen. Wichtigstes Prinzip ist, für das Kind die bis dato gewohnten Assoziationen von Nahrung bzw. Fläschchen oder Stillen und Herumgetragen-Werden abzugewöhnen. Spätestens 30 Minuten vor und nach dem Schlafen sollte es keine Nahrung mehr geben, ebenso sollten die Kinder 3 Stunden vor und nach dem Schlafen keine Möglichkeit zum Einschlafen, auch nicht zu einem "Schläfchen" haben. Es sollte ein für das Kind und die Eltern angenehmes abendliches Einschlafritual eingeführt werden, nach dessen deutlichem Ende das Kind wach hingelegt wird. Wenn das Kind dann zu schreien beginnt, wird nach einem vorher festgelegten Zeitplan überprüft, ob dem Kind etwas Ernsthaftes fehlt. Dem Kind soll (für 1 bis 2 Minuten) gezeigt werden, daß die Eltern da sind, daß das Schreien aber nicht dazu führt, daß es hochgenommen wird. Es ist sinnvoll, gemeinsam mit den Eltern ein Schlaf- und Therapieprotokoll anzufertigen.

Wenn die Eltern bereit und in der Lage sind, sich auf ein paar schwierige Nächte einzustellen, stellt sich in der Regel eine deutliche Veränderung der Schlafstörungen nach 3 Tagen ein, spätestens jedoch nach einer Woche.

Bei Ein- und Durchschlafstörungen im Schulkind- und Jugendalter sollte zunächst einer möglicherweise zugrundeliegenden psychischen Belastung oder Erkrankung nachgegangen werden, die es dann primär zu behandeln gilt.

12.6.2. Hypersomnie (F51.1)

Unter Hypersomnie versteht man eine übermäßige Schlafneigung oder Schlafanfälle während des Tages, die nicht Ausdruck einer Narkolepsie sind oder Zeichen einer Schlafapnoe zeigen.

Im Kindesalter kommt sie sehr selten vor, auch im Jugendalter insofern selten, als die Jugendlichen nicht unter ihrer vermehrt auftretenden Schlafneigung leiden. Zusätzlich wird dabei oft im Vordergrund stehen, welche Gewohnheiten (Feten, Discobesuche) sie vom nächtlichen Schlaf abhalten. Auch eine Umkehr oder Verschiebung des Schlaf-Wach-Rhythmus (s.u.) aufgrund von Gewohnheiten kann zur Folge haben, daß eine Umgewöhnung z.B. nach den Ferien oder bei Berufsbeginn schwierig ist. Zur Hypersomnie gehört auch eine übermäßig ausgeprägte und häufige Schlaftrunkenheit, die nicht durch eine inadäquate Schlafdauer erklärbar ist. Um den diagnostischen Kriterien der ICD-10 gerecht zu werden, sollte sie nahezu täglich über einen Zeitraum von einem Monat vorkommen.

Fälle einer psychogenen Hypersomnie werden den Untersucher in erster Linie an ein unbewußtes Ausweichen vor spezifischen Problemen oder Konflikten denken lassen. Aber auch eine Schlafdepression im Rahmen einer depressiven Erkrankung kann gerade im Jugendalter zu Hypersomnien führen.

12.6.3. Störungen des Schlaf-Wach-Rhythmus (F51.2)

Störungen des Schlaf-Wach-Rhythmus oder das Syndrom der verschobenen Schlafphasen (delayed sleep phase syndrom) als Vorstufe dazu kommen ebenfalls in erster Linie im Jugendalter vor. Die Schlafqualität ist in der Regel gut, nur reicht die Schlafdauer aufgrund des späten Einschlafens oft nicht aus, um sich morgens ausgeschlafen zu fühlen. Am Wochenende können solche Jugendlichen dann oft ohne Probleme bis Mittags schlafen. Die Folgen sind oft Insomnie während der Hauptschlafperiode und Hypersomnie während der Wachperiode. Um die diagnostischen Kriterien der ICD-10-Forschungskriterien zu erfüllen, muß diese Symptomatik fast täglich über einen Zeitraum von einem Monat vorkommen.

Massive Störungen des Schlaf-Wach-Rhythmus sind bei intelligenzgeminderten Kindern und Jugendlichen nicht selten. Sei es, daß sie ein vermindertes Schlafbedürfnis haben, sei es, daß es zu einer teilweisen oder gänzlichen Umkehr des Tag-Nacht-Rhythmus kommt.

Nicht-organische Schlaf-Rhythmus-Störungen sind im Kindesalter in der Regel vorübergehend, wenn sie nicht mit familiären Schlafgewohnheiten oder räumlichen Bedingungen zusammenhängen, die dem Kind den nächtlichen Schlaf unmöglich machen. Eine gewisse Verschiebung des Schlaf-Wach-Rhythmus ist im Jugendalter in Phasen immer mal wieder normal. Dies gilt besonders dann, wenn damit Protestversuche gegen die Eltern verbunden sind und es gilt, das späte Nach-Hause-Kommen gegen die Eltern durchzusetzen. Man wird in solchen Fällen bei differenzierter Exploration keine Störung des Schlaf- Wach-Rhythmus diagnostizieren können, da in der Regel ein Leidensdruck vornehmlich bei den Eltern besteht.

Therapeutisch ist es viel leichter, die Phasenverschiebung kontinuierlich zeitlich hinauszuschieben (z.B. täglich 2 Stunden später ins Bett gehen) bis über einen Zeitraum von etwa einer Woche eine normale Zeit des Zubettgehens erreicht ist. Der Versuch, die Jugendlichen primär dazu zu motivieren, angemessen zu Bett zu gehen, führt meistens zu Einschlafstörungen, die eine Rhythmusstörung durch Aversion unterstützen.

12.6.4. Alpträume (F51.5) und Schlaflähmung

Alpträume sind extrem ängstigende, manchmal in gleicher oder ähnlicher Form wiederkehrende in den späteren REM-Schlafphasen der Nacht auftretende Träume, die dazu führen können, daß das betroffene Kind ängstlich erwacht. Sie gehen einher mit einer erhöhten Atemfrequenz und einem Herzfrequenzanstieg um 25 % bis 40 %. Der ängstigende Traum wird in der Regel genau erinnert, wenn auch kleinere Kinder ihn meist nicht wiedergeben können. 20 % aller Kinder im Alter zwischen 6 und 12 Jahren berichten von Alpträumen. Dieses Symptom alleine wird in der Regel nicht zu einer Vorstellung beim Kinder-und Jugendpsychiater führen. Es kann aber in Kombination mit anderen Symptomen (und monosymptomatisch auch für die Eltern) ein wichtiger Hinweis auf das Angstniveau des betreffenden Kindes sein. Ob nächtliches Weinen auch im präverbalen Alter schon Ausdruck von Alpträumen sein kann, ist umstritten. Immerhin geben 5 % der Eltern von einjährigen Kindern an, daß sie glauben, ihr Kind wache auch wegen Alpträumen auf.

ICD-10: diagnostische Leitlinien

- Aufwachen aus dem Nachtschlaf oder nach kurzem Schlafen mit detaillierter und lebhafter Erinnerung an heftige Angstträume, meistens mit Bedrohung des Lebens, der Sicherheit oder des Selbstwertgefühls. Das Aufwachen erfolgt zeitunabhängig, typischerweise aber in der zweiten Hälfte des Nachtschlafes
- Nach dem Aufwachen aus ängstigenden Träumen wird die betroffene Person rasch orientiert und munter
- Das Traumerlebnis und die daraus resultierende Schlafstörung verursachen einen deutlichen Leidensdruck

Zusätzlich besonders ängstigend kann das Erwachen nach einem Alptraum werden, wenn es mit einer Schlaflähmung einhergeht. Durch die motorische Inhibition während des REM-Schlafs kann es beim Aufwachen aus so einer Phase zu einer Bewegungsunfähigkeit kommen, die von wenigen Sekunden bis einigen Minuten andauern kann. Während dieser Bewegungsunfähigkeit kann das betroffene Kind nur die Augen bewegen, atmen und gegebenenfalls stöhnen oder jammern. Das Erlebnis einer Schlaflähmung kann die mit dem Alptraum sowieso schon verbundene Angst noch steigern. Jüngere Kinder sind nicht immer in der Lage, überhaupt zu beschreiben, was ihnen widerfahren ist, so daß von seiten des Untersuchers bei gesteigert wirkender Angst vor Alpträumen an das Erlebnis einer Schlaflähmung zu denken ist. Eine Schlaflähmung muß aber nicht in Kombination mit Alpträumen auftreten, sondern kann auch bei normalem Erwachen morgens (oder bei kleinen Kindern mittags) auftreten und zu Irritationen des Kindes führen oder entsprechende Angst auslösen.

Alpträume sind ebenso wie Träume anderen Inhalts Ausdruck der seelischen Verarbeitung von Erlebnissen oder Konflikten, die den Träumer bewußt oder unbewußt gerade beschäftigen. Träume finden in der Regel auch statt, wenn sie morgens nicht erinnert werden. Dies ist bei Kindern nicht anders als bei Erwachsenen. Alpträume sind dann Ausdruck einer realen äußeren oder intrapsychischen Bedrohung.

Therapeutisch bieten sich Entspannungsverfahren an und der Versuch einer Aufarbeitung bzw. Klärung belastender Ereignisse oder Faktoren für das Kind.

12.6.5. Pavor nocturnus (F51.4)

Unter 10 % der Kinder unter 6 Jahren zeigen Symptome des Schlafwandelns oder des Pavor nocturnus (vgl. auch Kap. 11.1.).

ICD-10: diagnostische Leitlinien

- Vorherrschende Symptome sind ein- oder mehrmalige Episoden von plötzlichem Erwachen aus dem Schlaf, die mit einem Panikschrei beginnen und charakterisiert sind durch heftige Angst, Körperbewegungen und vegetative Zeichen, wie Tachycardie, schnelle Atmung, Pupillenerweiterung und Schweißausbruch
- Diese wiederholten Episoden dauern typischerweise 1 bis 10 Minuten und treten zumeist während des ersten Drittels des Nachtschlafs auf
- Für die Betroffenen besteht eine relative Unzugänglichkeit gegenüber den Bemühungen anderer, den Pavor nocturnus zu beeinflussen und fast ausnahmslos folgen solchen Bemühungen einige Minuten von Desorientiertheit und/oder perseverierenden Bewegungen
- Die Erinnerung an das Geschehen ist gewöhnlich auf ein oder zwei fragmentarische Vorstellungen begrenzt oder fehlt völlig
- Es gibt keinen Hinweis auf eine körperliche Krankheit, wie Hirntumor oder Epilepsie

Gelegentlich auftretende nächtliche Angstreaktionen als Ausdruck einer psychischen Verarbeitung gehören in den Bereich normaler kindlicher Angstäußerungen. Es kann allerdings zu einer Affektkumulation kommen, die eine Eigendynamik nach sich zieht. Manchmal kann auch ein Fiebertraum Auslöser sein.

Therapeutisch stehen neben der Abklärung und Aufarbeitung belastender Ereignisse Entspannungsverfahren im Vordergrund.

12.7. Somatoforme und dissoziative Störungen (F44 und F45)

Definition

Charakteristikum von Somatisierungsstörungen ist eine wiederholte körperliche Symptomatik, für die sich keine organische Ursache feststellen läßt. Auch wenn das Verhalten mit deutlichen aufmerksamkeitssuchenden Verhaltensweisen einhergehen kann - also damit an ein histrionisches (hysterisches) Verhalten denken läßt -, ist eine gleichzeitig bestehende depressive oder ängstliche affektive Verstimmung nicht selten.

Der Begriff der Konversion leitet sich ab von lateinisch conversio, d.h. Umdrehung, Umwandlung. Von S. Freud (1895) ausgehend war damit ursprünglich der Mechanismus der Symptombildung bei der Hysterie und spezieller bei der Konversionshysterie (d.h. die Hysterieform, die durch das Vorherrschen von Konversionssymptomen gekennzeichnet ist) gemeint. Nach psychoanalytischem Verständnis besteht eine Konversion aus der Umsetzung eines psychischen Konflikts in somatische, motorische oder sensible Symptome. Diese Funktionsstörungen werden als psychogen aufgefaßt, organische Krankheitszeichen oder -Ursachen lassen sich nicht finden.

Kennzeichen der Konversionsstörung ist eine Dissoziation, d.h. eine teilweise oder völlige Aufhebung der somato-psychischen Einheit.

Epidemiologie

Stationäre pädiatrische Patienten haben eine Inzidenz für Bauchschmerzen von 16,7 %. Die weiteren Angaben für somatoforme Störungen schwanken zwischen 5,4 % und 24 %. Damit sind Somatisierungsstörungen weitaus häufiger als Konversionsstörungen.

Neuere Studien schwanken zwischen 0,5 % und 4,8 %. Die Prävalenz von Konversionsstörungen nimmt nach Angaben aller Autoren mit zunehmendem Alter zu. So geben unterschiedliche Autoren eine Altersverteilung von 14 % unter 10 Jahren, 41 % zwischen 10 und 14 Jahren sowie 45 % über 14 Jahren an.

Das Geschlechterverhältnis sowohl für die Somatisierungs- als auch für die Konversionsstörungen ist deutlich zu Lasten der Mädchen verschoben. Die Angaben schwanken zwischen 4:1 und 2:1 für die somatoformen Störungen. Die Angaben zu der Geschlechterverteilung bei den Konversionsstörungen ist uneinheitlich. Die Angaben schwanken in der Differenz Mädchen zu Jungen zwischen 8:1 bis 1.6:1.

Klinisches Bild

Psychogene Störungen mit körperlicher Symptomatik können grundsätzlich alle willkürlich und unwillkürlich innervierten muskulären Funktionseinheiten und Organe bzw. Organsysteme betreffen. Wegen der Schwierigkeit, dissoziative von somatoformen Störungen zu differenzieren, wird hier die einzelne Symptomatik jeweils nicht gesondert zugeordnet.

Im Kindesalter muß eine dissoziative Symptomatik nicht besonders ausgeprägt sein, sie kann häufig wechseln, nur kurz auftreten und sich je nach Belastung mal verstärken und mal abschwächen. Nicht im Rahmen einer Diagnose aufgehende dissoziative Reaktionsweisen bei Kindern sind sehr weit verbreitet, ohne daß sie jemals bei einem Pädiater oder einem Kinder- und Jugendpsychiater vorgestellt würden.

Die eher für das Jugendalter typischen Steh- und Gehstörungen (Abasie und Astasie) treten bei Kindern selten auf. Phänomenologisch besteht eine mangelhafte oder fehlende Innervation der Beinmuskulatur. Die Patienten können nicht gehen, verhalten sich wie gelähmt, allerdings stimmt das angegebene Sensibilitäts- bzw. Lähmungsmuster nicht mit der anatomischen Innervation überein. Häufig werden strumpfförmige Ausfälle angegeben. Der Symptomatik sind im einzelnen keine Grenzen gesetzt: im einzelnen wird von Kontrakturen ebenso berichtet wie von einem Torticollis.

Psychogene Schmerzen sind dagegen bei Kindern sehr viel häufiger anzutreffen. Sie können prinzipiell alle Körperpartien betreffen, finden sich aber bevorzugt in der Bauchregion, mit zunehmendem Alter auch im Kopf. Die Schmerzangaben können wechselnd sein, ohne daß dadurch die Diagnose aufgehoben würde.

Schrei- und Wutanfälle sind bei Kindern mit zunehmendem Alter seltener. Es wird nicht immer leicht sein, rein aggressive Schrei- oder Wutanfälle bei Kindern von solchen zu unterscheiden, denen ein dissoziativer Entstehungsmodus zugrunde liegt. Nicht jeden demonstrativen Schreianfall eines Kindes wird man gleich dieser diagnostischen Kategorie zuordnen, wohl aber, wenn es ein häufiges Ereignis ist.

Eher am Übergang zum Jugendalter findet man dissoziative Krampfanfälle und Dämmerattacken. Sie kommen vorwiegend bei jungen Mädchen vor und lassen sich im Regelfall schnell durch eine entsprechenden differenzierte neurologische Diagnostik von somatisch begründbaren Anfällen differenzieren. Das gilt allerdings nicht für die sog. Hystero-Epilepsien, bei denen zusätzlich zu dem zerebralen Krampfleiden entweder Anfälle übersteigert oder unbewußt imitiert werden. Dämmerzustände sind durch Bewußtseinseinengungen charakterisiert, in denen die Patienten oneiroid (traumähnlich) episodische Umdämmerungen zeigen, die zusätzlich durch psychoseähnliche Visionen oder ekstatische Erlebnisse beeinflußt sein können. Dämmerattacken setzen ebenfalls eine fortgeschrittene Entwicklung voraus, so daß man sie im Kindesalter selten finden wird.

Asthmoide Zustände, Hyperventilationen, Luftnot oder respiratorische Affektkrämpfe sind bei Kindern im Rahmen von psychogenen Störungen häufig anzutreffende Symptome. Eine Aphonie kann dabei nicht nur Folge von Schreiattacken sein, sondern unabhängig davon auftreten.

Ähnliches gilt für das Verdauungssystem im weitesten Sinn: Schluck- oder Kaubeschwerden, Erbrechen, Durchfall oder Obstipation, es gibt kaum ein Symptom, das in diesem Bereich nicht per Somatisierung auftreten kann.

Hyp-, An- oder Hyperalgesien kommen ebenfalls im Kindesalter vor. Diese Sensibilitätsstörungen zeigen häufig einen deutlichen symbolischen Charakter, indem sie an der Stelle auftreten, die z.B. durch eine Verletzung (oder durch Schläge) vorgeschädigt sind.

Diagnostik

In der ICD-10 werden die Begriffe dissoziative Störung und Konversionsstörung synonym gebraucht. Definitionsgemäß wird eine nahe zeitliche (und inhaltliche) Verbindung zwischen traumatisierenden Ereignissen, unlösbaren oder unerträglichen Konflikten oder gestörten Beziehungen und der Konversionssymptomatik gefordert. Von den dissoziativen Störungen wird angenommen, daß die Fähigkeit zu bewußter und selektiver Kontrolle (der Vergangenheit, des Identitätsbewußtseins, der unmittelbaren Empfindung sowie der Kontrolle der Körperbewegungen) - bei Kindern in Abhängigkeit ihres erreichten Entwicklungsstands - in einem Ausmaß gestört ist, das von Tag zu Tag oder sogar von Stunde zu Stunde wechseln kann. Bei Kindern kann sich der Ausprägungsgrad dissoziativer Symptome sehr schnell je nach Umgebung ändern. Dadurch kann die Diagnostik sehr erschwert sein. Für die dissoziativen Störungen nach ICD-10 wird der Begriff der Konversion weiter gefaßt als in dem ursprünglichen psychoanalytischen Konzept und bedeutet, daß sich die durch unlösbare Schwierigkeiten und Konflikte hervorgerufenen unangenehmen Affekte in "irgendeiner Weise" in Symptome umgesetzt haben.

Eine weitere Schwierigkeit entsteht dadurch, daß der Begriff der Konversion sowohl eine bestimmte Symptomatik als auch einen Prozeß der Symptomentstehung gleichzeitig beschreibt. Mit der Symptomentstehung fließen ätiologische Kennzeichnungen ein, die sich im Kindesalter nicht immer leicht eruieren lassen. So sehr das Bild der Konversion klinisch evident ist, so sehr kann auch seine vielfältige Ausprägung und Ausgestaltung die Diagnose erschweren.

Checkliste

- ✓ Fremdanamnese
  - ✓ auslösende Situationen
- ✓ Persönlichkeitsdiagnostik
- ✓ projektive Diagnostik
- ✓ körperliche Untersuchung
  - ✓ zügiger, gezielter Ausschluß somatischer Ursachen
- ✓ neurologische Untersuchung
  - ✓ Innervationsmuster

Die Diagnostik somatoformer Störungen im Kindesalter wird durch die eindeutige Ausrichtung der diagnostischen Leitlinien der ICD-10 auf Erwachsene (z.B. Zeitkriterien und abwehrender Umgang mit der Diagnose) erschwert, so daß es sich im Einzelfall empfiehlt, die Leitlinien und Kriterien weiter zu fassen.

ICD-10: diagnostische Leitlinien Somatisierungsstörung

- mindestens zwei Jahre anhaltende multiple und unterschiedliche körperliche Symptome, für die keine ausreichende somatische Erklärung gefunden wurde
- hartnäckige Weigerung, den Rat oder die Versicherung mehrerer Ärzte anzunehmen, daß für die Symptome keine körperliche Erkrankung zu finden ist
- eine gewisse Beeinträchtigung familiärer und sozialer Funktionen durch die Art der Symptome und das daraus resultierende Verhalten

diagnostische Kategorien	
F45.1	undifferenzierte Somatisierung
F45.2	hypochondrische Störung
F45.30	kardiovaskuläres System z.B. Herzrasen, -poltern, Herzneurose
F45.31	oberer Gastrointestinaltrakt z.B. psychogene Aerophagie, Singultus
F45.32	unterer Gastrointestinaltrakt z.B. psychogene Diarrhoe
F45.33	respiratorisches System z.B. Hyperventilation
F45.34	urogenitales System z.B. psychogene Pollakisurie
F45.4	anhaltende somatoforme Schmerzstörung

ICD-10: diagnostische Leitlinien dissoziative Störung

- klinische Charakteristika der einzelnen diagnostischen Kategorien
- keine körperliche Erkrankung, welche die Symptome erklären könnte
- Belege für eine psychische Verursachung, d.h. z.B. ein zeitlicher Zusammenhang mit Belastungen, Problemen oder gestörten Beziehungen (auch, wenn sie vom Patienten geleugnet werden)

dissoziative Störungen	
F44.0	dissoziative Amnesie • partielle oder vollständige Amnesie für kürzliche traumatisierende oder belastende Ereignisse • Fehlen von hirnorganischen Störungen, Intoxikationen oder extremer Erschöpfung
F44.1	dissoziative Fugue • Kennzeichen der dissoziativen Amnesie • zielgerichtete Ortsveränderung über den üblichen täglichen Aktionsbereich hinaus • Aufrechterhalten der einfachen Selbstversorgung und einfacher sozialer Interaktionen mit Fremden
F44.2	dissoziativer Stupor • Stupor (beträchtliche Verringerung oder Fehlen körperlicher Bewegung) • Fehlen körperlicher oder spezifischer psychiatrischer Störungen, die den Stupor erklären könnten • kurz vorangegangenes belastendes Ereignis oder aktuelle Probleme
F44.3	Trance und Besessenheitszustände
F44.4	dissoziative Bewegungsstörungen
F44.5	dissoziative Krampfanfälle
F44.6	dissoziative Sensibilitäts- und Empfindungsstörung
F44.80	Ganser-Syndrom ("Vorbeiantworten", zusätzlich dissoziative Symptome)
F44.81	multiple Persönlichkeitsstörung
F44.82	vorübergehende dissoziative Störungen des Kindes- und Jugendalters

Differentialdiagnosen

Neben der schwierigen Differenzierung zwischen Somatisierungs- und Konversionsstörung des Kindesalters muß immer eine somatische Erkrankung ausgeschlossen werden. Wichtig dabei ist, daß der somatoforme oder konversions-neurotische Entstehungsmodus von Beginn an und gleichberechtigt zum Gesamtspektrum der Differentialdiagnostik gehört. Natürlich sollte immer erst eine entsprechende somatische Diagnostik gewertet werden, bevor die Diagnose einer psychogenen Störung in die engere Wahl gezogen wird. Zu beachten ist dabei, daß eine protrahierte und übertriebene somatische Diagnostik das Symptom beim Kind fixiert, so daß eine psychotherapeutische Behandlung erschwert werden kann. Ebenso ist zu beachten, daß eine somatische Ursache die Komorbidität mit einer psychogenen Ausprägung der Symptomatik oder einer zusätzlichen Symptomatik nicht ausschließt.

Zur psychiatrischen Differentialdiagnose gehören Prodromi von schwereren psychischen Erkrankungen, wie Psychosen oder tiefgreifenden Entwicklungsstörungen - insofern sie im Kindesalter auftreten. Bei manchen Einzelsymptomen, wie den mnestischen Störungen, müssen organische Ursachen der Amnesie bedacht werden, wie eine Commotio cerebri oder andere organische Schädigungen des Gehirns nach Intoxikation u.a.m.

Während es im Erwachsenenalter schwierig sein kann, eine Simulation von der Dissoziation zu unterscheiden, wird man bei Kindern aufgrund ihrer kognitiven Einschränkungen schnell darauf kommen - wenn es überhaupt ernsthaft in Erwägung gezogen werden muß. Der Prozentsatz an fälschlich für bewußte Simulationen gehaltenen psychogenen Symptomen im Kindesalter dürfte weitaus größer sein als der Anteil, bei dem eine Simulation fälschlicherweise für eine psychogene Störung gehalten wird.

Differentialdiagnosen
• hysteriforme Symptomatik im Rahmen anderer psychiatrischer Erkrankungen
• Simulation, Aggravation
• Intoxikationen
• neurologische Erkrankungen

Ätiopathogenese

In vielen Beiträgen zur Entstehung kindlicher psychogener Störungen wird auf die Fragwürdigkeit der Hypothesen von S. Freud hingewiesen, der davon ausgegangen sei, ein spezifischer sexueller Konflikt führe zur Konversion. Dies ist nicht nur von Freud selbst in späteren Beiträgen revidiert worden, sondern es versteht sich von selbst, daß adulte intrapsychische Konflikte nicht ohne weiteres auf die kindliche Psyche übertragen werden können. Auch für die kindlichen psychogenen Störungen gilt, daß ein unbewältigtes psychisches Trauma, ein entsprechender Konflikt nicht adäquat verarbeitet werden und im Kind eine überwältigende Angst erzeugen kann, die über den Mechanismus der Konversion, der Umlenkung, in körperliche Symptome handhabbar gemacht wird. Dabei spielen sowohl der primäre Krankheitsgewinn im Sinn einer Angstbewältigung als auch der sekundäre Krankheitsgewinn durch vermehrte Zuwendung durch die Umgebung eine unterstützende Rolle.

In der Ausformung der Symptome können imitierende Phänomene eine große Rolle spielen. In der Symptomwahl orientieren sich Kinder oft an Symptomen, die sie in ihrer unmittelbaren Umgebung erleben.

In den Familien von Kindern mit psychogenen Störungen gibt es eine Tendenz zur Überbehütung. Eine erhöhte Rate von psychiatrischen Erkrankungen bei Familienmitgliedern erhöhen das Risiko für ein Kind, mit einer psychogenen körperlichen Symptomatik zu reagieren.

Therapie und Verlauf

Über den Verlauf von Somatisierungsstörungen im Kindesalter liegen wenig valide Daten vor. Man kann davon ausgehen, daß insbesondere die Prognose von Kindern mit multiplen Somatisierungen nicht einheitlich gut ist.

Konversionsstörungen im Kindesalter sind häufig vorübergehend und eindeutig Stressor-bezogen. Dem wird in der ICD-10 durch die diagnostische Kategorie der vorübergehenden dissoziativen Störung in der Kindheit und Jugend (F44.82) Rechnung getragen.

Wird die Diagnose fachärztlich bestätigt, so schließt sich in der Regel die Notwendigkeit einer psychotherapeutischen Behandlung an. Dabei können je nach Schweregrad unterschiedliche Verfahren indiziert sein. In jedem Fall wird man eine ausführliche Familiendiagnostik betreiben, um potentiellen Auslösern auf die Spur zu kommen. Es können sich dann übende Verfahren oder Verhaltenstherapie ebenso anschließen wie Familientherapie oder tiefenpsychologisch fundierte Behandlungen. Dies ist jeweils im Einzelfall zu klären.

Hinweise für die Elternberatung

- Aufklärung über die unbewußte Dynamik
- Symptomatik nicht persönlich nehmen (z.B. als Aggression)
- Strukturierungshilfen bei aggravierendem oder bagatellisierendem Verhalten

Fehlerquellen in Diagnostik und Therapie

- übertriebene körperliche Diagnostik
- Abwertung der Symptomatik ("ihr Kind hat nichts")

12.8. Sprechstörungen

12.8.1. Stottern und Poltern

Definition

Unter **Stottern** versteht man eine Störung des Redeflusses, das durch häufige Wiederholung oder Dehnung von Lauten, Silben oder Wörtern bzw. durch häufiges Zögern oder Innehalten, das den physiologischen rhythmischen Sprechfluß unterbricht, gekennzeichnet ist. Man unterscheidet das klonische Stottern (Wiederholungen) vom tonischen (Blockierungen) bzw. Kombinationen der beiden Formen.

Poltern ist eine Störung des Redeflusses und gekennzeichnet durch eine hohe Silbengeschwindigkeit, ein erhöhtes Sprechtempo und ein Stolpern im Sprechfluß, das besonders bei längeren Wörtern auftritt. Dadurch kommt es zu einer verwaschenen Artikulation bzw. zu einem Verschlucken oder Verstümmeln von Lauten, Worten oder Satzteilen.

Epidemiologie

Die Prävalenzrate für Stottern in der Gesamtbevölkerung liegt bei 1 %.

Es existiert eine deutliche Jungenwendigkeit des Stotterns, allerdings schwanken die Angaben von 2 : 1 bis 10 : 1 zu Lasten der männlichen Population. Die Zahlen für das Auftreten des Polterns sind deutlich niedriger als für das Stottern, auch hier sind Jungen häufiger betroffen als Mädchen. Das Geschlechterverhältnis Jungen : Mädchen beträgt etwa 4 : 1.

Klinisches Bild

In Abhängigkeit der subjektiven Bewertung der jeweiligen Situation durch die Betroffenen als mehr oder weniger angespannt, bildet sich sowohl die Symptomatik des Stotterns als auch des Polterns mit situationsabhängiger Ausprägung aus. Beim Stottern steht die Verlangsamung des Sprachflusses im Vordergrund, was vom Zuhörer nicht selten große Geduld erfordert, während das Poltern durch den überstürzten Sprachfluß imponiert. In seltenen Fällen treten beide Symptome auch in Kombination auf. Beim Stottern treten im Unterschied zum Poltern in der Regel keine Artikulationsstörungen auf.

Stotternde Kinder entwickeln nicht selten sekundäre Symptome, wie ausgeprägte Schluckgeräusche, Füllgeräusche oder -worte (im Sinne eines Übersprungversuchs), ticartige Mitbewegungen im Gesicht oder der Extremitäten. Eine erhöhte Sprechscheu kann sich auf die gesamte Persönlichkeit auswirken und eine allgemeine soziale Unsicherheit oder Ängstlichkeit hervorrufen.

Beim Stottern wie beim Poltern kann es zum Verlust der Sprachmelodie und zur Ausbildung eines monotonen Sprachrhythmus als Kompensationsversuch kommen.

Diagnostik

Die Diagnose ergibt sich meistens aus der Analyse der Spontansprache, bei milder Symptomatik, die in der Untersuchungssituation nicht auftritt, durch anamnestische Angaben bzw. durch Anwendung kurzer Lese- oder Sprechtests.

Familiendiagnostisch wird man besonders auf Sprachauffälligkeiten bei anderen Familienmitgliedern achten und den spezifischen Umgang der Eltern mit der Symptomatik des Kindes explorieren.

Checkliste

- ✓ Erstgespräch
- ✓ Spontansprachanalyse
- ✓ Anamnese
  - ✓ familiäre Häufungen von Sprachstörungen
  - ✓ Situationsabhängigkeit
  - ✓ Leistungsverhalten der Familie
  - ✓ Umweltfaktoren (Schule, Freunde etc.)
- ✓ körperliche Untersuchung
  Tics
- ✓ neurologische Untersuchung
  EEG, Motometrie
- ✓ testpsychologische Untersuchung
  Differenz sprachfrei vs. sprachabhängig

ICD-10: diagnostische Leitlinien

F98.5 Stottern (Stammeln)

Stottern ist ein Sprechen, das durch häufige Wiederholungen oder Dehnungen von Lauten, Silben, oder Wörtern, oder durch häufiges Zögern und Innehalten, das den rhythmischen Sprechfluß unterbricht, gekennzeichnet ist. Geringfügige Dysrhythmien dieses Typs sind in einer Durchgangsphase in der frühen Kindheit recht häufig. Sie sind als Störung nur zu klassifizieren, wenn ihre Ausprägung die Sprechflüssigkeit deutlich beeinträchtigt. Begleitende Bewegungen des Gesichts und anderer Körperteile, die zeitlich mit den Wiederholungen, Dehnungen oder Pausen im Sprechfluß zusammenfallen, können vorkommen. Stottern ist von Poltern und von Tics zu unterscheiden. In einigen Fällen kann es von einer Entwicklungsstörung des Sprechens oder der Sprache begleitet sein, wobei diese separat unter F80 einzuordnen ist.

F98.6 Poltern
Eine hohe Sprechgeschwindigkeit mit falscher Sprechflüssigkeit, jedoch ohne Wiederholungen oder Zögern, von einem Schweregrad, der zu einer beeinträchtigten Sprechverständlichkeit führt. Das Sprechen ist unregelmäßig und unrhythmisch, mit schnellen, ruckartigen Anläufen, die gewöhnlich zu einem fehlerhaften Satzmuster führen (z.B. erzeugen abwechselnde Pausen und Sprechausbrüche Wortgruppen, die nicht der grammatikalischen Satzstruktur entsprechen).

Differentialdiagnostisch ist es besonders wichtig, normale Störungen des Sprachflusses sowie das sogenannte Entwicklungsstottern (beim Spracherwerb) abzugrenzen. Von den seltenen Fällen einer Kombination von Stottern und Poltern ist auch das Poltern differentialdiagnostisch vom Stottern abzutrennen. Ein wichtiges Unterscheidungsmerkmal ist die Fähigkeit des polternden Kindes, in einer entspannten Atmosphäre bei entsprechender Aufforderung symptomarm oder symptomlos zu sprechen.

Sowohl vokale Tics als auch Zwangsstörungen werden sich dadurch schnell differenzieren lassen, daß sie nur durch bestimmte wiederkehrende Wörter oder Wortbestandteile gekennzeichnet sind.

Störungen des Sprachflusses	beginnendes Stottern
• Pausen	• Wortwiederholungen
• Einschiebungen	• Silbenwiederholungen
• (Teil-)Satzwiederholungen	• Dehnungsendungen
• Wiederholung einsilbiger Worte	• Dehnungen
• normaler Sprechrhythmus	• veränderter Sprechrhythmus

Differenzierung von Störungen des Sprachflusses (mod. Nach Fiedler & Standop: Stottern. Urban & Schwarzenberg, 1986)

Differentialdiagnosen

- Poltern bzw. Stottern
- Entwicklungsstottern
- Zwangsstörung
- Anfallsleiden
- hirnorganische Veränderungen
- isolierte vokale Tics (selten)

Ätiopathogenese

Sowohl das Stottern als auch das Poltern müssen polyätiologisch verstanden werden. Bislang hat sich in der Forschung kein einzelner Erklärungsansatz durchgesetzt. Frühere Annahmen, es handele sich um eine spezifische Form der kindlichen Neurose, haben sich zumindest in bezug auf die therapeutische Beeinflußbarkeit nicht halten lassen.

Die wichtigsten Erklärungsansätze sind: 1. es liegt eine zerebrale Funktionsstörung vor, 2. es existiert eine genetische Disposition, 3. es hat ein pathologisches Lernen durch falsche Reaktionen der Eltern während des Entwicklungsstotterns oder durch Nachahmung falscher Vorbilder stattgefunden und 4. es liegt eine neurotische Entwicklung im Sinne eines unbewußten angstbesetzten Konflikts vor. Jede individuelle Diagnostik wird klären müssen, wie im Einzelfall die Gewichtung der unterschiedlichen Bereiche vorzunehmen ist.

Beim Poltern sind an erster Stelle Ursachen zu nennen, die zu einer allgemeinen Sprachschwäche disponieren können. Daneben können auditive oder visuelle Teilleistungsschwächen zu einem ungenügenden Spracherwerb führen, wobei das Poltern als eine Art Kompensationsversuch entstehen kann - wenn es kein primär psychodynamisch zu verstehendes Symptom ist.

Therapie und Verlauf

An die erste Stelle ist unabhängig von der o.g. Gewichtung eine logopädische Behandlung zu setzen. Über Atem- und Rhythmusübungen kann es den Patienten gelingen, einen veränderten Sprachduktus einzuüben. Je nach Belastung des Kindes, nach Einschätzung psycho- und familiendynamischer Faktoren wird eine Psychotherapie zusätzlich indiziert sein. Eine Beratung von sehr leistungsorientierten Eltern, die das Kind ständig korrigieren und zu einem besseren Sprechen auffordern, versteht sich von selbst.

Ziel der Therapie beim Poltern ist es, den Sprechablauf zu verlangsamen und die Konzentrationsfähigkeit insbesondere auf die eigenen Sprechfunktionen zu erhöhen. Dies kann durch eine Kombination von Artikulationsübungen, psychomotorischen Übungsbehandlungen evtl. unter Einbeziehung musiktherapeutischer Verfahren erreicht werden. Unter Umständen ist eine Beeinflussung des häuslichen Milieus notwendig. Die Prognose ist günstiger als die des Stotterns. Differenzierte Untersuchungen hierzu fehlen allerdings.

Unbehandelt remittieren fast alle Fälle des sogenannten Entwicklungsstotterns und auch bei sonst auftretender Symptomatik gibt es eine hohe Rate an Spontanheilungen. Dies darf aber nicht dazu verführen, keine Diagnostik zu betreiben und nicht rechtzeitig eine Behandlung einzuleiten. Allerdings ist der Therapieerfolg auch bei intensiven Behandlungen bescheiden, wenn man davon ausgeht, daß nur 30 % geheilt werden können und 30 % therapierefraktär sind. Ein Teil chronischer Stotterer lernt allerdings, über bestimmte Atemtechniken das Symptom im Alltag einigermaßen zu kompensieren.

Hinweise für die Elternberatung

- Aufklärung über den Krankheitswert der Symptomatik
- Klärung von (überhöhten) Leistungsansprüchen
- rechtzeitige Einleitung einer Behandlung
- Präventionsversuch von Sekundärsymptomen (Einbeziehung von Schule und Freunden)

Fehlerquellen in Diagnostik und Therapie

- zu langes Abwarten
- Fehldiagnose: Entwicklungsstottern
- isoliert psychodynamisch orientierte Therapie

12.9. Münchhausen-by-proxy-Syndrom

Definition

Das Münchhausen-by-proxy-Syndrom ist definiert durch das aktive Erzeugen einer Erkrankung bzw. von Symptomen bei einer anderen Person. Im Falle von Kindern oder (seltener) Jugendlichen sind es in der Regel die Mütter, die eine Erkrankung artifiziell erzeugen. Der Schweregrad der erzeugten Erkrankung variiert von den bloßen Berichten von Müttern über Krankheitssymptome bei ihren Kindern bis hin zu schweren körperlichen Erkrankungen oder Verletzungen, die in extrem seltenen Fällen auch zum Tod des Kindes führen können.

Eingeführt wurde der Begriff von Meadow (1977) in seinem Bericht über zwei Fälle, in denen Mütter ihren Kindern Erkrankungen zufügten. Auch wenn es sich letztlich um eine Form des Kindesmißbrauchs handelt, hat es sich wegen der Besonderheiten und Eigenheiten bei dieser Gruppe von Störungen durchgesetzt, sie als eine eigene Diagnose zu führen.

Epidemiologie

Das Münchhausen-by-proxy-Syndrom ist eine seltene Störung. In einer Übersichtsarbeit von Rosenberg werden 117 Fälle (aus 97 Familien) beschrieben. In zwei Fällen war die Mutter nicht die Verursacherin. Das Altersspektrum der betroffenen Kinder reicht von 1 Jahr bis zu 21 Jahren. Allerdings liegt das durchschnittliche Alter der betroffenen Kinder im Kleinkindalter, etwa bei 40 Monaten.

Klinisches Bild

Es gibt kein typisches Bild des Münchhausen-by-proxy-Syndroms. Alle Organsysteme und Störungen aus allen Bereichen der Medizin können betroffen sein bzw. von den Müttern berichtet werden. Nicht selten beginnt die Symptomatik mit einem Bericht der Mutter über bestimmte Symptome, die erst durch die diagnostischen Bemühungen seitens der Ärzte Realität werden, weil sich die Mutter gezwungen sieht, ihren Bericht zu realisieren oder durch die Fälschung von Untersuchungsergebnissen (z.B. Süßen des kindlichen Urins u.a.m.) ihre Kinder ausführlichen diagnostischen Prozeduren aussetzen. Die in der Literatur am häufigsten beschriebene Symptomatik sind mit

44 % Blutungen, gefolgt von Anfällen mit 42 %, Störungen des Zentralnervensystems mit 19 %, Apnoe mit 15 %, 11 % Durchfälle und je 10 % Erbrechen und Fieber. Nicht selten werden mehrere Symptome berichtet, so daß die Variationsbreite erheblich ist. Die Kinder haben nicht selten eine Vorgeschichte an gehäuften Verletzungen, Mißhandlungen und Gedeihstörungen. Geschwister von diesen Kindern haben eine erhöhtes Risiko, ebenfalls betroffen zu werden oder es in der Vorgeschichte schon gewesen zu sein.

Diagnostik

Im Vordergrund der Diagnostik bei Verdacht auf Münchhausen-by-proxy-Syndrom steht die berichtende Mutter, ihre Beziehung zum Kind bzw. die gesamte Familie. Oft ist es sinnvoll, wenn seitens der somatischen Medizin bei einem entsprechenden Verdacht schon parallel die somatische und kinder- und jugendpsychiatrische Diagnostik vorangetrieben wird. Nicht selten sind die Mütter aufgrund des eigenen Berufs oder auch einer eigenen Vorgeschichte mit artifizieller Störung erfahren in medizinischen Belangen. Anders als bei der artifiziellen Störung im Erwachsenenalter bemühen sich die Mütter der betroffenen Kinder in der Regel sehr um eine gute Kooperation mit den medizinischen Teams bis hin zu einem Verhalten als Co-Behandlerin. Das Verhalten dieser Mütter z.B. im Krankenhaus wird oft von den Krankenschwestern als vorbildlich beschrieben. Auffällig ist oft die Ruhe und Geduld, mit der solche Mütter das medizinische Vorgehen begleiten und ihre nicht vorhandene Beunruhigung bei zur Diskussion stehenden Diagnosen oder diagnostischen Prozeduren. Vereinzelt wurden Fälle beschrieben, in denen eine Mutter euphorisch wurde, als ihr Kind immer schwerer erkrankte. Übereinstimmend werden Mütter, die ihren Kindern Erkrankungen zufügen, in der Literatur als kooperativ, gepflegt und engagiert beschrieben, so daß aus dem vordergründigen Verhalten der Mütter keine Rückschlüsse gezogen werden können und keinesfalls Symptome der Verwahrlosung diagnoseleitend sind.

Checkliste	
✓Anamnese	Focus: Vorgeschichte an Arzt- und Krankenhauskontakten Vorgeschichte an Verletzungen/Mißbrauch Anamnese der Mutter
✓(Kinder- und jugendpsychiatrische) Untersuchung Kombiniert psychiatrisch-somatisch	Focus: Mutter-Kind-Beziehung Psychopathologie der Mutter Bericht des betroffenen Kindes Alleine untersuchen/befragen!

ICD-10 Diagnostische Leitlinien

In der ICD-10 wird das Münchhausen-by-proxy-Syndrom im Kapitel der Mißhandlungssyndrome (T74) abgehandelt, dort entweder unter der Kategorie T74.1 (körperlicher Mißbrauch eines Kindes) oder T74.8, unter die Mischformen subsummiert werden. Eine eigene Kategorie im Kapitel F fehlt. Zum besseren Verständnis seien hier die diagnostischen Leitlinien für das Münchhausen-Syndrom beschrieben:

Die artifizielle Störung (F68.1) ist in der ICD-10 definiert als das absichtliche Erzeugen oder Vortäuschen von körperlichen oder psychischen Symptomen oder Behinderungen. Bei Fehlen einer gesicherten körperlichen oder psychischen Störung, Krankheit oder Behinderung täuscht der häufig und beständig Symptome vor. Bei körperlichen Symptomen kann dies sogar soweit gehen, dass die betreffende Person sich selber Schnittverletzungen oder Schürfwunden zufügt, um Blutungen zu erzeugen, oder sich selbst toxische Substanzen injiziert. Die Nachahmung von Schmerzen und das Bestehen auf dem Vorhandensein von Blutungen können so überzeugend und hartnäckig sein, dass wiederholt Untersuchungen und sogar Operationen in verschiedenen Krankenhäusern oder Ambulanzen durchgeführt werden, trotz mehrfach negativer Befunde.

Patienten mit diesem Verhaltensmuster zeigen meist deutliche Symptome einer ganzen Reihe anderer Störungen ihrer Persönlichkeit und ihrer Beziehungen.

Differentialdiagnostisch ist die Simulation abzugrenzen, die unter Z76.5 kodiert werden sollte.

DSM-IV-Forschungskriterien
Das DSM-IV weist im Rahmen seiner Forschungskriterien eine eigene Kategorie für die Artifizielle Störung by proxy aus. Darin sind folgende Kriterien gefordert:
A. Absichtliches Erzeugen oder Vortäuschen von körperlichen oder psychischen Zeichen oder Symptomen bei einer anderen Person, die von der betreffenden Person versorgt wird.
B. Das Motiv für das Verhalten liegt im stellvertretenden Krankheitsgewinn (by proxy).
C. Äußere Gründe (z.B. ökonomische) fehlen.
D. Das Verhalten wird nicht durch keine andere psychische Störung hervorgerufen.

Differentialdiagnose

Differentialdiagnostisch kommen alle in Frage stehendem somatischen Erkrankungen in Betracht. Bezüglich der Kinder müssen dissoziative und/oder somatoforme Störungen ausgeschlossen werden für den Fall, in dem sich die von der Mutter zugeschriebene Symptomatik in der Wahrnehmung des Kindes verselbständigt hat. In Hinblick auf die Mutter müssen wahnhafte Störungen des schizophrenen Formenkreises ausgeschlossen werden. In extrem seltenen Fällen entwickeln die betroffenen Kinder noch im Kindesalter eine artifizielle Störung und sorgen aktiv für ein Fortbestehen der Symptomatik.

Ätiopathogenese

Bezüglich einer Pathogenese lassen sich mindestens drei bedeutsame Faktoren beschreiben:

- 1. Eine eigene Anamnese von Mißbrauch und Ablehnung kommt bei den betroffenen Müttern gehäuft vor.
- 2. Eine pathologische Beziehung zwischen Mutter und Kind, die durch enge, symbiotische Strukturen auf der Basis von frühen Interaktionsstörungen z.B. durch Geburts- oder Stillkomplikationen.
- 3. Eine ungewollt unterstützende Rolle durch das medizinische System. Indem die Berichte der Mütter ernst genommen werden, erfahren sie eine Form von Zuwendung, die sie aus anderen Beziehungen nicht bekommen. Nicht selten entsteht dadurch ein sich selbst verstärkendes System, das eines auf gar keinen Fall darf: die korrekte Diagnose stellen. In ihrer Verführungs- und Blendungskraft gelingt es den betroffenen Müttern oft leicht, einen ausgedehnten medizinischen Apparat in Bewegung zu setzen und zu halten.

Psychiatrische Erkrankungen im eigentlichen Sinn sind bei den Müttern selten, so daß erst die subtile und differenzierte, kombinierte kinder- und jugendpsychiatrisch-somatische Diagnostik die Fälle aufklärt. Bei nur 15 % der Mütter findet sich eine eigene psychiatrische Diagnose im Sinne von Suizidalität, Depression und einer artifiziellen Störung.

Psychodynamisch muß man davon ausgehen, daß die Mütter in einem für sie unauflösbaren symbiotischen Beziehungsgeflecht mit ihrem Kind unbewußt auf der Suche nach Erlösung und Zuwendung sind. Die Balance zwischen Liebe und Haß, Zuwendung und Distanzierung ist etwas, was diesen Müttern nicht gelingt. Auf der Grundlage ihres eigenen Defizits (miß-) brauchen sie ihre Kinder, um auf sich selbst aufmerksam zu machen und die Zuwendung zu bekommen, die sie (auch in ihrer Ehe/Partnerschaft) nicht bekommen.

Therapie und Verlauf

Wichtigster Bestandteil der Therapie ist die Diagnose. Sie bildet erst die Grundlage für ein gezieltes Vorgehen, wobei die Mitteilung der Diagnose schon Teil des therapeutischen Konzepts sein sollte. Ein zu unüberlegtes und forsches Vorgehen hierbei zieht die Gefahr nach sich, daß die Mutter sich im Sinne eines doctor-hoppings oder hospital-hoppings abwendet. Nur wenn es gelingt, die große intrapsychische Not der Mutter in eine therapeutische Beziehung zu integrieren ohne daß für sie die Schuldgefühle unaushaltsam werden, entsteht eine Basis für eine weitergehende Behandlung von Mutter und Kind bzw. der gesamten Familie, in die der Vater und die Geschwister unbedingt einbezogen werden sollten. Je nach Ausprägung der mütterlichen Pathologie ist eine eigene psychiatrisch-psychotherapeutische Behandlung bei ihr angezeigt. In schweren Fällen ist eine sofortige Trennung von Mutter und Kind durch eine stationäre Aufnahme notwendig. Bei zweifelhaften Fällen kann eine stationäre Aufnahme aus diagnostischen Überlegungen heraus sinnvoll sein, weil durch die Trennung von Mutter und Kind eine intensive Beobachtung des Kindes möglich ist. Aus diesem Grund verbietet sich dann das sonst in Kinderkliniken übliche Rooming-in und eine kinder-

und jugendpsychiatrische Abteilung sollte die Klinik der Wahl sein.

Die Diagnostik und Behandlung des Münchhausen-by-proxy-Syndroms ist ausgesprochen schwierig. Langdauernde, unentdeckte und entsprechend unbehandelte Fälle sind häufig. Besonders schwierig ist auch der Umgang mit strafrechtlich relevanten Tatbeständen durch das Verhalten der Mutter. Hier muß immer eine intensive und interkollegiale Rechtsgüterabwägung erfolgen, wobei die erfolgreiche Behandlung von Mutter und Kind immer im Vordergrund stehen sollte. Dennoch gibt es Fälle, in denen einer Mutter das Sorgerecht zum Wohle des Kindes entzogen werden muß.

Von den in der Literatur beschriebenen Fällen sind etwa 10 % der betroffenen Kinder gestorben (Ersticken und Vergiftungen) und 50 % mußten fremduntergebracht werden. Auch wenn aufgrund der geringen Datenlage zuverlässige Aussagen nicht möglich sind, ist von einer insgesamt schlechten Prognose auszugehen.

Hinweise für die Elternberatung

- Keine vorschnellen Konfrontationen zugunsten des Aufbaus einer therapeutischen Beziehung
- Aufgreifen des Zuwendungswunsches der Mutter
- Einbeziehen des Vaters
- Keine vorschnelle Induktion von Loyalitätskonflikten beim Kind

Deprivation und Mißhandlung

13. Deprivation und Mißhandlung

Definitionen

Körperliche Vernachlässigung:
Hierunter sind Erziehungs- und Behandlungsformen im Umgang mit Kindern und Jugendlichen zu verstehen, die direkte Gesundheitsstörungen und/oder körperliche Gedeih- und Entwicklungsstörungen nach sich ziehen.
Emotionale Vernachlässigung:
Ein ungenügendes Beziehungsangebot - durch emotionale Störungen, durch Abwesenheit oder Verweigerung der Eltern - kann zu entsprechenden psychischen Beeinträchtigungen beim Kind führen.
Körperliche Mißhandlung:
Das direkte oder indirekte körperliche Verletzen oder Vergiften eines Kindes oder deren Nicht-Verhinderung durch andere.
Seelische Mißhandlung:
Offene oder indirekte Feindseligkeit oder Ablehnung, alle Formen erzieherischen Sadismus oder emotionale Überforderung eines Kindes oder Jugendlichen.
Sexueller Mißbrauch:
Jeder sexuelle Kontakt eines Erwachsenen zu einem Minderjährigen.

Epidemiologie

Schwere körperliche Mißhandlungen erleiden etwa 3 % bis 4 % aller Vorschulkinder, bis zum 18. Lebensjahr verringert sich die Prävalenz auf etwa 2 %. Leichtere Formen der Mißhandlung kommen in der Regel nicht in ärztliche Betreuung, deshalb liegt die Dunkelziffer sehr viel höher. Noch schwieriger sind Schätzungen für Vernachlässigung und seelische Mißhandlung, weil nicht alle Heimkinder vernachlässigt sein müssen und nicht alle Kinder, die kinder- und jugendpsychiatrisch auffällig sind, seelisch mißhandelt sind.

Die Angaben für die Prävalenz sexuellen Mißbrauchs ist sehr von der zugrundeliegenden Definition abhängig. Wenn z.B. das Erleben eines Exhibitionisten als sexueller Mißbrauch verstanden wird, ist die Zahl der mißbrauchten Kinder sehr viel höher als mit einer enger gefaßten Definition. Allerdings ist auch im Bereich des sexuellen Mißbrauchs von einer hohen Dunkelziffer auszugehen. 1992 weist die Polizeiliche Kriminalstatistik 2714 minderjährige Opfer von vollendeten und 716 Opfer von versuchten sexuellen Verstößen unter Gewaltanwendung aus. Die Dunkelziffer wird bis zu 300.000 betroffene Kinder pro Jahr geschätzt.

Klinisches Bild

Es gibt für alle Formen der Vernachlässigung, der Mißhandlung und des sexuellen Mißbrauchs kein einheitliches klinisches Bild. Je nach Ausmaß der Grenzüberschreitung und der protektiven und kompensierenden Faktoren können sich unspezifische psychosomatische Symptome entwickeln, es kann zu Schulleistungsknicks kommen, und es können sich reaktive Bindungsstörungen und Anpassungsstörungen ausbilden.

körperliche Symptome/Zeichen bei Mißhandlung/Mißbrauch	
Verletzungen an untypischen Stellen	• Gesäß, Rücken, Genitale, Innenflächen der Oberschenkel
auffällige Verletzungsmuster	• Handabdrücke • Stockabdrücke • Verbrennungen • Abschnürungen • stumpfe Bauchtraumata • subdurales Hämatom
Rötung im Genitalbereich	• Abschürfung, Pilzinfektionen
sexuelle übertragbare Infektionen	• HIV, Gonorrhoe
nebeneinander unterschiedlich alte und ähnliche Verletzungen	

Die Punkte in dem Schema sollen andeuten, daß es jeweils noch mehr Möglichkeiten der Verletzung oder Infektion gibt.

Auch Trennungen von den Eltern, sei es vorübergehend z.B. durch einen Krankenhausaufenthalt, sei es andauernd durch Trennung oder Tod, führen potentiell zu Deprivation. Auch hierbei sind der Umfang und die Qualität kompensierender und protektiver Faktoren und Beziehungen für das betroffene Kind von entscheidender Bedeutung.

Stufen der Trennungsreaktion	
Protestphase	Durch heftiges Schreien oder Weinen, Sich-Anklammern und Rufen versuchen die Kinder, die Trennung aufzuheben. In dieser Phase sind sie kaum ansprechbar und unzugänglich für Beziehungsangebote. Bis zu einem Alter von 4 Jahren reagieren 70 % der Kinder bei einer Aufnahme in das Krankenhaus in dieser Art, auch später noch bis etwa 40 %.
Verzweiflungsphase	Nach etwa einer Woche wird der Protest geringer und die Kinder zeigen ein sehr wechselhaftes Verhalten, von still-verzweifelt bis offen aggressiv.
Ablösungsphase	Mit der Zeit passen sich die Kinder ihrer neuen Situation an. Dabei kann es besonders bei kleineren Kindern zu großen Verwirrungen kommen, wenn der getrennte Elternteil plötzlich wieder in der Familie auftaucht.
Bei primär deprivierten Kindern kommt es in der Regel bei der Herausnahme aus der Ursprungsfamilie nicht zu den beschriebenen Phasen der Trennung, weil deprivierte Kinder sich schneller an eine neue Umgebung anpassen und schon vorher emotional nicht so auf ihre leiblichen Eltern fixiert waren.	

Vernachlässigung kann im Extremfall - der plötzlichen und nicht kompensierten Trennung von den Bezugspersonen - zu unterschiedlich schweren Reaktionen führen:

Schweregrade der Deprivation
Separationsschock (nach Bowlby)
Analog der Protestphase der Trennungsphasen sind die Kinder zutiefst verzweifelt, protestieren - je nach Alter und Charakter des Kindes - still-autoaggressiv oder offen, wirken verzweifelt und lehnen jede Zuwendung durch andere ab.
Anaklitische Depression (nach Spitz)
Der Protest weicht dem apathischen Rückzug, der Resignation, die sich anfänglich noch immer wieder mit Protestanteilen mischt und kann schließlich schon zu ersten Anzeichen der Retardierung (zunächst psychische, später auch, je nach Entwicklungsstand des Kinds, sprachliche und kognitive Rückstände) führen.
Mentale Inanition (nach Tramer)
Multiple oder einzelne unspezifische psychosomatische Symptome können sich ausbilden, die mit ersten irreversiblen Retardierungen einhergehen.
Hospitalismus (nach v. Pfaundler)
Der letzte Schweregrad der Deprivation ist durch Ausbildung schwerer psychischer und/oder physischer Schäden gekennzeichnet, die bei weiterem Fortschreiten zu vitaler Bedrohung und letztendlich zum Tod führen können. Typische Symptome des Hospitalismus sind Stereotypien, Schaukelbewegungen, Pseudodebilität, wahlloses Essen u.a.m.

Diagnostik

Checkliste

✓ Anamnese
- auf Widersprüche achten
- auffällige Bagatellisierungen
- Schuldzuweisungen an Dritte

✓ Familienanamnese
- Mißbrauchsgeschichte

✓ psychischer Befund
- z.B. distanzloses/sexualisiertes Verhalten

✓ Testpsychologie
- projektive Verfahren

✓ körperlich-neurologische Untersuchung
- siehe Symptome/Zeichen
- evtl. Röntgen

✓ Laboruntersuchungen
- Genital- und/oder Analabstrich

diagnostische Kategorien

F94.1 reaktive Bindungsstörung des Kindesalters

- Beginn vor dem fünften Lebensjahr
- deutlich widersprüchliche oder ambivalente soziale Reaktionen in verschiedenen sozialen Situationen (mit Variationen von Beziehung zu Beziehung)
- emotionale Störung mit Verlust emotionaler Ansprechbarkeit, sozialem Rückzug, mit aggressiven Reaktionen auf eigenes Unglücklichsein oder das anderer und/oder ängstliche Überempfindlichkeit
- Nachweis, daß soziale Gegenseitigkeit und Ansprechbarkeit möglich sind durch Elemente normalen Bezogenseins in der Interaktion mit gesunden Erwachsenen

F94.2 reaktive Bindungsstörung mit Enthemmung

Psychosozialer Minderwuchs

- Wachstumsverzögerung (unterhalb der 3. Perzentile)
- verzögerte Epiphysenreifung
- Reversibilität (z.B. im Krankenhaus)
- unauffällige endokrine Funktionen

F43.1 posttraumatische Belastungsstörung

- Die Betroffenen sind einem kurz- oder langanhaltenden Ereignis oder Geschehen von außergewöhnlicher Bedrohung oder mit katastrophalem Ausmaß ausgesetzt, das nahezu bei jedem tiefgreifende Verzweiflung auslösen würde
- anhaltende Erinnerungen oder Wiedererleben der Belastung durch aufdringliche Nachhallerinnerungen (Flash-backs), lebendige Erinnerungen, sich wiederholende Träume oder durch innere Bedrängnis in Situationen, die der Belastung ähneln oder mit ihr in Zusammenhang stehen
- Umstände, die der Belastung ähneln oder mit ihr im Zusammenhang stehen, werden tatsächlich oder möglichst vermieden. Dieses Verhalten bestand nicht vor dem belastenden Erlebnis
- Ein- und Durchschlafstörungen
Reizbarkeit oder Wutausbrüche
Konzentrationsschwierigkeiten
Hypervigilanz
erhöhte Schreckhaftigkeit

F43.2 Anpassungsstörung

- identifizierbare psychosoziale Belastung, von einem nicht außergewöhnlichen oder katastrophalen Ausmaß; Beginn der Symptome innerhalb eines Monats
- Symptome und Verhaltensstörungen (außer Wahngedanken und Halluzinationen), wie sie bei affektiven Störungen (F3), bei Störungen des Kap. F4 (neurotische, Belastungs- und somatoforme Störungen) und bei den Störungen des Sozialverhaltens (F91) vorkommen. Die Kriterien einer einzelnen Störung werden aber nicht erfüllt

Die Symptome können in Art und Schwere variieren.

Das vorherrschende Erscheinungsbild der Symptome sollte mit der fünften Stelle weiter differenziert werden:

F43.20	**kurze depressive Reaktion** Ein vorübergehender leichter depressiver Zustand, der nicht länger als einen Monat andauert
F43.21	**längere depressive Reaktion** Ein leichter depressiver Zustand als Reaktion auf eine länger anhaltende Belastungssituation, der zwei Jahre aber nicht überschreitet
F43.22	**Angst und depressive Reaktion gemischt** Sowohl Angst als auch depressive Symptome sind vorhanden, das Ausmaß ist jedoch nicht größer als bei Angst und depressive Störung, gemischt (F41.2) oder anderen gemischten Angststörungen (F41.3)
F43.23	**mit vorwiegender Beeinträchtigung von anderen Gefühlen** Die Symptome betreffen zumeist verschiedene affektive Qualitäten, wie etwa Angst, Depression, Besorgnis, Anspannung und Ärger. Die Symptome für Angst und Depression können die Kriterien für Angst und depressive Störung gemischt (F41.2) oder andere gemischte Angststörungen (F41.3) erfüllen, sind aber nicht so dominierend, daß andere spezifischere depressive oder Angststörungen diagnostiziert werden können. Diese Kategorie sollte auch für Reaktionen im Kindesalter verwandt werden, bei denen regressives Verhalten wie Bettnässen oder Daumenlutschen zusätzlich vorliegen
F43.24	**mit vorwiegender Störung des Sozialverhaltens** Die hauptsächliche Störung betrifft das Sozialverhalten, z.B. kann sich eine Trauerreaktion in der Adoleszenz in aggressivem oder dissozialem Verhalten äußern
F43.25	**mit gemischter Störung von Gefühlen und Sozialverhalten** Sowohl emotionale Symptome als auch Störungen des Sozialverhaltens sind bestimmende Symptome

Differentialdiagnosen

- tiefgreifende Entwicklungsstörung (F84)
- Bindungsstörung mit Enthemmung (F94.2)
- körperliche Mißhandlungssyndrome (T74)

Ätiopathogenese

Der auch heute noch manchmal gebräuchliche Begriff des (psychischen) Hospitalismus entstammt der Zeit, als es üblich war, elternlose Säuglinge und Kleinkinder in Groß- oder Massenheimen zu "verwahren". Diese Kinder zeigten sich wiederholende Symptome der Verkümmerung und wurden um die Jahrhundertwende von verschiedenen Kinderärzten (von Pfaundler, Ibrahim, Czerny) ausführlich beschrieben. Das typische selbstberuhigende stereotype Schaukeln dieser Kinder ist auch heute noch Kennzeichen dieser Entwicklungsretardierung, auch wenn sie nicht durch eine Dauer-Hospitalisierung hervorgerufen ist.

Die Bedeutung einer unzureichend liebevollen Eltern-Kind-Beziehung für die gesamte Entwicklung des Kindes ist unstrittig. Die Ergebnisse der Säuglingsforschung zeigen, wie sehr noch vor wenigen Jahren die Bedeutung auch der sehr frühen Mutter-Kind-Interaktion unterschätzt wurde. Säuglinge zeigen dabei eine Tendenz zur Monotropie, d.h. zur Beziehungsherstellung zu einer Person. Häufige Wechsel und Unzuverlässigkeit dieser Person kann deshalb schon schnell zu massiven Irritationen führen.

Kommt es über eine Vernachlässigung hinaus zu Mißhandlungen, so muß das innere Beziehungsgefüge des Kindes zerstört werden und massive Beeinträchtigungen der Selbstentwicklung nach sich ziehen. Bei längeren Verläufen ist eine Umkehr im Erleben des Kindes nicht aufzuhalten: nur über den negativen, verletzenden Kontakt kann das Kind von sich aus Beziehung aufnehmen.

Ähnlich ist es bei sexuellem Mißbrauch: das Kind wird vom Erwachsenen für die eigene, dem Kind und Jugendlichen unangemessene Befriedigung mißbraucht. Eine Diffusion der Beziehungsebenen verwirrt das Kind und führt in einer Verkehrung oft zu massiven Schuldgefühlen beim Kind. In fast dissoziativer Weise muß es Dinge mit sich geschehen lassen, die unangenehm, schmerzhaft und bedrohlich sind, ohne daß es sich dazu äußern kann, weil die Beziehung zum (geliebten) Elternteil oder einem anderen geschätzten Menschen gefährdet ist.

Therapie und Verlauf

Je nach Ausmaß der Vernachlässigung oder Mißhandlung und der Einsichtsfähigkeit der Eltern wird man meistens um eine - zumindest zeitlich befristete - Herausnahme des Kindes nicht herumkommen. In Notsituationen wird eine Vorbereitung der Familie nicht möglich sein, und das Jugendamt wird, u.U. unter Polizeischutz, das Kind in einem Heim unterbringen. Besser ist es allerdings, wenn es gelingt, mit den Eltern zu erarbeiten, daß sie mit der Kindererziehung überfordert sind und den Antrag beim Jugendamt selber stellen. Nur dann ist eine Bearbeitung der Situation und des Abschieds auch für das Kind möglich und weniger traumatisierend.

Der Verlauf von Vernachlässigung und Mißhandlung hängt sehr von der Länge der Deprivation und der Art und Schwere der entwickelten Symptomatik ab. Grundsätzlich gilt, daß ausagierende Symptome eine tendenziell schlechte Prognose haben. Je chronifizierter die reaktive Verhaltensstörung, desto geringer die Beeinflussungsmöglichkeit. Dabei kann man nicht davon ausgehen, daß z.B. ein Trennungstrauma durch Scheidung der Eltern im Jugendalter des Kindes weniger Risiko für die Entwicklung einer Verhaltensstörung birgt.

Hinweise für die Elternberatung

- zunächst versuchen, das Vertrauen der Eltern zu gewinnen
- offenes Gespräch unter Einbeziehung möglicher Schuldgefühle
- Einbeziehung der Eltern erst, wenn ein Schutz des Kindes gewährleistet ist
- genaue Abwägung, wann Institutionen eingeschaltet werden sollen

Fehlerquellen in Diagnostik und Therapie

- bei sexuellem Mißbrauch: Fixierung der Opfer in der Opferrolle
- Unterschätzung der Loyalität von mißhandelten Kindern gegenüber den (Tätern) Eltern
- übermäßiges (unbewußtes) Agieren aufgrund eigener Betroffenheit
- voreiliges Einleiten juristischer Maßnahmen

Störungen sozialer Funktionen und des Sozialverhaltens

14. Störungen sozialer Funktionen und des Sozialverhaltens

14.1. Störungen sozialer Funktionen mit Beginn in Kindheit und Jugend

14.1.1. Elektiver Mutismus

Definition

Wenn Kinder nach erfolgreichem Spracherwerb in bestimmten Situationen bzw. zu bestimmten Personen das Sprechen einstellen und verbal nicht reagieren, spricht man von elektivem Mutismus. Abzugrenzen davon ist der (seltene) totale Mutismus, bei dem die Kinder mit niemandem mehr sprechen. Besteht die Störung länger als vier Wochen, so kann die Diagnose gestellt werden, nach einer Dauer von sechs Monaten spricht man klinisch von einer Chronifizierung.

Epidemiologie

Vorübergehende mutistische Phasen in Schwellensituationen wie z.B. Einschulung o.ä. oder in unbekannten Situationen sind bei Kindern häufig. In der Regel gewinnen sie nach angemessener Zeit von Minuten bis Stunden Vertrauen und antworten auf Ansprache adäquat. Bei Kindern in Einschulsituationen kommt es in 5 % bis 7 % zu elektiv mutistischen Reaktionen, die sich nur auf die Schulsituation beziehen und nach wenigen Tagen bis Wochen wieder zurückgehen.

Elektiver Mutismus kommt bei 0,8 % aller Kinder vor. Auch in klinischen Populationen liegt die Häufigkeit nicht über 2 % bis 4 %. Die Störung ist bei Mädchen etwas häufiger als bei Jungen. Zahlen für totalen Mutismus liegen nicht vor, weil er extrem selten ist.

Klinisches Bild

Ein elektiver Mutismus entwickelt sich in der Regel langsam und kontinuierlich. Ein plötzlich einsetzender Mutismus nach einem traumatischen Erlebnis ist oft auch unbehandelt von einer guten Prognose begleitet. Die Persönlichkeit der Kinder mit der kontinuierlichen elektiv mutistischen Entwicklung ist oft schon vor Beginn der Störung durch Scheu, Zurückhaltung und Abkapselung gekennzeichnet. Typisch ist, daß die Familien von Kindern mit elektivem Mutismus oft wenig Leidensdruck entwickeln, weil ihr Kind zu Hause in ihrer Wahrnehmung unauffällig ist, im Gegenteil, oft wird berichtet, daß das Kind dort "wie ein Wasserfall" spreche. Kennzeichen der Kinder im klinischen Kontakt ist die Möglichkeit, nonverbal mit ihnen zu kommunizieren. Auf schriftliche Fragen bekommt man in der Regel eine Antwort oder oft genügt den Kindern auch schon die Möglichkeit, auf mündliche Fragen schriftlich antworten zu können. Der Einfallsreichtum der Kinder in sozialen Situationen, sich Möglichkeiten zu verschaffen, nicht sprechen zu müssen, ist sehr groß. Dies führt nicht selten dazu, daß die Schule das Symptom erstaunlich lange mitträgt und so manchmal Jahre vergehen, bis das Kind einer differenzierten Diagnostik und Behandlung zugeführt wird.

Elektiver Mutismus geht häufig mit Entwicklungsverzögerungen auf anderen Gebieten einher, auch die sprachliche Entwicklung kann beeinträchtigt sein. Zusätzlich entwickeln mutistische Kinder, häufiger als andere, weitere kinder- und jugendpsychiatrische Störungen, wie z.B. Enuresis oder Enkopresis und sind von ihrem Intelligenzniveau oft unterdurchschnittlich. Innerhalb der Familien von elektiv mutistischen Kindern findet man gehäuft psychiatrische Auffälligkeiten.

Fallbeispiel

Ein dreizehnjähriges Mädchen wird von seiner Mutter zur stationären Behandlung gebracht. Das Mädchen spreche in allen Situationen außerhalb des Elternhauses nicht. In der Schule werde dies zwar toleriert, aber die Mutter mache sich jetzt doch Sorgen um die weitere Entwicklung des Mädchens. Wie solle sie z.B. eine Berufsausbildung machen, wenn sie nicht spreche?
Anamnestisch läßt sich explorieren, daß die Symptomatik vor sechs Jahren mit dem Tod des Vaters des Mädchens begonnen habe. Er sei einem Krebsleiden erlegen, und auf Anraten der behandelnden Ärzte habe die Mutter ihre Tochter im Gegensatz zum zwei Jahre älteren Bruder nicht mit in die Klinik und auch nicht mit zur Beerdigung genommen. Seitdem sei die Symptomatik immer deutlicher geworden. Sich selbst beschreibt die Mutter als ähnlich zurückhaltend, sie habe bis zu ihrem 35. Lebensjahr ohne Berufsausbildung auf dem Bauernhof ihrer Eltern gewohnt, bis sie sich gedacht habe, daß sie jetzt einen Mann bräuchte. Über eine Anzeige in einem Fachblatt habe sie dann ihren Mann kennengelernt,

der dann ebenfalls in ihr Elternhaus eingezogen sei. Sie seien insgesamt schon immer eine sehr zurückgezogen lebende Familie gewesen.
Im Rahmen der stationären Behandlung spricht das Mädchen auch zu Mitpatienten kein Wort. In der Einzeltherapie gelingt es über Rollenspiele mit Puppen das Mädchen zu einer Kommunikation über Flüstern zu bewegen. Dies behält sie bei und transferiert es in entspannten Situationen auch auf die Station. Die Behandlung wird schließlich durch die Herausnahme des Kindes durch die Mutter nach sechs Wochen beendet, weil die Mutter den Eindruck hatte, es habe sich zu wenig geändert.

Diagnostik

Die Schilderungen der Eltern geben in der Regel alle Hinweise und Informationen, die man zur Diagnosestellung benötigt. Eine ausführliche Fremdanamnese bestätigt das mutistische Verhalten in spezifischen Situationen.

Wegen der gehäuft vorkommenden Entwicklungsverzögerungen, Intelligenzminderungen und Teilleistungsschwächen ist eine differenzierte testpsychologische Untersuchung notwendig, wobei die Symptomatik dazu zwingen kann, auf sprachfreie Verfahren zurückzugreifen. Eine projektive Diagnostik kann mögliche Hypothesen zur Familiendynamik erhärten. Ansonsten ist bei der Familiendiagnostik insbesondere eine potentielle psychiatrische Erkrankung eines oder beider Elternteile zu berücksichtigen.

Checkliste	
✓ ausführliche Fremdanamnese (Eltern, Geschwister, Schule u.a.)	
✓ Sozialanamnese	
✓ differenzierte testpsychologische Untersuchung	Focus: Intelligenz, TLS
✓ Familiendiagnostik	Focus: psychiatrische Störung der Eltern
✓ körperlich-neurologische Untersuchung	Focus: Entwicklungsverzögerungen

Bevor die Diagnose gestellt werden kann, sind verschiedene Vorbedingungen abzuklären. Die ICD-10 macht folgende Voraussetzungen für die Diagnose des elektiven Mutismus:

Voraussetzungen für die Diagnose des elektiven Mutismus
• normales oder nahezu normales Niveau des Sprachverständnisses • sprachliche Ausdruckskompetenz, die für eine soziale Kommunikation ausreicht • Belege für unauffälliges Sprachverhalten in spezifischen Situationen

Differentialdiagnosen

- Aphasie
- hirnorganische Erkrankungen, die mit Störungen der Sprache einhergehen
- Audimutitas (Hörstummheit)
- Taubheit oder eingeschränkte Hörfähigkeit
- passagerer Mutismus (auch als Bestandteil einer Störung mit Trennungsangst; ☞ F93.0, Kap. 11.1.1.)
- Schizophrenie
- tiefgreifende Entwicklungsstörungen (☞ F84, Kap. 5.4.)
- umschriebene Entwicklungsstörungen des Sprechens und der Sprache (☞ F80, Kap. 5.1.)

Die Differentialdiagnosen ergeben sich zum Teil aus den Vorbedingungen, die abgeklärt werden müssen. Dazu gehören insbesondere alle Störungen, die das Hören oder Sprechen aus organischer Ursache behindern oder unmöglich machen. Im Kleinkindalter kann bei Vorliegen eines totalen Mutismus die Abgrenzung einer tiefgreifenden Entwicklungsstörung Probleme bereiten, allerdings wird man in aller Regel die grundsätzliche Kommunikationsfähigkeit des betroffenen Kindes als Hinweis auf den Mutismus explorieren und diagnostisch abklären lassen.

Fallbeispiel
Ein vierjähriges Mädchen aus dem ehemaligen Jugoslawien wird von seinen Eltern, die in Deutschland einen Asylantrag gestellt haben, in der Poliklinik vorgestellt. Sie berichten, daß das Mädchen noch nie richtig habe sprechen können, teilweise würde sie allerdings besonders mit der zwei Jahre älteren Schwester so gut sprechen, daß eine Kommunikation zwischen den beiden ganz unproblematisch sei. Die Eltern berichten, daß sie den Eindruck hätten, daß sich die Symptomatik durch die Kriegsereignisse und die Flucht deutlich verstärkt

habe.
Eine differenzierte pädaudiologische Untersuchung ergibt eine ausgeprägte Schwerhörigkeit des Mädchens. Schon bald nach der Versorgung mit Hörgeräten spricht sie ihre Muttersprache fehlerfrei.

Ätiopathogenese

In einem komplexen Wechselspiel zwischen den familialen Auffälligkeiten sowohl in den Beziehungsmustern als auch in bezug auf die Psychopathologie einzelner Familienmitglieder, den Entwicklungsverzögerungen als Vulnerabilitätsfaktor und den prämorbiden Persönlichkeitsanteilen des Kindes (die allerdings auch schon vor dem Hintergrund der familiären Pathologie zu sehen sind) entwickelt sich - vielfach in einer Schwellensituation (Aufnahme in den Kindergarten, Einschulung) als Trauma oder nach einem Einzeltrauma (Tod eines Familienmitglieds o.ä.) - der elektive Mutismus. Welchen Stellenwert dabei die einzelnen Faktoren haben, ist umstritten. Sicherlich ist ein psychogener Entstehungsmechanismus vorrangig, der allerdings oft nur im Zusammenspiel mit der vorbestehenden Vulnerabilität des Kindes wirkt.

Therapie und Prognose

Wichtiger Bestandteil der Behandlung ist die Aufrechterhaltung normaler Kommunikation. Allzu schnell verführt das mutistische Kind dazu, sich auf z.B. schriftliche Antworten einzulassen. Vor dem Hintergrund des Verstehens der inneren Not und vor allem der Angst vor dem Sprechen muß darauf bestanden werden, daß man sich nicht auf die Vorgaben des Kindes einläßt. Eine Kombination von tiefenspsychologischem oder psychoanalytischem Verständnis für die Genese und intrapsychischen Bedingungen des Kindes mit verhaltenstherapeutischen Vorgehensweisen hat sich bewährt (größere Therapiestudien liegen aufgrund der geringen Prävalenz der Störung kaum vor). Wenn mit der Familie erarbeitet ist, daß sie eine Änderung des Symptoms tatsächlich wünscht und was es für die Familiendynamik retrospektiv und prospektiv bedeutet, ist eine konsequente Belohnung und Verstärkung des Sprechens in außerhäuslichen Situationen in Kombination mit übenden Anteilen das Mittel der Wahl.

Prognostisch ist allerdings davon auszugehen, daß nur etwas mehr als die Hälfte der Kinder mit elektivem Mutismus langfristig unbefangen und frei spricht. Eine Bearbeitung der gehemmten Persönlichkeitsanteile unter familientherapeutischen Gesichtspunkten muß sich deshalb oft an die eigentliche Behandlung noch anschließen. Ein Drittel der Kinder behält eine gehemmte Kommunikation - und oft auch Beziehungsstruktur - auch im Erwachsenenalter bei. Je weniger Situationen es außerhalb des Elternhauses gibt, in denen das Kind spricht, desto schlechter ist die Prognose. Chronische Verläufe verstärken diese Tendenz.

Hinweise für die Elternberatung

- gründliche Herstellung einer ausreichenden Compliance
- Abklärung des Leidensdrucks der Eltern
- Einbeziehung der Eltern in die Strategie, sich nicht auf die nonverbale Kommunikation des Kindes einzulassen
- ausführliche Abklärung einer möglichen Behandlungsbedürftigkeit der Eltern
- Aufklärung über die frühzeitige und effektive Behandlungsnotwendigkeit

Fehlerquellen in Diagnostik und Therapie

- zu wenige und unklare Anforderungen an das Kind
- Hoffnung, durch genügend Zuwendung in der Einzeltherapie würde das Kind das Symptom aufgeben können
- zu langes Abwarten in der Hoffnung, das Symptom "wächst sich aus"

14.1.2. Reaktive Bindungsstörung des Kindesalters

Die reaktiven Bindungsstörungen des Kindes- und Jugendalters sind in der ICD-10 unter das Kapitel der Störungen sozialer Funktionen subsumiert. Da sie als unmittelbare Reaktionen auf elterliche Vernachlässigung, Mißbrauch oder schwere Mißhandlung anzusehen sind, sind sie in diesem Buch im Kap. 13. Deprivation und Mißhandlung aufgeführt.

14.2. Störungen des Sozialverhaltens

Definition

Jede Gesellschaft vertritt bestimmte Normen, die das Sozialverhalten der einzelnen Mitglieder untereinander regeln. Verletzungen dieser Norm werden durch bestimmte Sanktionen in Abstufungen, wie Ächtung, Ausschluß oder Bestrafung geahndet. Auch für Kinder gilt - in Abhängigkeit ihrer sozialen und moralischen Fähigkeiten - eine Norm eines angemessenen Sozialverhaltens. Ausgeprägte und lang anhaltende Formen der Dissozialität werden unter der diagnostischen Gruppe der Störungen des Sozialverhaltens zusammengefaßt. Früher wurden diese Störungsbilder unter Begriffen wie Verwahrlosung oder auch allgemein als Verhaltensstörung aufgeführt. Dies führt auch heute noch manchmal zu Mißverständnissen, weil sich beschreibende Begrifflichkeiten mit ätiologischen vermischen. So beinhaltet der Begriff der Verwahrlosung sowohl die Beschreibung des Phänomens als auch ätiologische Hinweise auf die Entstehung, nämlich die ungenügende "Verwahrung" eines Kindes. Der Begriff der Verhaltensstörung sollte nicht mehr verwandt werden, weil er zu unspezifisch ist, und auch heute noch zu - artifiziellen - Trennungen zwischen der Verhaltensstörung als pädagogisches Problem und den spezifischen kinder- und jugendpsychiatrischen Störungen als ärztlich-psychologisch zu behandelnde Auffälligkeit führt. Mit der differenzierten Beschreibung und Benennung der Diagnose stellt sich dieses Problem nur noch in bezug auf den Schweregrad. Unstrittig ist, daß Störungen des Sozialverhaltens unabhängig von ihrer Psychogenese in das Gebiet der Kinder- und Jugendpsychiatrie gehören.

Begrifflich abzutrennen ist die Delinquenz, d.h. die kriminelle Übertretung von Gesetzen unabhängig davon, ob bei dem betreffenden Kind schon Strafreife vorliegt oder nicht. Nicht jeder Dissoziale ist delinquent, aber jeder Delinquente ist auch dissozial. Ähnliches gilt für den Begriff der Verwahrlosung. Nicht alle dissozialen Kinder und Jugendlichen müssen verwahrlost sein, umgekehrt sind aber alle Verwahrlosten dissozial.

Die früher vielfach beschriebene Trennung zwischen neurotischer Dissozialität und den Störungen des Sozialverhaltens ist spätestens mit der Einführung der ICD-10 aufgegeben worden.

Epidemiologie

Im Grundschulalter zeigen etwa 1 % bis 2 % der Kinder eine Störung des Sozialverhaltens. Im Alter zwischen 10 und 12 Jahren liegt die Prävalenz bei 4 % bis 8 %, wobei sich die Symptomausprägung von rein aggressiven und oppositionellen Verhaltensweisen hin zu delinquentem Verhalten mit zunehmendem Alter verändert. In den Großstädten liegen die Prävalenzraten etwas höher als in ländlichen Gebieten. Im Lehrerurteil ergeben sich deutlich höhere Zahlen als durch kinder- und jugendpsychiatrische Diagnostik. Bei Jugendlichen liegt die Prävalenz bei etwa 5 %. Das Verhältnis Jungen : Mädchen liegt bei 3 bis 4 : 1. Etwa die Hälfte der Jugendlichen entwickelt im Erwachsenenalter eine dissoziale Persönlichkeitsstörung bzw. behält die Störung bei. Bei Kindern ist die Stabilität der Symptomatik noch nicht ganz so groß, dafür besteht bei ihnen das Risiko der Entwicklung einer anderen kinder- und jugendpsychiatrischen Störung sowie im Jugendalter ein erhöhtes Risiko für die Entwicklung von Suchterkrankungen, bei Mädchen erhöht sich das Risiko für depressive und promiskuitive Entwicklungen. Mit der Zahl dissozialer Symptome verschlechtert sich die Prognose.

Klinisches Bild

Die Ausprägung einzelner Symptome kann bei den Störungen des Sozialverhaltens sehr unterschiedlich sein. Im Vordergrund steht immer eine andauernde nicht altersentsprechende Verletzung der Sozialnorm. Ein wichtiges zwischen zwei Gruppen differenzierendes Merkmal ist die Sozialisation der Dissozialität, d.h. die Frage, ob das normverletzende Verhalten alleine oder in einer dissozialen Peer-group ausgeübt wird bzw. ob das betroffene Kind Freunde hat und überhaupt sozial in irgendeine Gruppe eingebunden ist.

Im klinischen Einzelkontakt ist es keine Seltenheit, daß der dissoziale Patient erreichbar und einsichtig wirkt. Sobald aber der Kontakt zu Gleichaltrigen besteht, existiert kein Abgrenzungsvermögen mehr.

Dissoziale Patienten sind in der Regel durch ihre Über-Ich-Problematik gekennzeichnet. Sie nehmen an sich selbst keine Normverschiebung oder -verletzung wahr, sondern projizieren intrapsychische Konflikte und eigene Gefühle der Insuffizienz nach außen. So ist es in der Regel in der subjektiven Wahrnehmung der Betroffenen nicht der Patient selber, der die Streitigkeiten oder Tätlichkeiten begonnen hat, sondern nur die Reaktion auf vorher stattgefundene Provokationen. Dabei kann die Wahrnehmung der dissozialen Patienten manchmal fast sensitiv wirken. Die Einsichtsfähigkeit ist oft sehr begrenzt, da die Kinder oder Jugendlichen bei sich selbst keine aktive Regelübertretung wahrnehmen. Sie sind durch eine auffällige Spannungsintoleranz, eine geringe Frustrationstoleranz sowie durch Beziehungsstörungen gekennzeichnet, die sich durch Wechselhaftigkeit und Oberflächlichkeit auszeichnen. Eine Anfälligkeit für hierarchisch organisierte und zumindest potentiell gewalttätige Organisationen verweist auf die oft schwache Ich-Entwicklung der Patienten.

Im Alltag genügen auch bei kleineren Kindern geringe Frustrationen - die von der Umgebung gar nicht als solche wahrgenommen werden - um völlig unangemessene aggressive Reaktionen auszulösen. Bei jüngeren Kindern können diese auch in autoagressive Reaktionen in Form von Sich-Selbst-Beißen, -Kneifen und -Treten umschlagen. Von diesen unmittelbaren und reinen Formen der Aggressionsäußerung sind die Formen der Dissozialität zu unterscheiden, die gezieltes oder auch geplantes Handeln voraussetzen. Dazu gehören alle Formen von Lügen, Delinquenz oder auch Sadismus. Hier äußert sich die Aggression nicht unmittelbar, sondern ein ständig erhöhtes intrapsychisches aggressives Potential und Niveau verhilft den Patienten zur Abfuhr.

Nicht selten sind dissoziale Störungen mit depressiven Zustandsbildern verknüpft. Die ICD-10 wird diesem Umstand durch eine eigene diagnostische Kategorie (F92) gerecht. Nicht selten imponiert diese emotionale Symptomatik erst im therapeutischen Verlauf, in dem die Patienten sich ihrer Defizite sowohl bei sich selbst als auch in ihrer Herkunftsfamilie bewußt werden. Eine depressive Reaktion ist dann oft als angemessen zu bezeichnen. Fatalerweise dient die dissoziale Symptomatik unbewußt oft der Abwehr der depressiven Symptomatik. So kann das Auftreten der depressiven Symptome im Verlauf ein therapeutischer Erfolg sein. Gleichzeitig gefährdet es die weitere Konsolidierung, weil die Patienten intrapsychisch durch die Depression sehr bedroht sind und das dissoziale Ausagieren (d.h. das unbewußte Umsetzen bedrohlicher intrapsychischer Impulse in Handlung) stabilisierend wirkt.

Die nachfolgenden Fallbeispiele zeigen die Vielfalt dissozialer Störungsbilder auf.

Fallbeispiele

Eine junge Mutter stellt ihren dreijährigen Sohn vor und berichtet, daß sie ihn nicht mit anderen Kindern unbeaufsichtigt zusammen spielen lassen könne. Er würde immer wieder plötzlich auf die anderen Kinder "losgehen" und sie scheinbar grundlos beißen, teilweise so stark, daß es zu Blutungen bei den anderen Kindern gekommen sei. Sie habe immer wieder versucht, das Verhalten ihres Sohnes zu unterbinden, aber es habe nichts geholfen und so müsse sie eben immer dabei sein, wenn er mit anderen Kindern zusammen sei. Besonders schlimm sei das Verhalten seit der Geburt der jüngeren Schwester vor zwei Monaten geworden. Sie könne den Sohn nicht mit dem Säugling alleine in einem Raum lassen, weil er ihn schon mehrfach regelrecht gequält habe. Nun habe sie schon schlimmste Befürchtungen was den Kindergartenbesuch angehe. Der altersentsprechend wirkende athletische Dreijährige ist von Beginn an auf Konfrontationskurs mit dem Untersucher. So möchte er ständig Dinge vom Schreibtisch, die er nicht haben darf. Er beobachtet dann sehr genau, wohin der Untersucher schaut und versucht, Blickabschweifungen dazu zu nutzen, die entsprechenden Dinge einfach vom Schreibtisch zu nehmen.
Anamnestisch läßt sich eruieren, daß dieses Kind von klein auf weder von seiner Mutter noch von seinem Vater wirksame Grenzen erfahren hat. Er sei immer der "Prinz" gewesen, und beide Eltern hätten immer versucht, ihrem Sohn Frustrationen zu ersparen.

Ein heilpädagogisches Heim stellt einen 12jährigen Jungen zur stationären Diagnostik vor. Anlaß sind immer wieder auftretende heftigste und nicht zu beeinflussende aggressive Durchbrüche seitens des Jungen. Er sei seit einem halben Jahr in dem Heim und in letzter Zeit hätten sich die Vorfälle so gesteigert, und es sei derart uneinfühlbar für die Mitarbeiter, daß sie den Verdacht auf eine hirnorganisch bedingte Störung hätten. Der Junge habe kaum noch eigenes Spielzeug, weil er alles kurz nach Erhalt zerstöre, und auch die Kinder seiner Umgebung seien ihrer Habe nicht mehr sicher. Besonders schlimm sei es aber, wenn es zu den "Ausrastern" des Jungen komme. Er würde dann nur noch um sich schlagen, treten und beißen und sei überhaupt nicht ansprechbar. So ein "Anfall" dauere etwa 30 Minuten. Dann ziehe der Junge sich zurück, verstecke sich oder laufe weg und sei erst nach einiger Zeit wieder ansprechbar und umgänglich. Im Aufnahmegespräch sitzt ein kleiner lausbübisch wirkender Junge, der gut ansprechbar ist und sich auf Nachfrage sehr wegen der Vorkommnisse im Heim schämt, weil er dort unbedingt bleiben wolle und nun befürchte, daß er dort wegmüsse.

Aus der Anamnese des Jungen ist bis unmittelbar vor der Heimaufnahme eine Geschichte einer massiven und chronischen Verwahrlosung und Mißhandlung zu erfahren. Er hat mit seinem zwei Jahre jüngeren Bruder und den Eltern am Rand einer Kleinstadt in einem Obdachlosenasyl gelebt. Beide Eltern waren Alkoholiker und der Vater immer wieder massiv gewalttätig. So hat er die beiden Kinder über Nacht am Wäschepfahl angebunden, sie an die Heizung gekettet und immer wieder massiv geschlagen. Weglaufversuche der Kinder seien immer wieder daran gescheitert, daß der Vater sie gefunden habe, um sie einmal mehr zu mißhandeln. Vom Jugendamt veranlaßte Vorstellungen beim Kinderarzt hatten deshalb keine Konsequenzen, weil dort die Geschichten des Vaters, die Kinder seien aus dem Hochbett gefallen o.ä. geglaubt wurden.

Ein 15jähriger Gymnasiast wird zur stationären Behandlung von seiner Mutter gebracht, nachdem es zu einem wiederholten Schulverweis gekommen sei. Der Junge sei nicht mehr tragbar in der Klasse, weil er durch ständige aggressive Redensweisen den Unterricht so gestört habe, daß über Wochen kein normaler Unterricht möglich gewesen sei. Mit jedem Lehrer habe er sich angelegt, sie unflätig beschimpft und auch seine Klassenkameraden nicht verschont. Zu Hause würde seine Mutter ebenfalls überhaupt nicht mit ihm fertig, er verweigere jede Mitarbeit im Haus, schlafe so lange er wolle und sei überhaupt nicht mehr zu erreichen. Kürzlich habe die Mutter entdeckt, daß der Junge die Hauskatze immer wieder massiv durch Beimengen von Nadeln in das Futter quälen würde, so daß das Tier völlig verstört sei. Der Junge sitzt bei diesen Schilderungen der Mutter dabei, lächelt abwertend und zuckt auf Ansprache durch den Untersucher immer nur mit den Schultern, während er gelangweilt aus dem Fenster sieht.
Anamnestisch ist zu erfahren, daß die Mutter sich schon vor der Geburt von dem Vater des Kindes getrennt hat, dieses ein "Unfall einer Nacht ohne Konsequenzen" gewesen sei und sie seitdem alleinerziehend ist. In extremer Ambivalenz hat die Mutter sich dann auf das Kind eingelassen, ihm aber immer wieder mehr oder weniger explizit vorgeworfen, daß ihr Leben nun "verpfuscht" sei, sie keinen Mann mehr kennenlernen könne. Auf der anderen Seite ihrer Ambivalenz wurde der Sohn immer wieder als inadäquater (Gesprächs-)Partner mißbraucht. Im Gegenzug hat der Junge seinen leiblichen Vater, zu dem er keinerlei Kontakt hatte, mehr und mehr idealisiert (ein bekannter Zeitungsjournalist). Der Tod des Vaters hatte die Symptomatik nunmehr eindeutig verschärft.

Diagnostik

Die Diagnose richtet sich nach der sozialen Ausformung der Symptomatik: manche Störungen - insbesondere im Grundschulalter - sind nur auf den familialen Rahmen beschränkt, andere dissoziale Kinder sind Einzelgänger und wieder andere sind in einer dissozialen Peer-group sozialisiert. Ohne fremdanamnestische Angaben kann man wegen der in der Regel fehlenden Einsichtsfähigkeit der Patienten die Diagnose kaum stellen. Die Kinder oder Jugendlichen fühlen sich oft durch die Vorstellung beim Kinder- und Jugendpsychiater schon so ungerecht behandelt und bestraft, daß sie dem Untersucher in einer entsprechenden Verweigerungshaltung begegnen.

Checkliste

- ✓ ausführliche Fremdanamnese (Eltern, Geschwister, Schule u.a.)
- ✓ Sozialanamnese
- ✓ differenzierte testpsychologische Untersuchung
- ✓ Familiendiagnostik
- ✓ körperlich-neurologische Untersuchung Focus: Entwicklungsdyspraxie

ICD-10 Leitlinien und diagnostische Kategorien

Störungen des Sozialverhaltens sind durch ein sich wiederholendes und andauerndes Muster dissozialen, aggressiven oder aufsässigen Verhaltens charakterisiert. In seinen extremsten Auswirkungen beinhaltet dieses Verhalten gröbste Verletzungen altersentsprechender sozialer Erwartungen. Man findet nachfolgende Symptome einzeln oder in Kombination:

- für das Entwicklungsalter des Kindes häufige und schwere Wutausbrüche
- häufiges Streiten mit Erwachsenen
- aktive Ablehnung und Zurückweisung von Wünschen und Vorschriften Erwachsener
- häufiges, offensichtlich wohlüberlegtes Ärgern anderer
- häufiges Verantwortlichmachen anderer für die eigenen Fehler
- häufige Empfindlichkeit oder Sichbelästigtfühlen durch andere
- häufiger Ärger oder Groll
- häufige Gehässigkeit oder Rachsucht

- häufiges Lügen oder Brechen von Versprechen, um materielle Vorteile und Begünstigungen zu erhalten oder um Verpflichtungen zu vermeiden
- häufiges Beginnen von körperlichen Auseinandersetzungen
- Gebrauch von gefährlichen Waffen
- häufiges Draußenbleiben in der Dunkelheit (entgegen dem Verbot der Eltern)
- körperliche Grausamkeit gegenüber anderen Menschen
- Tierquälerei
- absichtliche Destruktivität gegenüber dem Eigentum anderer
- absichtliches Feuerlegen
- Stehlen
- häufiges Schuleschwänzen, beginnend vor dem 13. Lebensjahr
- Weglaufen
- jede kriminelle Handlung, bei der ein Opfer direkt angegriffen wird
- Zwingen einer anderen Person zu sexuellen Aktivitäten
- häufiges Tyrannisieren anderer
- Einbruch

Die Störungen des Sozialverhaltens sind heterogen, die Art und Weise, wie in Untergruppen eingeteilt wird, ist jedoch unterschiedlich. Für die Prognose ist die Schwere (Zahl der Symptome) eine bessere Richtlinie als ein bestimmter Typ der Symptomatologie. Die am besten validierte Unterscheidung ist die zwischen Störungen des ***Sozialverhaltens bei fehlenden oder vorhandenen sozialen Bindungen*** definiert nach dem Vorhandensein oder dem Fehlen andauernder Freundschaften mit Gleichaltrigen. Die auf den familiären Rahmen beschränkten Störungen scheinen jedoch ebenfalls eine wichtige Untergruppe zu bilden. Für diese Fälle ist eine eigene Kategorie vorgesehen.

Im einzelnen werden nachfolgende Diagnosen differenziert:

F91.0 auf den familiären Rahmen beschränkte Störung des Sozialverhaltens

F91.1 Störung des Sozialverhaltens bei fehlenden sozialen Bindungen

F91.2 Störung des Sozialverhaltens bei vorhandenen sozialen Bindungen

F91.3 Störung des Sozialverhaltens mit oppositionellem, aufsässigen Verhalten

F92.0 Störung des Sozialverhaltens mit depressiver Störung

Differentialdiagnostisch kommen in seltenen Fällen Anfallsleiden in Betracht, die z.B. im Entstehen eines Anfalls oder als psychomotorisches Geschehen Erregungszustände oder aggressive Durchbrüche ausbilden können. Die Symptomfreiheit im anfallsfreien Intervall wird diagnoseleitend sein. Sowohl im Prodromalstadium von Psychosen als auch in akuten schizophrenen oder manischen Phasen können aggressive Erregungszustände an eine Störung des Sozialverhaltens denken lassen. Die Diagnostik der Psychose bzw. deren Kernsymptome werden eine Differenzierung schnell ermöglichen. Die häufige Verkoppelung des hyperkinetischen Syndroms mit einer Störung des Sozialverhaltens verlangt die sorgfältige Diagnostik beider in Frage kommender Störungen. Eine Intelligenzminderung geht ebenfalls manchmal mit aggressiven Verhaltensweisen einher, eine basale Intelligenzdiagnostik wird allerdings bald den Zusammenhang klären können. Eine Anpassungsstörung kann sich auch in Form aggressiven Verhaltens äußern, die zeitliche Begrenzung und der Zusammenhang mit einem Trauma gibt dann die entsprechenden diagnostischen Hinweise. Eine hirnorganische Veränderung kann aggressive Verhaltensweisen entstehen lassen, wird aber durch die entsprechende Primärdiagnostik in der Regel zuzuordnen sein.

Differentialdiagnosen

- Anfallsleiden
- Psychosen
- Hyperkinetisches Syndrom
- Intelligenzminderung
- Anpassungsstörung
- hirnorganische Veränderungen

Ätiopathogenese

Größere Untersuchungen haben gezeigt, daß es teilweise spezifische Risikofaktoren gibt, die eine Entwicklung dissozialen Verhaltens begünstigen: niedriger sozioökonomischer Status der Aufenthaltsfamilie, Kriminalität des Vaters bzw. der Eltern, Störungen des Sozialverhaltens der Eltern, chronischer elterlicher Streit und Abhängigkeit von institutioneller Hilfe.

Die Störungen des Sozialverhaltens sind eine mögliche Folge von Verwahrlosung und Mißhandlung (☞ Kap. 13.). Neben diesen Bedingungen der Entstehung kommen noch eine Vielzahl negativ beeinflussender Faktoren hinzu. Dies beginnt schon pränatal, indem die Schwangerschaft und fetale Entwicklung u. U. durch toxische Einflüsse in ihrer normalem Entwicklung behindert sind. Neurologische soft signs über die Entwicklung einer Entwicklungsdyspraxie und hypermotorischer Verhaltensweisen bis hin zur Alkoholembryopathie lassen das Kind für seine Eltern, die selber durch schlechte soziale und emotionale Bedingungen gehandicapt sind, schon von der Geburt an als schwierig erscheinen. Wenn das Verhalten des Säuglings zusätzlich durch extremes Schrei- und Schlafverhalten beeinträchtigt ist, so wären auch unbelastete Eltern extrem gefordert. Eine mögliche Hyperaktivität begünstigt expansives, ausagierendes Verhalten schon sehr früh. Wenn dann schon im Kindergarten Beziehungsprobleme auftreten, die von dem betroffenen Kind aggressiv gelöst werden, so bahnt sich früh und schnell ziemlich stabil dissoziales Verhalten. Schon bald generalisiert sich das aggressive Verhalten des Kindes in alle Lebensbereiche und müßte deutlich und strukturierend unterbunden werden. Demgegenüber verhalten sich Eltern von dissozialen Kindern oft entgegengesetzt: sie stellen zu viele (unübersichtliche) oder zu wenige Regeln auf und achten nur inkonsequent auf die Einhaltung. Besonders schwierig ist es für die Kinder, wenn sich extrem strenge, gewalttätige Erziehungsstile mit nachlässigen, verwahrlosenden in denselben Elternpersonen abwechseln. Oft bilden die Eltern selbst negative Vorbilder und haben eine dissoziale Vorgeschichte oder haben eine dissoziale Persönlichkeitsstörung ausgebildet. Das dissoziale Verhalten ihrer Kinder wird oft positiv und negativ verstärkt, indem sie den Kindern aufgrund deren Dissozialität besondere Aufmerksamkeit zuteil werden lassen und sie von unangenehmen Anforderungen frei halten, um keine aggressive Reaktion zu provozieren. Vielfach wird das dissoziale Verhalten der Kinder einfach stillschweigend geduldet.

Kinder mit vorbestehenden Beeinträchtigungen wie Hyperkinetisches Syndrom, Legasthenie, andere Teilleistungsstörungen oder Entwicklungsverzögerungen sind besonders gefährdet, zusätzlich eine Störung des Sozialverhaltens zu entwickeln.

Auf der intrapsychischen Ebene entwickelt sich bei dissozialen Kindern und Jugendlichen ein unzureichendes narzißtisches Gerüst, das die Grundlage dafür bietet, daß die Kinder und Jugendlichen durch ein narzißtisches Größen-Selbst zu kompensieren suchen. Jedes aggressive Ausagieren bietet die Möglichkeit, sich der Größenphantasien zu vergewissern.

Aber es muß nicht in jedem Fall eine ungenügende (emotionale) Versorgung der Kinder sein, die zu Störungen des Sozialverhaltens führen kann. Auch die sogenannte Wohlstandsverwahrlosung gewinnt klinisch immer mehr an Bedeutung. Hiermit sind Kinder gemeint, die es nicht gewöhnt sind, daß ihnen Grenzen gesetzt werden (☞ Fallbeispiel Seite 376).

Therapie

Aufgrund der hohen Stabilität externalisierender bzw. dissozialer Verhaltensweisen ist eine frühzeitige und effektive Intervention notwendig. Zu Beginn muß oft erst die Frage einer Herausnahme des Kindes oder Jugendlichen und Fremdunterbringung in einer geeigneten heilpädagogischen Einrichtung als Maßnahme der Jugendhilfe entschieden werden. Wichtig ist es, immer abzuschätzen, wie trag- und veränderungsfähig die unmittelbare Umgebung des Patienten, sein Elternhaus ist. Wenn es sinnvoll erscheint, den Patienten z.B. wegen seines Alters, wegen des (noch) geringen Schweregrads oder wegen anderer protektiver Faktoren in der Familie zu belassen, so muß eine mit dem Elternhaus und der Schule gut abgestimmte, strukturierende, fördernde und verstehende Intervention eingeleitet werden.

Die oben beschriebene mangelhafte Einsichtsfähigkeit macht sich oft auch in einer mangelhaften Therapiemotivation und Unfähigkeit zu Compliance bemerkbar. Die Patienten erleben die Behandlung als Bestrafung und den Behandler als Verlängerung strafender elterlicher, schulischer oder richterlicher Instanzen. Eine Erarbeitung einer entsprechenden, angemessenen Motivation und Mitarbeit muß oft zu Beginn der Behandlung über einen langen Zeitraum basale Beziehungsarbeit leisten, um überhaupt eine tragfähige therapeutische Beziehung entstehen zu lassen. Ist ein Arbeitsbündnis erreicht, steht die dissoziale Symptomatik oft schon nicht mehr im Vordergrund. Bei delegierten Therapien gegen den Willen der Patienten bleibt oft eine zumindest anfängliche geschlossene stationäre Behandlung das Mittel der Wahl, wenn man die Jugendlichen überhaupt erreichen möchte.

Ziele der Behandlung sollten sein:

Behandlungsziele und -ansätze
• Aggressivitätskontrolle • Entspannungstraining • Stärkung defizitärer Selbst-Strukturen • Kommunikationstraining • Aufbau und Verstärkung positiver Beziehungserfahrungen • Aufbau prosozialer Verhaltensweisen Behandlungsansätze, modifiziert nach Goldstein und Keller (1987): Aggressive behavior assessment and intervention. Pergamon, New York

Inzwischen gibt es auch im deutschen Sprachraum Trainingsprogramme, die sich bewährt haben (Petermann und Petermann, 1995). Allerdings sollte ein tieferes Verständnis der intrapsychischen Zusammenhänge und Beziehungsbedingungen des Patienten genauso zur therapeutischen Arbeit gehören.

Die Ziele des Trainings sind im einzelnen:

Trainingsziele in der Behandlung aggressiver Kinder (Petermann und Petermann, 1995)
• Abbau von Anspannung und motorischer Unruhe • Förderung der differenzierten Selbst- und Fremdwahrnehmung • Einüben angemessener Selbstbehauptung • Erlernen kooperativer und unterstützender Verhaltensweisen • Verbesserung der Selbstkontrolle • Aufbau positiven Einfühlungsvermögens

Bei Jugendlichen kann man die einzelnen Trainingsverfahren nicht mehr anwenden, weil sie in ihrer Machart auf Kinder zugeschnitten sind. Prinzipiell gelten auch für sie dieselben Behandlungsziele. Dabei können gruppentherapeutische Settings hilfreich sein, wenn der Schweregrad der Dissozialität bei den Teilnehmern nicht zu ausgeprägt ist.

Kinder- und jugendpsychiatrische Störung oder Erziehungsfehler?

Eine historisch betrachtet alte Diskussion entsteht immer wieder um die Frage, ob die Störungen des Sozialverhaltens überhaupt als kinder- und jugendpsychiatrische Störungen im eigentlichen Sinn angesehen werden sollen. Da bei vielen kinder- und jugendpsychiatrischen Erkrankungen ein Fehlverhalten der Umwelt, in erster Linie der Eltern, ursächlich an der Genese der Störung beteiligt ist, kann man die Diskussion als überflüssig betrachten. In erster Linie speist sie sich auch aus den Versorgungsverpflichtungen und -möglichkeiten, die eine entsprechende Haltung nach sich zieht. Viele - insbesondere universitäre - Einrichtungen lehnen die Behandlung dissozialer Kinder und Jugendlicher ab oder übernehmen sie nur, wenn eine emotionale Symptomatik begleitend aufgetreten ist. Auch wenn man die Störungen des Sozialverhaltens von den "klassischen" kinder- und jugendpsychiatrischen Erkrankungen abtrennen muß, so ist doch eindeutig auch bei diesen Kindern das Verhalten derart gestört, daß eine normale und altersentsprechende Wahrnehmung der sozialen Bezüge nicht möglich ist.

Hinweise für die Elternberatung

- Aufklärung über die Notwendigkeit einer frühzeitigen Intervention
- Abklärung und Koordination der in Frage kommenden Institutionen
- frühzeitige Abklärung einer möglichen Notwendigkeit einer Fremdplazierung
- Aufklärung über die Notwendigkeit liebevoller **und** konsequenter Grenzsetzungen

Fehlerquellen in Diagnostik und Therapie

- zu späte Intervention
- ungenügende Strukturierungen
- rein tiefenpsychologisch orientierte Verfahren

Psychotrope Substanzen: Mißbrauch, Abhängigkeit und Intoxikation

15. Psychotrope Substanzen: Mißbrauch, Abhängigkeit und Intoxikation

Definition

Da der Gebrauch bzw. Mißbrauch von psychotropen Substanzen kulturabhängig ist, ist es sinnvoll, einige Differenzierungen vorzunehmen, wie sie von der WHO (1981) vorgeschlagen wurden. Danach werden folgende Formen des Drogengebrauchs unterschieden:

- **tolerierter Gebrauch**
  Gebrauch einer psychotropen Substanz, die von der Gesellschaft oder von einer Gruppierung innerhalb dieser Gesellschaft gebilligt wird
- **nichtsanktionierter Gebrauch**
  Gebrauch einer psychotropen Substanz, die weder von der Gesellschaft noch von einer Gruppierung innerhalb dieser Gesellschaft gebilligt wird
- **gefährlicher Gebrauch**
  Gebrauch einer psychotropen Substanz, die wahrscheinlich gefährliche Konsequenzen für den Benutzer birgt - entweder in Form direkter Schädigung oder in Form von sozialer Funktionsstörung
- **beeinträchtigender Gebrauch**
  Gebrauch einer psychotropen Substanz, der zu einer Beeinträchtigung psychischer und/oder sozialer Funktionen und Fähigkeiten führt
- **schädlicher Gebrauch**
  Gebrauch einer psychotropen Substanz, der zu einer Gesundheitsschädigung führt

Tab. 15.1: Typen des Drogenkonsums (mod. nach WHO, 1981).

Ein Typ des beeinträchtigenden oder schädlichen Gebrauchs ist Abhängigkeit. Man unterscheidet psychische von psychischer **und** physischer Abhängigkeit .**Bei jugendlichen Drogenbenutzern ist der schnelle Übergang in einen wahllosen Mischgebrauch verschiedenster Substanzen charakteristischerweise häufig zu finden.** Eine Abhängigkeit von mehreren psychotropen Substanzklassen bezeichnet man als Mehrfachabhängigkeit oder Polytoxikomanie.

Epidemiologie

Sowohl die Anzahl drogenabhängiger Jugendlicher als auch das Spektrum der Substanzen hat sich in den letzten 30 Jahren verändert. Die am häufigsten von Jugendlichen eingenommenen psychotropen Substanzen sind Tabak, Alkohol und Cannabis - diejenigen mit der größten gesellschaftlichen Akzeptanz. Etwa 80 % der 13jährigen geben an, wenigstens einmal Alkohol getrunken zu haben, 30 % davon regelmäßig einmal pro Woche. Im Alter von 17 Jahren steigen diese Zahlen auf 90 % bzw. 60 % an. In der Gesamtgruppe der Alkoholkranken in Deutschland machen Jugendliche etwa 10 % aus - mehrheitlich Jungen, die fünfmal häufiger betroffen sind.

Illegale Drogen werden im Alter von 11 Jahren in etwa 13 % ausprobiert, was sich bis zum Alter von 16 Jahren verdoppelt. Die Angaben zu regelmäßigem Gebrauch schwanken zwischen 2 % und 16 %.

Die Schätzungen für den Gebrauch flüchtiger Substanzen schwanken zwischen 3 % und 11 %. Cannabis-Konsum wird von 3-5 % der 11 bis 16jährigen angegeben, wobei sich diese Rate in den USA bei Schülern der Sekundarstufe II auf 80 % steigert, in den letzen Jahren allerdings mit knapp 40 % wieder rückläufig ist.

Der Gebrauch harter Drogen liegt unter 1 %, in manchen Gegenden bei 2 %. Innerhalb der Gesamtgruppe von Drogenabhängigen haben die unter 18jährigen einen Anteil von etwa 5 %. Die Anzahl der Erstkonsumenten harter Drogen, die unter 18 sind, hat sich in den letzten 15 Jahren verringert und liegt bei etwa 2,5 %. Der Anteil der unmündigen Drogentoten in Deutschland liegt bei 1 ‰ der Gesamtdrogentoten.

Klinisches Bild

Das klinische Bild ist abhängig von der jeweiligen Substanzklasse, die eingenommen wird.

Übersicht über die wichtigsten psychotropen Substanzen	
Alkohol	• Ethanol
Opiate und Opioide	• Opium - Roh-Opium - Rauch-Opium • Morphin • Kodein - Dihydrocodein (DHC60/90/120®) • Morphin-Derivate - Diazethylmorphin (Heroin) - Levorphanol (Dromoran®) - Pethidin (Dolantin®) - Pentazocin (Fortral®) - Methadon (Polamidon®) - Tilidin (Valoron®)
Hypnotika und Sedativa	• Baldrian • Barbiturate - Pentobarbital (Neodorm®) - Cyclobarbital (Phenaemal®) - Phenobarbital (Luminal®) - Vinylbital (Speda®) • Benzodiazepin - Diazepam (Valium®) - Benzodiazepin-Derivate - Nitrazepam (Mogadan®) - Temazepam (Remestan®) - Lorazepam (Tavor®) - Triazolam (Halcion®)
Kokain	• Methylester des Benzoylekgonins • Base aus Kokainhydrochlorid ("Crack"/"Freebase")
Stimulantien	• Amphetaminil (AN1®) • Amphetamin (Benzedrin) • Fenetyllin (Captagon®) • Methylphenidat (Ritalin® u.a.) • Appetithemmer - Phentermin (Mirapront®) - Amfepramon (Regenon®) • Coffein - Kaffee - Percoffedrinol®
Halluzinogene	• Tetrahydrocannabinol (THC) • Haschisch und Marihuana (etwa 80 Derivate) • Lysergsäurediäthylamid (LSD) • Dimethoxymethylamphetamin (DOM) • Methoxymethylendioxyphenylisopropylamin (MDMA, Ecstasy) • Psilocybin • Ololiuqui • Meskalin
Nikotin	• Tabak (Rauchen, Schnupfen, Kauen)
flüchtige Lösungsmittel	• Ether • Benzol • Benzin • Trichlorethylen • Methylenchlorid • Aceton

Wirkungen

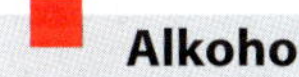

Alkohol

Ethanol wirkt im Prinzip wie ein Narkosemittel (z.B. Ether), das dosisabhängig zu allen Stadien der Narkose führt. Wie bei den flüchtigen Lösungsmitteln wird vom Konsumenten nur das Stadium 1 und 2 angestrebt: Analgesie und Erregung. In kleineren Mengen kommt es zu einer Belebung der motorischen und psychischen Funktionen. Die Konzentration nimmt ab, es kommt zu einer Anhebung des Selbstwertgefühls und zu einer Verminderung der Selbstkritik. Insgesamt stellt sich ein besseres Lebensgefühl für die Dauer des Konsums ein.

Opiate

Häufigste angewandte Droge dieser Gruppe ist das Morphin-Derivat Heroin (Diazethylmorphin). Es wird geraucht, geschnupft oder i.v. injiziert. Erstmaliger Gebrauch kann zu Nausea und Erbrechen führen. Eine Abhängigkeit entwickelt sich mit der ersten Einnahme. Die Wirkung zeichnet sich aus durch Anxiolyse, Analgesie, gesteigertes Selbstbewußtsein, ein Gefühl der inneren Zufriedenheit bis hin zu einer "orgastischen" Glückseligkeit und tiefen unbeschwerten inneren Ruhe. Die Nebenwirkungen sind gekennzeichnet durch Konzentrationsstörungen, Ermüdbarkeit, Abstumpfung, Verlust des Selbstvertrauens und innere Vereinsamung mit Suizidgefahr.

Cannabinoide

Es stellt sich ein wohlig-leichtes, zufriedenes Gefühl ein, das oft mit einer Freude am Kontakt und am Gespräch einhergeht (bis hin zur Logorrhoe). Neben einer Schärfung der Sinneswahrnehmung und potentieller sexueller Stimulation kommt es zu einem allgemeinen Glücksgefühl, zu einer Fröhlichkeit, die sich bis zum Lachdrang steigern kann. Aber auch entspannt-zufriedene Gefühle der Mattigkeit stellen sich ein. Gefahren sind sogenannte Horror-Trips, die von entsprechend ängstigenden Wahrnehmungen gekennzeichnet sind und Flash-Backs (Echo-Rausch oder Nachhall-Psychose). In milderen Formen kommt es zu Depersonalisationen und Angstattacken aufgrund optischer, akustischer oder haptischer Halluzinationen.

Hypnotika und Sedativa

Barbiturate wirken beruhigend, schlafanstoßend und in hohen Dosen narkotisierend. Eine Gewöhnung kann relativ schnell entstehen, eine Sucht durch höhere Dosen, wobei das hang-over tagsüber oft mit Amphetaminen bekämpft wird, was den Suchtkreislauf weiter anstößt und unterhält. Benzodiazepine wirken anxiolytisch, sedierend, muskelrelaxierend und antikonvulsiv. Sie erzeugen ein Entspannungsgefühl und vermitteln eine gewisse Resistenz gegen Streß. Die psychomotorische Koordinationsfähigkeit nimmt ab. Eine Überdosierung kann rauschähnliche Zustände hervorrufen (mit gefährlichen psychopathologischen Folgen).

Kokain

Neben einem allgemeinen Wohlbefinden kommt es zu einer gesteigerten Leistungsfähigkeit, in deren Verlauf elementare Bedürfnisse nicht mehr wahrgenommen werden, die Libido aber gesteigert wird. Es kann im Verlauf dann zu Erschöpfung, Schlafstörungen und Angst-Attacken, dysphorischer Stimmung und schließlich zu illusionären Verkennungen und Beziehungsideen kommen.

Stimulantien

Hauptwirkung der Stimulantien ist eine Steigerung der Leistungs- und Konzentrationsfähigkeit, eine diskrete Euphorie unter Zunahme der Arbeitslust (über die Wirkung der Stimulantien bei Kindern mit ADHS ☞ Kap. 9.). Bei i.v. Gabe kann es zu einem augenblicklichen orgastischen Gefühl ("Kick") kommen, das in eine Euphoriewelle ("Flash") übergeht, die schließlich von einem wohligen seelisch-körperlichen Gefühl ("Feeling") abgelöst wird. Nach Abklingen der Wirkung kann es zu einem Gefühl der Überdrehtheit und Wachheit kommen mit nachfolgenden dysphorischen Zuständen, die von Angst begleitet sein können.Kaffee steigert die kognitive Aufnahme-, Denk- und Merkfähigkeit und beseitigt Ermüdungen.

Halluzinogene

Sie intensivieren die Sinneswahrnehmungen, mobilisieren Kreativität und Phantasie, lassen Raum und Zeit zerfließen und erhöhen das Selbstwertgefühl. Es kann zu einer Synästhesie und zu einem allgemeinen Glücksgefühl kommen. Unter Ecstasy wird ein gesteigerter Rededrang wahrgenommen und ein gesteigertes Lebensgefühl, das insbesondere bei langen Techno- und Rave-Parties zu exzessiven Tanz- und Kontakterfahrungen führt.

Tabak

Ein erhöhtes zentralnervöses Erregungsniveau wird subjektiv als größere Wachheit und Konzentrationsfähigkeit wahrgenommen und geht mit einer subjektiv empfundenen Dämpfung einer möglichen Unruhe und Gestreßtheit einher.

flüchtige Lösungsmittel

Euphorisch getönte "Dösigkeit" bei leichter Bewußtseinstrübung. Intrapsychische Abschirmung gegenüber Problemen und Verstimmungen. Im ersten Stadium oft Übelkeit, Waden- und Kopfschmerzen, dann Wohlbehagen und Gefühl der Schwerelosigkeit (vergleichbar dem Alkoholrausch), und im dritten Stadium oberflächlicher Schlaf, der subjektiv wie ein Tagtraum wahrgenommen werden kann.

Diagnostik und Differentialdiagnose

Die Diagnose richtet sich ebenso wie die Klinik nach der eingenommenen Substanz. Die Diagnostik wird sich neben der Erhebung des psychopathologischen Befundes vor allem auf eine differenzierte Labordiagnostik stützen. Im Jugendalter ist in besonderer Weise an komorbide Störungen zu denken, die teils durch die schillernde Drogenproblematik verdeckt werden, nach Abklingen der Akutsymptomatik aber im klinischen Vordergrund stehen. Angst- und Panikstörungen, soziale Phobien, depressive Störungen, schizophrene Psychosen und vor allem Aufmerksamkeitsstörungen sind hier zu nennen. Daneben sollten auch Teilleistungsstörungen und besonders bei Mädchen Eßstörungen differentialdiagnostisch beachtet werden.

Checkliste	
✓ Anamnese	differenzierte Drogenanamnese (Fremdanamnese)
✓ psychischer Befund	Focus: spezifische Symptome (vgl. akute Intoxikation/Entzugssyndrome)
✓ körperliche Untersuchung	Focus: z.B. Einstichstellen spezifische Symptome (vgl. akute Intoxikation/Entzugssyndrome)
✓ neurologische Untersuchung	Focus: spezifische Symptome (vgl. akute Intoxikation/Entzugssyndrome)
✓ Laboruntersuchung	Drogenscreening (oder gezielte Spiegeluntersuchung)

Die ICD-10 operationalisiert die einzelnen Zustände folgendermaßen:

ICD-10: Psychische und Verhaltensstörungen durch psychotrope Substanzen	
F10	Störungen durch Alkohol
F11	Störungen durch Opioide
F12	Störungen durch Cannabinoide
F13	Störungen durch Sedativa oder Hypnotika
F14	Störungen durch Kokain
F15	Störungen durch andere Stimulanzien einschließlich Koffein
F16	Störungen durch Halluzinogene
F17	Störungen durch Tabak
F18	Störungen durch flüchtige Lösungsmittel
F19	Störungen durch multiplen Substanzgebrauch und Konsum sonstiger psychotroper Substanzen

F1x.0 akute Intoxikation

- deutlicher Nachweis der Aufnahme einer oder mehrerer Substanzen in einer für die vorliegende Intoxikation ausreichend hohen Dosis
- Symptome oder Anzeichen für eine Intoxikation, vereinbar mit den unten näher ausgeführten bekannten Wirkungen der in Frage kommenden Substanz und von ausreichendem Schweregrad, um Störungen von klinischer Relevanz des Bewußtseins, der Kognition, der Wahrnehmung, der Affekte oder des Verhaltens zu verursachen
- Die Symptome und Anzeichen sind nicht erklärbar durch eine vom Substanzgebrauch unabhängige körperliche Krankheit, und sie sind nicht besser erklärbar durch eine andere psychische oder Verhaltensstörung

Die folgenden fünften Stellen dienen der Kennzeichnung von Komplikationen bei einer akuten Intoxikation

F1x.00	ohne Komplikationen (Symptome wechselnden Schweregrades, meist dosisabhängig)
F1x.01	mit Verletzungen oder anderen körperlichen Schäden

F1x.02	mit anderen medizinischen Komplikationen (z.B. Hämatemesis, Aspiration von Erbrochenem)
F1x.03	mit Delir
F1x.04	mit Wahrnehmungsstörungen
F1x.05	mit Koma
F1x.06	mit Krampfanfällen
F1x.07	pathologischer Rausch (gilt nur für Alkohol)

Von den akuten Intoxikationen unterscheidet man den schädlichen Gebrauch. Nachfolgende Definition ist nach ICD-10 gültig:

F1x.1 schädlicher Gebrauch

- deutlicher Nachweis, daß der Substanzgebrauch verantwortlich ist für die körperlichen oder psychischen Probleme, einschließlich der eingeschränkten Urteilsfähigkeit oder des gestörten Verhaltens, das evtl. zu Behinderung oder zu negativen Konsequenzen in den zwischenmenschlichen Beziehungen geführt hat
- Die Art der Schädigung sollte klar bezeichnet werden können
- Das Gebrauchsmuster besteht mindestens seit einem Monat oder trat wiederholt in den letzten zwölf Monaten auf
- Auf die Störung treffen die Kriterien einer anderen psychischen oder Verhaltensstörung bedingt durch dieselbe Substanz, zum gleichen Zeitpunkt nicht zu (außer akute Intoxikation)

Ein Abhängigkeitssyndrom hat sich entwickelt, wenn folgende Kriterien erfüllt sind:

F1x.2 Abhängigkeitssyndrom

- Drei oder mehr der folgenden Kriterien sollten zusammen mindestens einen Monat lang bestanden haben; falls sie nur für eine kürzere Zeit gemeinsam aufgetreten sind, sollten sie innerhalb von zwölf Monaten wiederholt bestanden haben
  - Ein starkes Verlangen oder eine Art Zwang, die Substanz zu konsumieren
  - verminderte Kontrolle über den Substanzgebrauch, d.h. über Beginn, Beendigung oder die Menge des Konsums, deutlich daran, daß mehr von der Substanz konsumiert wird oder über einen längeren Zeitraum als geplant und an erfolglosen Versuchen oder dem anhaltenden Wunsch, den Substanzkonsum zu verringern oder zu kontrollieren
  - ein körperliches Entzugssyndrom, wenn die Substanz reduziert oder abgesetzt wird, mit den für die Substanz typischen Entzugssymptomen oder auch nachweisbar durch den Gebrauch derselben oder einer sehr ähnlichen Substanz, um Entzugssymptome zu mildern oder zu vermeiden
  - Toleranzentwicklung gegenüber den Substanzeffekten. Für eine Intoxikation oder um den gewünschten Effekt zu erreichen, müssen größere Mengen der Substanz konsumiert werden, oder es treten bei Konsum derselben Menge deutlich geringere Effekte auf
  - Einengung auf den Substanzgebrauch, deutlich an der Aufgabe oder Vernachlässigung anderer wichtiger Vergnügen oder Interessensbereiche wegen des Substanzgebrauchs; oder es wird viel Zeit darauf verwandt, die Substanz zu bekommen, zu konsumieren oder sich davon zu erholen
  - anhaltender Substanzgebrauch trotz eindeutig schädlicher Folgen, deutlich an dem fortgesetzten Gebrauch, obwohl der Betreffende sich über die Art und das Ausmaß des Schadens bewußt war oder hätte bewußt sein können

Die Diagnose Abhängigkeitssyndrom kann mit der fünften und sechsten Stelle weiter differenziert werden:

F1x.20	gegenwärtig abstinent
F1x.200	frühe Remission
F1x.201	Teilremission
F1x.202	Vollremission
F1x.21	gegenwärtig abstinent, aber in beschützender Umgebung (z.B. Krankenhaus, in therapeutischer Gemeinschaft, im Gefängnis usw.)

F1x.22	gegenwärtige Teilnahme an einem ärztlich überwachten Ersatzdrogenprogramm (kontrollierte Abhängigkeit) (z.B. Methadon, Nikotinkaugummi oder -pflaster)
F1x.23	gegenwärtig abstinent, aber in Behandlung mit aversiven oder antagonistischen Medikamenten (z.B. Naltrexon oder Disulfiram)
F1x.24	gegenwärtiger Substanzgebrauch (aktive Abhängigkeit)
F1x.240	ohne körperliche Symptome
F1x.241	mit körperlichen Symptomen
Der Verlauf der Abhängigkeit kann ebenfalls näher gekennzeichnet werden:	
F1x.25	ständiger Substanzgebrauch
F1x.26	episodischer Substanzgebrauch (z.B. Dipsomanie)

Neben den weiter unten aufgeführten speziellen Symptomen müssen nachfolgende Kriterien erfüllt sein, wenn es sich um ein Entzugssyndrom handeln soll:

F1x.3 Entzugssyndrom

- Nachweis des Absetzens oder Reduzierens einer Substanz, nach wiederholtem und meist langanhaltendem Konsum in hoher Dosierung oder auch nur nach Konsum großer Mengen
- Symptome und Anzeichen, die den bekannten Merkmalen eines Entzugssyndroms der betreffenden Substanz(en) (s.u.) entsprechen
- Nicht durch eine vom Substanzgebrauch unabhängige körperliche Krankheit zu erklären und nicht besser auf eine andere psychische oder Verhaltensstörung zurückzuführen

Die Diagnose Entzugssyndrom kann mit der fünften Stelle weiter differenziert werden:

F1x.30	ohne Komplikationen
F1x.31	mit Krampfanfällen

Im Einzelnen zeichnen sich die Intoxikationen und Entzugssyndrome durch die nachfolgend beschriebenen Symptome aus. Die allgemeinen Kriterien für die Intoxikation bzw. das Entzugssyndrom müssen erfüllt sein.

Ätiopathogenese

Biologisch betrachtet, muß man bei der Suchtpersistenz von einer biologisch wirksamen und übermächtig verstärkenden und belohnenden Wirkung einiger psychotroper Substanzen ausgehen. Eine Förderung der dopaminergen Neurotransmission im Nucleus accumbens scheint insbesondere für Alkohol, Kokain, Nikotin, Amphetamine und Opiate zu bestehen. Die Sucht wird zusätzlich neben den belohnenden Wirkungsmechanismen vor allem durch die aversiven Wirkungen des Entzugs aufrecht erhalten.

Psychische Faktoren, die zur Sucht disponieren, sind sehr vielfältig und im Einzelfall zu klären und zu gewichten. Beziehungsunsichere Jugendliche sind sicherlich gefährdeter als andere, ebenso verwahrloste und dissoziale. In einem komplexen Zusammenspiel der biologischen Faktoren mit biographischen, psychodynamischen, lerngeschichtlichen und sozialen Faktoren wird nur im Einzelfall zu verstehen sein, wie sich die Entstehungsgeschichte eines Drogenkonsums entwickelt hat. Ängstlich-introvertierte und empfindliche Persönlichkeiten dominieren unter Drogenabhängigen, wobei bei dieser Feststellung die Veränderung der Persönlichkeit durch die psychotrope Substanz berücksichtigt werden muß.

Therapie und Verlauf

Bei der Behandlung des Mißbrauchs und der Abhängigkeit von psychotropen Substanzen muß man die Behandlung der akuten Intoxikation von der Behandlung des jeweiligen Entzugssyndroms und schließlich die Entwöhnungsbehandlung trennen.

Die symptomatische Behandlung richtet sich nach den Zielsymptomen:

akute Intoxikation	Entzugssyndrom
Alkohol	
• Enthemmung	• psychomotorische Unruhe
• Streitbarkeit	• Krankheitsgefühl
• Aggressivität	• Schwächegefühl
• Affektlabilität	• optische, taktile, akustische Halluzinationen
• Aufmerksamkeitsstörung	• Verlangen (Craving)
• Einschränkung der Urteilsfähigkeit	
• Beeinträchtigung der pers. Leistungsfähigkeit	
• Gangunsicherheit	• Tremor
• Standunsicherheit	• Schwitzen
• verwaschene Sprache	• Übelkeit, Würgen, Erbrechen
• Nystagmus	• Tachykardie, Hypertonie
• Bewußtseinsstörung (z.B. Somnolenz, Koma)	• Kopfschmerzen
• Gesichtsröte	• Insomnie
• konjunktivale Injektion	• Krampfanfälle (Grand-mal)
Eine schwere akute Alkoholintoxikation kann mit Hypotonie, Hypothermie und einem abgeschwächten Würgereflex einhergehen.	
Opiate	
• Apathie und Sedierung	• Verlangen (Craving)
• Enthemmung	• Gähnen
• psychomotorische Verlangsamung	
• Aufmerksamkeitsstörung	
• Einschränkung der Urteilsfähigkeit	
• Beeinträchtigung der pers. Leistungsfähigkeit	
• Schläfrigkeit	• unruhiger Schlaf
• verwaschene Sprache	• Rhinorrhoe, Niesen
• Miosis	• Pupillenerweiterung
• (Pupillenerweiterung nach Überdosierung)	
• Bewußtseinsstörung	• Tränenfluß
	• Muskelschmerzen, -krämpfe
	• abdominelle Spasmen
	• Übelkeit, Erbrechen
	• Diarrhoe
	• Tachykardie, Hypertonie
Eine schwere akute Opioidintoxikation kann einhergehen mit einer Atemdepression (und Hypoxie), Hypotonie und Hypothermie.	

Cannabis	
• Euphorie und Enthemmung • Angst oder Agitiertheit • Mißtrauen oder paranoide Vorstellungen • verlangsamtes Zeiterleben • Einschränkung der Urteilsfähigkeit • Aufmerksamkeitsstörung • Beeinträchtigung der Reaktionszeit • akustische, optische oder taktile Illusionen • Halluzinationen bei erhaltener Orientierung • Depersonalisation • Derealisation • beeinträchtigte persönliche Leistungsfähigkeit	• Angst • Reizbarkeit • Dysphorie
• Appetitsteigerung • Mundtrockenheit • konjunktivale Injektion • Tachykardie	• Tremor • Schwitzen • Muskelschmerzen
Hypnotika und Sedativa	
• Euphorie und Enthemmung • Apathie und Sedierung • beleidigendes Verhalten oder Aggressivität • Affektlabilität • Aufmerksamkeitsstörung • anterograde Amnesie • gestörte Psychomotorik • beeinträchtigte persönliche Leistungsfähigkeit	• psychomotorische Unruhe • Insomnie • Krankheitsgefühl • paranoide Ideen • optische, taktile, akustische Halluzinationen
• Gangunsicherheit • Standunsicherheit • verwaschene Sprache • Nystagmus • Bewußtseinsstörung (z.B. Stupor, Koma) • erythematöse Hautschädigungen oder Blasen Eine schwere Sedativa-/Hypnotikaintoxikation kann mit Hypotonie, Hypothermie und einem abgeschwächten Würgereflex einhergehen.	• Tremor • Übelkeit, Erbrechen • Tachykardie • Hypotonie • Kopfschmerzen

Kokain	
• Euphorie und Gefühl von gesteigerter Energie	• Lethargie
• erhöhte Vigilanz	• Müdigkeit
• grandiose Überzeugungen oder Aktionen	• psychomotorische Verlangsamung oder Unruhe
• beleidigendes Verhalten oder Aggressivität	• Verlangen (Craving)
• Streitlust	• Insomnie
• Affektlabilität	• bizarre o. unangenehme Träume
• repetitives, stereotypes Verhalten	
• akustische, optische oder taktile Illusionen	
• Halluzinationen bei erhaltener Orientierung	
• paranoide Vorstellungen	
• beeinträchtigte pers. Leistungsfähigkeit	
• Tachykardie (manchmal Bradykardie)	• Appetitsteigerung
• kardiale Arrhythmie	
• Hypertonie (manchmal Hypotonie)	
• Schweißausbrüche und Kälteschauer	
• Übelkeit oder Erbrechen	
• Gewichtsverlust	
• Pupillenerweiterung	
• psychomotorische Unruhe (manchmal Verlangsamung)	
• Muskelschwäche	
• Schmerzen in der Brust	
• Krampfanfälle	
Stimulantien	
• Euphorie und Gefühl von gesteigerter Energie	• Lethargie
• erhöhte Vigilanz	• Müdigkeit
• grandiose Überzeugungen oder Aktionen	• psychomotorische Verlangsamung oder Unruhe
• beleidigendes Verhalten oder Aggressivität	• Verlangen (Craving)
• Streitlust	• Insomnie, Hypersomnie
• Affektlabilität	• bizarre oder unangenehme Träume
• repetitives, stereotypes Verhalten	
• akustische, optische oder taktile Illusionen	
• Halluzinationen bei erhaltener Orientierung	
• paranoide Vorstellungen	
• beeinträchtigte persönliche Lebensumstände	
• Tachykardie (manchmal Bradykardie)	• Appetitsteigerung
• kardiale Arrhythmie	
• Hypertonie (manchmal Hypotonie)	

<table>
<tr><td>• Schweißausbrüche und Kälteschauer
• Übelkeit oder Erbrechen
• Gewichtsverlust
• Pupillenerweiterung
• psychomotorische Unruhe (manchmal Verlangsamung)
• Muskelschwäche
• Schmerzen in der Brust
• Krampfanfälle</td><td>• Krampfanfälle</td></tr>
<tr><td colspan="2">Halluzinogene</td></tr>
<tr><td>• Angst und Furchtsamkeit
• akustische, optische oder taktile Illusionen oder Halluzinationen bei voll erhaltener Wachheit u. gesteigerter Aufmerksamkeit
• Derealisation
• paranoide Vorstellungen
• Beziehungsideen
• Affektlabilität
• Hyperaktivität
• Impulshandlungen
• Aufmerksamkeitsstörung
• beeinträchtigte persönliche Leistungsfähigkeit
• Tachykardie
• Palpitationen
• Schweißausbrüche und Kälteschauer
• Tremor
• Verschwommensehen
• Pupillenerweiterung
• mangelnde Koordination
• cave: Leber- und Nierenversagen</td><td>• Es gibt kein erkennbares Halluzinogenentzugssyndrom !</td></tr>
<tr><td colspan="2">Nikotin</td></tr>
<tr><td>• Insomnie
• bizarre Träume
• Affektlabilität
• Derealisation
• beeinträchtigte pers. Leistungsfähigkeit
• Übelkeit oder Erbrechen
• Schweißausbrüche</td><td>• Verlangen (Craving)
• Krankheitsgefühl
• Angst
• Dysphorie
• Insomnie
• Konzentrationsstörungen
• Appetitsteigerung
• Husten</td></tr>
</table>

• Tachykardie • kardiale Arrhythmie	• Ulzerationen d. Mundschleimhaut
Lösungsmittel	
• Apathie und Lethargie • Streitlust • beleidigendes Verhalten oder Aggressivität • Affektlabilität • eingeschränkte Urteilsfähigkeit • Aufmerksamkeits- und Gedächtnisstörung • psychomotorische Verlangsamung • beeinträchtigte persönliche Leistungsfähigkeit	• Delir • Verwirrtheitszustände
• Gangunsicherheit • Standunsicherheit • verwaschene Sprache • Nystagmus • Bewußtseinsstörung (z.B. Stupor, Koma) • Muskelschwäche • Verschwommensehen oder Doppelbilder Schwere Lösungsmittelintoxikationen können mit Hypotonie, Hypothermie und einem abgeschwächten Würgereflex einhergehen.	• zentrale Abbauerscheinungen • Atemlähmung • Neuritis • Trigeminusneuralgie • Polyneuropathie

akute symptomatische Behandlung bei Drogenabhängigkeit
• Angst- und Erregungszustände - Benzodiazepine - Haloperidol • depressive Zustände - Antidepressiva • Krampfanfälle - Benzodiazepine • Horrortrips - Benzodiazepine - Neuroleptika gemäß den Empfehlungen der Deutschen Hauptstelle gegen die Suchtgefahren (1995)

Nach der akuten Entgiftung schließt sich eine längere stationäre Entwöhnungsbehandlung an. Hierbei haben sich Kombinationen aus Verhaltenstherapie, Gruppentherapie und Soziotherapie nach dem Muster der therapeutischen Gemeinschaft bewährt. In der Regel wird man dabei auf entsprechend spezialisierte Einrichtungen zurückgreifen. Kinder- und jugendpsychiatrisch wird die Entwöhnung nur dann relevant werden, wenn der jugendliche Patient primär wegen anderer Diagnosen behandlungsbedürftig ist. Die akute (nicht intensivpflichtige) Entgiftung dagegen sollte auch zum Behandlungskonzept kinder- und jugendpsychiatrischer Kliniken gehören.

Einzelpsychotherapeutisch wird das verstehende Aufarbeiten neben der klaren, grenzenziehenden verhaltenstherapeutischen Haltung die größte Aussicht auf Erfolg haben.

Der Verlauf der Abhängigkeitsbehandlung ist nach wie vor von einer hohen Rate an Abbrechern und Therapieversagern gekennzeichnet. Nur 30 % der betroffenen Patienten erreichen eine Drogenfreiheit mit sozialer Integration und Stabilität. Weitere 30 % werden rückfällig und durchlaufen erneut den therapeutischen Zirkel, u.U. mehrmals und die restlichen 30 % sind von fortschreitender sozialer Desintegration, psychischen Störungen und schließlich Invalidität und Tod bedroht.

Bei der Behandlung des Alkoholismus liegen die Zahlen für eine erfolgreiche Therapie inzwischen bei 60 % bis 75 %.

Kinder alkoholabhängiger Eltern

Wegen der großen gesellschaftlichen Bedeutung soll hier darauf eingegangen werden, daß Kinder von alkoholabhängigen Eltern eine besondere Risikogruppe für die Entwicklung kinder- und jugendpsychiatrischer Störungen darstellen. Sie haben darüberhinaus ein erhöhtes Risiko für die Entwicklung eines eigenen Alkoholismus im Erwachsenenalter.

Störungen bei Kindern alkoholkranker Eltern
• Störungen des Sozialverhaltens
• Lern- und Leistungsstörungen
• emotionale Störungen
• depressive Störungen

Auch wenn es kein spezifisches Reaktionsmuster gibt, so sollte der Kinder- und Jugendpsychiater und -psychologe bei jeder Familienanamnese auf einen fraglichen Alkoholismus bei einem oder beiden Elternteilen achten und entsprechend - auch präventiv - reagieren können.

spezifische Behandlungsschemata		
Alkoholintoxikation/entzugssyndrom		
abnormer Rausch	Haloperidol	5 bis 10 mg
Entzugssyndrom	Clomethiazol	0,4 g (2 Kps)/1 bis 2 Std. i.v. 40 bis 100 ml 0,8 % initial 60 bis 150 Trpf/Min. Dauer max. 20 g/d
• mit Halluzinationen	Haloperidol	5 bis 10 mg
• leichte Formen	Carbamazepin	400 bis 1600 mg/d Serumspiegel 6 bis 12 μg/ml
	Doxepin	150 bis 300 mg/d
Opiatintoxikation/-entzugssyndrom		
Intoxikation intensivpflichtig	Naloxon	i.v. 0,4 bis 2 mg/2 bis 5 Min.
Entzugssyndrom	Clonidin	3 x 0,1 mg/d bis 0,8 mg/d stufenweises Absetzen; nur stationär, RR-Kontrolle
	Doxepin	150 bis 300 mg/d
Kokain/Stimulantien		
Kokainentzugssyndrom	Imipramin	50 bis 250 mg/d
Stimulantienentzugssyndrom	Desipramin	100 bis 200 mg/d
Stimulantienintoxikation	Neuroleptika	
	Propranolol	30 bis 120 mg/d
Halluzinogene		
kein Entzugsyndrom bei Horrortrips oder Flashback-Psychosen	Benzodiazepin	
Nikotinentzugssyndrom		
eingeschränkte Empfehlung	Doxepin in Kombination mit VT	150 bis 300 mg/d
	Nikotin-Pflaster	7 bis 21 mg/d
Lösungsmittelintoxikation		
intensivbehandlungspflichtig	Hyperventilationsbehandlung	
	Naloxon	i.v. 0,4 bis 2 mg/2 bis 5 Min.

Alkoholembryopathie

Ein spezifisches Risiko für Kinder entsteht immer dann, wenn die Mutter während der Schwangerschaft alkoholabhängig ist. In Abhängigkeit von der Chronizität und Intensität des Alkoholismus entwickelt sich eine Alkoholembryopathie.

Symptome der Alkoholembryopathie		
Kardinalsymptome	• prä-/postnatale Dystrophie • Mikrozephalus • statomotorische/mentale Retardierung • Muskelhypotonie • Hyperaktivität	
kraniofaziale Dysmorphie	Auge	• Epikanthus • Blepharophimose/Ptosis • antimongoloide Lidachse • Strabismus • Myopie (selten)
	Ohr	• Dysplasie
	Nase	• kurzer Nasenrücken • Nasolabialfalten
	Mund	• schmales Lippenrot • hoher Gaumen/Gaumenspalte
	Unterkiefer	• Retrogenie
fakultative Symptome	kardiovaskulär	• Herzfehler • Hämangiome
	urogenital	• Hypospadie • Klitorishypertrophie • Steißbeingrübchen • Nierenfehlbildungen • Hernien
	Skelett	• Klinodaktylie • Kamptodaktylie • Nagelhypoplasie • anomale Handfurchen • Supinationshemmung • Hüftluxation • Trichterbrust

aus: Steinhausen, H.-Ch.: Psychische Störungen bei Kindern und Jugendlichen. Urban & Schwarzenberg, München, 1993

Hinweise für die Elternberatung bei Drogenmißbrauch

- Aufklärung über den Charakter einer Sucht
- Aufklärung über die Risiken
- Hinweis auf mangelnde Wirkung bloßer Verbote
- Einbeziehung der Gesamtfamilie

Fehlerquellen in Diagnostik und Therapie

- zu wenig Kontrollen während der Diagnostik und im Verlauf
- unklare Absprachen
- Inkonsequenz

Autoaggressionen und Suizidalität

16. Autoaggressionen und Suizidalität

16.1. Autoaggressivität

Definition und Klassifikation

Autoaggressivität (automutilatio) oder Selbstbeschädigung sind direkte Schmerz- und Gewaltanwendungen, die gegen den eigenen Körper gerichtet sind. Sie werden in der ICD-10 unter F98.4 als stereotype Bewegungsstörungen aufgeführt, worunter willkürliche, wiederholte stereotype, nicht funktionale und oft rhythmische Bewegungen, die nicht Teil einer anderen psychischen oder neurologischen Erkrankung sind, verstanden werden. Stereotypien kommen mit und ohne Selbstbeschädigung vor. Sie treten am häufigsten in Verbindung mit Intelligenzminderung auf (die dann gesondert klassifiziert werden muß). Vorsätzliche Selbstbeschädigungen werden ferner unter X60 - 84 detailliert aufgeführt. Einzelsymptome wie Nägelkauen, Daumen- oder Fingerlutschen, Nasebohren können gesondert unter F98.8 kodiert werden.

Epidemiologie

Einfache Stereotypien wie das Hin- und Herwenden mit dem Kopf oder dem Körper (jactatio capitis et corporis) kommen gar nicht so selten auch als passageres Symptom bei gesunden Säuglingen vor (15 - 20 %). Etwa 3 % der Vorschulkinder sollen ausgeprägte Bewegungsstereotypien aufweisen, Jungen häufiger als Mädchen. Im Grundschulalter sollen sie noch in etwa 5 % auftreten. Nägelbeißen ist ein relativ häufiges Symptom (22 % der 8jährigen, 41 % der 13jährigen und 24 % der 18jährigen), wobei Mädchen besonders belastet sind. Bewegungsstereotypien in bizarr anmutenden Ausformungen (Fächern und Wedeln mit den Händen, Kratzen, Beißen und Schlagen von Körperteilen, komplexe Bewegungsrituale, Augenbohren, besonders bei blinden Kindern) finden sich häufig bei intelligenzgeminderten Kindern und Jugendlichen sowie bei psychotischen oder deprivierten Kindern. Genauere epidemiologische Daten werden in der Literatur nicht angegeben.

Klinisches Bild

Typische Fallbeispiele

Ein 12jähriger autistischer Junge (Kanner-Syndrom) biß sich unvermittelt und ohne daß ein erkennbarer Anlaß gegeben war, heftig in den rechten kleinen Fingerballen, der deswegen immer wieder ärztlich versorgt werden mußte. Desweiteren zeigte er Bewegungsstereotypien in Form von Jaktationen, Wedeln mit beiden Händen vor den Augen, Tänzeln und Trippeln, Ritualen, während derer er mit den Händen Gegenstände rhythmisch beklopfte, Haare drehen und ausreißen.

Ein 15jähriges Mädchen, das an einer manisch-depressiven Erkrankung litt, zog sich durch mutwilliges Eintauchen der Finger in konzentrierte Salpetersäure solch schwere Verätzungen zu, daß zwei Finger amputiert werden mußten. Dies geschah während einer schweren depressiven Episode, während der sie auch starke Suizidimpulse äußerte. Sie gab an, daß sie sich so schlecht und schuldig vorkam, daß sie sich "etwas antun mußte".

Ein 5jähriges Mädchen, das schwer depriviert war (die Mutter ließ sie als Prostituierte manchmal tagelang allein, versorgte sie nur mangelhaft mit Essen und Kleidung und ließ die Wohnung verwahrlosen; der Vater, ein depravierter Alkoholkranker, hatte die Familie im zweiten Lebensjahr des Mädchens verlassen), biß sich häufig so heftig in die Wangenschleimhaut, daß diese blutete und abgekaut war, und zog sich durch spitze Gegenstände schwere Verletzungen an beiden Unterarmen, am Oberschenkel und am Gesicht zu. Als das Kind vom Jugendamt aufgefunden wurde, hatten sich die Wunden ausgedehnt infiziert und es mußte stationär ärztlich versorgt werden. Der Mutter wurde das Sorgerecht entzogen und das Kind in eine Pflegefamilie gegeben. Hier bildeten sich die Autoaggressionen relativ rasch zurück.

Ein 12jähriger geistig behinderter Junge, der in einem Heim hospitalisiert war, schlug abends vor dem Einschlafen sowie auch während der Nacht mit seinem Kopf so heftig gegen die Bettkanten, daß das ganze Bett geräuschvoll gegen die Wand schlug und die anderen Kinder im Zimmer nicht schlafen konnten. Er zog sich dadurch häufig Prellungen und Kopfplatzwunden zu. Als Abhilfe wurde ihm nachts ein gepolsterter Helm aufgesetzt und das Bett am Boden festgeschraubt. Durch abendliche Gaben von Tranquilizern ließ sich das Symptom nur unbefriedigend beeinflussen.

Automutilationen können zu z.T. schweren Verletzungen und Verstümmelungen führen, wie auch in den Fallbeispielen genannt. Durch exzessives Nägelkauen oder -abreißen (auch der Zehennägel), durch Pulen und Reißen an der Nagelhaut kann dies zu chronischen superinfizierten Wunden führen, die nicht abheilen, da ständig an ihnen manipuliert wird. Auch durch extremes Nasebohren kann es zu Schleimhautbeschädigungen kommen, die zu Superinfektionen neigen oder auch zu Hauteinrissen an den Nasenlöchern. Durch Haaredrehen oder Haareausreißen (Trichotillomanie) können ausgedehnte kahle Stellen am Kopf entstehen, die an das Bild einer Alopecia areata erinnern. Manchmal werden diese Haare auch heruntergeschluckt, was dann zur Bildung eines Trichobezoars (Haarknäuel im Magen) mit z. T. beträchtlichen Ausmaßen führen kann (☞ Abb. 16.1). Das Daumen- und Fingerlutschen führt in der Regel nicht zu Selbstbeschädigungen und ist im Kleinkindalter und Vorschulalter relativ verbreitet. Es können daraus jedoch erhebliche Zahnfehlstellungen resultieren (protrusio maxillaris) oder es kommt zu Hautaufweichungen oder Hornhautbildung, die sich auch entzünden können.

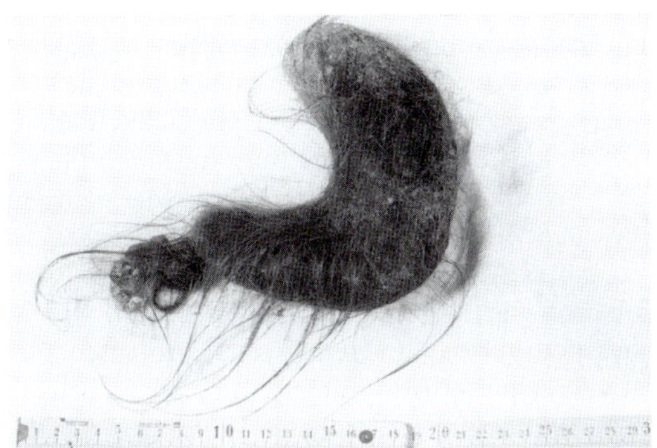

Abb. 16.1: Trichobezoar aus dem Magen eines 12jährigen Mädchens mit exzessiver Trichotillomanie und Verschlucken der Haare.

Wie ausgeführt werden Bewegungsstereotypien mit und ohne Selbstbeschädigungen am häufigsten bei Kindern und Jugendlichen mit Intelligenzminderungen beobachtet. Schwere Autoaggressionen mit Selbstverstümmelungstendenzen finden sich beim Lesch-Nyhan-Syndrom, einer X-chromosomal rezessiv vererbten Störung des Purinstoffwechsels, wobei es zu einer Harnsäureüberproduktion mit schwerer motorischer und geistiger Behinderung kommt. Diese Kinder fügen sich fast obligat schwere Verletzungen an der Zunge, den Lippen, Fingern und Zehen und den Armen zu.

Diagnose

Die Diagnose gründet sich auf sorgfältige Eigen- und Familienanamnese unter Zuhilfenahme von Kindergarten-, Schul- oder Heimberichten (Verhaltensbeobachtung). Bei intelligenzgeminderten, autistischen und psychotischen Kindern und Jugendlichen können die Phänomene direkt in der Untersuchungssituation bzw. im Stationsalltag beobachtet werden. Bei reaktiven Stereotypien sollten anamnestisch genau die auslösenden Faktoren bzw. die auslösende Situation (z.B. Müdigkeit, Einschlafen, Langeweile, Nichtbeachtung, Trennung von der Bezugsperson, Frustrationen u. ä.) erfragt werden.

Differentialdiagnose

- Tics (F95)
  Diese sind nicht rhythmisch, meist sind ganze Muskelgruppen betroffen, und sie sind unwillkürlich
- Stereotypien, die Teil einer tiefgreifenden psychischen Erkrankung sind (tiefgreifende Entwicklungsstörungen wie Kanner-, Asperger-, Rett-Syndrom)
- Bewegungsstörungen infolge einer neurologischen oder anderen körperlichen Erkrankung (R25 - 27)
- Zwangsstörungen (F42)
- Trichotillomanie (F63.6)
- Nägelbeißen, Nasebohren, Daumenlutschen (F98.8)

Ätiopathogenese

Die Ätiopathogenese ist angesichts der Vielfalt des Patientengutes uneinheitlich. *Schwer geistig behinderte Kinder und Jugendliche* haben aufgrund ihrer begrenzten kognitiven Fähigkeiten auch begrenzte Möglichkeiten, eigene Körpervorgänge bzw. die Körperfühlsphäre und das Körperschema zu erfassen. Sie können nur unvollkommen Zusammenhänge zwischen Schmerz und Schmerzauslöser erkennen, zumal bei vielen eine verminderte Schmerzempfindlichkeit besteht. Möglicherweise können sie durch Schmerz- und Gewaltanwendung gegen den eigenen Körper sich ihrer selbst gewahr werden. Nicht zu vernachlässigen ist auch, daß sie durch ihre Handlungen und Stereotypien die Aufmerksamkeit der Umgebung auf sich ziehen und dadurch vermehrte Zuwendung erhalten, was einer Verstärkerfunktion gleichkommt. Diskutiert wird auch, daß Bewegungsstereotypien lustgetönt sind und zu einer Spannungsabfuhr führen. Bei geistig Behinderten wird von einigen

Autoren angenommen, daß möglicherweise körpereigene Opiate und dopaminerge Mechanismen ätiologisch eine Rolle spielen.

Bei *normal intelligenten Jugendlichen* ist unter psychodynamischen Gesichtspunkten davon auszugehen, daß Autoaggressionen daraus resultieren, daß aggressive Triebimpulse vom Kind nicht zugelassen oder gewagt werden und diese dann gegen das eigene Selbst umgeleitet werden. Gelegentlich werden autoaggressive Handlungen auch demonstrativ begangen, z.B. bei jugendlichen Strafgefangenen, die Fremdkörper schlucken, sich offene Wunden beibringen, die sich dann entzünden u.a. Sie verfolgen damit meist eine erhöhte Zuwendung und Aufmerksamkeit oder erhoffen sich durch Verlegung auf die Krankenstation Vorteile, indem sie Anforderungen oder sozialen Belastungen ausweichen. Nicht zu übersehen ist, daß Automutilationen häufig vor dem Hintergrund subjektiver Angst, Verzweiflung und Auswegslosigkeit entstehen. In anderen Fällen reagieren Kinder bei Müdigkeit, Unterstimulation, Streß, Zurückweisung, Vernachlässigung oder Trennung mit Bewegungsstereotypien, die dann eine lustbetonte und entspannungsfördernde Funktion haben.

Therapie, Verlauf, Prognose

Die Therapie von Kindern und Jugendlichen mit Bewegungsstereotypien mit und ohne Selbstbeschädigung richtet sich nach der Ursache und dem Schweregrad. Während *passagere Phänomene* im Säuglings- bis zum Schulalter häufig ohne therapeutische Intervention wieder sistieren, werfen ausgeprägte Stereotypien und Selbstbeschädigungen bei *geistig behinderten, autistischen oder psychotischen Kindern* wegen derer Persistenzneigung erhebliche Probleme auf. Es werden teilweise gute Erfolge berichtet, wenn man diese Kinder daran hindert, ihre Stereotypien auszuüben und sie kurzfristig für einige Minuten in einen Extraraum (time-out) bringt, entsprechend einem verhaltenstherapeutischen Konzept der positiven oder negativen Verstärker. Durch vermehrte Zuwendung und äußere Stimulation können die Symptome zumindest kurzfristig günstig beeinflußt werden. Bei Kindern und Jugendlichen mit schweren Selbstverletzungstendenzen müssen manchmal vorübergehend Manschetten oder gepolsterte Sturzhelme angewandt oder Verbände angelegt werden, sowie auch der Einsatz von Tranquilizern, Neuroleptika, Carbamazepin oder Lithiumsalzen erwogen werden. Körperliche Fixierungen und hochdosierte sedierende Medikamente sind keine Dauerlösung und sollten nach Möglichkeit vermieden werden. Teilweise werden auch sogenannte aversive Methoden der Verhaltenstherapie, wie z.B. elektroaversive Stimulation oder Ammoniakinhalationen propagiert, was wir ethisch jedoch nicht für vertretbar halten. Dennoch ist nicht zu verkennen, daß die Therapie ausgeprägter Selbstbeschädigungen bei geistig Behinderten die Familie oder die Betreuer in einer Institution und den Arzt vor erhebliche Probleme stellen, die im Einzelfall zu meistern sind.

Die Symptomatik bei *psychogen bedingten Störungen* ist durch Erziehungsberatung, psychotherapeutische und ergänzende sozialpädagogische Maßnahmen oft günstiger zu beeinflussen. Bei deprivierten Kindern und Jugendlichen sind die pathogenen sozialen Noxen nach Möglichkeit abzubauen, ggfs. unter Einschaltung jugendamtlicher oder vormundschaftsrichterlicher Maßnahmen mit dem Ziel einer Fremdplacierung. Kinder im Vorschul- und Schulalter, die exzessiv am Daumen lutschen oder Nägel kauen, sind oft mit verhaltenstherapeutischen Ansätzen (Vertrag schließen, positive Verstärkerliste) mit gutem Erfolg zu behandeln. Früher vielfach propagierte aversive Verfahren (Bepinseln der Hände mit bitteren Substanzen, Anlegen von Manschetten oder Verbänden) sollten nur dann kurzfristig angewandt werden, wenn es zur Ausbildung von infizierten Wunden gekommen ist und das Kind von seiner Gewohnheit nicht lassen kann. Zu vermeiden ist in jedem Fall, daß die Kinder für ihr Verhalten bestraft werden.

Die Prognose von Bewegungsstereotypien und Selbstverletzungen ist von der Grundkrankheit abhängig. Verläßliche Zahlen zur Prognose liegen daher nicht vor.

Hinweise für die Elternberatung

- Das Symptom ist als krankhafte Störung darzustellen, der nicht mit pädagogischen Maßnahmen (Strafen, Ermahnungen, Zurückweisungen) zu begegnen ist
- Die Eltern sollten - besonders bei psychoreaktiven und pychogenen Störungen - herausfinden, bei welchen situativen Konstellationen das Symptom auftritt und diese nach Möglichkeit vermeiden
- Bei schweren Selbstbeschädigungstendenzen ist eine stationäre Aufnahme erforderlich
- Bei geistig behinderten, autistischen oder psychotischen Kindern, die durch ihre Symptomatik Eltern und Geschwister chronisch schwer belasten, ist die Aufnahme in einer Institution zu erwägen

16.2. Suizidalität und Suizid

Definition und Klassifikation

Suizidversuche und Suizid werden im Kap. 14. der ICD-10 (Äußere Ursachen von Morbidität und Mortalität) als vorsätzliche Selbstbeschädigung unter X60-84 klassifiziert. Es wird dort unterschieden zwischen vorsätzlicher Selbstvergiftung mit verschiedenen Noxen (X60-69), vorsätzlicher Selbstbeschädigung durch Erhängen, Erdrosseln, Ersticken, Ertrinken, durch Feuerwaffen, Explosivstoffe, Feuer- und Flammen, Wasserdampf, scharfe und dumpfe Gegenstände, Sturz aus der Höhe, Sprung, sich vor einen sich bewegenden Gegenstand legen oder durch Unfall mit einem Kraftfahrzeug oder auf sonstige Art und Weise (X70-84). Suizidalität, Suizidversuch und Suizid können des weiteren im diagnoseergänzenden Katalog aufgeführt werden. Die Kodierungen in der ICD-10 erlauben keine Differenzierung zwischen Suizidversuch und parasuizidalen Handlungen. Als Parasuizide werden alle vorsätzlichen Selbstverletzungen bzw. Intoxikationen und Ingestionen bezeichnet, bei denen in der Regel eine Selbsttötungsabsicht nicht unterstellt wird.

Epidemiologie

In den Medien wird in den letzten Dekaden häufig von einer drastischen Zunahme von suizidalen Handlungen und Suiziden im Kindes- und Jugendalter berichtet, was jedoch in den offiziellen Bundesstatistiken (alte Bundesländer) nicht bestätigt wird. Suizide im Kindes- und Jugendalter werden jedoch nach den Unfällen als zweithäufigste Todesursache angesehen. Während Suizidhandlungen und Suizide bei Kindern unter 12 Jahren wesentlich seltener vorkommen (etwa 1,5 Suizide auf 100.000) werden für Jugendliche bis zu 20 Jahren Häufigkeiten bis zu 18 Suizide auf 100.000 angegeben. Das Verhältnis von Suizidversuchen zu vollendetem Suizid beträgt etwa 40 : 1. Suizide werden von männlichen Jugendlichen doppelt so häufig wie von weiblichen begangen, während bei Suizidversuchen ein umgekehrtes Geschlechterverhältnis von etwa 1 : 3-9 besteht. Beziehungen zwischen Suizidversuch und Suizid und Sozialschicht oder bevorzugte Jahreszeiten sind für das Kindes- und Jugendalter nicht eindeutig nachzuweisen. Grundsätzlich sind Häufigkeitsangaben zu Suizidversuchen wegen unterschiedlicher Definitionskriterien, mangelnder Differenzierung zwischen Unfällen und Selbstmordversuchen problematisch.

Klinisches Bild

Typische Fallbeispiele

Ein 16jähriger Realschüler schloß sich am Mittag des Heiligabend im Bad ein und versuchte, sich mit einer um den Hals gelegten und an der Heizung festgebundenen Kordel zu erdrosseln. Die Mutter fand ihn zufällig, als sie die Toilette benutzen wollte, nachdem sie die Tür aufgebrochen hatte.

Er wurde bewußtlos in das Krankenhaus eingeliefert und konnte gerettet werden ohne bleibende Schädigungen. Für die Eltern kam diese Tat völlig unerwartet, obwohl der Junge bereits zweimal unter Alkoholeinfluß nachts schwere Autounfälle herbeigeführt hatte, die im nachhinein als parasuizidale Handlungen angesehen werden müssen. Dem jetzigen Suizidversuch ging voraus, daß die Freundin des Jungen ihm mitgeteilt hatte, daß sie am ersten Weihnachtstag lieber mit einem anderen Freund in die Disco gehen wolle, was er als Zurückweisung und Ende ihrer Beziehung gedeutet hatte. In einem später gefundenen Abschiedsbrief an seine Eltern schrieb er: "Ihr Lieben, das wird wohl so ziemlich das Letzte sein, das ihr von mir bekommt. Na, jetzt nicht traurig sein, das vergeht auch wieder. Denkt nicht mehr an mich, schmeißt meine Sachen weg, dann geht es auch wieder". Er bedankte sich bei seinen Eltern für alle Mühe, die sie aufgewandt hatten, und bedachte jeden seiner Freunde mit einem persönlichen Abschiedsgruß. In einem beigefügten Testament setzte er seine Freundin zu seiner Alleinerbin ein und bat den Vater, dafür zu sorgen, daß sie auch alles bekäme. Er verfügte auch, daß der Vater an seinem Grabe ein paar freundliche Worte über ihn sagen sollte, und schloß seinen Brief mit den Worten "Na dann noch viel Spaß. Euer H." Während der sofort stationär und später ambulant durchgeführten Einzelpsychotherapie und Familientherapie war zu erurieren, daß der sich bis dahin nach Ansicht der Eltern völlig unauffällig entwickelte Jugendliche durch die starke berufliche Anspannung der Eltern (sie betrieben ein Pflegeheim und hatten beide erhebliche Alkoholprobleme) sich völlig vereinsamt vorkam. Die Eltern waren zwar körperlich immer präsent, er habe jedoch nie mit Problemen zu ihnen kommen können, da sie nie Zeit hatten. So hatte er sich sehr stark an seine Freundin gebunden und deren vermeintliche Zurückweisung führte dann zu einer akuten Dekompensation.

Ein 12jähriger somatisch akzelerierter Hauptschüler, der sich bis zur Pubertät altersentsprechend entwickelt hatte und nie unter depressiven Verstimmungen litt, fiel seit einigen Monaten durch Leistungsabfall in der Schule, Stimmungsschwankungen, aggressivem und aufsässigem Verhalten im Elternhaus und in der Schule auf. Aufgrund des Leistungsabfalles drohte die Nichtversetzung. Nachdem er in der Schule eine schwere Prügelei angefangen hatte, leitete die Schule ein Disziplinarverfahren ein, und die Eltern eines verletzten Mitschülers erhoben Klage wegen Körperverletzung. Am Tag, als die Nachricht von der Anzeige kam, schluckte er zwanzig Tabletten eines Tranquilizers. Er bat in einem kurzen Abschiedsbrief die Eltern um Verzeihung, rief kurz nach der Tabletteneinnahme jedoch einen Mitschüler an und vertraute sich ihm an. Nach erfolgter Magenspülung wurde er wegen nicht auszuschließender weiterer Suizidgefahr stationär aufgenommen. Er weigerte sich zunächst, nach Hause zurückzukehren, da er den Erziehungsstil der Eltern als zu streng empfand und sich außerdem wegen seines Suizidversuches schämte. Während der anschließenden Psychotherapie konnten typische pubertäre Konflikte eruiert und aufgearbeitet werden.

Ein 14jähriges Mädchen, das im Alter von drei Wochen zu einer Pflegemutter kam, von der sie später adoptiert wurde, sei seit etwa einem Jahr zunehmend schwierig in der Erziehung geworden. Sie neigte zu verbalaggressiven Durchbrüchen, war aufsässig, litt unter erheblichen Stimmungsschwankungen, habe häufig mit Weglaufen gedroht oder sich umzubringen. Nach einem geringfügigen Streit mit ihrer älteren Stiefschwester nahm sie in demonstrativer Weise vor deren Augen wenige Tabletten vom Herzmittel der Adoptivmutter ein mit den Worten: "So, jetzt habt Ihr's". Ihrem Tagebuch hatte sie anvertraut: "Warum? Bin ich schlecht? Liegt es an mir? Ist es meine Schuld, daß alle gegen mich sind? Ich weiß nicht, wie ich mich ändern könnte, denn alles, was ich tue, ist falsch. Alles, was ich sage, wird mißverstanden. Warum? Ich spreche die gleiche Sprache wie sie alle, und doch versteht mich keiner. Warum?". Die schon über 60jährige Adoptivmutter litt unter gehäuften depressiven Verstimmungen, während der sie häufig Suizidabsichten äußerte.

Ein 17jähriger Gymnasiast litt seit seinem 15. Lebensjahr unter schweren depressiven Episoden, die mit massiven Schlafstörungen, einem Morgentief, psychosomatischen Beschwerden, Appetitverlust, Minderwertigkeitsgefühlen, Prüfungsangst und Hoffnungslosigkeit einhergingen. Während dieser Phasen wurde er von starken Suizidimpulsen gequält, und er gab an, daß er bereits vor einem Jahr dreimal versucht habe, sich mit Tabletten (Psychopharmaka der Mutter, die ebenfalls unter Depressionen litt) das Leben zu nehmen. Einmal habe er versucht, sich mit einem elektrischen Brotmesser die Pulsadern aufzuschneiden. Während der stationären Therapie kam es nach dem Einsatz von Antidepressiva zu einer deutlichen Stimmungsaufhellung. Er konnte in ambulante psychiatrische Behandlung entlassen werden. Im weiteren Verlauf traten Suizidversuche nicht mehr auf.

Ein 18jähriger junger Mann nahm aufgrund seiner hervorragenden schulischen Leistungen im Gymnasium und seiner musischen und sportlichen Begabungen in seiner Familie eine Vorbild- und Starrolle ein. In allem, was er tat, war er erfolgreich, hatte einen großen Freundeskreis und war überall sehr beliebt. Eines Tages verließ er wie gewohnt sein Elternhaus, um zur Schule zu gehen, und absolvierte den Schultag, ohne daß irgendjemandem etwas aufgefallen wäre. Als er mittags nicht nach Hause kam, begab man sich auf die Suche und fand ihn schließlich tot in einem Hinterhof. Er hatte sich von einem Hochhaus gestürzt. Die Eltern und alle, die ihn kannten, waren völlig fassungslos. Schließlich stellte sich heraus, daß er sich einer Sekte angeschlossen hatte, die den Weltuntergang in naher Zukunft voraussagte.

Die hier kurz skizzierten Fallbeispiele umreißen die Vielfalt der Erscheinungsformen von Suizidalität im Kindes- und Jugendalter. Bei *Kindern bis zum 12. Lebensjahr* finden wir nicht selten unbeabsichtigte Selbstbeschädigungen, z.B. durch spielerische Strangulation, Überstülpen von Plastiktüten oder unbeabsichtigt herbeigeführte Unfälle. Kinder können häufig die Tragweite ihres Handelns nicht übersehen bzw. die Wirkung von Suizidmitteln (wie z.B. Medikamente, giftige Stoffe, Unfallgefahr u.a.) nicht realitätsgerecht einschätzen. Zudem handeln Kinder oftmals impulsiv, manchmal demonstrativ, aus einer Situation des Trotzes, der Zurückweisung, der Frustration oder einer reaktiven, subjektiv sehr stark empfundenen Not, Verzweiflung, Wut oder Hilflosigkeit heraus. Andererseits ist es nicht selten überraschend, daß bei Kindern nach erfolgter Suizidhandlung eine starke Gemütsbewegung wie bei Jugendlichen und

Erwachsenen fehlt, was wiederum mit der unzureichenden Fähigkeit, ihre Handlungen in ihrer Tragweite zu übersehen, zusammenhängen dürfte. Einige Autoren vergleichen Selbsttötungsversuche von Kindern und Jugendlichen mit einem russischen Roulette, einem Gottesurteilscharakter oder einer Selbstmordwette. Sie drücken deren Ambivalenz aus, nämlich einmal sterben, aber gleichzeitig durchaus leben zu wollen. Sie legen dann die Entscheidung gleichsam einer höheren Instanz, dem Zufall, dem lieben Gott oder dem Schicksal in die Hände.

Auch bei *Jugendlichen* beobachten wir ähnliche impulsive, scheinbar unreflektierte Suizidhandlungen, doch in der Mehrzahl der Fälle ist ihr Handeln durchaus bewußt, vorausgeplant und nach Abwägen von Alternativen rational gesteuert durchgeführt. Sie sind der Endpunkt einer Kette von versuchten Lösungsstrategien wie Aufbegehren, aktiver Auseinandersetzung, Weglaufen von Zuhause, Äußern von körperlichen Beschwerden, Suche nach Kontakt- und Gesprächsmöglichkeiten, die aus ihrer Sicht aber als gescheitert angesehen werden. So gesehen ist ihr Suizidversuch der Ausdruck einer schweren Kommunikationsstörung mit ihrer Familie und der Umwelt, aus der die Überzeugung entsteht, daß der Tod die einzige Lösung der subjektiven Probleme darstellt.

Bei der Wahl der *Methode* des Suizidversuches ergeben sich deutliche Geschlechtsunterschiede. Insgesamt stehen Ingestionen von Medikamenten und giftigen Substanzen an erster Stelle, bei Mädchen häufiger als bei Jungen. Bei Jungen beobachten wir gehäuft die sogenannten harten Methoden, wie Erhängen, Sprung aus großer Höhe, Erschießen, Ertränken, sich vor Verkehrsmittel (Auto, Straßenbahn, U-Bahn) werfen oder auch Stich- und Schnittverletzungen. Bei drogengefährdeten oder -abhängigen Jugendlichen ist die Entscheidung oft schwierig, ob eine Überdosis beabsichtigt oder versehentlich gesetzt wurde. Die Suizidgefährdung drogenabhängiger Jugendlicher ist insgesamt als hoch anzusehen.

Wie in den Fallbeispielen angedeutet, reicht das Spektrum suizidaler Handlungen im Kindes- und Jugendalter von demonstrativen appellativen Trotzreaktionen, über drohenden oder subjektiv erlebten Objektverlust, Suizidimpulse und Todessehnsucht bei bestehenden depressiven Episoden oder Dysthymien, typische Pubertätsprobleme mit unvorbereitet auftretenden Stimmungsschwankungen, Selbstwertprobleme, Identitäts- und Autoritätskonflikte bis hin zum länger geplanten Selbstmord des Adoleszenten. Die klinische Praxis zeigt auch, daß Suizidhandlungen nicht zwingend vor dem Hintergrund einer depressiven Erkrankung auftreten müssen, dennoch ist eine depressive Verstimmung zum Zeitpunkt des Suizidversuches häufig anzunehmen. Viel mehr als im Erwachsenenalter entstehen Suizidhandlungen im Kindes- und Jugendalter im Zusammenhang mit umweltabhängigen und situativen Faktoren und sind weniger an psychopathologische Symptome gebunden. Dennoch ist der Anteil depressiver, angst- und konversionsneurotischer, aggressiver und dissozialer Kinder und Jugendlicher im Vorfeld suizidaler Handlungen nicht zu vernachlässigen.

Diagnose

Die Diagnose, Differentialdiagnose und die daraus resultierenden therapeutischen Strategien gehören zu den wichtigsten und verantwortungsvollsten Aufgaben des Kinder- und Jugendpsychiaters. Sofern das Kind/der Jugendliche nicht direkt in die Klinik für Kinder- und Jugendpsychiatrie eingewiesen wird, wird der Arzt in der Regel konsiliarisch in die medizinische oder chirurgische Intensivstation eines Allgemeinkrankenhauses gerufen. Mit den Kollegen der somatischen Abteilungen sollte Konsens darüber herrschen, daß der Konsiliararzt so schnell wie möglich, am besten noch in der Aufwachphase, zum Patienten gerufen wird. Je größer der Abstand zwischen psychiatrischer Untersuchung und der Suizidhandlung wird, desto eher kommen Bagatellisierungstendenzen und Abwehrmechanismen des Patienten zum Tragen. Der Arzt findet in der Regel das Kind oder den Jugendlichen in einer hektischen, von der Apparatemedizin geprägten Atmosphäre vor, die es kaum erlaubt, eine sonst übliche Exploration in einem ruhigen Extrazimmer vorzunehmen. Dies muß aber aus den oben erwähnten Gründen in Kauf genommen werden, wenn der Patient noch bettlägerig ist. Oftmals wirkt das Ambiente der Intensivstation für den Patienten ängstigend und befremdend. Nicht selten trifft der Suizidant auch auf ablehnende bis feindselige Haltungen seitens der Intensivschwestern und -pfleger und des Ärztepersonals, die meist Ausdruck deren eigener Abwehr sind. Sofern die Angehörigen das Kind schon gesprochen haben, können ähnliche Haltungen auch bei diesen beobachtet werden, die dann aus Schuldgefühlen und Abwehrmechanismen resultieren. All diese Faktoren gilt es, bei der Erstexploration zu berücksichtigen. Gar nicht selten begegnen besonders Jugendliche dem Kinder- und Jugendpsychiater mit feindseliger Abwehr oder schroffer Zurückweisung. Hier ist es wichtig, daß der Arzt versucht, zu dem jungen Menschen ein Vertrauensverhältnis mit dem Ziel eines Arbeitsbündnisses aufzubauen. Er sollte sich jeglicher Vorwürfe und Vorhaltungen bezüglich des Suizidversuches völlig enthalten, statt dessen den Patienten so akzeptieren, wie er ist, und behutsam aber mit klaren Worten auf seine Situation eingehen und Verständnis signalisieren.

Folgende Fragen sollten systematisch erörtert werden:

- Wie, wo und wann wurde die Selbstmordhandlung begangen?
- Wer war zugegen oder in der Nähe?
- Was ging der Handlung voraus?
- War wirklich ein Selbstmord beabsichtigt oder sollte jemand damit betroffen werden?
- Wurden bereits früher Suizidhandlungen begangen?
- Welche Vorstellungen hat der Betroffene vom Tod?
- Wurden Vorkehrungen für eine möglich Rettung getroffen?
- Wurde ein Abschiedsbrief oder ein Testament geschrieben?
- Wie steht der Patient jetzt zu seiner Handlung (Distanzierung oder weitere Suizidalität)?
- Wer oder was ist schuld an der Handlung?
- Wie soll es weitergehen?
- Wie ist der Patient therapiemotiviert?

Nach diesen Fragen zur aktuellen Situation sollte sich eine ausführliche Eigen- und Familienanamnese anschließen, wobei besonderes Augenmerk auf eigene und familiale psychische Vorerkrankungen, auf Selbstmordhandlungen in der Familie, Beziehungsprobleme mit Eltern, Geschwistern und Freundinnen und Freunden, Lehrern sowie Schulschwierigkeiten gelegt werden sollte. So weit wie möglich ist natürlich die Familie mit einzubeziehen. Bei mutistischen, sprechunwilligen Kindern und Jugendlichen können manchmal projektive Verfahren oder Depressionsfragebögen weiterführen. Bewährt hat sich auch, wenn der Arzt den Patienten zunächst in seiner Abwehrhaltung akzeptiert und ein kurzfristig anberaumtes, zweites Gespräch vereinbart.

Zu den wichtigsten und zugleich schwierigsten Aufgaben des Arztes gehört es, eine weiterbestehende Suizidalität bzw. eine Wiederholungsgefahr abzuschätzen, zumal diese Entscheidung häufig unter Zeitdruck (z.B. wegen Bettenmangels auf der Intensivstation) erfolgen muß. Sie gehört daher in die Hand des erfahrenen Kinder- und Jugendpsychiaters.

Folgende Richtlinien für eine erhöhte Selbstmordgefahr sind zu berücksichtigen:

- jede Äußerung über weitere Selbstmordabsichten
- konkrete Angaben über die geplante Durchführung des Suizids
- die Auswahl und die Beschaffung des Suizidmittels
- Ausführung des vorangegangenen Suizidversuches in Isolation mit geringer Rettungswahrscheinlichkeit
- eigene vorangegangene Suizidversuche bei bestehenden schweren Belastungen und Konflikten mit den Eltern, dem Freund oder der Freundin, der Schule (Beruf)
- schwere neurotische Störungen
- Vorliegen von depressiven Episoden oder Dysthymie, bei Persönlichkeitsstörungen und Psychosen
- fehlende oder unzureichende Distanzierung vom Suizidversuch

Differentialdiagnose

- Unfälle
- versehentliche Medikamenteneinnahme
- Alkohol- und Drogenabusus
- mißglückte parasuizidale Handlungen

Ätiopathogenese

Wir können davon ausgehen, daß Kinder unter zwölf Jahren noch keine klaren Vorstellungen von der Endgültigkeit des Todes haben und davon, daß der Tod jedem Menschen bevorsteht. Sie halten den Tod für einen reversiblen Prozeß, bei dem die Körperfunktionen weitgehend erhalten bleiben. Selbst dann, wenn sie den Tod oder die Beerdigung eines nahen Angehörigen miterlebt haben, sind sie überzeugt, daß er irgendwann wiederkommt, daß er vielleicht nur verreist oder woanders ist. Etwa ab dem Alter von neun Jahren reift die Erkenntnis der Kinder von der Endgültigkeit des Todes. Aber auch Jugendliche haben nicht selten romantisierende Vorstellungen vom Tod. So stellen sich manche vor, daß man durch ein himmelblaues oder rosarotes Tor in eine bessere Welt ohne Probleme und Belastungen geht, das an christliche oder religiöse Vorstellungen vom Himmel erinnert. Andere sind fest davon überzeugt, daß sie wiedergeboren werden oder in anderer Form weiterleben. All diesen Konzepten ist gemein, daß Wünsche nach einer besseren Welt, nach einem schöneren Leben dahinterstehen. Sie unterstützen auch die Erfahrung, daß viele suizidale Kinder und Jugendliche eigentlich nicht sterben wollten, sondern so nicht mehr, aber dafür anders und besser leben wollen.

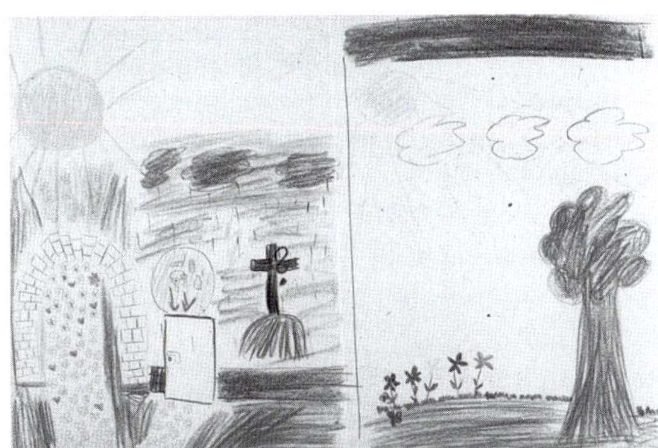

Abb. 16.2: Bild eines 14jährigen Mädchens nach Suizidversuch: Ausdruck der Ambivalenz zwischen sterben und leben wollen.

Ringel (1956) hat als *präsuizidales Syndrom* drei Phasen beschrieben, die einer Suizidhandlung vorangehen. Obwohl dieses Modell für das Kindes- und Jugendalter keine Allgemeingültigkeit hat, ist es als psychodynamisches Konzept hilfreich:

1. Einengung	• situativ • dynamisch • zwischenmenschliche Beziehungen • Wertwelt
2. destruktive Aggressivität Autoaggressivität	• gehemmte, aufgestaute Aggression wird gegen die eigene Person gerichtet
3. Todes- und Suizidphantasien	• Flucht in die Phantasiewelt • Todessehnsucht • Selbstmordankündigung

Tab. 16.1: Präsuizidales Syndrom nach Ringel (1956).

Die Hintergründe für eine suizidale Handlung im Kindes- und Jugendalter sind vielfältig und facettenreich. Sie werden im wesentlichen von den Faktoren umrissen, die bereits im *Kap. 11.3. "Depressive Störungen"* unter den begünstigenden Konstellationen erörtert wurden. Das Pubertätsalter mit seinen immanenten Verunsicherungen, Identitäts- und Autoritätskonflikten im Spannungsfeld zwischen Abhängigkeit und Autonomiebestrebungen, seinen sexuellen Reifungsprozessen, seinen Problemen bei der Selbstfindung und -akzeptanz, der sozialen Anpassung und der Zukunftsplanung ist besonders prädisponiert für das Entstehen von Suizidgedanken, -impulsen und -handlungen. Bei der Entstehung von Suizidhandlungen im Jugendalter muß zwischen Auslösern und Ursachen unterschieden werden. Die Auslöser selbst sind oft banal, wie z.B. das Verbot eines Disco-Besuches, der Streit um eine unordentliche Frisur, ein Verbot, mit dem Fahrrad oder Moped zu fahren oder den Freund/die Freundin nicht besuchen zu dürfen und vieles andere mehr. Die zugrundeliegenden Ursachen sind dagegen viel komplexer und lassen sich nur durch eine detaillierte Erhebung der Anamnese und ausführliche Explorationen erhellen. Die häufigsten Ursachen im Jugendalter liegen in den Konfliktbereichen Partnerschaft ("Liebeskummer"), Beziehungen zu den Eltern (Autoritätskonflikte) und Schule (Leistungs- und soziale Probleme). Während die Ursachen häufig eine längere Vorgeschichte aufweisen, ist der Auslöser mit dem Tropfen zu vergleichen, der das Faß zum Überlaufen bringt. Sehr häufig geht der Selbstmordhandlung ein subjektives Gefühl, einsam oder unerwünscht zu sein, oder auch Ärger und Zukunftsangst voraus. So ist jeder auch noch so demonstrativ erscheinende Selbstmordversuch immer ein ernstzunehmendes Notsignal, mit dem der Jugendliche die Umwelt darauf aufmerksam macht, daß er sich subjektiv am Ende seiner Konfliktbewältigungsmöglichkeiten sieht. Viele Jugendliche fühlen sich von Gleichaltrigen und Erwachsenen unverstanden, daher suchen sie nicht direkt den Kontakt und Austausch mit anderen Menschen. Andere senden verschlüsselte Botschaften, indem sie sich wegen körperlicher Beschwerden in ärztliche Behandlung begeben, die wahren Ursachen ihrer Beschwerden dann aber nicht erkannt werden. Manche wenden sich unter einem Vorwand noch an die Eltern oder auch die Lehrer, sprechen dabei ihre wahren Probleme aber nicht an. Erschwerend für die Problematik ist auch, daß Jugendliche sich nur ganz selten spontan einem Psychiater oder Psychologen anvertrauen. Selbst vielerorts bestehende Kindernotrufeinrichtungen werden nur von wenigen kontaktiert. Dies mag ein Ausdruck dafür sein, wie sehr psychische Probleme und Störungen in unserer Gesellschaft noch tabuisiert werden.

Therapie, Verlauf und Prognose

Medizinische Maßnahmen zur Entgiftung bei Intoxikationen oder zur chirurgischen Versorgung von körperlichen Selbstverletzungen werden in der Regel auf den Intensivstationen oder internen chirurgischen Abteilungen getroffen. Sie gehören nicht zu den primären Aufgaben des Kinder- und Jugendpsychiaters, sehr wohl aber die konsiliarische Mitbetreuung, wobei es darauf ankommt, das Vertrauen des Kindes oder des Jugendlichen zu gewinnen, mit ihm und der Familie ein Arbeitsbündnis herzustellen, eine Diagnose zu stellen und ein Therapiekonzept zu erarbeiten. Nach Möglichkeit sollte dafür Sorge getragen werden, daß sich zumindest für diese ersten Aufgabenbereiche der konsiliarisch gerufene Arzt verantwortlich fühlt, damit es nicht zu früh zu einem Therapeutenwechsel kommt. Im Idealfall ist der zuerst gerufene Arzt auch der weiterbehandelnde Therapeut.

Drei Fragen müssen anfangs geklärt werden:

- Ist eine Behandlung notwendig?
  Die Beantwortung hängt davon ab, ob es sich z.B. um eine einmalige Kurzschlußreaktion handelt, eine Dekompensation bei akuter Belastung bei sonst unauffälliger Eigen- und Familienanamnese. Ist der zugrundeliegende Konflikt weitgehend gelöst, ist ein guter Rückhalt in der Familie zu erwarten und wird eine weitere Suizidgefährdung ausgeschlossen, reicht es in diesen Fällen, den Patienten in die Obhut des Hausarztes zu geben mit dem Hinweis, sich bei erneut auftretenden Schwierigkeiten an den Kinder- und Jugendpsychiater zu wenden. Häufiger bestehen jedoch schon längerfristige Belastungen und Konfliktsituationen mit der Neigung zu depressiver Erlebnisverarbeitung ohne eine psychotherapeutische Aufarbeitung, zumal wenn Unterstützung und Rückhalt in der Familie unzureichend sind oder fehlen. In diesen Fällen, besonders wenn eine weitere Selbstmordgefährdung nicht auszuschließen ist, ist eine mittelfristige stationäre Psychotherapie und ggfs. eine ambulante Nachbetreuung anzuschließen. Bei schweren chronischen Entwicklungen mit familialen und/oder schulischen Belastungsfaktoren müssen längerfristige psychotherapeutische und nach Möglichkeit auch familientherapeutische Interventionen veranlaßt werden. Im Einzelfall ist zu überprüfen, inwieweit häusliche Belastungsfaktoren (massive Erziehungsfehlhaltungen, psychische Störungen oder Alkoholismus der Eltern, schulische Belastungen) veränderbar sind. Ggf. muß eine Fremdplacierung in Zusammenarbeit mit dem Jugendamt und dem Vormundschaftsrichter oder auch ein Schulwechsel erfolgen
- Wo soll die Therapie stattfinden?
  Sofern es gelingt, ein ausreichendes Arbeitsbündnis und eine Therapiemotivation beim Kind oder Jugendlichen und seiner Familie herzustellen, ist es ausreichend, konkret an einen ambulanten Therapeuten (Kinder- und Jugendpsychiater oder -psychologen) zu überweisen oder diese Therapie aus der kinder- und jugendpsychiatrischen Klinik ambulant durchzuführen

- Welche Therapieform ist indiziert?
  In Frage kommen Einzel- oder Gruppenpsychotherapie, Familientherapie, Pharmakotherapie und sozialpädagogische Maßnahmen. Besonders wenn die zugrundeliegenden Konflikte in der Person des Kindes oder des Jugendlichen begründet sind, die Familie zu einer Familientherapie nicht motiviert oder aufgrund eigener Persönlichkeitsmerkmale nicht in der Lage ist, ist eine patientenzentrierte Psychotherapie sinnvoll. In der Gruppentherapie kann der Jugendliche erfahren, seine eigenen Probleme zu relativieren, seine Kommunikationsfähigkeit zu Gleichaltrigen zu verbessern und gemeinsame Lösungsstrategien zu erarbeiten. Eine Familientherapie soll die intrafamiliale Kommunikation verbessern, Hilfestellung leisten bei familieninternen Problemlösungsstrategien und die Familiendynamik erhellen. Besonders bei schweren depressiven Verstimmungen (depressive Episoden und Dysthymien) ist der Einsatz von Antidepressiva indiziert, wobei aber antriebssteigernde Medikamente kontraindiziert sind, da sie die Suizidgefährdung erhöhen (vgl. Kap. 11.3.)

Bei der stationären Behandlung von jugendlichen Suizidgefährdeten kann bei weiterbestehender Gefahr eines Suizids eine geschlossene Unterbringung notwendig werden. Die Mitarbeiter auf der Station haben dafür Sorge zu tragen, einerseits mit Taktgefühl, andererseits aber auch mit Konsequenz, daß mögliche Suizidmittel (Gürtel, Schnüre, Rasierklingen, Messer, Medikamente) vom Patienten absolut ferngehalten werden. Eine sorgsame Überwachung des Patienten u.U. mit Hilfe einer Sitzwache ist erforderlich. In Teambesprechungen sind eigene Ängste und Abwehrmechanismen (wie sie auch bei den Eltern beschrieben wurden) zu erkennen und zu bearbeiten.

Subjektive Befragungen von Jugendlichen, die einen Selbstmordversuch unternommen haben, ergaben, daß diese sich vor allem wünschten, sich mit Gleichaltrigen, Eltern, Lehrern und Therapeuten aussprechen zu können, daß sie mehr Anerkennung und Zuwendung wünschten, ernstgenommen werden wollten und in ihrer Jugendlichkeit akzeptiert werden wollten.

Der weitere Verlauf ist wesentlich davon abhängig, wie weit es gelingt, zugrundeliegende Konflikte, Belastungsfaktoren, individuelle und familiale Probleme abzubauen und psychiatrische Störungen erfolgreich zu behandeln. Zu beachten ist, daß auf jeden vierten Selbstmordversuch im Kindes- und Jugendalter ein Wiederholungsversuch folgt.

Hinweise für die Elternberatung

- Jeder Selbstmordversuch ist als Notsignal und Ausdruck einer Kommunikationsstörung zu werten
- Die Eltern sollten sich vorwurfsvoller Haltungen und pädagogischer Maßnahmen (Strafen, Zurückweisung) enthalten
- bei den Eltern sind Schuldgefühle und Abwehrmechanismen zu erkennen und zu bearbeiten
- Jeder Selbstmordversuch sollte Anlaß sein, eigene Anteile im psychosozialen Umfeld sowie belastende Faktoren zu erkennen und abzubauen
- Möglichkeiten einer verbesserten intrafamilialen Kommunikation und Lösungsstrategien von Konflikten sollten geprüft werden
- Bei chronischen Konflikten, bestehenden psychiatrischen Störungen der Kinder und Jugendlichen und persistierender Selbstmordgefährdung ist eine stationäre Beobachtung und Therapie anzuraten
- Psychosoziale Faktoren und schulische und berufliche Stressoren sind zu erkennen und zu bearbeiten

Fehlerquellen in Diagnostik und Therapie

- zu großer Abstand zwischen Suizidhandlung und therapeutischer Intervention
- Bagatellisierung von sogenannten demonstrativen Suizidversuchen
- Verkennung von suizidalen Tendenzen bei Unfällen

Störungen der Sexualentwicklung und der Sexualität

17. Störungen der Sexualentwicklung und der Sexualität

17.1.	**Störungen der psychosexuellen Entwicklung** - exzessive Masturbation F 98.8 - Homosexualität F 66.1, F66.81 - Pubertätsaskese - Promiskuität
17.2.	**Störungen der Geschlechtsidentität**
17.2.1.	**Störung der Geschlechtsidentität des Kindesalters**
17.2.2.	**Transsexualismus**
17.3.	**Störungen der Sexualpräferenz** - Fetischismus F65.0 - fetischistischer Transvestitismus F65.1 - Exhibitionismus F65.2 - Voyeurismus F65.3 - Pädophilie F65.4 - Sadomasochismus F65.5 - multiple und andere Störungen der Sexualpräferenz F65.6, F65.8

Weder in der DSM-III-R noch in der ICD-10 wurden befriedigende Klassifikationsmöglichkeiten von sexuellen Störungen im Kindes- und Jugendalter vorgelegt. Klassifikationen, die den für diese Lebensspanne so wichtigen Entwicklungsaspekt berücksichtigen, lassen sich unter F66 *psychische und Verhaltensstörungen in Verbindung mit der sexuellen Entwicklung und Orientierung* finden, worunter die *sexuelle Reifungskrise* (F66.0), *ich-dystone Sexualorientierung* (F66.1) und eine *sexuelle Beziehungsstörung* (F66.2) subsumiert sind. Des weiteren findet sich unter F64 (Störungen der Geschlechtsidentität) eine Rubrik *Störung der Geschlechtsidentität des Kindesalters* (F64.2). Unter F52 werden *sexuelle Funktionsstörungen*, die nicht durch eine organische Störung oder Erkrankung verursacht sind, wie Mangel oder Verlust von sexuellem Verlangen, sexueller Aversion und mangelnde sexuelle Befriedigung, Versagen genitaler Reaktionen, Orgasmusstörungen, Ejaculatio praecox, Vaginismus und Dyspareunie sowie gesteigertes sexuelles Verhalten aufgeführt. Da diese Kategorien vorwiegend im Erwachsenenalter von Bedeutung sind, sollen sie hier nicht näher ausgeführt werden.

Abweichend von der ICD-10 sollen hier zunächst die Störungen der psychosexuellen Entwicklung und danach gemäß der ICD-10 die Störungen der Geschlechtsidentität und der Sexualpräferenz abgehandelt werden.

Es besteht kein Zweifel darüber, daß sexuelles Verhalten von Kindern, Jugendlichen und Erwachsenen stets in einen gesellschaftlichen, kulturellen und historischen Kontext einzuordnen ist. Die letzten Jahrzehnte in unserem Kulturkreis waren durch Liberalisierung, gesteigerte Sexualisierung und auch Kommerzialisierung der Sexualität gekennzeichnet, deren Ausmaße derzeit wieder rückläufig sind. Neuere empirische Untersuchungen an Jugendlichen haben gezeigt, daß deren Einstellung zur Sexualität und auch zu sexuell abweichendem Verhalten wesentlich aufgeklärter und toleranter geworden ist und sie mit der Thematik viel selbstverständlicher umgehen. Auch vormals mißachtete Werte wie Treue, feste Partnerwahl statt häufig wechselnder Partner, Zurückhaltung bei der Ausübung des Geschlechtsverkehrs zugunsten von Zärtlichkeitsaustausch und Petting werden von vielen Jugendlichen entschieden propagiert. Inwieweit dieses Verhalten durch die Bedrohung von AIDS beeinflußt wird, ist nicht sicher auszumachen, andererseits aber nicht ganz von der Hand zu weisen. In der Sexualwissenschaft hat sich insofern ein Wandel vollzogen, als daß bisherige psychiatrische Konzepte, z.B. über sexuelle Deviationen und Perversionen, zum Teil grundlegend überarbeitet und empirisch erforscht wurden. Dies hat u. a. dazu geführt, daß z.B. die Homosexualität nicht mehr als nosologische Einheit angesehen wird, sondern nur dann, wenn eine sogenannte ich-dystone Homosexualität vorliegt, die einen Behandlungsbedarf impliziert, sollte sie klassifiziert werden.

17.1. Störungen der psychosexuellen Entwicklung

Die Entwicklung der kindlichen Sexualität in bezug auf sexuelles Interesse, sexuelle Neugier, Suchen oder Meiden von Körperkontakt, Zärtlichkeits- und Schmusebedürfnis unterliegt sehr großen individuellen Variationen, so daß es schwerfällt, im Einzelfall zu entscheiden, ob solch ein Verhalten altersgemäß oder auffällig ist.

Definition, Klassifikation und Epidemiologie

Die *Onanie* (Masturbation, Selbstbefriedigung) ist dadurch gekennzeichnet, daß durch psychische Stimulationen und genitale Manipulationen eine sexuelle Erregung herbeigeführt wird, die mit unterschiedlich starken sexuellen Spannungen und nachfolgender Spannungslösung einhergeht. Bei Jungen wird sie fast ausschließlich durch manuelle Reizungen des äußeren Genitales, bei Mädchen durch rhythmisches Zusammenziehen der Schenkel, seltener auch durch Einführen von Fingern oder Gegenständen in die Vagina herbeigeführt. Hiervon abzugrenzen sind genitale Manipulationen im Kleinkind- und frühen Schulalter. Diese sind in der Regel nicht auf ein Sexualobjekt gerichtet, sondern eher das Ergebnis einer mehr oder weniger zufälligen Erkundung des Körpers, wobei das Kind entdeckt, daß es durch Berührung des Genitales Lust verspürt, die es wiederholt erleben möchte. Während die Onanie in der Pubertät und der Adoleszenz ein verbreitetes physiologisches Phänomen ohne Krankheitswert ist, sind exzessive Masturbationen (mehrmals täglich) unter F98.9 zu klassifizieren.

Die *Homosexualität* (sexuelle Neigung zum gleichen Geschlecht) ist nur dann unter F66.1 bzw. F66.81 zu klassifizieren, wenn sie ich-dyston ist, d.h. die betroffene Person den Wunsch hat, ihre sexuelle Präferenz zu verändern wegen der damit verbundenen psychischen oder Verhaltensstörungen (depressive Verstimmung, mangelndes Selbstwertgefühl, Angst vor Diffamierung) und deswegen eine Behandlung anstrebt. Die epidemiologischen Angaben über homosexuell Veranlagte schwanken zwischen 1 % und 4 % des Gesamtbevölkerung.

Die *Pubertätsaskese* betrifft meist nur Jungen. Diese unterdrücken oder lehnen sexuelle und aggressive Triebregungen vehement ab, oftmals auch, indem sie physiologische Bedürfnisse nach Nahrung, Schlaf und Wärme ablehnen. Während abgemilderte Formen Teil einer normalen Pubertät sein können und damit relativ häufig sind, sind ausgeprägte Formen von Pubertätsaskesen eher selten. Der Begriff fehlt in der ICD-10.

Unter *Promiskuität* bei Mädchen versteht man frühzeitige und gehäufte sexuelle Beziehungen von häufig körperlich akzelerierten Mädchen mit häufig wechselnden Partnern, die oft auch mit materiellen Zuwendungen verbunden sind (sexuelle Verwahrlosung). Bei Jungen äußert sich promiskuitives Verhalten durch häufig wechselnde homosexuelle Kontakte gegen Bezahlung (Strichjungen, die selbst in der Regel nicht homosexuell sind). Promiskuität bei Mädchen und Jungen läßt sich in der ICD-10 nicht gesondert klassifizieren. Am ehesten sind sie den *Störungen des Sozialverhaltens* (F91) zuzuordnen.

Klinisches Bild

Schon beim Säugling und beim Kleinkind kommen fast täglich spontane Erektionen vor. Gelegentliche Spielereien am Genitale sind im Kleinkind- und frühen Schulkindalter im Rahmen einer normalen kindlichen Entwicklung durchaus zu beobachten. Gehäufte und exzessive Genitalspielereien in Form von manuellen Stimulationen, Reiben des Genitals an Gegenständen, im Bett oder am Fußboden sind dagegen meist Ausdruck einer seelischen Störung. Besonders im sozialen Umfeld (Familie, Kindergarten, Schule) lösen diese Verhaltensweisen peinliches Befremden oder auch Hänseleien aus. Exzessive Genitalmanipulationen sind auch bei intelligenzgeminderten Kindern und Jugendlichen entweder phasenweise oder als ständige Gewohnheit zu beobachten. Genitale Manipulationen sind in der Regel nicht auf ein Sexualobjekt gerichtet, sie führen nicht zum Orgasmus.

Die *Onanie* (Masturbation, Selbstbefriedigung) ist besonders in der Vorpubertät und Pubertät ein weitverbreitetes Phänomen. Es ist davon auszugehen, daß bis zum 15. Lebensjahr fast alle Jungen und Mädchen Masturbationserfahrungen haben. In der Regel führen Jungen manuelle Stimulationen am Genital aus, begleitet von heterosexuellen Phantasien und/oder Anschauen von Photos von unbekleideten Frauen oder auch pornographischen Zeitschriften. Mädchen masturbieren durch manuelles Reiben am Genital, Einführen von Fingern oder phallusähnlichen Gegenständen in die Scheide. Bei Jungen in der Pubertät ist ein gegenseitiges Masturbieren (mutuelle Onanie) mit gleichgeschlechtlichen Partnern nicht ungewöhnlich und als normales sexuelles Durchgangsstadium der Vorpubertät und Pubertät anzusehen. Dieses Verhalten ist per se nicht als Anzeichen für eine homosexuelle Orientierung zu werten, wenngleich hierdurch eine latente Homosexualität aktiviert werden kann.

Die *manifeste homosexuelle Orientierung* wird heute sowohl in der DSM-III-R als auch der ICD-10 nicht mehr als psychiatrische Störung klassifiziert. Die Erkenntnis, homosexuell zu empfinden, kann jedoch beim betroffenen jungen Menschen massive Konflikte, Schuld- und Minderwertigkeitsgefühle hervorrufen, zumal dann, wenn die Homosexualität subjektiv nicht akzeptiert (ich-dyston) wird. Aus Angst vor Liebesverlust der Eltern und Freunde oder auch vor Diffamierungen und Benachteiligungen durch die Umwelt versuchen sie, ihre sexuellen Neigungen zu verbergen, oder gehen demonstrativ heterosexuelle Beziehungen ein. Nicht selten können sich auch ausgeprägte depressive, zwanghafte, hypochondrische oder konversionsneurotische Störungen entwickeln.

Fallbeispiel

Ein 16jähriger Realschüler wurde wegen ausgeprägter Sehstörungen (er gab an, alles verschwommen zu sehen, Menschen und Gegenstände nicht mehr erkennen und auch nicht schreiben zu können), für die sich keine organischen Ursachen eruieren ließen, in der Klinik aufgenommen. In einem längeren, tiefenpsychologisch orientierten, therapeutischen Prozeß konnte eruiert werden, daß er durch die Entdeckung seiner eigenen Homosexualität in eine schwere persönliche Krise geraten war, da er sich in seinem ländlichen, biederen, häuslichen Milieu keinerlei Verständnis erhoffte, und er ein Außenseiterdasein befürchtete. Er hatte deswegen auch schon mehrfach Suizidideen gehabt. Nach dreimonatiger stationärer Psychotherapie wurden auch die Eltern mit einbezogen. Nachdem diese in die Problematik des Jungen mit seinem Einverständnis eingeweiht wurden, und verständnisvoller reagierten als erwartet, bildeten sich die Sehstörungen zurück. Das Symbolhafte des Konversionssymptoms ("die Augen verschließen, nicht hinsehen wollen") war in diesem Fallbeispiel besonders eindrucksvoll.

In jeder normalen Pubertät kommen schwärmerische Freundschaften unter Jungen und Mädchen mit homoerotischen Wunschvorstellungen vor. Es können sich daraus durchaus auch längerfristige homosexuelle Beziehungen entwickeln, die als *homosexuelle Durchgangsphasen* oder Entwicklungshomosexualität bezeichnet wird. Diese pubertären homosexuellen Kontakte können auch als Ersatz für noch nicht lebbare heterosexuelle Beziehungen angesehen werden. Gar nicht zu selten werden auch schwärmerische, deutlich homophil getönte Beziehungen zu Lehrern und Lehrerinnen oder älteren Freunden und Freundinnen beobachtet. In der Praxis können diese gleichwohl dramatische Ausformungen annehmen, wenn z.B. ein Mädchen in eine Lehrerin so verliebt ist, daß sie ihr gehäuft Briefe schreibt, privaten Kontakt sucht oder sich aufdrängt, indem sie vor deren Haustür wartet u. a.. Homophile Neigungen bezogen auf Autoritätspersonen, Leiterinnen und Leiter von Jugendgruppen oder auch Sektenführer, Anführer politisch oder paramilitärisch ausgerichteter Vereinigungen (rechtsradikale Gruppierungen) spielen eine nicht unerhebliche Rolle. Einzelne Jugendliche fühlen sich in diesen Vereinigungen geborgen, anerkannt und gebraucht, zumal dann, wenn sie dies alles zu Hause nicht finden. Es kann dann zu homophil getönten Idealisierungen bis hin zur Hörigkeit und starken Abhängigkeitsbeziehungen kommen.

Die *Pubertätsaskese* kommt in abgeschwächter Form als Episode einer Pubertätsentwicklung nicht selten vor. Sie ist gekennzeichnet durch starke Ablehnung oder Unterdrückung von sexuellen und aggressiven Triebimpulsen. Die Jugendlichen erleben sexuelle, aggressive oder auch lustgetönte Ansprüche (wie z. B. essen, trinken, genießen können) als Bedrohung und werten sie massiv ab. Die Entwicklung der sekundären Geschlechtsmerkmale am eigenen Körper wird als abstoßend und ekelerregend erlebt. Besonders die genitale Sexualität wird als ekelerregend und schmutzig empfunden, ebenso wie die hormonellen Umstellungen mit ihren Folgen (Menses, Masturbation). Sie vermeiden es, nähere menschliche Beziehungen einzugehen aus Angst vor Nähe, sind hierzu allenfalls auf rein intellektuellem Niveau in der Lage. Es kommt danach zwangsläufig zu einer dauernden Isolation und Vereinsamung. Asketische Haltungen können sich massiv verstärken und in eine behandlungsbedürftige Pubertätsmagersucht, eine Zwangskrankheit oder eine Pubertätskrise einmünden.

Promiskuität bei minderjährigen Mädchen äußert sich in gehäuften sexuellen Beziehungen mit häufig wechselnden, meist erwachsenen Partnern gegen Bezahlung oder sonstige materielle Zuwendungen. Männliche Jugendliche, die sich als sogenannte Strichjungen betätigen, üben sexuelle Handlungen an männlichen Erwachsenen aus, bis hin zum homosexuellen Geschlechtsverkehr. Strichjungen sind in der Regel nicht homosexuell veranlagt bzw. weisen einen derartigen Verdacht entschieden zurück. Kriminelle Handlungen wie Erpressung, Diebstähle und Körperverletzungen finden sich nicht selten in deren Umfeld. Promiskuität bei weiblichen und männlichen Jugendlichen findet sich fast immer im Rahmen von Verwahrlosungsentwicklungen und dissozialen Störungen.

Diagnose

Die Diagnose stützt sich auf behutsame, aber deutliche Explorationen der Kinder und Jugendlichen und ihrer Eltern unter Zuhilfenahme von Kindergarten-, Schul- oder Heimberichten. In der ambulanten Untersuchungssituation werden die geschilderten Verhaltensweisen oft nicht beobachtet, wohl aber bei einer mittelfristigen stationären Aufnahme. Letztere kann bei exzessivem Onanieren in der Öffentlichkeit indiziert sein zur vorübergehenden Entlastung, einer genaueren Diagnosestellung und Einleitung einer Therapie. Promiskuitive Jugendliche sind für therapeutische Bemühungen oft schwer erreichbar, da sie häufig nicht mehr im Elternhaus leben und in unbekannten Wohngemeinschaften oder Behausungen untergetaucht sind.

Differentialdiagnose

- Genitale Manipulationen sind von exzessiver Masturbation abzugrenzen
- Pubertäre Durchgangs-Homosexualität ist von manifesten homosexuellen Neigungen abzugrenzen (oft erst im Längsschnitt zu eruieren)
- Bei schwerer Pubertätsaskese sind endokrine Psychosyndrome (TURNER-, KLINEFELTER-Syndrom, Kryptorchismus, Pubertas tarda, Fettsuchtsformen) abzugrenzen, ferner asketische Einstellungen bei Magersucht und schweren Zwangskrankheiten oder auch schizophrenen Erkrankungen
- Bei Promiskuität sind hirnorganische Beeinträchtigungen (Intelligenzminderungen, postencephalitische Zustandsbilder mit gesteigerter sexueller Triebhaftigkeit, Anfallsleiden) zu berücksichtigen

Ätiopathogenese

Gelegentliche *genitale Spielereien* sind Teil einer normalen kindlichen Entwicklung und bedürfen keiner therapeutischen Intervention. Exzessive Formen finden sich meist bei deprivierten oder minderbegabten Kindern. Sie treten auf bei Langeweile, in Konfliktsituationen, bei Zurückweisungen und Isolation. Oft führen die Kinder diese Handlungen aber auch in Gegenwart der Eltern oder Erziehungspersonen durch, nicht selten mit provokativen Anteilen, um damit Aufmerksamkeit und Zuwendung zu gewinnen. Masturbatorische Handlungen dienen auch der Spannungsabfuhr. Manchmal ist auch eine deutliche Enthemmung zu beobachten. Regelmäßige *Masturbation* in der Pubertät ist dagegen ein normaler Vorgang. Der Pubertierende ist dadurch in der Lage, erste sexuelle Erfahrungen zu machen, sexuelle Triebenergie adäquat abzubauen und eine eigene Sexualität zu leben, solange heterosexuelle Kontakte noch nicht möglich sind. Entgegen früheren Zeiten wird die pubertäre Onanie gesellschaftlich weitgehend akzeptiert, wenngleich in stark moralisierenden, prüden, religiösen, sexualfeindlichen Umfeldern immer noch Haltungen propagiert werden, die zu massiven Schuldgefühlen und Konfliktsituationen der Jugendlichen führen können und dann in Angst- und Zwangsstörungen, pathologischen Askesehaltungen und Anorexia nervosa einmünden können. Die Gefahr einer fortgesetzten ausschließlichen Onanie besteht in einer narzistischen Fixierung, die dazu führt, daß sich die Jugendlichen isolieren und Kontaktprobleme zum anderen Geschlecht entwickeln.

Die Ursachen der manifesten oder *Neigungshomosexualität* sind als multifaktorielles Bedingungsgefüge anzusehen. Es werden sowohl genetische, konstitutionelle, somatische oder psychodynamische Sichtweisen diskutiert. Aus psychoanalytischer Sicht wird eine sehr enge Mutterbindung angenommen, bei der sich das Kind mit dieser sehr stark identifiziert und gleichzeitig den Vater heftig ablehnt, was in eine negative ödipale Einstellung mündet. In anderen Fällen werden eine stark dominierende Mutter und ein schwacher, farbloser Vater, der zu einer positiven Identifizierung des Jungen nicht geeignet ist, für eine spätere gleichgeschlechtliche Orientierung verantwortlich gemacht. Auch negativ besetzte Erfahrungen mit weiblichen Personen, die zu einer Ablehnung oder gar Ekelgefühlen gegenüber weiblichen Personen führen soll, werden in die pathogenetischen Überlegungen mit einbezogen. Wenngleich psychodynamische Sichtweisen im Einzelfall überzeugend sein können, kann jedoch nicht von einer allgemeinen Gültigkeit ausgegangen werden. Häufig finden sich bei Homosexuellen stark narzistische Orientierungen und destruktive Einstellungen zu sich selbst und zum Partner, was zu sexueller Bindungsschwäche oder Bindungslosigkeit führen kann. Wenngleich sich gesellschaftliche Einstellungen zur Homosexualität im Vergleich zu früher im Sinne von Toleranz und Akzeptanz teilweise gebessert haben, kann heute, gerade auch unter der Bedrohung von AIDS, von einer gesellschaftlichen Integration oder generellen Akzeptanz Homosexueller immer noch nicht die Rede sein. Die Angst vor Diskriminierung und Ächtung basiert immer noch auf realen Gegebenheiten, die das Leben des Jugendlichen und Adoleszenten erheblich erschweren können.

Bei der Pathogenese einer ausgeprägten *Pubertätsaskese* bietet sich psychodynamisch gesehen ein Konflikt zwischen Ich-Ideal und den Ansprüchen der Realität an. Der Jugendliche sieht sich nicht imstande, die auf ihn zukommenden sexuellen Triebansprüche zu akzeptieren und in seine Persönlichkeit zu integrieren. Sexualität und Sinnlichkeit werden als Bedrohung erlebt und massiv abgewehrt. Im Einzelfall sind ferner endokrine Psychosyndrome (s.o.), die mit asketischen Einstellungen einhergehen, abzugrenzen und zu berücksichtigen.

Promiskuität bei Mädchen als Ausdruck einer sexuellen Verwahrlosung findet sich häufig bei somatisch akzelerierten und deprivierten Jugendlichen und Adoleszenten. Sie muß nicht auf dem Boden einer individuell abnormen sexuellen Triebstärke gesehen werden. Häufig steht der Wunsch nach Zuwendung und Ernstgenommenwerden dahinter, da diese Mädchen Liebe, Zärtlichkeit und Zuwendung in ihrem Elternhaus häufig nicht erfahren haben. Sexuelle Promiskuität kann auch Ausdruck eines Protestverhaltens sein auf eine sexualfeindliche und puritanische Erziehung. Nicht selten ist auch eine mangelnde Gewissensbildung (Über-Ich-Schwäche) zu beobachten, die ihren Ursprung meistens wiederum im elterlichen Milieu hat. Sexuelle Verwahrlosung ist auch gar nicht so selten eine Folge inzestuöser Handlungen in der Familie. Sexuell mißbrauchte Mädchen können promiskuitiv werden, weil sie den Mißbrauch als schuldhaft und sich selbst als minderwertig erleben und deshalb durch wahllose sexuelle Kontakte die bis dahin vermißte Zuwendung und Selbstbestätigung zu erleben hoffen. Strichjungen stammen ebenfalls häufig aus deprivierenden Familienkonstellationen und zeigen Verwahrlosungs- und dissoziale Störungen. Pathogenetische Bedingungsfaktoren decken sich daher mit denen, die im Kap. *Störungen des Sozialverhaltens* beschrieben wurden.

Therapie, Verlauf, Prognose

Bei Kindern mit *exzessiven genitalen Manipulationen* richten sich die therapeutischen Bemühungen auf die zugrundeliegenden Konflikte und auf eine Verbesserung des häuslichen Milieus. Eine Spieltherapie mit begleitender Elternberatung oder verhaltenstherapeutische Maßnahmen sind erfolgversprechend, zumal wenn die Symptomatik in Familie und Kindergarten störende Ausmaße angenommen hat. Viele Eltern sind durch die Verhaltensweisen ihrer Kinder verängstigt und beunruhigt, oft vor dem Hintergrund einer Vorstellung, daß Kinder noch keine Sexualität haben. Sie befürchten eine sexuelle Fehlentwicklung oder Diskriminierungen. Sie sollten dahingehend beraten werden, daß das Symptom Ausdruck einer seelischen Störung ist, die nicht mit Bestrafungen oder Zurechtweisungen zu beheben ist. Im Alltag kann vielfach durch Ablenkung, positive Verstärkung und verständnisvollen Umgang eine günstige Beeinflussung erreicht werden. Eine *exzessive Onanie im Pubertätsalter* ist dann behandlungsbedürftig, wenn die Gefahr einer narzistischen Fixierung und Ablehnung heterosexueller Kontakte vorliegt. Oftmals müssen Defizite in der sexuellen Aufklärung bei Eltern und Jugendlichen aufgearbeitet werden. Die Jugendlichen sollten von meist bestehenden Angst- und Schuldgefühlen entlastet werden. Die Anwendung des autogenen Trainings mit der Bildung von formelhaften Vorsatzbildungen kann ebenfalls erfolgreich sein.

Psychotherapeutische Ansätze bei *ich-dystoner Homosexualität* beinhalten eine Bearbeitung der fast immer vorhandenen Schuldgefühle und der Selbstwertproblematik mit dem Ziel einer Ich-Stärkung und Selbstakzeptanz. Häufig müssen auch sexuell aufklärende Gespräche geführt werden, um bestehende Defizite aufzuarbeiten. Der Jugendliche sollte ermutigt werden, mit seinen Eltern über seine Veranlagung zu sprechen, wenn nötig auch mit Hilfe des Therapeuten. Es besteht heute Einigkeit darüber, daß eine manifeste Homosexualität nicht mit dem Ziel behandelt werden sollte, eine heterosexuelle Orientierung zu erreichen. Früher propagierte verhaltenstherapeutische oder aversive Behandlungsmethoden sind als obsolet anzusehen.

Die Behandlung einer *Pubertätsaskese* stellt den Therapeuten häufig vor Probleme, da starke Widerstände im Vordergrund stehen, die es zu bearbeiten gilt. Oft ist nur dann eine Besserung zu erreichen, wenn durch eine mittelfristige tiefenpsychologisch orientierte Psychotherapie die zugrundeliegenden Konflikte aufgearbeitet werden können. Verhaltenstherapeutische Ansätze dürften wenig erfolgversprechend sein.

Promiskuitive Mädchen und Jungen sind therapeutisch nicht selten schwer erreichbar, da meistens kein deutlicher Leidensdruck besteht, und die Jugendlichen von einer gewissen Faszination, die von dem promiskuitiven Milieu ausgeht, berichten. Da Promiskuität häufig im Rahmen von Verwahrlosungs- und dissozialen Entwicklungen auftritt, ist von ähnlichen therapeutischen Schwierigkeiten auszugehen, die allgemein bei Störungen des Sozialverhaltens auftreten. Falls durchführbar, ist die Aufnahme in einem heilpädagogischen Heim indiziert und erfolgversprechend.

Hinweise für die Elternberatung

- moralisierende Haltungen und Strafandrohungen oder Strafen sind zu vermeiden
- Aufklärung über entwicklungstypische Erscheinungsformen (Pubertätsonanie, Entwicklungshomosexualität)
- Aufarbeiten von Defiziten in der sexuellen Aufklärung
- bei Neigungshomosexualität
  Abbau von abwertenden und diskriminierenden Haltungen zugunsten von Verständnis, Toleranz und Akzeptanz

Fehlerquellen in Diagnostik und Therapie

- Überbewertung und Dramatisierung von entwicklungsbedingten Auffälligkeiten
- Unterbewertung bei sexueller Verwahrlosung und Promiskuität
- Vernachlässigung von körperlicher Untersuchung (z.B. genitale Manipulation bei bestehender Phimose oder Fluor)

17.2. Störungen der Geschlechtsidentität

17.2.1. Störung der Geschlechtsidentität des Kindesalters

Definition und Klassifikation

Nach der ICD-10 zeigt sich diese Störung meist während der frühen Kindheit und immer lange vor der Pubertät. Sie ist durch ein anhaltendes und starkes Unbehagen über das angeborene Geschlecht charakterisiert, zusammen mit dem starken Wunsch (oder der Beteuerung), zum anderen Geschlecht zu gehören. Es besteht eine beständige Beschäftigung mit der Kleidung oder den Aktivitäten des anderen Geschlechtes oder eine Ablehnung des eigenen. Man nimmt an, daß diese Störungen relativ selten sind, und sie sind nicht mit der viel häufigeren fehlenden Anpassung an das stereotype sexuelle Rollenverhalten zu verwechseln. Um die Diagnose zu stellen, muß eine tiefgreifende Störung des normalen Gefühls für Männlichkeit oder Weiblichkeit vorliegen, bloße Knabenhaftigkeit bei Mädchen und ein mädchenhaftes Verhalten bei Jungen ist nicht ausreichend. Nach Erreichen der Pubertät kann diese Diagnose nicht mehr gestellt werden.

Epidemiologie

Die Störung soll bei Jungen im Alter von 4 - 5 Jahren mit 15 % ihr Maximum erreichen, bei Mädchen wird eine Prävalenz von 6 % angegeben. Die Jungen-Mädchen-Relation beträgt in Inanspruchnahmepopulationen 5 : 1.

Klinisches Bild und Diagnose

Bei Jungen ist zu beobachten, daß sie sich vom Vorschulalter an vorzugsweise mit mädchenspezifischen Spielen und Aktivitäten beschäftigen. Sie tragen gerne Mädchen- oder Frauenkleider, wobei sie im Unterschied zum fetischistischen Transvestitismus bei Erwachsenen jedoch keine sexuelle Erregung empfinden. Sie spielen am liebsten mit weiblichen Puppen und mit Mädchen, während sie typische Jungenspiele, wie Fußball oder andere sportliche Aktivitäten ablehnen. Zeitweise wird auch ein effeminiertes Verhalten in Gestik, Mimik und Sprache beschrieben. Seltener geben Jungen an, daß sie ihr angeborenes Geschlecht nicht anerkennen wollen, indem sie behaupten, daß sie sich körperlich zu Frauen entwickeln werden, daß sie Penis und Hoden als abstoßend empfinden und wünschen, daß sie verschwinden.

Auch bei Mädchen gibt es Früherscheinungsformen, bei denen sie ein gegengeschlechtliches Verhalten zeigen, indem sie männliche Spielkameraden und Jungenspiele bevorzugen. Sie lehnen es ab, mit Puppen zu spielen oder bei Kinderspielen weibliche Rollen zu übernehmen. Sie lehnen es ab, Mädchenkleider zu tragen und ziehen statt dessen lieber Hosen an, tragen kurze Haare und geben sich burschikos und jungenhaft. Die Nichtanerkennung des angeborenen Geschlechtes kann sich bei Mädchen darin äußern, daß sie behaupten, einen Penis zu bekommen oder einen zu haben, sie lehnen es ab, sitzend zu urinieren, möchten keine Brüste bekommen und menstruieren.

Das wesentliche diagnostische Merkmal ist der dringliche und anhaltende Wunsch oder die feste Überzeugung zum anderen als dem angeborenen Geschlecht zu gehören, zusammen mit einer starken Ablehnung des Verhaltens, der Merkmale oder der Kleidung des angeborenen Geschlechtes. Charakteristischerweise behaupten Kinder mit einer Störung der Geschlechtsidentität, daß sie durch diese nicht beunruhigt seien. Allerdings können sie durch Konflikte mit den Erwartungen ihrer Familie und ihrer Altersgenossen oder durch Hänseleien und ablehnendes Verhalten verstört sein.

Differentialdiagnose

- Störung der Geschlechtsidentität bei Personen kurz vor oder während der Pubertät (F66.0, F66.1)
- andere Störungen der Geschlechtsidentität (F64.8)
- nicht näher bezeichnete Störung der Geschlechtsidentität (F64.9)

Ätiopathogenese

Wir wissen noch sehr wenig über die Ursachen der Geschlechtsidentitätsstörung des Kindesalters. Aus biologischer Sicht wird die Hypothese vertreten, daß eine pränatale Prägung durch die Wirkung von Geschlechtshormonen auf die Gehirnentwicklung eine prädisponierende Rolle bei der Ausgestaltung dieser Störung spielen könnte, wie es beispielsweise beim adrenogenitalen Syndrom der Fall ist. Ferner gibt es Hinweise, daß genetische Einflüsse ätiopathogenetisch bedeutsam sein können. Aus psychodynamischer Sicht wird diskutiert, daß eine Identitätsstörung aus Erwartungshaltungen der Eltern, besonders der Mütter, und den damit verbundenen sozialen Verstärkungen resultieren können. Besonders hübsche Jungen, die von den Eltern als Mädchen erwünscht waren, werden von den Müttern "mädchenhaft" gekleidet und erzogen und dadurch in ihrer Identitätsfindung geprägt. Dementsprechend kann bei Mädchen, die als Jungen erwünscht waren, die Erwartungshaltung der Eltern nach "jungenhaftem" Verhalten und Aussehen zu Geschlechtsrollenkonflikten führen, zumal wenn zumeist vom Vater mädchenhaftes Verhalten abgewertet oder abgelehnt wird.

Verlauf und Therapie

Aus einer betont liberalen Haltung heraus (die heute nicht so selten ist), bei der sogenannte typische Rollenerwartungen an die Geschlechter als überholt angesehen werden zugunsten einer als zeitgemäß propagierten Vorstellung von Gleichberechtigung der Geschlechter, könnte man den Standpunkt vertreten, daß sich eine Therapie einer Geschlechtsidentitätsstörung im Kindesalter erübrigt. Retrospektive Studien haben jedoch belegt, daß diese Störungsbilder im weiteren Verlauf häufig in Transsexualität, Transvestitismus und Homosexualität im Erwachsenenalter einmünden. Die damit verbundenen Folgeprobleme sind erheblich (soziale Diskriminierungen und Abwertungen, psychische Fehlentwicklungen mit Depressivität und Suizidalität, Selbstbeschädigungen, Selbstwertprobleme etc.) Häufig sind diese Kinder gerade auch wegen der sekundären Auswirkungen über ihr Empfinden und ihr Verhalten unglücklich, ebenso wie Eltern. In der Literatur werden verhaltenstherapeutische und psychodynamische Ansätze als erfolgversprechend beschrieben.

Wichtig ist, daß der Therapeut dem Kind vermittelt, daß er es in seinem Sein annimmt und akzeptiert, ihm aber andererseits Hilfestellungen anbieten möchte bei der Bewältigung seiner subjektiven und umfeldbedingten Probleme. Die Einstellungen und Erwartungshaltungen der Eltern sind sorgfältig zu eruieren und in der Therapie zu berücksichtigen. Die Eltern sind dahingehend zu beraten, daß sie Strafen oder drakonische Maßnahmen (Zwang, in einen Sportverein oder Fußballclub zu gehen, zu geschlechtstypischer Kleidung oder Aktivitäten, fortgesetzte Abwertungen) vermeiden. Vielmehr sollte das Kind in einem längeren Prozeß behutsam und verständnisvoll dazu gebracht werden, daß es sein anatomisches Geschlecht akzeptiert und schätzen lernt.

Verlaufsstudien haben ergeben, daß bis zu 3/4 der Jungen mit einer kindlichen Geschlechtsidentitätsstörung später homo- oder bisexuell werden. Kombinationen mit Transvestitismus und Transsexualismus sind beschrieben.

Bei Mädchen ist die Wahrscheinlichkeit, daß sie sich in der Adoleszenz geschlechtsspezifisch entwickeln wesentlich größer als bei Jungen. Systematische Verlaufsuntersuchungen bei Mädchen stehen noch aus.

Hinweise für die Elternberatung

- Besonders bei subjektivem und familialem Leidensdruck ist eine Behandlung/Beratung durch einen erfahrenen Therapeuten anzuraten
- Ständige Abwertungen des Kindes, Strafen und drastische Maßnahmen sind zu vermeiden
- Gewinnung der Eltern als Ko-Therapeuten im häuslichen Umfeld

Fehlerquellen in Diagnostik und Therapie

- Bagatellisierung der Störung (Prognose!)

17.2.2. Transsexualismus

Definition, Klassifikation und Epidemiologie

Transsexuelle sind durch den Wunsch gekennzeichnet, daß sie als Angehörige des anderen anatomischen Geschlechtes leben und anerkannt werden wollen. Die Betroffenen wünschen mit Nachdruck, daß sie hormonell und chirurgisch behandelt werden, um den eigenen Körper dem bevorzugten Geschlecht so weit wie möglich anzugleichen. Die Störung gilt im Jugendalter als sehr selten. Das biologisch männliche Geschlecht ist wesentlich häufiger betroffen als das weibliche.

Klinisches Bild, Diagnose und Differentialdiagnose

Wie oben ausgeführt entwickelt sich Transsexualität häufig aus einer Störung der Geschlechtsidentität des Kindesalters. Wie bei dieser beschrieben, bevorzugen Transsexuelle weibliche Kleidung, Haartracht, imitieren feminines Verhalten, schminken sich oder tragen Damenschuhe, und häufig zeigen sie diese Verhaltensweisen wegen des privaten sozialen Drucks und der Abwertung durch die Umwelt nur heimlich zu Hause, während sie im Alltag sich den Erwartungen an ihr anatomisches Geschlecht gerecht verhalten. Dieses geht mit massiven intrapsychischen Konflikten, Depressivität und Unglücklichsein einher, die nicht selten zu Suizidversuchen führen.

Junge Mädchen, die sich als Mann fühlen und sich dementsprechend kleiden und verhalten, werden in der heutigen Gesellschaft dagegen eher toleriert, wenngleich auch der subjektive Leidensdruck bei ihnen nicht unerheblich ist. Aus Rücksicht auf die Familie und das Umfeld sind transsexuelle Jugendliche gezwungen, häufig ein Doppelleben zu führen, und sie erwarten sehnsüchtig die Volljährigkeit, um dann eine Geschlechtsumwandlung durchführen zu lassen.

Die Diagnose stützt sich auf den Wunsch nach Geschlechtsumwandlung und der subjektiven Überzeugung, dem anderen Geschlecht anzugehören. Transsexuelle beschreiben ihre Situation treffend damit, daß sie das Gefühl haben, im falschen Körper zu leben.

Die diagnostischen Leitlinien sehen vor, daß die transsexuelle Identität mindestens zwei Jahre durchgehend bestanden haben muß, und nicht ein

Symptom einer anderen psychischen Störung wie z.B. einer Schizophrenie (transsexuelle Wahnideen) sein darf.

Differentialdiagnostisch müssen Hermaphroditismus oder geschlechtschromosomale Anomalien (z.B. KLINEFELTER-Syndrom) ausgeschlossen werden.

Beim Transvestitismus unter Beibehaltung beider Geschlechtsrollen (F64.1) wird auch gegengeschlechtliche Kleidung bevorzugt, um zeitweilig die Erfahrung der Zugehörigkeit zum anderen Geschlecht zu erleben. Es besteht jedoch kein Wunsch nach langfristiger Geschlechtsumwandlung oder chirurgischer Korrektur.

Ätiopathogenese

Die Ätiologie des Transsexualismus ist weitgehend unklar. Pathogenetische Überlegungen, wie sie bei der Störung der Geschlechtsidentität des Kindesalters angestellt wurden, sind sinngemäß hier zu übertragen.

Therapieverlauf und Prognose

Für das Jugendalter liegen wenig therapeutische Erfahrungen beim Transsexualismus vor. Psychotherapeutische Ansätze mit dem Ziel einer Reorientierung an das anatomische Geschlecht sind wenig erfolgversprechend. Es hat sich allgemein die Auffassung durchgesetzt, daß dem dringenden Wunsch des Transsexuellen nach Geschlechtsumwandlung entsprochen werden sollte. Zu beachten ist, daß eine chirurgische Geschlechtsumwandlung nicht vor dem 18. Lebensjahr vorgenommen werden darf. Einer chirurgischen Behandlung muß eine mindestens 1 - 2 Jahre dauernde Erprobungsphase (real life test) vorausgehen. Der Jugendliche sollte darüber genau aufgeklärt werden, welche Möglichkeiten und Grenzen einer operativen Umwandlung bestehen und daß diese irreversibel ist. Während bei Männern durchaus befriedigende operative Resultate (Vaginalplastik) erzielt werden können, ist dies bei Frauen nicht möglich.

Der Verlauf des Transsexualismus ist wesentlich von der Effizienz und Qualität der chirurgischen und hormonellen Behandlung sowie der psychotherapeutischen Begleitung abhängig. Nachuntersuchungen haben ergeben, daß sich in 70 - 90 % der Fälle zufriedenstellende Ergebnisse einstellen.

17.3. Störungen der Sexualpräferenz

Es handelt sich um im Jugendalter sehr selten vorkommende Störungen (synonym wird der Begriff *Paraphilie* gebraucht), die daher im folgenden nur kurz besprochen werden sollen. Generell ist im Jugendalter wegen der bedeutsamen Entwicklungsdimension bei der Klassifikation solcher Störungen Zurückhaltung geboten bzw. kann diese erst in der Verlaufsbeobachtung vorgenommen werden.

Definition, Klassifikation, klinisches Bild und Epidemiologie

- *Fetischismus (F65.0)*
  Der Fetischismus ist gekennzeichnet durch den Gebrauch toter Objekte, die als Stimuli für die sexuelle Erregung und die sexuelle Befriedigung benötigt werden. Viele Fetische stellen einen Ersatz für den menschlichen Körper dar, z.B. Kleidungsstücke oder Schuhwerk, Gummiplastik oder Ledergegenstände. Fetischismus beginnt typischerweise in der Adoleszenz und sollte nur dann diagnostiziert werden, wenn der Fetisch die wichtigste Quelle sexueller Erregung darstellt oder für die sexuelle Befriedigung unerläßlich ist. Häufig steht das fetischistische Objekt mit einer nahen Bezugsperson (Vater, Mutter) in enger Beziehung.
  Die Störung wurde bisher nur beim männlichen Geschlecht beobachtet
- *Fetischistischer Transvestitismus* (F65.1)
  Der Betroffene verwendet Kleidungsstücke des anderen Geschlechts hauptsächlich zur Erreichung sexueller Erregung. Der fetischistische Transvestismus unterscheidet sich vom einfachen Fetischismus dadurch, daß die Fetische oder die Kleidung nicht nur getragen werden, sondern auch den Anschein erwecken sollen, daß es sich um eine Person des anderen Geschlechtes handelt. Vom transsexuellen Transvestitismus unterscheidet er sich dadurch, daß die gegengeschlechtliche Kleidung an sexuelle Erregung und ein starkes Verlangen gekoppelt ist, die Kleidung nach dem eingetretenen Orgasmus und dem Nachlassen der sexuellen Erregung wieder abzulegen. Transvestiten sind häufig heterosexuell orientierte Männer, auch Homosexualität und ein Übergang in Transsexualität ist möglich.Transvestitismus kommt bei Männern häufiger als bei Frauen vor. Es wird an-

genommen, daß die Hälfte der männlichen Transvestiten homosexuell sind, während weibliche fast ausschließlich diese Neigung aufweisen

- *Exhibitionismus* (F65.2)
  Exhibitionisten (ausschließlich männlich) haben wiederholte oder ständige Neigungen, Genitalien vor unbekannten Frauen öffentlich zu entblößen, ohne daß sie zu einem näheren Kontakt auffordern. Das Zeigen der entblößten Geschlechtsteile ist häufig mit sexueller Erregung und Masturbation verbunden. Der Exhibitionismus ist meist auf heterosexuelle Männer beschränkt, die meist kontaktschwach, gehemmt und schüchtern sind und unter starken Minderwertigkeitsgefühlen leiden. Sie stammen häufig aus sexualfeindlichen oder sexualrepressiven Elternhäusern und sind nur unzureichend sexuell aufgeklärt
- *Voyeurismus* (F65.3)
  Es handelt sich um einen wiederholt auftretenden oder ständigen Drang, anderen Menschen bei sexuellen Aktivitäten oder Intimitäten, wie z.B. beim Entkleiden, zuzusehen. Voyeure tun dies meist heimlich und sind dabei sexuell erregt oder masturbieren. Voyeurismus, der meist erst im frühen Erwachsenenalter eintritt, sollte nicht mit der sexuellen Neugier von Kindern und Jugendlichen gleichgesetzt werden. Voyeure sind ebenfalls häufig gehemmte, schüchterne, kontaktschwache Persönlichkeiten, die Schwierigkeiten bei der Aufnahme heterosexueller Kontakte haben
- *Pädophilie* (F65.4)
  Die sexuelle Präferenz bezieht sich auf Kinder, die sich zumeist in der Vorpubertät oder im frühen Stadium der Pubertät befinden. Es gibt sowohl Fixierungen ausschließlich auf Mädchen, auf Jungen oder auf beide Geschlechter. Bei der Pädophilie handelt es sich um eine Störung, die meist erwachsene Männer mit Neigung zur Homosexualität betrifft. Die Diagnose sollte nur gestellt werden, wenn es sich um eine längerdauernde und überwiegende Sexualpräferenz handelt. Einzelne Vorfälle, in die ein Jugendlicher verstrickt sein kann, berechtigen zur Diagnosenstellung noch nicht.
  Auch diese Störung kommt fast nur bei Männern vor
- *Sadomasochismus* (F65.5)
  Diese Paraphilie ist charakterisiert durch sexuelle Aktivitäten, die mit Zufügung von Schmerzen, Erniedrigung oder Fesseln einhergehen. Es kommen sowohl vorwiegend masochistische, sadistische oder kombinierte Formen vor. Da gering ausgeprägte masochistische Stimulationen zur Steigerung einer im übrigen normalen Sexualität relativ häufig vorkommen, sollte die diagnostische Kategorie Sadomasochismus nur dann verwendet werden, wenn diese Betätigungen die hauptsächliche Quelle der Erregung oder für die sexuelle Befriedigung unerläßlich sind

Unter F65.8 werden *weitere Störungen der Sexualpräferenz* klassifiziert, wie z.B. obszöne Telefonanrufe, Pressen des eigenen Körpers an andere Menschen in Menschenmengen zum Zweck der sexuellen Erregung (Frotteurismus), sexuelle Handlungen an Tieren (Sodomie, Zoophilie), Strangulation und Nutzung der Anoxie zur Steigerung der sexuellen Erregung, fäkalerotische Fixierungen sowie Nekrophilie. Andere Störungen der Sexualpräferenz sind insgesamt sehr selten und spielen im jugendpsychiatrischen Krankengut eine untergeordnete Rolle.

Paraphilien haben in der Kinder- und Jugendpsychiatrie vor allem eine forensische Bedeutung, z.B. bei der Begutachtung von Kindern und Jugendlichen, die Opfer einer Sexualpräferenzstörung geworden sind oder auch von jugendlichen Exhibitionisten oder sexuellen Mißhandlern. Insgesamt ist bei allen Paraphilien das männliche Geschlecht überrepräsentiert, verläßliche Prävalenzraten fehlen.

Diagnose und Differentialdiagnose

Die Diagnose stützt sich auf eine sorgfältige Befunderhebung unter Berücksichtigung der diagnostischen Leitlinien, fremdanamnestischer Angaben, Verhaltensbeobachtungen und der Exploration. Wichtig ist, daß die Klassifikation einer Paraphilie nur dann erfolgen soll, wenn es sich um vorherrschende und anhaltende Störungen der Sexualpräferenz handelt.

Ätiopathogenese

Überzeugende Erklärungsmodelle für die Entstehung von Paraphilien sind bisher nicht vorgelegt worden. Im Einzelfall sind psychodynamische Überlegungen anhand der Eigen- und Familienanamnese und des psychopathologischen Befundes anzustellen, aber mit Zurückhaltung und Vorsicht zu interpretieren. Gelegentlich sind prägende Kindheitserlebnisse zu eruieren, die einen pathogenetischen Zusammenhang nahelegen.

Therapie, Verlauf und Prognose

Therapeutische Ansätze orientieren sich am klinischen Bild, der sozialen Relevanz der Störung, des individuellen psychosexuellen Entwicklungsstandes und der Eigen- und Familiendynamik. Exhibitionistische Jugendliche müssen einer verhaltenstherapeutischen oder psychodynamisch ausgerichteten Therapie durch einen erfahrenen Therapeuten zugeführt werden, besonders wenn sie strafrechtlich in Erscheinung getreten sind. Im Einzelfall ist auch zu prüfen, ob durch eine Fremdplacierung bei ungünstigen familiären Verhältnissen und repressiven Erziehungspraktiken eine positive Entwicklung herbeigeführt werden kann. Jenseits der Adoleszenz haben Patienten mit Paraphilien meist eine geringe Therapiemotivation, und es kommt zu einer chronischen Fixierung. Häufig entsteht eine meist halbherzige Therapiemotivation, wenn eine gerichtliche Auflage erfolgt, sich einer spezifischen Behandlung zu unterziehen.

Abkürzungen und Fachausdrücke

18. Abkürzungen und Fachausdrücke

ADOLESZENZ	Jugendalter
ADHS	Aufmerksamkeits-Defizit-Hyperaktivitäts-Störung = Definiertes Krankheitsbild nach ICD 10
AEP	Akustisch evozierte Potentiale: Hirnstromkurven der Hörbahn nach akustischer Reizung
AGITIERT	motorische und affektive Übererregung
AMENORRHOE	Fehlen der Monatsregelblutung
AMNESIE	zeitlich begrenzte Gedächtnislücke
ANANKASMEN, ANANKASTISCH	Zwänge, zwanghaft
ANHEDONIE	Verlust von Interesse und Freude am Leben (z.B. bei Depressionen)
ANTIKONVULSIVA	Medikamente gegen Anfallsleiden (Syn.: Antiepileptika)
APHASIE	Durch Hirnläsionen verursachte Störungen der Sprache und des Sprachverständnisses (Syn.: DYSPHASIE)
APHONIE	Stimmlosigkeit
APRAXIE	Unfähigkeit, zweckmäßig zu handeln bei intakter Fähigkeit der Einzelbewegungen
AROUSAL	Hemmung des α-Rhythmus im EEG bis zum Verschwinden der Wellen
ATAXIE	Störung der Koordination von Bewegungsabläufen
ATHETOSE	bizarrgeschraubte, langsame Bewegungsmuster
ÄTIOLOGIE	Verursachendes Bedingungsgefüge bei der Entstehung von Krankheiten
BIOFEEDBACK	Verfahren, bei dem vegetative Körperfunktionen über Geräte rückgemeldet und damit willkürlich kontrollierbar werden
CHOREA, CHOREATIFORM	"Veitstanz", ruckartig einschießende Bewegungsmuster
COMPLIANCE	Mitarbeit des Patienten beim Befolgen therapeutischer Anweisungen
COPING	Anstrengungen zur Überwindung von Schwierigkeiten, Bewältigung
DEMENZ	Hirnorganisch bedingte Abbauprozesse mit Störung von Gedächtnis und Intelligenz
DENKSTÖRUNGEN, INHALTLICHE	- *Gedankenausbreitung:* Der Kranke glaubt, andere Menschen könnten seine Gedanken lesen. - *Gedankenentzug:* Der Kranke meint, seine Gedanken würden ihm weggenommen und abgezogen. - *Gedankeneingebung:* Der Kranke empfindet seine Gedanken als von anderen gemacht, gelenkt, eingegeben, aufgedrängt.

DENKSTÖRUNGEN, FORMALE	- *gehemmt:* Erschwerung des Denkablaufs hinsichtlich Tempo, Inhalt und Zielsetzung - *Perseveration:* Gedankenkreisen, depressives Grübeln, "Sinnieren" - *Gedankensperrung:* plötzlicher Abbruch des Gedankenganges,"den Faden verlieren" - *Gedankenabreißen:* Dem Kranken bewußte plötzliche Unterbrechungen des Gedankenganges - *verlangsamtes Denken:* Kontinuierliche Verzögerung des Denkablaufes - *beschleunigtes Denken, ideenflüchtiges Denken:* Das Denken wird nicht von einer Zielvorstellung geleitet, sondern wechselt diese ständig oder verliert sie (z.B. bei Manie) - *eingeengtes Denken:* Einschränkung des inhaltlichen Denkumfanges, Verarmung von Themen, Fixierung auf wenige Zielvorstellungen, Verminderung der "geistigen Beweglichkeit" - *umständliches Denken:* Das Denken verliert sich in Weitschweifigkeit oder pedantisch in unwichtige Einzelheiten - *inkohärentes (zerfahrenes) Denken:* Das Denken hat keinen logischen oder gefühlsmäßig verständlichen Zusammenhang
DEPERSONALISATION	Fremdheitsgefühl dem eigenen Körper oder der eigenen Person gegenüber
DEREALISATION	Fremdheitsgefühl gegenüber Personen und Gegenständen, die den Betroffenen unwirklich und unreal vorkommen
DYSARTHRIE	Artikulationsstörung, hervorgerufen durch krankhafte Veränderungen in den Sprachwerkzeugen (Muskeln und periphere Nerven)
DYSKALKULIE	Rechenschwäche
ECHOLALIE	mechanisches Nachsprechen von Worten und Sätzen. Physiologisch im 9 - 12. Lebensmonat. Pathologisch z.B. bei Autismus.
EEG	Elektroencephalogramm, Messung der Hirnströme
ENCEPHALITIS	Entzündung des Gehirns
ENTWICKLUNGS-DYSPRAXIE	umschriebene Störung der motorischen Funktionen (Syndrom des ungeschickten Kindes)
EP	Evozierte Potentiale: spezifische Hirnstromkurven nach Reizung (vgl. AEP, VEP, SEP)
HALLUZINATIONEN	Sinnestäuschungen, Trugwahrnehmungen (Hören, Sehen, Riechen, Schmecken, Spüren), für die keine gegenständliche Grundlage besteht. Charakteristisch: Die subjektive Gewißheit des Kranken, daß die Halluzination real ist.
HALLUZINOGENE	Substanzen, die Sinnestäuschungen hervorrufen oder Sinneseindrücke verändern (z.B. LSD)
HISTRIONISCH	neue Bezeichnung für hysterisch (Konversionsstörungen)
HYPERAKTIV	übermäßig aktiv
HYPERMOTORISCH, HYPERKINETISCH	übermäßiger Bewegungsdrang, vgl. ADHS
HYPOCHONDRIE	Krankheitsbefürchtungen, die sich ohne körperliche Grundlage auf meist umschriebene Organsysteme beziehen.

ICD-10	International Classification of Deseases = Internationale Klassifikation der Krankheiten, 10. Revision
ILLUSION	Verfälschte Wahrnehmung realer Gegebenheiten, Sinnesreize werden subjektiv umgedeutet.
IMPULSIVITÄT	Neigung zu plötzlichen, unüberlegten, unerwarteten Handlungen
INADÄQUATER AFFEKT	Ein dem Bewußtseinsinhalt nicht entsprechender Affekt (z. B. Lachen bei traurigen Anlässen), häufig bei Schizophrenie und Manie.
INZIDENZ	Neuerkrankungsziffer innerhalb eines bestimmten Zeitraums bei vorher an dieser Krankheit nicht Erkrankten (→ Prävalenz)
KATALEPSIE	Anhaltendes Verharren in einer bestimmten, passiv vorgegebenen, Körperhaltung (z.B. bei Schizophrenie)
KATATONIE	Störungen der Willkürbewegungen bei Schizophrenien: - K. Sperrungszustand (Stupor) mit Übergang → KATALEPSIE - K. Erregungszustand
KOMORBIDITÄT	gleichzeitiges Auftreten verschiedener Erkrankungen
KOPROLALIE	("Kotsprache"). Fortgesetzte Neigung, Ausdrücke aus dem Fäkalbereich zu verwenden (z.B. bei → Tourrette- Syndrom)
MAS	Multiaxiales Klassifikationsschema für psychische Störungen des Kindes- und Jugendalters
MCD	"Minimal cerebral dysfunction" (minimale Hirnfunktionsstörung), heute umstrittener Begriff, → Entwicklungsdyspraxie
MINUSSYMPTOMATIK	Minderung der Initiative (Antrieb), der emotionalen Schwingungsfähigkeit, des sprachlichen Ausdrucksvermögens, der Kontaktbereitschaft (bei Schizophrenie)
NARKOLEPSIE	Anfallsweise auftretender, unüberwindlicher, 1-30 Minuten dauernder Schlaf am Tage (Schlafzwang).
NEGATIVISMUS	Der Kranke reagiert auf einen Außenreiz aktiv (Ausführen des Gegenteils) oder passiv (Verweigerung) inadäquat (z. B. bei → KATATONIE).
NEGATIVSYMPTOME	→ MINUSSYMPTOMATIK
NEUROLEPTIKA	Psychopharmaka mit antipsychotischer, sedierender und psychomotorisch dämpfender Wirkung
OCD	obsessive-compulsive Disorder (Zwangsstörungen)
OPD	Operationale psychodynamische Diagnostik
OLIGOANTIGENE DIÄT	Nahrung aus möglichst wenigen Bestandteilen, die eine allergische Reaktion auslösen (z.B. bei Hyperkinetischem Syndrom)
OPIATE	Morphin und Alkaloide des Opiums, auch Heroin
OPIOIDE	Medikamente (oder körpereigene Stoffe) mit morphinähnlicher Wirkung
PARANOIA, PARANOID	systematisierter Wahn, z.B. Verfolgungs-, Größenwahn
PATHOGENESE	Krankheitsentstehung, ursächlich für die Entstehung einer Krankheit
PATHOPLASTISCH	Die Symptomatik einer Krankheit ausformend, z.B. durch soziale oder kulturelle Faktoren.

PERSEVERATION	Wiederholen bzw. Haftenbleiben an Bewegungen, Wörtern, Vorstellungen
PRÄVALENZ	Häufigkeit von Erkrankungen zu einem bestimmten Zeitpunkt.
PRIMÄRPERSÖN-LICHKEIT	Persönlichkeitsstruktur vor einer psychischen Krankheit.
PSEUDOHALLUZI-NATION	Trugwahrnehmung, deren Trugcharakter von dem Kranken erkannt wird (→ HALLU-ZINATION)
PSYCHOSE, PSY-CHOTISCH	Im engeren Sinne die Geistes- und Gemütskrankheiten (Schizophrenien, Manie, De-pression).
PSYCHOTROPE SUB-STANZEN	Chemische Stoffe, durch die psychische Wirkungen erzielt werden können, z.B. Alko-hol, Coffein, Morphin, Neuroleptika u. a.
REM-SCHLAF	rapid eye movements (schnelle Augenbewegungen), Leichtschlafstadium im EEG, das die Traumphasen umfaßt.
RETROGRADE AM-NESIE	Gedächtnisstörung für den Zeitraum vor einem schädigenden Ereignis (z.B. Gehirner-schütterung)
SEP	somatosensibel evozierte Potentiale: durch Körperreize entstehendes Hirnstrombild
STUPOR	Krankhafter Zustand, bei dem jegliche körperliche und seelische Aktivität fehlt (z.B. de-pressiver S., → Katatoner S.)
VEP	visuell evozierte Potentiale: durch visuelle Reize entstehende Hirnstrombilder der Seh-bahn.
WAHN	Persönlichkeitsgültige, starre Überzeugung des Kranken von der eigenen Lebenswirk-lichkeit (subjektive Gewißheit), z.B. Verfolgungs-, Eifersuchts-, Nichtigkeitswahn u.v.a.)
WAHNEINFALL	Einfälle der religiösen oder politischen Berufung, der besonderen Fähigkeit, Verfolgung oder des Geliebtwerdens, die in das Bewußtsein eintreten.
WAHNSTIMMUNG	Emotionales Gespanntsein im Vorfeld des Wahns
WAHNWAHRNEH-MUNG	Aus der Umdeutung von Wahrnehmungen entstandene Wahnidee, z.B. werden Perso-nen in ihrem Aussehen, Gegenstände in Form, Größe oder Farbe verändert wahrge-nommen.

Tabellenanhang

19. Tabellenanhang

Stimulanzien					
Int. Freiname (generic name)	Handelsname	Indikationen	Dosierungsvorschläge in mg/Tag	Nebenwirkungen (UAW)	Kontraindikationen
Methylphenidat **BtM-Rezept!**	Ritalin® Medikinet® Medikinet® retard Equasym® Equasym® Retard Concerta®	hyperkinetische Störungen, ADHS, Narkolepsie	*Kinder und Jugendliche*: 10 - 60	Verstärkung von Tics, passagere Wachstumshemmung, Schlafstörungen, Appetitverminderung, Puls/Blutdruck ↑	Psychosen, Schwangerschaft, *rel.*: Suchterkrankungen in der Familie, Tics
Pemolin*	Tradon® Hyperilex®	hyperkinetische Störungen, ADHS	*Kinder und Jugendliche*: 20-60	Schlafstörungen, Appetitverminderung, Leberschäden	Leberfunktionsstörungen, Psychosen, Schwangerschaft, Tics
Deanolaceglutamat	Risatarun®	hyperkinetische Störungen	*Kinder:* 0,5-2g *Jugendl.*: 1-4 g		Epilepsie

* Wegen Fällen von letalem Leberversagen bei hochdosierter Kombinationsbehandlung von Pemolin mit Methylphenidat ist besondere Vorsicht geboten.
Andere Wirkstoffe gegen ADHS: Amoxetin (Strattera®) s. unten.

Selektiver Noradrenalin-Wiederaufnahmehemmer					
Int. Freiname (generic name)	Handelsname	Indikationen	Dosierungsvorschläge in mg/Tag	Nebenwirkungen (UAW)	Kontraindikationen
Atomoxetin	Strattera®*	ADHS	Kinder- und Jugendliche 1,2 mg/kg KG	Bauch- und Kopfschmerzen, Appetit ↓, Übelkeit	

Antidepressiva					
Int. Freiname (generic name)	Handelsname	Indikationen	Dosierungs-vorschläge in mg/Tag	Nebenwirkungen (UAW)	Kontraindikationen
Trizyklische Antidepressiva					
Amitryptilin	Saroten® Laroxyl®	ängstlich-agitierte Depressionen	*Kinder bis 12 J.*: keine Richtwerte *Jugendliche:* 75-100	Müdigkeit, Gewicht ↑, Mundtrockenheit, Obstipation, Schwindel, Harnverhalt, Akkomodationsstörungen	Epilepsie, kardiale Vorschäden, Leukopenie, Phäochromocytom, MAOH
Clomipramin	Anafranil®	Depressionen, Zwangsstörungen	*Kinder bis 12 J.*: 10-50 *Jugendliche:* 75-100	w. o.	w. o.
Imipramin	Tofranil®	Depressionen, Enuresis nocturna, HKS, chronische Schmerzen	*Kinder:* 20-30 *Jugendliche:* 30-75	w. o.	w. o.
Desipramin	Pertofran® Noveril®	Depressionen mit Antriebsschwäche	*Jugendliche:* 100-300	w. o.	w. o. cave: Suizidalität!
Trimipramin	Stangyl®	Depressionen mit Antriebsschwäche	*Jugendliche:* 50-150 (-400)	w. o.	w. o.
Doxepin	Aponal®	Depressionen, Angst- und Erregungszustände	*Jugendliche:* 50-300	w. o.	w. o.
Tetrazyklische Antidepressiva					
Maprotilin	Ludiomil®	ängstlich-agitierte Depressionen	*Kinder:* 20-30 *Jugendliche:* 75-150	w. o.	w. o.
Mirtazapin	Remergil®	ängstlich-agitierte Depressionen	*Kinder:* keine Richtwerte *Jugendliche:* 20-60	Müdigkeit, Benommenheit, Appetit und Gewicht ↑	Komb. mit MAO-Inhib.
SSRI*					
Fluoxetin	Fluctin®	Depressionen, Angst- und Zwangsstörungen	*Kinder:* keine Richtwerte *Jugendliche:* 50-80	Schwindel, Übelkeit, Kopfschmerzen, Agitiertheit, Libido ↓	Komb. mit MAO-Inhib.

Fluvoxamin	Fevarin®	Depressionen, Angst- und Zwangsstörungen	*Kinder:* keine Richtwerte *Jugendliche:* 100-300	w. o.	w. o.
Paroxetin	Tagonis®	Depressionen	*Jugendliche:* 20-50	Schwindel, Übelkeit, Kopfschmerzen, Agitiertheit, Libido ↓	Kombin. m. MAO-Inhib. Cave: Serotonin-Syndrom!
Sertralin	Zoloft®	Depressionen	*Jugendliche:* 50 (-200)	Schwindel, Übelkeit, Kopfschmerzen, Agitiertheit, Libido ↓	Kombin. m. MAO-Inhib. Cave: Serotonin-Syndrom!
MAO-Hemmer					
Moclobemid	Aurorix®	Depressionen, HKS	*Jugendliche:* 300-600	Unruhe, Schlafstörungen	serotonerge Antidepressiva
Bemerkungen: *Über SSRI liegen bei Erwachsenen sehr gute, über Kinder und Jugendliche noch unzureichende klinische Studien vor.					

Neuroleptika					
Int. Freiname (generic name)	Handelsname	Indikationen	Dosierungsvorschläge in mg/Tag	Nebenwirkungen (UAW)	Kontraindikationen
Butyrophenone					
Haloperidol	Haldol®	schizophrene Psychosen, autistische Syndrome, schwere Zwangsstörung, Gilles-de-la-Tourette-Syndrom, schwere hyperkinetische Störungen des Sozialverhaltens	*Kinder:* 0,025 - 0,2 mg/kg *Jugendliche:* 3-15 (-60) (-100)	Parkinsonoid akut dystone Reaktionen, Rabbit-Syndrom, Akathisie, Spätdyskinesien, Hyperprolaktinämie	floride malignes neuroleptisches Syndrom, Wirkstoffallergie, Intoxikation
Fluspirilen	Imap®	schizophrene Psychosen mit Minus-Symptomatik	*Kinder:* keine Indikation *Jugendliche:* 1-4 (-10) mg/Woche	w. o.	w. o.

Pimozid	Orap®	schizophrene Psychosen, Gilles-de-la-Tourette-Syndrom, schwere hyperkinetische Störungen des Sozialverhaltens	*Kinder:* keine Richtwerte *Jugendliche:* initial 0,0003-0,01 mg/kg steigern auf 0,03-0,1 mg/kg (1-6 mg) max. 8 mg/Tag	w. o.	w. o.
Pipamperon	Dipiperon®	schwere aggressive und dissoziale Störungen, schwere hyperkinetische Störungen des Sozialverhaltens	*Kinder:* 1-2-6 mg/kg *Jugendliche:* 40-120 (-240)	w. o.	w. o.
Chlorprothixen	Truxal®	schwere aggressive und dissoziale Störungen, starke Erregungszustände	*Kinder:* 0,5-1 mg/kg *Jugendliche:* 15-100	bei hohen Dosen EPM-Störungen und UAW w. o.	w. o.
"Atypische" Neuroleptika*					
Olanzapin	Zyprexa®	schizophrene Psychosen	*Kinder:* keine Richtwerte *Jugendliche und Erwachsene:* 10-20	Gewichtszunahme, Sedierung, Mundtrockenheit	Risiko Engwinkelglaukom
Amisulprid	Solian®	schizophrene Psychosen	*Kinder:* keine Richtwerte *Jugendliche und Erwachsene:* 50-800	Leichte Gewichtszunahme, leichte EPS	Prolaktinabhängige Tumoren, Phäochromozytom
Quetiapin	Seroquel®	schizophrene Psychosen	*Kinder:* keine Richtwerte *Jugendliche und Erwachsene:* 250-750	Leichte Asthenie, Mundtrockenheit, Rhinitis, Obstipation, anfangs Schläfrigkeit, seltene: s. Herstellerangaben	Krampfanfälle, bekannte Leberfunktionsstörungen

Ziprasidon	Zeldox®	schizophrene Psychosen, besonders agitierte Formen	*Kinder:* keine Richtwerte *Jugendliche und Erwachsene:* 80-160	Gewicht ↔, leichtere UAW: Sedierung, Prolaktin ↑	Herzrhythmusstörungen
*vgl. Lit.: Fegert u.a.: Atypische Neuroleptika in der Jugendpsychiatrie, Schattauer 1999					
Phenothiazine					
Perazin	Taxilan®	schizophrene Psychosen, starke Erregungszustände	*Kinder:* keine Richtwerte *Jugendliche:* 25-100	bei hohen Dosen EPM-Störungen	w. o. Blutdyskrasie
Laevomepromazin	Neurocil®	schizophrene Psychosen, schwere Zwangsstörung, schwere aggressive und dissoziale Störungen, starke Erregungszustände, Manien	*Kinder:* 1 mg/kg *Jugendliche:* 100-300 (-600)	EPM-Störungen wie Haloperidol	w. o.
Thioridazin	Melleril®	depressive Verstimmungen, Angststörungen, schwere aggresive und dissoziale Störungen, starke Erregungszustände	*Kinder:* 2 mg/kg *Jugendliche:* 75-150 antipsychotisch: max. 600/Tag	wenig EPM-Störungen, sonst w.o.	w. o.
Promethazin	Atosil®	schwere aggressive und dissoziale Störungen	*Kinder:* 1-2 mg/kg *Jugendliche:* 25-100	Müdigkeit, Mundtrockenheit, Obstipation, Akkomodationsstörungen, Tachykardie, epileptische Anfälle, Photosensibilität	w. o.
Fluphenazin	Dapotum® Lyogen®	schizophrene Psychosen	*Kinder:* keine Richtwerte *Jugendliche:* 2,5-15	w. o.	w. o.

Benzioxazole					
Risperidon	Risperdal®	schizophrene Psychosen	*Kinder:* keine Richtwerte *Jugendliche:* 3-16	Unruhe, orthostat. Dysregulation, Gewichtszunahme, weniger EPM-Störungen	w. o.
Dibenzazepine					
Clozapin	Leponex®	schizophrene Psychosen	*Kinder:* keine Richtwerte *Jugendliche:* Initial 37,5, nach 4-6 Tagen 200-450 (-600)	Agranulocytoserisiko 1 %, davon 80 % i. d. ersten 18 Wo.→ wöchentl. Blutbildkontr., sonst wie Neuroleptika	w. o.
Olanzapin	Zyprexa®	schizophrene Psychosen	*Kinder:* keine Richtwerte *Jugendliche:* 5-10 (-20)	w. o.	w. o.
Benzamide					
Sulpirid	Dogmatil® Meresa®	autistische Syndrome, depressive Verstimmung, Schulangst, Menière-Syndrom	*Kinder:* 5-10 mg/kg *Jugendliche:* 200-1600	schwache EPM-Störungen, sonst wie Neuroleptika	Prolactinabhäng. Tumoren, sonst wie Neuroleptika
Tiaprid	Tiapridex®	Hyperkinesen, Stottern, Gilles-de-la Tourette-Syndrom, Tics	*Kinder:* 5-6/kg *Jugendliche:* 150-300 (-600)	EPMS seltener, sonst wie Neuroleptika	wie Neuroleptika
Bemerkungen: Bei der Verordnung von Clozapin sind besondere Auflagen zu beachten (Kap. 3.7.3.)					

Benzodiazepine					
Int. Freiname (generic name)	Handelsname	Indikationen	Dosierungsvorschläge in mg/Tag	Nebenwirkungen (UAW)	Kontraindikationen
Diazepam	Valium®	Schlafstörungen, Erregungszustände	*Kinder:* 2-4 *Jugendliche:* 5-10	Blutdrucksenkung, Muskelrelaxation, Atemdepression	Asthma bronchiale, Sinusbradykardie, Diabetes mellitus, Drogenabh. und Sucht
Oxazepam	Adumbran®	Schlafstörungen	*Kinder:* 0,5-1/kg *Jugendliche:* 10-30/kg	Blutdrucksenkung, Muskelrelaxation, Atemdepression	Asthma bronchiale, Sinusbradykardie, Diabetes mellitus, Drogenabh. und Sucht
Clobazam Lorazepam	Frisium® Tavor®	Angst- und Spannungszustände, schwere Phobien und Zwänge	*Kinder:* keine Richtwerte *Jugendliche:* Lorazepam 1-3 (-7,5) Clobazam 20-30 (-60)	Blutdrucksenkung, Muskelrelaxation, Atemdepression	Asthma bronchiale, Sinusbradykardie, Diabetes mellitus, Drogenabh. und Sucht
Bromazepam	Lexotanil®	Angst- und Spannungszustände, Schlafstörungen, schwere Phobien und Zwänge	*Kinder:* keine Richtwerte *Jugendliche:* 3-18 (-36)	Blutdrucksenkung, Muskelrelaxation, Atemdepression	Asthma bronchiale, Sinusbradykardie, Diabetes mellitus, Drogenabh. und Sucht
Chlodiazepoxid	Librium®	Angst- und Spannungszustände, schwere Phobien und Zwänge	Kinder: keine Richtwerte *Jugendliche:* 10-30 (-100)	Blutdrucksenkung, Muskelrelaxation, Atemdepression	Asthma bronchiale, Sinusbradykardie, Diabetes mellitus, Drogenabh. und Sucht

Antimanika und Phasenprophylaktika					
Int. Freiname (generic name)	Handelsname	Indikationen	Dosierungsvorschläge in mg/Tag	Nebenwirkungen (UAW)	Kontraindikationen
Lithiumsulfat	Lithium-Duriles®	Manie, Rezidivprophylaxe affektiver u. schizoaffektiver Störungen, impulsive Aggressivität	Keine RW für Kinder und Jugendliche Prophylaxe: 660-1320 Manie: 1320-1980	Gewicht↑, Tremor, Polyurie, Polydipsie, Struma	Niereninsuffizienz, Gravidität, Myokardinfarkt, natriumarme Diät, Thiaziddiuretika, *rel.*: Psoriasis, Hypothyreose
Lithiumcarbonat	Hypnorex ret® Quilonum ret®	w. o.	kein RW f. Kinder und Jugendliche, 400-800 (-1200)	w. o.	w. o.
Carbamazepin	Tegretal® Timonil® Sirbal® Carbamazepin -neuraxpharm®	w. o. + Prophylaxe epileptischer Anfälle, Alkoholentzug	kein RW f. Kinder und Jugendliche Manie: einschleichend 400-800 bis 2000 Prophylaxe: 400-1200	Müdigkeit, Schwindel, Ataxie, Nystagmus, Arrhythmie, Hyponatriämie, γ-GT ↑, allerg. Hautreaktionen, Granulocytopenie	Störungen der kardialen Reizleitung, Leberinsuffizienz, myelotox. Reaktionen
Bemerkungen: Vor der Therapie mit Lithiumsalzen normale Kreatinin-Clearance gewährleisten, ferner normale Schilddrüsenwerte, regelmäßige Kontrollen des Lithiumspiegels (0,7-1,0 mval/l), BB, T_3/T_4, Leber-Nierenwerte. Bei Carbamazepin Kontrollen von BB und Leberwerten erforderlich.					

Phytopharmaka					
Int. Freiname (generic name)	Handelsname	Indikationen	Dosierungsvorschläge in mg/Tag	Nebenwirkungen (UAW)	Kontraindikationen
Valerianae radix	Nervipan® Baldrian Dispert® Valdispert®	Unruhezustände, Angstzustände, Einschlafstörungen	*Kinder ab 6 J.*: 50 *ab 10 J.*: 100-150	selten: Baldriansucht, Koffeinwirk. ähnl. Umkehrreflex	nicht bekannt
Ginkgo biloba	Gingivum® Kaveri® Tekonin®	Hirnleistungsstörungen, Teilleistungsstörungen	ab 12. J.: 120-240	selten: gastrointestinale Beschwerden, Kopfschmerzen, allerg. Hautreaktionen	nicht bekannt
Johanniskraut	Hyperforat® Laif® Jarsin® 300 Esbericum® u.a.	leichtere depressive Verstimmung, Angst, nervöse Unruhe	1,5-3 mg Gesamthypericin	Photosensibilität	nicht bekannt
Kava Kava Kavain	Antares® Neuronika®	Angst- und Spannungszustände	*Kinder:* keine Richtwerte *Jugendliche:* 210 Kavalacton	gastrointestinale Beschwerden, selten: allerg. Hautreaktionen, Mydriasis, Störungen des Gleichgewichts	Schwangerschaft, Stillzeit, Depressionen
Melissenblätter	Gastro-vegetalin®	Einschlafstörungen, funktionelle Magen-Darm-Beschwerden	ab 12 J.: 600	nicht bekannt	nicht bekannt
Passionsblumenkraut	Passiflora curarina®	Unruhezustände	3 x 2 ml flüssiger Extrakt	nicht bekannt	nicht bekannt

Ausführliche Darstellung in: Nissen, G., Fritze, J., Trott, G.-E.: Psychopharmaka im Kindes- und Jugendalter. Gustav Fischer: Ulm, Stuttgart, Jena, Lübeck, 1998

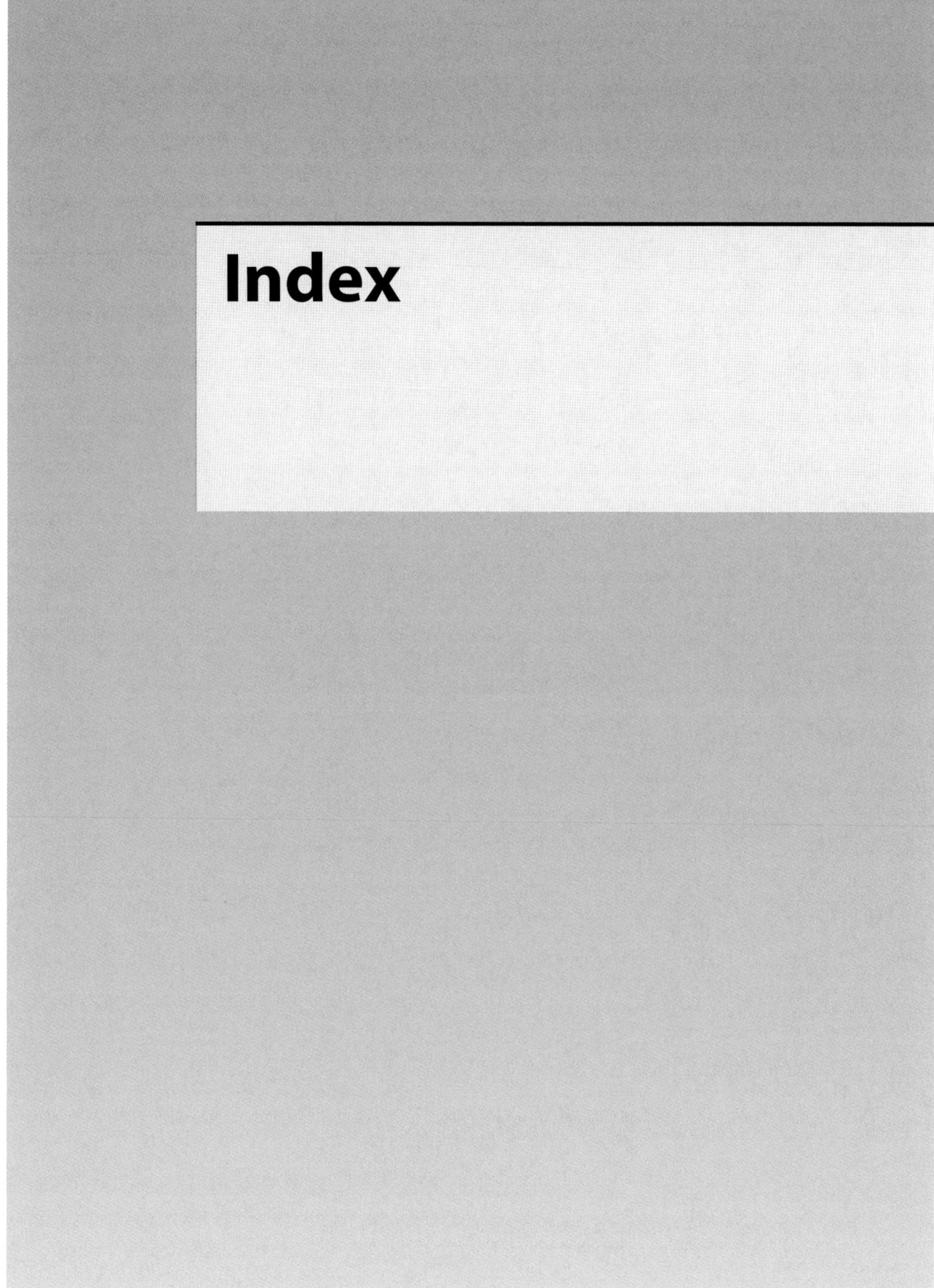

Index

Index

E

F

G

H

I

J

K

L

M

N

O

P

R

S

T

U

V

W

Z